第 19 版

哈里森内科学——
内分泌与代谢疾病分册

19th Edition
HARRISON'S PRINCIPLES OF
INTERNAL MEDICINE

U0232504

第19版

哈里森内科学——内分泌与代谢疾病分册

19th Edition

HARRISON'S PRINCIPLES OF INTERNAL MEDICINE

原　著　Dennis L. Kasper
　　　　Anthony S. Fauci
　　　　Stephen L. Hauser
　　　　Dan L. Longo
　　　　J. Larry Jameson
　　　　Joseph Loscalzo

主　译　纪立农

北京大学医学出版社

HALISEN NEIKEXUE（DI 19 BAN）——NEIFENMI YU DAIXIE JIBING FENCE

图书在版编目（CIP）数据

哈里森内科学：第19版．内分泌与代谢疾病分册/
（美）卡斯帕等原著；纪立农译．—北京：北京大学医学
出版社，2016.9（2019.10重印）
书名原文：Harrison's Principles of Internal Medicine，19/E
ISBN 978-7-5659-1381-5

Ⅰ．①哈…　Ⅱ．①卡…②纪…　Ⅲ．①内科学②内分
泌病—诊疗③代谢病—诊疗　Ⅳ．①R5

中国版本图书馆 CIP 数据核字（2016）第 103897 号

北京市版权局著作权合同登记号：图字：01-2016-2115

Dennis L. Kasper，Anthony S. Fauci，Stephen L. Hauser，Dan L. Longo，J. Larry Jameson，
Joseph Loscalzo
HARRISON'S PRINCIPLES OF INTERNAL MEDICINE，19th Edition
ISBN 9780071802154
Copyright © 2015 by McGraw-Hill Education.

哈里森内科学（第19版）——内分泌与代谢疾病分册

主　　译：纪立农
出版发行：北京大学医学出版社
地　　址：（100191）北京市海淀区学院路 38 号　北京大学医学部院内
电　　话：发行部 010-82802230；图书邮购 010-82802495
网　　址：http://www.pumpress.com.cn
E－mail：booksale@bjmu.edu.cn
印　　刷：北京信彩瑞禾印刷厂
经　　销：新华书店
责任编辑：高　瑾　武翔靓　　责任校对：金彤文　　责任印制：李　啸
开　　本：889mm×1194mm　1/16　印张：27.25　彩插：8　字数：930千字
版　　次：2016年9月第1版　2019年10月第2次印刷
书　　号：ISBN 978-7-5659-1381-5
定　　价：165.00元
版权所有，违者必究
（凡属质量问题请与本社发行部联系退换）

译者名单 （按姓名汉语拼音排序）

蔡晓凌（北京大学人民医院）

陈　静（北京大学人民医院）

陈　玲（北京大学人民医院）

陈祎霏（北京大学医学部）

陈颖丽（北京大学人民医院）

高蕾莉（北京大学人民医院）

韩学尧（北京大学人民医院）

胡　萍（北京大学医学部）

李　萌（北京大学人民医院）

刘　蔚（北京大学人民医院）

刘玉芳（北京大学国际医院）

罗樱樱（北京大学人民医院）

任　倩（北京大学人民医院）

任　珊（河北省人民医院）

孙健斌（北京大学国际医院）

吴　静（北京大学人民医院）

杨文嘉（北京大学人民医院）

袁　宁（北京大学国际医院）

张　放（北京大学人民医院）

张　瑞（北京大学人民医院）

张思敏（北京大学人民医院）

张晓梅（北京大学国际医院）

张秀英（北京大学人民医院）

张　臻（北京大学医学部）

周灵丽（北京大学人民医院）

周翔海（北京大学人民医院）

朱　宇（北京大学人民医院）

原著序

我们非常荣幸地向读者呈现《哈里森内科学（第19版）》。自从第1版于65年前问世以来，医学的各个领域和医学教育有了突飞猛进的进展，并衍生了许多新的学科。

在保留本书主旨的同时，本版在修订时进行了大范围的修改，以满足读者的不同需求，并使其能够以不同的方法和形式获取和应用知识。目前全球医学教育的焦点已经从经典的结构、功能、疾病转变为整合性的、常常是以病例为基础的学习方法——将基础医学和流行病学与疾病的诊断和治疗实践有机地结合起来。本书的许多更新和改进都体现了现代的医学教育与临床医疗理念。

本版本进行了全面的更新以展现临床医学的经典病理生理基础，并详述了目前可以获得的现代医疗模式下评估症状及有效治疗疾病的前沿方法和工具。同时新增补了丰富的照片、放射影像图、示意图、患者诊治流程图、表格等，使得最新版本同时具有使用的高效性和灵活性。

自《哈里森内科学》第1版于1949年出版以来，医学科学经历了惊人的进展。第1版出版之时，消化性溃疡被认为由应激引起，几乎所有的不切除肿瘤的癌症患者均会死亡，风湿性心脏瓣膜病发病广泛，乙型病毒性肝炎和人类免疫缺陷病毒（HIV）感染都是未知的。经过此后的数十年，消化性溃疡的感染性病因和治疗方法都已明确；诊断和治疗方法的进展使得2/3的癌症可以获得治愈；风湿性心脏瓣膜病已经消失；冠状动脉粥样硬化性疾病逐渐流行发展——并至少在一定程度上通过危险因素的控制使其有所减少；乙型病毒性肝炎和其所致的肝硬化和细胞性肝癌成为通过疫苗可以预防的疾病；HIV，这一最初被认为是致命性的世界范围内的灾难，变成了一种可以治愈的慢性疾病。值得注意的是，新兴与复现的疾病成为医学研究与实践的挑战，同时一种新的对于系统概念的理解，如微生物群系，提供了一种全新的令人兴奋的可用于理解和管理健康和疾病状态的可能方法。

我们要感谢很多人对于本书出版所做出的贡献。首先作者团队进行了卓越的工作，整合大量科学临床数据，创作出一个个对于内科医学临床疾病富于艺术性权威描述的章节。在当今这样一个信息爆炸、快速更新的环境下，我们保证本书中所提供的信息都是当前最新的。专家在撰写时还给予了有益的建议和关键点的提示，使得本书重点突出，层次清晰。我们还要对创作团队中的编校人员表示感谢，他们在不同的创作时期时刻关注工作动态并与作者、麦克劳希尔教育集团保持联系，这些编校人员是：Patricia Conrad, Patricia L. Duffey, Gregory K. Folkers, Julie B. McCoy, Elizabeth Robbins, Anita Rodriguez, Stephanie Tribuna。

麦克劳希尔教育集团在本书的出版过程中给予了持续的支持和专业意见。James Shanahan，麦克劳希尔教育集团专业图书出版部的出版副总监，是创作团队的杰出而富有洞察力的伙伴，指导本书的进展。Kim Davis本书的副总编辑熟练地确保有多个作者参与的章节中各部分顺畅而高效的整合。Dominik Pucek管理新的视频资源。Jeffrey Herzich精干地承担起本书的产品经理职责。

总之，我们无比荣幸能够编著《哈里森内科学（第19版）》，并且满腔热忱地将她推荐给读者们。我们在编写本书的过程中学习到了很多，也希望读者能够发现她独一无二的教育价值。

作者团队

译者前言

《哈里森内科学》是享誉世界的内科教科书之经典，被誉为内科学的"圣经"。自 20 世纪 50 年代问世以来，该书历经 18 次修订再版，以其丰富全面的内容、权威新颖的医学知识，成为医学生和临床医生全面深入掌握医学知识最权威的参考书。

《哈里森内科学（第 19 版）——内分泌与代谢疾病分册》涵盖了内分泌与代谢疾病的各个方面。该分册对内分泌与代谢疾病的病理生理机制进行了详尽而清晰的介绍，有助于医学生和临床医生更好地理解疾病的病因、临床表现、诊断、鉴别诊断、治疗和预防等内容。为帮助中国内分泌科医生获得最新、最权威的专业知识，北京大学医学出版社将其引进国内，我很荣幸承担该分册的主译工作。在内分泌临床专家译者团队的通力合作下，该分册的翻译工作顺利完成。本译作在翻译风格方面力求忠于原著、充分领悟原意，力争做到"信、达、雅"，使原著内容尽可能完美地呈现给读者。

在此，衷心感谢每一位参与翻译和审校、为本译作付出努力与心血的临床医生！

由于医疗行为习惯的差异和能力所限，译作中难免存在不当之处，望读者不吝指教，以便我们在后续的修订工作中不断改进和完善。

主译　纪立农

目 录

第一部分　内分泌学
SECTION 1　ENDOCRINOLOGY

第一章　走近内分泌疾病患者
Approach to the Patient with Endocrine Disorders

J. Larry Jameson

（陈玲　译　韩学尧　审校）

内分泌疾病的诊治要求我们对中间代谢、生殖生理、骨代谢、生长发育有广泛的了解。因此，内分泌学的临床实践与激素的分泌、功能和反馈调节原理这些基本概念框架密切相关（第二章）。内分泌系统功能主要通过检测激素浓度来评估，从而让临床医生得到有价值的诊断信息。大多数内分泌系统疾病一旦被正确诊断，则很容易施以有效的治疗。内分泌缺陷性疾病常采用生理激素替代治疗；激素过多性疾病通常由良性腺瘤引起，可通过外科手术切除或用药物降低激素水平进行治疗。

内分泌学的范畴

内分泌学专业包括对腺体及其所产生的激素的研究。"内分泌"这个术语是由 Starling 通过对比向内分泌的激素（内分泌）和向外分泌（外分泌）或向管腔分泌（比如胃肠道）的激素的作用后提出来的。激素这一术语源自希腊一则短语——"在动态中调配"，恰当地把激素的动态作用描述出来，即它们能引发细胞反应并可通过反馈机制对生理过程进行调节。

与许多其他的医学专业不同，内分泌学不可能沿解剖区域来严格定义。经典的内分泌腺体——腺垂体、甲状腺、甲状旁腺、胰岛、肾上腺和性腺，通过神经系统、激素、细胞因子和生长因子与其他器官发生广泛的联系。大脑除了具有经典的突触功能，还能产生大量的肽类激素，这就形成了神经内分泌学。中枢神经系统通过产生下丘脑释放因子而对腺垂体激素的分泌活动发挥重要的调节作用（第三章）；外周神经系统刺激肾上腺髓质。免疫系统和内分泌系统也密切相关。

肾上腺激素皮质醇，是一种强效免疫抑制剂。细胞因子和白细胞介素（IL）对垂体、肾上腺、甲状腺和性腺功能有重要影响。常见的内分泌系统疾病，如自身免疫性甲状腺疾病和 1 型糖尿病，都是由免疫监视和免疫耐受功能失调所致。少见疾病，如多腺体衰竭、艾迪生病和淋巴细胞性垂体炎也有免疫学基础。

有时，内分泌学与其他专业的生理过程相互交错，使激素的作用模糊不清。例如，在心血管系统中，激素在维持血压、血容量、外周阻力方面起到重要作用。血管活性物质（如儿茶酚胺、血管紧张素 II、内皮素和一氧化氮）除了在其他组织发挥多种作用外，也参与血管张力动态变化的调控。心房肽主要来源于心脏，它以经典内分泌方式，在远端靶器官（肾脏）介导尿钠排泄。促红细胞生成素是由肾脏产生的一种经典的循环激素，它刺激骨髓生成红细胞。肾脏参与了肾素-血管紧张素轴的调节，也是多种激素的主要靶器官，包括甲状旁腺激素（PTH）、盐皮质激素和血管加压素。胃肠道产生了惊人数量的肽类激素，如胆囊收缩素、ghrelin，胃泌素、血清素和血管活性肠肽等其他很多激素。类癌和胰岛肿瘤可以分泌过量激素，导致特殊的临床综合征。中枢神经系统也能产生多种这类的胃肠道激素，但其功能知之甚少。脂肪组织产生瘦素，在中枢调控食欲，而脂联素、抵抗素和其他调节代谢的激素也均由脂肪组织所分泌。随着抑制素、ghrelin、瘦素这些激素的发现，人们根据其功能作用（而非起源）把它们整合到医学科学和实践中。

激素受体的特性常常揭示与非内分泌学科意想不到的联系。例如，生长激素（GH）和瘦素受体，是细胞因子受体家族成员。介导许多肽类激素作用的 G 蛋白偶联受体（GPCR）常常参与许多生理过程，包括视觉、嗅觉和神经传导。

内分泌疾病的病理机制

内分泌疾病可分为三大类：①激素过量；②激素缺乏；③激素抵抗（表 1-1）。

表 1-1	内分泌功能失调的病因
内分泌疾病类型	**举例**
功能亢进	
肿瘤	
良性	垂体腺瘤，甲状旁腺功能亢进，自主性甲状腺/肾上腺结节，嗜铬细胞瘤
恶性	肾上腺癌，甲状腺髓样癌，类癌
异位	异位 ACTH、SIADH 分泌
多发性内分泌瘤病（MEN）	MEN1、MEN2
自身免疫性	格雷夫斯（Graves）病（毒性弥漫性甲状腺肿）
医源性	库欣综合征，低血糖症
感染性/炎症性	亚急性甲状腺炎
激活性受体突变	LH，TSH，Ca^{2+}，PTH 受体，G$_s$α
功能减退	
自身免疫性	桥本甲状腺炎，1 型糖尿病，艾迪生病，多腺体衰竭
医源性	放射治疗后垂体功能减退，甲状腺功能减退，外科手术
感染性/炎症性	肾上腺功能不全，下丘脑结节病
激素基因突变	GH，LHβ，FSHβ，血管加压素
酶缺陷	21-羟化酶缺乏
发育缺陷	卡曼（Kallman）综合征，特纳综合征，转录因子
营养/维生素缺乏	维生素 D 缺乏，碘缺乏
出血/梗死	希恩（Sheehan）综合征，肾上腺功能不全
激素抵抗	
受体突变	
膜受体	GH，血管加压素，LH，FSH，ACTH，GnRH，GHRH，PTH，瘦素，Ca^{2+}
核受体	AR，TR，VDR，ER，GR，PPARγ
信号通路基因突变	Albright 遗传性骨营养不良
受体后	2 型糖尿病，瘦素抵抗

缩写：ACTH，促肾上腺皮质激素；AR，雄激素受体；ER，雌激素受体；FSH，促卵泡激素；GHRH，生长激素释放激素；GnRH，促性腺激素释放激素；GR，糖皮质激素受体；LH，促黄体素；PPAR，过氧化物酶体增殖物激活受体；PTH，甲状旁腺激素；SIADH，不适当抗利尿激素分泌综合征；TR，甲状腺激素受体；TSH，促甲状腺激素；VDR，维生素 D 受体

激素过量的原因

激素过多综合征可由内分泌细胞的肿瘤样生长、自身免疫性疾病、过量激素摄入引起。良性内分泌肿瘤，包括甲状旁腺、垂体、肾上腺腺瘤，常具有合成激素的功能，使这些肿瘤相对易于鉴别。许多内分泌肿瘤在反馈调节方面存在细微的调定点缺陷。例如，库欣病中，对促肾上腺皮质激素（ACTH）的抑制性反馈受损与其自主分泌有关。然而，大剂量地塞米松（如大剂量地塞米松试验）能够抑制 ACTH 又表明肿瘤细胞并不能完全抵抗反馈调节（第八章）。类似的典型调定点缺陷也见于甲状旁腺腺瘤和具有自主分泌功能的甲状腺结节。

一些内分泌肿瘤的分子基础，如多发性内分泌瘤病（MEN）综合征（MEN1，2A，2B），加深了我们对肿瘤发生机制的认识（第十章）。MEN1 的特征主要表现为甲状旁腺瘤、胰岛肿瘤和垂体肿瘤。MEN2 易发生甲状腺髓样癌、嗜铬细胞瘤和甲状旁腺功能亢进症。

MEN1 基因位于染色体 11q13，编码一个被公认的抑癌基因，menin。与对视网膜母细胞瘤的首次描述类似，受累个体遗传了突变的 MEN1 基因拷贝，在体细胞受到"二次打击"后（通过基因缺失或点突变）导致正常 MEN1 基因功能缺失，肿瘤便随之发生。

与 MEN1 和其他大多数遗传性肿瘤综合征发生抑癌基因失活突变的情形明显不同的是，MEN2 是由单个等位基因激活性突变所致。在这种情况下，编码受体酪氨酸激酶的 RET 促癌基因发生激活性突变，使甲状腺髓样癌发病之前，儿童期即发生甲状腺 C 细胞增生。这一发病机制的阐明使在 MEN2 高危个体中早期筛查 RET 基因突变成为可能，以此找出那些能从甲状腺切除和生化检查筛查嗜铬细胞瘤和甲状旁腺功能亢进症的最大获益者来。

在多个 GPCR 中发现了激活激素受体信号的突变。例如，促黄体素（LH）受体激活性突变导致显性遗传的男性性早熟，反映出睾丸间质细胞被过早刺激合成过量睾酮（第十三章）。这些 GPCR 的激活性突

变主要位于跨膜区，即使在激素缺乏时也可以诱导受体与 Gs 蛋白 α 亚单位（$G_s\alpha$）偶联，导致腺苷酸环化酶被激活，环腺苷酸（AMP）的水平增加，这与激素的作用方式一样。类似的现象也发生在 $G_s\alpha$ 的激活性突变。当这些突变发生在生长发育早期时，会导致多发性骨纤维发育不良伴性早熟综合征（McCune-Albright 综合征）。如果突变只发生在生长激素细胞，活化的 $G_s\alpha$ 突变将导致生长激素瘤和肢端肥大症（第五章）。

在自身免疫性格雷夫斯（Graves）病中，抗体与促甲状腺素（TSH）受体相互作用发挥类 TSH 作用，导致激素分泌过多（第七章）。与 TSH 受体激活性突变的作用类似，这些刺激性自身抗体诱导构象改变，使受体从抑制状态转化为活化状态，从而触发受体与 G 蛋白偶联。

激素缺乏的原因

大多数激素缺乏状态可归因于自身免疫性疾病、外科手术、感染、炎症、梗死、出血或肿瘤浸润等原因导致的腺体破坏（表 1-1）。甲状腺的自身免疫性损伤（桥本甲状腺炎）和胰岛 β 细胞的自身免疫性损伤（1 型糖尿病）是内分泌系统疾病的常见原因。许多激素、激素受体、转录因子、酶和通道的突变也能导致激素缺乏。

激素抵抗

最严重的激素抵抗综合征是由膜受体、核受体或受体信号转导通路的遗传缺陷所致。其特点是尽管激素水平增高，但激素作用缺陷。例如，完全性雄激素抵抗的基因突变发生在雄激素受体，即使促黄体素和睾酮水平增高，仍会使核型为 XY 的男性发生女性表型（见第十章）。除了这些相对罕见的遗传疾病，更常见的获得性激素抵抗，包括 2 型糖尿病患者的胰岛素抵抗，肥胖患者的瘦素抵抗以及在分解状态下生长激素抵抗。功能性抵抗的发生机制包括信号通路的受体下调和受体不敏感。功能性激素抵抗一般是可逆的。

内分泌失调的临床评价

由于大多数腺体相对难以探及，体格检查通常集中在激素过量或缺乏的临床表现，以及对可触及的腺体进行直接检查，如甲状腺、性腺。因此，根据临床表现、系统回顾、家庭和社会背景、可能影响内分泌系统的用药情况来评估患者是至关重要的。细微的症状和提示潜在内分泌疾病的体征均需要敏锐的临床技能去识别。例如，库欣综合征患者，除了在一般人群中见到的特征，如肥胖、多血质、高血压、葡萄糖不

耐受外，可能还有特定的表现，如向心性肥胖、紫纹、近端肌无力。同样，隐匿起病的甲状腺功能减退症，表现为反应迟钝、乏力、皮肤干燥及其他特点，也同样难以与普通人群中类似的非特异性表现相区分。在决定对这些疾病进行更广泛的评估时，需要根据疾病患病率及病理生理学特点作出临床判断。由于能对激素水平和动态变化进行定量分析，实验室检查在内分泌学中的地位至关重要。影像学检查，如计算机化断层显像（CT）、核磁共振成像（MRI），甲状腺扫描及超声也有助于内分泌疾病的诊断。但一般只在生化检验确定为激素异常之后再选择这些检查。

激素测定及内分泌检验

免疫分析是内分泌学最重要的检测工具，它能敏感而特异地定量分析稳态及动态的激素水平。免疫分析利用抗体检测特定激素。对于许多肽类激素而言，目前使用两种不同的抗体来增加其亲和力和特异性。这些分析有多种不同的检测方法：常见形式之一是使用一种抗体捕获抗原（激素）至固定表面，另一种抗体与具有化学发光的（免疫化学发光法，ICMA）或放射性信号（免疫放射分析法，IRMA）偶联来检测被捕获的抗原。这些方法非常敏感，足以检测出 pmol 至 nmol 范围的血浆激素水平。它们很容易区分结构上相关的蛋白，如 PTH 与 PTH 相关肽（PTHrP）。许多其他用于激素检测的技术，包括质谱分析法、多种形式的层析法和酶法。生物测定法现在较少使用。

大多数激素测量基于血浆或血清样品。然而，尿内激素测定仍有助于某些病情的评估。收集 24h 尿液可以对一天中变化的激素或代谢物的水平进行综合评估。确保收集完整的 24h 尿样至关重要。同时检测肌酐水平可以作为收集准确性的内质控，并用于校正某些激素的测定。24h 尿游离皮质醇测定很大程度上反映未结合皮质醇的量，从而提供了一种可靠的有生物活性的激素的指数。其他常用尿液测定包括 17-羟皮质类固醇、17-酮类固醇、香草扁桃酸、甲氧基肾上腺素、儿茶酚胺，5-羟基吲哚乙酸和钙。

激素测量的价值在于在临床工作中能做出正确的解释。大多数激素的正常范围相对比较宽，常波动于 2～10 倍。许多激素的正常范围具有性别和年龄特异性。因此，采用正确标准的数据库对于激素检测结果的解释是至关重要的。激素的波动性及其影响它们分泌的因素，如睡眠、饮食和药物因素也必须要考虑到；皮质醇水平从午夜到黎明增加了 5 倍，性激素水平在女性整个月经周期中变异很大。

对于内分泌系统，许多信息可以从基础激素检测

中获得。特别是在同一内分泌轴的不同组分被同时测定时。例如，低睾酮和 LH 水平升高提示原发性性腺疾病，而在下丘脑-垂体疾病中，两者水平可能同时降低。TSH 是检测甲状腺功能的敏感指标，目前一般建议其作为甲状腺疾病检测的一线指标。TSH 水平升高几乎均来自于原发性甲状腺功能减退症，而 TSH 降低最常由甲状腺毒症引起。这些预测可以通过检测游离甲状腺素水平确定。少数情况下可见游离甲状腺素和促甲状腺素同时降低，此时应考虑由下丘脑-垂体疾病所致的继发性甲状腺功能减退症。钙和 PTH 水平升高提示甲状旁腺功能亢进，而恶性肿瘤或肉芽肿性疾病所致的高钙血症中，甲状旁腺激素被抑制。肾上腺腺瘤所致肾上腺功能亢进时，可见 ACTH 水平抑制的高皮质醇血症或尿游离皮质醇增加。

然而，内分泌病理状态下的基础激素水平与正常范围重叠并不罕见。在这种情况下，动态检测有助于更好地区分上述两种情况。动态内分泌试验有很多种，但所有的检测都基于反馈调节机制，大多数反应根据内分泌轴调节理论均是合理的。抑制试验被用于疑诊内分泌功能亢进时，如用于评估库欣综合征的地塞米松抑制试验（第五章和第八章）。兴奋试验一般用于评估内分泌功能减退，如 ACTH 兴奋试验被用于评估疑似肾上腺皮质功能不全患者肾上腺的反应情况。其他兴奋试验使用下丘脑释放因子，如促肾上腺皮质激素释放激素（CRH）和生长激素释放激素（GHRH），以评估垂体激素储备功能（第五章）。胰岛素诱发的低血糖反应也可以激发垂体 ACTH 和 GH 反应。目前基于内源性激素减少或抑制的兴奋试验不太常用，如美替拉酮抑制皮质醇合成和克罗米酚抑制雌激素反馈。

常见内分泌疾病的筛查与评价

许多内分泌疾病在成年人群中很常见（表 1-2），并可以经普通内科医生、家庭医生或其他初级卫生医疗从业者诊治。在常规体格检查时，某些患病率高和临床上重要的内分泌疾病的特征要引起警惕，对高危人群要有选择地进行实验室筛查。

表 1-2　成人内分泌与代谢性疾病流行情况举例

疾病	近似值，成人患病情况[a]	推荐的筛查/试验[b]	章节
肥胖	34% BMI≥30kg/m² 68% BMI≥25kg/m²	计算 BMI 测量腰围 除外继发因素 考虑共存疾病并发症	18
2 型糖尿病	>7%	45 岁开始，高危人群更早，每 3 年筛查一次 空腹血糖（FPG）>126mg/dl（0.7mmol/L） 随机血糖>200mg/dl（11.1mmol/L） 糖化血红蛋白（HbA1c）升高 考虑共存疾病	19
高脂血症	20%~25%	至少每 5 年做一次胆固醇筛查，高危人群筛查更频繁 对于血胆固醇升高、CAD、糖尿病，进行脂蛋白分析（LDL、HDL） 考虑继发原因	23
代谢综合征	35%	测量腰围、FBG、BP、血脂	24
甲状腺功能减退	5%~10%，女性 0.5%~2%，男性	TSH，游离 T₄ 确认；女性 35 岁后每 5 年筛查	-
格雷夫斯（Graves）病	1%~3%，女性 0.1%，男性	TSH，游离 T₄	7
甲状腺结节和肿瘤	2%~5%可触及 >25%，经超声	甲状腺体格检查 细针穿刺活检	7
骨质疏松症	5%~10%，女性 2%~5%，男性	骨密度检测，65 岁以上的女性、绝经后女性、高危男性 除外继发因素	27
甲状旁腺功能亢进症	0.1%~0.5%，女性>男性	血清钙 PTH，若钙升高 评估并存疾病	26
不孕不育症	10%，夫妻	夫妻同查 男性精液分析 评估女性排卵周期 有指征时进行特殊检查	13 14

表 1-2 成人内分泌与代谢性疾病流行情况举例（续）

疾病	近似值，成人患病情况[a]	推荐的筛查/试验[b]	章节
多囊卵巢综合征	5%～10%，女性	游离睾酮，DHEAS 考虑共存疾病	14
多毛症	5%～10%	游离睾酮，DHEAS 排除继发原因 有指征时进行其他检测	其他
绝经	中位年龄，51 岁	FSH	15
高催乳素血症	15%，女性闭经或泌乳	PRL 水平 MRI，若非药物相关	5
勃起功能障碍	10%～25%	详细病史，PRL，睾酮 考虑继发原因（如糖尿病）	其他
性腺功能减退症，男性	1%～2%	睾酮，LH	13
男性乳房发育症	15%	通常无检测的指征 考虑先天性睾丸发育不全 考虑药物、性腺功能减退、肝脏疾病	13
先天性睾丸发育不全［克兰费尔特（Klinefelter）综合征，简称克氏综合征］	0.2%，男性	染色体核型 睾酮	12
维生素 D 缺乏症	10%	测量血清 25-OH 维生素 D 考虑继发性原因	25
特纳综合征	0.03%，女性	染色体核型 考虑并存疾病	12

[a] 成年人群中大多数疾病的患病情况随年龄变化。原始数据来自于美国人群

[b] 关于评估和治疗的额外信息见单独章节。建议有症状和体征的患者和高危患者早期检测

缩写：BMI，体重指数；BP，血压；CAD，冠状动脉心脏病；DHEAS，硫酸脱氢表雄酮；FSH，促卵泡激素；HDL，高密度脂蛋白；LDL，低密度脂蛋白；LH，促黄体素；MRI，核磁共振成像；PRL，催乳素；PTH，甲状旁腺激素；TSH，促甲状腺激素

第二章　激素的作用机制

Mechanisms of Hormone Action

J. Larry Jameson

（陈静　译　周灵丽　审校）

激素的分类

　　激素主要分为五大类：①氨基酸衍生物，如多巴胺、儿茶酚胺、甲状腺激素；②小分子神经肽，如促性腺素释放激素（GnRH）、促甲状腺素释放素（TRH）、生长抑素、血管加压素；③大分子蛋白质，如胰岛素、促黄体素（LH）和甲状旁腺激素（PTH）；④类固醇激素，如由胆固醇为基础的前体合成而来的皮质醇和雌激素；⑤维生素类衍生物，如类视黄醇（维生素 A）和维生素 D。还有很多肽类生长

因子，它们中大多数只在局部与激素协同起作用。通常氨基酸衍生物和肽类激素作用于细胞表面的膜受体。类固醇、甲状腺激素、维生素 D 及类视黄醇为脂溶性激素，主要作用于细胞内的核受体，但也有一些作用于细胞膜受体或细胞内的信号蛋白。

激素和受体家族

　　激素和受体可以归类于不同的家族，这种分类体现了它们在结构和进化起源上的相似性（表 2-1）。这些家族在进化过程产生了各种不同且有高度选择性的激素作用通路。对它们相互关系的认知有助于我们从一种激素或受体获得的信息外推至该家族其他成员。

　　糖蛋白激素家族，包括促甲状腺激素（TSH）、促卵泡激素（FSH）、促黄体素（LH）和人绒毛膜促性腺素（hCG），阐明了相关激素的许多特性。糖蛋白激素是异二聚体，具有相同的 α 亚单位，但 β 亚单位各不相同，从而使激素具有各自独特的生物学功能。β亚单位的三维结构总体上是相似的，反映了限定蛋白质构象的二硫键位置的保守性。对多个物种的 β 亚单

表 2-1	膜受体家族及其信号通路	
受体	效应器	信号通路
G 蛋白偶联的 7 次跨膜受体（GPCR）		
β 肾上腺素，LH，FSH，TsH	$G_s\alpha$	腺苷环化酶刺激循环 AMP 产生蛋白激酶 A
胰高血糖素，PTH，PTHrP，ACTH，MSH，GHRH，CRH	钙离子通道	钙调节蛋白钙离子依赖性激酶
α 肾上腺素，生长抑素	$G_i\alpha$	抑制循环 AMP 的产生，激活钾离子、钙离子通道
TRH，GnRH	G_q，G_{11}	磷酸磷脂酶 C，二酰甘油，IP3 蛋白激酶 C，电压依赖性钙通道
酪氨酸激酶受体		
胰岛素，IGF-1	酪氨酸激酶 IRS	MAPK，PI3-激酶，AKT
EGF，NGF	酪氨酸激酶 ras	Raf，MAP 激酶，RSK
细胞因子受体偶联激酶		
GH，PRL	JAK，酪氨酸激酶	STAT，MAP 激酶，PI3-激酶，IRS-1
丝氨酸激酶		
激活素，TGF-β，MIS	丝氨酸激酶	Smads 家族

缩写：IP_3，腺苷三磷酸；IRS，胰岛素受体底物；MAP，有丝分裂激活蛋白；MSH，促黑素细胞激素；NGF，神经生长因子；PI，磷脂酰肌醇；RSK，核糖体 S6 激酶；TGF-β，转化生长因子 β。需注意大多数受体可与多个效应器和激活的信号通路相互作用

位基因进行克隆，结果提示该家族起源于共同的始祖基因，可能是通过基因复制和后来的基因歧化进化产生新的生物学功能。

随着激素家族扩大和歧化，它们的受体也必须有相应的进化衍生新的生物学功能。例如，相关 G 蛋白偶联受体（GPCR）依照每一种糖蛋白激素发生相应的进化。这些受体结构相似，每一种受体主要与 $G_s\alpha$ 信号通路偶联。然而，各激素的结合位点也存在极低程度的重叠。例如，TSH 与其受体的结合具有高度特异性，但它与 LH 和 FSH 受体间存在极低程度的交互作用。尽管如此，激素与其他受体的交叉反应可产生轻微的生理效应。怀孕期间高水平的 hCG 可以刺激 TSH 受体，使甲状腺激素水平增高。

胰岛素、胰岛素样生长因子（IGF-1）和 IGF-2 结构相似，在比较这些蛋白的前体形式时最明显。与糖蛋白激素的高度特异性不同，胰岛素/IGF 家族成员之间存在中等程度的交互应答。某些肿瘤（如恶性肉瘤）可产生高浓度的 IGF-2 前体物从而引起低血糖，部分原因是由于它与胰岛素受体及 IGF-1 受体的结合（见第二十六章）。高浓度的胰岛素也可与 IGF-1 受体结合，这或许可用来解释慢性高胰岛素血症时的某些临床表现。

另一个关于激素与受体间交互应答的重要例子见于 PTH 和甲状旁腺相关多肽（PTHrP）（见第二十六章）。PTH 由甲状旁腺产生，而高水平的 PTHrP 可以出现于发育期，也可以由多种肿瘤分泌。这些激素具有相似的氨基酸序列，尤其是在氨基末端。两者都能与在骨骼及肾脏上表达的单一 PTH 受体结合。因此，它们之中任一种过多均能引起高钙血症和低磷酸盐血症，单靠血清化学分析很难将甲状旁腺功能亢进和恶性肿瘤引起的高钙血症区分开。但是，现在已经建立的敏感而特异的 PTH 和 PTHrP 测定法，使这两种疾病的区分变得较为容易。

基于 DNA 结合位点的特异性，核受体家族可以被分为与类固醇结合的 1 型受体（包括糖皮质激素受体、盐皮质激素受体、雄激素受体、雌激素受体和孕酮受体）和与甲状腺激素、维生素 D、维甲酸（维 A 酸）或脂质衍生物结合的 2 型受体（甲状腺激素受体、维生素 D 受体、维甲酸受体、过氧化物酶增殖物激活受体）。核受体中的特定功能区高度保守，如锌指 DNA 结合区。然而，这一功能区中选择性的氨基酸差异赋予 DNA 序列的特异性。核受体的激素结合功能区可变性较大，使许多小分子能够与不同的核受体结合。除少数例外，激素与某一类型核受体的结合具有高度特异性。糖皮质激素和盐皮质激素属于少数的例外，因为盐皮质激素受体对糖皮质激素也有高度的亲和力，肾小管细胞中的 11β-羟类固醇脱氢酶可使糖皮质激素失活，仅允许对盐皮质激素（如醛固酮）产生效应。但当糖皮质激素的浓度高时，如库欣综合征，糖皮质激素的降解通路饱和，此时过量的皮质醇即可发挥盐皮质激素作用（保钠排钾），这一表现在异位促肾上腺皮质激素（ACTH）综合征中尤为显著（见第八章）。另一个例子是雌激素受体，其特异性不高，可以与许多化合物相结合，其中有些化合物与具有高亲和力的配体雌二醇在结构上相似度极小，雌激素受体的这一特性使其易受"环境雌激素"的激活，如白藜芦醇、辛基酚，以及许多其他芳香族碳氢（烃）化合物。另一方面，这种低特异性也启发产生了一系列人工合成的有临床效应的拮抗剂（如他莫昔芬）及选择性雌激素反应调节剂（SERM，如雷洛昔芬）。这些化合物使受体形成独特的构象，改变了受体与转录元件

的相互作用（见下文），从而具有独特的作用。

激素的合成与加工

肽类激素及其受体通过经典的基因表达途径进行合成：转录→mRNA→蛋白质→翻译后蛋白质加工→细胞内整理→膜整合或分泌。

许多激素以嵌入的形式存在于大分子多肽前体物中，通过蛋白水解作用生成有生物活性的激素，如前阿片黑素细胞皮质激素（POMC）→ACTH；胰高血糖素原→胰高血糖素；胰岛素原→胰岛素；甲状腺旁腺素原→甲状旁腺素等。在许多情况下，如POMC和胰高血糖素原，其前体物能产生多种具有生物活性的肽。激素的前体物通常是没有活性的，推测可能加入了其他调节控制因子。激素原可以发生转换，不但肽类激素如此，而且某些类固醇激素（睾酮→双氢睾酮）和甲状腺激素（T_4→T_3）也是如此。

激素前体物的加工与细胞内的分选途径紧密相连，通过分选途径将蛋白转运至相应的囊泡及酶处，引起特定的剪切，继而蛋白质折叠并转运至分泌囊泡，即将分泌的激素在氨基末端信号序列的引导下转运越过内质网，随后信号序列被切除。细胞表面的受体通过疏水性氨基酸片段插入细胞膜的脂质双分子层内。激素和受体在经过高尔基体与内质网时，要经受多种翻译后的修饰（如糖基化和磷酸化），其蛋白质的构象、循环半衰期及生物活性均可能发生改变。

大多数类固醇激素的合成是基于对其前体物，即胆固醇的修饰，经多个调节酶步骤最终合成睾酮（见第十三章），雌二醇（见第十四章），皮质醇（见第八章），维生素D（见第二十五章）。大量的合成步骤使得类固醇的合成容易受到多种遗传及获得性疾病的影响。

内分泌基因的DNA调节元件与其他许多基因中所含有的相似，但激素能对它们精确控制还需要有特殊的激素反应元件。例如，甲状腺激素通过其受体——核受体家族成员之一——直接抑制TSH基因。类固醇合成酶基因的表达需要特殊的转录因子，如类固醇合成因子-1（SF-1），并与促激素（如ACTH或LH）传递的信号共同作用。有些激素的调节作用主要发生在翻译水平。胰岛素生物合成虽然需要持续的基因转录，但主要发生在翻译水平，其分泌受血糖或氨基酸水平升高时的调节。

激素的分泌、转运和降解

血液中的激素水平取决于它的分泌率和循环半衰

期。蛋白经加工后，肽类激素［GnRH、胰岛素、生长激素（GH）］被储存在分泌颗粒内。当这些颗粒成熟时，它们聚集在细胞膜内侧，即将被释放进入血液循环。在大多数情况下，由释放因子或神经信号刺激的激素分泌，诱导细胞内钙离子浓度快速改变，使分泌颗粒与细胞膜融合，颗粒中内容物释放进入细胞外环境和血循环中。相反，类固醇激素在它们合成时直接扩散进入血液循环，因此它们的分泌率和合成速度几乎相同。例如，ACTH和LH通过刺激类固醇合成急性调节蛋白（StAR）（转运胆固醇进入线粒体）及调节胆固醇合成通路中的其他限速步骤（如胆固醇侧链裂解酶，CYP11A1）来诱导类固醇激素的合成。

激素的转运和降解决定了激素信号的衰减速度。有些激素（如生长抑素）的信号较为短暂，而其他激素的信号（如TSH）则较为持久。因为生长抑素实际上对全身组织发挥其效应，较短的半衰期使得它的浓度和作用可在局部得到控制。通过改变结构来减少生长抑素的降解已被用于生产具有治疗作用的长效类似物，如奥曲肽（见第五章）。与此相反，TSH对甲状腺的作用高度特异，其半衰期较长，虽然以脉冲方式释放，但血清水平仍相对恒定。

了解血循环中激素的半衰期对于使用激素的生理性替代治疗至关重要，因为激素水平达到稳态所需的给药次数和时间，与激素的降解速度密切相关。例如，T_4的半衰期为7天，因此需要一个月以上才能达到新的稳态并且每天给药一次已足以达到恒定的激素水平。相反，T_3的半衰期只有一天，给药后血清水平变化较大，因此需要每天给药2～3次。同样，人工合成的糖皮质激素的半衰期变化范围更广，半衰期较长的种类（如地塞米松）对下丘脑-垂体-肾上腺轴（HPA）有较强的抑制作用。大多数蛋白类激素（如ACTH、GH、PRL、PTH、LH）的半衰期较短（<20min），导致明显的分泌和降解峰值。要描绘出这些激素脉冲的频率和幅度，唯一精确的方法是在较长的时间内（8～24h）频繁采血（每10min或更短）测量它们在血中的浓度。但这在临床工作中可操作性较低。因而可以考虑采用另外一种方法，即间隔30min左右取血，共3～4次，混合后进行测定或者在一个相对宽的正常范围中解释试验结果。激素的快速降解的特性可用于特定临床情况，如PTH的半衰期短，手术中测定其浓度即可确定腺瘤是否已被完全摘除。当患者可能患甲状旁腺多发性腺瘤或增生时，如发生于多发性内分泌瘤（MEN）或肾功能不全时，PTH测定具有特别的诊断价值。

许多激素在血循环中与血清结合蛋白结合在一起，

包括：①T_3、T_4 与甲状腺素结合球蛋白（TBG）、白蛋白及甲状腺结合前白蛋白（TBPA）结合；②皮质醇与皮质醇结合球蛋白（CBG）结合；③雄激素、雌激素与性激素结合球蛋白（SHBG）（也称为睾酮结合球蛋白，TeBG——译者注）结合；④IGF-1、IGF-2 与多种 IGF 结合球蛋白（IGFBP）结合；⑤GH 与 GH 结合球蛋白（GHBP）结合，GHBP 为血循环中 GH 受体的细胞外片段；⑥与促卵泡激素抑释素结合的激活素。这种相互结合提供了激素贮存库，防止了激素因未与蛋白结合而快速降解，限制激素通过某特定部位（如 IGFBP），调节未结合或游离激素的浓度。虽然已发现多种结合蛋白的异常，但除了影响诊断外，大多数没有临床意义。例如，TBG 缺乏可使总甲状腺激素水平明显下降，但游离的 T_3、T_4 浓度仍然正常。肝脏疾病或某些药物可影响结合蛋白的水平（例如雌激素可使 TBG 水平增加），或者使激素从所结合蛋白的结合位点被替换下来（如双水杨酯取代 TBG 上的 T_4）。通常只有游离激素能与受体结合，产生生物效应。结合球蛋白的短期波动可改变游离激素的浓度，继而通过反馈机制可得到代偿性适应。女性 SHBG 的改变是这一自我纠正机制的一个例外，当 SHBG 因胰岛素抵抗或雄激素过多而减少时，游离睾酮浓度增高，可导致多毛症。游离睾酮水平增加无法引发足够的代偿性反馈调节以进行矫正，这是因为生殖轴的主要调节因子是雌激素而不是雄激素。

未结合激素假说的另一个例外是 megalin，它是低密度脂蛋白受体家族中的成员之一，作为胞吞受体与载体运载的维生素 A、维生素 D、SHBG 结合雄激素和雌激素结合。上述激素被内化后，载体蛋白被溶酶体降解，释放激素到细胞内。另外，已确定甲状腺激素也可以通过膜转运载体发挥作用。

激素的降解对于调节局部激素浓度是一个重要的机制。如上文所述，11β-羟类固醇脱氢酶在肾小管细胞内使皮质醇失活，防止其通过盐皮质激素受体起作用。甲状腺激素脱碘酶促使 T_4 转化为 T_3 并使 T_3 失活。生长发育过程中，维甲酸被 Cyp26b1 降解，从而防止男性原始生殖细胞进入减数分裂，在女性卵巢中也发生着同样的作用。

激素通过受体发挥作用

激素的受体可分为两大类：膜受体和核受体。膜受体主要与肽类激素和儿茶酚胺结合。核受体则与可以弥散通过细胞膜的小分子结合，如甲状腺激素、类固醇和维生素 D。无论哪一类受体，与激素相互作用时均遵循特定的原则。激素与受体结合的特异性和高亲和力，通常与血循环中激素的动态变化相一致。在双分子反应系统中，低浓度的游离激素（通常在 10^{-12} ～ 10^{-9} mol/L 之间）和受体快速地结合与解离，因此在任意时刻，两者的结合都能反映激素浓度和受体对该激素亲和力。不同靶组织中受体的数量有巨大差别，这是特定的组织对循环中的激素起反应的主要决定性因素，例如，ACTH 受体几乎完全存在于肾上腺皮质，而 FSH 受体则存在于性腺。与此不同的是，胰岛素和甲状腺素的受体分布广泛，反映了所有组织在代谢过程中均需要这两种激素。

膜受体

膜受体主要可分为以下四组：①7 次跨膜的 GPCR；②酪氨酸激酶受体；③细胞因子受体，④丝氨酸激酶受体（图 2-1）。7 次跨膜 GPCR 家族能与多种激素结合，包括大分子蛋白质（如 LH、PTH）、小分子的肽类（如 TRH、生长抑素）、儿茶酚胺类（肾上腺素、多巴胺）及无机盐（如钙）。GPCR 胞外区的长短变化很大，是大分子激素的主要结合部位。其跨膜功能区由跨脂质双分子的疏水 α 螺旋结构组成，与某些通道相似，这些功能区被认为具有循环使用和形成能容纳合适的小型配体的疏水腔。受体和激素结合后，诱导这些功能区发生结构变化，细胞内功能区的构象发生变化，进而使 G 蛋白与之结合并传递信号。

G 蛋白大家族，之所以如此命名是因为它们与鸟苷酸（三磷酸鸟苷 GTP、二磷酸鸟苷 GGP）结合，此家族能将多种不同受体和信号通路连接起来。G 蛋白为异三聚体，由不同的 α 和 βγ 亚单位组成，α 亚单位含有鸟嘌呤核苷酸受体结合区，能水解 GTP 生成 GDP。βγ 亚单位之间紧密相连，既能调节 α 亚单位的活性，还调节自身效应分子的信号通路。G 蛋白的活性通过 GTP 水解、α 和 αβ 亚单位相互间的动态作用的环路进行调节。激素与受体结合后诱导 GDP 与 G 蛋白分离，Gα 亚单位和 GTP 结合并脱离 αβ 复合体。此种情况下，Gα 亚单位被激活，通过各种酶，例如腺苷酸环化酶或磷脂酶 C 介导信号传导。于是 GTP 水解为 GDP，与 βγ 亚单位重新结合，恢复到无活性状态。如下文所述，许多内分泌疾病是由于 G 蛋白突变或由于受体突变改变了它们与 G 蛋白的相互作用。G 蛋白可以和其他细胞蛋白相互作用，包括激酶、通道、G 蛋白偶联受体激酶（GRK）和抑制蛋白，从而介导信号传导、受体的钝化和再循环。

酪氨酸激酶受体可转导来自胰岛素和许多生长因

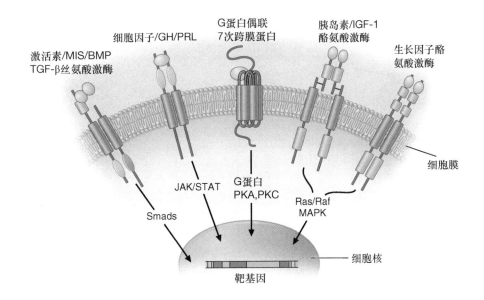

图2-1 膜受体信号。MAPK，有丝分裂原活化蛋白激酶；PKA，C，蛋白激酶A，C；TGF，转化生长因子。其他缩写见正文

子的信号，包括 IGF-1、表皮生长因子（EGF）、神经生长因子、血小板衍生生长因子及成纤维细胞生长因子等。富含半胱氨酸的细胞外配体结合区含有生长因子结合位点。与配体结合后，这类受体会产生自身磷酸化，并与细胞内接头蛋白，如 Shc 及胰岛素受体底物（IRS）相互作用。以胰岛素受体为例，多种激酶将被激活，包括 Raf-Ras-MARK 和 Akt/蛋白激酶 B 通路。酪氨酸激酶受体对细胞生长及分化以及中间代谢均有重要作用。

GH 和 PRL 受体属于细胞因子受体家族。与酪氨酸激酶受体类似，此类受体与配体结合后可与细胞内激酶——Janus 激酶（JAK）以及其他信号通路（Ras、PI3-K、MAPK）相互作用；JAK 可使信号传导和转录激活（STAT）家族成员磷酸化。活化的 STAT 蛋白转移到细胞核内，刺激靶基因表达。

丝氨酸受体介导激活素、转化生长因子-β、米勒管抑制物质（MIS，也称为抗米勒管激素，AMH）及骨形态发生蛋白（BMP）等的作用。该受体家族（包括Ⅰ型和Ⅱ型亚单位）通常由称为 smads（由秀丽隐杆线虫 sma 和哺乳动物 mad 两个词合成）的蛋白传递信号。与 STAT 蛋白一样，此蛋白也有双重作用，既可传导受体信号同时又作为转录因子。这些生长因子作用的多样性使它们主要在局部发挥作用（旁分泌或自分泌）。结合蛋白，如促卵泡激素抑释素（与激活素及该家族的其他成员结合），使生长因子失活并限制它们的分布。

核受体

核受体家族已经发展成为近 100 名成员的家族，其中仍有许多被归类为孤儿受体，因为尚未发现它们的配体（图 2-2）。除此以外，大多数核受体是基于它们配体的性质进行分类。虽然所有核受体的最终作用是增加或减少基因转录，但有些核受体（如糖皮质激素受体）主要位于细胞质中，而其余的（如甲状腺素受体）则位于细胞核内。与配体结合后，位于细胞质中的受体转移到细胞核内。越来越多的证据表明某些受体（如糖皮质激素、雌激素）也能在细胞膜上或细胞质中激活或抑制信号传递通路，在细胞膜与核受体间提供交互应答机制。

核受体的结构已经得到广泛的研究，包括 X 线晶体衍射照相。它们的 DNA 结合区由两个锌指结构组成，可与靶基因 DNA 上特异的识别序列连接。大多数核受体以二聚体形式和 DNA 结合，每一个单体识别一个 DNA 顺序，称为半位点。类固醇激素受体，包括糖皮质激素、雌激素、孕酮和雄激素受体，都以同源二聚体形式和 DNA 结合。与这种双面对称结构一致，对应的 DNA 识别半位点为回文结构。甲状腺激素、维甲酸、过氧化物酶增殖物激活的受体，以及维生素 D 受体多与维甲酸 X 受体（RXR）组合成异二聚体与 DNA 结合。它们的 DNA 半位点通常是正向重复序列。

羧基端的激素结合功能区介导转录的调控。Ⅱ型受体如甲状腺素受体（TR）和维甲酸受体（RAR），在没有配体结合时，与共抑制蛋白结合，使基因转录

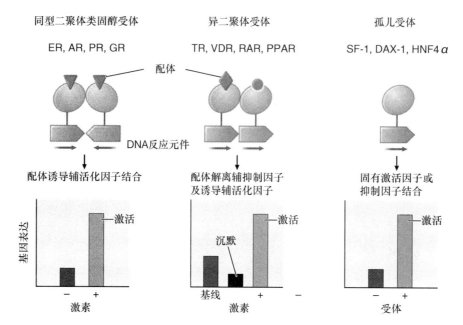

图 2-2 核受体信号。AR：雄激素受体；DAX：剂量敏感性性别逆转，先天性肾上腺发育不全，X-染色体；ER：雌激素受体；GR：糖皮质激素受体；HNF4α：肝细胞核因子；PPAR：过氧化物酶增殖物激活受体；PR：孕激素受体；RAR：维甲酸受体；SF-1：类固醇生成因子；TR：甲状腺激素受体；VDR：维生素 D 受体

处于抑制状态。而当这些受体与激素结合后，受体构象发生改变，使共抑制因子释放，并招募共激活因子从而刺激基因转录。因此，这些受体能够极大地改变基因的活性。某些疾病可能由上述环节的调节缺陷引致。例如 TR 突变导致共抑制蛋白无法解离，引起常染色体显性遗传性激素抵抗（见第七章）。在早幼粒细胞白血病中，RARα 与其他核蛋白融合，导致异常的基因静默，使细胞不能正常分化。用维甲酸治疗可逆转这种抑制作用，使细胞能够正常分化和凋亡。大多数 I 型类固醇受体受共抑制因子的影响很微弱，但与配体结合后依然会与许多共激活因子产生相互作用。X 线晶体衍射照相显示不同的 SERM 可使雌激素受体形成不同的空间构象，这些因子在乳腺、骨骼和子宫中引起的组织特异性反应，可能反映了它们与共激活因子之间有不同的相互作用。受体-共激活因子复合体通过下列几种途径刺激基因转录：①招募修饰染色质结构的酶（组蛋白乙酰转移酶）②与靶基因的其他转录因子相互作用；③与普通的转录元件直接作用，提高 RNA 聚合酶 II 的转录速度。核受体介导的转录研究显示对于任何特定的靶基因，转录复合体具有相对快速（例如 30～60min）循环的动力学变化。

激素的功能

各种激素的功能将在下面的章节中详细介绍。然而，需要说明的是大多数生物反应需要几种不同的激素协同作用。激素的生理功能可以分为三大类：①生长和分化；②维持人体内环境稳态；③生殖。

生长

生长过程较为复杂，有多种激素和营养因子参与到复杂的生长过程中（见第三章）。矮小可能是生长激素不足、甲状腺功能减低、库欣综合征、性早熟、营养不良、慢性疾病或影响骨骺生长的基因（如 *FGFR3* 或 *SHOX*）异常所致。有些因子刺激生长（GH，IGF-1，甲状腺激素），而另一些因子（性激素）导致骨骺闭合。了解这些激素之间的相互作用对诊断和治疗生长异常十分重要。例如，推迟暴露于高水平性激素的时间可以提高 GH 的疗效。

维持人体内环境稳态

虽然所有激素对人体内环境稳态都有影响，但以下面几种最为重要：

1. 甲状腺激素——控制着大部分组织中约 25% 的基础代谢。

2. 皮质醇——除了其自身的直接作用外，对多种激素都存在着允许作用。

3. PTH——调节钙和磷的水平。

4. 血管加压素——通过控制肾脏游离水清除率来调节血清渗透压。

5. 盐皮质激素——控制血容量和血清电解质

（Na$^+$，K$^+$）浓度。

6.胰岛素——在进食和空腹状态控制血糖处于正常水平。

对低血糖的防御是说明激素间协同作用的最令人印象深刻的例子（见第二十二章）。当空腹状态和血糖下降时，胰岛素分泌受抑制，从而导致减少葡萄糖摄取，增加糖原分解、脂肪分解、蛋白质分解及糖异生以动员机体的能量储备。低血糖时（通常由于使用胰岛素和磺脲类药物引起）可出现协调的反向调节反应也即胰高血糖素和肾上腺素快速刺激糖原分解和糖异生，而 GH 和皮质醇则可在数小时中逐渐升高血糖水平，拮抗胰岛素作用。

尽管肾脏游离水的清除主要受血管加压素调节，但皮质醇和甲状腺激素通过增强肾小管对血管加压素的反应发挥着重要作用（见第六章）。PTH 和维生素 D 以相互依赖的方式调节钙的代谢（见第二十五章）。PTH 刺激肾脏合成 1,25-二羟维生素 D，它可以增加胃肠道中钙的吸收，增强 PTH 骨骼中的作用。升高的血钙水平和维生素 D 一起反馈抑制 PTH 分泌，从而维持钙代谢平衡。

根据特异的应激强度和急慢性的不同，多种内分泌和细胞因子通路被激活以产生相应的生理反应。急性严重应激如创伤或休克时，交感神经系统被激活，儿茶酚胺被释放，引起心输出量增加和骨骼肌肉系统进入备用状态。儿茶酚胺还可以引起平均血压升高及葡萄糖产生增加。多种应激活化的通路在下丘脑汇聚，刺激包括血管加压素和促肾上腺皮质激素在内的激素释放。这些激素及某些细胞因子（肿瘤坏死因子 α，IL-2，IL-6）均可以增加 ACTH 和 GH 的产生。ACTH 刺激肾上腺，提高皮质醇水平，从而维持血压并减轻炎症反应。血管加压素水平的升高可以保留自由水。

生殖

生殖包括以下阶段：①胚胎发育过程中的性别决定（见第十二章）；②青春期性成熟（见第十三、十四章）；③怀孕，妊娠，哺乳和抚育幼儿（第十四章）；④绝经后生殖能力丧失（第十五章）。每一阶段均涉及多种激素间相互协调作用，这一点可以用 28 天月经周期中激素水平的动态变化来说明。卵泡早期，LH 和 FSH 的脉冲式分泌使卵巢中卵泡逐渐成熟；这使得雌激素和孕酮水平逐渐升高，导致垂体对 GnRH 敏感性增加，当 GnRH 分泌水平迅速升高时，触发 LH 高峰和成熟的卵泡破裂。抑制素，一种颗粒细胞分泌的蛋白，可

以促进卵泡生长，并选择性反馈抑制垂体的 FSH 分泌，但不影响 LH。生长因子（如 EGF 和 IGF-1）参与调节卵泡对促性腺激素的反应。血管内皮生长因子和前列腺素在卵泡的血管化和破裂中均有一定的作用。

孕期催乳素水平升高，与胎盘产生的类固醇（如雌激素和孕酮）一起可使乳房为哺乳做好准备。雌激素可诱导孕酮受体生成，使孕酮的反应性增强。除了这些及其他与哺乳有关的激素外，神经系统和催产素也参与吸吮反射和泌乳。

激素的反馈调节系统

反馈调节，包括正反馈和负反馈，是内分泌系统的基本特征。每一个主要的下丘脑-垂体-激素轴均受负反馈控制，使激素水平维持在相对狭窄的范围内（见第三章）。这种下丘脑-垂体负反馈的例子包括：①TRH-TSH 轴与甲状腺素；②CRH-ACTH 轴与皮质醇；③生长激素释放激素（GnRH）LH/FSH 轴与性激素；④IGF-1 与 GHRH-GH 轴（见图 2-3）。这些调节环路包括正反馈（如 TRH，TSH）和负反馈（如 T$_3$，T$_4$），可对激素的水平进行精细调节。例如，甲状腺激素水平的轻微下降即可触发 TRH 和 TSH 的快速分泌，刺激甲状腺素分泌增多。当甲状腺激素达到正常水平时，通过负反馈机制抑制 TRH 和 TSH

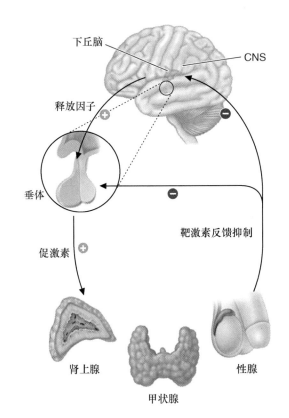

图 2-3　内分泌的反馈调节轴。CNS，中枢神经系统

分泌，从而达到新的平衡。反馈调节也可发生在垂体以外的内分泌系统，如钙对 PTH 的反馈调节、瘦素对下丘脑的反馈调节，以及葡萄糖对胰岛素分泌的抑制。反馈调节有助于理解内分泌试验的原理（见下文）。

正反馈同样也会发生，但尚未被充分了解。主要的例子见于：雌激素介导刺激月经中期 LH 的峰值分泌。尽管长期低水平的雌激素是抑制剂，但逐渐升高的雌激素水平则可以刺激 LH 分泌。这种体现内分泌节律的效应（见下文），涉及下丘脑 GnRH 脉冲分泌的激活，另外，雌激素激发的促性腺激素细胞对 Gn-RH 相当敏感，从而导致 LH 大幅分泌。

旁分泌和自分泌的调节

前文提及的反馈调节的例子属于经典的内分泌通路，即一个腺体分泌的激素作用于远处的另一个靶腺。但是，对局部调节系统的认识也逐渐增多，这一系统常涉及生长因子。旁分泌调节是指一个细胞释放的因子作用于同一组织中邻近的细胞。例如，胰岛 δ 细胞分泌的生长抑素抑制邻近的 β 细胞分泌胰岛素。自分泌调节是指一个细胞分泌的因子作用于其自身。多种细胞，如软骨细胞、乳腺上皮和性腺细胞，可分泌 IGF-1，而 IGF-1 又可作用于这些细胞本身。与内分泌作用不同的是，旁分泌和自分泌调节很难被证实，因为局部生长因子的浓度很难测定。

腺体之间的解剖关系也会影响激素对它们的作用：胰岛细胞的组织结构使细胞间的联系紧密，下丘脑-垂体系统的门脉血管使垂体暴露于高浓度的下丘脑释放激素中；睾丸生精小管暴露于睾丸间质细胞产生的高浓度睾酮中；胰腺从胃肠道得到营养素信息并且暴露于胃肠道产生的肽类激素（肠促胰液素）中；由于胰腺静脉血通过门脉流经肝，肝则成为胰岛素作用的近处的靶器官。

激素的节律

上述的反馈调节系统建立在为适应环境变化而形成的激素节律之上，许多环境因素可影响激素的节律，如季节变换，每天都在发生的昼夜更替、睡眠、饮食和应激等。月经周期平均每 28 天循环一次，反映了卵泡成熟和排卵所需的时间（见第十四章）。基本上所有的垂体激素的节律均与睡眠和昼夜更替有关，形成

每 24h 循环往复的模式。例如，HPA 轴中 ACTH 和皮质醇的分泌在清晨达到高峰，在夜间降至最低。了解这些节律对内分泌的试验和治疗有重要意义。库欣综合征患者的特点是夜间皮质醇水平明显高于正常人（见第八章）。相反，早晨的皮质醇水平则差别不大。因为在此时段内正常人的皮质醇水平也增高。HPA 轴对夜间给予的糖皮质激素的抑制作用更为敏感，可以使清晨的 ACTH 升幅减小。了解这些节律变化后，在进行糖皮质激素替代治疗时，就应该在早上给予较大剂量，下午用较小的剂量，模拟其昼夜分泌的节律。睡眠节律紊乱将影响激素的调节。例如，失眠可以引起轻度的胰岛素抵抗、食欲增加和高血压，这些变化可以逆转，至少是在短时期内。有新的证据显示生物钟不仅调节睡眠-觉醒周期，也对大多数细胞发挥着重要的作用，例如生物钟基因的组织特异性缺失将改变节律和基因表达的水平，同时改变肝脏、脂肪和其他组织的代谢反应。

其他内分泌节律发生在非常快速的时间跨度。许多肽类激素的分泌形式为每隔数小时出现不连续的脉冲分泌。LH 和 FSH 的分泌对 GnRH 的脉冲频率特别敏感。GnRH 的脉冲式分泌对维持垂体的敏感性是必需的，而持续暴露于 GnRH 会引起垂体促性腺细胞敏感性下降。利用下丘脑-垂体-性腺轴的这种特性，使用长效 GnRH 类似物可治疗中枢性性早熟或降低前列腺癌患者的睾酮水平。充分认识激素脉冲式分泌的特性和激素产生的节律模式是很重要的，这与测定的血清激素的正常值有关。对于某些激素，需要使用综合性的指标来避免激素水平的波动带来的影响，如收集 24h 尿液测定皮质醇水平、用 IGF-1 作为 GH 作用的生物标志、以 HbA1c 作为血糖控制的长期指标（数周到数月）。

通常，对一个激素的测定值需在参考其他激素水平的情况下来解读。例如，PTH 水平必须和血清钙离子浓度一起评估。血钙升高而 PTH 水平也升高时，那么高血钙则可能由甲状旁腺功能亢进引起；如果血钙升高而 PTH 降低，则可能是由恶性肿瘤或其他原因所造成的高钙血症。同样，当 T$_4$ 和 T$_3$ 水平降低时，其负反馈的抑制作用减弱，TSH 水平本应该升高。如若 TSH 没有升高，则需要考虑是否为垂体功能不全所致的继发性的甲状腺功能减退症。

第三章　腺垂体：垂体激素的生理功能

Anterior Pituitary：Physiology of Pituitary Hormones

Shlomo Melmed，J. Larry Jameson

（吴静　蔡晓凌　译）

腺垂体（垂体前叶）通常被称为"主腺体"，因为它与下丘脑共同控制着其他多种内分泌腺体的复杂调节功能。腺垂体主要分泌六种激素：①催乳素（PRL），②生长激素（GH），③促肾上腺皮质激素（ACTH），④促黄体素（LH），⑤促卵泡激素（FSH），⑥促甲状腺激素（TSH）（表3-1）。垂体激素为脉冲式分泌，反映了一系列特定的下丘脑释放因子的刺激。每种垂体激素都在外周靶腺产生特定的反应。反过来，外周靶腺的激素产物又在下丘脑和垂体水平产生反馈调控，以调节垂体的功能（图3-1）。垂体肿瘤引起特征性的激素分泌过多综合征。激素缺乏可以是遗传性的，也可以是后天获得性的。幸运的是，对于垂体激素分泌过多或过少综合征来说，很多均有有效的治疗手段。然而这些疾病的诊断常常是困难的，因此细微的临床表现以及正确的实验室诊断检测方法就显得尤为重要。垂体后叶（神经垂体）紊乱的相关讨论，请见第六章。

解剖及发育

解剖

垂体重量约600mg，位于鞍膈肌腹侧的蝶鞍内；垂体由解剖和功能各不同的前叶和后叶构成。骨性蝶鞍与海绵窦、脑神经和视交叉等血管和神经结构相邻。因此，鞍内病变的扩张除了产生内分泌的影响，还可能有明显的中枢压迫效应。

下丘脑神经细胞合成特异性的释放激素和抑制激素，然后直接释放入垂体柄的门脉系统。垂体血液供应来自垂体上动脉和垂体下动脉（图3-2）。下丘脑-垂体门静脉丛为腺垂体血供的主要来源，以保证下丘脑激素脉冲得以可靠地转运至垂体而不被全身循环稀释。垂体细胞暴露于释放或抑制因子，并释放非连续的激素脉冲进入全身循环（图3-3）。

表 3-1	腺垂体激素的表达及调节				
细胞	促肾上腺皮质激素分泌细胞	生长激素分泌细胞	催乳素分泌细胞	促甲状腺激素分泌细胞	促性腺激素分泌细胞
组织特异性转录因子录因子	T-Pit	Prop-1，Pit-1	Prop-1，Pit-1	Prop-1，Pit-1，TEF	SF-1，DAX-1
胚胎出现时间	6周	8周	12周	12周	12周
分泌的激素	前阿片黑素细胞皮质激素	生长激素	催乳素	促甲状腺激素	促卵泡激素、促黄体素
蛋白质	多肽	多肽	多肽	糖蛋白α及β亚基	糖蛋白α及β亚基
氨基酸数量	266（ACTH 1～39）	191	199	211	210，204
刺激因子	CRH，AVP，gp-130 细胞因子	GHRH，ghrelin	雌激素，TRH，VIP	TRH	GnRH，活化素、雌激素
抑制因子	糖皮质激素	生长抑素、IGF-1	多巴胺	T_3，T_4，多巴胺、生长抑素、糖皮质激素	性激素、抑制素
靶腺	肾上腺	肝脏、骨及其他组织	乳腺及其他组织	甲状腺	卵巢、睾丸
作用	合成类固醇	合成 IGF-1、诱导生长，拮抗胰岛素	泌乳	T_4 的合成与分泌	性腺激素的合成、卵泡发育、生殖细胞的成熟
正常范围	ACTH，4～22pg/L	<0.5μg/L[a]	男性<15μg/L；女性<20μg/L	0.1～5mU/L	男性，5～20IU/L，女性（基础），5～20IU/L

[a] 24h激素分泌量

缩写：M，男性；F，女性，其他缩写见正文

来源：Adapted from I Shimon，S Melmed，in S Melmed，P Conn（eds）：*Endocrinology：Basic and Clinical Principles*. Totowa，NJ，Humana，2005.

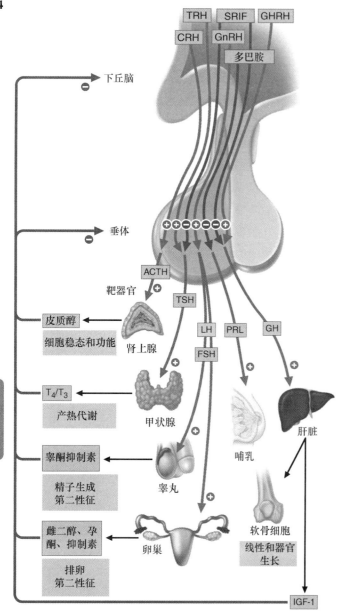

图 3-1　垂体轴示意图。下丘脑激素调节腺垂体激素，后者调节靶腺激素释放。外周激素反馈调节下丘脑及垂体激素。缩写见正文

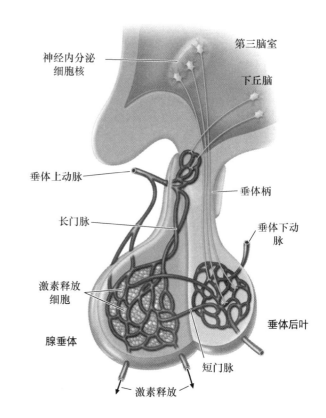

图 3-2　下丘脑垂体门脉系统示意图。下丘脑核群产生的激素经过门脉系统作用于腺垂体，调节垂体激素的释放。垂体后叶激素直接来源于下丘脑垂体神经束

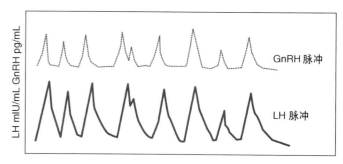

图 3-3　下丘脑促性腺激素释放激素（GnRH）脉冲诱发黄体生成素（LH）的释放脉冲

神经垂体血液供应来自垂体下动脉。不同于腺垂体，垂体后叶直接由下丘脑神经元（垂体视上神经束和垂体结节部的神经束）通过垂体柄来支配（第六章）。因此，血管加压素［抗利尿激素（ADH）］和催产素的合成极易受垂体柄和下丘脑的病变影响。

垂体发育

　　腺垂体细胞的胚胎分化和成熟已经被阐述得相当详细。垂体由拉克氏（Rathke）囊分化而来，其中涉及表达于多能前体细胞的谱系特异性的转录因子与局

部来源的生长因子之间复杂的相互作用（表 3-1）。转录因子 Prop-1 可以介导垂体 Pit-1 特异性谱系和促性腺激素细胞的发育。转录因子 Pit-1 决定生长激素、催乳素及促甲状腺激素在生长激素细胞、催乳素细胞及促甲状腺激素细胞的特异性表达。含有 Pit-1 的细胞高水平表达雌激素受体时将有利于催乳素的表达，而甲状腺胚胎因子（TEF）可以介导促甲状腺激素的表达。Pit-1 可以与生长激素、催乳素及促甲状腺激素基因的调控元件结合，也可与其自身启动子的识别位点结合，这一机制得以维持特异性的垂体激素表型的稳定性。

促性腺激素细胞的发育取决于核受体类固醇生成因子（SF-1）的细胞特异性表达，以及位于 X 染色体的基因 1（DAX-1）上的剂量敏感的性别逆转的肾上腺发育不全关键区域。表达前阿片黑素细胞皮质激素（促黑素细胞皮质素原，POMC）基因的促肾上腺皮质激素细胞，其发育需要 T-Pit 转录因子。Pit-1，Prop-1，SF-1，DAX-1 和 T-Pit 突变引起的垂体发育异常，可导致少见的、单一或多种垂体激素缺乏综合征。

腺垂体激素

每种腺垂体激素都处于独特的调控下，且每种激素分泌的正常与失调均具有高度特异性。

催乳素

合成 催乳素由 198 个氨基酸组成，分子量为 21 500kDa。催乳素与生长激素及人的胎盘催乳素（hPL）有较弱的同源性，提示三者来源于共同的 GH-PRL-hPL 前体基因的复制和变异。催乳素在催乳素分泌细胞内合成，后者在腺垂体细胞总数中的比例为 20%。生长激素分泌细胞、催乳素分泌细胞均来源于共同的前体细胞，该前体细胞可以发生释放催乳素和生长激素的肿瘤。催乳素分泌细胞在妊娠期及哺乳期的前几个月可以出现明显的增生。催乳素分泌细胞这种短暂的、功能性的改变是由雌激素所介导的。

释放 正常成人血清催乳素水平：女性 10～25μg/L，男性 10～20μg/L。催乳素的释放是脉冲式的，最高峰值出现在快速动眼睡眠期。血清催乳素峰值（可达 30μg/L）出现在 4：00～6：00a. m.循环中催乳素的半衰期大约 50min。

不同于其他腺垂体激素，催乳素分泌的主要中枢调节机制以抑制性影响为主，即多巴胺介导的催乳素释放抑制机制。此调节通路可以解释颅底占位性病变压迫垂体柄时，可出现催乳素的自发性高分泌。垂体多巴胺受体 2（D$_2$）介导了催乳素合成和释放的抑制作用。通过基因敲除的方法靶向破坏小鼠 D$_2$ 受体，可以导致高催乳素血症和催乳素细胞的增殖。多巴胺受体激动剂在治疗高催乳素血症时起着主要作用。

促甲状腺素释放素（TRH）（pyro Glu-His-Pro-NH2）是下丘脑释放的由谷氨酸、组氨酸、脯氨酸残基组成的三肽，静脉注射后 15～30min 即可刺激 PRL 分泌。TRH 调节 PRL 的生理途径并不清楚，目前已知 TRH 主要调节 TSH 的释放（见第七章）。血管活性肠肽（VIP）也可以介导 PRL 释放，而糖皮质激素

和甲状腺激素对 PRL 释放有比较弱的抑制作用。

血清催乳素在运动、进食、性交、小型外科手术、全身麻醉、胸壁损伤、急性心肌梗死以及其他急性应激时会短暂升高。催乳素水平在妊娠期明显升高（可升高 10 倍），分娩 2 周后又快速下降。哺乳期的基础 PRL 水平仍然较高，吮乳的刺激使 PRL 升高可以持续 30～45min。吸吮胸壁可以活化下丘脑介导 PRL 释放的神经传入通路。随着时间延长，哺乳引起的 PRL 分泌逐渐减少，两次哺乳间隔期间的 PRL 水平恢复正常。

作用 PRL 受体是 I 型细胞因子受体家族的成员之一，该家族还包括 GH 和白细胞介素-6（IL-6）受体。PRL 与受体结合后，诱发受体形成二聚体，激活细胞内的酪氨酸蛋白激酶（JAK），后者刺激信号转导蛋白和转录激活蛋白（STAT）家族的移位，最终激活靶基因的转录。在催乳素、胎盘催乳素、雌激素、孕激素以及包括胰岛素样生长因子（IGF-1）的局部旁分泌生长因子的刺激下，乳房的小叶肺泡上皮可出现增殖。

催乳素可以诱发及维持泌乳，抑制生育能力及性冲动。这些功能是为了确保产妇哺乳期的连续性，不被妊娠所打断。在男性及女性体内，PRL 通过抑制下丘脑的促性腺素释放激素（GnRH）和垂体的促性腺激素的释放，减少性腺的类固醇合成而起到抑制生育能力的作用。PRL 阻断卵泡发育，抑制颗粒细胞芳香酶活性，从而引起雌激素过低和无排卵。PRL 还有促进黄体溶解的效应，造成月经周期中黄体期的缩短及不充分。在男性，PRL 抑制 LH 的分泌，导致低睾酮水平，精子产生减少。这些激素变化，降低了高催乳素血症患者的性欲和生育能力。

生长激素

合成 生长激素是腺垂体中合成量最多的一种激素，生长激素分泌细胞的数量约占腺垂体细胞总数的 50%。分泌 PRL 及 GH 的垂体泌乳细胞，可以被双重免疫组化染色法识别。生长激素分泌细胞的发育及 GH 的转录是由细胞特异的 Pit-1 核转录因子的表达所决定的。有 5 个不同的基因分别编码 GH 及其相关蛋白。垂体生长激素的基因（*hGH-N*）产生两个剪切产物，即 22kDa 的 GH（含 191 个氨基酸）以及含量不太丰富的 20kDa 的 GH，两者具有相同的生物活性。胎盘合体滋养细胞表达 GH 的变异体（*hGH-V*）基因；与其相关的激素人绒毛膜生长素（HCS）则由基因簇的不同成员表达。

释放 GH 的释放由复杂的下丘脑及外周因素所

控制。GHRH 是一个含 44 个氨基酸的下丘脑肽类激素，可以刺激 GH 的合成与释放。胃促生长素（Ghrelin），是辛酰化的胃肠道来源的多肽，为 GHS-R 的激动剂，可以介导 GHRH 的合成并直接刺激 GH 释放。生长抑素（生长激素释放抑制因子，SRIF）在下丘脑的内侧视前区合成，可以抑制 GH 释放。GHRH 分泌的不连续性，诱发了 GH 的脉冲式释放，而 SRIF 决定了基础 GH 的释放。SRIF 在下丘脑以外的很多组织均有表达，包括中枢神经系统和胃肠道，在胰腺还可以抑制胰岛相关激素的释放。IGF-1 是 GH 的外周靶激素，可以反馈抑制 GH；雌激素可以刺激 GH 释放，而长期过量的糖皮质激素可以抑制 GH 释放。

生长激素分泌细胞表面的受体可以调节 GH 的合成和释放。GHRH 受体是 G 蛋白偶联的受体（GPCR），通过细胞内环磷酸腺苷信号通路来刺激生长激素细胞的增殖和 GH 的合成。GHRH 受体的失活突变可引起明显的侏儒症。Ghrelin 是胃肠道来源的 GH 促分泌剂，其独特的表面受体在下丘脑和垂体均有表达。生长抑素可与 5 种不同的受体亚型结合（SSTR1 至 SSTR5）；SSTR2 及 SSTR5 可以优先抑制 GH 和 TSH 的释放。

GH 的释放是脉冲性的，高峰出现在夜间睡眠期间。GH 释放率随着年龄增加而明显减少，中年人的 GH 水平只有青少年的 15%。这种变化是与年龄相关的瘦体质减少相平行的。肥胖个体的 GH 释放是减少的，但 IGF-1 水平并不受抑制，提示反馈调节的调定点出现改变。GH 水平升高出现在深睡眠 1h 内、运动后、体力应激、创伤、脓毒症。女性的 24hGH 释放总量更高一些，雌激素替代治疗可以增加 GH 释放，这些反映了女性的外周生长激素抵抗程度的增加。在大约 50% 的健康人以及大多数的肥胖及老年个体，应用标准方法并不能检测到白天的随机 GH 水平。因此，单独的随机 GH 测定不能将 GH 缺乏者与正常人区分开来。

GH 释放主要受营养因素的影响。应用超敏感的 GH 检测方法，可以检测到 $0.002\mu g/L$ 的水平。糖负荷可使女性的 GH 水平被抑制于 $0.7\mu g/L$ 以下，男性则低于 $0.07\mu g/L$。慢性营养不良和长时间禁食将增加 GH 脉冲频率及峰值。静脉点滴左旋精氨酸、多巴胺及阿扑吗啡（多巴胺受体激动药）以及 α-肾上腺素能通路均能刺激 GH 分泌。β-肾上腺素受体阻滞药能介导基础 GH 释放，并加强 GHRH 及胰岛素刺激的 GH 释放。

作用 GH 的释放方式可以影响靶组织的反应。男性的 GH 脉冲峰更高，而女性的基础 GH 相对更连续，

这些特点可能是由线性生长模式及肝酶诱导所决定的。

分子量 70kDa 的外周 GH 受体与细胞因子/定向造血干细胞超家族存在结构上的同源性。受体的细胞外片段产生可溶性的 GH 结合蛋白（GHBP），后者可以同循环中的 GH 相互作用。肝脏和软骨的 GH 受体数量最多。GH 与受体二聚体结合后，产生内旋转和 JAK/STAT 信号转导通路的活化。活化的 STAT 蛋白移位至细胞核，以调控 GH 相关靶基因的表达。能与受体结合但不能调节受体信号通路的 GH 类似物，是有效的 GH 作用拮抗药。GH 受体拮抗药培维索孟（pegvisomant）已批准用于治疗肢端肥大症。

GH 促进蛋白质合成和氮潴留，拮抗胰岛素作用，可引起糖耐量受损。GH 促进脂肪分解，导致循环脂肪酸水平增加，网膜脂肪减少，增加瘦体质量。GH 促进钠、钾和水的潴留，升高血清磷酸盐水平。在激素和包括 IGF-1 在内的生长因子的复杂作用下，可以出现线性骨生长。GH 促进骨骺前软骨细胞的分化。这些前体细胞生成局部的 IGF-1，其增殖也受生长因子的调节。

胰岛素样生长因子 虽然 GH 对靶组织有直接的效应，但其很多生理效应还通过 IGF-1 这一生长和分化因子来间接调节。循环 IGF-1 主要由肝脏合成。在外周组织，IGF-1 既有依赖于也有独立于 GH 的旁分泌作用。因此，生长激素治疗可以增加循环 IGF-1 水平，也可以刺激多个组织局部的 IGF-1 合成。

IGF-1 和 IGF-2 均可以与高亲和力的胰岛素样生长因子-结合蛋白（IGFBP）结合，后者可以调节 IGF 的生物活性。IGFBP3 是循环 IGF-1 主要的运载蛋白，其水平是 GH 依赖性的。GH 缺乏及营养不良时常伴随着低 IGFBP3 水平。IGFBP1 和 IGFBP2 调节局部组织的 IGF 作用，但与循环 IGF-1 结合的数量很少。

血清 IGF-1 浓度主要受生理因素的影响。IGF-1 水平在青春期开始升高，16 岁达峰值，随着年龄增加，其下降可超过 80% 以上。女性的 IGF-1 水平高于男性。因为肝脏的 IGF-1 合成主要取决于 GH，当 GH 合成或作用的异常（例如垂体功能低下、GHRH 受体缺陷、GH 受体缺陷或药物阻断 GH 受体）时，IGF-1 水平可出现下降。低卡路里摄入状态常常伴随着 GH 抵抗，故 IGF-1 水平在恶病质、营养不良及脓毒症时是降低的。肢端肥大症患者的 IGF-1 水平总是特别高，反映了 IGF-1 与循环 GH 之间的对数线性关系。

IGF-1 的生理作用 给严重胰岛素抵抗和糖尿病

患者注射 IGF-1（100μg/kg）可以引起低血糖，低剂量则改善胰岛素抵抗。给恶病质患者输注 IGF-1 [12μg/(kg·h)] 可以增加氮潴留、降低胆固醇水平。长期皮下注射 IGF-1 可以促进蛋白质合成。IGF-1 可以刺激骨转换，介导骨形成标志物的生成。IGF-1 也被批准用于治疗 GH 抵抗综合征的患者。

IGF-1 的副作用是剂量依赖性的，过量可以导致低血糖、低血压、体液潴留、颞下颌痛、颅内压升高，以上副作用均是可逆的。有报道 IGF-1 可引起股骨头缺血性坏死。长期 IGF-1 过量注射可引起肢端肥大症的相应表现。

促肾上腺皮质激素（另见第八章）

合成 分泌 ACTH 的促肾上腺皮质激素细胞的数量占腺垂体细胞总数的 20%。ACTH（含 39 个氨基酸）来自 POMC 前体蛋白（含 266 个氨基酸），POMC 也是 β-促脂素、β-内啡肽、甲硫氨酸脑啡肽、α-促黑素细胞激素（MSHα）、促肾上腺皮质激素样垂体中间蛋白（CLIP）的前体蛋白。糖皮质激素可以抑制 POMC 基因，而糖皮质激素释放激素（CRH）、精氨酸加压素（AVP）、促炎症反应细胞因子（包括 IL-6、白血病抑制因子）介导 POMC 基因表达。

CRH 是下丘脑室旁核和大脑高级中枢合成的 41 个氨基酸的多肽，也是 ACTH 合成和释放的主要刺激因子。CRH 受体表达于促肾上腺糖皮质激素细胞，属于 G 蛋白偶联受体，通过信号转导而诱导 POMC 转录。

释放 ACTH 的释放是脉冲性的，呈特征性的昼夜节律，即 6a.m. 为峰值，午夜 12 点为谷值。肾上腺糖皮质激素的释放是由 ACTH 驱动的，也跟 ACTH 遵循同样的昼夜节律。ACTH 昼夜节律是由释放脉冲的幅度而不是频率改变所决定的。叠加于该内源性节律之上的，还有一些外界因素如体力和精神压力、运动、急性疾病、胰岛素诱发的低血糖，可以增加 ACTH 的分泌。

糖皮质激素对下丘脑-垂体-肾上腺轴的负反馈调节，是下丘脑 CRH 被抑制和垂体 POMC 基因表达下调和 ACTH 释放减少共同作用的结果。反之，原发性肾上腺皮质功能减退时糖皮质激素的负反馈抑制缺失，导致 ACTH 水平明显升高。

急性炎症或脓毒症通过致炎症细胞因子、细菌毒素和神经信号的整体作用来激活 HPA 轴。ACTH 介导的细胞因子 [肿瘤坏死因子（TNF）；IL-1、2、6；白血病抑制因子] 的交叉级联反应可以激活下丘脑 CRH 和 AVP 释放、垂体 POMC 基因表达、垂体局部

的旁分泌细胞因子网络。继而引起糖皮质激素水平的升高，抑制炎症反应，并启动机体自我保护。同时，细胞因子介导的中枢糖皮质激素受体抵抗则减轻了糖皮质激素对 HPA 轴的抑制。因此，神经内分泌应激反应所体现的是，皮质醇释放相关调节因素如下丘脑、垂体、外周激素和细胞因子信号转导之间的高度整合的网络系统。

作用 HPA 轴的主要生理功能是维持代谢平衡，介导神经内分泌应激反应。ACTH 通过维持肾上腺细胞的增殖和功能，介导肾上腺皮质激素的合成。ACTH 的受体命名为黑皮质素-2 受体，属于 G 蛋白偶联受体，通过刺激类固醇激素合成酶的级联反应来介导类固醇的生成（见第八章）。

促性腺激素：促卵泡激素（FSH）和促黄体素（LH）

合成与释放 促性腺激素分泌细胞的数量占腺垂体细胞总数的 10% 左右，合成两种促性腺激素——LH 和 FSH。同 TSH 和 hCG 一样，LH 和 FSH 也是糖蛋白类的激素，由 α 和 β 亚基组成。α 亚基与其他糖蛋白类激素相同，而 β 亚基则由不同的基因表达，负责传递激素特异性功能。

促性腺激素的合成与释放过程是动态调整的，尤其女性的性腺类固醇水平呈快速波动，在整个月经周期均处于变化之中。下丘脑的 GnRH，是含 10 个氨基酸的多肽，可以调节 LH 和 FSH 的合成与释放。大脑的吻素（kisspeptin）是 KISSI 基因的产物，可以调节下丘脑 GnRH 的释放。GnRH 的释放是每隔 60～120min 的、非连续的脉冲，继而诱发 LH 和 FSH 的脉冲释放（图 3-3）。GnRH 输入的脉冲模式是其作用的关键；脉冲使促性腺激素分泌细胞做好刺激反应的准备，而持续的 GnRH 暴露导致其脱敏化。基于此现象，长效 GnRH 激动剂用于抑制性早熟儿童的促性腺激素水平，用于治疗男性前列腺癌，并用于促排卵方案以减少促性腺激素水平（见第十四章）。雌激素作用于下丘脑及垂体以调节促性腺激素的释放。长期的雌激素暴露是对促性腺激素释放是抑制性的，而排卵期前升高的雌激素可引起正反馈反应，以增加促性腺激素脉冲的频率和幅度。孕酮减慢 GnRH 脉冲的频率，但是增强促性腺激素对 GnRH 的反应。男性睾酮也可以反馈调节下丘脑及垂体，该作用部分是由睾酮转变为雌激素完成的。

虽然 GnRH 是 LH 和 FSH 释放的主要调节者，但 FSH 的合成单独受性腺肽类——抑制素和激活素的

调节，后者属于转化生长因子 β（TGF-β）家族成员。抑制素选择性地抑制 FSH，而激活素刺激 FSH 的合成（见第十四章）。

作用 促性腺激素各自与表达于卵巢或睾丸的 GPCR 相互作用，刺激生殖细胞的发育、成熟和类固醇激素的生物合成。FSH 刺激妇女的卵泡发育和卵巢合成雌激素，LH 调节排卵和黄体功能。LH 刺激男性的 Leydig 细胞合成和释放睾酮，FSH 则刺激生精小管的发育和调节精子生成。

促甲状腺激素

合成与释放 促甲状腺激素分泌细胞的数量占腺垂体细胞总数的 5%。TSH 与 LH 和 FSH 具有相同结构的 α 亚基，但 β 亚基则是特异的。促甲状腺素释放素（TRH）是下丘脑分泌的三肽（焦谷氨酰胺和组氨酰胺、脯氨酰胺），通过作用于垂体的 GPCR 来刺激 TSH 的合成与释放。TRH 还刺激催乳素细胞释放催乳素。TRH 刺激 TSH 释放，而甲状腺激素、多巴胺、生长抑素和糖皮质激素通过拮抗 TRH 来抑制 TSH 释放。

当甲状腺激素的负反馈抑制被解除时，促甲状腺激素分泌细胞会出现增殖和 TSH 释放增多。因此，当有甲状腺的破坏（包括外科手术切除甲状腺）、射线辐射诱发的甲状腺功能减退症、慢性甲状腺炎以及长期暴露于致甲状腺肿物质时，均会出现 TSH 的升高。长期未治疗的甲状腺功能减退症能导致 TSH 水平升高以及甲状腺细胞增生和垂体增大，后者能被磁共振成像所显示。

作用 TSH 以脉冲的形式释放。在其他垂体激素相比，脉冲的幅度较低，而 TSH 半衰期相对较长。因此单次测定 TSH 就足以准确反映其循环水平。TSH 与甲状腺滤泡细胞上的 GPCR 结合后，刺激甲状腺激素的合成与释放（见第七章）。

第四章 垂体功能减退症
Hypopituitarism

Shlomo Melmed，J. Larry Jameson

（吴静 蔡晓凌 译）

垂体功能减退症是由腺垂体激素产生不足所致。一种或多种垂体激素缺乏可由遗传性疾病引起，而成人垂体功能减退症最常见的原因是获得性的，可见于肿瘤的压迫、下丘脑及垂体局部的创伤、炎症或血管损伤。上述原因也可能使下丘脑激素的合成与释放受损，从而引起垂体功能减退（见表 4-1）。

垂体功能减退症的发育性及遗传性病因

垂体发育不良 垂体发育不良可能会导致垂体发育不全、发育不良或垂体发育过程中的异位。因为垂

表 4-1　垂体功能减退症病因[a]
发育/结构
转录因子缺陷
垂体发育不良/发育不全
先天性中枢神经占位，脑膨出
原发性空泡蝶鞍
先天性下丘脑疾病（视隔发育不良、Prader-Willi 综合征、Laurence-Moon-Biedl 综合征、Kallmann 综合征）
创伤
外科切除
放射破坏
头部损伤
肿瘤
垂体腺瘤
鞍区肿块（生殖细胞瘤、室管膜瘤、鞍区胶质瘤）
Rathke 囊肿
颅咽管瘤
下丘脑错构瘤，神经节细胞瘤
垂体转移瘤（乳腺癌、肺癌、结肠癌）
淋巴瘤和白血病
脑膜瘤
浸润性/炎症
淋巴细胞性垂体炎
血色素沉着症
结节病
组织细胞增生症
肉芽肿性垂体炎
转录因子抗体
血管
垂体卒中
妊娠相关（糖尿病性梗死、产后坏死）
镰刀形细胞病
动脉炎
感染
真菌（组织胞浆菌病）
寄生虫（弓形虫）
结核病
卡氏肺孢子虫

[a] 与垂体受压或破坏有关的激素缺乏，其发生顺序如下：生长激素＞促卵泡激素＞促黄体素＞促甲状腺激素＞促肾上腺皮质激素。儿童以生长发育障碍为主要特点，而成人以性腺功能减退为最早出现的症状

体的发育来自中线细胞从鼻咽 Rathke 囊的迁移，中线颅面部疾病常伴随垂体发育不良。出生时的创伤（包括脑出血、窒息和臀位分娩）可以导致新生儿获得性的垂体功能减退。

SEPTO-OPTIC DYSPL ASIA 透明隔或胼胝体的发育不全可以引起下丘脑功能紊乱和垂体功能减退。患儿有 *HESX1* 基因的突变，该基因与腹侧前脑的早期发育有关。患儿可出现腭裂、畸形、耳畸形、眼距过宽、视神经发育不全、小阴茎和嗅觉缺失等各种缺陷。垂体功能紊乱可导致尿崩症、GH 缺乏和矮身材，偶尔可引起 TSH 缺乏。

组织特异性因子突变 垂体的细胞特异性转录因子，如 Pit-1 和 Prop-1 在分化型的垂体前叶细胞系的发育及功能方面起着关键的决定作用。Pit-1 的常染色体显性或隐性突变可引起 GH、PRL 及 TSH 的缺乏。患者常出现生长不足及各种程度的甲状腺功能减退。垂体 MRI 表现为发育不全。

Prop-1 表达于垂体发育的早期阶段，对 Pit-1 的功能来说是必需的。家族性或散发的 *PROP1* 突变可引起包括 GH、PRL、TSH 及促性腺激素在内的多种激素缺乏。这些患者中超过 80% 以上有生长障碍，成年后均出现 TSH 及促性腺激素的缺乏，小部分患者出现 ACTH 缺乏。因为促性腺激素的缺乏，患者不会自发进入青春发育期。有些患者的 MRI 显示垂体增大。*TPIT* 突变导致 ACTH 缺乏并伴有肾上腺皮质功能减退。

发育性下丘脑功能障碍·Kallmann 综合征
Kallmann 综合征由下丘脑促性腺激素释放激素（Gn-RH）的合成缺陷导致，并伴随嗅球不发育或发育不全所致的嗅觉缺失或减退（见第十三章）。经典的 Kallmann 综合征还可能与色盲、视神经萎缩、神经性耳聋、腭裂、肾畸形、隐睾和镜像运动等神经系统异常有关。致病基因定位于 X-连锁的 *KAL* 基因。该基因突变引起 GnRH 神经元从嗅基板至下丘脑的胚胎迁移受损。进一步研究发现，除了 *KAL* 基因突变，还有很多基因异常可引起孤立性的 GnRH 缺乏。已见报道的如下：常染色体隐性遗传的基因（包括 *GPR54* 和 *KISS1*）、常染色体显性遗传的基因（*FGFR1*）以及其他与 GnRH 缺乏有关的基因（*GNRH1*，*PROK2*，*PROKR2*，*CH7*，*PCSK1*，*FGF8*，*NELF*，*WDR11*，*TAC3*，*TACR3*）。部分患者有双基因突变。除了 GnRH 缺乏，相关的临床表现因遗传病因不同而有所不同。GnRH 缺乏阻止了青春期进程。男性患者有明显的青春期延迟及性腺功能减退的表现，包括小阴茎，后者可能是婴儿期低睾酮水平所造成。女性表现为原

发性闭经和继发性的性发育障碍。

Kallmann 综合征和其他原因的先天性 GnRH 缺乏的主要特点是低 LH、低 FSH 以及低性腺类固醇激素（睾酮或雌二醇）。排除其他已知的下丘脑-垂体功能障碍的病因后，才能对孤立性的促性腺激素缺乏的散发病例作出诊断。重复注射 GnRH 可以针对患者的下丘脑缺陷，并恢复垂体正常的促性腺激素反应。

男性患者长期应用绒毛膜促性腺激素（hCG）或睾酮治疗可以恢复青春期发育及第二性征；女性患者可以用雌激素-孕激素周期治疗。给予促性腺激素治疗以及应用可携带式皮下输注泵给予 GnRH 脉冲，均可以使患者恢复生育能力。

Bardet-Biedl 综合征 为罕见的遗传异质性疾病，主要特点为智力低下、肾脏异常、肥胖和六指、短指及并指畸形。伴或不伴中枢性尿崩症。75% 的男性及半数的女性患者可以出现 GnRH 缺乏。童年可出现视网膜变性，大部分患者在 30 岁左右失明。已经发现 Bardet-Biedl 综合征（BBS）有很多亚型，与至少 9 个不同的基因位点存在连锁。有几个基因位点与基础的纤毛功能有关，这可以解释为什么患者有不同的临床表现。

瘦素及瘦素受体突变 瘦素及其受体的缺乏可以引起一系列的下丘脑功能异常，包括摄食过多、肥胖及中枢性性腺功能减退（见第十七章）。患者的 GnRH 生成减少导致垂体 FSH 及 LH 的合成与释放减少。

Prader-Willi 综合征 是印记 *SNRPN* 基因的父本缺失、*NECDIN* 基因缺失或 15q 染色体上其他基因的缺失所引起一组遗传综合征。该综合征表现为低促性腺素性腺功能减退、摄食过多-肥胖、慢性肌张力减退、智力减退以及成年起病的糖尿病。还可以出现其他部位，包括颅骨、眼、耳、手及足部的缺陷。有报道患者下丘脑合成催产素及血管加压素的核团减少。长期的 GnRH 治疗可以恢复垂体的 LH 和 FSH 释放，这提示患者存在 GnRH 缺乏。

获得性垂体功能减退症

垂体功能减退症可以由以下病因所致：意外或神经手术创伤；卒中等血管事件、垂体或下丘脑肿瘤、颅咽管瘤、淋巴瘤或转移性肿瘤；炎症性疾病（如淋巴细胞性垂体炎）；浸润性疾病（如结节病）、血色素沉着症（见第三十章）及结核病；辐射。

越来越多的证据表明，有头部损伤、运动创伤、蛛网膜下腔出血或辐射病史的患者会有一过性的垂体功能减退，需要间断地进行内分泌随访。其中 25%～

40%的患者会出现永久性的下丘脑或垂体功能紊乱。

下丘脑浸润性疾病 该类疾病包括结节病、组织细胞增生症、淀粉样变和血色素沉着症，常常累及下丘脑及垂体神经元和神经化学通路。一半的患者可出现尿崩症。若青春期前出现 GH 减少，可引起生长发育迟缓。这类患者还常见低促性腺素性腺功能减退和高催乳素血症。

炎症病变 慢性感染如结核、艾滋病相关的机会性真菌感染、三期梅毒等均可以出现垂体破坏及垂体激素减少。其他感染如肉芽肿与结节病可引起类似于垂体腺瘤的改变。这些病变可以引起下丘脑及垂体广泛的损伤，从而导致相关垂体激素的缺乏。

头颅受辐射 头颅受辐射可引起长期的下丘脑及垂体功能紊乱，特别是在儿童及亲少年，因其对全脑或头颈部放射治疗后的损伤更为敏感。激素异常的发展程度取决于照射剂量以及完成放疗后的间隔时间。接近 2/3 的患者经平均剂量 50Gy（5000rad）颅底照射后，最终会出现激素缺乏。垂体功能减退在 5～10 年后出现，通常反映下丘脑的受损而非垂体的原发破坏。虽然垂体激素缺乏的类型各异，但 GH 缺乏是最常见的，继之是促性腺激素及 ACTH 缺乏。当一个或多个激素缺乏时，其他激素的储备也可能减少。对于既往有照射病史的患者，应对其垂体功能进行长期的连续评价，必要时开始替代治疗（见下）。

淋巴细胞性垂体炎 多发生于产后妇女，常常出现高催乳素血症，MRI 显示类似于腺瘤的垂体占位病变，并伴有 PRL 中度升高。弥漫性淋巴细胞浸润引起的垂体功能低下可以是暂时的或永久性的，但需要立即进行评估及治疗。孤立性的垂体激素缺乏病例少有报道，若有则提示存在针对特定细胞类型的选择性自身免疫病程。大多数患者有占位效应的症状，如头痛及视觉障碍。红细胞沉降率常升高。因为 MRI 可能无法将其与垂体腺瘤鉴别开来，所以对于新诊断垂体占位的产后妇女，应考虑到垂体炎诊断的可能，以避免进行不必要的外科干预。经过几个月的糖皮质激素治疗，炎症病变进程可以减缓，垂体功能也可以恢复，但疗效取决垂体受破坏的程度。

垂体卒中 急性的垂体内出血性血管事件对垂体及周围鞍区结构可能造成巨大损伤。垂体卒中在以下情况可能会自发发生：已有的垂体腺瘤、产后（希恩综合征）、糖尿病、高血压、镰刀细胞性贫血或急性休克。妊娠期间垂体的增生肥大，增加了垂体出血及梗死的风险。垂体卒中是内分泌急症，可导致严重低血糖、低血压、休克、中枢神经系统出血及死亡。急性症状包括严重头痛并伴有脑膜刺激征的征

象、双侧视力改变、眼肌麻痹，重者可出现心力衰竭及意识丧失。垂体计算机化断层扫描（CT）或磁共振成像可显示肿瘤或鞍内出血征象，伴随垂体柄移位及垂体组织受压。

无明显视力丧失或意识受损的患者可以观察和给予大剂量糖皮质激素的保守治疗。伴有明显或进行性的视力丧失、脑神经麻痹或意识丧失的患者，需要紧急的外科减压手术。鞍区手术后的视力恢复时间与急性卒中时间呈负相关。因此严重性眼肌麻痹或视觉障碍是早期手术的指征。卒中后常常出现垂体功能减退。

空泡蝶鞍 部分或完全空泡蝶鞍通常在 MRI 检查时被意外发现，并与颅内高压有关。患者的垂体功能一般均正常，提示空泡蝶鞍周边的垂体组织功能是完整的。但垂体功能减退常在不知不觉中发生。垂体占位可能发生无症状的垂体梗死和退化，通过脑脊液充填硬脑膜疝，形成部分或完全的空泡蝶鞍。个别罕见的情况下，垂体腺瘤可以出现在正常垂体组织的边缘，但这在 MRI 上并不总是可见。

临床表现和诊断

垂体功能减退症的临床表现取决于垂体激素缺乏的种类及激素缺乏的程度。GH 缺乏导致儿童生长异常及成人的体成分异常（见下）。促性腺激素缺乏导致妇女月经紊乱及不育，男性则表现为性欲下降、不育及第二性征消失。TSH 及 ACTH 缺乏常常出现得比较晚。TSH 缺乏引起儿童生长障碍，成人和儿童均可出现甲状腺功能减退。ACTH 缺乏可引起继发性肾上腺皮质功能减退，而盐皮质激素生成不受影响。PRL 缺乏引起产后无乳。当病变累及垂体后叶时，会出现多尿、多饮症状，提示血管加压素的缺乏。流行病学研究显示，垂体长期受损患者的死亡率增加，主要死因是心血管及脑血管疾病。

实验室检查

垂体功能减退的生化诊断包括相应的垂体激素水平降低以及靶腺激素的降低。例如，低的游离甲状腺素伴随低或不适当的正常水平的 TSH，提示继发性甲状腺功能减退。同样的，低睾酮水平而不伴有促性腺激素的升高，提示低促性腺素性腺功能低下。激发试验用于评估垂体储备功能（表4-2）。GH 对胰岛素诱发的低血糖、精氨酸、左旋多巴、生长激素释放激素（GnRH）以及生长激素释放肽（GHRP）的反应，可以用于评估 GH 的储备功能。促皮质素释放激素

表 4-2	垂体激素检测		
激素	检测	血样	备注
生长激素 (GH)	胰岛素耐量试验：短效胰岛素 (0.05～0.15U/kg IV)	-30，0，30，60，120min 测血糖及 GH	血糖<40-mg/dl；GH>3μg/L 正常反应：GH>3μg/L
	GHRH 试验：1μg/kg IV	0，15，30，45，60，120min 测 GH	正常反应：GH>3μg/L
	左旋精氨酸试验：30g IV，30min 内	测 GH	正常反应：GH>3μg/L
	左旋多巴试验：500mg 口服	0，30，60，120min 测 GH	
		0，30，60，120min 测 GH	
催乳素	TRH 试验：200～500μg IV	0，20，60min 测 TSH 和 PRL	正常：PRL>2μg/L，较基线增加 200% 以上
ACTH	胰岛素耐量试验：短效胰岛素 (0.05～0.15U/kg IV)	-30，0，30，60，90min 测血糖及皮质醇	血糖<40mg/dl 皮质醇应增加>7μg/dl 或增至 20μg/dl 以上
	CRH 试验：早 8 点 1μg/kg 绵羊 CRH IV	0，15，30，60，90，120min 测 ACTH 和皮质醇	基础 ACTH 增加 2～4 倍，峰值为 20～100pg/ml 皮质醇水平应>20～25μg/dl
	甲吡酮试验：甲吡酮（30mg/kg）午夜口服	8a.m. 测血浆 11-脱氧皮质醇及皮质醇；也可测 ACTH	血浆皮质醇应<4g/dl 以保证充分的反应 正常反应：皮质醇>7.5μg/dl 或 ACTH>75pg/ml
	标准 ACTH 兴奋试验：ACTH1-24（二十四肽促皮质素），0.25mg IM or IV	0，30，60min 测皮质醇及醛固酮	正常反应：皮质醇超出基线值 21g/dl 以上，醛固酮超出基线值 4ng/dl 以上
	小剂量 ACTH 兴奋试验：ACTH1-24，1μg IV	0，30，60min 测皮质醇	皮质醇>21g/dl
	3 天 ACTH 兴奋试验：0.25mg ACTH1-24 IV，每 8 小时一次，每日		皮质醇>21g/dl
TSH	基础甲状腺功能检测：T4，T3，TSH	基础测定	低的游离甲状腺激素伴 TSH 无适当增加，提示垂体功能减退
	TRH 兴奋试验：200～500μg IV	0，20，60min 测 TSH 及 PRL[a]	除非甲状腺激水平增加，TSH 应增加 5μg/L 以上
LH 和 FSH	LH，FSH，睾酮，雌激素	基础测定	绝经后妇女的基础 LH 和 FSH 应该增加 低的睾酮水平伴低的 LH 和 FSH 提示垂体功能减退
	GnRH 兴奋试验：GnRH（100μg）IV	0，30，60min 测定 LH 和 FSH	大多数成人的 LH 增加 10IU/L 以上，FSH 增加 2IU/L 以上
多种激素	联合腺垂体激素试验：GHRH（1g/kg），CRH（1μg/kg），GnRH（100g），TRH（200μg）IV	-30，0，15，30，60，90，120min 测 GH，ACTH，皮质醇，LH，FSH 和 TSH	结合靶腺激素，单个或多个释放激素反应应该升高，诊断可能不一致（见正文）

[a] 激发的 PRL 反应提示垂体催乳素细胞功能正常

缩写：T3：三碘甲腺原氨酸；T4：甲状腺激素；TRH，促甲状腺激素释放激素；IV，静脉注射；IM，肌内注射。其他缩写请看正文

（CRH）诱发的 ACTH 释放和人工合成 ACTH 诱发的糖皮质激素释放，这些可以作为评估垂体 ACTH 储备功能的间接指标（见第八章）。胰岛素诱发低血糖试验时测定的 ACTH 和糖皮质激素水平，是评估 ACTH 储备功能最可靠的指标。但对于怀疑有肾上腺皮质功能减退的患者，应谨慎进行该项试验，以免加重低血糖及低血压。患活动性冠状动脉疾病或已知癫痫发作史为胰岛素诱发低血糖试验禁忌证。

治疗　垂体功能减退

包括糖皮质激素、甲状腺激素、性激素、生长激素及血管加压素在内的激素替代治疗，一般来说是安全的、无并发症的。治疗方案模拟生理的激素分泌以维持临床情况的稳定，有效剂量列于表 4-3。应用糖皮质激素治疗的患者在应激情况下如急性疾病、牙科手术、创伤及因急症住院时，需小心调整剂量。

表 4-3	成人垂体功能减退症的激素替代治疗
促激素缺乏	激素替代
ACTH	氢化可的松（早晨 10～20mg；下午 5～10mg） 醋酸可的松（早晨 25mg；下午 12.5mg） 泼尼松（早晨 5mg）
TSH	左旋甲状腺素（每天 0.075～0.15mg）
FSH/LH	男性 　睾酮胶（每日 5～10g） 　睾酮皮肤贴片（每日 5mg） 　庚酸睾酮（200mg，每 2 周肌内注射） 女性 　合成雌激素（每日 0.65～1.25mg，共 25 日） 　孕酮（第 16～25 天时，每日 5～10mg） 　雌二醇皮肤贴片（每周 0.025～0.1mg），如 　果子宫完好，第 16～25 天加用孕酮 　如需生育：绝经促性腺激素，人绒毛膜促性 　腺激素
GH	成人：生长激素（0.1～1.25mg 皮下注射，每 日一次） 儿童：生长激素 [0.02～0.05mg/（kg·d）]
抗利尿激素	鼻黏膜吸入赖氨酸血管加压素（5～20μg，每 日两次） 口服 300～600μg，每日一次

a 针对特定的患者，表中所示剂量应作个体化调整，同时在应激、手术或妊娠时应重新进行评估。男性和女性生育需求的处理见第十三章和第十四章的讨论

注：简写见文中

生长及发育的紊乱

骨骼成熟与体细胞生长　生长板依赖于各种激素刺激，包括 GH、胰岛素样生长因子（IGF）-1、性激素、甲状腺激素、旁分泌生长因子及细胞因子。促进生长的过程还需要能量、氨基酸、维生素、微量元素，需要消耗 10% 的正常产热量。营养不良影响软骨细胞活性，增加 GH 抵抗，减少循环 IGF-1 及 IGFBP3 水平。

线性骨生长率是垂体依赖性的，在婴幼儿时期非常高。儿童期平均的生长速度是～6cm/a（年），通常在标准化百分位图上保持在给定的范围内。生长率的峰值出现在青春期中期，骨龄为 12 岁（女孩）或 13 岁（男孩）。性发育与升高的性激素有关，后者导致进行性的骨骺生长板闭合。GH 缺乏及 GH 受体缺陷导致 GH 作用减弱的患者，可以出现骨龄延迟。

内在生长缺陷或后天获得的影响生长的外因均可引起矮小症。总的来说，矮小症患儿若骨龄延迟，提示激素紊乱或全身性疾病；矮小症患儿若骨龄正常，则提示遗传性软骨发育不良或生长板障碍（见第二十九章）。

儿童的生长激素缺乏·生长激素缺乏　孤立性的生长激素缺乏表现为矮身材、小阴茎、体脂增加、高声调以及低血糖倾向，后者由胰岛素的拮抗作用相对减弱所致。至少 1/3 的患者是家族遗传性的，表现为常染色体显性遗传、常染色体隐性遗传或 X-性连锁遗传。大约 10% 的 GH 缺乏儿童存在 *GH-N* 基因突变，包括基因缺失及一系列点突变。转录因子 Pit-1 及 Prop-1 负责调控腺垂体细胞的发育，当发生突变时可引起 GH 和其他垂体激素的缺乏，相关临床表现可以在成年后出现。特发性 GH 缺乏（IGHD）只能在排除已知的分子缺陷后才能诊断。

GHRH 受体突变　身材成比例的侏儒症由 GHRH 受体隐性突变所致，表现为基础 GH 水平降低，且不被外源性的 GHRH、GHRP 或胰岛素诱发的低血糖所兴奋，同时还有腺垂体发育不全。该综合征体现了 GHRH 受体在腺垂体细胞增殖及激素反应性方面的重要性。

GH 抵抗　由 GH 受体结构或信号转导通路缺陷所致。GH 受体的纯合子或杂合子突变可以引起部分或完全的 GH 失敏感及生长障碍（Laron's syndrome）。基于正常或升高的 GH 水平、减少的循环生长激素结合蛋白（GHBP）以及低水平的 IGF-1 可以作出诊断。IGF-1、IGF-1 受体及 IGF-1 信号缺陷极为罕见。*STAT5B* 基因突变的结果引起免疫缺陷及 GH 信号通路中断，导致 GH 正常或升高的矮小症，同时伴有 IGF-1 降低。循环中的 GH 受体抗体也是导致外周 GH 抵抗的少见原因。

营养性矮小症　剥夺热量摄入、营养不良、未控制的糖尿病以及慢性肾功能不全均是影响 GH 受体功能的继发性原因。这些情况及疾病状态可刺激促炎症反应的细胞因子合成，后者加剧了 GH 介导信号转导通路的阻断。具备上述情况的儿童表现为获得性的矮小症，而 GH 正常或升高以及 IGF-1 降低。

心因性矮小症　情感和社会剥夺会导致生长阻滞，同时伴有语言发育迟缓、不适当摄食过量以及对 GH 的反应性减弱。营养及环境因素的改变可以恢复生长率。

临床表现及诊断

矮小症在临床比较常见，对矮小症儿童的评估需要结合生育学指标及家族史来进行临床判断。如果患者的身高低于年龄对应平均值的 3 倍标准差（SD）以上，或伴有生长减速，应进行矮小症的全面评估。基于测定腕骨生长板融合程度的 X 线骨龄，是评价骨骼成

熟度的最好手段。终身高可以用标准量表（Bayley-Pinneau or Tanner-Whitehouse）来预估，或采用父母平均身高＋6.5cm（男孩）或－6.5cm（女孩）的方法。

实验室检查

因为 GH 释放是脉冲性的，所以 GH 缺乏程度最好用激发试验来评估，刺激物包括运动、胰岛素诱发的低血糖以及能使正常儿童的 GH 增加至 7μg/L 以上的药物试验。随机 GH 测定并不能将正常与真正的 GH 缺乏儿童区分开来。测定前需确定已进行了准确的肾上腺及甲状腺激素的替代治疗。年龄及性别对应的 IGF-1 水平虽然对诊断的敏感性及特异性不够，但对于 GH 缺乏的确定是非常有用的。垂体 MRI 检查可以显示垂体占位病变及结构缺陷。当矮小症的原因不明或临床表现提示有遗传性病因的可能时，需进行已知突变的分子检测。

治疗　生长发育异常

GH 缺乏儿童给予重组 GH ［0.02～0.05mg/（kg·d），皮下注射］可以将生长速度提高至约 10cm/a（年）。如果有垂体功能不全，应该纠正其他相关激素缺乏，特别是肾上腺皮质激素缺乏。对于特纳综合征（Turner syndrome）及慢性肾功能不全的患儿，GH 治疗可有效提高其生长率。

对于 GH 受体突变所致 GH 抵抗及生长发育迟缓的患者，可以应用 IGF-1 治疗以避开功能异常的 GH 受体。

成人生长激素缺乏

成人生长激素缺乏（Adult GH Deficiency，AGHD）通常由获得性的下丘脑及垂体受损所致。垂体激素缺乏遵循以下典型模式，即 GH 储备不足发生在先，预示着随后的激素缺乏。激素缺乏的先后顺序通常是 GH→FSH/LH→TSH→ACTH。儿童起病的 GH 缺乏在成年后应该重新评估以明确诊断。

临床表现及诊断

AGHD 的临床特点包括体成分、脂代谢、生活质量的改变和心血管功能紊乱（见表 4-4）。身体成分改变是常见的，包括瘦体质量减少、腹腔内脏脂肪沉积增多、腰臀比增加。可能还伴有高脂血症、左心室功

表 4-4　成人生长激素缺乏的特点
临床
生活质量下降
精力及动力减少
注意力下降
自尊感下降
社会隔绝
体质成分改变
体质脂量增加
中心性脂肪沉积
腰臀比增加
瘦体质量减少
运动能力下降
最大氧摄取量减少
心脏功能受损
肌肉量减少
心血管危险因素
心脏结构及功能受损
异常血脂谱
纤溶活性减少
动脉粥样硬化
内脏型肥胖
影像学
垂体：占位或结构破坏
骨：骨密度下降
腹部：网膜脂肪增多
实验室检查
激发后 GH＜3ng/mL
IGF-1 和 IGFBP 水平低或正常水平
LDL-C 升高
也可以同时出现促性腺激素、TSH 和（或）ACTH 储备减少

缩写：LDL，低密度脂蛋白胆固醇。其他缩写请看文中

能不全、高血压以及高纤维蛋白原血症。骨密度减少伴骨折发生率增加。患者可能经历社会隔绝及抑郁，难以维持就业。研究发现，成人垂体功能减退症心血管事件造成的死亡率较年龄及性别匹配的对照者增加了 3 倍，原因可能与 GH 缺乏有关，因为这些研究中的患者已经进行了其他所缺乏垂体激素的替代治疗。

实验室检查

AGHD 比较少见，且缺乏特异性的临床表现。应该在明确界定标准的基础上，选择合适的患者进行测试。多数情况下，应选择具有以下情况的患者进行检查：①垂体手术后；②垂体或下丘脑肿瘤，或肉芽肿；③头颅受辐射史；④垂体病变接受放射治疗者；⑤童年需要 GH 替代治疗，少见于⑥无法解释的低于年龄及性别对应的 IGF-1 水平。GH 缺乏的青少年在成年

后需重新测试。约 20% 的以前治疗过的 GH 缺乏儿童，成年后再次测定时未发现 GH 缺乏。

大约 25% 的成人 GH 缺乏症患者有低或正常的 IGF-1 水平。正如评估儿童的 GH 缺乏一样，测定年龄及性别对应的 IGF-1 水平为治疗反应提供了有用的指标，但对诊断来说敏感性不够。最有效的鉴别 AGHD 及 GH 充足者的方法是胰岛素诱发的低血糖试验（0.05～0.1U/kg）。血糖降至 40mg/dL 左右时，大多数个体会出现神经低血糖症（见第二十二章），GH 峰值出现在 60min，至 2h 时仍然保持高水平。约 90% 的健康人的 GH 反应＞5μg/L；GH 对低血糖的峰值反应＜3μg/L 时可诊断 AGHD。胰岛素诱发的低血糖试验在适当监护下进行是安全的，但对于糖尿病、缺血性心脏病、脑血管疾病、癫痫及老年患者来说是禁忌的。替代的兴奋试验包括静脉输注精氨酸（30g）、GHRH（1μg/kg）、GHRP-6（90μg）以及胰高血糖素（1mg）。对单一实验无反应的患者，可联合其他试验以激发 GH 释放。

治疗　成人生长激素缺乏

AGHD 的诊断一旦明确以后，应启动 GH 替代治疗。治疗的禁忌证包括：肿瘤活动期、颅内高压以及未控制的糖尿病及视网膜病变。起始剂量为 0.1～0.2mg/d，逐渐调整剂量以维持 IGF-1 在年龄及性别对应的正常范围之居中的水平，最大剂量为 1.25mg/d（图 4-1）。女性较男性需要更多的剂量，

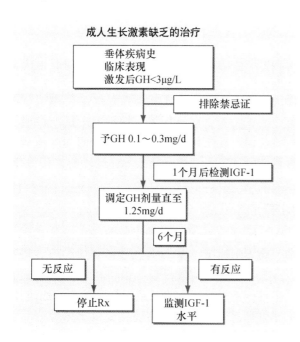

图 4-1　成人生长激素缺乏的治疗。 IGF，胰岛素样生长因子；Rx，治疗

老年人需要的剂量少。长期的 GH 治疗可以维持正常的 IGF-1 水平以及持续的体成分改变（即增多的瘦体质量和低脂肪含量）。治疗还可以引起高密度脂蛋白胆固醇增加，但总胆固醇和胰岛素水平没有明显改变。腰椎骨密度可增加，但该变化在治疗 1 年以上的时间后逐渐出现。在标准化的问卷调查中，很多患者表示生活质量有明显改善。关于 GH 替代治疗对 GH 缺乏患者死亡率的影响如何，目前正在进行长期前瞻性研究。

大约 30% 的患者可出现剂量相关的可逆的体液潴留、关节痛及腕管综合征，高达 40% 的患者有疼痛和感觉异常。因为 GH 可以强有力地拮抗胰岛素作用，接受胰岛素治疗的患者需要在仔细监测下调整剂量。2 型糖尿病患者可能出现胰岛素抵抗的加重。血糖控制可以改善长期 GH 替代治疗引起的腹部脂肪持续丢失。偶尔出现头痛、颅内压升高、高血压及耳鸣等不良反应。垂体肿瘤再生长、皮肤病变进展及发生其他肿瘤应该被列为长期监测的项目来进行评估。目前，这些潜在的副作用并不明显。

ACTH 缺乏

临床表现及诊断

继发性肾上腺皮质功能不全是垂体 ACTH 缺乏的结果。临床表现为乏力、虚弱、厌食、恶心、呕吐，偶尔出现低血糖。相对于原发性肾上腺皮质功能不全，继发性肾上腺皮质功能不全通常不伴有色素沉着或盐皮质激素缺乏。

ACTH 缺乏与下丘脑-垂体-肾上腺（HPA）轴受糖皮质激素治疗抑制后的糖皮质激素戒断有关。孤立的 ACTH 缺乏见于外科切除垂体 ACTH 瘤以后，因为垂体 ACTH 瘤分泌的 ACTH 可以抑制 HPA 轴，出现该现象实际上预示着外科治愈。其他垂体腺瘤及鞍区病变的占位效应可引起 ACTH 缺乏，但常伴有其他垂体激素的缺乏。部分 ACTH 缺乏者在急性病或外科疾病时方可显现出来，此时明显的肾上腺皮质功能不全的临床表现反映了 ACTH 储备的减少。TPIT 或 POMC 基因突变可以引起原发性 ACTH 缺乏。

实验室诊断

低皮质醇伴不适当的低 ACTH 水平是 ACTH 储

备减少的特征性表现。低的基础皮质醇水平，同时伴有皮质醇对 ACTH 刺激的反应迟钝，皮质醇对胰岛素诱发的低血糖、甲吡酮或 CRH 试验的反应受损。ACTH 兴奋试验见第八章。

治疗　ACTH 缺乏

糖皮质激素替代治疗可以改善 ATCH 缺乏大多数的症状。氢化可的松每日总量不建议超过 25mg，分为 2～3 次服用。泼尼松（每日清晨 5mg）作用时间更长，而且其盐皮质激素效应用弱于氢化可的松。一些专家建议维持剂量低一些以避免类库欣（cushingoid）综合征。急症或应激期间剂量应加倍。

促性腺激素缺乏

性腺功能减退是成人垂体功能减退症最常见的临床表现，即使伴有其他垂体激素缺乏时也是如此。它常预示着下丘脑或垂体病变影响了 GnRH 的合成及经垂体柄的转运途径。如下所述，低促性腺素性腺功能减退症是高催乳素血症的常见表现。

很多遗传性或获得性疾病与孤立性低促性腺素性腺功能减退症有关（IHH）（见第十三章）。与 GnRH 缺乏相关的下丘脑疾病包括 Kallmann 综合征，以及很多与调节 GnRH 神经元迁移、发育以及功能有关的基因突变。GPR54、DAX1、kisspeptin、GnRH 受体、LHβ 和 FSHβ 亚基基因突变均可导致垂体促性腺激素缺乏。获得性 GnRH 缺乏导致的性腺功能减退常常伴随神经性厌食症、压力、饥饿和极限运动，但也可能是特发性的。解除压力刺激或恢复能量补充后，以上疾病的低促性腺激素型性腺功能减退可以逆转。

临床表现及诊断

在绝经前妇女，低促性腺素性腺功能减退症表现为卵巢功能减退所致月经过少、闭经、不育、阴道分泌物减少、性欲下降和乳房萎缩。在低促性腺素性腺功能减退症的成年男性，表现为继发的睾丸功能减退，可出现阳痿、不育、肌肉无力、胡须及体毛减少、软睾丸以及特征性的精细面部皱纹。骨质疏松症在未经治疗的低促性腺素性腺功能减退的男性和女性患者中均可见到。

实验室检查

中枢性的性腺功能减退表现为低水平的性腺激素（男性为睾酮，女性为雌二醇），伴有低或不适当正常的促性腺激素水平。因为促性腺激素释放为脉冲性的，激素水平的有效评估需要反复测定或收集多次血清样本。男性可有精子计数减少。

静脉注射 GnRH（100μg）刺激促性腺激素细胞释放 LH（30min 内出现峰值）和 FSH（随后的 60min 达平台）。正常反应随患者的月经周期、年龄和性别而定。总的来说，LH 水平增加 3 倍，而 FSH 反应不明显。在促性腺激素缺乏的情况下，促性腺激素对 GnRH 的反应正常可提示下丘脑而非垂体的异常。若无反应，则不能可靠鉴别垂体还是下丘脑病变引起的性腺功能减退。因此，在基础的下丘脑-垂体-性腺轴评估以外，GnRH 试验结果并不能提供更多的信息，但孤立性的 GnRH（如 Kallmann 综合征）例外。

鞍区 MRI 检查和其他垂体功能评估用于明确的中枢性性腺功能减退的患者。

治疗　促性腺激素缺乏

男性患者需要睾酮替代治疗以获得并维持外生殖器正常的生长发育，维持第二性征、男性性行为及雄激素合成代谢效应，后者包括维持肌肉功能及骨含量。睾酮可以每 1 到 4 周予肌内注射给药，或每日更换皮肤垫给药（第十三章）。也可用睾酮凝胶。促性腺激素（hCG 或 hMG）注射 12～18 个月以恢复生育。下丘脑所致性腺功能减退者有妊娠意愿时，可应用皮下输注泵予脉冲性的 GnRH 治疗（25～150ng/kg，每 2 小时给药一次）。

雌二醇及孕酮的周期性替代治疗可以维持绝经前妇女的第二性征及泌尿生殖道黏膜的完整性，防止过早发生骨质疏松症（第十四章）。促性腺激素治疗用于促排卵。通过使用 hMG 或重组 FSH，可以促进卵泡生长和成熟，之后皮下注射 hCG 或人黄体生成素（hLH）可以促进排卵。如同男性，脉冲性的 GnRH 治疗用于下丘脑病变引起的促性腺激素缺乏。

尿崩症

详见第六章。

第五章　腺垂体肿瘤综合征
Anterior Pituitary Tumor Syndromes

Shlomo Melmed，J. Larry Jameson
（吴静　蔡晓凌　译）

下丘脑、垂体及其他鞍区占位

评价鞍区占位效应

局部占位效应　鞍区病变的临床表现各异，取决于占位的解剖位置及扩张的方向（表 5-1）。鞍膈背侧是抵抗软组织扩张最薄弱的地方，所以垂体腺瘤常向鞍上方向延伸。骨侵袭也常常发生。

头痛是小的鞍内肿瘤引起的常见表现，即使在没

表 5-1	鞍区病变的特点[a]
受影响的结构	**临床表现**
垂体	性腺功能减退 甲状腺功能减退 生长发育障碍和成人生长激素过少症 肾上腺皮质功能减退
视交叉	红色视觉丧失 双颞侧偏盲 上部或颞侧视野缺损 暗点 失明
下丘脑	温度失调 食欲和渴感障碍 肥胖 尿崩症 睡眠障碍 行为障碍 自主神经功能障碍
海绵窦	眼肌麻痹伴或不伴上睑下垂或复视 面部麻木
额叶	人格障碍 嗅觉缺失
大脑	头痛 脑积水 精神异常 老年痴呆症 笑样癫痫

[a] 鞍内占位扩张首先压迫鞍内垂体组织，向背侧通过硬脑膜侵及视交叉，向侧面侵及海绵窦。骨性侵蚀及直接脑部受压少见。大腺瘤可以出现头痛

有鞍上扩张的情况下也可以出现。因为垂体空间的局限性，鞍内压力出现小的变化即可使脊膜板受到拉伸。然而，头痛的严重程度与垂体腺瘤大小及扩张的相关性不大。

鞍上扩张可以导致视力丧失，有以下几个机制：最常见原因是视交叉受压，少数情况下可见视神经直接受侵袭或脑脊液流出受阻导致的继发性视力障碍。有功能或无功能的鞍内肿瘤压迫垂体柄时，可导致垂体门脉系统受压以及下丘脑激素及多巴胺向垂体转运障碍，引起早期的高催乳素血症，继之出现其他垂体激素缺乏。"垂体柄阻断"现象可由创伤、后床突柄受压所致挥鞭样损伤或颅底骨折所引起。侧面侵袭可能侵犯海绵窦和压迫神经，导致第Ⅲ、Ⅳ、Ⅵ对脑神经麻痹，并影响视力及第Ⅴ对脑神经的最大分支受累。依据神经受损的程度，患者可能出现复视、上睑下垂、眼肌麻痹及面部感觉受损。延伸入蝶窦表明垂体肿块已经侵蚀通过鞍底。侵袭性肿瘤偶尔侵犯腭顶，引起鼻咽部梗阻、感染及脑脊液漏。额、颞叶受累可能偶尔导致钩回发作、人格紊乱和嗅觉缺失。侵袭性垂体腺瘤直接侵犯下丘脑可引起重要的代谢结局，包括性早熟或性功能减退、尿崩症、睡眠障碍、精神抑郁及食欲缺乏。

磁共振　给予钆前、后的矢状面和冠状面 T1 加权磁共振成像（MRI）可以精确地显示脑垂体，并清楚地区分下丘脑、垂体柄、鞍上池周围、海绵窦、蝶窦及和视交叉。垂体高度在儿童为 6mm，成人为 8mm；在妊娠及青春期，垂体高度可达 10~12mm。成人垂体上部是平坦的，并轻度成凹形；但在青少年及妊娠妇女，其表面是凸起的，反映了生理性的垂体增大。垂体柄居于中线，并保持垂直。CT 扫描可以确定骨侵蚀的程度或有无钙化的存在。

垂体前叶软组织在 MRI 的表现有轻微的异质性，其信号强度类似于脑组织的 T1 加权成像（图 5-1）。垂体腺瘤的密度在 T1 加权相一般低于周围正常组织，而在 T2 加权相则有所增加。腺垂体的高磷脂含量可导致"垂体高信号"。

鞍区占位通常是在 MRI 检查时意外发现的，大多数为垂体腺瘤（偶发瘤）。若没有激素高分泌的表现，这些小的鞍区肿瘤可以定期复查 MRI 以进行监测，如果没有进一步生长的证据，可以每年或更长的时间复查。偶然发现的较大的腺瘤应进行手术切除，因为 1/3 的大腺瘤可以变成侵袭性腺瘤或引起占位效应。如果有明显的激素高分泌表现，需进行如下所述的特殊治疗。若占位超过 1cm，应将其与非腺瘤性病变鉴别。脑膜瘤常常出现骨质增生。颅咽管瘤可以有钙化，

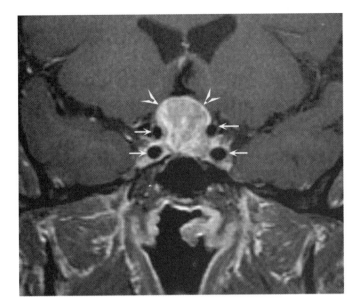

图 5-1 **垂体瘤**。增强磁共振成像的冠状位 T1 加权相显示，位于鞍内及鞍上的、均匀强化的垂体腺瘤（箭头所示）；小箭头勾勒出颈动脉

表 5-2	有功能垂体瘤的筛查试验	
	检测指标	备注
肢端肥大症	血清 IGF-1 口服葡萄糖耐量试验： 0、30、60min GH	与年龄及性别匹配的对照者的 IGF-1 比较正常个体的 GH 被抑制到＜1g/L
泌乳素瘤	血清 PRL	需排除药物影响 PRL 升高应行鞍区 MRI 检查
库欣病	24h 尿游离皮质醇	需保证尿液的完整和准确收集
	11p.m. 口服 1mg 地塞米松，次晨 8a.m. 测空腹皮质醇	正常个体抑制到＜5g/dl
	ACTH 测定	与肾上腺腺瘤（ACTH 受抑制）、异位 ACTH 或库欣病（ACTH 正常或升高）相鉴别

缩写：ACTH，促肾上腺皮质激素；GH，生长激素；IGF-1，胰岛素样生长因子；MRI，磁共振成像；PRL，催乳素

在 T2 加权相上通常是低密度，而胶质瘤呈高密度。

视力评估 因为视束紧邻扩大的垂体占位，应该对所有鞍区肿瘤侵犯视交叉的患者，进行应用视野检查技术的、可重复的视野评估。双颞侧偏盲往往是观察到的经典表现，因为穿过视交叉的鼻侧神经节细胞纤维，对腹侧的视交叉受压更敏感。同侧偏盲发生于交叉后受压或交叉前受压引起的单眼暂时性视野缺失。海绵窦受侵袭会产生眼运动神经麻痹所致的复视。早期诊断降低视神经萎缩，视力丧失或眼部失调的风险。

实验室检查 功能性的垂体腺瘤（包括肢端肥大症、垂体催乳素腺瘤或库欣综合征）的临床特点可以指导实验室研究（表 5-2）。当鞍区占位无激素过多引起的临床表现时，实验室检查可帮助明确肿瘤的性质及可能出现的垂体功能减退。当 MRI 怀疑垂体腺瘤时，应该进行以下检查：①基础的催乳素（PRL）；②胰岛素样生长因子（IGF）-1；③24h 尿游离皮质醇（UFC）和（或）隔夜口服地塞米松（1mg）抑制试验；④α 亚基、促卵泡激素（FSH）和促黄体素（LH）；和⑤甲状腺功能检查。在此基础上，需进行其他的激素评估。在等待更详细的垂体功能减退的相关评估前，绝经史和检测睾酮、8a.m. 皮质醇及甲状腺功能有助于确定哪些垂体激素缺乏症患者在进一步的测试或手术前需要进行激素替代治疗。

组织学评价 经蝶窦手术获得的垂体肿瘤标本的免疫组化染色结果，可以验证临床和实验室的发现；并

在激素检测结果模棱两可和临床考虑无功能腺瘤时，提供组织学诊断。偶尔需要电子显微镜检查超微结构以协助诊断。

治疗 下丘脑、垂体以及其他鞍区肿瘤

概述 鞍区占位的成功治疗需要准确的诊断及最佳治疗方式的选择。大多数的垂体肿瘤是良性的且生长缓慢。临床特点取决于局部占位效应、腺瘤本身或治疗后的激素高分泌或低分泌症状。因此，这些患者需要终身治疗和随访。

钆增强的垂体磁共振、新的经蝶窦手术和立体定向放射治疗（包括伽玛刀放射疗法）的进展以及新的治疗药物，促进了垂体肿瘤治疗的发展。垂体肿瘤的治疗目标包括：使过多的垂体激素分泌正常化，改善症状，并使大肿块缩小或消融，以解除邻近结构的受压。治疗中应尽量保留残余腺垂体的功能。有时仅去除肿瘤就可使腺垂体功能恢复。同时，应预防肿瘤复发。

经蝶窦手术 除了罕见的侵袭性鞍上肿块累及颅前窝、颅中窝或视神经，或向后入侵斜坡的情况下，经蝶而非经额手术是垂体肿瘤的理想手术路径。术中显微镜有利于从视觉上区别腺瘤和正常垂体组织以及显微切割 MRI 不可见的小肿瘤（图 5-2）。经蝶手术还避免了侵袭头颅以及进行额下入路的手术要求的脑组织操作。三维内窥镜术中定位也提高了可视化程度，有利于更好地接近肿瘤组织。个人手术经验是这些技术疗效有效性的重要决定因素。

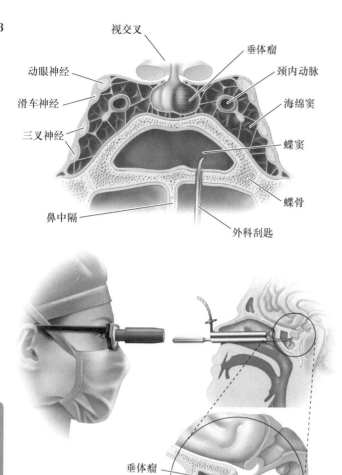

视交叉　垂体瘤
动眼神经　颈内动脉
滑车神经　海绵窦
三叉神经　蝶窦
　蝶骨
鼻中隔　
外科刮匙

垂体瘤
蝶窦

图 5-2　经鼻-蝶窦（入路）垂体切除肿瘤（Adapted from *R Fahlbusch*：*Endocrinol Metab Clin* 21：669，1992.）

除了激素过度分泌，对周围结构有侵袭的占位病变也是手术指征。扩张的垂体肿瘤伴随持续性头痛、进行性视野缺损、脑神经麻痹、脑积水、垂体内出血和垂体卒中时，需要外科减压手术或外科切除。经蝶手术还用于垂体活检以获得组织学诊断。应尽可能选择性切除垂体占位病变。只有在为了有效切除肿块而不得已要切除正常垂体组织的情况下，才能对正常垂体组织进行操作和切除。无明确的高功能占位、多发性病变或残余正常垂体组织明显坏死的情况下，可以进行非选择性的半垂体切除术或全垂体切除术。然而这些策略增加了发生垂体功能减退及终身需要激素替代治疗的风险。

术前出现的包括视野缺陷和垂体功能受损在内的占位效应，可以在术后得以逆转，特别是在病变持续时间较短的情况下。对那些大的侵袭性肿瘤，

应在最大限度地切除肿瘤和保留腺垂体功能之间选择最佳的平衡。应特别注意保留年轻患者的生长发育及生育功能。同样的，肿瘤鞍外侵袭也适合行手术治疗；外科大夫需判断广泛肿瘤切除的风险-获益比。

副作用　手术并发症的发生率很大程度上取决于肿瘤大小、侵袭程度以及医生的个人经验。手术死亡率大约为 1％。多达 20％的患者会发生短暂性尿崩症和垂体功能低下。10％的患者可能出现永久性尿崩症、脑神经损伤、鼻中隔穿孔或视觉障碍。4％的患者发生脑脊液漏。不太常见的副作用包括颈动脉损伤、视力丧失、下丘脑损伤及脑膜炎。微腺瘤术后很少出现永久性的副作用。

放射治疗

放射治疗主要用于垂体或鞍旁占位的治疗，或者作为手术的辅助治疗。通过精确的 MRI 定位，采用高压线性加速器和精确的等中心旋转电弧，可以实现集中的全身照射。在多次就诊中保证患者头部位置的一致性以及绝对的头部静止，是精确放疗的主要决定因素。剂量为 6 周内分次给予，每次 180cGy（180rad），总量＜50Gy（5000rad）。立体定向放射外科治疗通过^{60}Co 源（伽玛刀）、直线加速器或回旋加速器可以释放单次高能的大剂量。伽玛刀治疗的远期效果并不清楚，但似乎与常规辐射相同。某些治疗中心可以应用质子束治疗，可以提供局部区域内的集中辐射剂量。

放疗在垂体肿瘤治疗中的作用取决于多种因素，包括肿瘤的性质、患者年龄以及是否有外科和放疗专家的参与。因为其作用起效相对较慢，放疗通常留作为术后治疗。作为手术的辅助治疗，放疗可用于治疗残留肿瘤和预防肿瘤再生长。放疗是去除术后残留的无功能肿瘤组织的唯一方法。而分泌 PRL 和 GH 的肿瘤适合用药物治疗。

副作用　放疗可以引起一过性的恶心和虚弱，脱发、味觉和嗅觉的丧失可能会更持久一些。经过头部、颈部或垂体放疗的患者普遍会出现垂体激素合成不足。超过 50％的患者 10 年内出现 GH、ACTH、TSH 和（或）促性腺激素缺乏，这些激素缺乏通常由下丘脑受损所致。所以放疗后需要终身随访监测腺垂体激素的储备。大约 2％的进行过垂体照射的患者可能出现视神经炎引起的视神经损害和视觉损伤。一次治疗照射剂量≤2Gy（200rad）或最大剂量不超过 50Gy（5000rad）时，通常不会出

现脑神经损伤。立体定向放射治疗可以减少对临近结构的破坏。垂体肿瘤的放疗与死亡率负相关，后者主要与脑血管疾病有关。常规放疗后发生继发性肿瘤的累积风险为 10 年后 1.3%，20 年后 1.9%。

药物治疗

垂体肿瘤的治疗是高度特异性的，取决于肿瘤类型。对催乳素瘤来说，多巴胺激动剂是治疗的主要选择。肢端肥大症是生长抑素类似物和 GH 受体拮抗剂应用的指征。TSH 瘤可应用生长抑素类似物或多巴胺激动剂治疗。ACTH 瘤及无功能腺瘤通常对药物治疗无反应，需要外科和（或）放疗。

鞍区占位

鞍区占位除了垂体腺瘤，还来源于脑、下丘脑或垂体组织。每一种疾病都表现出与病变部位相关的特点，都有其独特的病因。

下丘脑病变　当病变累及前部及下丘脑视前区时，可引起反常的血管收缩、心动过速和高热。急性高热可能与出血性损伤及变温有关。体温调节中枢障碍是下丘脑后部受损的结果。周期性低体温症的特点是直肠温度低于 30℃（86℉）、出汗、血管舒张、呕吐和心动过缓的不定期发作。颅咽管瘤、下丘脑损伤或炎症疾病对下丘脑腹内侧核的损伤可导致贪食和肥胖。这些区域可能包含能量-饱食中枢，黑皮质素受体在此受瘦素、胰岛素、POMC 产物及胃肠道多肽的调节（见第十七章）。多饮、渴感减退与位于下丘脑视前核的中枢渗透压感受器受损有关（见第六章）。下丘脑病变可引起嗜睡、睡眠周期紊乱、肥胖、低温和情绪爆发。中枢下丘脑病变可刺激交感神经元，导致儿茶酚胺及皮质醇水平升高。这些患者易出现心律失常、高血压和胃糜烂。

颅咽管瘤　颅咽管瘤是良性的，鞍上囊性肿块可以出现头痛、视野缺损和不同程度的垂体功能减退。这些病变起源于 Rathke 囊，出现在垂体柄附近，通常延伸至鞍上池。颅咽管瘤往往很大，呈囊性，有局部浸润；还可以有部分钙化，在颅骨 X 光线及计算机化断层扫描显像（CT）上有特征性表现。一半多的患者在 20 岁以前发病，通常出现颅内压升高的征象，如头痛、呕吐、视盘水肿和脑积水。相关异常包括视野异常、个性改变、认知受损、脑神经损伤、睡眠困难及增重。90% 的患者可出现垂体功能减退，10% 的患者出现尿崩症。一半的患儿出现生长发育障碍。MRI 在评估颅咽管瘤的囊性结构和组织组成方面由于 CT。CT 则用于评估钙化及病变对周围骨性结构及鼻窦的侵袭程度。

治疗包括经颅或经蝶手术切除以及术后对残留瘤的放疗。由于重要结构的粘连或是基于下丘脑或脑实质内的小肿瘤所导致的复发，单纯手术只能治愈不到一半的患者。手术的目标就是尽可能多地去除肿瘤组织，避免为了切除粘连牢靠或不易接近的组织所带来的并发症风险。若不行放疗，75% 的颅咽管瘤患者会出现复发，10 年生存率不到 50%。对于手术切除不完全的患者，放疗可其 10 年生存率提高至 70%～90%，但继发的恶性肿瘤发生随之增加。大多数患者需要终身垂体激素替代治疗。

Rathke 囊肿　Rathke 囊性发育障碍可能导致 Rathke 囊肿。后者是小的（<5mm）囊肿，由鳞状上皮所覆盖，在尸检时有 20% 的个体发现有 Rathke 囊肿。Rathke 囊肿一般不会长大，通常是被意外诊断的。1/3 的患者成年后出现压迫症状、尿崩症以及垂体柄受压所致高催乳素血症。偶尔可见脑积水加重。术前通过 MRI 显示的囊肿壁可作出诊断，并据此与颅咽管瘤进行鉴别。囊肿成分可以是脑脊液样液体，也可以是黏液样物质。蛛网膜囊肿很少见，在 MRI 上显示的图像与脑脊液呈等密度。

脊索瘤　脊索瘤常出现斜坡侵蚀和局部侵袭，偶见有钙化。正常垂体组织在 MRI 可见，这有助于将脊索瘤与侵袭性垂体腺瘤的鉴别。黏液样物质可由细针抽吸活检获取。

脑膜瘤　鞍区的脑膜瘤很难与无功能垂体腺瘤相鉴别。脑膜瘤在 MRI 可以显示强化，也可以有钙化及骨侵蚀。脑膜瘤可引起压迫症状。

组织细胞增多症 X　组织细胞增多症 X 可以出现与嗜酸细胞肉芽肿病灶相关的一系列症状。汉德-许勒尔-克思斯琴病（Hand-Schüller-Christian disease）可出现尿崩症、眼球突出、穿凿样溶骨损害、特征性的腋窝处皮疹以及 MRI 上可见的肉芽肿病灶。垂体柄偶可受累。

垂体转移　约 3% 的癌症患者会出现垂体转移。血源性转移几乎只发生在垂体后叶。肺、消化道、乳腺及其他部位的垂体转移灶可引起尿崩症。一半的垂体转移灶来自乳腺癌，约 25% 的有乳腺癌转移灶的患者可以有沉积物。垂体柄受累可以出现腺垂体功能减退。MRI 难以鉴别垂体转移灶与侵袭性垂体腺瘤。诊断需要切除肿瘤组织后的组织学检查。原发性或转移性淋巴瘤、浆细胞瘤、白血病，也可以发生在鞍区。

下丘脑错构瘤和神经节瘤　下丘脑错构瘤和神经

节瘤起源于分化程度不同的星形胶质细胞、少突胶质细胞和神经元。这些肿瘤可以过度表达下丘脑神经肽类，包括促性腺激素释放激素（GnRH）、生长激素释放激素（GHRH）和促皮质素释放激素（CRH）。分泌 GnRH 的肿瘤患儿可出现性早熟、精神运动性延迟和痴笑样癫痫。应用长效 GnRH 类似物治疗分泌 GnRH 的错构瘤患者，可以有效抑制促性腺激素分泌及控制过早的青春发育。错构瘤偶尔与以下情况有关：颅面骨畸形、肛门闭锁、心脏、肾及肺疾病、以垂体功能衰竭为特征的帕利斯特霍尔综合征（Pallister-Hall syndrome），后者与 *GLI3* 基因的羧基末端突变有关。下丘脑错构瘤常常与垂体相连，因此术前 MRI 几乎不太可能进行诊断。经蝶手术切除的组织中发现下丘脑神经元的组织学证据，可以提示病变原发于下丘脑。

下丘脑胶质瘤和视神经胶质瘤　下丘脑胶质瘤和视神经胶质瘤主要发生在儿童，常伴随视力丧失。在成人肿瘤进展更快。1/3 患者可出现神经纤维瘤病。

脑生殖细胞瘤　脑生殖细胞瘤可以出现在鞍内。其中包括无性细胞瘤，后者常与尿崩症及视觉丧失有关。脑生殖细胞瘤很少发生转移。生殖细胞瘤、胚胎性癌、畸胎瘤和绒癌可以发生在鞍旁，并分泌人绒毛膜促性腺素。这些生殖细胞肿瘤可出现性早熟、尿崩症、视野缺损和口渴症。许多患者缺乏 GH 并导致身材矮小。

垂体腺瘤及分泌过多综合征

垂体腺瘤是成人垂体激素过多分泌及过少分泌综合征的最常见的病因。约 15% 的颅内肿瘤为垂体腺瘤，后者在人群中的患病率大概为 80/100 000。在尸检中，高达 1/4 的垂体被意外发现隐藏有微腺瘤（直径<10mm）。同样的，至少 10% 的个体在垂体影像学检查中可以发现临床表现不明显的垂体病变。

病理　垂体腺瘤是良性肿瘤，起源于五种垂体前叶细胞中的一种。垂体腺瘤的临床及生物学表现取决于其来源的细胞类型。因此，起源于催乳素分泌细胞、生长激素分泌细胞、促肾上腺皮质素分泌细胞、促甲状腺素分泌细胞或促性腺素（LH，FSH）分泌细胞的肿瘤，可以过度分泌相应的激素（表 5-3）。多激素肿瘤表达 GH、PRL、TSH 及 ACTH 中的多种激素，或者表达糖蛋白激素的 α 或 β 亚基。这些肿瘤可通过仔细的免疫细胞化学检查而得以诊断，可以表现出多种激素高分泌的临床综合征。形态上，这些肿瘤可来自具有多种分泌功能的一种细胞类型或具有混合功能的细胞。

表 5-3	垂体瘤分类[a]	
腺瘤细胞来源	激素产物	临床症状
垂体催乳素分泌细胞	PRL	性腺功能减退、溢乳
促性腺素分泌细胞	FSH，LH，亚基	无症状或性腺功能减退
生长激素分泌细胞	GH	肢端肥大症/巨人症
促肾上腺皮质素分泌细胞	ACTH	库欣病
生长激素及泌乳素细胞混合瘤	GH，PRL	肢端肥大症，性腺功能减退、溢乳
其他多种激素细胞	任何	混合表现
嗜酸细胞干细胞	PRL，GH	性腺功能减退、溢乳，肢端肥大症
泌乳细胞	PRL，GH	性腺功能减退、溢乳，肢端肥大症
促甲状腺素分泌细胞	TSH	甲状腺毒症
无标记细胞	无	垂体功能减退
嗜酸粒细胞腺瘤	无	垂体功能减退

[a] 激素分泌瘤以患病率递减的顺序排列。所以垂体瘤均可引起局部压迫症状，包括视觉障碍、脑神经麻痹和头痛
注：缩写含义见正文
来源 Adapted from S Melmed, in JL Jameson (ed): *Principles of Molecular Medicine*. Totowa, NJ, Humana Press, 1998.

具有激素分泌活性的肿瘤的特点是自主的激素分泌、对生理性抑制通路的反馈减弱。激素分泌量不一定总是与肿瘤大小相关。激素分泌的小肿瘤可以引起明显的临床紊乱；而激素分泌少的大的肿瘤可以是临床寂静型的，如果没有中枢压迫症状出现，很难被诊断。大约 1/3 的腺瘤没有分泌功能，不产生明显的临床高分泌综合征。大多数来自促性腺激素分泌细胞的腺瘤可以释放少量糖蛋白激素的 α 和 β 亚基，个别情况下还释放少量完整的促性腺激素。垂体腺癌引起颅外转移的报道非常罕见。

几乎所有的垂体腺瘤均是单克隆的起源，这意味着获得一种或更多的体细胞突变，并赋予选择性增长优势。与这种单克隆起源一致的是，垂体小腺瘤完全切除后常常可以使激素高分泌消失。下丘脑激素如（GHRH 与 CRH）除了在垂体激素调节中起作用以外，还提高各自的垂体靶细胞的有丝分裂活性。因此，某些胸腹部或单纯胸部肿瘤的患者可以异位合成 GHRH、CRH，导致生长激素分泌细胞或促肾上腺皮质素分泌细胞的增生及 GH、ACTH 的过度分泌。

几种病因遗传事件与垂体肿瘤的发展有关。散发的肢端肥大症作为肿瘤发生的模型，为发病机制的阐明提供了翔实的信息。GHRH 与 G 蛋白偶联的生长激素受体结合后，环腺苷磷酸（cAMP）作为第二信

使刺激 GH 分泌及生长激素分泌细胞的增殖。垂体生长激素瘤的一个亚群（约 35%）包含 G$_S$α 的散发突变（Arg 201→Cys 或 His；Gln 227→Arg）。这些突变减弱了 GTPase 的内在活性，引起 cAMP 升高、Pit-1 诱导以及 cAMP 反应元件结合蛋白（CREB）活化，最终促进生长激素分泌细胞的增殖和 GH 分泌。

各种特征性的染色体杂合性丢失（LOH）见于侵袭性的大腺瘤，提示多达 20% 的散发性垂体肿瘤存在假定的肿瘤抑制基因，包括 GH 瘤、PRL 瘤、ACTH 瘤和某些无功能腺瘤。大多数的这些腺瘤存在谱系特异性细胞周期的中断和 CDK 抑制剂水平的升高。

很多证据表明生长因子可促进垂体肿瘤的增殖。垂体有大量的碱性成纤维细胞生长因子（bFGF），后者刺激垂体细胞的有丝分裂，而上皮生长因子（EGF）受体信号转导途径诱导激素的合成与细胞增殖。其他启动及促进垂体肿瘤的因素包括失去负反馈抑制（见原发性甲状腺功能减退症及性腺功能减退症）以及雌激素介导或旁分泌的血管生成途径。生长特点及肿瘤行为受几个癌基因的影响，包括 RAS、垂体肿瘤转化基因（PTTG）或生长抑制因子基因（包括 MEG3）的失活。

与垂体肿瘤相关的遗传综合征　几个家族性的综合征与垂体肿瘤相关，其中一些的遗传机制已经被阐明（见表 5-4）。

多发性内分泌腺瘤（MEN）1 是常染色体显性遗传综合征，其特点是甲状旁腺、胰岛和垂体腺瘤的遗传倾向（见第十章）。MEN1 由 MENIN 的失活突变所致，该基因是位于 11q13 的肿瘤抑制基因。杂合子丢失或残留的正常 MENIN 等位基因的体细胞突变可导致肿瘤发生。约半数的患者出现泌乳素瘤及肢端肥大症，个别可发生库欣综合征。

Carney 综合征的特征是点状色素沉着、黏液瘤、内分泌肿瘤（包括睾丸、肾上腺和垂体腺瘤）。20% 的患者出现肢端肥大症。一些患者存在蛋白激酶 A（PRKAR1A）的 R1α 调节亚基突变。

McCune-Albright 综合征由以下表现组成：多骨纤维性发育不良、色素性皮肤斑、各种内分泌失调（包括肢端肥大症、肾上腺腺瘤、卵巢功能自主）（见第二十八章）。激素高分泌与 G$_S$α 的 GTPase 失活引起的 cAMP 合成有关。G$_S$α 突变发生在合子后，引起突变体表达镶嵌图案。

家族性肢端肥大症是一种少见疾病，家族成员表现为肢端肥大症或巨人症。在一些具有家族性垂体肿瘤（特别是肢端肥大症）遗传易感性的家族，可以检出 AIP 基因的胚系突变，该基因编码芳基烃受体相互作用蛋白。

高催乳素血症

病因　在男性及女性，高催乳素血症均是最常见的垂体激素高分泌综合征。PRL 分泌垂体腺瘤（催乳素瘤）是最常见的引起 PRL 水平＞200μg/L 的病因（见下文）。PRL 不明显地升高也见于微小催乳素瘤，但更常见的原因是药物、垂体柄受压、甲状腺功能减退或肾衰竭（表 5-5）。

妊娠和哺乳是引起高催乳素血症的最常见的生理原因。睡眠相关的高催乳素血症在觉醒 1 小时内恢复正常。乳头刺激或性高潮时 PRL 升高。胸壁刺激或创伤（包括胸部手术和带状疱疹）诱发哺乳反射弧，产生高催乳素血症。慢性肾功能不全时 PRL 的外周清除减少，可出现 PRL 水平升高。原发性甲状腺功能减退时因为 TRH 的代偿性分泌，可以出现轻度高催乳素血症。

下丘脑-垂体病变影响到多巴胺的合成、门脉系统或垂体催乳素细胞反应时，可以出现高催乳素血症。下丘脑肿瘤、囊肿、浸润性疾病和辐射损伤引起 PRL 升高的水平，通常在 30～100μg/L 范围。混合激素分泌腺瘤（包括 GH 瘤和 ACTH 瘤），可以直接分泌过多的 PRL。垂体占位（包括临床无功能垂体瘤）可以压迫垂体柄引起高催乳素血症。

药物引起的多巴胺受体功能阻断或抑制也是高催乳素血症的常见原因（表 5-5）。抗精神病及抗抑郁症药物也是引起轻度高催乳素血症的常见原因。接受

表 5-4　家族性垂体肿瘤综合征		
	突变基因	临床特点
多发性内分泌腺瘤 1（MEN1）	MEN1（11q13）	甲状旁腺功能亢进 胰腺神经内分泌肿瘤 前肠类癌 肾上腺腺瘤 皮肤损害 垂体腺瘤（40%）
多发性内分泌腺瘤 4（MEN4）	CDKN1B（12p13）	甲状旁腺功能亢进 垂体腺瘤 其他肿瘤
Carney 综合征	PRKAR1A（17q23-24）	垂体增生与腺瘤（10%） 心房黏液瘤 神经鞘瘤 肾上腺增生 雀斑样痣
家族性垂体腺瘤	AIP（11q13.3）	肢端肥大症/巨人症（约 15% 患病家族）

表 5-5	高泌乳素血症病因

Ⅰ. 生理性分泌过多
　妊娠
　哺乳期
　胸壁刺激
　睡眠
　压力

Ⅱ. 下丘脑-垂体柄损伤
　肿瘤
　　颅咽管瘤
　　鞍上垂体肿块
　　脑膜瘤
　　无性细胞瘤
　　转移
　空泡蝶鞍
　淋巴细胞性垂体炎
　垂体腺瘤压迫垂体柄
　肉芽肿
　Rathke 囊肿
　辐射
　创伤
　　垂体柄截断
　　鞍区手术

Ⅲ. 垂体分泌过多
　催乳素瘤
　肢端肥大症

Ⅳ. 全身性疾病
　慢性肾衰竭
　甲状腺功能减退症
　肝硬化
　假孕
　癫痫发作

Ⅴ. 药物诱导分泌过多
　多巴胺受体阻滞药
　　非典型抗精神病药：利培酮
　　吩噻嗪类药物：氯丙嗪，奋乃静
　　丁酰苯类：氟哌啶醇
　　噻吨类
　　甲氧氯普胺
　多巴胺合成抑制药
　　α-甲基多巴
　儿茶酚胺耗竭药
　　利血平
　阿片类药物
　H$_2$ 拮抗药
　　西咪替丁，雷尼替丁
　丙米嗪
　　阿米替林，阿莫沙平
　5-羟色胺再摄取抑制药
　　氟西汀
　钙通道阻滞药
　　维拉帕米
　　雌激素
　　促甲状腺素释放激素

注：催乳素＞200μg/L 几乎可以确定垂体催乳素瘤的诊断。在广泛评价前，应该先排除生理性原因、甲状腺功能减低及药物介导的高催乳素血症

利培酮治疗的多数患者会有 PRL 升高，有时甚至超过 200μg/L。甲基多巴抑制多巴胺的合成，维拉帕米阻断多巴胺的释放，两药均可导致高催乳素血症。介导 PRL 分泌的激素类药物包括雌激素和促甲状腺激素释放激素（TRH）。

临床表现和诊断 闭经、溢乳和不孕是女性高催乳素血症的标志。如果高催乳素血症出现在初潮之前，可引起原发闭经。更常见的是，高催乳素血症出现在较晚的年龄阶段，引起月经稀发并最终导致闭经。持续的高催乳素血症，特别是伴随明显的低雌激素血症时，患者的椎体骨密度与同龄者相比会出现下降。多达 80% 的高催乳素血症的女性会出现溢乳。溢乳通常是双侧和自发的，也可能是单侧的或触发溢乳。患者也可以主诉性欲下降、体重增加及轻度多毛症。

性欲下降、不育及视觉丧失（与视神经受压有关）是男性高催乳素血症患者的最常见的症状。促性腺激素受抑制而出现睾酮减少、阳痿、少精子症。溢乳在男性少见。如果高催乳素血症持续，患者会出现明显的低性腺激素的继发效应，包括骨质疏松、肌肉量及胡须生长减少。

在垂体 MRI 正常、且能排除已知的高催乳素血症的病因后，才能诊断特发性高催乳素血症。这些患者可能隐藏着 MRI 可见敏感度（～2mm）以下的微小腺瘤。

溢乳

溢乳是指含奶的液体不适当地由乳房排出，若分娩后或停止哺乳后持续超过 6 个月，则视为异常。产后溢乳与闭经是一种自限性紊乱，通常与中度升高的 PRL 水平有关。溢乳可以是自发的，也可以由乳头受压所致。无论女性还是男性，溢乳的颜色可以变化，呈透明、牛奶状或血性，出现溢乳的乳房位置可以为单侧或双侧。血性溢乳（尤其是出现在单侧乳房的情况）可由乳腺癌所致，所以是乳腺 X 线摄影及超声的适应证。表 5-5 所列情况都可以引起高催乳素血症相关的溢乳。1/3 的肢端肥大症患者伴有溢乳。治疗溢乳通常需要治疗基础疾病（甲状腺功能减退的 T$_4$ 替代治疗、停止相关药物、治疗催乳素瘤）。

实验室检查 应测定清晨空腹、基础的催乳素水平（正常＜20μg/L）以判断有无过多分泌。结果有假阳性或假阴性的可能。在 PRL 水平明显升高（＞1000μg/L）的患者，报告的结果可能由于化验误差而被低估；为准确测定这些高值的标本，需要进行样品稀释。假性升高值通常是由聚合形式的循环 PRL（"大催乳素"）引起，其通常不具有生物活性。应通过测定 TSH 及

T_4 来排除甲减。

治疗　高催乳素血症

高催乳素血症的治疗取决于 PRL 升高的病因。无论何种病因，治疗目的应该是：使 PRL 水平正常化以解除对性腺功能的抑制，终止溢乳并避免骨矿物量丢失。无论何种病因，多巴胺激动剂对大多数高催乳素血症均是有效的。

如果患者正在服用已知会引起高催乳素血症的药物，应尽可能停药。对需要服用抗精神病药物的精神病患者，医生监督下的剂量滴定或加用多巴胺激动剂可以帮助恢复正常的 PRL 水平，解除生殖系统症状。然而多巴胺激动剂可能会使已有的精神病加重，尤其在高剂量时。甲状腺功能减退症（甲减）患者经足量甲状腺激素替代治疗后、透析患者经肾移植后，高催乳素血症通常可以消失。切除下丘脑或鞍区占位可以使垂体柄受压及多巴胺减少所致的高催乳素血症消失。糖皮质激素治疗对肉芽肿浸润有效。对于下丘脑不可逆性损伤的患者，缺乏肯定有效的治疗。多达 30% 的高催乳素血症患者（通常无可见的垂体微腺瘤），可以自发缓解。

催乳素瘤

病因及患病率　来源于催乳素细胞的肿瘤占全部有功能垂体瘤一半的比例。人群患病率为男性：～10/10 万，女性：～30/10 万。混合瘤包括分泌 GH 及 PRL 混合瘤、ACTH 和 PRL 混合瘤以及少见的 TSH 和 PRL 混合瘤。这些混合肿瘤通常被免疫组织化学所识别，有时可以没有明显的激素分泌所致的临床表现。微腺瘤指直径小于 1cm，通常不侵入蝶鞍旁的区域的腺瘤。大腺瘤的直径大于 1cm，有局部侵袭性，累及周围组织。微腺瘤的性别比（女性：男性）为 20：1，大腺瘤的性别比（女性：男性）为 1：1。肿瘤大小一般直接与 PRL 水平相关；PRL＞250μg/L 通常提示大腺瘤。男性较之于女性多为大腺瘤，可能与男性性功能减退的症状不易显现有关。大多数患者的 PRL 水平比较稳定，与肿瘤生长缓慢有关。约 5% 的微腺瘤最终进展为大腺瘤。

临床表现和诊断　女性患者表现为闭经、不育和溢乳。如果肿瘤向鞍外发展，可以出现视野缺损或其他占位效应。男性患者常出现阳痿、性欲减退、不育或包括头痛及视觉障碍在内的中枢神经系统（CNS）受压征象。排除生理性及药物导致的高催乳素血症原因（表 5-5）后，PRL＞200μg/L 应考虑催乳素瘤可能。PRL＜100μg/L 时多由微腺瘤、其他鞍区占位所致多巴胺抑制减少、非肿瘤性病变所引起。因此，所以高催乳素血症的患者均应进行 MRI 检查。多巴胺激动剂可以纠正非催乳素细胞的占位病变所致的高催乳素血症，但不能缩小肿块。PRL 能被多巴胺激动剂所抑制并不意味着该病变一定是催乳素瘤。

治疗　催乳素瘤

因为微腺瘤很少进展为大腺瘤，如何患者无症状或没有生育要求时，微腺瘤不需要治疗。这些患者应该连续定期监测 PRL 和磁共振扫描。对于有症状的微腺瘤患者，治疗目的为控制高催乳素血症、缩小肿瘤、恢复月经及生育、消除溢乳。多巴胺激动剂的剂量应滴定至可以获得最大程度的 PRL 抑制及恢复生殖系统功能（图 5-3）。PRL 水平可以正常但并不能确保肿瘤缩小。PRL 水平偏低、对多巴胺治疗缺乏反应的患者，很难看到肿瘤缩小。对于大腺瘤患者，应在启动多巴胺激动剂治疗前进行视野检查。应该每隔 6 至 12 月进行一次 MRI 和视野检查，直至肿瘤缩小，然后再每年检查一次直至肿瘤最大程度地缩小。

药物

口服多巴胺激动剂（卡麦角林和溴隐亭）是分泌催乳素的微腺瘤及大腺瘤的主要治疗方法。多巴胺激动剂抑制 PRL 分泌、合成以及催乳素细胞的增殖。催乳素水平正常及肿块明显缩小的微腺瘤患者，2 年后可以停止多巴胺激动剂治疗。以上患者应仔细监测催乳素瘤复发的征象。约 20% 的患者（尤其男性）对多巴胺激动剂治疗无效；这些患者存在多巴胺受体 D_2 数量减少或者受体后缺陷。垂体的 D_2 受体基因突变尚未见报道。

卡麦角林　卡麦角林是麦角林衍生物，具有高 D_2 受体亲和力的长效多巴胺激动剂。单次口服剂量可以有效抑制 PRL 达 14 天以上，并使催乳素瘤缩小。卡麦角林（0.5～1mg，每周 2 次）可使催乳素降至正常，使约 80% 的大腺瘤患者的性腺功能恢复正常，使 90% 的患者溢乳缓解或消失。卡麦角林使 PRL 降至正常，并使约 70% 的大腺瘤缩小。启动卡麦角林治疗几天后，包括头痛和视觉障碍在内的占位效应相关的症状会戏剧性地消失。性功能的改善需要治疗几周的时间，但可以在 PRL 水平完全正常之前出现。PRL 水平得以控制后，卡麦角林应被减

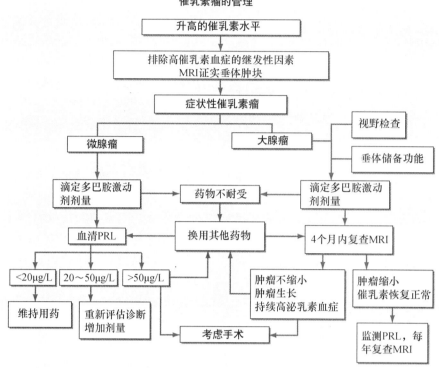

图 5-3　催乳素瘤的管理。MRI，核共磁成像；PRL，催乳素

至最低有效维持剂量。约5%的有微腺瘤的患者，在多巴胺激动剂长期治疗并停止后，高催乳素血症可以缓解并消失。卡麦角林对溴隐亭抵抗的患者可能有效。副作用及药物耐受性不如溴隐亭常见。

溴隐亭

麦角碱甲磺酸溴隐亭是多巴胺受体激动剂，可以抑制催乳素分泌。因为该药是短效的，可作为妊娠患者的首选。溴隐亭可以使70%的微腺瘤患者的PRL降至正常、肿瘤体积缩小以及性腺功能恢复。溴隐亭可使70%的大腺瘤患者的PRL降至正常，大多数患者的肿块缩小50%以上。

治疗以小剂量（0.625～1.25mg）起始，睡前加餐后口服，并逐渐增加剂量。大多数患者每日用药剂量控制在7.5mg以内（2.5mg，每日3次）。

副作用

包括便秘、鼻塞、口干、噩梦、失眠及眩晕；剂量减少后可以缓解。约25%的患者在首次服药后可能出现恶心、呕吐和体位性低血压晕厥。某些患者的症状可以持续存在。总体而言，卡麦角林的副作用相对较少。15%的不耐受口服溴隐亭的患者，可以较好地耐受卡麦角林。对于有顽固消化道副作

用的患者来说，阴道内置入溴隐亭也是有效的治疗。5%的患者可以出现幻觉、妄想和情绪波动，可能与多巴胺受体激动剂的性质或麦角酸衍生物有关。罕见报道有：白细胞减少症、血小板减少、胸膜纤维化、心律失常和肝炎等。有报道帕金森病患者每日接受至少3mg卡麦角林治疗时有出现心脏瓣膜反流的风险。有研究分析了超过500例接受卡麦角林推荐剂量（每周2mg）治疗的催乳素瘤患者，没有证据显示瓣膜疾病的发生率增加。然而因为缺乏有对照的前瞻性研究，审慎的做法是在启动标准剂量的卡麦角林治疗前先完善超声心动图检查。

手术治疗　手术治疗的适应证包括多巴胺抵抗或不耐受、药物治疗后视觉未能提高的侵袭性大腺瘤。70%的催乳素微腺瘤患者在手术切除后PRL能恢复正常，但只有30%的大腺瘤能被成功切除。随访研究发现高达20%的患者在术后第一年再次出现高催乳素血症，大腺瘤的远期复发率超过50%。对于侵袭性的、对多巴胺激动剂最大耐受剂量和（或）手术无反应的催乳素瘤患者，应考虑放射治疗。

妊娠

妊娠期间垂体体积增大，反映了雌激素的刺激效应和其他生长因子对垂体血供和催乳素细胞增生

的作用。妊娠期间，约5%的微腺瘤和15%～30%的大腺瘤，其体积可明显增大。临床应用溴隐亭治疗高催乳素血症妇女以恢复生育的历史已有30年，未发现致畸作用。虽然如此，大多数专家建议将胎儿对溴隐亭的暴露剂量降至最低。对于正在服用溴隐亭且有怀孕意愿的妇女，应在三个常规的月经周期里使用机械避孕法，以便为受孕提供时机。当确认怀孕后，应停用溴隐亭并连续监测PRL，特别当出现头痛或视觉症状时。对大腺瘤妇女，建议进行常规视野检查。如果肿瘤明显生长，应该开始药物治疗。虽然垂体MRI在妊娠期间是安全的，但建议只限于有严重头痛和（或）视野缺损的患者。视野受损是外科减压术的指征。虽然全面的数据支持溴隐亭促进生育的有效性和相对安全性，但患者应被告知妊娠期间潜在的、未知的有害影响以及肿瘤生长的风险。虽然卡麦角林是长效的、对 D_2 受体具有高亲和力的药物，但对于有妊娠意愿的妇女不推荐应用。

肢端肥大症

病因 GH的过多分泌一般由GH分泌瘤引起，很少由垂体外病变所致（表5-6）。除了常见的垂体GH分泌瘤，混合泌乳细胞肿瘤和嗜酸性干细胞腺瘤

表5-6	肢端肥大症病因	
		患病率（%）
生长激素分泌过多		
垂体		98
密集或稀疏的颗粒状生长激素细胞腺瘤		60
生长激素细胞和催乳素细胞混合腺瘤		25
泌乳细胞腺瘤		10
多激素腺瘤		<1
生长激素细胞癌或转移瘤		
多发性内分泌瘤1（生长激素细胞腺瘤）		
马-奥尔布赖特综合征		
异位蝶窦或咽旁间隙的垂体腺瘤		
垂体外肿瘤		
胰岛细胞瘤		
淋巴瘤		
生长激素释放激素分泌过多		
中枢		<1
下丘脑错构瘤、迷芽瘤、神经节细胞瘤		<1
外周		<1
支气管类癌，胰岛细胞瘤，小细胞肺癌，肾上腺皮质腺瘤，甲状腺髓样癌，嗜铬细胞瘤		

缩写：GH，生长激素；PRL，催乳素
Adapted from S Melmed；N Engl J Med 355：2558-2573，2006.

也能分泌GH和PRL。在嗜酸性干细胞腺瘤的患者，高催乳素血症的临床表现特点（性腺功能减退及溢乳）较之于肢端肥大症的表现更显著。混合瘤除了分泌GH，还分泌ACTH、糖蛋白激素α亚基或TSH。部分空泡蝶鞍的患者，可以出现GH高分泌，可能与垂体组织被压缩边缘内的小GH瘤有关。这也反映了之前更大的肿瘤出现了自发坏死。分泌GH的肿瘤很少出现在残留于鼻咽部或中线窦的异位垂体组织。

胰腺、卵巢、肺或造血起源的肿瘤异位分泌生长激素的病例可见报道。过多的GHRH合成在罕见时也可以通过慢性的刺激生长激素细胞的作用而导致肢端肥大症。此类患者有肢端肥大症的经典表现，GH水平升高、MRI显示垂体增大，并有垂体增生的病理特征。GHRH导致肢端肥大症的最常见的病因是胸腹部类癌瘤。虽然这些肿瘤的GHRH免疫反应表达呈阳性，但只有少数类癌瘤患者有明显的肢端肥大症临床表现。下丘脑肿瘤也可引起GHRH过多分泌，常见于迷芽瘤和神经瘤。

临床表现和诊断 GH和IGF-1过多分泌的临床表现多种多样，而且发展缓慢，常在10年或更长的时间才得到临床诊断。肢端骨过度生长导致前额隆起、手及足部尺寸增大、下颌随着凸颌扩大、下切牙之间的间距扩大。在儿童及青少年，如果GH过多分泌出现在长骨骨骺闭合前，会导致垂体性巨人症（图5-4）。软组织肿胀会导致脚跟垫厚度增加、鞋或手套尺寸增加、戒指变紧、特征性粗糙面容和大的且肉质的鼻子。其他常见临床表现包括多汗症、深沉、空洞的声音、油性皮肤、关节病、脊柱后凸畸形、腕管综合征、近端肌肉虚弱和乏力、黑棘皮病和皮赘。同时出现包括心脏肥大、巨舌症、甲状腺增大在内的广泛的内脏肥大。

GH分泌过多的最显著的临床影响见于心血管系统。大多数未治疗的患者，最终出现冠状动脉心脏病、心肌病与心律失常、左心室肥厚、心脏舒张功能下降和高血压。60%以上患者出现上呼吸道阻塞伴睡眠呼吸暂停，前者与喉气道阻塞和中枢性睡眠障碍有关。有25%的肢端肥大症患者出现糖尿病，大多数患者不耐受糖负荷（因为GH拮抗胰岛素的作用）。肢端肥大症患者的结肠息肉和结肠恶性肿瘤的发生风险增加。高达1/3的患者诊断有结肠息肉。总体死亡率增加3倍，主要死于心血管、脑血管紊乱及呼吸系统疾病。除非GH控制正常，肢端肥大症患者的生存期较同龄对照者平均减少10年。

实验室检查 肢端肥大症患者的年龄对应的血清IGF-1水平明显升高。当临床怀疑肢端肥大症时，IGF-

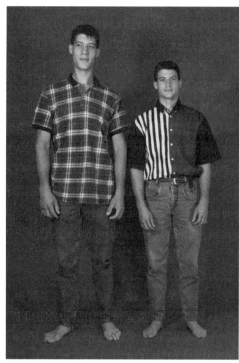
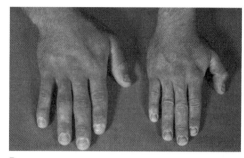
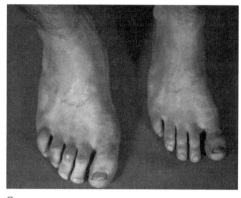

图 5-4（见书后彩图） 肢端肥大症/巨人症特点。GH 过多所致的 22 岁巨人症患者及右侧的同卵双胞胎兄弟双胞胎的（**A**）增加的高度和前突和（**B**）增大的手和（**C**）足很明显不同。他们的临床表现在 13 岁左右开始出现差异（Reproduced from *R Gagel*，*IE McCutcheon*：*N Engl J Med* 324：524，1999；*with permission.*）

1 水平可作为一个有用的实验室筛查指标。由于 GH 分泌的脉冲性，单次随机 GH 水平不能用于诊断或排除肢端肥大症，且与该病严重程度不相关。口服葡萄糖负荷后（75g）1～2h 内，GH 不能被抑制到＜0.4μg/L 以下，则可以确诊肢端肥大症。应用新的超敏 GH 检测方法时，正常 GH 的最低值更低（＜0.05μg/L）。约 20％的患者在糖负荷后表现为 GH 反常升高。约 25％的肢端肥大症患者可出现 PRL 升高，所以应检测 PRL 水平。由于肿瘤的占位效应，甲状腺激素、促性腺激素和性激素均可能出现降低。大多数手术患者都会接受糖皮质激素治疗，所以无症状患者的 ACTH 储备试验推迟到术后更为有效。

治疗 **肢端肥大症**

治疗目标是控制 GH 和 IGF-1 过多分泌，消除或抑制肿瘤生长，改善合并症，将死亡率降至正常及保存垂体功能。

外科切除 GH 分泌瘤是大多数患者的首选治疗（图 5-5）。以下情况可将生长抑素作为辅助治疗：术前使大的侵袭性肿瘤缩小、迅速缓解虚弱症状、减少 GH 过多分泌、虚弱的患者、拒绝手术的患者或手术不能取得生化控制。如果患者不能耐受或对辅

助治疗无反应时应进行放疗或再次手术。后期出现垂体功能减退、生化反应速度过慢（5～15 年），是放疗的主要缺点。放疗在使 IGF-1 正常方面相对不太有效。应用伽玛刀放射治疗进行立体定向消融生长激素分泌瘤是有希望的治疗手段，但初步报告显示其远期效果和副作用与常规放疗并无差异。等待放疗完全起效期间，需要生长抑素类似物治疗。肢端肥大症合并症包括心血管疾病、糖尿病、关节炎，应加以积极地治疗。某些患者需行下颌骨外科修补术。

手术治疗

由经验丰富的外科医生行经蝶切除手术，对于微腺瘤（缓解率约 70％）和大腺瘤（缓解率＜50％）均是首选治疗。软组织肿胀在肿瘤切除后立即得以改善。GH 水平在 1h 内恢复至正常，IGF-1 水平在 3～4 天恢复正常。约 10％的看似手术成功的患者中，数年后肢端肥大症可能复发。15％的患者术后可出现垂体功能减退。

生长抑素类似物

生长抑素类似物通过 GH 分泌肿瘤表达的

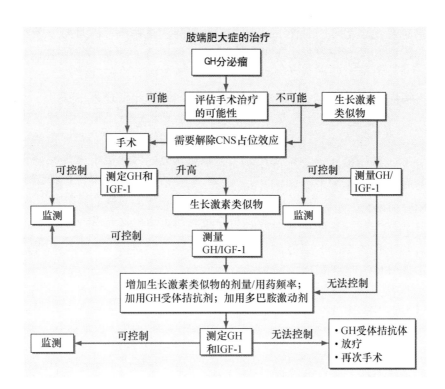

图 5-5　肢端肥大症的治疗。GH，生长激素；CNS，中枢神经系统；IGF，胰岛素样生长因子（*Adapted from S Melmed et al：J Clin Endocrinol Metab 94：1509-1517，2009；© The Endocrine Society.*）

SSTR2 和 SSTR5 受体而发挥治疗作用。醋酸奥曲肽是八肽的、人工合成的生长抑素类似物。与天然生长抑素相比，奥曲肽更不易被降解。奥曲肽的血浆半衰期为 2h，抑制 GH 的能力是天然生长抑素的40 倍。奥曲肽需皮下注射，以 50μg、每日 3 次起始，逐渐加量至 1500μg/d。不足 10% 的患者对奥曲肽无反应。大约 60% 的患者经奥曲肽治疗后，整体的 GH 水平受到抑制且 IGF-1 降至正常。

长效生长抑素制剂奥曲肽和兰瑞肽是肢端肥大症患者的首选治疗。注射用醋酸奥曲肽微球是一种将奥曲肽纳入微球的缓释、长效制剂，肌内注射后可以维持数周的药物浓度。30mg 肌内注射后，对 GH 的抑制作用长达 6 周。约 50% 的患者给予长期的每月一次的注射后，GH 及 IGF-1 可以得到持续抑制，垂体瘤体积也可以缩小。兰瑞肽是生长抑素八肽类似物的缓释制剂，给予 60mg 皮下注射可以抑制生长激素和 IGF-1 分泌。约 2/3 患者经该药长期治疗（4～6 周）后，可以控制 GH 的过度分泌。因为两次注射间隔期长，患者的依从性也得以提高。经生长抑素类似物治疗后，约 75% 的患者的头痛及软组织肿胀于数天至数周内缓解。大多数患者有以下症状方面的改善，包括头痛、多汗、阻塞性呼吸暂停及心力衰竭。

　　副作用　大多数患者对生长抑素的耐受性较好。副作用是短暂的，主要与药物引起的胃肠运动和分泌受抑制有关。1/3 的患者出现短暂的恶心、腹部不适、脂肪吸收不良、腹泻和胀气，而这些症状通常在 2 周内缓解。奥曲肽抑制餐后胆囊收缩并延迟胆囊排空。30% 的患者发生慢性的有回声的泥沙样结石或无症状胆固醇结石。其他副作用包括由于短暂的胰岛素受抑制所致的轻度葡萄糖不耐受、无症状性心动过缓、低甲状腺素血症以及局部注射部位不适。

GH 受体拮抗剂

　　培维索孟通过阻断外周 GH 与受体的结合而拮抗内源性 GH 的作用。血清 IGF-1 水平继之受抑制，从而减少过多的内源性 GH 引起的有害作用。培维索孟每日皮下注射（10～20mg），可使约 70% 的患者的 IGF-1 正常化。但是该药不针对垂体腺瘤本身，GH 仍然是高水平。副作用包括可逆性的肝酶升高、脂营养不良和注射位点疼痛。应该定期行 MRI 检查以监测肿瘤体积的变化。

　　每月一次的生长激素类似物与每周或两周 1 次的培维索孟联合治疗，对抵抗的患者有效。

多巴胺激动剂

　　溴隐亭和卡麦角林可以中度抑制某些患者的

GH 分泌。通常需要高剂量的溴隐亭（≥20mg/d）和卡麦角林（0.5mg/d）以取得治疗效果。奥曲肽及卡麦角林的联合治疗与这两种药物的单药治疗相比，可以获得额外的生化控制。

放射治疗

外放射治疗或高能量立体定向技术可作为肢端肥大症的辅助治疗。放疗的优点在于不需要患者对长期治疗的依从性。随时间延长，患者的肿块缩小，生长激素水平降低。但是，大约 50% 的患者需要将 GH 水平抑制在 $5\mu g/L$ 以下持续至少 8 年时间；在 90% 的患者中，这种水平的 GH 抑制在 18 年后仍然达到，但是为亚临床的抑制。患者在放疗取得最佳疗效前，需进行短期药物治疗。多数患者存在下丘脑-垂体损伤，导致治疗 10 年内出现促性腺激素、ACTH 和（或）TSH 缺乏。

总之，外科手术是垂体 GH 分泌微腺瘤的首选治疗（图 5-5）。大腺瘤切除后仍有较高比例的 GH 高分泌出现，这使得辅助或药物治疗成为必要。不能接受单一治疗联合治疗或对单一治疗无反应者，可以获益于联合治疗或放疗。

库欣综合征（ACTH 分泌瘤）

（也见第八章）

病因及发病率 垂体 ACTH 分泌瘤占库欣综合征病因的比例为 70%。值得注意的是，医源性的皮质醇增多症是类库欣综合征最常见的原因。其他病因包括：异位 ACTH 肿瘤、分泌皮质醇的肾上腺腺瘤、肾上腺癌及肾上腺增生。少见病因为异位 CRH 分泌瘤。

ACTH 分泌腺瘤占所有垂体肿瘤的 10%～15%，由于库欣综合征临床表现明显而容易被早期诊断。大多数的垂体 ACTH 分泌瘤为相对小的腺瘤，也可见到大腺瘤。有些 ACTH 分泌瘤是临床寂静型的。库欣病的女性患者比男性多见 5～10 倍。垂体 ACTH 分泌瘤表现为不受抑制的 ACTH 分泌和高皮质醇血症。给予大剂量糖皮质激素时，仍能被部分抑制，该特点为鉴别库欣综合征的病因是垂体性的还是非垂体的动态试验提供了理论基础。

临床表现及诊断 库欣综合征的诊断有两个注意事项：①需鉴别患者是病理性的皮质醇增多，还是存在生理性或其他影响皮质醇合成的因素。②需确定病理性皮质醇增多的原因。

慢性皮质醇增多的典型表现包括皮肤改变、向心性肥胖、高血压、满月脸、紫纹、易淤血、糖耐量受损、糖尿病、性腺功能减退、骨质疏松、近端肌肉无力、高雄激素血症（痤疮，多毛症）和心理障碍（抑郁、躁狂症和精神病）（表 5-7）。造血系统受累表现为白细胞增多、淋巴细胞和嗜酸性粒细胞减少。免疫抑制包括超敏反应延迟和感染倾向。这些临床表现各异且很常见，因此很难决定哪些患者需要进行常规的实验室评估。某些临床特征提示病理性皮质醇增多的可能性大，如向心性脂肪分布、皮肤薄且有紫纹及瘀斑、近端肌无力。在儿童和年轻女性，过早出现的骨质疏松有特别的临床意义。库欣综合征的主要死亡原因是心血管疾病，威胁生命的感染及自杀风险也有所增加。

迅速出现皮质醇增多的相关临床表现如皮肤色素沉着和严重肌病，提示异位 ACTH 肿瘤。此类患者的高血压、低血钾、葡萄糖不耐受及水肿更为明显。血钾 <3.3mmol/L 可见于约 70% 的 ACTH 异位分泌患者，而在垂体依赖的库欣综合征中的比例不超过 10%。

实验室检查 库欣综合征的诊断基于内源性皮质醇增多的实验室依据。测定 24h 尿游离皮质醇（UFC）

表 5-7	库欣综合征的临床表现（所有年龄）
症状/体征	频率（%）
肥胖或体重增加（>115%理想体重）	80
皮肤菲薄	80
满月脸	75
高血压	75
紫纹	65
多毛	65
月经失调（通常是闭经）	60
多血质	60
糖耐量异常	55
阳痿	55
近端肌无力	50
向心型肥胖	50
痤疮	45
瘀斑	45
心理变化	45
骨质疏松	40
下肢水肿	30
色素沉着	20
低钾性碱中毒	15
糖尿病	15

来源：Adapted from MA Magiokou et al, in ME Wierman (ed)：*Diseases of the Pituitary*, Totowa, NJ, Humana, 1997.

是准确的、成本效益较佳的筛查方法。此外，隔夜1mg 地塞米松抑制试验时皮质醇不被抑制也可用于皮质醇增多症的鉴别诊断。皮质醇的最低值出现在午夜，午夜血清皮质醇或唾沫皮质醇升高则提示库欣综合征。基础血浆 ACTH 有助于鉴别非 ACTH 依赖性（肾上腺或内源性糖皮质激素）与 ACTH 依赖（垂体、异位 ACTH）的库欣综合征。异位分泌的 ACTH 的基础平均水平较垂体 ACTH 瘤高出 8 倍。这两种疾病的 ACTH 水平存在广泛的重叠，这使得 ACTH 测定无法用于两种疾病的鉴别。基于糖皮质激素抑制试验、CRH 兴奋试验（CRH 刺激后的 ACTH 反应或糖皮质激素反应）等不同动态试验，有助于对异位来源的 ACTH 与垂体来源的 ACTH 进行鉴别（表 5-8）。循环 CRH 水平也可升高，提示异位肿瘤可以释放 CRH。对库欣综合征鉴别诊断的动态试验的进一步讨论见第八章。

多数的垂体 ACTH 分泌瘤的直径小于 5mm，约半数并不能被敏感的 MRI 检查所发现。垂体微腺瘤大多数为意外瘤，这使得 ACTH 分泌瘤与无功能意外瘤的区分十分困难。

岩下静脉取样　因为钆增强的垂体 MRI 发现小的 2mm 以下的 ACTH 分泌瘤的敏感性不够，因此需要在注射 CRH 前后行双侧岩下窦取样化验以将其与异位 ACTH 瘤进行鉴别，后者的临床表现及生化特点与前者接近。在双侧岩下静脉及外周静脉同时取血测定 ACTH，可以为确定 ACTH 的来源及定位诊断提供依据。在基线及静脉注射牛 CRH（$1\mu g/kg$）后 2min、5min 及 10min 取血采样。岩下静脉与外周静脉的 ACTH 比值 >2，则证实垂体来源的库欣综合征。CRH 注射后，若岩下静脉与外周静脉 ACTH 峰值之比 $\geqslant 3$，垂体 ACTH 分泌瘤可确定。该检查的敏感性 $>95\%$，假阳性结果较少。静脉引流异常的患者可能有假阴性结果。岩下窦置管是一项有难度的操作技术，约 0.05% 的患者可能出现神经血管并发症。有些情况，如高血压的患者、已知脑血管病的患者、MRI 可见明确垂体腺瘤者，不建议行该项检查。

治疗　库欣综合征

选择性的经蝶窦切除术是库欣病的治疗首选（图 5-6）。微腺瘤缓解率可达 80%，而大腺瘤缓解率不足 50%。MRI 不可见的腺瘤若行手术治疗，很少成功。成功切除肿瘤后，大部分患者会出现术后症状性的 ACTH 缺乏，时间可持续 12 个月。因为患者会出现皮质醇戒断症状和下丘脑-垂体-肾上腺

表 5-8	ACTH 依赖性库欣综合征的鉴别诊断[a]	
	垂体 ACTH 分泌瘤	异位 ACTH 分泌
病因	垂体促皮质激素细胞腺瘤 多激素腺瘤	支气管及腹部的类癌 小细胞肺癌 胸腺瘤
性别	女性＞男性	男性＞女性
临床特点	起病缓慢	快速起病 色素沉着 肌病
血钾 $<3.3\mu g/L$	$<10\%$	75%
24h 尿游离皮质醇（UFC）	高	高
基础 ACTH 水平	不适当升高	很高
地塞米松抑制试验 隔夜 1mg		
小剂量（0.5mg，每 6 小时一次）	皮质醇＞$5\mu g/dl$	皮质醇＞$5\mu g/dl$
大剂量（2mg，每 6 小时一次）	皮质醇＞$5\mu g/dl$	皮质醇＞$5\mu g/dl$
UFC 被抑制＞80%	微腺瘤：90% 大腺瘤：50%	10%
岩下窦取样（IPSS） 基础		
IPSS：外周	＞2	＜2
CRH-诱导		
IPSS：外周	＞3	＜3

[a] 非 ACTH 依赖性库欣综合征的诊断基于皮质醇增多症明确的情况下，伴有 ACTH 水平受抑制和肾上腺占位
缩写：ACTH，促肾上腺皮质激素；CRH，促皮质素释放激素；F，女性；M，男性

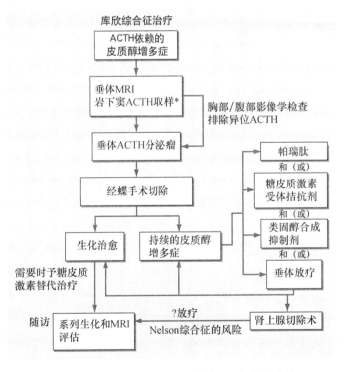

图 5-6　库欣综合征治疗。ACTH，促肾上腺皮质激素；MRI，磁共振；*，一般不必要

轴的受抑制，这期间通常需要小剂量糖皮质激素替代治疗。约 5% 的最初手术成功的患者可以出现生化复发。

如果最初的手术不成功，有时需要再次手术，特别是在已经确定垂体来源 ACTH 的情况下。对老年患者来说，生长和生育问题已不太重要，所以垂体半切或全部切除是必要的。垂体放疗用于手术不成功的患者，但只能治愈 15% 的患者。因为照射起效慢，只对部分患者有效，垂体放疗可以联合类固醇激素合成抑制剂以阻断持续的高 ACTH 对肾上腺的作用。

帕瑞肽（600 μg 或 900μg，每天皮下注射）是生长激素类似物，与 SST5 受体有高亲和力且超过 SST2 受体。帕瑞肽已被批准用于治疗不能手术或手术不成功的垂体 ACTH 分泌瘤。临床试验显示，该药可以降低血浆 ACTH 水平，25% 的患者的 24h 尿游离皮质醇恢复正常，40% 的患者出现肿瘤缩小。副作用为大约 70% 的患者出现高血糖和糖尿病，可能与胰腺分泌胰岛素及肠促胰液素的作用受抑制有关。因为皮质醇增多症的患者是胰岛素抵抗状态，应积极治疗高血糖。其他副作用与别的生长抑素类似物类似，包括暂时性腹部不适、腹泻、恶心及胆结石（20% 的患者）。该药需要长期应用。

酮康唑属于咪唑衍生物的抗真菌剂，一天给药两次（600～1200mg/d），可以抑制数种 P450 酶，有效降低大多数库欣病患者的皮质醇水平。常见的副作用为肝转氨酶升高、男性乳房发育、阳痿、胃肠不适及水肿。

米非司酮（300～1200mg/d）是糖皮质激素受体拮抗剂，可以阻断皮质醇的外周作用，被批准用于库欣病伴高血糖的治疗。因为该药不针对垂体肿瘤本身，所以患者的 ACTH 和皮质醇水平仍然是高的。副作用主要与其他类固醇激素被广泛拮抗有关，包括低钾血症、子宫内膜增生、肾上腺皮质功能减退和高血压。

美替拉酮（2～4g/d）抑制 11β 羟化酶的活性，可使 75% 的患者血浆皮质醇恢复正常。副作用包括恶心、呕吐和皮疹，以及痤疮或多毛症加重。米托坦（o,p'-DDD；3～6g/d，分 4 次口服）通过抑制 11β-羟化酶和胆固侧链裂解酶，以及破坏肾上腺皮质细胞的作用而抑制皮质醇过多分泌。米托坦的副作用，包括胃肠道症状、头晕、男性乳房发育、高脂血症、皮疹和肝酶升高。还可以导致醛固酮减少。其他药物包括氨鲁米特（250mg，每日 3 次）、曲罗斯坦（200～1000mg/d）、赛庚啶（24mg/d）和四依托咪酯 [0.3mg/(kg·h)]。类固醇合成抑制剂药物潜在的副作用是糖皮质激素不足。

类固醇合成抑制剂的应用减少了双侧肾上腺切除的需求。手术切除双侧肾上腺可以纠正皮质醇增多，却和死亡率明显相关，且术后需要永久的糖皮质激素和盐皮质激素替代治疗。双侧肾上腺切除后，残余的促肾上腺皮质激素腺瘤组织容易发展为 Nelson 综合征，后者的特点为垂体肿瘤的快速增大以及继发于高 ACTH 水平的皮肤色素沉着。预防性的放疗可用于预防肾上腺切除后发生 Nelson 综合征。

无功能垂体腺瘤及垂体促性腺激素分泌腺瘤

病因及患病率　无功能垂体腺瘤包括分泌很少或不分泌垂体激素的肿瘤，以及分泌激素量过少以至于不会引起临床表现的肿瘤。无功能垂体腺瘤是最常见的垂体肿瘤类型，因为直到肿瘤占位效应出现时才有明显的临床表现，所以被诊断时常常已经是大腺瘤。免疫组化发现，大多数无功能腺瘤来源于促性腺激素细胞。肿瘤合成少量完整的促性腺激素（通常是 FSH），以及非结合的 α、LH β 以及 FSH β 亚基。肿瘤分泌导致 α 和 FSHβ 亚基升高，LHβ 亚基偶有升高。某些腺瘤只表达 α 亚基，不表达 FSH 和 LH。TRH 可以引起肿瘤来源的促性腺激素及亚基的不典型增加。

临床表现及诊断　无功能腺瘤在临床上常常表现为视交叉受压和其他局部扩张症状。无功能腺瘤有可能是在 MRI 检查寻找其他意外瘤时被偶然发现的。妇女有分泌 FSH 和 LH 的大腺瘤时，可出现月经紊乱及卵巢过度刺激。更常见的表现是，腺瘤压迫垂体柄及周围的垂体组织，导致 LH 分泌减少以及性腺功能减退的表现。由于垂体柄受压，PRL 水平常轻度升高。将其与真正的泌乳素瘤鉴别十分重要，因为无功能腺瘤对多巴胺激动剂治疗无反应，不会缩小。

实验室检查　实验室检查的目的是区分肿瘤类型，确定肿瘤活性的激素标志物，以及发现可能存在的垂体功能减退。10%～15% 的无功能腺瘤患者的自由 α 亚基可以升高。围绝经期或绝经后妇女的基础 FSH 水平较难与肿瘤来源的 FSH 升高相鉴别。绝经前女性的循环 FSH，也难与肿瘤来源的 FSH 相鉴别。男性促性腺激素分泌瘤的诊断需在垂体占位的基础上结合轻度升高的促性腺激素（FSH>LH）。尽管 LH 正常或升高，睾酮水平通常是低的，这反映了 LH 生物活性下降或正常的 LH 脉冲消失。因为该激素检测结果也可见于原发性性腺功能减退；而且一定程度上，随着年龄增加（见第十三章），单独的促性腺激素水平升高并不足以诊断促性腺激素分泌瘤。大多数的促性激素分泌瘤患者，给予 TRH 可以刺激 LHβ 亚基的分泌；而正常人无此反应。然而 GnRH 试验对诊断帮助不大。对于无功能垂体腺瘤及垂体促性腺激素分泌腺瘤，由于占位效应需要手术切除，所以诊断常常建立在手术切除肿瘤组织的免疫组化分析的基础上。

肢端肥大症和库欣综合征常有独特的临床表现，但临床寂静的生长激素或促皮质激素腺瘤通常只能通过切除的肿瘤组织的免疫染色才能诊断。如果垂体占位患者的 PRL<100μg/L，需要考虑垂体无功能腺瘤压迫垂体柄的可能。

治疗　无功能垂体腺瘤及垂体促性腺激素分泌腺瘤

无功能微小腺瘤在无症状且对视力无影响时，不需立即采取干预，可以定期行 MRI 及视野检查以跟踪随访。对于大腺瘤，应采取经蝶窦手术以缩小肿瘤体积，解除占位效应（图 5-7）。虽然手术不太可能清除所有的腺瘤组织，但 70% 的术前有视野障碍的患者，在术后其视觉可获得改善。术前由于肿瘤占位效应所致的垂体功能减退可以得到改善或完全缓解。术后 6 个月开始，应该每年行 MRI 检查以监测肿瘤生长。手术成功切除后的 5～6 年内，约 15% 的无功能腺瘤可以复发。经蝶窦手术后若残余组织较多，应进行辅助化疗以防止肿瘤再生长。无功能腺瘤对多巴胺激动剂治疗几乎无反应，生长抑素在缩小肿瘤方面很大程度上也是无效的。选择性

的 GnRH 拮抗剂 Nal-Glu GnRH 可以抑制过多分泌的 FSH，但对肿瘤体积没有作用。

TSH 分泌瘤

TSH 分泌大腺瘤相当少见，但一旦发生，通常为大腺瘤并有周围侵犯。患者常有甲状腺肿及甲状腺功能亢进症，提示 TSH 的过度分泌。诊断基于不适当的正常或升高的 TSH 水平下血清游离 T_4 水平升高以及 MRI 证实的垂体腺瘤。很多患者可见升高的非结合 α 亚基。

需要排除其他原因所致的不适当 TSH 分泌，例如甲状腺激素抵抗，后者是由甲状腺激素 β 受体突变所致的常染色体显性遗传的疾病（见第七章）。垂体占位和升高的 β 亚基水平提示 TSH 分泌瘤。由血清甲状腺激素结合蛋白突变所致的异常白蛋白高甲状腺素血症综合征，也表现为升高的甲状腺激素水平，但 TSH 水平正常或被抑制。该病的游离甲状腺激素水平正常，且通常是家族性的发病。

治疗　TSH 分泌瘤

治疗方法是手术切除肿瘤，通常采用经蝶手术方式。因为多数腺瘤是大的、侵袭性的，所以很难全部切除。2/3 患者术后的甲状腺激素可以恢复正常。切除甲状腺或应用抗甲状腺药物（甲巯咪唑和

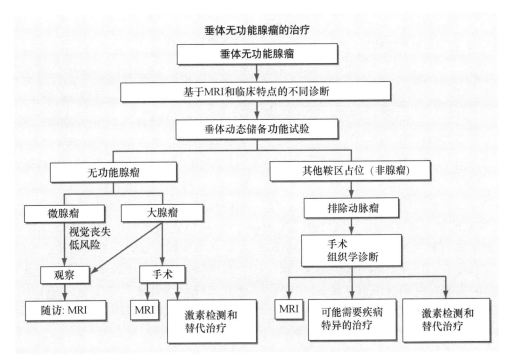

图 5-7　垂体无功能腺瘤的治疗。MRI，磁共振

丙硫氧嘧啶）可以降低甲状腺激素水平。生长抑素类似物治疗可以使高分泌的 TSH 及 α 亚基恢复正常，使 50% 的患者肿瘤得以缩小，75% 的患者视野得以改善，而且多数患者的甲状腺功能恢复正常。因为生长抑素类似物明显抑制 TSH，出现生化意义上的甲状腺功能减低时常需要甲状腺激素替代治疗，后者可以进一步控制肿瘤生长。

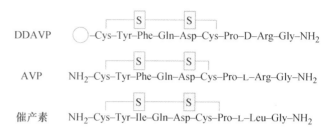

图 6-1　精氨酸加压素（AVP）、催产素、去氨加压素（DDAVP）的初级结构

第六章　神经垂体疾病
Disorders of the Neurohypophysis

Gary L. Robertson

（张瑞　译　周翔海　审校）

神经垂体，或称为垂体后叶，是由下丘脑的视上核和室旁核大细胞体起源的神经轴突构成。它产生两种激素：①精氨酸加压素（AVP），也称为抗利尿激素；②催产素。AVP 作用于肾小管，通过浓缩减少尿液。催产素刺激产后由吸吮引起的乳汁分泌。AVP 分泌或作用的缺陷导致尿崩症（Diabetes Insipidus，DI），一种特征表现为排泄大量稀释尿液的综合征。过量或不适当的 AVP 产生损害尿液的排出，如果液体摄入不随尿量排出减少而相应减少则容易出现低钠血症。

加压素

合成与分泌

AVP 是一个由一个六元二硫环和一个三肽尾构成的九肽（图 6-1）。它由一个包括 AVP、垂体后叶素运载蛋白以及和肽素（copeptin）的多肽前体合成，三者均由 20 号染色体上的单个基因编码。经过初步加工和折叠后，这一前体被包装入神经分泌囊泡，在轴突中运输；进一步加工为 AVP、垂体后叶素运载蛋白以及和肽素；并且存储于神经分泌囊泡直到经胞吐作用释放到外周血。

AVP 的分泌首先由体液的"有效"渗透压调节。这一过程由被称为"渗透压感受器"的特异的下丘脑细胞所介导。渗透压感受器对于血钠及其阴离子的微小改变非常敏感，而正常状态下对于其他溶质（如尿素和葡萄糖）则不敏感。渗透压感受器看起来包括抑制性和刺激性组分，共同形成一个阈值或调定点、控制系统。渗透压低于此阈值，血浆 AVP 被抑制于允许最大尿量产生的水平。高于此阈值，血浆 AVP 根据血浆渗透压成比例陡然升高，迅速达到足够高的水平以产生最大的抗利尿作用。所引起有效血浆 AVP 水平的血浆渗透压/血钠最小和最大绝对值在每个人都是不同的，这似乎是由于遗传因素对调节系统敏感性不同的影响。但是，AVP 释放的平均阈值，是血浆渗透压或血钠分别大约为 280mosmol/L 或 135meq/L；血浆渗透压或血钠仅仅高出 2%～4% 即可引起最大抗利尿作用。

尽管在健康成人中这一渗透压调节系统的阈值相对稳定，在妊娠期、月经周期、雌激素减低、相对大量且急性的血压下降、血容量减少时阈值可以下降。这一变化主要是由起源于心脏和大动脉的跨壁压力感受器的神经元传入，沿迷走神经和舌咽神经传出到达脑干，再从脑干突触后传出上行至下丘脑所介导的。这些路径保持张力抑制性，当血容量或血压下降 10%～20% 时则降低。这一压力调节系统在生理性 AVP 分泌的机制中的重要性可能不大，因为改变它所需要具备的血流动力学改变在正常活动中不常发生。然而，在急性、大量的血流动力学障碍的患者分泌 AVP 过程中这个压力调节系统无疑起到了很重要的作用。

AVP 分泌还可以由恶心、急性低血糖、糖皮质激素缺乏、吸烟和可能的高血管紧张素血症激发。催吐刺激是极具潜力的，因为它可引起即刻的 AVP 升高 50～100 倍，即使是短暂的恶心以及未引起呕吐和其他症状也如此。它似乎是通过延髓的催吐中枢起作用，并且可以被止吐药（如氟非那嗪）完全阻断。没有证据表明疼痛或其他有害应激对 AVP 有刺激作用，除非引起与恶心和低血压相关的血管迷走反射。

作用

AVP 首要的生理作用是通过促进尿液浓缩减少水

排泄。这一抗利尿作用是通过增加远曲肾小管和髓质集合管的细胞对水溶质的通透性实现的（图6-2）。AVP缺乏时，这些细胞是不渗透水的，对由近端肾单位进入的相对大量的稀释性滤过液重吸收很少。重吸收的缺陷导致极大量的（多达每分钟0.2ml/kg）极其稀释的（具体比重为约1.000，渗透压50mosmol/L）尿液排出体外，这种情况被称为水利尿。在AVP存在时，这些细胞变成对于水选择性通透，允许水顺着高渗肾髓质形成的渗透压梯度扩散回去。因此，稀释的液体通过肾小管后被浓缩，尿流率降低。这一效应的程度与血浆AVP浓度和溶质排泄率直接成比例相关。在一最高的AVP水平和正常的溶质排泄率下，尿流率可低至0.35ml/min，尿渗透压高达1200mosmol/L。这个效应可被溶质性利尿（如糖尿病的葡萄糖尿）所减弱。AVP的抗利尿作用通过在细胞浆膜表面与G蛋白偶联V_2受体结合，激活腺苷酸环化酶，并使一种名为水孔蛋白2（AQP2）的蛋白组成的水通道插入管腔面介导的。V_2受体和水孔蛋白2分别是由位于染色体Xq28和12q13上的基因所编码。

高浓度的AVP还可以使皮肤和胃肠道的血管平滑肌收缩，引起肝糖原分解，增加促肾上腺皮质激素释放激素释放促肾上腺皮质激素（ACTH）。这些效应由与磷脂酶C偶联的V_{1a}或V_{1b}受体介导。这一效应在人体生理和病理生理上的作用还未确定。

代谢

AVP迅速扩散到一个与细胞外液容量大小大体相同的空间中，并被不可逆地清除，其半衰期为10～30min。大部分AVP在肝和肾中降解。在妊娠期间，由于胎盘产生N端肽酶，AVP的代谢性清除增加3～4倍。

渴感

由于尿中溶质负荷和从皮肤和肺部蒸发不可避免地丢失一定量的水分，而AVP并不能使水丢失低于这个最低水平，故另一种能确保足够的体液摄入量以防止脱水的机制是必不可少的。这个重要的机制是渴

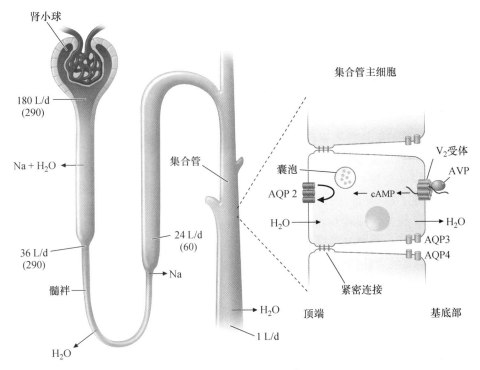

图6-2　精氨酸加压素（AVP）在尿量调节中的抗利尿作用。在一个标准的70kg成人，肾每天滤过血浆约180L。其中，近端肾小管等渗重吸收大约144L（80%），另有8L（4%～5%）在髓袢降支以溶质状态被重吸收。剩余液体通过在升支中选择性重吸收钠和氯化物而被稀释至渗透压约60mmol/kg。当AVP缺乏时，从该袢流出的尿液可大量、不变地经远端肾小管和集合管，从而导致最大限度的水利尿。当AVP存在时，溶质-自由水渗透性地通过集合管主细胞被重吸收，从而导致排出明显较小容量的浓缩尿。这种抗利尿作用由G蛋白偶联的V_2受体所介导，该受体升高细胞内cAMP，从而诱导水孔蛋白2（AQP2）水通道转移进入顶端细胞膜。其结果为通透性增加，允许水的内流，从而通过基底-侧表面上的AQP3和AQP4水通道扩散出该细胞。横跨该细胞流动的净滤率取决于顶端细胞膜中AQP2水通道的数目以及小管液与肾髓质之间渗透压梯度的强度。位于细胞侧面的紧密连接可阻止不受调节水分的流动

感。类似于 AVP，渴感主要由位于下丘脑前正中部并能够感受到血浆钠及其阴离子微小变化的渗透压稳定器来调节。渴感的血浆渗透压稳定器似乎被设定成比 AVP 的渗透压稳定器高 3%。这种安排可确保只有当血浆渗透压或血钠升高开始超过抗利尿机制的防御能力时，才会出现渴感、多饮和体液稀释。

催产素

催产素也是九肽，仅在第 3 位和第 8 位上与 AVP 不同（图 6-1）。然而，它的抗利尿作用相对弱，主要作用于乳腺导管，促进哺乳时乳汁的分泌。它还可通过刺激子宫平滑肌收缩，有助于启动或促进分娩，但目前尚不清楚这一作用对正常分娩是否为生理性或必需的。

AVP 分泌与作用缺乏

尿崩症

临床表现　AVP 分泌或作用下降 75% 以上通常可导致尿崩症（DI），是以产生异常大量的稀释性尿液为特点的综合征。24h 尿量超过 50ml/kg 体重，尿渗透压小于 300mosmol/L。多尿导致尿频、遗尿和（或）夜尿，这可能会影响睡眠，造成白天轻度疲劳或嗜睡，导致血浆渗透压的轻微升高，刺激渴感和相应的液体摄入量增加（多饮）。临床上明显的脱水是罕见的，除非有渴感受损和代偿性的液体摄入障碍。

病因　原发性 AVP 分泌不足通常是由于神经垂体发育不全或不可逆转性损坏所致，被称为神经垂体性 DI，神经性 DI，垂体性 DI，头颅 DI，或中枢性 DI。原因包括各种先天性、获得性或遗传性疾病，但几乎有一半是特发性（表 6-1）。在神经垂体或其周围的手术引起的垂体性 DI 通常在 24h 内出现。数天以后，可以转变为 2~3 周时间的不适当抗利尿作用，此后 DI 可能会永久性复发，也可能不会这样。已知垂体性 DI 有五种基因型。目前为止，最常见的垂体性 DI 的遗传形式是常染色体显性遗传，因 AVP-神经垂体激素运载蛋白 II（或 AVP-NP II）基因的编码区发生多种突变所致。所有突变改变了对于加工和（或）折叠激素前体起重要作用的一种或多种氨基酸，因此干扰其运输至内质网。错误折叠的变异前体积聚并干扰正常的等位基因制造 AVP，最终破坏产生 AVP 的大细胞神经元。AVP 缺乏和 DI 通常不是在出生时即出现，而是经过数月至数年逐渐发展，根据突变的不同以不同的速度从部分型到严重型发展。一旦发生，

AVP 的缺乏则是终身的，但是不知出于什么原因，有一些情况下在中年后期 DI 会出现自发缓解。产生 AVP 的小细胞神经元和产生催乳素的大细胞神经元看起来未受影响。还有一些少见的垂体性 DI 为常染色体隐性遗传。一种是由于基因 AVP 部分的失活突变；另一种是由于累及大部分 AVP 基因和基因间区域的调控序列的大的缺失。第三种形式是 WFS1 基因突变导致，引起 Wolfram 综合征［DI、糖尿病、视神经萎缩、神经性耳聋（DIDMOAD）］。一种与 Xq28 上区域相关的 X 连锁隐性遗传形式的 DI 也有报道。

一种原发性血浆 AVP 不足也可以是由于胎盘产生的 N 端氨基肽酶使 AVP 代谢增加所致。因其征象和症状主要在妊娠期期间出现，所以称为妊娠期 DI，通常在产后数周症状消失。

继发性的 AVP 分泌缺乏是液体过量摄入抑制的结果。这种情况被称为原发性多饮，可分为 3 种亚型。其中一种称为渴感异常性 DI，其特点是渗透压调定点下降导致不恰当的渴感增加。它有时在颅内多灶病变如神经性肉芽肿，结核性脑膜炎或多发性硬化症时出现，但往往是特发性。第二种亚型是所谓的精神性多饮，与渴感无关，似乎是精神病或强迫症的一个特征。第三种亚型可称为医源性多饮，起因于多饮水对健康有益的建议。

原发性 AVP 抗利尿作用缺陷导致肾性 DI。病因可分为遗传性，获得性或应用某些药物所致（表 6-1）。最常见的遗传类型是半 X 连锁隐性遗传，为 V_2 受体基因编码区的突变造成突变的受体运输和（或）结合配体受损。也有常染色体隐性或显性遗传类型的肾性 DI，是因 AQP2 基因突变导致在肾脏远端和集合管中介导抗利尿作用的水通道功能和转运完全或部分性的缺陷。

继发性 AVP 抗利尿作用缺陷是由多尿本身造成的。其原因是肾髓质渗透压梯度洗脱和（或）水孔蛋白功能受抑制。它们通常可在多尿纠正后 24~48h 消除，但往往使某些用以鉴别诊断的试验的结果解释变得复杂。

病理生理　在垂体性，妊娠期或肾性 DI，多尿导致体液轻度（1%~2%）减少，血浆渗透压和血钠浓度相应增加，从而刺激渴感和代偿性增加饮水。因此，除非患者有渴感缺失或因其他原因不能增加饮水，否则不会出现高钠血症和明显脱水的体征或实验室改变。

在垂体性和肾性 DI，AVP 分泌和作用缺陷的严重程度存在显著的个体差异。有些患者 AVP 功能缺陷很严重，以致强烈的刺激（如恶心或严重脱水）也不能使其发挥作用。但是有些患者中，AVP 分泌或作

表 6-1	尿崩症的病因

垂体性尿崩症

获得性

　头部创伤（闭合性和贯通性）

　包括垂体手术

　肿瘤

　　原发性

　　　颅咽管瘤

　　　垂体瘤（蝶鞍上）

　　　无性细胞瘤

　　　脑膜瘤

　　转移性（肺，乳腺）

　　血液性（淋巴瘤，白血病）

　肉芽肿性

　　结节病

　　组织细胞增多症

　　播散性黄瘤

　感染性

　　慢性脑膜炎

　　病毒性脑炎

　　弓形虫病

　炎症性

　　淋巴细胞性漏斗部神经垂体炎

　　血管炎合并肉芽肿（韦格纳肉芽肿）

　　红斑狼疮

　　硬皮病

　化学毒物

　　河豚毒素

　　蛇毒

　血管性

　　希恩综合征

　　血管瘤（颈内动脉）

　　主动脉冠脉旁路

　　缺氧性脑病

　特发性

先天畸形

　视中隔发育不全

　颅面中线缺损

　前脑无裂畸形

　垂体发育不全或异位

遗传性

　常染色体显性遗传

　（AVP-神经垂体运载蛋白基因）

　常染色体隐性遗传

　A 型（AVP-神经垂体运载蛋白基因）

　B 型（AVP-神经垂体运载蛋白基因）

　C 型 [Wolfram（4p-WFS1）基因]

　X 连锁隐性遗传（Xq28）

妊娠期尿崩症

妊娠期（第二期和第三期）

肾性尿崩症

获得性

　药物性

　　锂

　　地美环素

　　甲氧氟烷

　　两性霉素 B

　　氨基糖苷类

　　顺铂

　　利福平

　　膦甲酸

　代谢性

　　高钙血症，高尿钙

　　低钾血症

　阻塞性（输尿管或尿路）

　血管性

　　镰状细胞病及其性状

　　缺血（急性肾小管坏死）

　肉芽肿性

　　结节病

　肿瘤

　　肉瘤

　浸润性

　　淀粉样变性

　特发性

遗传性

　X 连锁隐性遗传（AVP 受体-2 基因）

　常染色体隐性遗传（水孔蛋白-2 基因）

　常染色体显性遗传（水孔蛋白-2 基因）

原发性多饮

获得性

　精神性

　　精神分裂症

　　强迫症

　致渴性（渴感异常）

　　肉芽肿性（结节病）

　　感染性（结核性脑膜炎）

　　头部创伤（闭合性和贯通性）

　　脱髓鞘病变（多发性硬化症）

　　药物

　　特发性

　　医源性

用的缺陷不完全，轻微的刺激（如数小时的禁饮，吸烟或迷走反射）就能可以引起尿渗透压升高高达800mosmol/L。然而，即使缺陷是部分性的，在肾性DI患者（图6-3A）中，尿渗透压与血AVP的关系，或垂体性DI患者（图6-3B）中血AVP与血浆渗透压和血钠的关系也是低于正常的。

在原发性多饮中，多饮和多尿的发病机制正好与垂体性、肾性和妊娠期DI相反。在原发性多饮中，认知或渴感的异常导致液体过度摄入，使体液增加，从而降低血浆渗透压/血钠，减少AVP分泌和尿液浓缩。尿液的稀释反过来导致尿自由水排泄的代偿性增加，通常与多摄入的液体量成正比，维持稳定的血浆渗透压/血钠仅1%～2%低于基础值。因此，低钠血症或临床上明显的水过多是罕见的，除非多饮非常严重或因药物或疾病刺激或模拟内源性AVP的作用使补偿性水利尿功能受损。禁水或高张盐水输注导致血浆渗透压和血钠升高可使血浆AVP升高。然而，尿液浓缩的增加常常是低于正常的，因为多尿本身可暂时性的使肾脏浓缩尿液的能力下降。因此，禁水期间尿渗透压可达到的最高值在部分性垂体性DI和部分性肾性DI中常常难以鉴别。

鉴别诊断 当出现尿频、遗尿、夜尿和（或）持久性口渴的症状而没有糖尿时，DI的可能性应被评估，采用在自由饮水状态下收集24h的尿液。如全天尿量超过50ml/kg（对于70kg的男性来说3500ml），且尿渗透压小于300mosmol/L，DI可确立，同时应进一步评估以确定DI的类型以选择适合的治疗。

从医疗机构的检查和病史中有时可以推断DI的类型，但通常这些信息是不够和模糊的，或者可能误导，需要其他方法进行鉴别诊断。如果基础血浆渗透压和

血钠在正常范围内，传统方法是观察禁水和注射抗利尿激素后对尿渗透压的效果。在禁水可将血浆渗透压和血钠提高至正常以上并且不引起尿液浓缩时，这一方法作为鉴别诊断是足够的。在这种情况下，原发性多饮和AVP分泌及作用部分缺陷可以被排除，再注射2μg AVP类似物（去氨加压素），之后尿渗透压的变化提示患者是否患有严重的垂体性DI或肾性DI。然而这一方法在禁水导致了尿液浓缩的患者中诊断价值很低，因为在注射了去氨加压素前后尿渗透压的增加在部分性垂体性DI、部分性肾性DI和原发性多饮患者中是相似的。以上这些疾病可以通过测量禁水期间血浆AVP水平并与同时的血和尿的渗透压相关联来鉴别（图6-3）。然而这一方法常常不能清楚的区分部分性垂体性DI和原发性多饮，除非在血浆渗透压和血钠在正常或高于正常范围时进行。一旦发生尿液浓缩，这种水平很难由单纯禁水实现。因此，通常需要给予一个短程的3%盐水输注[0.1ml/（kg·min），60～90min]并重复血AVP的检测。

一种简单一些但同样可靠的以鉴别垂体性DI、肾性DI和原发性多饮的方法是测量基础血浆AVP，以此来决定是否需要行脑核磁共振（MRI）并且其是否足以进行诊断（图6-4）。如果自由饮水状态下在敏感且特异的检测中发现血浆AVP正常或升高（>1pg/ml），那么原发性多饮和垂体DI均可被排除，并确诊肾性DI，如果可能，门诊进行1～2天去氨加压素治疗试验。如果基础血浆AVP低或无法检测到（<1pg/ml），肾性DI可能性很小，脑MRI可以用于鉴别垂体性DI与原发性多饮。在大多数健康成人和儿童中，垂体后叶在正中矢状位T1加权图像表现为高信

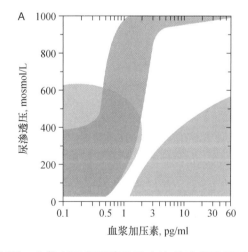
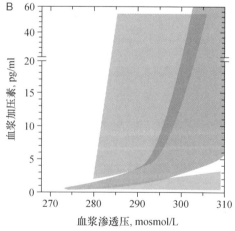

图6-3（见书后彩图） 血浆AVP和尿渗透压（A）和血浆渗透压（B）之间的关系。正常人，原发性多饮（蓝色区域），垂体性尿崩症（绿色区域），肾性尿崩症（粉色区域）患者在禁水-高张盐水输注试验前和试验期间，血浆AVP与尿渗透压和血浆渗透压的关系

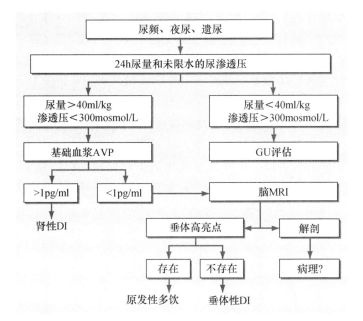

图 6-4 简化的尿崩症鉴别诊断途径。当出现提示尿崩症（DI）的临床表现，通过测量 24h 尿量和不限水的尿渗透压来鉴别泌尿生殖系统（GU）畸形。如果尿崩症确立，基础血浆精氨酸加压素（AVP）应在不限水的情况下测量。如果 AVP 正常或升高（>1pg/ml），患者可能有肾性 DI。但是如果血浆 AVP 低或无法检测，患者可能是垂体性 DI 或原发性多饮。在这种情况下，脑部磁共振显像（MRI）可以用来鉴别二者，通过中矢状位 T1 加权显像上是否可见正常垂体后叶高亮信号来判断。另外，用 MRI 看垂体下丘脑去解剖结构有时可以寻找导致垂体性 DI 的病理证据和原发性多饮的致渴区域。除非肾性 DI 已被排除，否则用 MRI 做鉴别诊断不可靠，因为高亮点在肾性 DI 也是缺失、缩小或微弱的

号。在原发性多饮中这个"亮点"通常存在，而在垂体性 DI 患者总是消失或异常小，即使 AVP 的缺乏是部分性的。MRI 在寻找垂体性 DI 的病理原因或原发性多饮的致渴类型中也有价值（图 6-2）。特别需要注意的是，MRI 对于有空泡蝶鞍的患者中进行 DI 的鉴别诊断数不可靠的，因为空泡蝶鞍通常缺失高亮信号即使 AVP 的分泌和作用是正常的。MRI 也不能用于鉴别垂体性和肾性 DI，因为许多肾性 DI 患者也缺少垂体后叶高亮信号，因为他们有异常高的 AVP 分泌和转换率。

如果 MRI 和（或）敏感性和特异性均符合要求的 AVP 检测不能获得，并且禁水试验无法做或不愿意进行，第三种鉴别垂体性 DI、肾性 DI 和原发性多饮的方法是去氨加压素治疗试验。这一试验应在严密监测血钠和尿量的情况下进行，最好在住院期间，因为对于原发性多饮，去氨加压素会在 8～24h 内产生低钠血症。

治疗　尿崩症

去氨加压素（DDVAP）治疗可完全消除无并发症的垂体性 DI 的症状和体征，DDAVP 是一种合成的 AVP 类似物（图 6-1）。DDVA 以剂量依赖的方式选择性地作用于 V₂ 受体，增加尿液浓缩和减少尿流量。DDVAP 比 AVP 更能抵抗降解，而且作用时间长 3～4 倍。DDVAP 可经静脉注射或皮下注射，鼻腔吸入或口服片剂。完全控制垂体性尿崩症需要的剂量变化很大，这取决于患者和给药途径。不过，在成年人，其剂量范围通常是静脉注射 1～2μg 每日 1 次或 2 次，鼻腔喷雾 10～20μg 每日 2 次或 3 次，或口服 100～400μg 每日 2 次或 3 次。抗利尿作用起效迅速，最短从静脉注射后 15min，最长到口服后 60min 起效。当给予某一剂量可将 24h 尿渗透压正常化（400～800mosmol/L）和尿量正常化（15～30ml/kg），DDAVP 会产生轻度的（1%～3%）总体液量增加和血浆渗透压/血钠降低，快速消除口渴和多饮（图 6-5）。最终在正常范围内达到水平衡。除非尿量减少过快（每日少于 10ml/kg）或由于渴感或认知异常导致液体摄入过多，低钠血症不会再进展。幸运的是，渴感异常很罕见，并且如果患者被教育仅在真正感觉口渴时饮水，DDAVP 可以被安全地给予足够剂量以使尿量正常化（每日 15～30ml/kg），而不需要间断停药以防止水中毒。

原发性多饮不能被 DDAVP 或其他抗利尿药物安全地治疗，因为消除多尿并不能消除饮水的欲望。

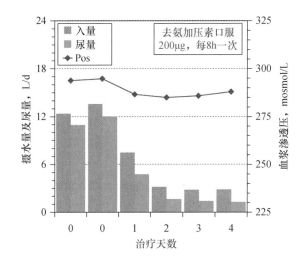

图 6-5（见书后彩图）去氨加压素治疗对无并发症的垂体性尿崩症患者水摄入（蓝色直方图）、尿量（橘色直方图）和血浆渗透压（Pos，红线）的作用。注意治疗可使液体摄入量以及尿液排出快速地降至正常，而体内水分仅有轻度增加，表现为血浆渗透压轻度降低

因此，药物必然会产生低钠血症和（或）其他水中毒的表现，通常在尿量完全正常化的 8～24h 内出现。没有持续性的有效方法可以纠正致渴或精神性的多饮，但是患者教育对医源性的多饮可能有效。为了使水中毒的风险最小化，应警告所有患者慎用其他药物，如噻嗪类利尿药或卡马西平，因为这些药物可以直接或间接的损害肾脏清除自由水。

肾性 DI 的多尿和多饮不受标准剂量 DDAVP 治疗的影响。如果抵抗是部分性的，10 倍剂量的药可能可以阻断，但是这种治疗太昂贵，不便于长期使用。然而，传统剂量的噻嗪类利尿剂和（或）阿米洛利联合低钠饮食和前列腺素合成抑制剂（如吲哚美辛）常常可以减少 30％～70％ 的多饮和多尿，在一些患者中可以完全消除。副作用如低钾血症和胃黏膜刺激可以通过用阿米洛利或补充钾和进餐时服药来减少。

渴感缺乏性高钠血症

血浆渗透压/血钠高于正常（高渗性高钠血症）可由总体液量减少或体内总钠量增高导致。前者由于饮水不足不能替代正常或增加的排尿和不显性失水所致。摄入不足可能由于禁水或渴感缺乏。体内总钠增加最常见的原因是原发性醛固酮增多症（第八章）。罕见原因可以由于以海水的形式摄入高渗盐水或未正确冲调的婴儿配方奶粉。然而即使在这些原因的高钠血症中，水摄入不足仍起一定作用。本章强调渴感缺乏性高钠血症，即由于渴觉机制原发性缺陷导致的高钠血症。

临床特征 渴感缺乏性高钠血症是以慢性或反复性高渗性脱水为表现的综合征。高钠血症的严重程度因人而异，通常伴随相应的低血容量征象如心动过速、体位性低血压、氮质血症、高尿酸血症和低血钾。低血钾的原因是继发性的醛固酮增多症。肌肉无力、疼痛、横纹肌溶解症、高血糖、高脂血症以及急性肾衰竭也可能会发生。迟钝和昏迷有可能出现，但通常不会出现。尽管血浆 AVP 处于不适当的低水平，但 DI 的表现常常不明显，可能在补液中随着血容量、血压和血浆渗透压/血钠恢复正常，血浆 AVP 进一步减少而出现。

病因 渴感缺乏常常是由于下丘脑前叶调节渴感的渗透压感受器发育不全或破坏导致。多种中线脑结构先天畸形可导致这一缺陷。获得性因素可由疾病所致，包括前交通动脉阻塞、下丘脑原发或转移肿瘤、头部创伤、手术、肉芽肿性疾病（如结节病和组织细

胞增多症）、获得性免疫缺陷综合征（AIDS）和巨细胞病毒性脑炎等。由于位置邻近，调节 AVP 分泌的渗透压感受器也常常被破坏。因此 AVP 分泌对于高深刺激反应很差或没有（图 6-6）。但是大部分情况下，对于非渗透压性的刺激（如恶心或血容量或血压大幅下降），AVP 分泌可增加，提示神经垂体是完整的。

病理生理 缺乏渴感导致不能摄入足够的水补充肾脏和肾外损失，导致血浆渗透压和血钠在疾病被发现之前增加至极高水平。大多数情况下，肾脏失水对脱水的贡献极小，因为 AVP 继续小量分泌足以浓缩

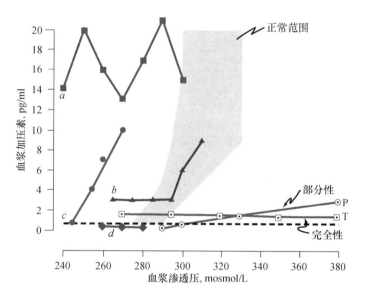

图 6-6 渴感缺乏性高钠血症（AH）和抗利尿激素分泌不当综合征（SIADH）中的渗透压调节功能障碍的异质性。每一条线代表一个不同的 AH（中空符号）或 SIADH（实心符号）患者在水负荷和（或）3％盐水输注时血浆 AVP 与血浆渗透压的关系。阴影区显示这种关系的正常范围。横向虚线显示低于该水平时血浆 AVP 测不出并且不足以引起尿液浓缩。P 线和 T 线分别代表部分性（〇）或完全性（□）的选择性渴感和 AVP 渗透压调节缺陷患者。在后者中，血浆 AVP 不会随着血浆渗透压的升离或降低而变化，而是维持在一个足以浓缩尿液的范围之内，甚至在水过量产生低渗性低钠血症时也如此。相反，如果渗透压调节缺陷是部分性的（〇），患者再水化在使血浆渗透压和血钠降至正常之前，就使血浆 AVP 抑制至导致尿液稀释和多尿的水平。a～d 线代表在 SIADH 或 SIAD 患者中所观察到的血浆渗透压调节的不同缺陷。在 a 线（■）中，血浆 AVP 明显升高并大幅度波动，与血浆渗透压的变化没有关系，提示渗透压调节的完全丧失。在 b 线（▲）中，血浆 AVP 固定在一个轻微升高的水平，直到血浆渗透压达到正常范围才开始适当地升高，提示渗透压调节机制中抑制性组分的选择性缺陷。在 c 线（●）中，血浆 AVP 在血浆渗透压达到正常范围以前，即与后者紧密相关的升高，提示渗透压稳定器向下重新设定。在 d 线（◆）中，血浆 AVP 似乎有正常的渗透压调节，提示抗利尿作用不当是由某些其他异常所致

尿液。在一些患者似乎低血容量刺激和（或）AVP 渗透压感受器不完全的破坏导致脱水，因为补液过程中出现血浆 AVP 下降和 DI 发生（图 6-6）。而在其他患者中，补液过程中，即使过量补液血浆 AVP 也不下降。因此，他们会产生一种低钠血症的综合征，与不适当抗利尿激素作用难以区分。这提示 AVP 渗透压感受器正常情况下对神经垂体提供抑制性和刺激性输入，而这些患者不能再根据渗透压刺激或抑制激素的分泌，因为这两种输入都被完全消除，与破坏渗透压调节渴感机制的病理相同。少数患者中，神经垂体也被损坏，导致慢性垂体性 DI 与渴觉缺乏的合并存在，这种情况尤其难以控制。

鉴别诊断　渴感缺乏性高钠血症通常可以与其他液体摄入不足的原因（如昏迷、瘫痪、限制饮水、缺乏淡水）通过病史和环境鉴别。既往病史和（或）患者清醒、未受限制状态下否认渴感，不能自发饮水，以及存在高钠血症，可以作出渴感缺乏的诊断。因过量潴留或摄入钠引起的高钠血症可由渴感的存在鉴别，同时查体和实验室检查提示高血容量而不是低血容量。

治疗　**渴感缺乏性高钠血症**

　　如果患者处于清醒状态并配合治疗，渴感缺乏性高钠血症应通过经口摄入液体治疗，否则应静脉给予高渗液体（0.45% 盐水或 5% 碳酸氢钠或白开水）。纠正缺乏所需的自由水升数（△FW）量可以从体重的千克数（BW）和血清钠浓度 mmol/L（S_{Na}）通过公式 $\triangle FW = 0.5BW \times [(S_{Na} - 140)/140]$ 估计。如果血糖（S_{Glu}）升高，S_{Na} 应通过公式来校正为 S_{Na}^*，$S_{Na}^* = S_{Na} + [(S_{Glu} - 90)/36]$。这个数值加上持续隐性失水和尿液丢失量，应该在 24～48h 内给予。密切监测血清钠、液体入量和尿量非常关键，因为根据渗透压感受器缺陷程度的不同，一些患者可能会出现 AVP 缺乏性 DI，需要 DDAVP 治疗以完成补液；另一些人如果过度补液会发生低钠血症和抗利尿激素分泌失调综合征（SIADH）样表现。如果出现高血糖和（或）低血钾症，应该给予胰岛素和（或）钾的补充，补液完成后两者有望停用。应密切监测血浆尿素/肌酐以发现横纹肌溶解、低血容量和低血压导致的急性肾衰竭。

　　一旦患者被再水化后，应当进行脑 MRI 和垂体前叶功能检查，以寻找病因和其他下丘脑的功能缺损。应当制定一个防止或尽量减少水电解质紊乱复发的长期治疗计划。该计划应包括一个患者可以根据水平衡的变化而调节液体摄入量的实用方法，水平衡由体重和可在家中监测的血清钠水平代表。仅给予恒定量的水摄入是无效和有潜在危险的，因为没有考虑到由于环境温度变化和机体活动不同而不可避免出现的大量不受控制的非显性失水的改变。

不适当抗利尿作用导致的低钠血症

　　血浆渗透压/血钠低于正常（低渗性低钠血症）可由以下三种水盐失衡所致：①总体液量的增加超过总体钠的含量（高容量性低钠血症）；②体内钠的减少多于水的减少（低容量性低钠血症）；③体内水量增加而体内钠改变很少（等容量性低钠血症）。所有三种形式导致尿液不能充分稀释，增加水利尿以应对低渗性低钠血症。典型的高容量性低钠血症发生于严重心力衰竭或肝硬化。典型的低容量性低钠血症发生于严重的腹泻、利尿剂滥用或盐皮质激素缺乏。而等容量性低钠血症主要由于因尿液稀释缺陷导致过度摄入引起总体液量的扩展。稀释受损通常由于 AVP 渗透性抑制的缺陷，可主要由以下两种原因之一导致。一是因为非血流动力学的刺激（如恶心或皮质醇缺乏），可由止吐剂或糖皮质激素的治疗快速纠正。另一个原因是渗透压调节机制的原发性缺陷，由于其他疾病如恶性肿瘤、卒中或肺炎所致，不能被简单快速纠正。后者通常被称作抗利尿激素分泌失调综合征（SIADH）。不常见的情况是，等容量性低钠血症也可由于 AVP 依赖性肾脏 V_2 受体激活所致，一种被称为肾性抗利尿分泌失调（NSIAD）的变异型。后两者均会在本章中讨论。

　　临床特征　任何原因的抗利尿作用都可导致尿量减少和尿液浓缩增加。如果没有液体摄入量相应的减少或不显性失水的增加，尿量减少会导致水潴留，增加和稀释体液。如果低钠血症发展急剧，常伴随水中毒的症状和体征，包括轻度头痛、意识混乱、厌食、恶心、呕吐、昏迷和抽搐。严重的急性低钠血症可能是致命的。其他临床表现和体征由于低钠血症的类型不同差异很大。高容量性的特征是全身水肿和明显容量扩张的表现。低容量性的表现是相反的。而容量扩张或收缩的显著体征在 SIADH、SIAD 和其他等容量性低钠血症中是缺乏的。

　　病因　SIADH 中 AVP 的不适当分泌可有很多种原因。包括由于肺癌或其他肿瘤引起的异位性 AVP

表 6-2　抗利尿激素分泌失调综合征（SIADH）的病因

肿瘤	神经病性
癌症	吉兰-巴雷综合征
肺	多发性硬化
十二指肠	震颤性谵妄
胰腺	肌萎缩性脊髓侧索硬化症
卵巢	脑积水
膀胱、输尿管	精神病
其他肿瘤	周围神经病
胸腺瘤	先天性畸形
间皮瘤	胼胝体发育不全
支气管腺瘤	唇裂或腭裂
类癌	其他中线结构缺陷
神经结细胞瘤	代谢性
尤文肉瘤	急性间歇性卟啉病
头部外伤（闭合性和贯通性）	肺源性
感染	哮喘
肺炎，细菌性或病毒性	气胸
脓肿，肺或脑	正压通气
空洞（曲霉病）	药物性
结核，肺或脑	血管加压素或去氨加压素
脑膜炎，细菌性或病毒性	羟色胺再摄取抑制剂
脑炎	催产素，大剂量
AIDS	长春新碱
血管性	卡马西平
脑血管闭塞，出血	尼古丁
海绵窦血栓形成	吩噻嗪
	环磷酰胺
	三环抗抑郁药
	单胺氧化酶抑制剂

产生；多种疾病或药物引起的正常 AVP 的释放；外源性应用 AVP、DDAVP 或大剂量的催产素（表 6-2）。异位性类型是由于原发性或转移性恶性肿瘤异常表达 *AVP-NP* II 基因。正常源性类型经常存在于急性感染或卒中的患者中，也与许多其他的神经源性疾病和损伤相关。但这些疾病破坏渗透压调节的机制是未知的。渗透压调节机制的缺陷可以表现为四种不同的形式之一（图 6-6）。在最常见的一种（渗透压调定点重调），AVP 分泌保持对血浆渗透压/血钠的充分反应性，但是渗透压调节系统的阈值或调定点异常低。这些患者与其他类型的 SIADH 不同，因为他们能最大程度的抑制血浆 AVP 并稀释尿液，如果液体摄入足够多以使血浆渗透压和（或）血钠下降至新的调定点。在大多数患者中，SIADH 是自限性的，在 2～3 周内自发缓解，但是约 10% 为慢性。另一种，较小的亚组（约占总体的 10%）出现不适当抗利尿作用而没有明

显的血浆 AVP 渗透压调节的缺陷（图 6-6）。他们中的一些人，全部为年轻男孩，不适当抗利尿作用本质上被溯源为 V_2 受体基因的激活突变。这一不寻常的变异可能为家族性的肾性 SIAD（NSIAD），与其他可能原因导致的综合征区分。这些患者中的不适当抗利尿作用似乎是永久的，尽管低钠血症的程度不同，推测是由于摄入液体的个体差异性。

病理生理　只有当摄水量超过隐性失水和尿量时，AVP 渗透性抑制受损才导致显著的体液潴留和稀释。这类过度饮水有时是由于伴随渴感渗透性调节缺陷所致（渴感缺乏性），但也可以是由精神或医源性因素（包括过量低渗液体输注）引起。在 SIADH 和其他类型的等容量性低钠血症，血浆渗透压/血钠的下降和细胞内外容量的增加与体液潴留的程度是成比例的。因此，体液增加 10%（在 70kg 成人约 4L）可减少血浆渗透压和血钠约 10%（约 28mosmol/L 或 14meq/L）。这种程度的体液增加很少在查体中被查到，但会反映为体重的增加约 4kg。它也可增加肾小球滤过率和心房尿钠肽的增加，并抑制血浆肾素活性，从而增加尿钠排泄。结果导致体内总钠减少，减少细胞外容量的扩张，但会加重低钠血症，进而扩大细胞内容量。后者进一步增加脑水肿和颅内压，有可能产生急性水中毒的很多表现。数天之内，水肿可能被细胞内溶质的失活和清除所对抗，导致症状的缓解，即使低钠血症仍持续。

在 I 型（高容量性）或 II 型（低容量性）低钠血症中，对 AVP 分泌的渗透性抑制可被由心输出量和（或）有效血容量大幅减少引起的血流动力学刺激抵消。结果通过增加近端肾单位的钠重吸收而减少肾小球滤过液向远端转运，使抗利尿作用增强。如果尿量的减少不伴随相应的摄水量的减少或不显性失水的增加，体液会扩张和稀释，导致低钠血症，尽管体内钠是增加的。与 SIADH 及其他类型等容量性低钠血症不同，肾小球滤过率是下降的，血浆肾素活性和醛固酮是升高的。因此，尿钠排泄是下降的（除非钠的重吸收被利尿剂破坏），且低钠血症通常伴随水肿、低钾血症、氮质血症和高尿酸血症。在 II 型（低容量性）低钠血症，作为对严重缺乏的不适当代偿性反应，钠和水也会潴留。

鉴别诊断　SIADH 是一排除性诊断，通常通过问病史、进行体检和实验室检查完成。如果高血糖存在，其对于血浆钠减少的影响可以通过测量更精确估计真正"有效的"体液张力的血浆渗透压或通过简化的公式校正高血糖导致的血钠测量减少。

$$校正 P_{na} = 测量 P_{na} + (P_{glu} - 90)/36$$

P_{na}＝血浆钠，单位 meq/L，P_{glu}＝血浆葡萄糖，单位 mg/dl。

如果血浆渗透压和（或）校正后的血钠低于正常，低渗性低钠血症存在，应行进一步检查判断类型以便给予安全有效的治疗。鉴别诊断通常可通过评估表示细胞外容量的标准临床指标进行（表6-3）。如果这些发现是模棱两可或矛盾的，测量血浆肾素活性或尿钠排泄率可能有帮助，假如低钠血症不是在恢复阶段或因为肾潴钠的原发性缺陷、滥用利尿剂或低肾素性低醛固酮血症。后者可根据血钾高而不是低而被怀疑，因为这通常存在于Ⅰ型和Ⅱ型低钠血症。测定血浆AVP对于鉴别SIADH和其他类型低钠血症没有价值，因为AVP全都可表现为相似的升高。在符合Ⅲ型（等容量性）低钠血症临床诊断标准的患者中，应检测晨起血浆皮质醇排除继发性肾上腺皮质功能不全。如果皮质醇正常且没有恶心呕吐的病史，SIADH的诊断可确立，应仔细检查寻找隐性的肺癌或导致此综合征的其他常见原因（表6-2）。

如果低钠血症发生于儿童，或多位家族成员患病，或对于伐坦类治疗（见下文）表现顽固，应怀疑由于 V_2 受体基因激活突变导致的SIAD可能。在这种情况下，血浆AVP应被测量以确认在低钠血症和抗利尿作用存在时 AVP 被不适当地抑制，在有可能的情况下应对 V_2 受体基因进行测序。

治疗　低钠血症

低钠血症的治疗根据类型、严重程度和症状持续时间的不同而不同。在急性有症状的SIADH，治疗的目标是提高血浆渗透压和（或）血钠以大约每小时1％的速率直到达到270mosmol/L 或 130meq/L 的水平。可通过两种方法之一来实现。一种是以0.05ml/（kg·min）的速度输注高张（3％）盐水。这种治疗还有优势在于纠正导致低钠血症部分原因的钠缺乏，且常常可产生溶质性利尿从而去除一些多余的水。另一种治疗是通过给予AVP受体2拮抗剂（伐坦）阻断AVP的抗利尿作用和增加尿量来减少体液量（图6-7）。其中一种伐坦类药，即混合型 V_2/V_{1a} 拮抗药（考尼伐坦）已被批准可经静脉输注用于短期、住院患者SIADH的治疗，而其他药物正处于研发的不同阶段。无论用哪一种方法，液体摄入应被限制少于尿量，血浆钠至少每2h检测一次确保不会被升高得过快过高。因为这样做可能会导致中枢脑桥脱髓鞘改变，即一种急性、可能致命

表6-3 临床评价细胞外液量（ECVF）基础上的低钠血症的鉴别诊断				
临床发现	Ⅰ型，高容量性	Ⅱ型，低容量性	Ⅲ型，等容量性	SIADH 和 SIAD，等容量性
病史				
CHF，肝硬化或肾病	是	否	否	否
盐和水分丢失	否	是	否	否
ACTH-皮质醇缺乏和（或）恶心和呕吐	否	否	是	否
体格检查				
广泛性水肿，腹腔积液	是	否	否	否
直立性低血压	可能	可能	可能[a]	否
实验室检查				
BUN，肌酐	升高或正常	升高或正常	降低或正常	降低或正常
尿酸	升高或正常	升高或正常	降低或正常	降低或正常
血清钾	降低或正常	正常或降低[b]	正常[c]	正常
血清尿酸盐	高	高	低	低
血清白蛋白	降低或正常	升高或正常	正常	正常
血清皮质醇	正常或升高	正常或升高[d]	低[e]	正常
血浆肾素活性	高	高	低[f]	低
尿钠（meq 每单位时间）[g]	低	低[h]	高[i]	高[i]

[a] 体位性低血压可能出现于继发性（ACTH依赖）肾上腺功能不全，即使 ECFV 和醛固酮通常正常。[b] 血清钾可能升高，如果低血容量是由醛固酮缺乏所致。[c] 血清钾可能降低，如果呕吐引起碱血症。[d] 血清皮质醇降低，如果低血容量是由原发性肾上腺功能不全所致（Addison病）。[e] 血清皮质醇正常或升高，如果其原因是恶心呕吐，而不是继发性（ACTH依赖）肾上腺功能不全。[f] 血浆肾素活性可能升高，如果其原因是继发性（ACTH依赖）肾上腺功能不全。[g] 尿钠应以排泄率表示，而不是其浓度。在一个低钠血症的成人，如每日尿钠排泄率＞25meq（或肌酐25μeq/mg），则认为是高的。[h] 尿钠排泄率可能降低，如果低血容量是由于滥用利尿剂、原发性肾上腺功能不全或其他原因引起的肾消耗所致。[i] 尿钠排泄率可能降低，如果钠摄入因症状或治疗而减少。

缩写：ACTH，促肾上腺皮质激素；BUN，血尿素氮；CHF，充血性心力衰竭

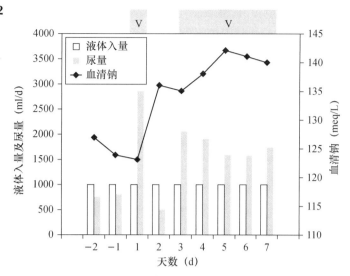

图 6-7　一个慢性抗利尿激素不适当综合征（SIADH）患者中伐坦治疗对水平衡的影响。伐坦（V）治疗时间用图顶部阴影区表示。尿量用浅灰色直方图表示。摄水量用透明直方图表示。摄水始终被限制在 1L/d。血清钠用黑线表示。注意当伐坦使尿量增加至明显超过摄水量时血钠逐渐增加

第一部分

内分泌学

的神经性综合征，特征表现为四肢瘫痪、共济失调和眼外肌运动异常。

在慢性和（或）症状轻微的 SIADH，低钠血症可以并应该被逐渐纠正。可通过限制总摄水量至少于总尿量和不显性失水。因为在成人中从食物中获得的水（300～700ml/d）通常接近基础不显性失水，治疗目标应是减少总的随意饮水量（全部液体）至比尿量少约 500ml。遵循这一治疗方案通常是有问题的，并且即使实现，通常仅能每日减少体液和增加血清钠 1%～2%。因此需要其他的治疗措施。慢性 SIADH 最好的治疗方法是给予口服伐坦，托伐普坦，一种选择性 V₂ 拮抗药，也可通过阻断 AVP 的抗利尿作用增加尿液排泄。为达到低钠血症的满意控制，适当限水也是需要的。托伐普坦被批准用于治疗非紧急的 SIADH，住院期间初始给药。其他治疗包括地美环素，口服 150～300mg 每日 3 次或 4 次，或氟氢可的松，口服 0.05～0.2mg 每日 2 次。地美环素的作用是由于导致不可逆的肾性 DI，并在 7～14 日显现效果。潜在副作用包括光毒性和氮质血症。氟氢可的松起效也需 1～2 周，部分原因为增加钠潴留和可能抑制渴感。它也增加尿钾排泄，可能需要调整饮食替代或补钾，并可能导致高血压，部分情况下需要中断治疗。

在由长期的恶心呕吐或孤立性糖皮质激素缺乏导致的等容量性低钠血症（Ⅲ型），给予止吐药或应激剂量的氢化可的松（对于糖皮质激素缺乏者）可快速完全地纠正所有异常。与其他治疗一样，必须给予关注以确保血清钠不会升高过快过高。

在由于 V₂ 受体激活突变导致的 SIAD，V₂ 拮抗药通常不能阻断抗利尿作用或升高血浆渗透压/血钠。这种情况下，渗透性利尿物质如尿素被报道用于有效预防和纠正低钠血症。然而，一些伐坦对一种不同类型的激活突变的患者可能有效，因此对伐坦治疗的反应可能既不是预测性的，也不是诊断性的。

在高容量性低钠血症，限水也是适合的并且有效的，如果能保持的话。而高张盐水输注是禁止的，因为可进一步增加体内钠总量和水肿，并可能加重心血管功能失代偿。然而如同在 SIADH，V₂ 受体拮抗药治疗有充血性心力衰竭导致的高容量性低钠血症也是安全有效的。托伐普坦被食品和药品管理局批准用于这一适应证，同时警告治疗应在医院起始或重新起始。托伐普坦的治疗一次应限制在 30 日内，因为有报道长期使用可能与肝脏化验检查异常相关。

在低容量性低钠血症，AVP 分泌缺陷和水平衡通常可以简单快速地通过停止丢失钠和（或）口服或静脉注射等张或高张盐水纠正。与其他类型低钠血症的治疗一样，需关注以确保血浆钠不升高过快过高。Ⅱ型低钠血症禁忌限水和使用 AVP 拮抗药因为他们会加重潜在的容量缺乏，导致血流动力学衰竭。

全球观点

热带和非工业化国家中水和电解质紊乱的发病率、临床表现、病因、病理生理、鉴别诊断和治疗在某些方面与美国和世界上其他工业化国家不同。例如，低钠血症看起来更常见，且更容易由于传染性疾病（如伤寒、痢疾）和其他腹泻的疾病导致。在这些情况下，低钠血症可能由于胃肠道丢失盐和水（低容量性Ⅱ型），但是其他异常，包括不确定的传染性毒素也可能与其有关。DI 的病因在全球范围内是相似的，只是疟疾和蛇或昆虫叮咬的毒素更常见。

第七章 甲状腺疾病

Disorders of the Thyroid Gland

J. Larry Jameson，Susan J. Mandel，

Anthony P. Weetman

（张瑞 译 朱宇 审校）

甲状腺产生两种相关的激素——甲状腺激素（T_4）和三碘甲腺原氨酸（T_3）（图7-1）。这些激素通过甲状腺激素受体α和β对发育阶段的细胞分化产生重要作用，并能维持成年人的产热和代谢平衡。甲状腺的自身免疫紊乱可以刺激甲状腺激素的过度产生（甲状腺毒症）或导致腺体破坏和激素缺乏（甲状腺功能减退）。另外，甲状腺良性结节和不同类型的甲状腺癌相对较常见，也容易通过体格检查被发现。

解剖和发育

甲状腺（希腊文 thyreos 意为"盾"，加上 eidos 意为"形"）由两叶通过峡部连接组成，位于气管前、环状软骨和胸骨上切迹之间。正常甲状腺重12～20g，血管丰富，质地柔软均匀。4枚甲状旁腺，分别位于甲状腺背面的上、下两极，产生甲状旁腺素（第二十六章）。喉返神经穿过甲状腺的外侧缘，在甲状腺手术中应注意识别，以免发生声带麻痹。妊娠第3周，甲状腺始发于原咽的底部，沿甲状舌管到达颈部的最终位置。这个发育特点可以解释甲状腺组织在舌根部的罕见异位（舌甲状腺）以及在发育通路上形成甲状舌管囊肿。甲状腺激素合成正常情况下开始于妊娠11周左右。

来自后鳃体的神经嵴分化为甲状腺髓样C细胞，产生降钙素——一种降低血钙的激素。C细胞散在分布于甲状腺中，而在甲状腺的中上1/3交界处，其分布密度最高。降钙素在人体钙的稳态调节中作用很小，但是C细胞因为在甲状腺髓样癌中的累及非常重要。

甲状腺的发育受一系列发育转录因子的控制。甲状腺转录因子（TTF）-1、TTF-2和成对同源盒-8（PAX-8）并非甲状腺所特有，但在甲状腺中可被选择性地表达。它们可以协同完成甲状腺细胞的发育、诱导甲状腺特异性基因如甲状腺球蛋白（Tg）、甲状腺过氧化物酶（TPO）、钠碘同向转运体（Na^+/I^-，NIS）和甲状腺刺激激素受体（TSH-R）的诱导。这些发育转录因子或其下游靶基因的突变是引起甲状腺发育不全或功能障碍的罕见原因，而大多数先天性甲状腺功能减（甲减）的原因还不清楚（表7-1）。先天性甲减在新生儿中的发生率为1/4000，所以多数发达国家已开展了新生儿甲减的筛查工作（见下文）。母体甲状腺激素在胎儿甲状腺开始发挥功能之前可通过胎盘，为先天性甲减胎儿提供部分的甲状腺素支持。新生儿中早期甲状腺素替代治疗可以预防潜在的严重发育异常。

甲状腺包含许多球形滤泡，由甲状腺滤泡细胞围绕着分泌的胶质（一种含有大量甲状腺球蛋白的蛋白质液），甲状腺球蛋白是甲状腺激素的蛋白前体（图7-2）构成滤泡结构。甲状腺滤泡细胞具有极性，其基底侧是血流，顶端对着滤泡腔。甲状腺激素的需求增加由甲状腺刺激激素（TSH）通过和位于滤泡细胞基底侧的受体结合来调节。TSH与受体结合导致滤泡腔中的Tg被重吸收，在细胞质内进行蛋白分解，产生的甲状腺激素则被分泌到血液中。

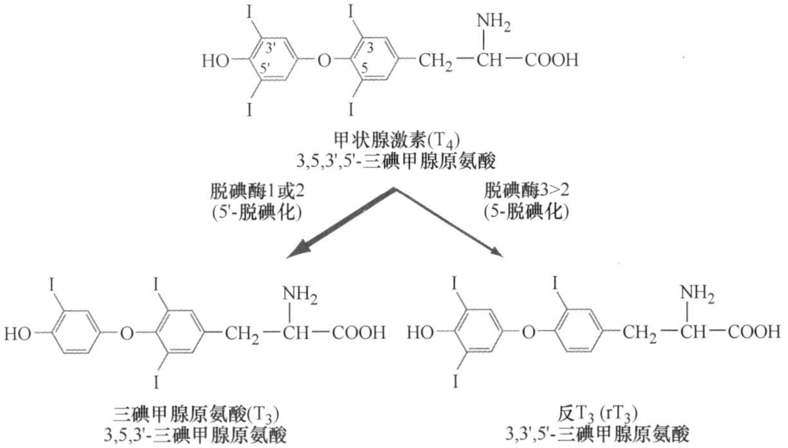

图7-1 甲状腺激素的结构。甲状腺激素（T_4）包含4个碘原子。脱碘产生有效激素三碘甲腺原氨酸（T_3）或无活性的激素反T_3

甲状腺激素(T_4)
3,5,3',5'-三碘甲腺原氨酸

脱碘酶1或2
(5'-脱碘化)

脱碘酶3>2
(5-脱碘化)

三碘甲腺原氨酸(T_3)
3,5,3'-三碘甲腺原氨酸

反T_3(rT_3)
3,3',5'-三碘甲腺原氨酸

表 7-1	先天性甲状功能减退的遗传病因	
有缺陷基因的蛋白	遗传特征	后果
PROP-1	常染色体隐性遗传	垂体激素缺乏和促肾上腺皮质激素保留
PIT-1	常染色体隐性遗传 常染色体显性遗传	生长激素、催乳素、促甲状腺激素（TSH）缺乏
TSHβ	常染色体隐性遗传	TSH 缺乏
TTF-1（TITF-1）	常染色体显性遗传	多种甲状腺发育不良，舞蹈徐动症，肺部疾病
TTF-2（FOXE-1）	常染色体隐性遗传	甲状腺不发育，鼻后孔闭锁，短直头发
PAX-8	常染色体显性遗传	甲状腺发育不全
TSH 受体	常染色体隐性遗传	TSH 抵抗
G_sα（Albright 遗传性骨营养不良）	常染色体显性遗传	TSH 抵抗
Na^+/I^- 同向转运体	常染色体隐性遗传	碘化物转运障碍
DUOX2（THOX2）	常染色体显性遗传	有机化缺陷
DUOXA2	常染色体隐性遗传	有机化缺陷
甲状腺过氧化物酶	常染色体隐性遗传	碘化物有机化缺陷
甲状腺球蛋白	常染色体隐性遗传	甲状腺激素合成缺陷
Pendrin	常染色体隐性遗传	Pendred 综合征：感觉神经性耳聋和甲状腺有机化部分缺陷
脱卤素酶 1	常染色体隐性遗传	碘化物再利用丧失

甲状腺轴的调节

　　腺垂体促甲状腺激素细胞分泌的 TSH，对甲状腺轴的控制起重要作用，是甲状腺激素作用的最有用的生理指标。TSH 分子量为 31kDa，由 α 和 β 亚基组成；α 亚基与其他糖蛋白激素［促黄体生成素、促卵泡素、人绒毛膜促性腺激素（hCG）］相同，而 β 亚基为 TSH 所特有。促甲状腺素释放素（TRH）的刺激可调控糖基化程度和性质，并影响激素的生物活性。

　　甲状腺轴是内分泌反馈环路的一个经典实例。下丘脑的 TRH 刺激垂体产生 TSH，TSH 刺激甲状腺激素的合成和分泌。甲状腺激素主要通过甲状腺激素受体 β2（TRβ2）进行通过负反馈，抑制 TRH 和 TSH 的产生（图 7-2）。甲状腺轴中的调定点是由 TSH 确立的。TRH 是 TSH 合成和分泌的主要正向调节剂。

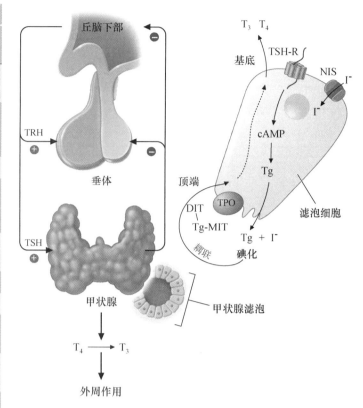

图 4-2　甲状腺激素合成的调节。左：甲状腺激素 T₄ 和 T₃ 反馈抑制下丘脑产生促甲状腺素释放素（TRH）和垂体产生促甲状腺激素（TSH），TSH 刺激甲状腺产生 T₄ 和 T₃。右：甲状腺滤泡由甲状腺上皮细胞围绕包含甲状腺球蛋白的蛋白质胶质构成。滤泡细胞具有极性，合成甲状腺球蛋白、完成甲状腺激素的生物合成（细节见正文）。DIT，双碘酪氨酸；MIT，单碘酪氨酸；NIS，钠碘同向转运体；Tg，甲状腺球蛋白；TPO，甲状腺过氧化物酶；TSH-R，促甲状腺激素受体

　　外源性注射 TRH 后约 15min 出现 TSH 分泌峰值。多巴胺、糖皮质激素和生长抑素可抑制 TSH，但除非是给予药理剂量，否则这一抑制作用没有重要的生理意义。甲状腺激素的降低使基础 TSH 的产生增加，也加强 TRH 对 TSH 的刺激作用。甲状腺激素水平的升高可迅速而直接地抑制 TSH 基因表达分泌及 TRH 对 TSH 的刺激作用，提示甲状腺激素是产生 TSH 的主要调节剂。和其他垂体激素一样，TSH 的释放也是脉冲式的，表现为昼夜节律，其释放峰值出现在夜间。但与其他垂体激素相比，TSH 的波动幅度较小，部分原因是其血浆半衰期相对较长（50min）。因此单次测量即可反映循环中 TSH 水平。用放射免疫法测定 TSH 具有高敏感性和特异性。这些方法易于鉴别正常及受抑制的 TSH 水平，因此 TSH 可用于诊断甲状腺功能亢进（低 TSH）和甲状腺功能减退（高 TSH）。

甲状腺激素合成、代谢和作用

甲状腺激素合成

甲状腺激素来源于 Tg，一个大分子的碘化糖蛋白。Tg 分泌到甲状腺滤泡后，其酪氨酸残基部位被碘化，然后通过醚键进行偶联。甲状腺滤泡细胞重吸收 Tg，并进行蛋白水解，释放新合成的 T_4 和 T_3。

碘代谢和转运 对碘化物的摄取是甲状腺激素合成的首要步骤。被摄取的碘与血清蛋白，主要是与白蛋白结合。未结合的碘则从尿中排出。甲状腺高效能地从血循环中摄取碘。例如，正常甲状腺 24h 可吸收 $10\%\sim25\%$ 的放射性示踪物（如 ^{123}I），在 GD 时这一数值升至 $70\%\sim90\%$。对碘化物的摄取是通过 NIS 完成的，NIS 在甲状腺滤泡细胞细胞膜基底侧表达。NIS 在甲状腺高表达，而在唾液腺、乳腺及胎盘中，其表达程度很低。为适应饮食中碘摄入的变化，碘转运机制是高度调节的。低碘可增加 NIS 的数量，刺激对碘的摄取，而高碘可抑制 NIS 的表达及对碘的摄取。利用 NIS 在甲状腺中的选择性表达可进行同位素扫描、放射性同位素碘治疗甲状腺功能亢进（甲亢）及清除甲状腺癌，而对其他脏器无重要影响。NIS 基因突变是先天性甲状腺功能减退（甲减）的罕见原因，可见 NIS 在甲状腺激素合成中的重要性。Pendrin 是另一种碘转运体，位于甲状腺细胞的顶端面，介导碘回流入滤泡腔。Pendrin 基因突变引起 Pendred 综合征，一种以碘有机化功能缺陷、甲状腺肿大和感觉神

全球观点

碘缺乏普遍存在于非洲中部、南美洲中部和亚洲北部许多山区（图 7-3）。欧洲轻度碘缺乏，且健康调查显示美国和澳大利亚的碘摄入量已下降。世界卫生组织（WHO）根据尿碘排泄数据估计大约 20 亿人是碘缺乏的。在相对缺碘的地区，甲状腺肿的发生率是升高的，严重碘缺乏地区甲减和克汀病的发病率升高。克汀病是以智力及生长发育迟缓为特征，发生于碘缺乏地区早期没有得到碘或甲状腺激素治疗未能使甲状腺激素水平恢复正常的儿童。这些儿童的母亲通常是缺碘的，母体甲状腺激素缺乏可加重此病。同时合并硒缺乏可使克汀病的神经症状更明显。在食盐、面包和其他食物中添加碘，已明显减少克汀病的发生。然而缺碘仍是可预防性智力缺陷最常见的原因，造成缺碘的原因往往是拒绝使用食品添加剂或费用受限制。除明显的克汀病外，轻微的碘缺乏可使 IQ 值略微低下。通过食品添加剂或富含碘的食物（如贝壳类、海藻）过度补充碘与自身免疫性甲状腺疾病的发生率上升相关。推荐的日摄碘量为成人 $150\sim250\mu g/d$，儿童 $90\sim120\mu g/d$，孕妇和哺乳期妇女 $250\mu g/d$。碘摄入充足人群的尿碘 $>10\mu g/d$。

有机化、耦联、存储和释放 碘化物进入甲状腺后，被甲状腺滤泡细胞捕获并被转运到顶膜，在由双氧化酶（DUOX）和 DUOX 成熟因子（DUOXA）产生的 TPO 和过氧化氢参与的有机化反应中被氧化为活性碘。活性碘原子与 Tg 中的酪氨酸残基选择性地结

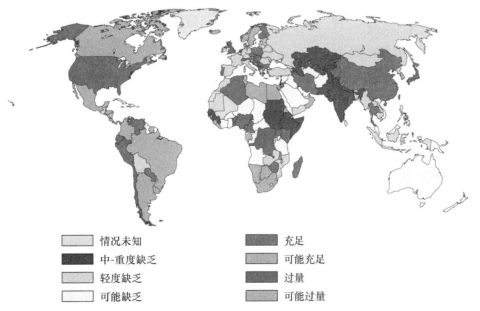

情况未知	充足
中-重度缺乏	可能充足
轻度缺乏	过量
可能缺乏	可能过量

图 7-3（见书后彩图） **全球碘营养。** 数据来自世界卫生组织和控制碘缺乏疾病国际协会（*http://indorgs.virginia.edu/iccidd/mi cidds.html*）

合，Tg 是一个大分子（660kDa）的二聚体蛋白，含 2769 个氨基酸。Tg 中的碘化酪氨酸通过醚键进行偶联，这一过程也是由 TPO 催化完成的。T₄ 或 T₃ 的产生取决于碘化酪氨酸上碘原子的数目。偶联后 Tg 回到甲状腺细胞，在溶酶体中被加工后释放 T₄ 和 T₃。未偶联的单碘酪氨酸和双碘酪氨酸（MIT、DIT）在脱卤化酶的作用下脱碘，使未合成甲状腺激素的碘化物可被再循环利用。

甲状腺激素合成障碍是先天性甲减的罕见原因，其中大多是由 TPO 或 Tg 的隐性突变所引起，也曾发现 TSH-R、NIS、pendrin、过氧化氢的生成及脱卤化酶缺陷。由于生物合成的缺陷，腺体不能产生足够的激素，导致 TSH 升高和甲状腺肿大。

TSH 作用 TSH 通过 TSH-R 调节甲状腺功能。TSH-R 是具有 7 个跨膜区的 G 蛋白耦联受体（GPCR）。TSH-R 与激动型 G 蛋白的 α 亚基（$G_s\alpha$）耦联后，激活腺苷酸环化酶，使环腺苷酸（AMP）的产生增加。TSH 也可以通过激活磷脂酶 C，刺激磷脂酰肌醇的转换。基因自然突变的结果印证了 TSH-R 的这一功效。隐性遗传的功能缺失性的突变引起甲状腺发育不全和先天性甲减。显性遗传的功能获得性突变可引发散发性或家族性甲亢，其特征为甲状腺肿、甲状腺细胞增生及功能自主。这些激活性突变大多发生于受体的跨膜区域。它们模仿 TSH 结合或 GD 中甲状腺刺激免疫球蛋白（TSI）作用时的构象变化。激活性 TSH-R 突变也在体内发生，导致受累的甲状腺滤泡细胞和自主功能甲状腺结节（见下文）的克隆性选择和扩张。

影响激素合成和释放的其他因素 尽管 TSH 是甲状腺生长和发挥功能的主要激素调节剂，大多由甲状腺局部产生的多种生长因子也影响甲状腺激素的合成。这些生长因子包括胰岛素样生长因子-1（IGF-1）、表皮生长因子、转化生长因子 β（TGF-β）、内皮素和各种细胞因子。这些因子的量效作用还不清楚，但在某些特定的病理状态下可以显得非常重要。例如，肢端肥大症中生长激素和 IGF-1 的升高与甲状腺肿和易发生多结节性甲状腺肿（MNG）有关。与自身免疫性甲状腺疾病有关的某些细胞因子和白细胞介素（IL）可诱导甲状腺的生长，而其他因子则诱导细胞凋亡。碘的缺乏增加了甲状腺的血流，上调 NIS，刺激甲状腺更高效地摄碘。过多的碘化物可一过性抑制甲状腺碘有机化，这一现象被称为 Wolff-Chaikoff 效应。正常甲状腺对这种抑制效应存在脱逸，能恢复碘化物的有机化过程。但潜在自身免疫性甲状腺疾病的患者中，这种高碘的抑制作用可以持续存在。

甲状腺激素转运和代谢

血清结合蛋白 甲状腺分泌的 T₄ 比 T₃ 高至少 20 倍（表 7-2）。两种激素都与血浆蛋白结合，血浆蛋白包括甲状腺素结合球蛋白（TBG）、转甲状腺素蛋白（TTR，以前被称为甲状腺素结合前白蛋白或 TBPA）和白蛋白。血浆结合蛋白提高了循环池中激素的含量，延迟对激素的清除，可调节激素转运入特定组织。TBG 的浓度相对较低（1～2mg/ml），但因为它对甲状腺激素的高亲和力（T₄＞T₃），可以运载 80％ 的结合甲状腺激素。白蛋白对甲状腺激素的亲和力相对较低，但其血清浓度高（约 3.5g/ml），可结合 10％ 的 T₄ 和 30％ 的 T₃。TTR 运载 10％ 的 T₄ 和极少的 T₃。

各种结合蛋白的作用加在一起，约 99.98％ 的 T₄ 和 99.7％ 的 T₃ 是以蛋白结合形式存在的。因为 T₃ 结合不如 T₄ 紧密，未结合 T₃ 含量比未结合的 T₄ 多，但循环中未结合 T₃ 的量较少，因为其产生的量少且比 T₄ 更快被清除。未结合或游离激素浓度，T₄ 约 2×10^{-11} mol/L、T₃ 约 6×10^{-12} mol/L，与甲状腺激素受体的结合常数大致相对应（见下文）。对组织来说，只有未结合激素才有生物活性。所以调节甲状腺轴的稳态机制直接针对维持游离激素的正常浓度。

甲状腺激素结合蛋白异常 许多遗传性或获得性异常可影响甲状腺激素结合蛋白（TBG）。X 连锁的 TBG 缺乏与总 T₄ 和总 T₃ 水平低有关。但因为未结合激素水平正常，患者的甲状腺及 TSH 水平均正常。认识这一疾病的重要性在于避免进行纠正总 T₄ 水平治疗，否则会引起甲状腺毒症并且治疗无效，因为缺乏 TBG 使激素被快速清除。雌激素使 TBG 酰基化、对 TBG 的清除时间延迟，从而使 TBG 水平升高。所

表 7-2　循环血 T₄ 和 T₃ 的特征

激素性质	T₄	T₃
血清浓度		
总的激素	8μg/dl	0.14μg/dl
游离形式占总激素的比例	0.02％	0.3％
未结合（游离）激素	21×10^{-12} mol/L	6×10^{-12} mol/L
血清半衰期	7d	2d
直接来源于甲状腺的部分	100％	20％
生成率，包括外周组织的转化	90μg/dl	32μg/dl
细胞内激素比例	约 20％	约 70％
相对代谢能力	0.3	1
受体结合	10^{-10} mol/L	10^{-11} mol/L

以妊娠或服用雌激素类避孕药的妇女，TBG 升高，使总 T_4 和 T_3 水平也升高，而未结合 T_4 和 T_3 水平正常。这些特征可部分解释为什么甲减妇女妊娠或雌激素治疗期间需要增加左甲状腺素替代治疗的剂量，因为 TBG 水平是升高的。TBG、TTR 和白蛋白的突变导致其对 T_4 和（或）T_3 的亲和力增加，引起甲状腺功能正常的高甲状腺素血症或家族性异常白蛋白高甲状腺素血症（FDH）（表 7-3）。这些异常导致总 T_4 和（或）T_3 升高，未结合激素水平正常。家族性的特征和 TSH 正常而不是被抑制，应考虑此病的诊断。FDH 时未结合激素水平（较理想方法的是经过透析分离后检测）正常。可以通过测定放射标记的激素与特异性转运蛋白的亲和力或对异常转运蛋白基因进行 DNA 序列分析来诊断此病。

某些药物如水杨酸盐类、双水杨酯可以将甲状腺激素从结合蛋白中置换出来。尽管这些药物通过升高游离甲状腺激素水平，短暂干扰了甲状腺轴，但在新稳态建立前，TSH 是被抑制的，如此才能使甲状腺功能恢复正常。与急性病相关的循环因子也可能从结合蛋白中置换出甲状腺激素（见下文"正常甲状腺功能病态综合征"）。

脱碘酶 T_4 被认为是更具活性的 T_3 的前体。T_4 经脱碘酶的作用转化为 T_3（图 7-1）。主要存在于甲状腺、肝和肾中的 I 型脱碘酶对 T_4 的亲和力相对较低。

II 型脱碘酶对 T_4 的亲和力较高，主要位于垂体、大脑、棕色脂肪组织和甲状腺中。II 型脱碘酶可调节组织局部的 T_3 浓度，这一特性在左甲状腺素（T_4）替代治疗中有重要意义。II 型脱碘酶也受甲状腺激素的调节，甲减时对此酶的诱导促使脑、垂体组织中的 T_4 向 T_3 转化。禁食、全身性病症或急性创伤、口服选影剂和一系列药物（如丙硫氧嘧啶、普萘洛尔、胺碘酮、糖皮质激素）可阻碍 T_4 向 T_3 转化。III 型脱碘酶使 T_4 和 T_3 失活，是产生反 T_3（rT_3）的重要来源，包括在甲状腺功能正常病态综合征。此酶在人类胎盘中表达，但是在健康人体中没有活性。在甲状腺功能正常病态综合征中，尤其是由低灌注时，III 型脱碘酶在肌肉和肝中被激活。表达 III 型脱碘酶的大血管瘤是导致婴儿甲减的一个罕见原因。

甲状腺激素作用

甲状腺激素转运 循环甲状腺激素通过被动扩散进入细胞并通过特异性转运子如单羧酸 8 转运蛋白（MCT8）、MCT10 和有机阴离子转运多肽 1C1。已发现在 X 连锁的精神运动迟滞和甲状腺功能异常（低 T_4、高 T_3 和高 TSH）的患者中存在 MCT8 "基因突变"。进入细胞后，甲状腺激素主要通过核受体发挥作用，尽管它们也可以通过刺激线粒体酶反应发挥非基

表 7-3	与甲状腺功能正常的高甲状腺素血症相关的情况			
异常	原因		遗传特征	临床特征
家族史异常白蛋白高甲状腺素血症（FDH）	白蛋白突变，通常为 R218H		AD	T_4 升高 未结合 T_4 正常 偶见 T_3 升高
TBG				
家族性过多	TBG 产生过多		XL	总 T_4、T_3 升高 未结合 T_4、T_3 正常
获得性过多	药物（雌激素）、妊娠、肝硬化、肝炎		获得性	总 T_4、T_3 升高 未结合 T_4、T_3 正常
转甲状腺素蛋白 a				
过多	胰岛肿瘤		获得性	T_4、T_3 通常正常
突变	对 T_4 或 T_3 的亲和力升高		AD	总 T_4、T_3 升高 未结合 T_4、T_3 正常
药物：普萘洛尔、碘泊酸盐、碘泛酸、胺碘酮	T_4 向 T_3 的转化降低		获得性	T_4 升高 T_3 降低 TSH 正常或升高
甲状腺激素抵抗（RTH）	甲状腺激素受体 β 突变		AD	未结合 T_4、T_3 升高 TSH 正常或升高 一些患者临床有甲状腺毒症表现

a 也称为甲状腺素结合前白蛋白（TBPA）

缩写：AD，常染色体显性遗传；TBG，甲状腺激素结合球蛋白；TSH，促甲状腺激素；XL，X 连锁

因组的作用，并可能通过整合素受体直接作用于血管和心脏。

核甲状腺激素受体 甲状腺激素通过高亲和力地结合核甲状腺激素受体（TR）α和β起作用。多数组织均能表达 TRα 和 TRβ，只是在不同器官中表达程度有所不同。TRα 在大脑、肾、性腺、肌肉和心脏中尤为丰富，而 TRβ 在垂体和肝中表达相对较高。各自被不同剪接方式形成独特的亚型。TRβ2 亚型有其特异的氨基端，选择性地在下丘脑和垂体中表达，对甲状腺轴的反馈调节（见上文）起重要作用。TRα2 亚型含特定的羧基端，可阻止甲状腺激素的结合，可能起到阻断其他 TR 亚型活性的作用。

TR 中含位于中央的 DNA 结合域和 C 末端的配体结合域。它们结合特异的 DNA 序列，即靶基因起始位点上的甲状腺激素应答元件（TRE）（图7-4）。受体之间的结合形成同源二聚体，或更常见的，受体与维甲酸 X 受体（RXR）结合成异二聚体（第二章）。激活的受体可刺激基因转录（如肌球蛋白重链 α）或抑制转录（如 TSHβ 亚基基因），这取决于靶基因中调节元素的性质。

甲状腺激素（T_3 和 T_4）对 TRα 和 TRβ 的亲和力相似。但配体结合域结构的不同提供了发展为受体选择性激动剂或拮抗剂的潜力。T_3 的亲和力比 T_4 高

10～15 倍，所以 T_3 的生物活性更高。尽管 T_4 的合成多于 T_3，但受体主要被 T_3 占用，反映 T_4 是在外周组织中转化为 T_3，血浆中 T_3 有更大的生物利用度，T_3 与受体的亲和力更大。与 TR 结合后，甲状腺激素诱导受体中构象的变化，从而影响其与辅助转录因子的相互作用。在没有甲状腺激素结合的情况下，受体与辅助抑制子蛋白结合，抑制基因转录。激素的结合使辅助抑制子得以解离，这样就能招募辅助激活子，加强转录过程。发现 TR 与辅助抑制子的相互作用解释了这样的事实——在无激素结合时，TR 能够抑制基因表达。所以激素缺乏会通过基因阻遏和激素诱导刺激的丧失而严重影响基因的表达。事实证明靶向破坏小鼠 TR 基因所引起的表型变化比激素缺乏要轻微。

甲状腺激素抵抗 甲状腺激素抵抗（RTH）是以甲状腺激素水平升高、TSH 不适当地升高或正常为特征的常染色体显性遗传病。RTH 患者一般没有甲减的典型症状或体征，因为是部分激素抵抗，且可通过升高的甲状腺激素水平得以代偿。RTH 的临床特征包括甲状腺肿大、注意缺陷障碍、智商（IQ）轻度降低、骨成熟延迟、心动过速和对甲状腺激素的代谢反应受损。

经典型的 RTH 是由 TRβ 基因突变所引起。这些突变位于配体结合域的局限区域中，使受体功能丧失。但由于突变受体保留了与 RXR 的二聚化功能，也能够结合 DNA 和招募辅助抑制子蛋白，所以它们对其余正常的 TRβ 和 TRα 受体具有拮抗作用，这就是所谓的"显性失活"效应，也解释了其传递过程中的常染色体显性模式。当未结合甲状腺激素水平升高，而 TSH 不被抑制时，需考虑 RTH 的诊断。在患者家族的其他成员中也可以发现类似的激素异常现象，但这些患者中发生 TRβ 突变的约占 20%，对 TRβ 基因的 DNA 序列分析可以明确诊断。RTH 必须与其他原因引起的甲状腺功能正常的高甲状腺素血症（如 FDH）、由分泌 TSH 的垂体瘤引起的 TSH 分泌失调（第五章）相鉴别。多数患者无须治疗。诊断的重要之处是为了避免因误诊为甲亢而得到不适当的治疗，并提供遗传咨询。

一个特殊的 RTH 类型是由 TRα 基因突变导致的。受累的患者有先天性甲减的很多临床特征包括生长迟滞、骨骼发育不良和严重便秘。与 TRβ 基因突变导致的 RTH 相反，甲状腺功能检查包括 TSH 正常、T_4 低或正常、T_3 正常或升高。这些特殊的临床和实验室特征证实了 TRβ 和 TRα 组织分布和功能上的不同。TRα 突变产生的 RTH 患者的最佳治疗尚未建立。

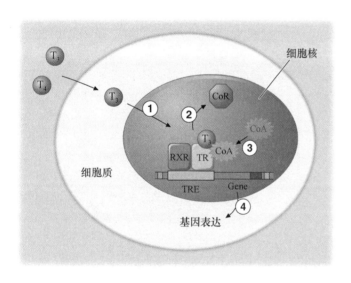

图7-4 甲状腺激素受体的作用机制。甲状腺激素受体（TR）与维甲酸 X 受体（RXR）形成的异二聚体，特异性地结合靶基因起始位点上的甲状腺激素应答元件（TRE）。无激素参与时，TR 与辅助抑制子（CoR）蛋白结合，使基因表达受阻。数字表示甲状腺激素作用所产生的一系列应答反应的过程：①T_4 或 T_3 进入细胞核；②T_3 的结合使 CoR 从 TR 中解离出来；③T_3 和受体的结合物招募辅助激活子（CoA）；④基因表达发生变化

体格检查

除检查甲状腺本身外，体格检查应包括甲状腺功能异常的体征以及眼病、皮肤病等甲状腺以外的特征（见下文）。颈部的检查开始于观察患者取坐姿时，从颈前到侧面，有无手术瘢痕、明显的包块或扩张的静脉。医生可以站在患者后面用双手触摸甲状腺，或面对患者用拇指触摸甲状腺的各叶，最好是两种手法相结合进行检查，尤其是当结节偏小时。患者的颈部稍微屈曲以放松颈部的肌肉。定位环状软骨后，可识别连接于甲状腺两叶下 1/3 的峡部，随后向侧面延伸直达甲状腺的两叶（通常情况下右叶略大于左叶）。让患者做吞咽动作，使甲状腺在检查者的手指下滑动，更好地感受甲状腺的质地。

应记录的甲状腺的特征包括大小、硬度、结节感、触痛、活动度。估计甲状腺的大小（正常是 12～20g），最好用图画形式记录下检查结果。如需准确测量甲状腺大小，应选择超声检查。应记录甲状腺结节的大小、位置和质地。腺体表面的杂音或震颤提示血流丰富，多发生于甲亢。如果腺叶的下极触诊不清晰，注意胸骨后甲状腺肿可能。巨大的胸骨后甲状腺肿可以引起颈部静脉怒张、呼吸困难，尤其是在做举手动作时发生（Pemberton 征）。一旦甲状腺上方正中有肿块，舌应被延伸，如果为甲状舌管囊肿则随后上移。甲状腺的全面检查还应包括判断锁骨上及颈部区域有无淋巴结肿大。

实验室检查

高度敏感性和特异性的 TSH 测定极大地改善了对甲状腺功能的实验室评估。因为 TSH 随着 T_4 和 T_3 的变化而发生动态改变，对甲状腺的合理判定首先是确定 TSH 是被抑制、正常或升高。除极个别病例（见下文），通常情况下 TSH 水平正常可排除甲状腺功能的原发性异常。这一策略的前提是用免疫化学发光法测定（ICMA）TSH，其敏感度达到足以识别正常参考值的低限和甲状腺毒症时 TSH 被抑制的值。超敏感性（第四代）的方法可测定 TSH 值 ≤ 0.004mIU/L，但从实际目的，检测敏感度 ≤ 0.1mIU/L 已足以满足所需。TSH ICMA 的广泛应用使 TRH 兴奋试验过时，因为静脉推注 200～400μgTRH 后 TSH 不能上升的情况，等同于用 IC-MA 所测得的基础 TSH 被抑制的情况。

发现 TSH 异常时，需进一步测定循环中甲状腺激素水平，以明确甲亢（TSH 被抑制）或甲减（TSH

升高）的诊断。放射免疫法被广泛用于测定血清中的总 T_4 和总 T_3。T_4 和 T_3 与蛋白高度结合，许多因素（疾病、药物、遗传因子）可影响蛋白结合。所以测定游离即未结合激素水平较有意义，这与生物学上可获得的激素池相符合。两种直接方法被用于测定未结合甲状腺激素水平：①未结合甲状腺激素与放射标记的 T_4（或类似物）竞争性地结合固相抗体；②用超速离心或平衡透析法物理分离未结合的激素部分。尽管早期未结合激素的免疫测定受人为因素的影响，较新的测定方法其结果与技术需求更高和更昂贵的物理分离测定结果有很好的相关性。测定未结合甲状腺激素水平的间接方法现在不太常用，是从总 T_4 或 T_3 浓度和甲状腺激素结合率（THBR）中计算游离 T_4 或游离 T_3 指数。THBR 来自 T_3 树脂摄取试验，这一试验是测定样本中吸附的树脂和未被占用的甲状腺激素结合蛋白之间放射标记 T_3 的分布情况。当未占用的蛋白结合位点减少（如 TBG 缺乏）或样本中总甲状腺激素升高时，放射标记 T_3 与树脂的结合是升高的；相反情况下这一指标则降低。从 THBR、总 T_3 或 T_4 中可以得到游离 T_3 或 T_4 指数。事实上这一指数纠正了因激素蛋白结合异常而引起的总激素水平的异常。

雌激素作用（妊娠、口服避孕药、激素替代治疗、他莫昔芬、选择性雌激素受体调节剂、炎症性肝病）使 TBG 升高时，总甲状腺激素水平升高。TBG 结合能力降低（雄激素、肾病综合征）引起总甲状腺激素水平也降低。基因异常、急性病症也会引起甲状腺激素结合蛋白异常，许多药物〔苯妥英、卡马西平、水杨酸盐类和非甾体消炎药（NSAID）〕可以干扰甲状腺激素的结合。由于未结合甲状腺激素水平正常，所有这些情况下的患者的甲状腺功能是正常的，未结合甲状腺激素的测定优于总甲状腺激素的测定。

通常未结合 T_4 水平足以诊断甲状腺毒症，但 2%～5% 的患者仅有 T_3 升高（T_3 毒症），所以 TSH 被抑制而未结合 T_4 正常时，需测定患者的未结合 T_3 水平。

在一些临床情况中，测定 TSH 作为筛选试验有可能导致误诊，尤其是未能同时测定未结合 T_4 时。任何严重的非甲状腺病症可引起 TSH 水平异常（见下文）。尽管甲减是 TSH 升高最常见的原因，但引起 TSH 升高的罕见原因还包括分泌 TSH 的垂体瘤（第五章）、甲状腺激素抵抗和检验误差。相反 TSH 受抑，尤其是 <0.01mIU/L 时，通常提示甲状腺毒症。但亚正常 TSH 在 0.01～0.1mIU/L 时，可见于妊娠

早期（基于 hCG 的分泌）、甲亢治疗后（因为 TSH 的抑制状态持续数周）、某些药物反应（如大剂量糖皮质激素或多巴胺）时。重要的是，下丘脑-垂体疾病所致的继发性甲减时 TSH 水平不一（低→高-正常），与低 T_4 水平不一致。所以 TSH 不能单独用于评价疑有垂体疾病的患者的甲状腺功能。

测定甲状腺激素过多或缺乏时的终器官效应，如基础代谢率、腱反射迟缓率、血清胆固醇等，在临床上不能作为判断甲状腺功能的指标。

判断甲状腺功能异常病因的检查 通过测定循环中抗 TPO 和 Tg 抗体，很容易发现自身免疫性甲状腺疾病。Tg 抗体极少单独出现，因而单独测定 TPO 抗体更合理。甲状腺功能正常者中 5%～15% 的女性和 2% 的男性存在甲状腺抗体，这些人患甲状腺功能不全的风险增加。几乎所有患自身免疫性甲减患者和 80% 的 GD 患者 TPO 抗体阳性，而且抗体滴度较高。

TSI 是 GD 患者中刺激 TSH-R 的抗体。最常见的测量方法是通过商品化的示踪剂置换法称为 TRAb（TSH 受体抗体），假定临床上甲状腺毒症中升高的水平反映 TSH 受体的兴奋作用。生物检测较少被用到。这些检测主要的用处是预测由妊娠后期母体高 TRAb或 TSI 水平（>3 倍正常上限）导致的新生儿甲状腺毒症。

除服用甲状腺激素造成人为甲状腺毒症外，其他所有类型甲状腺毒症的患者血清中 Tg 水平升高。在甲状腺炎中 Tg 水平尤其升高，反映甲状腺组织破坏并释放 Tg。然而测定 Tg 的主要用途甲状腺癌的随访。甲状腺全切除术后以及放射治疗后，应检测不到 Tg；可测到 Tg 提示甲状腺清除不完全或甲状腺癌复发。

放射性碘摄取和甲状腺扫描 甲状腺选择性地转运放射性同位素标记的碘（^{123}I、^{125}I、^{131}I）和 ^{99m}Tc 高锝酸盐，使甲状腺显像并定量测定放射性示踪物的摄取分数。

GD 的核影像学表现为甲状腺肿大，对示踪物的摄取增加，而且分布均匀。毒性腺瘤表现为局部区域的摄取率升高，在腺体的其他区域摄取率受抑制。毒性多结节性甲状腺肿表现为腺体增大——通常伴内部结构紊乱，存在多部位的相对升高（功能性结节）或降低（被抑制的甲状腺实质或非功能性结节）的示踪物的摄取状态。亚急性、病毒性和产后甲状腺炎因为滤泡细胞的破坏及 TSH 被抑制，所以其摄取率极低。人为甲状腺毒症也伴有低摄取率。另外，如果

循环中存在过量的外源性碘（如来源于饮食或碘化对比剂染料），核素摄取是低的，即使存在甲状腺激素产生的增加。

甲状腺闪烁扫描未被用于甲状腺结节患者的常规检查，但是如果血清 TSH 低于正常时应进行闪烁扫描明确有无功能性结节。功能性或"热"结节几乎从不是恶性的，不需做细针穿刺（FNA）活检。大多数甲状腺结节不产生甲状腺激素（"冷"结节），它们更有可能是恶性的（5%～10%）。全身和甲状腺的扫描还用于甲状腺癌的治疗和监测。甲状腺切除术后，通过甲状腺激素撤退方案或重组人 TSH 注射使 TSH 升高（见下文）。给予 ^{131}I 做全身扫描（WBS）来确认残余清除灶和检测功能性的转移灶。另外，WBS 对有复发风险的患者监测有益。

甲状腺超声 超声检查对于结节性甲状腺疾病患者的诊断和评估是有价值的（表 7-4）。循证为背景的指南推荐在所有经过查体或其他影像检查怀疑有甲状腺结节的患者中进行甲状腺超声检查。利用 10～12MHz 的线性传感器，空间分辨率和影像质量达到完美，可以发现 >3mm 的结节和囊肿。某些超声表现高度提示恶性（如低回声实性结节伴浸润性边缘和微小钙化），而其他一些特征与良性病变相关（如海绵状结节，定义为内有多发小囊区的结节）（图 7-5）。除了评估甲状腺结节，超声检查还可用于测定结节的大小、穿刺结节或囊性病变。超声引导下对甲状腺病变组织进行 FNA 活检降低了取样不足的概率，减少错误取样，从而减少 FNA 组织学的假阴性率。颈部正中和颈侧淋巴结分隔区的超声检查在术前和随访期甲状腺癌患者的评估中有重要价值。

表 7-4	与甲状腺癌相关的黑白超声图特征	
	中位敏感性［范围］	中位特异性［范围］
与周围甲状腺相比低回声	81% ［48%～90%］	53% ［36%～92%］
明显低回声	41% ［27%～59%］	94% ［92%～94%］
微小改好	44% ［26%～73%］	89% ［69%～98%］
边缘不规则，小分叶	55% ［17%～84%］	79% ［62%～85%］
实性质地	86% ［78%～91%］	48% ［30%～58%］
横断面上纵长与横长之比	48% ［33%～84%］	92% ［82%～93%］

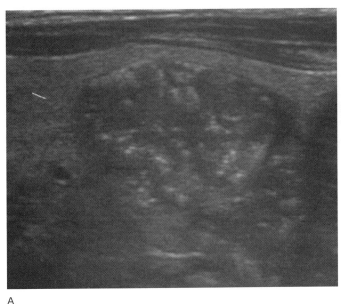
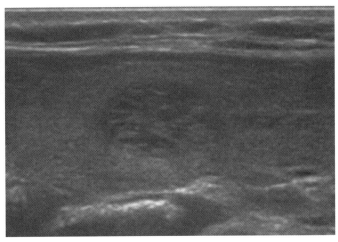

A B

图 7-5 甲状腺结节的超声图像。 **A.** 高度怀疑恶性的甲状腺超声表现（实性低回声结节，伴不规则边缘和微小钙化）。**B.** 恶性可能性非常小的超声表现（海绵状结节，结节内小囊区超过 50％）

甲状腺功能减退

在全世界范围内，碘缺乏仍是甲状腺功能减退症的最常见原因。在富碘地区，自身免疫性甲状腺疾病（桥本甲状腺炎）与医源性原因（甲状腺功能亢进症的治疗）是最常见的原因（表 7-5）。

先天性甲状腺功能减退

患病率 新生儿中甲状腺功能减退症的患病率大约 1/4000。如果是由于母亲有 TSH-R 阻断抗体或服用抗甲状腺药物引起的甲状腺功能减退症则可能是一过性的。但是永久性的甲状腺功能减退症占大多数。先天性甲状腺功能减退症的原因中甲状腺发育不全约占 80％～85％，甲状腺激素合成障碍占 10％～15％，TSH-R 抗体介导占 5％。发育异常更常见于女孩，为男孩的 2 倍。已发现的导致先天性甲状腺功能减退症的基因突变日益增多，但绝大多数仍是特发性的（表 7-1）。

临床表现 大多数患儿出生时无异常表现，＜10％患儿是根据临床表现诊断的。临床表现包括黄疸期延长、喂养困难、低张力、巨舌、骨成熟育延迟，以及脐疝。最重要的是，如果未及时治疗会导致不可逆转的神经系统损害。典型成人甲状腺功能减退症的临床表现也可出现（表 7-6）。先天性甲状腺功能减退症患者出现其他先天性畸形（特别是先天性心脏畸形）是一般人的 4 倍。

表 7-5	甲状腺功能减退症的病因
原发性	
自身免疫性甲减：桥本甲状腺炎、萎缩性甲状腺炎	
医源性：^{131}I 治疗、甲状腺次全或全切除、颈部淋巴瘤或癌症的放疗	
药物：碘过量（包括含碘造影剂介质或胺碘酮）、锂、抗甲状腺药物、p-对氨基水杨酸、α 干扰素和其他细胞因子、氨鲁米特、酪氨酸激酶抑制剂（如舒尼替尼）	
先天性甲减：甲状腺缺如或异位、甲状腺激素合成障碍、TSH-R 突变	
碘缺乏	
浸润性病变：淀粉样变、结节病、学色斑、硬皮病、胱氨酸病、Riedel 甲状腺炎	
婴儿血管瘤或其他肿瘤中 3 型脱碘酶过表达	
一过性	
寂静型甲状腺炎，包括产后甲状腺炎	
亚急性甲状腺炎	
甲状腺完好的患者中超生理剂量甲状腺素治疗撤退	
GD ^{131}I 治疗或甲状腺次全切除后	
继发性	
垂体功能减退症：肿瘤、垂体手术或放疗、浸润性疾病、希恩综合征、创伤、遗传型的多种垂体激素缺乏	
孤立性 TSH 缺乏或失活	
贝沙罗汀治疗	
下丘脑疾病：肿瘤、创伤、浸润性疾病、特发性	

缩写：TSH，促甲状腺激素；TSH-R，TSH 受体

诊断和治疗 由于先天性甲状腺功能减退症如不治疗可导致严重神经系统损伤，已实施新生儿筛查。方法是从新生儿足底采血检测 TSH 或 T_4。一旦诊断明确，给以每日 10～15 μg/kg 的甲状腺素替代治疗，

表7-6	甲状腺功能减退症的症状和体征（按发生率由高到低排序）
症状	**体征**
乏力、虚弱	皮肤干燥粗糙；四肢末端凉
皮肤干燥	面部、手、足水肿（黏液性水肿）
畏寒	广泛性毛发脱落
脱发	心动过缓
注意力难以集中和记忆力差	外周水肿
便秘	腱反射恢复延迟
体重增加、食欲差	腕管综合征
呼吸困难	浆膜腔积液
声音嘶哑	
月经量过多（后期表现为月经稀少和闭经）	
手足麻木	
听力下降	

通过密切监测 TSH 水平调整治疗量。出生后第一年往往需要较高的 T_4 血浓度才可使 TSH 达到正常水平，故 T_4 需要量比较大。于早期开始甲状腺激素替代治疗可使患儿的 IQ 达到正常水平，但是诊断时严重的甲状腺功能减退症或不适当的治疗、治疗延迟均可引起潜在的神经系统发育异常。

分类　自身免疫性甲状腺功能减退症可表现为甲状腺肿大（桥本甲状腺炎或肿大型甲状腺炎）或疾病晚期甲状腺组织少量残留（萎缩性甲状腺炎）。由于自身免疫过程是进行性地降低甲状腺功能，故存在一个 TSH 升高以维持甲状腺功能正常的代偿期。在代偿期，尽管部分患者可有轻微症状，此期被称为亚临床甲状腺功能减退症。随后游离 T_4 水平下降，TSH 水平进一步升高，症状逐步变得明显（通常 TSH > 10mIU/L），此时为临床甲状腺功能减退症或显性甲状腺功能减退症。

患病率　自身免疫甲状腺功能减退症的平均年发病率，在男性为 1/1000，女性 4/1000。在某些人群（如日本人）中发病率更高，可能与遗传因素以和长期高碘饮食有关。平均诊断年龄为 60 岁，临床甲状腺功能减退症发病率随年龄增长而增加。亚临床甲状腺功能减退症在女性中的发病率为 6%～8%（60 岁以上为 10%），男性为 3%。亚临床甲状腺功能减退症并 TPO 抗体阳性者每年以 4% 的速度进展成临床型甲状腺功能减退症。

发病机制　桥本甲状腺炎的病理特征是甲状腺内大量淋巴细胞浸润，生发中心形成，甲状腺滤泡萎缩伴嗜酸变性，滤泡腔内胶质缺如，以及轻中等程度的

纤维化。而萎缩性甲状腺炎的纤维化更明显，淋巴细胞的浸润则较少，甲状腺滤泡组织基本消失。萎缩性甲状腺炎可能代表桥本甲状腺炎的终末期，而非另一种疾病。

与大多数自身免疫疾病相似，自身免疫甲状腺功能减退症的发病也与遗传及环境因素相关。自身免疫甲状腺功能减退症或 Graves 病患者的同胞中发病的风险明显增高。HLA-DR 多态基因中，尤其 HLA-DR3、-DR4 和-DR5 是白种人的自身免疫甲状腺功能减退症的易感基因。T 细胞调节基因 CTLA-4 的多态性也与自身免疫甲状腺功能减退症有较弱的相关性。这两种基因特点也可见于其他自身免疫疾病，这就可以解释自身免疫甲状腺功能减退症和其他自身免疫疾病，尤其是 1 型糖尿病、Addison 病、恶性贫血、白癜风的相关性。HLA-DR，CTLA-4 多态基因约占自身免疫甲状腺功能减退症的易感基因中的一半。其他易感基因位点仍未明确。21 号染色体上的一个基因可能与自身免疫甲状腺功能减退症和唐氏综合征相关。女性易发自身免疫疾病，与女性激素对免疫系统的作用有关，但也可能与 X 染色体相关的遗传因素有关，这可能是 Turner 综合征患者自身免疫甲状腺功能减退症发病率高的原因。环境致病因子并未非常明确。儿童期高碘摄入和微生物低暴露可增加自身免疫甲状腺功能减退症发生的风险。这些因素可能与近二三十年自身免疫甲状腺功能减退症患病率的升高有关。

自身免疫性甲状腺功能减退时甲状腺内浸润的淋巴细胞包括活化 $CD4^+$ 和 $CD8^+$ T 细胞与 B 细胞。目前认为，对甲状腺细胞的破坏始于 $CD8^+$ 细胞毒性 T 细胞介导的破坏，后者通过穿孔素诱导的细胞坏死与颗粒酶-B 诱导的细胞凋亡而破坏靶组织。另外，局部 T 细胞产生的肿瘤坏死因子（TNF），白细胞介素-1（IL-1）和干扰素 γ（INF-γ）等细胞因子促使甲状腺细胞易于发生细胞凋亡，T 细胞上相应的配体可激活 Fas 等死亡受体，从而诱发细胞凋亡。这些细胞因子同时还直接损伤甲状腺细胞功能，并诱导甲状腺细胞自身表达其他炎症前分子，如细胞因子、HLA- I 和 II 型分子、黏附分子、CD40 和一氧化氮等。治疗目的的高浓度细胞因子（特别是 IFN-α）与自身免疫甲状腺疾病的发病率升高有关，可能是通过类似于其散发病例的发病机制。

TPO 和 Tg 的抗体在临床上是判断甲状腺自身免疫的指标，但是其病理作用限于继发性地增大正在进行的自身免疫反应。TPO 抗体固定补体，其补体膜攻击复合物出现于自身免疫甲状腺功能减退症的甲状腺内。但是通过胎盘的 Tg 和 TPO 抗体对胎儿的甲状腺

没有作用，提示需要 T 细胞介导的损伤来启动甲状腺自身免疫性破坏。

自身免疫性甲状腺功能减退症患者中约 20％ 有 TSH-R 抗体，这些抗体与 TSI 相反，不刺激甲状腺受体而是阻断 TSH 与其受体的结合。所以 TSH-R 阻断抗体可以引起甲状腺功能减退症，尤其是亚洲患者的甲状腺萎缩。这种抗体能通过胎盘引起一过性新生儿甲状腺功能减退症。较罕见的是，患者同时存在 TSI 与 TSH-R 阻断抗体，由于其占主导地位的抗体不同而出现甲状腺亢进症与甲状腺功能减退症交替出现。预测这种患者的病情比较困难，只能密切监测其甲状腺功能。TSH-R 阻断型抗体能减弱 TSH 对体外培养表达 TSH-R 细胞的促 cAMP 效应，利用该原理可以生物测定 TSH-R 阻断型抗体。但是这种检查方法难度较高。用促甲状腺激素结合抑制免疫球蛋白（TBII）测定与同位素标记的 TSH 竞争的受体结合抗体不能区别 TSI 与 TSH-R 阻断抗体，但在自发性甲状腺功能减退症患者中此抗体阳性时可认为是阻断型抗体存在的强有力证据。测定这些抗体对于治疗甲状腺功能减退症无多大临床意义，但有助于确诊一过性新生儿甲状腺功能减退症。

临床表现　甲状腺功能减退症的主要临床表现被总结于表 7-6。通常隐匿起病，患者可在甲状腺功能恢复正常后才意识到原先的异常症状。桥本甲状腺炎患者通常表现为甲状腺肿大，而非甲状腺减退症的症状。甲状腺肿不一定很大，一般表面不规则，质地坚韧，常能触及锥状叶，即甲状舌管的残遗。桥本甲状腺炎偶可表现为疼痛。

萎缩性甲状腺炎或桥本甲状腺炎晚期的患者有明显的甲状腺功能减退症的症状和体征。皮肤干燥、少汗、表皮变薄、角质层过度角化。氨基葡聚糖锁住水分沉淀于皮下致皮肤增厚而无凹陷性（黏液性水肿）。典型的症状包括脸和眼睑的水肿，以及胫前非凹陷性水肿（图 7-6）。由于胡萝卜素沉积，皮肤表现为苍白同时染有些许黄色。指甲生长缓慢，毛发干枯、脆弱、难以打理、易脱落。除了广泛的脱发，还可表现为眉毛外 1/3 稀疏，但这并非甲减所特有。

此外临床症状还包括便秘和体重增加（尽管食欲差）。与常理相反，体重主要是由于黏液性水肿组织的水滞留所致的中度增加。男女患者性欲均低下，女性患者常有月经过多，病程长者可表现为月经稀少或闭经。生育力低下，易流产。血催乳素水平常中等程度增高（第五章），可能导致溢乳以及性欲与生育力的减退。

心肌的收缩力低下，脉搏变慢，输出量减少并出现心动过缓。因末梢抵抗而出现高血压，尤其舒张期

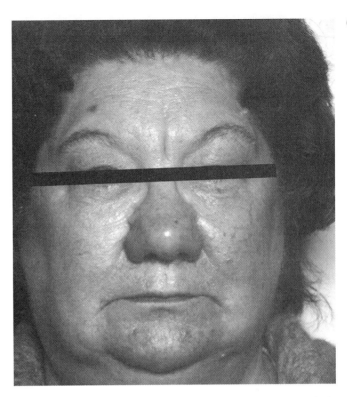

图 7-6（见书后彩图）　甲状腺功能减退症的面部表现。注意水肿的眼睛和增厚的皮肤

血压。皮肤血流分流引起四肢末端冷感。约 30％ 患者出现心包积液，但很少影响心功能。虽然有研究报道心肌球蛋白重链表达的改变，但心肌病变很少见。积液还出现在其他浆膜腔及中耳，引起传导性耳聋。虽然肺功能一般正常，但胸腔积液、呼吸肌功能受损、通气驱动减弱和睡眠呼吸暂停可导致呼吸困难。

腕管综合征和其他腔室间隔压迫综合征常见，伴有肌肉功能损害如僵硬、痉挛与疼痛。检查可发现腱反射时间延长和假性肌肉僵直。集中注意力能力减弱，记忆力减退。试验性地，正电子断层扫描（PET）检测甲减个体的葡萄糖代谢，显示杏仁核、海马、前扣带回膝部皮层这些区域葡萄糖代谢活性降低，且其活性在甲状腺素替代治疗后可纠正。少见的神经问题包括可逆性的小脑共济失调、痴呆、精神失常，以及黏液水肿昏迷等。桥本脑病是一种与 TPO 抗体相关的表现为肌阵挛和脑电图显示慢波活动，皮质醇治疗有效的综合征。但是其余甲状腺自身免疫或甲状腺功能减退症的关心尚未确立。声音嘶哑，偶有言语含糊不清反映声带与舌的液体积聚。

上述表现为甲状腺激素缺乏所致。但是自身免疫甲状腺功能减退症还可伴发其他自身免疫性疾病的症状和体征，尤其是白癜风、恶性贫血、Addison 病、斑秃以及 1 型糖尿病。但较少出现乳糜泻、疱疹样皮

炎、慢性活动性肝炎、类风湿关节炎、系统性红斑狼疮（SLE）、重症肌无力以及干燥综合征。甲状腺相关眼病，常出现在 GD（见下文），可见于 5% 的自身免疫甲状腺功能减退症的患者。

儿童患自身免疫甲状腺功能减退症较少，常表现为生长缓慢和面部成熟延迟。成牙萌出也是延迟的。比成年患者更易出现肌肉肿胀的肌病。多为青春期延迟，偶有早熟病例。如发病早于 3 岁且甲状腺激素严重缺乏时可引起智力低下。

实验室检查　甲状腺功能减退症及其原因的检查总结于图 7-7 中。TSH 水平正常可以除外原发性（而不是继发性）甲状腺功能减退症。如果 TSH 水平升高，需要测定游离 T_4 水平，确认是否存在临床甲状腺功能减退症。作为筛选指标，T_4 不如 TSH，因为它不能检测出亚临床甲状腺功能减退症。25% 甲状腺功能减退症患者游离 T_3 水平正常，反映了脱碘酶对甲减的适应性反应。因此不主张测定 T_3。

一旦确立临床或亚临床甲状腺功能减退症的诊断，其病因常因 TPO 抗体存在而易于明确。大于 90% 的自身免疫性甲状腺功能减退症患者存在 TPO 抗体。TBII 存在于 10%～20% 的患者，但该测定不需要作为常规检查。若对甲状腺肿合并功能减退的原因有任何疑问，FNA 活检有助于明确是否存在自身免疫甲状腺炎。其他异常检查包括肌酸激酶的升高、胆固醇和三酰甘油（甘油三酯）的升高，以及贫血（常常是正细胞或大细胞型）。甲状腺激素替代治疗可逐步纠正贫血和其他异常，除非伴有缺铁性贫血。

鉴别诊断　桥本甲状腺炎表现为非对称性甲状腺肿时，应与 MNG 或甲状腺癌相鉴别，后两者也可存在甲状腺自身抗体，超声波检查可显示孤立性或多结节性甲状腺肿，有别于典型桥本甲状腺炎的非均质性甲状腺肿大。FNA 活检有助于重点结节的诊断。其他原因的甲减讨论见表 7-5，极少混淆诊断。

其他病因所致甲状腺功能减退症

医源性甲状腺功能减退症较常见，且常在症状出现前因筛查而发现。放射性同位素碘治疗甲状腺功能亢进症后 3～4 月，对甲状腺的可逆性放射性损伤可引起一过性甲状腺功能减退症。功能恢复后，可停用小剂量甲状腺激素治疗。因 TSH 被甲亢抑制，故随访同位素碘治疗后的数月监测甲状腺功能时游离 T_4 比 TSH 更具临床意义。甲状腺次全切除术后的轻度甲减，由于 TSH 升高刺激残留甲状腺组织，甲状腺功能常在数月后恢复。

缺碘可引起地方性甲状腺肿与克汀病，但是却很少引起成人甲状腺功能减退症，除非碘摄入非常低或伴有其他因素，如多食木薯中的硫氰酸盐或缺硒。虽然甲状腺素可治疗缺碘性甲状腺功能减退症，但是提倡采取公共卫生措施增加碘摄入以消除该问题。碘盐、面包加碘，以及口服或肌内注射碘油等都是行之有效的方法。

奇怪的是，长期的碘摄入过多也可引起甲状腺肿与甲状腺功能减退症。具体的发病机制未明，但自身免疫性甲状腺疾病的患者为易感人群。高达 13% 的服

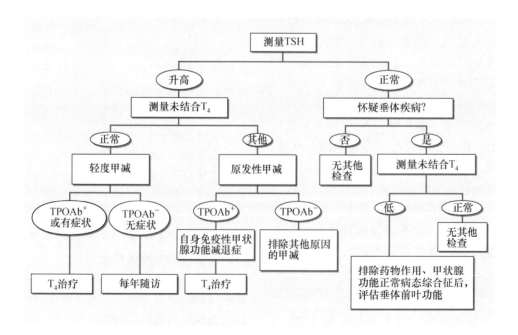

图 7-7　甲减的评估。TPOAb⁺，存在甲状腺过氧化物酶抗体；TPOAb⁻，不存在甲状腺过氧化物酶抗体；TSH，促甲状腺激素

用胺碘酮的患者出现甲状腺功能减退症，与碘摄入过多相关。其他药物（如锂）也可引起甲状腺功能减退症。甲状腺炎所致的一过性甲减讨论见下文。

继发性甲状腺功能减退症常和其他腺垂体激素缺乏同时诊断，孤立性 TSH 缺乏罕见（第四章）。继发性甲状腺功能减退症时 TSH 水平可以降低、正常，甚至轻微升高。后者可能是由于垂体分泌的 TSH 有免疫活性但无生物活性。游离 T_4 降低可以确立诊断。治疗的目标是维持游离 T_4 值达到正常范围内的上半部，因为 TSH 水平不能用来监测治疗。

治疗　甲状腺功能减退症

临床甲状腺功能减退症

如果没有残存的甲状腺功能，左甲状腺素的替代剂量通常为每日 $1.6\mu g/kg$ 体重（通常 $100\sim150\mu g$），理想上是早餐前至少 30min 服用。而对许多患者来说，较低的剂量即够用，直到甲状腺组织被破坏之前。对 GD 治疗后发展为甲减的患者，甲状腺通常有潜在的自主功能，需要较低的替代剂量（通常 $75\sim125\mu g/d$）。

60 岁以下没有心脏病证据的成年患者，左甲状腺素（T_4）可从每日 $50\sim100\mu g$ 开始。根据 TSH 水平调整剂量，治疗目标为正常 TSH 水平，理想状况是参考值的下半部。TSH 是逐渐反应的，调整左甲状腺素剂量 2 个月后应测量 TSH。左甲状腺素替代的临床效果显现较慢。患者可能会在 TSH 达到正常水平 3～6 个月以后才感觉症状完全的缓解。如果 TSH 高则调整左甲状腺素增加 $12.5\sim25\mu g$，如果 TSH 受抑制则下调相同剂量。因任何原因导致 TSH 受抑制的患者，包括 T_4 过度治疗，都会增加房颤和骨密度下降的风险。

尽管可获得干燥的动物甲状腺制剂（甲状腺提取物 USP），因为其 T_3 和 T_4 比例不符合生理故不推荐使用。使用左甲状腺素联合碘塞罗宁（三碘甲腺原氨酸，T_3）已被研发，但前瞻性研究尚未证实其益处。不单独使用碘塞罗宁长期替代治疗，因为其半衰期需要每日 3～4 次，且与 T_3 水平波动有关。

一旦实现全面替代且 TSH 水平稳定，推荐每年随访测量 TSH，如果正常 TSH 持续多年可延长至 2～3 年测量一次。确保持续的依从性很重要，然而由于患者服用数剂左甲状腺素后未感到症状变化，有时会导致自行中断治疗。

正常体重且服用左甲状腺素每日 $\geqslant 200\mu g$ 的患者中，升高的 TSH 水平常常是治疗依从性差的表现。这也是尽管左甲状腺素剂量恒定而 TSH 水平波动可能的解释，因为他们记得在检测前数天服药，这足以使 T_4 正常而非 TSH 水平。考虑不同的依从性很重要，否则这种甲状腺功能类型提示 TSH 分泌不适当相关的疾病（表 7-3）。因为 T_4 半衰期长（7 天），漏服一次的患者可被建议一次服用两剂。应排除左甲状腺素需要量增加的其他原因，尤其是吸收异常（如乳糜泻、小肠手术）、雌激素或选择性雌激素受体调节剂治疗、与餐同服，以及影响 T_4 吸收和代谢的药物，如考来烯胺（消胆胺）、硫酸亚铁、钙补充剂、质子泵抑制剂、洛伐他汀、利福平、胺碘酮、卡马西平、苯妥因和酪氨酸激酶抑制剂。

亚临床甲状腺功能减退症

根据定义，亚临床甲状腺功能减退症指的是有甲状腺激素缺乏的生化异常而患者无明显甲减的临床表现。尚没有全球公认推荐的亚临床甲状腺功能减退症的治疗，但是在女性患者怀孕或计划怀孕时，或 TSH 水平超过 10mIU/L 时，推荐左甲状腺素治疗。当 TSH 低于 10mIU/L 时，如果患者有甲减的主观症状、TPO 抗体阳性、或心脏疾病的任何证据时，应考虑治疗。重要的是在治疗开始前应确认 TSH 的升高持续超过 3 个月。只要能避免过度治疗，纠正轻度升高的 TSH 没有风险。治疗由低剂量的左甲状腺素（$25\sim50\mu g/d$）起始，目标是使 TSH 正常。如果未给予左甲状腺素，应每年监测甲状腺功能。

特殊的治疗考虑

罕见地，左甲状腺素替代治疗与儿童的假性脑瘤相关。临床表现独特且发生于治疗开始后数月。

有甲减病史或高危甲减的妇女应在怀孕前和妊娠早期确认甲状腺功能正常，因为母体甲状腺功能减退症可能对胎儿神经系统发育有不良影响并导致早产。正常甲状腺功能的患者单独存在甲状腺自身抗体也与流产和早产相关，尚不清楚左甲状腺素治疗是否能改善结局。妊娠后应立即评估甲状腺功能，妊娠前半程每 4 周检测，妊娠 20 周后检测频率可有所减少（根据左甲状腺素剂量是否持续调整，每 6～8 周检测一次）。妊娠期间左旋甲状腺激素剂量可能需要增加最高约 50%，目标是使 TSH 在前 3 个月小于 2.5mIU/L，中期和后 3 个月小于 3.0mIU/L。产后甲状腺激素剂量通常恢复为怀孕前水平。妊娠妇女应被建议将孕期维生素和铁补充剂等与左甲状腺素分开服用并间隔至少 4h。

老年患者与年轻患者相比甲状腺激素的需要量减少约 20%。老年人，尤其是有冠心病的患者，开始左甲状腺素的剂量是 12.5～25μg/d，每 2～3 个月增加相似剂量直到 TSH 正常。一些患者可能不能实现完全的替代，尽管已用最佳的抗心绞痛治疗。急诊手术对于未治疗的甲减患者通常是安全的，而择期手术应推迟到甲减患者甲状腺功能正常以后进行。

黏液水肿性昏迷在加强的治疗下仍有 20%～40% 的死亡率，其结局依赖 T4 和 TSH 水平而定。临床表现包括意识程度的下降，有时发生抽搐，和其他甲减的特征（表 7-6）。低体温可低至 23℃（约 74℉）。患者可能有依从性差的甲减治疗史，也可能未被诊断过。黏液水肿性昏迷几乎总是发生在老年人，通常由损伤呼吸的因素加重，如药物（特别是镇静剂、麻醉剂和抗抑郁药）、肺炎、充血性心力衰竭、心肌梗死、胃肠道出血或脑血管意外。脓毒症也应被考虑。暴露于寒冷也是一个危险因素。低通气导致低氧和高碳酸血症，在病理机制中占重要地位；低血糖和稀释性低钠血症也与黏液水肿性昏迷的发生有关。

初始可单独静脉推注左甲状腺素 500μg 作为负荷剂量。尽管后续数日的左甲状腺素不是严格必需，但通常持续给予 50～100μg/d 的剂量。如果不能获得合适的静脉制剂，可通过鼻胃管给予同样初始剂量的左甲状腺素（但是在黏液水肿时吸收可能受损）。一个替代方案是静脉给予碘塞罗宁（T3）或通过鼻胃管，剂量每 8～12h 给予 10～25μg。这种治疗方案被宣传是因为黏液水肿性昏迷时 T4 向 T3 转换受损。然而过量的碘塞罗宁有诱发心律失常的可能。另一个选择是联合左甲状腺素（200μg）和碘塞罗宁（25μg）作为单剂初始静脉推注，后每日予左甲状腺素（50～100μg/d）和碘塞罗宁（每 8h 10μg）。

支持治疗应给予以纠正任何相关的代谢紊乱。体外加温只在体温<30℃时给予，因为它可能导致循环衰竭。用太空毯防止进一步的热量丧失。应给予肠道外氢化可的松（每 6h 50mg），因为严重甲减中肾上腺储备是受损的。处理所有的加重因素而施以治疗，包括早期用广谱抗生素直到除外感染。通常在开始 48h 需要通气支持，并规律检测血气分析。如果有低钠血症或低血糖可能需要静脉输注高渗盐水或葡萄糖。应避免低渗液体因为他们可能加重继发于肾灌注不足和不适当加压素分泌的水潴留。多数药物的代谢是受损的，如果可能应避免镇静剂或减少剂量使用。如果可能应监测血药浓度指导药物剂量。

甲状腺毒症

甲状腺毒症与甲状腺功能亢进症并非同义词，前者是指甲状腺激素过量的状态，后者为甲状腺功能过度的结果。而甲状腺毒症的主要病因是由格雷夫斯病（Graves' Disease，GD）、毒性 MNG 和毒性甲状腺腺瘤引起的甲状腺功能亢进症。其他病因见表 7-7。

格雷夫斯病

流行病学 GD 占甲状腺毒症的 60%～80%，但不同人群的患病率变化较大，反映遗传因素与碘的摄入量的不同（高碘会增加 GD 的患病率）。女性 GD 的患病率高达 2%，而男性的患病率只为 1/10。多发于 20～50 岁，青春期前很少发病，也可见于老年人。

表 7-7	甲状腺毒症的病因
原发性甲状腺功能亢进症	
GD	
毒性多结节性甲状腺肿	
毒性腺瘤	
功能性甲状腺癌转移	
TSH 受体激活突变	
Gsα 激活突变（McCune-Albright 综合征）	
卵巢甲状腺肿瘤	
药物：碘过量（Job-Basedow 现象）	
无甲状腺功能亢进症的甲状腺毒症	
亚急性甲状腺炎	
寂静型甲状腺炎	
其他原因导致甲状腺破坏：胺碘酮、放射、腺瘤梗死	
食用过量甲状腺激素（人为甲状腺毒症）或甲状腺组织	
继发性甲状腺功能亢进症	
分泌 TSH 垂体腺瘤	
甲状腺激素抵抗综合征：个别患者可能产生甲状腺毒症的表现	
绒毛膜促性腺激素分泌肿瘤[a]	
妊娠期甲状腺毒症[a]	

[a] 在这些类型的继发性甲状腺功能亢进症中循环血 TSH 水平低
缩写：TSH，促甲状腺激素

发病机制 与自身免疫性甲状腺功能减退症发病相似，遗传因素包括 HLA-DR 基因多态性、免疫调节基因 *CTLA-4*、*CD25*、*PTPN22*、*FCRL3*、*CD226* 和 TSH-R 等遗传基因和环境因素共同与 GD 发病相关。GD 在同卵孪生子中共患率为 20%～30%，而异卵孪生子中共患率<5%。间接证据表明应激是一个重要的环境致病因素，其可能通过神经内分泌作用于免疫系统。吸烟对于 GD 是一个次要危险因素，但对 Graves 眼病的发展是一个重要危险因素。突然增加碘的摄入量可诱发 GD，产后 GD 的发病率也可增加 3 倍。GD 可能在活性抗反转录治疗（HAART）或阿仑珠单抗治疗后的免疫重建阶段发病。

GD 的甲状腺功能亢进症是由 TSI 所致，TSI 在甲状腺以及骨髓与淋巴结内合成。利用生物学方法可检测 TSI，或通过更广泛应用的 TSH 结合抑制免疫球蛋白（TBII）检测。甲状腺毒症患者存在 TBII，提示 TSI 存在，这些检测对于妊娠 GD 患者的监测很有用，因为高水平的 TSI 可通过胎盘而导致新生儿甲状腺毒症。GD 患者可同时有其他类似于自身免疫性甲状腺功能减退症的自身免疫反应（见上文）。80% 的 GD 患者 TPO 抗体阳性，TPO 抗体可作为自身免疫的可靠标记。由于同时存在的甲状腺炎也影响甲状腺功能，GD 中 TSI 水平与甲状腺激素水平之间无直接相关性。长期来看，约 15% GD 患者可自然转归为自身免疫性甲状腺功能减退症。

细胞因子在甲状腺相关性眼病的发病中起主要作用。活性 T 细胞浸润于眼外肌，释放细胞因子如干扰素 γ（IFN-γ）、TNF 及 IL-1，激活成纤维细胞，促进葡糖氨基聚糖合成导致水滞留，从而引起特征性的眼肌肿胀。后期出现不可逆的肌肉纤维化。眼眶成纤维细胞可能对细胞因子较为敏感，也许可用来解释自身免疫反应的解剖局限性。尽管甲状腺相关性眼病的发病机制尚未完全明了，但越来越多的证据表明，TSH-R 可能是甲状腺与眼眶共同的自身抗原，这可以解释其与自身免疫性甲状腺疾病的紧密关联。脂肪的增加是眼球后组织扩大的另一个原因。眼眶内压力的增加可以导致眼球突出、复视和视神经病。

临床表现 症状及体征包括各种病因引起的甲状腺毒症共同的（表 7-8）和 GD 特有的。临床表现取决于甲状腺毒症的严重性、持续时间、个体对过多甲状腺激素的易感性以及年龄。老年患者的症状较隐匿，可仅表现为乏力、体重减轻，称为淡漠型甲状腺功能亢进症。

表 7-8	甲状腺毒症的症状和体征（按发生频率高到低排序）
症状	体征[a]
多动、易激惹、烦躁	心动过速；老年人房颤
不耐热和出汗	
心悸	震颤
乏力和虚弱	甲状腺肿
体重减轻且食欲亢进	皮肤温暖潮湿
腹泻	肌肉无力、近端肌病
多尿	眼睑退缩或动作滞后
月经减少、性欲下降	男性乳房发育

[a] 不包括 GD 特异的眼病和皮肤病体征

甲状腺毒症患者由于代谢率增加，尽管食欲亢进，但常出现不明原因的体重减轻。而由于食物摄入增加，5% 的患者出现体重增加。其他症状包括多动、神经紧张以及易激动，最终导致感觉易疲劳。失眠与注意力难以集中常见。在老年患者中，淡漠型甲状腺毒症有时被误诊为抑郁症。体格检查常见双手细微震颤，让患者两手向前平举时医生可用手掌感受其指尖震颤。神经系统的常见表现包括腱反射亢进、肌萎缩、不伴肌束震颤的近端肌病，罕见舞蹈症。甲状腺毒症有时可引起一种低血钾性周期性麻痹，在亚洲男性中尤其常见，但也发生于其他种族。

最常见的心血管表现为窦性心动过速，表现为心悸，偶有室上性心动过速。心输出量增加导致脉搏增强，脉压增宽，可闻及主动脉收缩期杂音，老年和有基础性心脏病患者可出现心绞痛或心力衰竭恶化。房颤更常见于 50 岁以上患者。单独甲状腺毒症状态的治疗可使约一半患者恢复正常窦性节律的，提示其余患者可能存在基础性心脏病。

皮肤常温暖湿润，患者可能主诉怕热多汗，尤其在温暖季节。可出现手掌红斑、指端粗厚；皮肤瘙痒、荨麻疹和广泛性色素沉着可能出现。毛发变纤细，且 40% 患者出现广泛性脱发，甲状腺功能恢复正常后仍持续数月。胃肠道传送时间缩短，以致大便次数增加，常出现腹泻，偶有轻度脂肪泻。女性患者常表现为月经过少或闭经，男性患者可有性功能障碍，偶见乳房发育。因甲状腺激素直接影响骨的再吸收，长期甲状腺毒症可导致骨量减少；约 20% 的患者出现轻度的高钙血症，而尿钙增高更常见。有甲状腺毒症病史的患者，其骨折发生率有轻度增加。

GD 患者的甲状腺通常为弥漫性肿大，为正常的 2～3 倍。质地较硬，但无结节感。由于腺体血管丰富及高动力循环，可闻及甲状腺杂音或扪及震颤，在甲状腺叶的下侧缘最易感知到。

交感神经过度兴奋所致的眼睑退缩可导致一种惊恐表情，可见于各种原因所致的甲状腺毒血症。而 GD 相关的特殊眼征被称为 Graves 眼病（图 7-8A）。也可称为甲状腺相关性眼病，因为 10% 眼病患者无甲状腺功能亢进症。而他们中多数有自身免疫性甲减或甲状腺自身抗体。75% 患者的 Graves 病眼病出现在甲状腺毒症诊断前后的一年内，但部分可早于或晚于甲状腺毒症数年，构成甲状腺功能正常的眼病。

一些 GD 患者的眼病没有临床表现，而眼眶超声或计算机断层扫描（CT）可发现几乎所有患者的特征性的眼外肌肿大和其他轻微的变化。10% 的患者表现为单侧病变。最早的眼病表现通常是摩擦感、眼部不适及多泪。约有 1/3 的患者出现眼球突出，最好的观察方法是看到虹膜下缘和下眼睑之间的巩膜。可用突眼计测量眼球突出度。严重突眼患者可引起角膜暴露和受损，尤其是如果睡眠中眼睑闭合不全。眼眶周围水肿，巩膜充血及球结膜水肿也很常见。5%～10% 患者因眼肌肿大严重引起复视，典型的但不是全部的，见于上视或侧视时。最严重的表现是压迫眼眶顶部的视神经，致视盘水肿，引起周围视野缺损，如果不及时治疗，可造成永久性失明。

评估眼病的 "NO SPECS" 评分系统来源于以下改变的首字母缩写词：

0＝No signs or symptoms 无体征或症状

1＝Only signs（lid retraction or lag），no symptoms 仅有体征（眼睑退缩），无症状

2＝Soft tissue involvement（periorbital edema）累及软组织（眼眶周边水肿）

3＝Proptosis（>22mm）眼球突出（>22mm）

4＝Extraocular muscle involvement（diplopia）累及眼外肌（复视）

5＝Corneal involvement 累及角膜

6＝Sight loss 失明

虽然 NO SPECS 表便于记忆，但不足以全面评价眼病，且患者并不必要从一型进展到另一型。评估疾病活动性的替代的评分系统适合用于监测。当 Graves 病眼病处于活动期且病情较严重，应由眼科医生负责诊疗，需要客观的检查，例如睑裂宽度，角膜荧光染色，以及眼外肌功能评价（如 Hess 表）、眼压及视野、视力和色觉检查。

不足 5% 的 GD 患者出现皮肤病变（图 7-8B），几乎均伴有中至重度的眼病。尽管最多出现在小腿前和侧部（故称为胫前黏液性水肿），皮肤病变也见于其他部位，尤其是外伤后。典型的病变是带有深粉红色或紫色的非炎症性硬化斑以及"橘黄色皮肤"。可以表现

为结节样。病变极少发展至全下肢及足，类似象皮病。不足 1% 的 GD 患者可出现甲状腺杵状指（图 7-8C）。甲状腺杵状指与甲状腺皮肤病变密切相关，因此 GD 患者出现杵状指但不伴皮肤病变或眼病时，必须寻找其他可能的原因。

实验室检查 确定甲状腺毒症和病因的检查总结于图 7-9。GD 的 TSH 水平受抑，总的和游离甲状腺激素水平升高。2%～5% 的患者（多在碘摄入量为临界水平的地区）仅 T_3 升高（T_3 毒症）。T_4 毒症表现为总 T_4 和游离 T_4 升高而 T_3 水平正常，偶见由过多的碘为甲状腺激素合成提供过多底物所致的甲状腺功能亢进症。检测 TPO 抗体或 TRAb 有助于临床上不确定时鉴别诊断，但不需要常规进行。甲状腺毒症中可能导致诊断混淆的其他检查项目的异常包括胆红素、肝酶及铁蛋白的升高。还可有小红细胞性贫血及血小板减少等。

鉴别诊断 生化检查辅助诊断甲状腺毒症，体检时扪及弥漫性甲状腺肿、眼病、自身免疫紊乱病史或家族史，以上信息可以确诊 GD。对于缺乏这些特征的甲状腺毒症患者，可通过甲状腺放射性核素（^{99m}Tc、^{123}I 或 ^{131}I）扫描，GD 特征性的弥漫性高摄取可与破坏性甲状腺炎、异位甲状腺组织和人为甲状腺毒症相鉴别。闪烁扫描是最佳的诊断试验，而检测 TRAb 可以评估自身免疫活动。继发于垂体 TSH 瘤

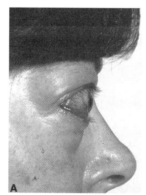
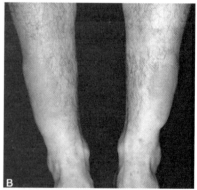
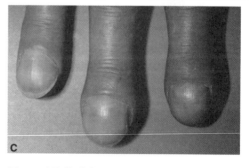

图 7-8（见书后彩图） GD 的特征表现。A. Graves 病眼病；可看到明显的眼睑退缩、眶周水肿、结膜充血和眼球突出。**B.** 小腿侧面的甲状腺皮肤病变。**C.** 甲状腺杵状指

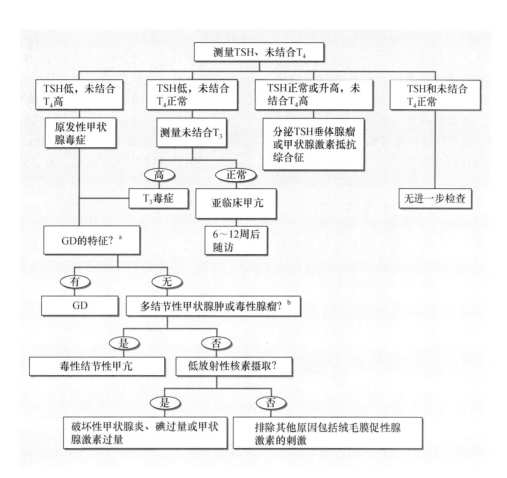

图 7-9　甲状腺毒症的评估。a：弥漫性甲状腺肿，TPO 抗体或 TRAb 阳性，眼病，皮肤病变。b：可由放射性核素扫描确认。TSH，促甲状腺激素

的甲状腺功能亢进症也表现为弥漫性甲状腺肿。未受抑的 TSH、CT 或磁共振（MRI）影像显示脑垂体肿瘤可明确诊断。

甲状腺毒症的临床表现有时类似于其他疾病包括惊恐发作、躁狂症、嗜铬细胞瘤以及恶性肿瘤引起的体重减轻。如果 TSH 和游离 T_4、T_3 水平正常，可以很容易地排除甲状腺毒症的诊断。弥漫性甲状腺肿患者如 TSH 正常，可以排除 GD。

临床经过　若无治疗，临床症状可加重，既往缺乏有效治疗方法时死亡率为 10%～30%。一些轻度 GD 患者也可自然复发与缓解。极少数患者由于 TSH-R 抗体的功能活性变化，可表现为甲减与甲亢交替出现。约 15% 经治疗后病情缓解的患者在 10～15 年后由于自身免疫破坏进展为甲减。

Graves 眼病的病情不随甲状腺疾病变化而变化。眼病通常在初始的 3～6 个月内恶化，随后 12～18 个月变化不明显，可自发好转，特别是软组织病变。但高达 5% 的患者的病情可出现剧变，如出现视神经受压或角膜溃疡，需在急性期进行干预治疗。由于眼外肌纤维化，后期可出现复视。在一些部分患者中，放射性同位素碘治疗甲亢可加重眼病（尤其是吸烟者）。抗甲状腺药物或外科手术对眼病无负面影响。甲状腺皮肤病通常在 GD 甲亢发病 1～2 年后出现，可自行好转。

治疗　格雷夫斯病

GD 甲状腺功能亢进症的治疗是通过用抗甲状腺药物减少甲状腺激素合成，或用放射性碘（^{131}I）或甲状腺切除术减少甲状腺组织。抗甲状腺药物在欧洲和日本的许多中心是主要的治疗，而放射性碘在北美更常成为一线治疗。这些差异反映了尚无最佳治疗手段的现实且患者可能需要多种治疗达到缓解。

主要的抗甲状腺药物是硫脲类，如丙硫氧嘧啶、卡比马唑（美国已不能获得）和后者的活性代谢物甲巯咪唑。所有药物均抑制 TPO 的功能，减少碘的氧化和有机化。这些药物也可降低甲状腺抗体水平，机制仍不清，且它们似乎可以增加缓解率。丙硫氧嘧啶抑制 T_4 向 T_3 转化的脱碘化。然而这一效应的

益处很小，除了在最严重的甲状腺毒症，且被与甲硫咪唑（6h）相比较短的半衰期（90min）所抵消。由于丙硫氧嘧啶的肝毒性，美国食品和药品管理局（FDA）已将其适应证限制为用于妊娠前3月、甲状腺危象的治疗，以及甲硫咪唑治疗有轻度不良反应的患者。如果用丙硫氧嘧啶，推荐监测肝功能。

抗甲状腺药物疗程变异很大。卡比马唑或甲硫咪唑的初始剂量通常为10～20mg每8或12h，在甲状腺功能正常后可每日1次给药。丙硫氧嘧啶剂量为每6～8h 100～200mg，且通常全程分次服用。在碘摄入低的地区较低剂量的药物可能就足够。随甲状腺毒症好转抗甲状腺药物开始的剂量可以逐步减少（逐渐减量疗法）。或者高剂量药物可联合左甲状腺激素补充来避免药物导致的甲减（阻断-替代疗法）。更推荐逐渐减量疗法来使抗甲状腺药物剂量最小化，提供治疗反应的指数。

开始治疗后每4～6周评估甲状腺功能和临床表现，并根据未结合 T_4 水平来滴定剂量。多数患者在开始治疗后6～8周才会使甲状腺功能正常。TSH通常被抑制长达数月因此不能对治疗反应提供敏感的参数。逐渐减量疗法中，抗甲状腺药物的维持药量通常为卡比马唑或甲硫咪唑每日2.5～10mg，丙硫氧嘧啶每日50～100mg。在阻断-替代疗法中，初始的抗甲状腺药物剂量维持不变，调整左甲状腺素的剂量以维持未结合 T_4 水平正常。当 TSH 抑制被解除后，可根据 TSH 水平监测治疗。

逐渐减量疗法中12～18个月时、阻断-替代疗法中6个月时可达到最大缓解率（一些人群中可达30%～60%）。不知出于什么原因，治疗缓解率似乎因不同地理区域而不同。年轻患者、男性、吸烟者、严重甲亢且甲状腺肿明显的患者治疗停止后容易复发，但是结局很难预测。所有患者均应在治疗后第一年密切随访是否复发，随后至少每年随访。

抗甲状腺药物常见的轻度副作用为皮疹、荨麻疹、发热和关节痛（1%～5%的患者）。这些副作用可自发缓解或改为另一种抗甲状腺药物后消失。少见但严重的副作用包括肝炎（丙硫氧嘧啶，避免用于儿童）和胆汁淤积（甲硫咪唑和卡比马唑）；SLE样综合征；以及，最重要的粒细胞缺乏（<1%）。核心是停用抗甲状腺药物，且如果出现严重副作用则不要重新开始药物治疗。针对可能的粒细胞缺乏症状（如咽喉痛、发热、口腔溃疡）和需要停止治疗（直到急查的全血细胞计数证实除外粒细胞缺乏）的书面指导，应提供给患者。预先监测血细胞计数无用，因为粒细胞缺乏的发生有异质性而且是突然

出现的。

普萘洛尔（每6h 20～40mg）或长效选择性 β_1 受体拮抗剂（如阿替洛尔）可能有助于控制肾上腺素能症状，尤其在抗甲状腺药物起效之前的早期阶段。β受体阻滞药对于甲状腺周期性瘫痪患者甲状腺毒症纠正前也有帮助。请心脏科大夫会诊，考虑所有房颤患者华法林的抗凝治疗，因为随着甲亢的控制，房颤常常会自动转复为窦性心律。甲状腺毒症的患者华法林的剂量应减少。如果应用地高辛，甲状腺毒症阶段通常需要增加剂量。

放射性碘导致甲状腺细胞逐渐被破坏，可以用于初始治疗或抗甲状腺药物治疗复发后治疗。放射性碘之后有较小的出现甲状腺危象（见下文）的风险，可以通过在治疗开始前用抗甲状腺药物预治疗至少1个月来将风险降到最低。所有老年患者或有心脏疾病的患者应考虑在放射性碘治疗前给予抗甲状腺药物前驱治疗以消耗甲状腺激素储备。放射性碘治疗前卡比马唑或甲硫咪唑必须停止3～5天以达到最佳碘摄取。丙硫氧嘧啶似乎有延长的放射保护效应，故在放射性碘治疗前应停用更长的时间，或者需要给予更大的放射性碘剂量。

计算出放射性碘的最佳剂量以实现甲状腺功能正常且复发和发生甲减的概率不高的努力并未成功。一些患者在一个单剂量后不可避免的复发，因为放射性的生物效应在不同个体中差异很大，且即使用精确的放射量计量法，甲减还是不能完全避免。实用策略是根据临床特征，如甲状腺毒症的严重程度、甲状腺肿的大小（需要增加剂量）和放射性碘摄取水平（需要减少剂量）给予固定的剂量。^{131}I 剂量通常在370MBq（10mCi）和555MBq（15mCi）之间。多数权威机构倾向于以甲状腺消除（而不是甲状腺功能正常）为目标，直接给予左甲状腺素替代很简单且多数患者在5～10年后会最终进展为甲减，且常伴有诊断的延迟。

一些放射性保护的防范措施在放射性碘治疗后的最初数天是需要的，但是具体指南应根据当地政策。总的来说，患者需避免密切长时间接触儿童和妊娠妇女5～7天，因为可能的残余同位素的传播和腺体发出的放射线暴露。罕见的，可能出现轻度疼痛，因为治疗后有1～2周的放射性甲状腺炎。在放射性碘发挥全部效果之前，甲亢可持续2～3个月。因此，β受体阻滞药或抗甲状腺药物可以应用在此期间控制症状。持续的甲亢可以通过给予第二剂放射性碘来治疗，通常在第一剂之后6个月。放射性碘之后甲减的风险取决于剂量，但是第一年为

10%～20%，且之后每年5%。患者应在治疗前被告知这一可能性并在第一年接受密切随访，以后每年检测甲状腺功能。

妊娠和哺乳期是放射性碘治疗的绝对禁忌证，但是患者可在治疗后6个月以后安全地怀孕。严重眼病的存在需要关注，一些权威建议放射性碘治疗同时使用泼尼松40mg/d，在6～12周逐渐减量，以防止眼病的加重。在成人中放射性碘治疗后癌症的总体风险没有增加。尽管许多内科医生因为理论上的恶性肿瘤的风险而避免在儿童和未成年人中应用放射性碘，不断出现的证据提示放射性碘在年长儿童中可以安全使用。

次全或近全甲状腺切除术是抗甲状腺药物治疗后复发患者和相比于放射性碘倾向于此治疗的患者的一个选择。一些专家建议在年轻患者中手术，尤其是甲状腺明显肿大的。手术前需要用抗甲状腺药物，继以碘化钾（SSKI，3滴口服，每日3次）谨慎控制甲状腺毒症，以避免甲状腺危象，减少腺体血管化。手术的主要并发症（出血、咽喉水肿、甲状旁腺功能减退症和喉返神经损伤）在由经验丰富的外科医生操作时不常见。在最好的系列，复发率＜2%，但是手术后甲减的发生率仅轻微少于放射性碘治疗后。

妊娠期间应予抗甲状腺药物逐渐减量疗法控制GD，因为这些药物可通过胎盘，从而可能引起胎儿甲减和甲状腺肿（如果母亲药物过量）。如果可以获得药物，应在妊娠早期使用丙硫氧嘧啶，这个建议是基于在罕见病例中，卡比马唑和甲巯咪唑与胎儿皮肤发育不良和其他缺陷（如鼻后孔闭锁）的相关性。如上所述，由于和肝毒性的少见关联，丙硫氧嘧啶应被限制于妊娠前3个月，之后母亲治疗改用甲巯咪唑（或卡比马唑），以10～20mg丙硫氧嘧啶对1mg甲巯咪唑的比例。最低有效剂量的抗甲状腺药物应用于整个妊娠期以维持母体血清游离T4水平于非妊娠正常参考范围的上限。通常在最后3个月有可能停止治疗，因为妊娠期间TSI倾向于下降。然而这些抗体经胎盘传送罕见地可导致胎儿或新生儿甲状腺毒症。宫内生长不良、胎心＞160次/分，以及最后3个月母体TSI高水平可能预示这个并发症。给予母亲的抗甲状腺药物可用来治疗胎儿，且可能在产后1～3个月需要，直到母体抗体从婴儿血循环中消失。产后阶段是GD复发风险大的时期。低剂量的抗甲状腺药物对于哺乳是安全的。儿童GD通常用甲巯咪唑或卡比马唑（避免丙硫氧嘧啶），常用滴定疗法给予延长的疗程。严重患者可能用手术或放射性碘。

甲状腺危象，或甲状腺风暴，罕见，表现为甲亢严重到威胁生命，伴随发热、谵妄、抽搐、昏迷、呕吐、腹泻和黄疸。即使经过治疗，因心力衰竭、心律失常或高体温，死亡率仍高达30%。甲状腺危象通常发生在部分治疗或未治疗的甲亢患者，由急性疾病（如卒中、感染、创伤、糖尿病酮症酸中毒）、手术（尤其是甲状腺上的）或放射性碘治疗诱发。治疗需要加强监测和支持性护理，识别和治疗诱发因素，以及减少甲状腺激素合成的措施。大剂量的丙硫氧嘧啶（500～1000mg负荷剂量，250mg每4h）应口服或通过鼻胃管给予或直肠给药。此药抑制T_4向T_3转化的作用使其成为首选的抗甲状腺药物。如果不能获得，可以用甲巯咪唑30mg每12h。给予第一剂丙硫氧嘧啶1h后，应给予稳定的碘化物来通过Wolff-Chaikoff效应阻断甲状腺激素合成（延迟是为了用抗甲状腺药物预防过量碘被用来合成新的激素）。可口服碘化钾饱和溶液（5滴SSKI，每6h一次）或碘泊酸盐、碘番酸（500mg每12h）。碘化钠0.25g每6h静脉注射，是一个替代方案，但不是都能实施。应给予普萘洛尔以减少心动过速和其他高肾上腺系统活性表现（每4h 60～80mg口服；或每4h静脉注射2mg）。尽管其他β受体阻滞药可以用，但高剂量的普萘洛尔减少T_4向T_3转化，且剂量易于调整。虽然应警惕以避免急性负性肌力效应，但控制心率很重要，因为一些患者发展为一种高输出量的心力衰竭（心衰）。静脉注射短效艾司洛尔可用于减慢心率，同时应监测心衰的体征。其他治疗措施包括糖皮质激素（如氢化可的松300mg静推，随后每8h 100mg）、抗生素（如果感染存在）、降温、吸氧和静脉补液。

对于眼病的处理，如果轻-中度则不需积极治疗，因为通常可自发好转。总的措施包括小心控制甲状腺激素水平、戒烟和向患者解释眼病的自然病程。可使不适症状减轻的方法有人工泪液（如1%甲基纤维素）、眼膏和使用宽边墨镜。偏直立的睡眠姿势或利尿剂可能能缓解眶周水肿。睡眠中角膜暴露可通过遮挡物或包紧闭合眼睑避免。轻度复视可通过固定于眼镜上的棱镜改善。伴有视神经受累和（或）球结膜水肿导致角膜损伤的严重眼病是需要紧急和眼科医师共同治疗的情况。静脉甲泼尼龙冲击治疗（如500mg甲泼尼龙每周一次共6周，后250mg每周用6周）由于口服糖皮质激素，后者用于轻度活动性病变。糖皮质激素无效时，可通过去除眼眶壁骨质达到眼眶减容，从而使脂肪和肿胀的眼外肌移位。手术常用经鼻窦途径，因为无需从外面切开。眼球平均能退回 5mm，但可能存在后遗症，复视甚至可能恶化。一旦眼部病情稳定，可以进行手术缓解复视和改变外观。眼眶的外放射治疗已用于临床多年，但该治疗方法的疗效仍不确定，且最好用于中等程度的活动性病变对糖皮质激素疗法无效或不适合的情况。其他免疫抑制剂（如利妥昔单抗）显现出一些益处，但它们的地位仍未确定。

甲状腺相关皮肤病变通常不需治疗，但可能会导致美观问题和穿鞋不适。一般不主张手术治疗。必要时可局部使用高效糖皮质激素软膏后用敷料包裹。奥曲肽对一些病例可能有效。

其他原因的甲状腺毒症

破坏性甲状腺炎（亚急性和无痛性甲状腺炎），由于已合成激素的释放和 Tg 代谢可表现为典型的一过性甲状腺毒症（见下文"亚急性甲状腺炎"）。本病并不存在真正的甲状腺功能亢进，吸碘率降低便是最好的证明。血液中 Tg 水平通常升高。其他低或无吸碘率的甲状腺毒症包括人为甲状腺毒症，碘过量和极少见的异位甲状腺组织，主要是卵巢畸胎瘤（卵巢甲状腺肿样瘤），以及具有功能的滤泡癌转移灶。进行全身的核素显像可发现异位的甲状腺组织，人为的甲状腺毒症可以通过临床表现和血 Tg 水平降低与破坏性甲状腺炎相鉴别。胺碘酮治疗的患者中 10% 存在甲状腺毒症，尤其是低碘摄入地区（见下文）。

垂体分泌 TSH 腺瘤是甲状腺毒症非常罕见的原因。特征表现为甲状腺功能亢进伴甲状腺弥漫性肿大、T_4 和 T_3 升高，但 TSH 水平却不适当地正常或升高（第五章）。血液中 TSH 腺瘤分泌的 TSHα 亚单位水平升高支持该诊断，MRI 或 CT 扫描发现垂体瘤可确诊。由于 TSH 腺瘤在诊断时通常是大腺瘤且局部有一定的侵袭性，结合经蝶骨的手术、鞍区放疗和奥曲肽的综合治疗可使 TSH 分泌恢复正常。放射性碘和抗甲状腺药物可以用来控制甲状腺毒症症状。

毒性 MNG 和孤立性高功能腺瘤引起的甲状腺毒症讨论见下。

甲状腺炎

临床实用的甲状腺炎是根据疾病的起病和持续时间划分的（表7-9）。

表 7-9	甲状腺炎的病因
急性	
细菌感染：尤其是葡萄球菌、链球菌和肠道细菌	
真菌感染：曲霉、念珠菌、球孢子菌属、组织胞浆菌和肺囊虫	
[131]I 治疗后放射性甲状腺炎	
胺碘酮（也可能是亚急性或慢性）	
亚急性	
病毒性（肉芽肿性）甲状腺炎	
无痛性甲状腺炎（包括产后甲状腺炎）	
分枝杆菌感染	
药物引起（干扰素、胺碘酮）	
慢性	
自身免疫性：局灶性甲状腺炎、桥本甲状腺炎、萎缩性甲状腺炎	
Riedel 甲状腺炎	
寄生虫性甲状腺炎：包虫病、类圆线虫病、囊虫病	
外伤性：触摸后	

急性甲状腺炎

急性甲状腺炎很少见，是甲状腺的化脓性感染。在儿童和青年，最常见的原因是存在梨状隐窝，即连接口咽部和甲状腺的第四鳃囊的残端，多数在左侧。在老年人，长期的甲状腺肿大和甲状腺癌的变性是高危因素。患者表现为甲状腺疼痛，常向咽喉部和耳部放射，可能非对称性的较小的甲状腺肿伴触痛。发热、吞咽困难、甲状腺皮面红斑很常见，可伴有发热性疾病的全身症状和淋巴结肿大。

甲状腺疼痛的鉴别诊断包括亚急性、慢性甲状腺炎（少见）、囊肿出血、恶性肿瘤包括淋巴瘤和少见的胺碘酮诱发甲状腺炎或淀粉样变性。但急性甲状腺炎的急性起病和典型的临床表现很少导致误诊。红细胞沉降率（血沉，ESR）和血白细胞计数通常升高，但甲状腺功能正常。FNA 细胞学检查示多形核白细胞的浸润，培养能找到病原体。应注意免疫缺陷患者可能发生真菌、分枝杆菌或肺囊虫感染。先根据革兰氏染色结果选用抗生素治疗，而后根据 FNA 组织培养病原体结果调整。形成脓肿时可能需要外科进行引流，CT 或 B 超检查可帮助定位。急性甲状腺炎可能并发气管梗阻、败血症、咽后脓肿、纵隔炎、颈静脉血栓形成等，但只要及时使用抗生素，一般上述情况极少发生。

亚急性甲状腺炎

亚急性甲状腺炎，又名为德奎尔甲状腺炎、肉芽肿性甲状腺炎或病毒性甲状腺炎。其发病可能与多种感冒病毒感染有关，包括腮腺炎病毒、柯萨奇病毒、流行性感冒、腺病毒、埃可病毒等。但对患者个体而言，分离并确定是哪种病毒感染非常困难且对治疗没有指导意义。因其症状与咽炎相似，容易漏诊。发病高峰在30～50岁，男女比例为1:3。

病理 甲状腺表现为特征性的斑片状炎性浸润、甲状腺滤泡的破坏和部分滤泡内多形核巨细胞，并可进展而形成肉芽肿伴纤维化。最终甲状腺可在发病后数月恢复正常。在甲状腺滤泡破坏的初期，Tg 和甲状腺激素释放入血，导致血循环中 T_3、T_4 升高而 TSH 受抑制降低（图7-10）。在这个破坏期，吸碘率减低或检测不到。数周之后，甲状腺内储存的激素释放完毕，通常会进入甲减期，表现为游离 T_4 降低（有时 T_3 也会降低）和 TSH 中等度升高。甲状腺吸碘率由于 TSH 升高而恢复正常甚至升高。最终甲状腺激素和 TSH 水平均恢复正常。

临床表现 患者通常表现为甲状腺肿大伴疼痛，有时伴发热。在疾病的不同期，可伴有甲状腺毒症或甲减的表现。发病前数周可有不适或上呼吸道感染的症状。部分患者则起病急骤，症状明显，无明显的前驱症状。患者常主诉咽喉痛，体检可发现轻度甲状腺肿大伴明显的触痛。疼痛可向下颌或耳部放射。通常可以完全康复。但15%的患者可发生永久性甲减，尤其是伴甲状腺自身免疫因素的患者。一小部分患者反复发作，病程会相对较长。

实验室检查 如图7-10显示，在历时约6个月的三个不同病程中，甲状腺功能有特征性的变化：①甲状腺毒症期；②甲状腺功能减退（甲减）期；③恢复期。

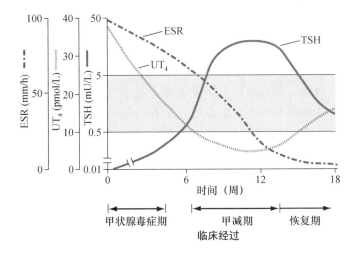

图7-10 亚急性甲状腺炎的临床经过。病程初期甲状腺激素的释放导致甲状腺毒症和促甲状腺激素（TSH）受抑制。随后是甲减期，表现为 T_4 降低和 TSH 从低水平逐步升高。通常在起病后数月进入恢复期，TSH 升高，甲状腺滤泡损伤修复，甲状腺功能恢复正常。ESR，红细胞沉降率（血沉）。UT_4，游离或未结合 T_4

在甲状腺毒症期，T_4 和 T_3 水平升高，反映甲状腺细胞破坏使激素释放，TSH 受抑而降低。T_4/T_3 比值高于 GD 和高功能腺瘤甲亢时水平，后两者表现为 T_3 不成比例地升高。红细胞沉降率升高、吸碘率降低（<5%）或 ^{99m}Tc 高锝酸盐摄取率降低（与唾液腺高锝酸盐浓度相比）可帮助确立诊断。外周血白细胞可能升高，甲状腺自身抗体阴性。如果诊断有疑问，FNA 细胞学检查有助诊断，尤其是鉴别单侧囊肿或肿瘤出血。

治疗 亚急性甲状腺炎

多数患者用相对大剂量的阿司匹林（如 600mg 每4～6h）或 NSAID 足以控制症状。如果疗效差或者患者的局部或全身症状明显，可以用糖皮质激素治疗。常用的起始剂量为泼尼松 40～60mg，具体剂量根据病情而定。症状改善，红细胞沉降率降低后逐步减量，通常持续6～8周。如在减量过程中症状复发，应重新治疗并减慢激素减量的速度，并通常应在甲状腺摄碘率恢复正常后再停药。每2～4周监测甲状腺功能，常用指标为 TSH 和未结合 T_4。甲状腺毒症的症状可自行缓解，但用 β 受体阻滞药能减轻症状，而用抗甲状腺药物无效。若甲减期持续可给予左甲状腺素替代治疗，但应用小剂量（50～100μg/d）以利 TSH 促进甲状腺功能恢复。

寂静性甲状腺炎

无痛性或寂静性甲状腺炎见于有潜在自身免疫性甲状腺疾病的患者，其临床病程和亚急性甲状腺炎相似。可见于5%产后3～6个月的妇女，这种情况下被称产后甲状腺炎。典型临床表现为持续2～4周的短期甲状腺毒症，继以4～12周的甲减期，随后恢复。但通常只有某一期表现比较明显。其发病与产前 TPO 抗体相关。1型糖尿病产妇的患病率是普通产妇的3倍。和亚急性甲状腺情况类似，初期 ^{99m}Tc 高锝酸盐或放射性碘的摄取率是降低的。除了无痛性甲状腺肿大，血沉正常、TPO 抗体阳性，可与亚急性甲状腺炎相鉴别。不主张用糖皮质激素治疗。严重甲状腺毒症状可以短期服用普萘洛尔 20～40mg，每日3或4次。甲减期可能需要甲状腺激素的替代治疗，但由于甲状腺多能恢复，应在6～9个月后停用。部分患者可发展为永久性甲减，建议每年复查甲状腺功能。此病在再次妊娠时可能会复发。

药物诱发的甲状腺炎

接受细胞因子（如 IFN-α 或 IL-2）治疗的患者可能出现无痛性甲状腺炎。通常用来治疗慢性乙肝、丙肝和血液系统、皮肤恶性肿瘤的 IFN-α 引发甲状腺功能异常的发生率高达 5％，包括无痛性甲状腺炎、甲减、GD，在治疗前 TPO 抗体阳性的妇女中发生率最高。关于胺碘酮的讨论见下文"胺碘酮对甲状腺功能的影响"。

慢性甲状腺炎

尸解研究发现局灶性甲状腺炎可见于 20％～40％ 甲状腺功能正常者，并与血清学甲状腺自身免疫证据相关，尤其是 TPO 抗体。临床上最常见的慢性甲状腺炎是桥本甲状腺炎，是一种自身免疫疾病表现为甲状腺不同程度的肿大（见上文），质地较硬。Riedel 甲状腺炎很少见，好发于中年妇女，表现为隐匿性无痛性甲状腺肿大伴随局部食管、气管、颈静脉或喉返神经压迫症状。纤维化破坏甲状腺结构同时可延伸到甲状腺外。尽管存在广泛的组织学改变，甲状腺功能异常并不多见。甲状腺肿质硬、无痛、多不对称并固定，很容易怀疑是恶性肿瘤。诊断需要开放式活检，FNA 活检通常不够。治疗目的在于手术缓解压迫症状。他莫昔芬可能有效。Riedel 甲状腺炎与 IgG4 相关疾病导致的其他部位特发性纤维化（如腹膜后、纵隔、胆道系统、肺部和眼眶）有一定的关系。

甲状腺功能正常病态综合征（非甲状腺疾病）

即使无任何潜在的甲状腺疾病，任何急性、严重的病变均会导致血循环中 TSH 和甲状腺激素水平的变化而误导临床判断。导致这些变化主要是由于细胞因子如 IL-6 的释放。除非临床上强烈怀疑甲状腺病，否则应避免给急性病患者常规检测甲状腺功能。

甲状腺功能正常病态综合征（SES）最常见的激素变化类型是总 T_3 和游离 T_3 降低（低 T_3 综合征）而 T_4 和 TSH 正常。T_3 降低的程度和疾病的严重程度正相关。T_4 经外周 5′（外环）脱碘转换成 T_3 受损，导致反 T_3（rT_3）升高。因为 rT_3 由 5′脱碘化代谢，其清除也降低。因此清除率的降低而不是生成率的升高是导致 rT_3 升高的主要原因。同样，T_4 可代谢为无活性的 T_3 硫酸盐。通常认为低 T_3 状态是一种适应性改变，因为禁食可诱发正常人出现低 T_3 综合征。从

理论上来说，T_3 降低可以限制饥饿或疾病患者的分解代谢。

病情严重的患者可以表现为总 T_4 和 T_3 同时明显降低（低 T_4 综合征）。随着组织灌注降低，肌肉和肝脏表达 3 型脱碘酶，导致 T_4 向 T_3 代谢加速。这种状态提示预后很差。T_4 降低的另一个关键因素是与 TBG 结合的改变。通常所用的游离 T_4 检测存在假象，当血清结合蛋白低时会低估真实的游离 T_4 水平。TSH 水平的波动也给临床如何解释甲状腺功能检测的异常带来挑战性。TSH 值可波动于非常严重的患者＜0.1mU/L 和 SES 恢复期＞29mU/L 之间。10％的严重患者 TSH 降低，而 5％患者 TSH 升高，其确切机制仍不清楚，但是有可能由细胞因子如 IL-12 和 IL-18 介导。

所有严重的疾病都会导致甲状腺激素水平的改变，但不同的疾病可有特征性的改变。急性肝脏疾病由于 TBG 释放，早期表现为总（而非游离）T_3、T_4 升高，若进展至肝衰竭，这些激素又可低于正常水平。5％～30％急性精神疾患的患者可表现为一过性的总 T_4 和游离 T_4 的升高而 T_3 通常正常。这些患者的 TSH 水平可以是一过性的降低或升高，也可能是正常水平。人类免疫缺陷病毒（HIV）感染早期，即使体重下降，T_3 和 T_4 水平升高。随着病情进展至获得性免疫缺陷综合征（AIDS），T_3 可降低而 TSH 水平始终正常。肾病常伴随低 T_3 综合征，rT_3 正常而非升高，有一个尚未明了的因素促进了肝脏对 rT_3 的摄取。

SES 的诊断有一点的挑战性。病史信息可能有限，患者常有多种代谢异常。有价值的临床特点包括既往甲状腺病史，甲状腺功能检测，患者急性疾病的严重度和病程，可能影响甲状腺功能或甲状腺激素水平的药物，rT_3 与游离甲状腺激素和 TSH 水平的测定等。SES 的诊断通常是根据临床情况和实验室检查结果来推测的，只有临床疾病恢复后，化验结果随之恢复正常才能回顾性确立该诊断。是否用甲状腺激素［T_4 和（或）T_3］治疗 SES 尚有争议。但多数专家建议密切随访甲状腺功能而不给予甲状腺激素治疗，除非有明确的病史和临床资料支持甲减确实存在。由于临床表现和预后变异极大，不可能有足够大型随机对照临床研究来解决这个治疗争议。

胺碘酮对甲状腺功能的影响

胺碘酮是常用的第三类抗心律失常药。该药在结构方面和甲状腺激素相关，质量方面，碘占 39％。因此，胺碘酮常规的治疗剂量（200mg/d）导致碘的大量摄入，血清碘和尿碘水平增加 40 倍以上。而且，由

于胺碘酮可储存在脂肪组织内，停药后高碘状态可持续 6 个月以上。胺碘酮抑制脱碘酶活性，其代谢产物又可轻度拮抗甲状腺激素的作用。胺碘酮对甲状腺的功能影响如下：①急性、一过性的甲状腺功能抑制；②对高碘负荷的抑制作用敏感者出现甲减；③甲状腺毒血症，可能机制包括在 MNG 或 GD 初期情况下的大量碘负荷出现 Jod-Basedow 效应，或甲状腺炎样改变。

胺碘酮初期治疗会引起一过性 T_4 降低，反映出碘对 T_4 释放的抑制作用。随后，绝大多数患者表现为对碘依赖抑制效应的脱逸（Wolff-Chaikoff 效应），从而对脱碘酶活性和甲状腺激素受体的抑制占主导作用，表现为以下甲状腺功能检验结果：T_4 升高，T_3 降低，rT_3 升高和 TSH 一过性升高（最高可达 20mU/L）。随后 1～3 个月 TSH 水平恢复正常或轻度受抑。

胺碘酮治疗诱发甲减的情况存在地区差异，与碘摄入明显相关。在碘充裕国家如美国，高达 13％的胺碘酮治疗者会发生甲减，而在碘摄入较低的国家如意大利和西班牙，甲减发生率较低（＜6％）。其发病机制与甲状腺在自身免疫性甲状腺炎中不能从 Wolff-Chaikoff 效应中脱逸有关。因此，胺碘酮相关甲减常见于女性和 TPO 抗体阳性者。出现甲减的副作用，通常不需要停药，因为左甲状腺素治疗可纠正甲状腺功能。应监测 TSH 水平来调整剂量，因为 T_4 水平通常偏高，其原因如上所述。

由于胺碘酮诱发甲状腺毒症（AIT）的原因有多种，且甲状腺毒症常使原先的心律失常或冠状动脉粥样硬化性心脏病恶化，使 AIT 的处理变得复杂。低碘摄入地区胺碘酮治疗导致的甲状腺毒症发生率为 10％，而富碘地区为 2％。AIT 可分为两种类型，尽管部分患者可能同时有两种类型的特点。1 型 AIT 与潜在的甲状腺病变（亚临床 GD 或结节性甲状腺肿）有关，由于碘摄入过多导致甲状腺激素合成增加（Jod-Basedow 效应）。2 型 AIT 见于无内源性甲状腺疾病的患者，其发病是由于药物激活溶酶体导致破坏性甲状腺炎，甲状腺内有组织细胞的聚集；其患病率随胺碘酮累积剂量升高而升高。轻度的 2 型 AIT 能自发缓解，偶尔会导致甲减。甲状腺多普勒彩超扫描可显示 1 型 AIT 血供增加而 2 型 AIT 降低。由于内源性大量的碘减少了示踪剂的摄取，进行甲状腺闪烁扫描不能鉴别。但是如果摄取率正常或少见的增加提示为 1 型 AIT。

AIT 如果可能应停用胺碘酮，但由于潜在的心脏疾病需要常常无法停药。而且由于胺碘酮在体内的蓄积和它延长的半衰期，停用药物并不能马上见效。可

以使用大剂量的抗甲状腺药物治疗 1 型 AIT，但通常无效。在 2 型 AIT，口服造影剂如碘泊酸钠（500mg/d）或酪泮酸钠（500mg，每日 1～2 次）能快速降低 T_4 和 T_3 水平，减少 T_4 向 T_3 转化，并可能阻断组织对甲状腺激素的摄取。过氯酸钾（200mg，每 6h）可用来减少甲状腺内碘含量，但可能并发粒细胞缺乏，尽管短期使用发生率相对较低。用于治疗亚急性甲状腺炎的糖皮质激素对 2 型 AIT 有一定效果。锂制剂可以阻断甲状腺激素释放，有一定的疗效。如果患者能安全耐受，甲状腺次全切可快速降低甲状腺激素水平，可能是最有效的长期解决方案。

妊娠期甲状腺功能

妊娠状态下有五个因素会改变甲状腺功能：①妊娠早期 hCG 的一过性升高刺激 TSH-R；②妊娠早期开始并持续整个孕期的雌激素诱导的 TBG 升高；③免疫系统变化导致潜在的自身免疫性甲状腺疾病发病、加重或减轻（见上文）；④胎盘对甲状腺激素代谢增强；⑤尿碘排泄增加，在碘供应不是很充分的地区可能导致甲状腺激素合成不足。原先碘摄入较低（＜$50\mu g$/d）的妇女妊娠期间很容易出现甲状腺肿或使胎儿发生甲状腺肿和甲状腺功能减退（甲减）。世界卫生组织建议妊娠期补充碘每日 $250\mu g$，孕期维生素每片应包含 $150\mu g$ 碘。

妊娠初期循环中 hCG 升高，伴随着 TSH 反相降低，TSH 降低可持续至妊娠中期。这个情况反映了高水平的 hCG 与 TSH-R 结合力很弱。有少见个例报道 TSH-R 基因序列变异使得 hCG 与 TSH-R 的结合和 TSH-R 的激活增加。继发于 hCG 的甲状腺功能改变可致一过性妊娠期甲亢，可能与妊娠剧吐有关，以严重恶心呕吐为特征，存在脱水的风险。因为甲亢不是病因，通常不需要抗甲状腺药物的治疗，除非怀疑伴随 GD。胃肠外的补液疗法足以缓解症状。

2％的妇女妊娠期患有亚临床甲减，而显性的甲减仅 1/500。前瞻性随机对照试验未显示妊娠期进行普遍的甲状腺疾病筛查的益处。如果有自身免疫性甲状腺疾病或其他自身免疫疾病（如 1 型糖尿病）强相关家族史，或有早产、反复流产史、或有甲状腺疾病的体征或症状的妇女，计划妊娠前建议查 TSH 以发现甲减。在左甲状腺素治疗甲减的妇女中（见上文甲减的治疗），妊娠期甲状腺激素需要量可增加 50％。

甲状腺肿与结节性甲状腺疾病

甲状腺肿是指增大的甲状腺腺体。生物合成缺陷、

碘缺乏、自身免疫性疾病和结节性疾病都可通过不同的机制导致甲状腺肿。生物合成缺陷、碘缺乏导致甲状腺肿与甲状腺激素合成效力减少有关，随之 TSH 分泌增加以刺激甲状腺代偿性增生，从而克服激素合成的障碍。GD 和桥本甲状腺炎也常伴甲状腺肿。在 GD，甲状腺肿是由于 TSI 激活 TSH-R 表现出的 TSH 样作用。桥本甲状腺炎时由于激素合成的获得性缺陷，致 TSH 升高，刺激甲状腺生长。同时，淋巴细胞的浸润和免疫系统激活生成的各种生长因子也在桥本甲状腺炎的甲状腺增大中起一定的作用。甲状腺结节以甲状腺细胞生长混乱为特征，常伴随逐步进展的纤维化。由于甲状腺肿的处理取决于病因，对体检发现的甲状腺肿应进行进一步评价以确定病因。

结节性甲状腺疾病非常常见。通过单纯体检，成人甲状腺结节患病率为 3%～7%。如用超声，其患病率高达 50%，大部分直径<1cm。甲状腺结节可以是单一的也可能是多发的，可能是有功能的也可能是无功能的。

弥漫性非毒性（单纯性）甲状腺肿

病因和发病机制　不伴结节和甲亢的弥漫性甲状腺肿大，被称为弥漫性非毒性甲状腺肿。有时也将此病称为单纯性甲状腺肿，因为没有结节，或胶样甲状腺肿，因为滤泡均一并充满胶质。世界范围内，弥漫性甲状腺肿最常见是由碘缺乏所致，当该病在人群中累及超过 5% 时，则被定义为地方性甲状腺肿。在非地方性区域，散发性甲状腺肿也有发生，但发病原因不明确。在青少年人群中发生的甲状腺肿大有时被称为青少年性甲状腺肿。一般而言，女性甲状腺肿的发生率高于男性，可能是由于女性的潜在自身免疫性疾病发生率高于男性，和妊娠相关的碘需求增加。

在缺碘地区，甲状腺肿大反映激素合成相对不足的情况下一种代偿手段，以便捕获碘化物，产生足够的激素。某种程度上令人吃惊的是，TSH 水平通常正常或仅轻微升高，提示人体对 TSH 的敏感性升高，或者是导致甲状腺生长的其他途径被激活。碘化物似乎直接作用于甲状腺内的血管系统，可能通过内皮素和一氧化氮等血管活性物质间接影响甲状腺的生长。地方性甲状腺肿也常由于接触环境中的致甲状腺肿物质如含硫氰酸盐的木薯根、十字花科类蔬菜（如芽甘蓝、卷心菜和花椰菜）等以及饮用某些草中存在致甲状腺肿物质牧区的牛奶引起。甲状腺激素合成中某些遗传性缺陷尽管少见，但也可引起弥漫性非毒性甲状腺肿。这些异常可发生在激素合成的每一个步骤中，

包括碘化物的转运（NIS）、Tg 的合成、有机化和耦联（TPO）、碘化物的再生（脱卤酶）。

临床表现和诊断

如果甲状腺功能正常，多数甲状腺肿患者没有症状。体检显示甲状腺对称性肿大、无触痛，通常质地柔软，没有可触及的结节。甲状腺肿的判断没有客观标准，当一侧叶的体积大于被检查者的拇指时，则需考虑甲状腺肿可能。甲状腺明显肿大时，可压迫气管或食管，在没有结节病变和纤维化时，这些特征并不常见。胸骨后甲状腺肿可能阻挡胸廓入口。Pemberton 征表现为当手臂举过头时，这一手法是将甲状腺置于胸廓入口，引起头晕、面部充血和颈外静脉闭塞。对于有闭塞症状或体征的患者，有必要进行呼吸流量测定、CT 或 MRI 检查，以确定是否存在胸骨后甲状腺肿。

应测定所有甲状腺肿患者的甲状腺功能以除外甲状腺毒症或甲减。出现总 T_4 降低、T_3 和 TSH 正常的情况并不少见，尤其在缺碘时，反映了 T_4 向 T_3 的转化有所加强。TSH 降低而游离 T_3 和游离 T_4 正常，尤其在老年患者，则可能是自主性甲状腺疾病或是还未诊断的 GD 引起的亚临床甲状腺毒症。对于亚临床甲状腺毒症，治疗（通常是放射性碘治疗）还是随访直至游离 T_3 和游离 T_4 异常再治疗，孰优孰劣尚未明确，但是对老年人更推荐进行治疗以降低房颤和骨量丢失的风险。TPO 抗体阳性提示患自身免疫性甲状腺疾病风险增加。尿碘水平低（$<50\mu g/dl$）支持碘缺乏的诊断。一般无需做甲状腺扫描，但碘缺乏和激素合成障碍的多数病例表现为摄碘率升高。除非在体检时触及结节，一般在弥漫性甲状腺肿中超声检查的意义不大。

治疗　弥漫性非毒性（单纯性）甲状腺肿

缺碘时，碘剂替代可使甲状腺肿不同程度地得到缓解，疗效取决于病程长短及纤维化程度。弥漫性甲状腺肿很少需要手术，除非发生气管压迫或胸廓入口阻塞，更有可能是由胸骨下 MNG 所引起（见下文）。为治疗疾病或考虑美观问题所进行的甲状腺次全或近乎全切手术，需要由经验丰富的外科医生担当，以最大限度地减少并发症的发生。术后用左甲状腺素替代治疗并随访，其目的是使 TSH 在正常参考范围的下限，以防止甲状腺肿的再生长。

非毒性多结节性甲状腺肿

病因和发病机制 MNG 或甲状腺结节性肿大的发生率随研究人群不同而变化，成人最高可达 12%，女性比男性更常见，随着年龄的增长发病率升高。缺碘地区更常见，但富含碘的地区也有发生，提示多基因遗传因素、自身免疫和环境因素参与发病。

结节大小不等，组织学表现各异，可以呈现细胞堆积，也可表现为胶质充填的囊泡。通常伴有广泛纤维化，可见局部出血或淋巴细胞浸润。用分子学技术研究发现 MNG 中的多数结节为多克隆起源，提示是对局部产生的生长因子和细胞因子的一种增生性反应。TSH 水平通常不高，可能起了允许或协同作用。MNG 中也存在单克隆病变，反映基因突变使细胞相对祖细胞有选择性生长优势。

临床表现 非毒性 MNG 患者大多没有症状且甲状腺功能正常。典型的 MNG 有多年病程，因常规体检发现颈部增粗，或影像学检查偶然发现。如果甲状腺过于肿大，最终可引起吞咽困难、呼吸性窘迫（气管压迫）、多血症（静脉充血）等压迫症状，然而这些症状并不常见。有症状的 MNG 通常是甲状腺异常肿大和（或）发生纤维变性的区域引起压迫。出现突发疼痛时，通常为结节内出血所致，但也需要警惕侵袭性恶性肿瘤的可能。声音嘶哑是喉部神经受累及的表现，也应考虑恶性病变。

诊断 体检可发现甲状腺结构紊乱，大小不一的多个结节。因为许多结节深埋于甲状腺组织中、甲状腺背面或胸骨下，所以很难触及所有结节。Pemberton 征，表现为当患者手臂上举过头时出现的面部充血，提示甲状腺肿已导致胸廓入口压力增加。需测定 TSH 水平以除外亚临床甲亢或甲减，但甲状腺功能通常是正常的。常见气管偏斜，当气管直径受压超过 70% 时，会出现明显的气道不畅。肺功能检查用于评估气道压迫的情况，特征性表现为吸气性喘鸣。CT 或 MRI 用于了解甲状腺肿的解剖学特征、胸骨下的延伸程度或气管狭窄程度。吞钡检查可以显示食管受压的程度。MNG 对甲状腺癌发生的风险与孤立性结节是相似的。可用超声根据超声影像上的特征（见上文超声部分）和大小识别需要进行活检的结节。对有更多可疑影像学特征（如低回声、微小钙化、边缘不规则）的结节≥1cm 时建议行活检。

治疗 非毒性多结节性甲状腺肿

多数非毒性 NMG 患者采取保守疗法。T_4 抑制治疗很难消减甲状腺肿，反而会导致亚临床或临床甲状腺毒症的发生，尤其是有潜在的自主性甲状腺病变或治疗同时病情有所发展时。一旦需用左甲状腺治疗，应从低剂量（50μg/d）开始，逐渐加量，同时监测 TSH 水平，以避免过度抑制。为防止发生 Jod-Basedow 效应，特征表现为因存在自主性结节而使甲状腺激素的生成增加，应避免用造影剂或其他含碘制剂。放射性碘可缓解甲状腺肿、选择性地清除甲状腺中自主性区域，在甲状腺肿流行的地区应用越来越广。根据甲状腺肿大程度、摄碘率来选择 ^{131}I 的剂量，通常为每克组织 3.7MBq（0.1mCi），按摄碘率进行纠正，标准剂量为 370～1070MBq（10～29mCi），可以进行重复治疗，且同时给予低剂量重组 TSH（0.1mg 肌内注射）可使疗效增加。大多数患者的甲状腺肿可能消减 40%～50%。早期对于因放射治疗诱发的甲状腺肿胀和气管压迫的担心现在已消除，因为研究已证实这些并发症很罕见。当急性压迫发生时，可能需用糖皮质激素或手术治疗。放射治疗造成的甲减没有治疗 GD 那样普遍。而高达 5% 的非毒性 MNG 患者治疗后发生自身免疫性甲状腺毒症。手术治疗效果相当显著，但不排除其危险性，尤其是对于患有潜在心肺疾病的老年人。

毒性多结节性甲状腺肿

毒性多结节性甲状腺肿（MNG）与非毒性 MNG 的发病机制相似，主要的差别是毒性 MNG 表现为功能自主性。这一自主性的分子学基础尚不清楚。正如非毒性甲状腺肿，毒性甲状腺肿中的许多结节也是多克隆的，其余则为单克隆，而其克隆起源各有不同。遗传异常带来功能自主性，如激活的 TSH-R 或 G_α 突变（见上文），通常在毒性 MNG 甲状腺肿的自主区域中不常发现这些异常。

除有甲状腺肿外，毒性 MNG 的临床表现还包括亚临床甲亢或轻微甲状腺毒症。患者通常年龄较大、可能有心房颤动或心悸、心动过速、神经质、震颤或体重减轻。近期从造影剂或其他途径中接触碘，可能使甲状腺毒症诱发或加重。TSH 水平低，未结合 T_4 水平可能正常或略微升高，T_3 的升高幅度通常超过 T_4。甲状腺扫描显示异质性，多区域的摄取值升高或降低不等，24h 摄碘率不一定升高但通常在正常范围上限。

在确定的甲亢治疗前，应进行超声检查评估根据减低的区域有无离散性结节的存在（"冷"结节）。如果存在，可根据超声特征和大小的临界值进行细针穿刺活检（FNA）。组织学结果如果不确定或可疑，可考虑进行手术治疗。

治疗　毒性多结节性甲状腺肿

抗甲状腺药物可使甲状腺功能恢复正常，在老年或有疾病的患者预期生命有限时尤其适用。与 GD 不同，毒性 MNG 不会自行缓解，因此治疗是长期的。放射性碘可用于治疗腺体中的功能自主区域，也可以减轻甲状腺肿程度。但有时仍有一定程度的功能自主残留，推测在治疗的同时其他功能自主区不断出现，可能需要进一步的放射性碘治疗。手术对于甲状腺毒症和甲状腺肿效果明确。术前患者应该接受抗甲状腺药物治疗，使甲状腺功能恢复正常。

高功能孤立性结节

孤立的功能自主性甲状腺结节指毒性腺瘤。针对激活 TSH-R 信号通路的突变的功能效应的研究，揭示了这一病变的发病机制。已发现众多患孤立性高功能结节患者有获得性体细胞的 TSH-R 激活突变（图 7-11）。这些突变主要位于受体的跨膜区，诱导受体结

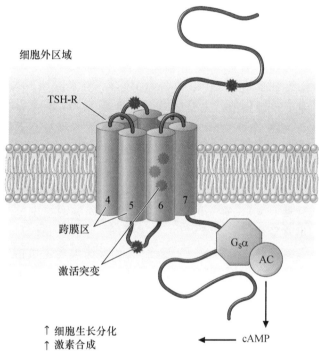

图 7-11　促甲状腺激素受体（TSH-R）的激活突变。 尽管可发生于许多不同的位点，激活 TSH-R 的突变（＊）主要是位于第 5 跨膜区和第 3 胞内袢。这些突变可诱发受体构象改变以便模拟 TSH 结合，偶合后刺激 G 蛋白（$G_s\alpha$），并激活腺苷酸环化酶（AC），生成 cAMP 的酶

合 $G_s\alpha$，使 cAMP 水平升高，促进甲状腺滤泡细胞增生和功能亢进。较少见，体细胞突变位于 $G_s\alpha$。与 McCune-Albright 综合征（第十四章）和生长激素瘤亚型（第五章）情况相似，这些突变干扰三磷酸鸟苷（GTP）水解，激活 cAMP 信号通路。多数研究结果显示，在孤立性高功能结节患者中 90％ 以上存在 TSH-R 或 $G_s\alpha$ 亚基因的激活突变。

通常孤立性高功能结节的甲状腺毒症表现轻微。临床上表现为低于正常的 TSH 水平，甲状腺结节通常较大，体检能够触及，没有 GD 或其他原因引起的甲状腺毒症的临床表现。甲状腺扫描是确定性的诊断方法，表现为高功能结节局灶性高摄取和腺体其余部分摄取降低，因为正常甲状腺组织的功能被抑制。

治疗　孤立性高功能结节

通常选择放射性碘的清除治疗。因为正常甲状腺组织的功能被抑制，^{131}I 在高功能结节处浓聚，而极少被正常甲状腺组织所摄取，因而极少破坏正常甲状腺组织。相对大剂量的放射性碘（如 370～1110MBq ^{131}I，即 10～29.9mCi ^{131}I）可使 75％ 的患者在 3 个月内纠正甲状腺毒症。5 年后甲减的发生率不到 10％。手术切除也有效，通常限于腺瘤摘除或腺叶切除，以保留甲状腺功能并减少甲状旁腺功能减退或损害喉返神经的风险。抗甲状腺药物和 β 受体阻滞药可使甲状腺功能恢复正常，但并非最佳的长久治疗。在一些临床中心，已成功运用超声引导下反复酒精注射或经皮射频热消融来治疗高功能结节，这些技术也被用于减小无功能甲状腺结节的大小。

良性腺瘤

良性甲状腺结节的分类见表 7-10。这些病变常见，成人中为 5％～10％，尤其当应用超声等高敏感性检查技术。对大滤泡型和正常滤泡型的腺瘤来说，恶性可能极小。微滤泡型、小梁型和 Hürthle 细胞变异型腺瘤需重视，因其组织学上较难予以识别。很多在超声上是混合囊性/实性病变，可能表现为海绵状，反映病理上的大滤泡型结构。然而大多数的实性结节（无论低、等或高回声）是良性的。通常在超声引导下的 FNA 是可选择的评估甲状腺结节的诊断性手段（见甲状腺结节"对患者的处理"部分）。纯甲状腺囊肿，所有甲状腺生长中＜2％，由胶质构成，也是良性的。

表 7-10	甲状腺肿瘤的分类
良性	
滤泡状上皮细胞腺瘤	
大滤泡型（胶质型）	
正常滤泡型（单纯型）	
微滤泡型（胎儿型）	
小梁型（胚胎型）	
Hürthle 细胞变异型（嗜酸细胞型）	
恶性	**近似发病率（%）**
滤泡上皮细胞	
分化良好的癌肿	
乳头状癌	80～90
纯乳头状	
滤泡样变异	
弥漫性硬化变异	
高细胞、柱状细胞变异	
滤泡状癌	5～10
低度浸润	
广泛浸润	
Hürthle 细胞癌（嗜酸细胞型）	
岛状癌	
未分化癌	
C 细胞（产生降钙素）	
甲状腺髓样癌	<10
散发性	
家族性	
MEN2	
其他恶性肿瘤	
淋巴瘤	1～2
肉瘤	
转移癌	
其他	

缩写：MEN，多发性内分泌肿瘤

即使在重复抽吸之后仍反复复发的囊肿，如果较大可能需要手术切除。乙醇（酒精）消融硬化囊肿治疗已成功用于无症状的患者。

用左甲状腺素抑制 TSH 治疗在富含碘的人群中并不能使甲状腺结节缩小。而如果存在相对碘缺乏，碘和左甲状腺素治疗都可能缩小结节体积。如果在这种情况下应用左甲状腺素而在 6～12 个月的抑制治疗后结节没有缩小，应停止治疗，因为长期治疗获益的可能性很小，且医源性亚临床甲状腺毒症的风险增加。

甲状腺癌

甲状腺癌是内分泌系统中最常见的恶性肿瘤。根据组织学特征，对来源于滤泡上皮的恶性肿瘤进行分类。分化性肿瘤，如甲状腺乳头状癌（PTC）或滤泡状癌（FTC）通常是可治愈的，早期发现的患者预后较好。相反，未分化甲状腺癌（ATC）有侵袭性，治疗效果差，预后不良。

美国甲状腺癌的发生率每年约 12/10 万，随年龄而增长。年长者中预后较差（＞65 岁）。女性患病人数是男性的 2 倍，但男性的预后较差。其他重要的影响预后的危险因素包括儿童期头或颈部受到辐射、大结节（≥4cm）、局部肿瘤固定或侵犯淋巴结、出现远处转移（表 7-11）。甲状腺癌的一些特性有利于其诊疗处理：①甲状腺结节容易触及，便于早期 FNA 活组织检查；②碘的放射性同位素可用于诊断（^{123}I）和治疗（^{131}I）分化良好的甲状腺癌，反映甲状腺对这一阴离子独有的摄取能力；③血清标志物帮助发现病变是否残留或复发，如 Tg 水平可用于 PTC 和 FTC 的随访、降钙素可用于甲状腺髓样癌（MTC）的随访。

分类

甲状腺肿瘤可来源于甲状腺内各种细胞类型，包括甲状腺滤泡细胞、产生降钙素的 C 细胞、淋巴细胞、间质和血管成分，还有来自其他部位的转移灶（表 7-10）。美国癌症联合委员会（AJCC）已用肿瘤、淋巴结、转移（TNM）分类法制定了分级系统（表 7-12）。还有其他一些广泛使用的分类和分级方法，其中有些侧重于组织学特征或年龄、性别等危险因素。

发病机制和遗传基础

辐射 对甲状腺癌发病机制的早期研究着重于外照射的作用，诱发染色体断裂，导致基因重排和肿瘤抑制基因的丧失。过去对纵隔、面部、头部和颈部的外照射用来治疗一系列疾病包括痤疮，以及胸腺、扁桃体和腺样体增大。射线照射增加良性和恶性甲状腺结节的发生，还与多中心癌症的发生有关，并使甲状

表 7-11	甲状腺癌结节患者中甲状腺癌的危险因素
头或颈部辐射史，包括骨髓移植的全身放疗和儿童白血病的脑部放疗	有甲状腺癌、MEN2 或其他与甲状腺恶性肿瘤相关的遗传性综合征（如 Cowden 综合征、家族性息肉病、Carney 综合征）的家族史
儿童或未成年期暴露于放射性尘埃的电离辐射	
年龄<20 岁或>65 岁	声带麻痹、声音嘶哑
结节直径增大（>4cm）	结节与邻近组织粘连
新出现或增大的颈部肿块	甲状腺外延伸
男性	颈侧淋巴结病

缩写：MEN，多发性内分泌肿瘤

表7-12	甲状腺癌分类[a]	
乳头状或滤泡状甲状腺癌		
	<45 岁	>45 岁
Ⅰ期	任意 T、N、M0	T1、N0、M0
Ⅱ期	任意 T、N、M1	T2、N0、M0
		T3、N0、M0
		T1~T3、N1a、M0
ⅣA期		T4a、任意 N、M0
		T1~T3、N1b、M0
ⅣB期		T4b、任意 N、M1
ⅣC期		任意 T、N、M1
未分化甲状腺癌		
Ⅳ期	所有Ⅳ期病例	
甲状腺髓样癌		
Ⅰ期	T1、N0、M0	
Ⅱ期	T2 或 T3、N0、M0	
Ⅲ期	T1~T3、N1a、M0	
ⅣA期	T4a、任意 N、M0	
	T1~T3、N1b、M0	
ⅣB期	T4b、任意 N、M0	
ⅣC期	任意 T、任意 N、M1	

[a] 标准包括：T，原发肿瘤的大小和界限（T1a≤1cm；1cm<T1b≤2cm；T2>2cm 而≤4cm；T3>4cm 或延伸至甲状腺周围软组织或胸骨甲状肌；T4a 侵犯皮下软组织、咽喉、气管、食管或喉返神经；T4b 侵入椎前筋膜或颈动脉鞘或纵隔血管）；N：无（N0）或有（N1）区域（N1aⅣ级中央区；N1bⅡ～Ⅳ级侧区、上纵隔或咽后/旁）淋巴结累及；M：无（M0）或有远处转移（M1）。

来源：美国癌症联合会利用 TNM 分类甲状腺癌分期系统，第 7 版

腺癌的发生年龄提早。核泄漏辐射也增加了甲状腺癌的发生风险。儿童似乎比成人更易遭受辐射的影响。值得注意的是，来自 ^{131}I 治疗的辐射几乎不增加发生甲状腺癌的风险。

TSH 和生长因子 许多分化型甲状腺癌表达 TSH-R，所以对 TSH 有一定的反应性。甲状腺结节患者中较高的血清 TSH 水平，即使在正常范围内，也与甲状腺癌的风险增加有关。这为甲状腺癌患者接受 T_4 治疗抑制 TSH 的方法提供了理论依据。TSH 受体的残余表达也使 TSH 刺激摄取的 ^{131}I 治疗成为可能（见下文）。

肿瘤基因和肿瘤抑制基因 甲状腺癌的起源为单克隆，即由于发生突变使一株细胞生长占优势。除增殖速度提高外，一些甲状腺癌表现为细胞凋亡受损，侵袭、血管新生和转移能力增强。在甲状腺肿瘤中，通过对许多基因改变的研究，未能获得由良性发展到恶性的有序获得的体细胞突变的有力证据。此外某些突变对于甲状腺肿瘤来说较为特异，其中一些与组织学分类有关（表7-13）。

如上所述，TSH-R 和 $G_{s\alpha}$ 亚基的激活突变与功能自主性结节有关。尽管这些突变诱导甲状腺细胞生长，但这一类型的结节几乎都是良性的。

RET-RAS-BRAF 信号通路的激活可见于 70% 的 PTC 患者，尽管这些类型的突变是异质性的。许多基因重排，包括 10 号染色体上的 RET 基因，使这一受体酪氨酸激酶受其他启动子的控制，导致受体的过度表达。在不同组群的研究中发现 20%～40% 的 PTC 存在 RET 基因重排，也观察到切尔诺贝利核辐射事故发生后肿瘤的发生有所上升。PTC 中的重排现象还见于另一个酪氨酸激酶基因 TRK1，位于 1 号染色体上。目前为止，发现 PTC 伴 RET 或 TRK1 重排在判断预后和预测治疗反应中未证实其用处。BRAF V600E 突变似乎是 PTC 中最常见的遗传性改变。这些突变激活激酶，刺激丝裂原活化蛋白 MAP 激酶（MAPK）瀑布反应。RAS 突变，也可刺激 MAPK 瀑布，发现于 20%～30% 的 甲 状 腺 肿 瘤（NRAS > HRAS > KRAS），包括 PTC 和 FTC。值得注意的是，同时发生的 RET、BRAF 和 RAS 突变很少出现于同一肿瘤，提示 MAPK 瀑布的激活对肿瘤发生具有决定性作用，无论哪个步骤起始这一瀑布。

RAS 突变也发生于 FTC。另外，在 FTC 一个明显的分支中，存在甲状腺发育转录因子 PAX8 和核受体 PPARγ 的另一种基因重排。总的来说，约 70% 的滤泡状癌有基因突变或遗传性重排。3p 或 11q 的杂合性丢失，与肿瘤抑制基因的缺失一致，也常见于 FTC。

分化型甲状腺癌的多数突变也可见于 ATC。BRAF 突变可见于高达 50% 的 ATC。编码 β-连环蛋白的 CTNNB1 基因突变可见于约 2/3 的 ATC 患者，而不见于 PTC 或 FTC。肿瘤抑制因子 P53 的突变也对 ATC 的生长起重要作用，因为 P53 在细胞周期的监控、DNA 的修复和细胞凋亡中起作用，它的丢失可能导致遗传不稳定性的迅速发生，治疗反应也差（表7-13）。

在甲状腺癌的临床管理中分子学诊断的作用正处于研究中。在实践中，特异性基因突变的分析可能有助于诊断、判断预后和选择治疗。尽管 BRAF V600E 突变与肿瘤细胞碘摄取缺失有关，至今无明确证据这一信息改变临床决策。BRAF 阳性 PTC 患者的高复发率被多次报道，但其对生存率的影响仍不清。作为癌症基因组计划（TCGA）一部分的甲状腺癌的测序可能导致基于肿瘤分子学异常的新的分类方法。

当 MTC 的发生与 2 型多发性内分泌肿瘤（MEN2）相关时，其间存在遗传性 RET 基因的点突变。与 PTC

表 7-13	甲状腺肿瘤的遗传改变			
基因/蛋白	基因类别	染色体定位	基因异常	肿瘤
TSH 受体	GPCR 受体	14q31	点突变	毒性腺瘤、分化癌
G_{Sα}	G 蛋白	20q13.2	点突变	毒性腺瘤、分化癌
RET/PTC	受体酪氨酸激酶	10q11.2	重排 PTC1：inv（10）（q11.2q21） PTC2：t（10；17）（q11.2；q23） PTC3：ELE1/TK	PTC（更常见于放射线诱发肿瘤）
RET	受体酪氨酸激酶	10q11.2	点突变	MEN2、甲状腺髓样癌
BRAF	MEK 激酶	7q24	点突变、重排	PTC、ATC
TRK	受体酪氨酸激酶	1q23~24	重排	多结节性甲状腺肿、甲状腺乳头状癌
RAS	信号转导 p21	NRAS 1p13.2（最常见）； HRAS 11p15.5；KRAS 12p12.1	点突变	滤泡状甲状腺癌、PTC滤泡性变异、腺瘤
P53	肿瘤抑制基因、细胞周期调控、细胞凋亡	17p13	点突变、缺失、插入	未分化癌
APC	肿瘤抑制基因、肿瘤样息肉基因	5q21~q22	点突变	未分化癌，也与家族性结肠息肉病有关
P16（MTS1，CDKN2A）	肿瘤抑制基因、细胞周期调控	9p21	缺失	分化癌
P21/WAF	肿瘤抑制基因、细胞周期调控	6p21.2	过度表达	未分化癌
MET	受体酪氨酸激酶	7q31	过度表达	甲状腺滤泡状癌
c-MYC	受体酪氨酸激酶	8q24.12~13	过度表达	分化癌
PTEN	磷酸酶	10q23	点突变	Cowden 综合征中的（多发性错构瘤、乳腺肿瘤、胃肠道息肉、甲状腺肿瘤）PTC
CTNNB1	β-连环蛋白	3p22	点突变	未分化癌
杂合性丢失（LOH）	? 肿瘤抑制基因	3p；11q13，其他位点	缺失	分化癌、未分化癌
PAX8-PPARγ1	转录因子-核受体融合	t（2；3）（q13；p25）	易位	滤泡腺瘤或癌，罕见 PTC滤泡状变异

缩写：APC，结肠腺瘤性息肉病；ATC，甲状腺未分化癌；BRAF，v-raf 同源物，B1；CCDKN2A，周期素依赖激酶抑制剂 2A；c-MYC，骨髓细胞瘤病毒原癌基因细胞内同源物；ELE1/TK，RET 激活基因单元 1/酪氨酸激酶；GPCR，G 蛋白耦联受体；Gsa，G 蛋白刺激 α 亚基；MEK，有丝分裂原细胞外信号调控激酶；MEN2，多发性内分泌肿瘤-2；MET，met 原癌基因（干细胞生长因子受体）；MTS，多发肿瘤抑制子；P53，P53 肿瘤抑制基因；PTC，甲状腺乳头状癌；PTEN，磷酸化酶和张力素同源物；RAS，鼠肉瘤原癌基因；RET，转染重安排原癌基因；p21，p21 肿瘤抑制子；PAX8，配对域转录因子；PPARγ1，过氧化物酶体增殖体激活受体 γ1；TRK，酪氨酸激酶受体；TSH，促甲状腺激素；WAF，野生型 p53 活化片段

来源：Adapted with permission from P Kopp, JL Jameson, in JL Jameson (ed)：Principles of Molecular Medicine. Totowa, NJ, Humana Press, 1998.

中所见到的 *RET* 基因重排不同的是，MEN2 中的突变是点突变，可诱导酪氨酸激酶的组成型活性（第十章）。MTC 发生始于 C 细胞的增生，增加了迄今尚未确认的"二次打击"引起细胞转化的可能性。一组散发性 MTC 中包含激活 RET 的体细胞突变。

分化良好的甲状腺癌

乳头状 PTC 是甲状腺癌中最常见的类型，占分化良好的甲状腺恶性肿瘤的 70%～90%。尸体解剖时发现微小 PTC 在甲状腺中所占比例高达 25%，但这些病变都很小（数毫米），也没有临床意义。FNA 或手术切除后所得到的 PTC 特有的细胞学特征可以帮助

诊断，这些特征包括砂粒体、一种表现为"孤儿安妮"现象，即由大核仁引起的裂开胞核、乳头状结构形成。

在甲状腺中 PTC 倾向于多灶性、局部侵袭性生长，也可通过甲状腺包膜进入颈部邻近的组织结构，它通过淋巴系统播散，也可血行转移，主要是到骨、肺组织。因为肿瘤生长相对较慢，大量的肺转移病灶可能积聚的同时，往往临床很少有明显的症状。对于已有淋巴结转移患者的预后判断有所争议。患者可以很好地耐受甲状腺癌淋巴结转移，但癌症复发及死亡危险可能有所上升，尤其是在老年人群中。PTC 的 TNM 分期见表 7-12。多数乳头状癌发现于早期（>80%Ⅰ期或Ⅱ期），其预后很好，生存曲线接近预期寿命（图 7-12）。癌症Ⅳ期的死亡率明显升高，尤其是有远处转移（ⅣC 期），但这组患者仅占 1%。PTC 的治疗见后述。

滤泡状　全世界不同的区域 FTC 的发生率差异较大，在碘缺乏地区更为常见。在美国，当前 FTC 仅占所有诊断甲状腺癌的 5%。靠 FNA 难以诊断 FTC，因为良恶性滤泡状肿瘤的区别主要在于是否存在血管、神经或邻近组织结构的侵犯。FTC 倾向于通过血行途径转移到骨、肺和中枢神经系统。与 FTC 相关的死亡率不如 PTC 乐观，部分是由于相当多的患者发现时已是 Ⅳ 期。预后差的特征包括远处转移、年龄超过 50 岁、原发肿块>4cm、组织学表现为 Hurthle 细胞型及出现明显血管浸润。

治疗　分化良好的甲状腺癌

手术

所有分化良好的甲状腺癌需要手术切除。通过

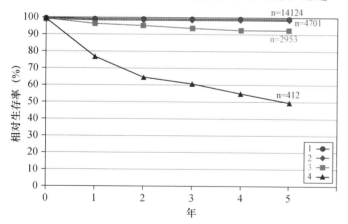

图 7-12　乳头状癌不同分期患者的生存率〔Adapted with permission from Edge SB, Byrd DR: Thyroid, in Compton CC, Fritz AB, Greene FL, Trotti A (eds): AJCC Cancer Staging Manual, 7th ed. New York, Springer, 2010, pp 87-92.〕

手术除了能够清除原发病灶，还可以准确判断癌症的组织类型和分期，多中心病变往往存在于甲状腺对侧腺叶中。所有患者应进行术前超声检查，评估中央和侧部淋巴结区以寻找可疑病变，如果存在应行 FNA，后手术切除。双侧、次全切除手术对于除了 T1a 期肿瘤（≤1cm）以外的所有患者都可以减少复发率。如果组织细胞学诊断甲状腺癌，应进行双侧手术。如果在腺叶切除后病理提示恶性，推荐全面手术除非肿瘤为 T1a 期或浸润性很小的滤泡状癌。高危患者行双侧手术后可以监测血清 Tg 水平并用放射性碘进行残余清扫和有可能的亲碘转移灶的治疗。因此，次全切除手术对于几乎所有患者都适合，如果由经验丰富的外科医生操作，手术的并发症会控制在可接受的低限范围内。

TSH 抑制治疗

因为多数肿瘤仍对 TSH 敏感，左甲状腺素对 TSH 的抑制治疗可作为甲状腺癌的主要治疗方法。尽管 TSH 的抑制治疗效果肯定，但还没有前瞻性研究明确 TSH 的最佳抑制水平。TSH 被抑制的程度应根据患者的复发风险而个体化。治疗中应监测血液化验和影像学证实癌症不存在，否则应考虑癌症残留或复发。对复发低危的患者，TSH 应被抑制于较低的、但可测定的范围（0.1~0.5mIU/L）。如果随后的监测未提示疾病的存在，TSH 目标可以上升至正常范围的下半部分。对于复发高危患者或已知癌症已转移，TSH 应被保持于<0.1mIU/L，如果对于轻微甲状腺毒症没有强烈的禁忌。这时必须测定未结合 T_4 以避免过度治疗。

放射性碘治疗

甲状腺次全切除后，甲状腺实质组织仍存在，尤其是甲状腺床的位置，其周围还有甲状旁腺。术后对残余甲状腺进行放射性清扫可以清除残留的正常甲状腺，以便于长期随访中用 Tg 测定和放射性碘扫描。另外，分化良好的甲状腺癌通常可结合放射性碘，尽管不如正常甲状腺滤泡细胞。放射性碘的摄取主要由 NIS 的表达决定，由 TSH 刺激，需要 TSH-R 的表达。放射活性的滞留时间由肿瘤保留分化功能（如碘化物的捕获和有机化）的多少决定。因此，对于有复发风险和已知远处转移灶的患者，[131]I 清扫也可能治疗残留的肿瘤细胞。

适应证　不是所有患者均能从放射性碘治疗中获益。Ⅰ期患者肿瘤为 T1（≤2cm）局限于甲状腺

内的进行放射性碘治疗，复发率和生存率都没有得到改善。而对于高危患者（较大的肿瘤、乳头状癌的易浸润变异型、肿瘤侵犯血管、大量淋巴结转移），放射性碘可减少复发并提高生存率。

¹³¹I甲状腺清除和治疗 如上所述，用¹³¹I清除甲状腺的决定需要协同手术一起进行，因为只有最小限度地保留正常甲状腺组织时，才能使放射清除方法取得更好的效果。在碘耗竭后（患者低碘饮食1～2周）和血清TSH水平上升以刺激同位素摄取入残留甲状腺和潜在的残余肿瘤后，给予放射性碘。有两种方法可实现血清TSH水平升高。可以撤除甲状腺激素使内源性TSH分泌，理想状况下，在¹³¹I治疗时血清TSH>25mIU/L。标准的策略是患者术后数周服三碘甲腺原氨酸（25μg每日1次或2次），而后撤药2周。或者，可给予重组人TSH（rhTSH）连续2日注射（0.9mg），第二次注射后24h给予¹³¹I。患者可继续服左甲状腺素且保持甲状腺功能正常。两种方法在实现残余清扫的成功率相等。

治疗前进行扫描的¹³¹I剂量（通常是111～185MBq，3～5mCi）或¹²³I剂量（74MBq，2mCi）可显示残余组织的数量，提供放射性清除治疗的参考剂量。然而，由于担心放射活性"阻抑"损害随后的治疗，有趋势避免治疗前用¹³¹I而用¹²³I扫描，或直接清扫，除非对残留组织的数量有怀疑因而可能改变治疗或者有远处转移。在美国，多数中心门诊患者中剂量可达6475MBq（175mCi）。剂量取决于治疗目的，残余清扫用较低剂量（1850～2775MBq，即50～75mCi），癌症残留的辅助治疗则用较高剂量（3700～5500MBq，100～150mCi）。放射性碘治疗后WBS可确认残余组织¹³¹I摄取以及发现转移病灶的存在可能。

随访中的全身甲状腺扫描和甲状腺球蛋白测定 血清甲状腺球蛋白是术后残余甲状腺组织清扫后发现甲状腺癌残留或复发的敏感指标。然而较新的Tg检测功能性敏感度低至0.1mg/ml，不同于以往化验1ng/ml的功能性敏感度，减少了真正血清Tg检测不出的患者数量。因为大多数乳头状癌在颈部淋巴结复发，甲状腺清扫6个月后应进行颈部超声检查；在这方面超声比WBS更敏感。

清扫后没有疾病残留临床证据的低危患者，且左甲状腺素治疗时基础Tg<1ng/ml，清扫后6～12个月应查rhTSH刺激后Tg水平，不进行WBS。如果刺激后Tg水平低（<1ng/ml），理想状况下无法检测，5年复发风险<5%。较新的数据提示基础

Tg水平在敏感检测中无法检测的患者如果有记录不存在Tg抗体，可能不需rhTSH刺激。这些患者可以每6～12个月随访未刺激Tg和颈部超声如果需要。左甲状腺素剂量可滴定至较高TSH水平0.5～1.5mIU/L。

在存在已知亲碘转移灶或血清甲状腺球蛋白水平升高而超声、胸部CT、颈部断层影像检查阴性的患者中应保留WBS，且可能需要另外的¹³¹I治疗。

另外，多数权威专家建议在扫描阴性、Tg阳性（Tg>5～10g/ml）患者中进行放射性碘治疗，因为多数可从大剂量的¹³¹I治疗治疗中获益。对这些患者，rhTSH准备未获FDA批准用于转移灶治疗，传统的甲状腺激素撤除法可适用。这包括将患者由左甲状腺素（T₄）转为更快速清除的激素三碘甲腺原氨酸（T₃），因而使TSH更快升高。无论是否¹³¹I，治疗后WBS是评估亲碘转移灶的金标准。

除了放射性碘治疗，外照射也可用于治疗特异性的转移病灶，尤其是在发生骨痛或威胁神经的损害（如脊椎转移）时。

新的可能的治疗 酪氨酸激酶抑制剂正被开发为靶向治疗甲状腺癌中激活的路径，包括RAS、BRAF、EGFR、VEGFR和血管紧张素路径。一个多中心随机对照研究报道，在417例进展性转移性甲状腺癌中，多激酶抑制剂索拉菲尼与安慰剂组相比，其使无进展生存率提高2倍，达到10.8个月。正在进行临床试验探索用激酶抑制剂或其他方法的分化治疗方案是否可以提高放射性碘的摄取率和有效性。

未分化和其他类型的甲状腺癌

甲状腺未分化癌 如上所述，ATC是一种分化差并有侵袭性的癌症。其预后差，多数患者在诊断后6个月内死亡。因为这些肿瘤处在未分化阶段，所以它们对放射性碘几乎没有摄取能力。一旦还留有摄碘力，可以考虑放射治疗。包括蒽环类和紫杉酚等多种药物内在的化学治疗效果通常不佳，如果肿瘤有一定的应答性，则可以尝试外照射治疗。

甲状腺淋巴瘤 甲状腺内的淋巴瘤常常发生于桥本甲状腺炎的基础上，甲状腺肿块迅速增大，则提示该病可能。甲状腺中弥漫性大细胞型淋巴瘤是最常见的类型。活组织检查显示淋巴样细胞难以与小细胞肺

癌或 ATC 鉴别。这些肿瘤通常对外照射高度敏感，手术切除不作为首选治疗，因为它可能使病灶播散，另行种植于甲状腺。如果癌症分期提示病变已超出甲状腺，需参照其他类型淋巴瘤的治疗指南予以处理。

甲状腺髓样癌

MTC 可以为散发性或家族性，约占甲状腺癌的 5%。家族性 MTC 有 3 种类型：MEN2A、MEN2B 和家族性 MTC 不伴 MEN 的其他特征（第十章）。一般来说，MEN2B 型 MTC 比 MEN2A 更有侵袭性，家族性 MTC 比散发性更有侵袭性。血清降钙素升高是病灶残留或复发的指标。所有 MTC 患者应检查 RET 基因突变，以便对基因突变阳性的患者家族成员提供遗传咨询和测试。

对 MTC 主要的治疗措施是手术。MTC 不像其他来源于甲状腺滤泡细胞的肿瘤，它对放射性碘没有摄取力。外照射治疗和化学治疗对癌症晚期的患者可能有缓解作用（第十章）。

甲状腺结节患者的处理方法

约 5% 的成人中可触及甲状腺结节，但其患病率在世界范围内差异较大。鉴于这一高患病率，医生通常通过查体发现或因其他目的行影像学检查时（如颈动脉超声、颈椎 MRI）偶然发现。评估的主要目的是用经济有效的方式识别出有恶性病变的一小部分人群。

在碘缺乏地区、女性和年长者中，结节的发生更普遍。多数可触及的结节直径 >1cm，但能否触及结节，还要看结节在甲状腺中的位置（表浅还是深埋），患者颈部的解剖结构和检查者的经验。更灵敏的检查手段如 CT、甲状腺超声和病理学研究显示甲状腺结节的发生率在 50 岁以上人群中达到 50%。这些甲状腺意外瘤的存在导致更多关于怎样发现结节以及哪些结节需要深入研究的争论。

对孤立结节的诊断见图 7-13。多数甲状腺结节患者的甲状腺功能正常。但甲状腺功能应通过测定 TSH 水平来检测，TSH 可以被一个或多个功能自主性结节所抑制。如果 TSH 被抑制，放射性核素扫描可以判断该结节是否是"热结节"，因为病变部位摄取升高几乎可以排除恶性可能，也没必要做 FNA 检查。在其他情况下，甲状腺超声应作为判定甲状腺结节的下一步骤，因以下三个原因：①超声可以确认所触及的结节是否是一个真正的结节。大约 15%"可触及"的结节在影像上未被证实，因此不需要进一步评估。②超声可以评估是否存在其他未触及的结节，并根据影像学特征和大小决定是否推荐 FNA。③超声根据结节特征性的影像表现，结合结节大小以帮助做出是否行 FNA 的决定。

来自美国甲状腺协会和美国临床内分泌医师协会的以循证医学为背景的指南均推荐根据超声影像特征和大小的分界值进行结节的 FNA，有较多可疑超声特点的结节大小的分界值较低。理想上在超声引导下，当技能熟练的内科医生完成操作、经验丰富的细胞病理学家协助阅片时，FNA 活检的敏感性和特异性好。该技术对 PTC 的诊断尤为重要。然而单独用细胞学检查通常无法鉴别良恶性滤泡状病变。

在一些大型研究中，FNA 活组织检查结果表明：65% 为良性，5% 为恶性或可疑恶性，10% 无法诊断或取样不足难以诊断，20% 不确定。目前 TBS 分类被广泛用于提供更统一的术语报告甲状腺结节 FNA 细胞学结果。这一六层分类系统评估的恶性率见表 7-14。TBS 系统特别地将曾经标为不确定的细胞学标本进一步分类为三组：不确定意义的滤泡状病变（AUS/FLUS）、滤泡状新生物和可疑恶性病变。

细胞学结果显示恶性者应接受手术，术前超声评估颈部淋巴结。未诊断的细胞学标本一般来源于囊性病变但也可能是长时间的纤维化结节。如果需要重复 FNA，应在超声引导下进行。重复 FNA 可在约 50% 病例中得出细胞学诊断。良性结节应超声随访结节生长，如果结节增大，可重复做 FNA。用左甲状腺素抑制血清 TSH 在富碘的人群中对于缩小结节是无效的，因此不用左甲状腺素治疗。

TBS 分类中的三个新的细胞学分类与不同的恶性风险相关（表 7-14）。对可疑恶性的结节，推荐在超声评估颈部淋巴结后进行手术。需与患者讨论的选择包括：①术中冰冻部分的腺叶切除；②甲状腺次全切除；③分析基因突变，主要是 *BRAF V600E*，可实质上诊断 PTC，且需要性双侧而不是单侧甲状腺手术。

另外，大多数 AUS/FLUS 结节和滤泡状新生物细胞学结果是良性的；只有 10%～30% 是恶性的。对于这些患者的传统的做法是诊断性腺叶切除做组织

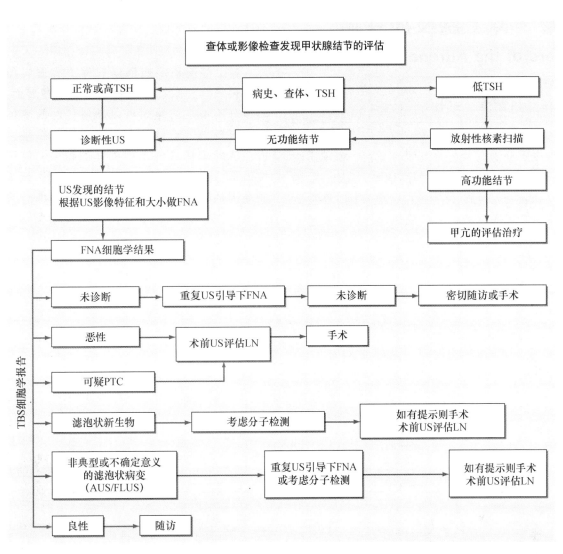

图 7-13　甲状腺结节患者的处理。细节见正文及参考文献。FNA，细针穿刺活检；LN，淋巴结；PTC，甲状腺乳头状癌；TSH，促甲状腺激素；US，超声

表 7-14	甲状腺细胞学 BETHESDA 分类
诊断分类	恶性风险
未诊断或不满意	1%～5%
良性	2%～4%
不典型或不确定意义的滤泡状病变（AUS/FLUS）	15%～20%
滤泡状新生物	20%～30%
可疑恶性	60%～75%
恶性	97%～100%

病理学诊断。因此多达 85% 的患者进行良性结节的手术。一个高敏感性（约 90%）的新的分子学试验利用表达谱基因芯片技术可能减少这两组人中不必要的手术。在一个超过 265 个此类结节的多中心临床试验中，阴性的基因表达分类器测试将恶性的风险减少至约 6%，从而临床推荐随访而不是手术。

评估甲状腺结节对多数患者很紧张。无论有无表述，他们关注的是甲状腺癌的可能性。可取的步骤是重温一下诊断方法，未发现恶性病变时，应消除患者的疑虑。当病灶可疑或已明确为甲状腺癌时，向患者解释一般情况下该病预后良好，同时向患者提供可行性的治疗选择。

第七章

甲状腺疾病

第八章 肾上腺皮质疾病
Disorders of the Adrenal Cortex

Wiebke Arlt

（陈玲 译 周翔海 审校）

肾上腺皮质分泌三种皮质类固醇激素：糖皮质激素（如皮质醇）、盐皮质激素（如醛固酮）、肾上腺雄激素前体（如脱氢表雄酮，DHEA）（图8-1）。糖皮质激素和盐皮质激素通过特定的核受体起作用，调节一些生理的应激反应以及血压和电解质的平衡。雄激素前体在性腺及外周的靶细胞被转化为性激素，通过细胞核的雄激素和雌激素受体发挥作用。

肾上腺皮质疾病根据三种主要皮质类固醇激素中一种或几种激素分泌不足或分泌过多而进行分类。激素分泌不足的原因可以是遗传性的腺体或酶的缺陷，可以是由于自身免疫性疾病、感染、梗死等原因造成的垂体或肾上腺腺体的损毁，也可以是医源性因素（如手术或抑制激素的使用）。激素分泌过多的原因通常是肿瘤，由垂体或神经内分泌细胞（异位ACTH）分泌过多促肾上腺皮质激素（ACTH），

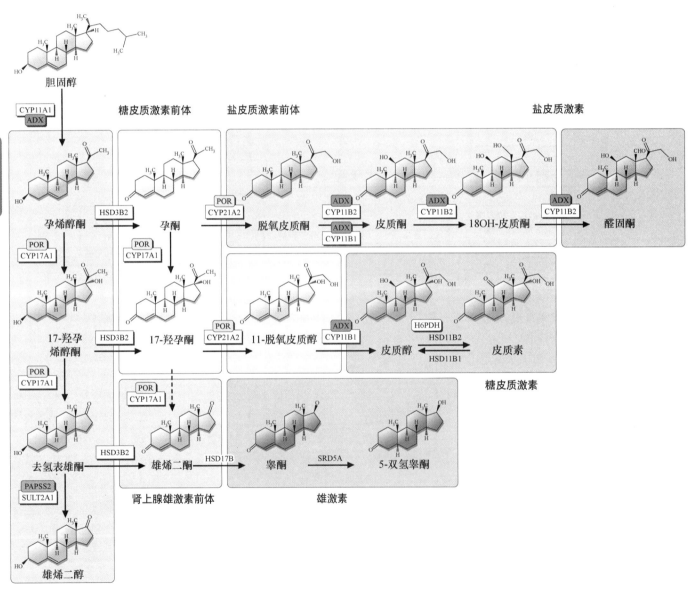

图8-1 肾上腺类固醇生成。ADX，皮质铁氧还蛋白；CYP11A1，侧链裂解酶；CYP11B1，11β-羟化酶；CYP11B2，醛固酮合成酶；CYP17A1，17α-羟化酶/17,20裂解酶；CYP21A2，21-羟化酶；DHEA，脱氢表雄酮；DHEAS，脱氢表雄酮硫酸盐；H6PDH，己糖-6-磷酸脱氢酶；HSD11B1，11β-羟类固醇脱氢酶1型；HSD11B2，11β-羟胆固醇脱氢酶2型；HSD17B，17β-羟类固醇脱氢酶；HSD3B2，3β-羟类固醇脱氢酶2型；PAPSS2，PAPS合成酶2型；POR，P450氧化还原酶；SRD5A，5α-还原酶；SULT2A1，DHEA，磺基转移酶

或肾上腺结节分泌过多的糖皮质激素、盐皮质激素或肾上腺雄激素前体。越来越多的肾上腺结节是在由于其他原因而进行的腹部影像学检查中被意外发现的。

肾上腺的解剖和发育

每个正常的肾上腺腺体重量为6～11g。它们位于肾脏的上面，有自己的血液供应。动脉血首先到达被膜下区，然后穿过皮质外层的球状带、中层的束状带、内层的网状带，最终到达肾上腺髓质。右侧肾上腺静脉直接汇入腔静脉，而左侧肾上腺静脉则注入左侧肾静脉。

在胚胎发育的早期阶段，肾上腺起源于尿生殖嵴，在孕6周左右与性腺和肾脏分离。与性别分化的时间一致（孕7～9周，见第十二章），肾上腺皮质开始分泌皮质醇和肾上腺性类固醇前体DHEA。孤儿核受体SF1（类固醇生成因子1，由NR5A1基因编码）和DAX1（剂量敏感的性别逆转基因1，由NR0B1基因编码）由于调节众多参与类固醇的生成的肾上腺基因，在这一阶段的发育中起着重要作用。

类固醇生成的调节

糖皮质激素和肾上腺雄激素的合成是在下丘脑-垂体-肾上腺（HPA）轴的控制下进行，而盐皮质激素的合成受肾素-血管紧张素-醛固酮（RAA）系统的调节。

糖皮质激素的合成受下丘脑和垂体的负反馈调节（图8-2）。下丘脑对内源性或外源性应激产生反应，分泌促皮质素释放激素（CRH）。在垂体特异性激素原转化酶-1的作用下，CRH刺激含有241个氨基酸的前阿片黑素细胞皮质激素（POMC）分裂产生含有39个氨基酸的多肽ACTH。ACTH由垂体前叶的促肾上腺皮质素细胞释放，是肾上腺皮质醇合成中的关键调控因素，对盐皮质激素和肾上腺雄激素的合成也有额外的短期作用。CRH的释放，继而ACTH的释放，呈脉冲式分泌，在下丘脑的调控下遵循昼夜节律，特别是下丘脑的视交叉上核（SCN），通过细胞特异性的生物钟基因所形成的复杂网络进行额外的调控。与ACTH的分泌形式一样，肾上腺皮质醇的分泌呈现明显的昼夜节律，即清晨觉醒前数小时开始上升，到早上达到峰值浓度，而晚上浓度低（见图8-3）。

诊断性试验利用负反馈调节的原理评估HPA轴

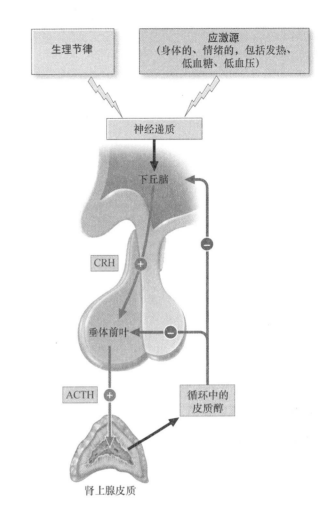

图8-2 下丘脑-垂体-肾上腺（HPA）轴的调节。ACTH，促肾上腺皮质激素；CRH，促皮质素释放激素

的功能。地塞米松抑制试验可用于诊断皮质醇增多症。地塞米松作为一种强效的人工合成糖皮质激素，通过与下丘脑-垂体的糖皮质激素受体结合抑制CRH和ACTH的分泌，从而减少内源性皮质醇的合成。不同版本的地塞米松抑制试验均在第五章详细列出。如果皮质醇的分泌是自主的（如肾上腺结节），那么ACTH已经被自主分泌的皮质醇所抑制，而不会再被地塞米松抑制。如果皮质醇产生是由垂体分泌ACTH的腺瘤引起的，在小剂量时地塞米松抑制无效，而通常大剂量地塞米松能抑制其分泌。如果皮质醇分泌是由异位分泌ACTH的肿瘤介导的，肿瘤通常对地塞米松抑制具有抵抗性。总之，地塞米松抑制试验对于建立库欣综合征的诊断是有用的，并能帮助鉴别皮质醇增多症的病因。

相反的，为评估糖皮质激素缺乏，需要使用ACTH刺激糖皮质激素产生。虽然ACTH肽包含39个氨基酸，但是前24个氨基酸足够引起生理反应。标准的ACTH兴奋试验包括给予促皮质素

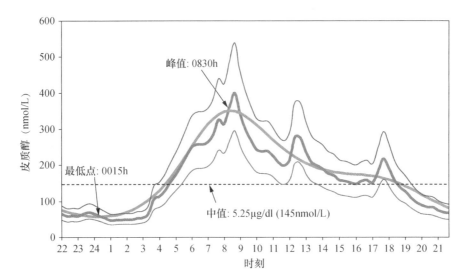

图 8-3（见书后彩图） 皮质醇的生理昼夜节律：傍晚循环中皮质醇浓度（几何平均值±标准差和余弦法拟合值）下降至节律调整均值（MESOR）之下，在午夜达到低谷，清晨开始上升，约 8:30a. m. 达到峰值（Modified after M Debono et al：Modified-release hydrocortisone to provide circadian cortisol profiles. J Clin Endocrinol Metab 94：1548，2009.）

（ACTH1-24）0.25mg 肌内注射或静脉注射，于 0、30 和 60min 分别取血测定皮质醇水平。正常反应被定义为注射促皮质素后 30～60min 皮质醇水平＞20μg/dl（＞550nmol/L）。低剂量（促皮质素 1μg 静脉注射）的 ACTH 兴奋试验已被提倡使用，然而，它增加了操作难度却没有更优越的诊断价值。另外，胰岛素耐量试验（ITT）可用于评价肾上腺功能。它通过注射胰岛素诱发低血糖，低血糖作为一个强的应激信号触发下丘脑分泌 CRH，随后激活整个 HPA 轴。ITT 包括静脉注射常规胰岛素 0.1U/kg（如果可能存在垂体功能减退，则需要减少胰岛素剂量），于 0、30、60 和 120min 分别取血测定血糖和皮质醇，如果需要评估生长激素轴功能，则同时测定生长激素（GH）。当患者出现有症状的低血糖（通常血糖水平＜40mg/dl）时，需要口服或静脉注射葡萄糖。正常的反应被定义为皮质醇＞20μg/dl、生长激素＞5.1μg/L。ITT 需要仔细的临床监测和连续的血糖测定。ITT 禁忌在患有冠心病、脑血管疾病及癫痫的患者中进行，在这些情况下，短的促皮质素试验通常被作为一线试验。

盐皮质激素的产生被 RAA 调节循环控制，该调节循环起始于肾小球旁细胞分泌肾素，导致血管紧张素原在肝脏分解为血管紧张素 I（图 8-4）。血管紧张素转化酶（ACE）将血管紧张素 I 裂解为血管紧张素 II，血管紧张素 II 结合并激活血管紧张素 II 受体 1［AT1 受体（AT1R）］，导致醛固酮分泌增加和血管收缩。醛固酮能增加钠潴留和钾的排泄，增加动脉灌注压，从而调节肾素的释放。由于盐皮质激素的合成主

要由 RAA 系统控制，因此下丘脑-垂体损害不会显著影响肾上腺合成醛固酮的能力。

与 HPA 轴相似，对 RAA 系统的评估可用于疾病诊断。如果醛固酮分泌过多，会负反馈调节导致血浆肾素水平下降（测定见下述）。相反的，如果盐皮质激素缺乏，血浆肾素水平将明显增加。生理情况下，口服或静脉注射钠负荷后导致醛固酮分泌被抑制，当自主性盐皮质激素分泌过多时，钠负荷对醛固酮分泌的抑制作用减弱或消失。

类固醇激素的合成、代谢和作用

类固醇合成的启动需要 ACTH 的刺激。ACTH 受体 MC2R（黑皮质素 2 受体）与 MC2R 辅助蛋白 MRAP 相互作用，该复合物被运送至肾上腺皮质细胞膜，与 ACTH 结合（图 8-5）。ACTH 刺激生成环磷酸腺苷（cAMP），cAMP 可上调蛋白激酶 A（PKA）信号通路。非活化的 PKA 是由两个调节亚基和两个催化亚基组成的四聚体，它在 cAMP 的作用下分解成两个调节亚基的二聚体和两个游离的活化的催化亚基，两个调节亚基的二聚体与 cAMP 结合。PKA 活化通过三条不同的途径影响类固醇合成：①增加胆固醇酯的输入；②提高激素敏感性脂酶活性，使胆固醇酯裂解为胆固醇进入线粒体；③增加 cAMP 反应结合元件（CREB）的使用和磷酸化，CREB 作为转录因子增加 CYP11A1 和糖皮质激素合成过程中所需的其他酶的转录。

肾上腺的类固醇合成呈区域特异性。盐皮质激素

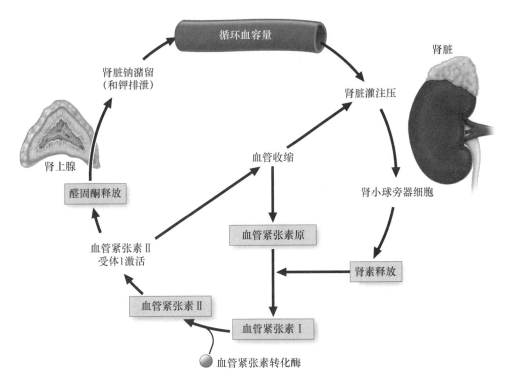

图 8-4 肾素-血管紧张素-醛固酮（RAA）系统的调节

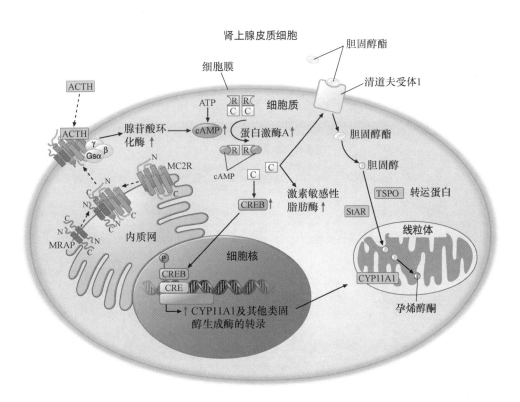

图 8-5 ACTH 对肾上腺类固醇生成的作用。 ACTH，促肾上腺皮质激素；结合蛋白；MRAP，MC2R 辅助蛋白；蛋白激酶 A 催化亚基（C；PRKACA），PKA 调节亚基（R；PRKAR1A）；StAR，类固醇生成的急性调节（蛋白）；TSPO（转运蛋白）

在外侧的球状带合成，糖皮质激素在束状带合成，而肾上腺雄激素在内侧的网状带合成（图 8-1）。所有的

类固醇合成途径均需要胆固醇进入线粒体，这一过程由类固醇合成的急性调节蛋白（StAR）启动，StAR

第八章 肾上腺皮质疾病

从线粒体膜外侧向膜内侧穿梭运送胆固醇。类固醇合成酶主要有细胞色素 P450（CYP）酶，它们存在于线粒体（侧链裂解酶，CYP11A1；11β 羟化酶，CYP11B1；醛固酮合酶，CYP11B2）或内质网膜上（17α-羟化酶，CYP17A1；21-羟化酶，CYP21A2；芳香化酶，CYP19A1）。这些酶需要通过特异的氧化还原辅酶获得电子，P450 氧化还原酶（POR）和皮质铁氧还蛋白/皮质铁氧还蛋白还原酶（ADX/ADR）分别向微粒体和线粒体的 CYP 酶输送电子。另外，短链的脱氢酶 3β-羟类固醇脱氢酶 2 型（3β-HSD2），又名 Δ4,Δ5 异构酶，在肾上腺类固醇合成中具有重要作用。

胆固醇侧链裂解酶 CYP11A1 生成孕烯醇酮。糖皮质激素的合成需要孕烯醇酮在 3β-HSD2 的作用下转化为孕酮，孕酮在 CYP17A1 的作用下转化为 17-羟孕酮，在 CYP21A2 的作用下碳 21 被羟化，最终在 CYP11B1 的作用下进行 11β 羟化生成有生物活性的皮质醇（图 8-1）。盐皮质激素的生物合成同样需要孕酮，它在 CYP21A2 的作用下首先被转化为脱氧皮质酮，然后在 CYP11B2 的催化作用下经过皮质酮、18 羟-皮质酮和醛固酮三个步骤的转化。肾上腺雄激素的合成是孕烯醇酮在 CYP17A1 的转化作用下进行的，CYP17A1 是唯一催化两个酶促反应的酶。在其 17α 羟化酶的作用下，CYP17A1 将孕烯醇酮转化为 17-羟孕烯醇酮，然后通过 CYP17A 的 117,20 裂解酶作用产

生通用的性激素前体 DHEA。大部分 DHEA 是以其硫酸酯（DHEAS）形式被肾上腺分泌的，DHEAS 由 DHEA 磺基转移酶（SULT2A1）生成。

从肾上腺释放以后，血循环中的皮质醇大部分与皮质醇结合球蛋白（CBG）结合，少部分与白蛋白结合，只有极少部分以游离的非结合激素形式存在。游离的皮质醇被认为直接进入细胞内，不需要主动转运。另外，在许多糖皮质激素作用的周围靶组织，包括脂肪组织、肝脏、肌肉和大脑，皮质醇是由细胞内无活性的皮质素在 11-羟类固醇脱氢酶 1（11β-HSD1）作用下转化而来的（图 8-6）。因此，11β-HSD1 的作用是使糖皮质激素发挥作用的组织特异性受体前调节因子。在由无活性的皮质素向有活性的皮质醇转化过程中，11β-HSD1 需要烟酰胺腺嘌呤二核苷酸磷酸盐〔(NADPH) 简化型〕的作用，NADPH 是由己糖-6-磷酸脱氢酶（H6PDH）提供的。与 11β-HSD1 的催化域类似，H6PDH 位于内质网腔，使葡萄糖-6-磷酸（G6P）转化成 6-磷酸葡萄糖酸（6PGL），从而使 NADP$^+$ 重新生成 NADPH，促成在 11β-HSD1 的作用下皮质素向皮质醇的活化。

在靶细胞的细胞液中，皮质醇结合并激活糖皮质激素受体（GR），导致热休克蛋白（HSP）与受体解离及随后的二聚化（图 8-6）。与皮质醇结合的 GR 二聚体向细胞核移动并激活 DNA 序列中的糖皮质激素反应元件（GRE），从而增强糖皮质激素调节的基因

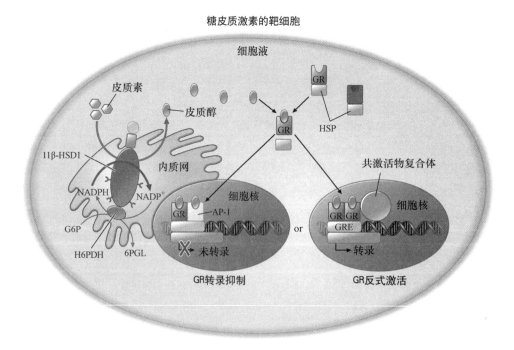

糖皮质激素的靶细胞

图 8-6　皮质醇及糖皮质激素受体（GR）作用的受体前激活。AP-1，激活蛋白 1；G-6-P，葡萄糖-6 磷酸盐；GRE，糖皮质激素反应元件；HSP，热休克蛋白；NADPH，烟酰胺腺嘌呤二核苷酸磷酸盐（简化型）；6-PGL，6-磷酸葡萄糖酸

的转录（GR 的反式激活）。然而，与皮质醇结合的 GR 也可与转录因子如 AP-1、NF-κB 形成异二聚体，导致促炎基因的转录抑制，这是糖皮质激素抗炎作用重要机制。需要注意的是，皮质酮同样具有糖皮质激素活性，只是比皮质醇的活性弱很多。然而在啮齿类，皮质酮是主要的糖皮质激素。在 17-羟化酶缺乏的患者中，由于酶的缺陷导致大量皮质酮蓄积，从而使皮质醇缺乏得到了一定的补偿。

皮质醇在微粒体酶 11β-羟胆固醇脱氢酶 2（11β-HSD2）的作用下失活形成皮质素（图 8-7），这一过程主要在肾脏完成，也可在结肠、唾液腺或其他靶组织进行。皮质醇和醛固酮与盐皮质激素受体（MR）具有同等的亲和力，但是血循环中皮质醇的浓度比醛固酮要高出千倍。因此，只有在 11β-HSD2 作用下皮质醇快速失活形成皮质素，才能阻止 MR 被过多的皮质醇激活，即皮质醇在 MR 途径上的组织特异性调节。除皮质醇和醛固酮之外，脱氧皮质酮（DOC）（图 8-1）同样能发挥盐皮质激素的活性。由于 11β-羟化酶缺陷或肿瘤相关性产生过多导致 DOC 蓄积可造成盐皮质激素过多。

肾上腺球状带细胞合成盐皮质激素是由醛固酮合酶（CYP11B2）驱动的。血管紧张素 II 与 AT1 受体结合后，通过抑制（Na⁺/K⁺）ATP 酶和钾通道活性使细胞内 Na⁺ 增多，导致球状带细胞膜去极化。进一步引起电压依赖性钙通道开放和（Ca²⁺）ATP 酶的抑制导致细胞内 Ca²⁺ 增加。因此，钙信号通道被触发，导致 CYP11B2 转录上调（图 8-8）。

与皮质醇通过 GR 作用类似，醛固酮（或皮质醇）在肾小管细胞与 MR 结合，导致 HSP-受体复合物解离，使 MR 形成同源二聚体，激素结合的 MR 二聚体向细胞核移动（图 8-7）。活化的 MR 增加了上皮钠通道（ENaC）和血清糖皮质激素诱导的激酶 1（SGK-1）的转录。在细胞液中，ENaC 与 Nedd4 相互作用阻止细胞表面 ENaC 的表达。然而，SGK-1 使 Nedd4 蛋白中的丝氨酸残基磷酸化，使 ENaC 与 Nedd4 相互作用减少，增加了 ENaC 向细胞表面的运送，在细胞表面 ENaC 介导钠潴留。

库欣综合征

（参见第五章）库欣综合征是由于长期暴露于任何病因造成的过多的糖皮质激素而引起的一系列临床表现的总称。这种糖皮质激素过多可以是 ACTH 依赖性的（如垂体促肾上腺皮质素腺瘤、非垂体肿瘤引起的异位 ACTH 分泌），或是非 ACTH 依赖性的（如肾上

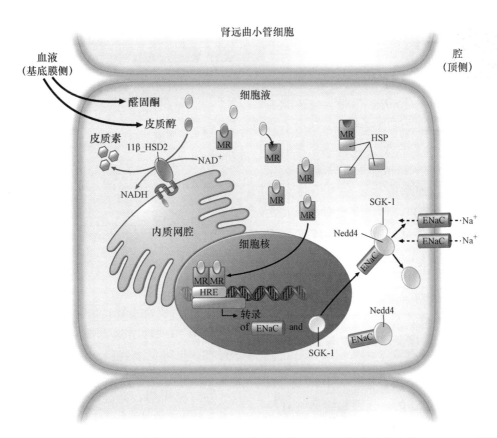

图 8-7 皮质醇及盐皮质激素受体作用的受体前失活。 EnaC，上皮钠通道；HRE，激素反应元件；NADH，烟酰胺腺嘌呤二核苷酸；SGK-1，血清糖皮质激素可诱导的激酶-1

肾上腺球状带细胞

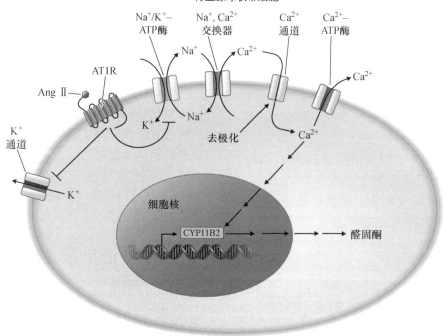

图 8-8　肾上腺醛固酮合成的调节。Ang Ⅱ，血管紧张素 Ⅱ；AT1R，血管紧张素 Ⅱ 受体 1；CYP11B2，醛固酮合酶（Modified after F Beuschlein：Regulation of aldosterone secretion：from physiology to disease. Eur J Endocrinol 168：R85，2013.）

腺皮质腺瘤、肾上腺皮质癌、结节性肾上腺增生），也可以是医源性的（如为治疗各种炎性疾病使用外源性糖皮质激素）。库欣病特指垂体促肾上腺皮质素腺瘤导致的库欣综合征。

流行病学　一般而言，库欣综合征是一种罕见病，其发病率为每年 1/10 万～2/10 万。但是，考虑到有些症状相对缺乏特异性且在人群中较常见，如向心性肥胖、2 型糖尿病、骨质疏松性椎体骨折等，人们开始考虑在这些人群中皮质醇轻度增加是否更加普遍。

在绝大多数患者中，库欣综合征是由垂体分泌 ACTH 的腺瘤引起的（表 8-1），1912 年这种疾病首次被 Harvey Cushing 描述。库欣病在女性群体发病率高，但是在青春期前，男孩发病率更高。相反，异位 ACTH 综合征多见于男性。只有 10% 的库欣综合征患者有原发的肾上腺疾病（如不依赖 ACTH 的皮质醇的自主分泌），且大多数为女性。总体而言，糖皮质激素作为药物用于免疫抑制或治疗炎性疾病是库欣综合征最常见的原因。

病因学　至少 90% 的库欣综合征患者中，ACTH 过多分泌是由垂体微腺瘤引起的，这种腺瘤通常直径只有几个毫米。垂体大腺瘤（腺瘤直径＞1cm）仅见于 5%～10% 的患者。垂体促肾上腺皮质素腺瘤通常是偶发的，极少情况下，它可见于多发性内分泌瘤病 1

表 8-1	库欣综合征的病因		
库欣综合征病因		女性：男性	百分比（%）
ACTH 依赖性库欣综合征			90
库欣病（＝垂体 ACTH 腺瘤）		4：1	75
异位 ACTH 综合征（由于支气管或胰腺类癌、小细胞肺癌、甲状腺髓样癌、嗜铬细胞瘤及其他原因）		1：1	15
非 ACTH 依赖性库欣综合征		4：1	10
肾上腺皮质腺瘤			5～10
肾上腺皮质癌			1
罕见原因：大结节性肾上腺增生；原发性色素结节性肾上腺病（小结节或者大结节）；McCune-Albright 综合征			＜1

缩略词：ACTH 促肾上腺皮质激素

型（MEN1）（第十章）。

异位 ACTH 分泌主要由潜在的类癌引起，最常见于肺部，也可见于胸腺和胰腺。由于肿瘤体积小，通常定位困难。晚期的小细胞肺癌可导致异位 ACTH 分泌。在罕见病例，异位产生的 CRH 和（或）ACTH 起源于甲状腺髓样癌或嗜铬细胞瘤，后者同时分泌儿茶酚胺和 ACTH。

大多数非 ACTH 依赖性皮质醇增多症的患者有分

泌皮质醇的肾上腺腺瘤，这些肿瘤 40% 的病因是肿瘤内突变，如 PKA 催化亚基 PRKACA 的体细胞突变。肾上腺皮质癌也可导致非 ACTH 依赖性皮质醇增多症，这些肿瘤体积一般较大，通常分泌数种皮质类固醇激素。

一个罕见的但是值得注意的肾上腺皮质醇分泌过多的原因是伴有循环中低 ACTH 水平的大结节性肾上腺增生，这些患者中可找到肾上腺内分泌 ACTH 从而通过自分泌刺激皮质醇产生的证据。这些增生的结节也常以异位表达 G 蛋白偶联受体为特征，而通常这些受体不能在肾上腺找到，这些受体包括促黄体素受体、血管紧张素受体、血清素受体、白细胞介素 1 受体、儿茶酚胺受体及抑胃肽（GIP）受体（食物依赖性库欣综合征的原因）。这些受体激活导致 KPA 信号上调，如同生理情况所发生的那样，ACTH 引起皮质醇的分泌增加。肿瘤抑制基因 ARMC5 的生殖细胞突变和体细胞突变被认为是肾上腺大结节增生性库欣综合征的普遍病因。PKA 催化亚基 PRKACA 的生殖细胞突变是肾上腺大结节增生性皮质醇增多的罕见病因。

目前已经在原发性色素结节性肾上腺病（PP-NAD）的患者中发现存在 PKA 调节亚基之一，RP-KAR1A 的突变，PPNAD 是 Carney 综合征的组分，是一种常染色体显性遗传病，同时存在多种肿瘤，表现为心脏黏液瘤、皮肤色素沉着、睾丸支持细胞肿瘤和 PPNAD。PPNAD 可表现为小结节性增生或大结节性增生，或两者并存。磷酸二酯酶可影响细胞内的 cAMP 从而影响 PKA 的活化。PDE11A 和 PDE8B 基因突变已经在双侧肾上腺增生和库欣综合征患者中得到确认，这些患者不一定存在 PPNAD 的证据。

另外一个罕见的 ACTH 非依赖性库欣综合征的病因是 McCune-Albright 综合征，该综合征也与多骨纤维发育不良、单侧色素沉着斑（café-au-lait 斑）和性早熟有关。McCune-Albright 综合征是由刺激性 G 蛋白 α 亚基 1，GNAS-1（鸟苷酸结合蛋白 α 刺激活性多肽 1）的激活突变引起的，这些突变也发现于双侧肾上腺大结节性增生但不伴 McCune-Albright 综合征其他特征的患者。极少数情况下，也见于孤立性分泌皮质醇的肾上腺腺瘤患者（表 8-1，第二十八章）。

临床表现 糖皮质激素几乎影响体内的所有细胞，因此皮质醇增多症的临床表现也涉及多个生理系统（表 8-2），糖异生增加、脂解作用以及蛋白质分解代谢增强导致最为突出的临床表现。另外，过多的糖皮质激素分泌超过了 11β-HSD2 在肾脏快速使皮质醇失活成为皮质素的能力，因此产生盐皮质激素样作用，表现为舒张压升高、低钾血症和水肿。过多的糖皮质

表 8-2	库欣综合征的症状和体征
身体部位/系统	**症状和体征**
体脂	体重增加，向心性肥胖，满月脸，颈部及背部脂肪堆积（"水牛背"）
皮肤	面部多血质，皮肤菲薄，易出现瘀斑，宽大的紫纹，痤疮，多毛
骨骼	骨量减少，骨质疏松（椎体骨折），儿童时期线性增长减慢
肌肉	肌无力，近端肌病（显著的臀肌及大腿肌肉萎缩伴爬楼梯或从椅子站起困难）
心血管系统	高血压，低血钾，水肿，动脉粥样硬化
代谢	葡萄糖不耐受/糖尿病，血脂异常
生殖系统	性欲减退，女性闭经（由于皮质醇介导的促性腺激素释放的抑制）
中枢神经系统	兴奋，情绪不稳，抑郁，有时出现认知缺陷，重症者出现偏执型精神病
血液及免疫系统	易感染，白细胞数量增加，嗜酸性粒细胞减少，高凝状态伴深静脉血栓及肺栓塞风险增加

激素也干扰中枢调节系统，抑制促性腺激素的分泌出现性腺功能减退和闭经，抑制下丘脑-垂体-甲状腺轴导致促甲状腺激素（TSH）分泌减少。

库欣综合征的大部分临床症状和体征相对缺乏特异性，包括肥胖、糖尿病、舒张期高血压、多毛和抑郁在内的表现均常见于非库欣综合征的患者。因此，仔细进行临床评估对于疑似病例是非常重要的。当一个患者出现数项临床表现，尤其是具备较多的特异性表现时，应考虑库欣综合征的诊断。特异性表现包括皮肤菲薄，易出现瘀斑、宽的（＞1cm）皮肤紫纹（图 8-9）以及近端肌病，尤其是当不用手扶的情况下从椅子上站起或爬楼梯时近端疾病表现最为突出。不同病因的库欣综合征的临床表现差异不大。在异位 ACTH 综合征患者，可观察到由于大量的 ACTH 及 POMC 裂解产物刺激黑素细胞色素产生而导致的手指关节伸侧、瘢痕部位以及易受摩擦部位的色素沉着（图 8-9）。此外，在异位 ACTH 综合征及部分肾上腺皮质癌所致的库欣综合征患者，其临床症状和体征可在较短期内出现并进展迅速。

库欣综合征患者出现深静脉血栓形成的风险极高，而且由于与库欣综合征相关的高凝状态，随后可能出现肺栓塞。大部分患者也有精神症状，以焦虑、抑郁多见，也可发生严重偏执或抑郁性精神病。即使经过治疗，患者的长期健康可能仍会受到健康相关的生活质量持续受损、心血管疾病风险增加和骨质疏松伴椎体骨折的影响，影响的严重程度取决于暴露于显著增

第一部分 内分泌学

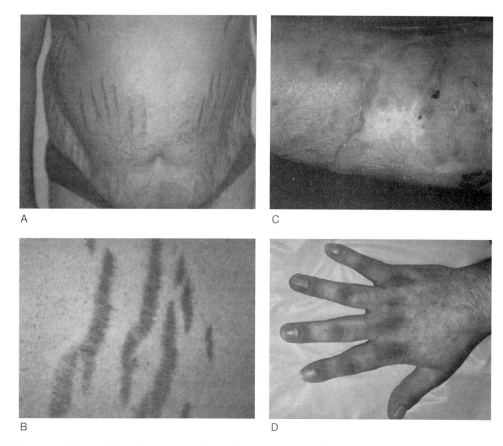

A

C

B

D

图 8-9（见书后彩图） 库欣综合征的临床特点。**A.** 表示向心性肥胖及宽大的紫纹；**B.** 为紫纹的特写；**C.** 显示一个老年库欣综合征患者皮肤菲薄；**D.** 表示一个异位 ACTH 过度分泌患者指关节的皮肤色素沉着

多的皮质醇的病程和程度。

诊断 对于怀疑库欣综合征的患者，首要步骤是建立正确的诊断。临床治疗中出现的大部分错误，导致不必要的影像学检查或手术，原因都是未遵照诊断流程进行（图 8-10）。这个流程要求在进行任何鉴别诊断所需的检查前先建立库欣综合征的诊断。原则上讲，在除外外源性糖皮质激素使用引起的临床症状和体征后，需要评估疑诊病例是否具备多个或渐进性的库欣综合征的特征，尤其是潜在的具有更高辨别价值的特征。对于意外发现肾上腺肿物的患者也需要除外库欣综合征。

如果数个试验的结果一致提示库欣综合征，那么库欣综合征的诊断应考虑成立。这些试验包括分别收集 3 次 24h 尿游离皮质醇测定结果均升高，夜间暴露于地塞米松后不能抑制清晨皮质醇水平，皮质醇分泌节律消失伴午夜高皮质醇水平，生理上，午夜是皮质醇分泌最低的时间点（图 8-10）。需要排除对这些诊断性试验结果有潜在影响的因素，如 24h 尿液标本收集不完整或者同时服用具有 CYP3A4 诱导作用的能快速使地塞米松失活的药物（如抗癫痫药、利福平等）。同

时口服避孕药时，由于升高皮质类固醇结合球蛋白水平可导致口服地塞米松后总皮质醇不被抑制。因此如果结果可疑，可在停用雌激素 4～6 周后重复试验。假性库欣综合征状态的患者，如酒精相关或周期性库欣综合征等均需进一步检查以可靠地确定或排除库欣综合征的诊断。另外，生化检测方法可影响试验结果，特别是诸如用基于抗体的检测方法测定尿游离皮质醇所代表的常见的问题。由于高特异性串联质谱的引入，检测手段也得到很大改进。

鉴别诊断 对于确诊库欣综合征患者的评估需要由内分泌医师进行，首先鉴别皮质醇增多的原因是 ACTH 依赖性还是 ACTH 非依赖性（图 8-10）。一般来讲，在肾上腺自主分泌皮质醇的患者，由于对下丘脑和垂体的负反馈作用，其血浆 ACTH 水平是被抑制的。相比之下，ACTH 依赖性库欣综合征患者血浆 ACTH 正常或升高，一些异位 ACTH 综合征患者具有非常高的血浆 ACTH 水平。需要强调的是，只有在确定皮质醇增多是 ACTH 依赖性还是非依赖性之后才应进行影像学检查，因为垂体或肾上腺的结节在普通人群中是普遍存在的。在确诊 ACTH 非依赖性皮质醇

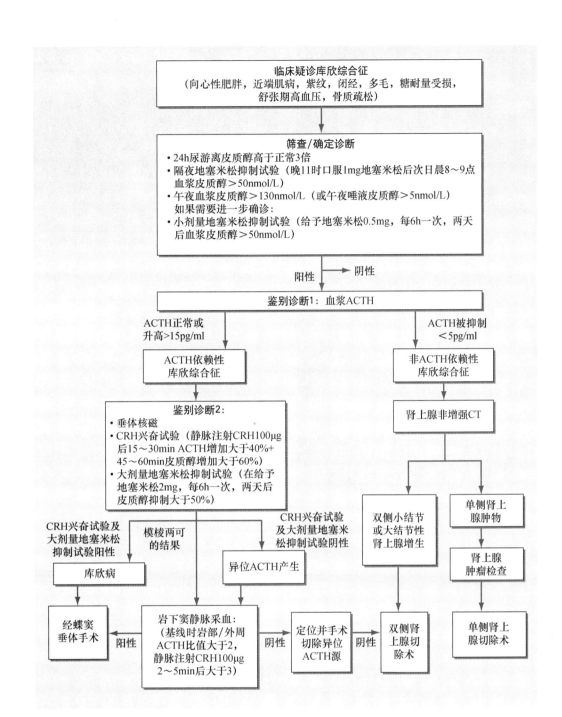

临床疑诊库欣综合征
（向心性肥胖，近端肌病，紫纹，闭经，多毛，糖耐量受损，
舒张期高血压，骨质疏松）

筛查/确定诊断
- 24h尿游离皮质醇高于正常3倍
- 隔夜地塞米松抑制试验（晚11时口服1mg地塞米松后次日晨8～9点血浆皮质醇>50nmol/L）
- 午夜血浆皮质醇>130nmol/L（或午夜唾液皮质醇>5nmol/L）
如果需要进一步确诊：
- 小剂量地塞米松抑制试验（给予地塞米松0.5mg，每6h一次，两天后血浆皮质醇>50nmol/L）

阳性　　阴性

鉴别诊断1：血浆ACTH

ACTH正常或升高>15pg/ml

ACTH被抑制<5pg/ml

ACTH依赖性库欣综合征

非ACTH依赖性库欣综合征

肾上腺非增强CT

鉴别诊断2：
- 垂体核磁
- CRH兴奋试验（静脉注射CRH100μg后15～30min ACTH增加大于40%+45～60min皮质醇增加大于60%）
- 大剂量地塞米松抑制试验（在给予地塞米松2mg，每6h一次，两天后皮质醇抑制大于50%）

CRH兴奋试验及大剂量地塞米松抑制试验阳性

模棱两可的结果

CRH兴奋试验及大剂量地塞米松抑制试验阴性

库欣病

异位ACTH产生

双侧小结节或大结节性肾上腺增生

单侧肾上腺肿物

肾上腺肿瘤检查

经蝶窦垂体手术

岩下窦静脉采血：（基线时岩部/外周ACTH比值大于2，静脉注射CRH100μg 2～5min后大于3）

阳性　　阴性

定位并手术切除异位ACTH源

阴性

双侧肾上腺切除术

单侧肾上腺切除术

图8-10 可疑库欣综合征患者的诊治流程。ACTH，促肾上腺皮质激素；CRH，促皮质素释放激素；CT，计算机断层扫描；DEX，地塞米松；MRI，磁共振成像

第八章

肾上腺皮质疾病

增多症的患者，需要进行肾上腺影像学检查（图8-11），优先使用非增强CT扫描。这样可以评估肾上腺的形态以及确定强化前用Hounsfield单位（HU）表示的肿瘤的密度，这有助于鉴别肾上腺病变的良恶性。

对于ACTH依赖性的皮质醇增多症（第五章），垂体的磁共振成像（MRI）是可供选择的检查方法，但是由于检测的敏感性，小的肿瘤难以被发现，所以40%的患者不能显示出异常。典型的垂体促肾上腺皮

质素腺瘤在垂体增强核磁T1加权像是不被强化的。对于所有确诊ACTH依赖性皮质醇增多症的患者，需要进一步试验明确是垂体的库欣病还是异位ACTH综合征。这些试验利用了大部分的垂体促肾上腺皮质素腺瘤仍显示出可被调节的特征，包括可被大剂量糖皮质激素抑制或对CRH有反应。相反，异位来源的ACTH通常不被大剂量地塞米松抑制，且对CRH无反应（图8-10）。然而，应注意一小部分异位生成ACTH的肿瘤表现出类似垂体促肾上腺皮质素腺瘤的

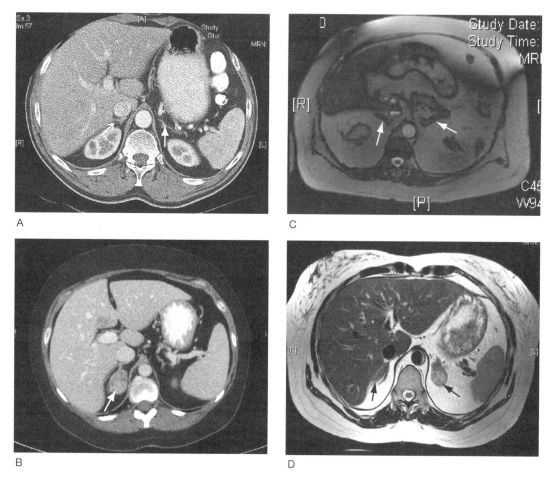

图 8-11　库欣综合征的肾上腺影像学。A. 肾上腺 CT 扫描显示正常的双侧肾上腺影像（箭头）；B. CT 显示右侧肾上腺皮质腺瘤（箭头）所致库欣综合征；C. 磁共振成像（MRI）显示库欣病时过多的促肾上腺皮质激素刺激导致双侧肾上腺增生；D. MRI 显示双侧肾上腺大结节性增生所致库欣综合征

动态反应。如果两个试验的结果不一致，或者有任何其他怀疑的理由，则可进一步行双侧岩下窦采样（IPSS）并同时采集外周静脉血样测定 ACTH 水平。中枢（岩下窦）与外周血浆 ACTH 基础比值＞2，CRH 注射后 2～5min 该比值＞3 提示库欣病诊断（图 8-10），该试验具有高度敏感性和特异性。但是由于垂体区域的静脉回流有较大的个体差异，因此 IPSS 的结果不能用于预测肿瘤在垂体内的位置。需要强调的是，在进行岩下窦静脉采血前不能使用抑制皮质醇的药物。

如果诊断试验的结果提示异位 ACTH 综合征，进一步的影像学检查应包括胸部和腹部的高分辨率薄层 CT 扫描，对肺部、胸腺和胰腺进行仔细检查。如果没有发现病变，可考虑行胸部核磁扫描，因为类癌在核磁 T2 加权像上通常表现为高信号。此外，由于异位分泌 ACTH 的肿瘤常表达生长抑素受体，因此奥曲肽闪烁扫描可能有助于某些病例的诊断。根据所怀疑的病因，异位 ACTH 综合征的患者还应该采血测定空

腹肠道激素、嗜铬粒蛋白 A、降钙素以及除外嗜铬细胞瘤的生物化学检查。

治疗　库欣综合征

未治疗的显性皮质醇增多症预后不佳。对于 ACTH 非依赖性的皮质醇增多症，治疗包括外科手术切除肾上腺肿瘤。对于较小的肿瘤，可以采用微创手术，而对于较大的肿瘤或可疑恶性的肿瘤，则优先选用开放式手术。

对于库欣病患者，治疗选用选择性切除垂体促肾上腺皮质素瘤，通常采用内窥镜经蝶窦手术。如果由经验丰富的外科医师进行手术，初次治愈率为 70%～80%。但是，即使经过术后初次缓解，长期的随访仍然很重要，因为相当一部分患者会复发。如果垂体肿瘤复发，有几种治疗选择，包括二次手术、放射治疗、立体定向放射外科治疗以及双侧肾上腺切除术。这些治疗的选择需要高度个体化。

在一些非常严重、明显的库欣综合征的患者（如难以控制的低血钾性高血压或急性精神病）中，在外科手术前有必要给予药物治疗以快速控制皮质醇的过多分泌。同样，对于有转移的分泌糖皮质激素肿瘤的患者，可能长期需要糖皮质激素拮抗药物的治疗。在异位 ACTH 综合征患者，肿瘤无法定位时，需要仔细权衡药物治疗或双侧肾上腺切除哪种治疗最为合适，选择后者虽然能快速控制症状但需要终身使用糖皮质激素替代治疗。在这种情况下，定期影像学随访以确定异位 ACTH 的来源是很重要的。

对库欣综合征有确切疗效的口服药物包括美替拉酮和酮康唑。美替拉酮在 11β-羟化酶水平抑制皮质醇合成（图 8-1），而抗真菌药物酮康唑则抑制类固醇合成的早期步骤。通常起始剂量为美替拉酮 500mg、每日 3 次（最大剂量为 6g），酮康唑 200mg、每日 3 次（最大剂量 1200mg）。米托坦，杀虫剂 o,p'DDD 的衍生物，是一种抗肾上腺素药，也对降低皮质醇水平有效。由于其副作用，米托坦最常用于治疗肾上腺皮质癌，但是低剂量（500～1000mg/d）也可用于良性的皮质醇增多症。在皮质醇增多症的重症病例，依托咪酯可用于降低皮质醇水平，给药途径为低的、非麻醉剂量的持续静脉输注。

手术成功切除产生 ACTH 或皮质醇的肿瘤后，HPA 轴仍然处于被抑制状态。因此，手术时即应该开始给予氢化可的松替代治疗，并随着恢复逐渐减量，以使人体对正常皮质醇水平产生生理适应。术后 HPA 轴恢复正常功能的时间需要数月甚至数年，这取决于术前皮质醇增多的程度和持续的时间。

盐皮质激素过多

流行病学 产生醛固酮的肾上腺腺瘤（Conn 综合征）被首次描述后，盐皮质激素增多被认为是高血压的一种罕见病因。然而，对所有高血压患者进行系统性筛查的研究中，发现醛固酮瘤具有更高的患病率，为 5%～12%。如果预先选定的人群为伴有低血钾的高血压患者，患病率则更高。

病因学 盐皮质激素分泌过多最常见的原因为原发性醛固酮增多症，由肾上腺球状带分泌过多的醛固酮所引起。双侧小结节性增生较单侧肾上腺腺瘤常见（表 8-3）。肾上腺球状带细胞负责钠和钙内流的通道和酶的体细胞突变被认为是导致产生醛固酮的肾上腺腺瘤的普遍原因（表 8-3），生殖细胞突变被认为是双侧肾上腺大

表8-3	盐皮质激素过多的病因	
盐皮质激素过多的常见病因	机制	百分比（%）
原发性醛固酮增多症		
肾上腺腺瘤（Conn 综合征）	自主性醛固酮分泌过多可由钾通道 GIRK4 的体细胞突变（瘤体内）引起（由 KCNJ5 编码，占产生醛固酮腺瘤病因的 40%，罕见的生殖细胞突变可导致双侧大结节性肾上腺增生）；其他病因包括影响 Na$^+$/K$^+$-ATP 酶 α 亚基的体细胞突变（由 ATP1A1 编码），细胞膜钙转运 ATP 酶 3（由 ATP2B3 编码），以及编码电压门控钙通道 Cav1.3 的 CACNA1D 的体细胞或生殖细胞突变。所有突变均导致 CYP11B2 上调，因此醛固酮合成增加	60
双侧肾上腺小结节性增生	自主性醛固酮分泌过多	60
糖皮质激素可治性醛固酮增多症（地塞米松可抑制性醛固酮增多症）	CYP11B1 和 CYP11B2 的基因交换导致 ACTH 驱动的醛固酮生成	<1
其他（罕见病因）		<1
表象性盐皮质激素过多综合征（SAME）	HSD11B2 基因突变导致肾脏皮质醇向皮质素失活减少，引起盐皮质激素受体被皮质醇过度激活	
库欣综合征	皮质醇过多超过了 CYP11B2 使皮质醇向皮质素失活转化的能力，从而引起盐皮质激素受体激活	
糖皮质激素抵抗	糖皮质激素受体突变上调皮质醇产生，从而引起盐皮质激素受体激活	
肾上腺皮质癌	自主性过多分泌醛固酮/脱氧皮质酮	
先天性肾上腺增生	由于 CYP11B1 和 CYP17A1 突变导致脱氧皮质酮的蓄积	
孕酮介导的高血压	由于盐皮质激素受体基因突变导致孕酮作为异常的配体发挥作用	
Liddle 综合征	ENaC 的 β 或 γ 亚单位突变导致 ENaC 降解减少，膜通道持续开放，导致盐皮质激素作用增强	

缩略词：ACTH，促肾上腺皮质激素；DOC，脱氧皮质酮；EnaC，上皮钠通道；GR，糖皮质激素受体；HSD11B2，11β-羟类固醇脱氢酶 2 型；MR，盐皮质激素受体

结节性增生导致原发性醛固酮增多症的原因。然而，双侧肾上腺增生所致的盐皮质激素增多通常为小结节性增生，但仍然有一些较大的结节被误认为单侧腺瘤。在罕见情况下，原发性醛固酮增多症由肾上腺皮质癌引起。由于良性的产生醛固酮的腺瘤通常直径小于2cm，因此对肿瘤较大的年轻患者应考虑到癌的可能。

醛固酮增多的另外一个罕见原因为糖皮质激素可治性醛固酮增多症（GRA），它是由分别参与糖皮质激素和盐皮质激素合成的 CYP11B1 和 CYP11B2 基因启动子序列的交叉所形成的嵌合基因导致的（图 8-1）。这种基因的重排使得 CYP11B2 基因的转录受 ACTH 受体信号的控制，因此醛固酮的分泌受 ACTH 调控而不是受肾素调控。家族史有助于 GRA 的诊断，因为从中可能找到高血压显性遗传的证据。GRA 可以与早发性高血压和卒中相关，因此早期识别该疾病是很重要的。此外，糖皮质激素受抑制能减少醛固酮的产生。

其他少见的盐皮质激素增多的原因在表 8-3 中列出。其中一个重要的原因是过多的类固醇（而不是醛固酮）与盐皮质激素受体结合并使之激活。如果皮质醇不能在肾 11β-HSD2 的作用下灭活为皮质素，那么它就发挥强效盐皮质激素的作用（图 8-7）。HSD11B2 基因的失活突变可导致表观性盐皮质激素增多综合征（SAME），其典型的临床表现为童年时期出现严重的低血钾性高血压。然而，对功能影响较轻的突变可以引起成年时期出现血钾正常的高血压（SAME Ⅱ型）。如同库欣综合征的患者过多的皮质醇超过了 11β-HSD2 的转化能力，过多的甘草摄入抑制 11β-HSD2 也可导致低血钾性高血压。脱氧皮质酮（DOC）也能与盐皮质激素受体结合并使之激活，因此当循环中脱氧皮质酮浓度升高时也能导致高血压。这种情况可见于肾上腺皮质癌自主分泌 DOC，也可见于由于肾上腺酶的功能缺陷导致过多 DOC 聚积，例如由于 CYP11B1（11β-羟化酶）和 CYP11A1（17α-羟化酶）缺陷所导致的先天性肾上腺增生（图 8-1）。在少数个体，孕酮可引起低血钾性高血压，这些患者存在盐皮质激素受体突变，其增强了孕酮与盐皮质激素受体的结合和激活；在生理上，孕酮在正常情况下发挥着抗盐皮质激素的作用。最后，盐皮质激素活性增强产生于 EnaC 的 β 和 γ 亚单位突变，破坏了其与 Nedd4 的相互作用（图 8-7），导致受体的内化与退化减弱。EnaC 的持续性激活可引起低血钾性高血压，导致常染色体显性遗传病，称为 Liddle 综合征。

临床表现　盐皮质激素受体过度激活导致钾丢失和钠潴留增加，而后者可引起细胞外液和血容量扩张。

EnaC 活性增加还可导致氢的丢失出现代谢性碱中毒。醛固酮对心血管系统还有直接的作用，如促进心脏重构和降低心肌顺应性。因此，除了继发于系统性高血压的损害外，醛固酮增多还可直接损害心肌和肾小球。

盐皮质激素过多的临床特点是低血钾性高血压；由于同时存在液体潴留，血钠趋于正常，某些病例会出现外周水肿。噻嗪类药物治疗由于能增加钠运送至远曲小管，促进钾的排泄，因此可加重低钾血症。严重的低钾血症可出现肌肉无力、明显的近端肌病，甚至出现低钾性麻痹。严重的碱中毒可导致肌肉痉挛，甚至手足搐搦。

诊断　目前并不推荐对所有的高血压患者进行盐皮质激素过多的诊断性筛查，筛查对象为药物治疗无效、低钾血症、肾上腺肿物或 40 岁以前起病的高血压患者（图 8-12）。公认的筛选试验是同时测定血浆肾素和醛固酮，然后计算醛固酮-肾素比值（ARR）（图 8-12），在试验前需使血钾正常。停用降压药物比较困难，尤其对于严重高血压的患者。因此，实际上，在 ARR 测定前除了提前至少 4 周停用盐皮质激素受体拮抗剂外，患者可维持原有的降压治疗。除了 β 受体阻滞药可导致假阳性结果、在轻度高血压患者 ACE/AT1R 抑制剂可导致假阴性结果外，其余降压药物通常不影响 ARR 试验结果（表 8-4）。

ARR 即血浆醛固酮（pmol/L）与肾素活性 [ng/(ml·h)] 之比 ＞750，同时伴有醛固酮水平在正常高限或升高时，即判定为 ARR 筛查阳性。如果仅仅依赖 ARR 结果，那么当肾素水平非常低的时候可能出现假阳性。生化测定的方法也很重要，因为有些试验室测定血浆肾素活性，而其他试验室则测定肾素浓度。基于抗体的醛固酮检测方法不如串联质谱法可靠，但是串联质谱法尚未普及。

ARR 筛查结果阳性的患者确定盐皮质激素过多的诊断应由内分泌医师进行，因为这些试验均未经过很好的验证。最简单的方法是盐水输注试验，方法为在 4h 的时间中静脉滴注生理盐水 2L。如果醛固酮水平未被抑制到低于 140pmol/L（5ng/dl），则提示存在自主性盐皮质激素分泌过多。替代试验有口服钠负荷试验（每天给予氯化钠 300mmol，连续 3 天）或氟氢可的松抑制试验（连续 4 天给予氟氢可的松 0.1mg、每 6h 一次和氯化钠 30mmol、每 8h 一次），由于有引起严重低血钾和高血压的风险，因此后者实施有一定难度。对于有明显的低血钾性高血压患者，ARR 筛查试验强阳性，同时伴有醛固酮水平升高，通常无需进行确认试验。

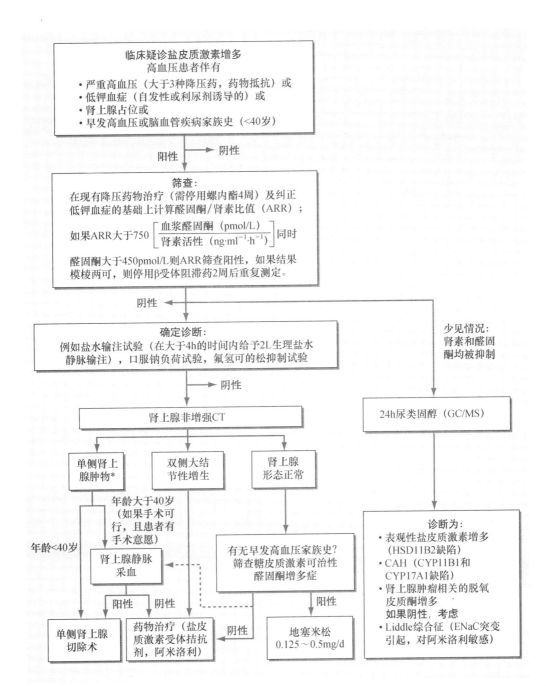

图 8-12 疑诊盐皮质激素过多患者的诊治流程。* 肾上腺肿瘤的检查（图 8-13）；CAH，先天性肾上腺增生；CT，计算机断层显像；GC/MS，气相色谱/质谱

表 8-4	降压药物对醛固酮/肾素比值（ARR）的影响		
药物	对肾素的影响	对醛固酮的影响	对 ARR 的净效应
β 受体阻滞药	↓	↑	↑
α₁ 受体阻滞药	→	→	→
α₂ 拟交感类药物	→	→	→
血管紧张素转化酶抑制药	↑	↓	↓
血管紧张素 II 受体 1 型阻滞剂	↑	↓	↓
钙拮抗剂	→	→	→
利尿剂	(↑)	(↑)	→/(↓)

鉴别诊断和治疗　一旦醛固酮增多症诊断成立，下一步应进行肾上腺影像学检查以确定病因。由于肾上腺薄层 CT 扫描可提供肾上腺形态学的优质图像，因此常作为首选方法。CT 扫描较容易辨认体积大的可疑恶性的肿瘤，但对于小于 5mm 的病变可能会漏诊。如果手术可行且患者希望手术治疗，则需要鉴别双侧肾上腺小结节性增生和单侧肾上腺腺瘤。因此，选择性肾上腺静脉取血（AVS）仅应用于希望手术治疗但肾上腺 CT 没有阳性发现或 40 岁以上患者仅发现

单侧病变，因为在后者意外发现没有内分泌功能的肾上腺腺瘤的可能性很高（图 8-12）。AVS 用来比较下腔静脉与双侧肾上腺静脉醛固酮水平的差异。AVS 需要同时测定皮质醇水平以确认导管正确放置在肾上腺静脉，且能够显示下腔静脉与每一侧肾上腺静脉皮质醇梯度大于 3。如果一侧醛固酮/皮质醇比值比另一侧至少高两倍可确认是单侧病变。AVS 是一个复杂的过程，需要高度熟练的介入放射医师完成。即使这样，将导管正确置入右侧肾上腺静脉也是有困难的——如果这一步骤没有完成，整个操作过程是无效的。但是，目前就导管是否需要同时或相继插入双侧肾上腺静脉以及 ACTH 兴奋是否能提高 AVS 的诊断价值尚无一致意见。

40 岁以下患者，确诊盐皮质激素增多且肾上腺 CT 提示单侧病变，可以直接进行手术，经过有效的 AVS 证实为单侧病变者，也可直接手术治疗，腹腔镜下肾上腺切除术是首选方案。不适合手术的患者，以及 CT 或 AVS 证实为双侧肾上腺增生的患者，应给予药物治疗（图 8-12）。药物治疗也可以考虑在手术前应用，以避免术后醛固酮减少，主要药物包括盐皮质激素受体拮抗剂螺内酯，从 12.5～50mg、每日 2 次起始，逐渐滴定至最大剂量 400mg/d 以控制血压并使血钾正常。副作用包括月经不规则、性欲减退和男性乳房发育。也可使用更具选择性的盐皮质激素受体拮抗剂依普利酮，起始剂量 25mg、每日 2 次，可逐渐滴定至 200mg/d。另外一个有用的药物是钠通道阻滞药阿米洛利（5～10mg、每日 2 次）。

对于肾上腺形态正常、有早发家族史的严重高血压患者，应考虑 GRA 的诊断，可行基因检测辅助诊断。GRA 的治疗为使用最低剂量地塞米松控制血压，一些患者需要同时使用盐皮质激素受体拮抗剂。

非醛固酮相关的盐皮质激素过多的诊断依赖于低血钾性高血压患者的肾素和醛固酮水平均被抑制。最好进行气相色谱/质谱（GC/MS）分析尿液的类固醇代谢物。游离皮质醇与游离皮质素比值升高提示 SAME，可以使用地塞米松治疗。基于 GC/MS 的类固醇分析也能发现与 CYP11B1 和 CYP17A1 缺陷相关的类固醇以及在产生 DOC 的肾上腺皮质癌患者中不正常的类固醇分泌模式（图 8-12）。如果 GC/MS 分析结果正常，需考虑 Liddle 综合征。由于 Liddle 综合征病变是由于 ENaC 具有持续的活性，因此其对阿米洛利治疗非常敏感，但是对盐皮质激素受体拮抗剂无反应。

意外发现的肾上腺肿物

流行病学 意外发现的肾上腺肿物，通常称为肾上腺意外瘤，较为常见，基于 CT 和尸检的资料显示示，其在普通人群中患病率至少达 2%。该患病率随年龄增长而增加，40 岁人群患病率为 1%，70 岁人群的患病率为 7%。

病因学 大部分孤立性肾上腺肿瘤为单克隆肿瘤。在一些遗传综合征中，肾上腺肿瘤可以是其临床表现之一，如 MEN1（*MEN1*）、MEN2（*RET*）、Carney 综合征（*PRKAR1A*）和 McCune-Albright 综合征（*GNAS1*）。*MEN1*、*GNAS1* 和 *PRKAR1A* 出现的体细胞基因突变在一小部分散发的肾上腺皮质腺瘤患者中可检测到。膜受体的异常表达（抑胃肽受体、α 和 β 肾上腺素受体、促黄体素受体、血管加压素 V1 受体以及白细胞介素 1 受体）可以在一些散发的大结节性肾上腺皮质增生患者中检测到。

大部分肾上腺结节为无内分泌功能的肾上腺皮质腺瘤。然而，一系列较大规模的研究显示将近 25% 的肾上腺结节是有激素分泌功能的，如分泌皮质醇或醛固酮的肾上腺皮质腺瘤或分泌儿茶酚胺的嗜铬细胞瘤（表 8-5）。肾上腺皮质癌少见，但是占肾上腺肿物病因的 5%。然而，最常见的肾上腺恶性肿物的原因是来自于其他实体肿瘤的远处转移（表 8-5）。

表 8-5	单侧肾上腺肿物的分类
肿物	**估计的患病率（%）**
良性	
肾上腺皮质腺瘤	
无内分泌功能	60～85
产生皮质醇	5～10
产生醛固酮	2～5
嗜铬细胞瘤	5～10
肾上腺髓质脂肪瘤	<1
肾上腺神经节瘤	<0.1
肾上腺血管瘤	<0.1
肾上腺囊肿	<1
肾上腺血肿/出血性梗死	<1
不确定的	
肾上腺皮质嗜酸细胞瘤	<1
恶性	
肾上腺皮质癌	2～5
恶性嗜铬细胞瘤	<1
肾上腺神经母细胞瘤	<0.1
淋巴瘤（包括原发于肾上腺的淋巴瘤）	<1
转移瘤（最常见：乳腺、肺）	15

注：双侧肾上腺增大/肿物可以由先天性肾上腺增生、双侧肾上腺大结节性增生、双侧出血（由于抗磷脂综合征或败血症相关的 Waterhouse-Friderichsen 综合征）、肉芽肿性疾病、淀粉样变性或包括结核在内的浸润性疾病引起

鉴别诊断和治疗 大于 1cm 的肾上腺肿物需要进行诊断评估，要回答两个重要的问题：①肿瘤是否自主分泌激素损害健康；②肿物是良性还是恶性。

肾上腺肿物的激素分泌呈连续性，逐渐增加的激素水平与越来越明显的临床表现相平行。必须除外由来自于肾上腺髓质的嗜铬细胞瘤所引起的儿茶酚胺分泌过多（图 8-13）。此外，需要分别排除自主性皮质醇分泌过多引起的库欣综合征和醛固酮分泌过多引起的原发性醛固酮增多症。肾上腺意外瘤的患者可能自主分泌较低水平的皮质醇，所以患者缺少库欣综合征明显的临床表现。尽管如此，患者可能显示出一个或多个代谢综合征的组分（如肥胖、2 型糖尿病或高血压）。对于这些轻症或亚临床库欣综合征患者的最佳治疗目前仍存在争议。肾上腺肿物分泌过多肾上腺雄激素前体 DHEA 及其硫酸盐的情况是罕见的，这类情况多见于肾上腺皮质癌患者，类固醇前体如 17-羟孕酮水平增加情况与之类似。

对于肾上腺肿物良恶性的区分，影像学检查相对较敏感，但特异性不是最佳的。肾上腺 CT 成像优于其他选择（图 8-11）。随着肾上腺肿物直径增加，肾上腺皮质癌、嗜铬细胞瘤以及良性的肾上腺髓样脂肪瘤的风险增加。但是，单独肿物大小的预测价值较低，当以直径 4cm 作为切点时，鉴别良性和恶性的敏感性仅 80% 而特异性仅 60%。不同直径的肾上腺肿物转移的频率是相似的。在未增强的 CT 上肿瘤的密度有额外的诊断价值，大部分的肾上腺皮质腺瘤因为富含脂肪所以呈现低衰减值（即密度<10HU）。相反，肾上腺皮质癌和嗜铬细胞瘤则通常呈现高衰减值（即强化前密度>20HU）。总体而言，良性病变是圆形且呈均质，而大部分恶性病变呈分叶状且不均质。而嗜铬细胞瘤和髓样脂肪瘤也可呈现分叶状和非均质的特点。通过评估造影剂排空 15min 后的影像学表现，CT 能提供的额外的信息，良性病变排空>50%，而恶性病变通常由于有广泛的血管形成使排空<40%。磁共振成像可使肾上腺腺体得到形象的展示，但其分辨率较 CT 稍低。不过，由于磁共振检查无需暴露于电离辐射，因此在儿童、年轻人以及孕妇中是首选。磁共振使用化学位移分析，在不能确定的肾上腺病变的特征描述中起重要作用，恶性肿瘤在反相位核磁上很少表现为信号损失。

对肾上腺肿物进行细针穿刺活检（FNA）或 CT 引导下活检的方法几乎从不采用。对嗜铬细胞瘤进行细针穿刺活检可出现威胁生命的高血压危象。对肾上腺皮质癌进行细针穿刺活检可破坏其被膜并可导致肿瘤细胞沿针道转移。细针抽吸活检只能在没有肾上腺恶性肿瘤病史的患者出现新发的肾上腺肿块、经过仔细排除嗜铬细胞瘤，且活检结果影响治疗决策时使用。重要的是，25% 的既往有非肾上腺恶性肿瘤的患者，新发的肾上腺肿物并非肿瘤转移。

有功能的肾上腺肿物或可疑恶性肿物通常需要外科手术（图 8-13），如果不能施行手术或患者不接受手术则需要给予药物治疗。术前排除糖皮质激素分泌过多对于预测术后对侧肾上腺受抑制情况尤为重要，因为这种情况下围术期及术后需要给予糖皮质激素替代治疗。如果初始决定继续观察，那么在首次评估后 1 年左右需要重复影像学及生化指标检测。但是，如果患者的影像学和激素检测结果位于正常值边缘，则需尽早复查。对于随访中生化检测结果正常且影像学没有证据表明肿物体积增加的患者，是否需要超过 1 年的长期随访尚无一致结论。

肾上腺皮质癌

肾上腺皮质癌（ACC）是一种少见的恶性肿瘤，其年发病率为 1～2/100 万。ACC 通常被认为是一种高度恶性的肿瘤，然而，它的生化特征和临床行为有广泛的个体差异。在 25% 明确散发的 ACC 患者中可找到抑癌基因 TP53 体细胞突变。抑癌基因 TP53 的生殖细胞突变是 Li-Fraumen 综合征的病因，Li-Fraumen 综合征与多个实体器官恶性肿瘤（包括 ACC）有关，且此突变见于 25% 的儿童 ACC 病例。在巴西，几乎所有的儿童 ACC 患者中均发现 TP53 的 R337H 突变。在 ACC 患者中发现的其他基因改变包括 Wnt/β-catenin 旁路和胰岛素样生长因子 2（IGF-2）的改变。IGF-2 过表达可见于 90% 的 ACC 患者。

体积大的可疑恶性的肾上腺肿瘤的治疗应该由多学科专家共同完成，包括内分泌、肿瘤、外科、放射科和组织病理学专家。在可疑 ACC 的患者不推荐使用 FNA：首先，细胞学和组织病理学检查不能鉴别原发性肾上腺肿块的良恶性；其次，FNA 破坏肿瘤被膜可能导致沿针道的转移。甚至当有整个肿瘤的标本时，用组织病理学方法鉴别其良恶性也是非常有挑战性的。最常用的组织病理学分级方法为 Weiss 评分，包括高级别核型，有丝分裂率（>5/高通滤波器），非典型有丝分裂，透明细胞<25%，结构紊乱，坏死，侵犯血管，侵犯窦状结构及肿瘤被膜，上述因素存在 3 个或 3 个以上提示 ACC。

尽管 60%～70% 的 ACC 患者存在类固醇激素分泌过多的生化证据，但是由于肾上腺皮质肿瘤细胞产生的类固醇激素效能低，因此大部分患者临床表现不

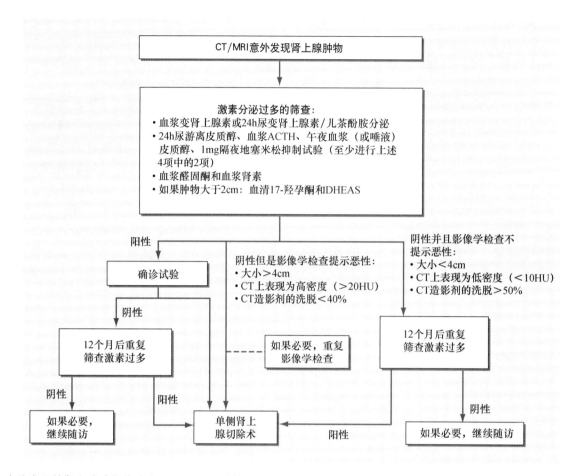

图8-13 意外发现的肾上腺肿物的诊治流程。CT，计算机断层显像；F/U，随访；MRI，磁共振成像；ACTH，促肾上腺皮质激素；DHEAS，脱氢表雄酮硫酸盐

明显。糖皮质激素及雄激素前体过多分泌最常见。如果肾上腺肿瘤同时分泌多种类固醇激素通常提示其为恶性。

肿瘤的分期诊断（表8-6）对于预后评估很重要，需要扫描胸部和腹部评估是否有局部脏器侵犯，以及是否有淋巴结病变及远处转移。发现肝转移最为敏感的措施是静脉注射造影剂。如果肿瘤体积大且向外侵袭，通过标准的轴向CT确定其来源于肾上腺具有困难，多层次多序列的CT重建以及MRI更有价值（图8-14）。出现血管及邻近器官侵犯可诊断为恶性。18-氟-2-脱氧-D-葡萄糖正电子发射断层扫描（18-FDG PET）对于恶性肿瘤高度敏感，它可用于检测CT上不明显的小的转移灶和原位复发（图8-14）。但是，FDG-PET特异性低，因此不能用于鉴别肾上腺病变的良恶性。ACC的远处转移最常见于肝脏和肺。

针对ACC没有已建立的分级系统，而且Weiss评分没有判断预后的价值。能反映预后的最重要的组织病理学参数是Ki67增殖指数，Ki67＜10％表明肿瘤增长缓慢或适中，≥10％则表示预后较差，如高复发风

险及病情进展迅速。

治愈ACC只能通过早期诊断及完整的手术切除来实现。初次手术时被膜破坏，诊断时已出现转移以及在非专业的中心进行初始治疗等均为生存率低的主要

表8-6		肾上腺皮质癌的分期	
ENSAT 分期	**TNM 分期**	**TNM 定义**
Ⅰ	T1，N0，M0	T1，肿瘤≤5cm N0，无阳性淋巴结 M0，无远处转移
Ⅱ	T2，N0，M0	T2，肿瘤＞5cm N0，无阳性淋巴结 M0，无远处转移
Ⅲ	T1～T2，N1，M0 T3～T4，N0～N1，M0	N1，有阳性淋巴结 M0，无远处转移 T3，肿瘤浸润周围组织 T4，肿瘤浸润邻近器官，或者腔静脉、肾静脉内有瘤栓形成
Ⅳ	T1～T4，N0～N1，M1	M1，出现远处转移

缩略词：ENSAT，欧洲肾上腺肿瘤研究网络；TNM，肿瘤、淋巴结、转移

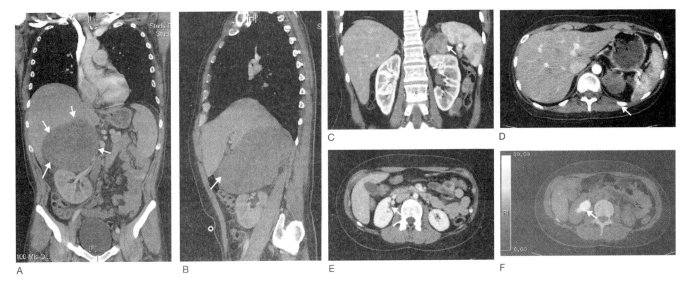

图 8-14（见书后彩图） 肾上腺皮质癌的影像学。意外发现的右侧肾上腺皮质癌在额面（**A**）及侧面（**B**）的磁共振成像的图像；计算机断层显像在冠状位（**C**）及横断面（**D**）显示右侧肾上腺皮质癌；其边界不规则、结构不均一；CT 扫描（**E**）和正电子发射断层成像（**F**）显示邻近右侧肾脏的肾上腺皮质癌出现腹膜转移（箭头）

决定因素。如果肿瘤侵犯邻近器官，连同肾脏、脾脏整体切除被认为可能降低复发风险。出现转移的患者如果伴有严重的肿瘤相关激素分泌过多的表现也可考虑手术。但这需要仔细权衡手术风险，包括血栓栓塞的并发症，以及由此造成的其他治疗选择的延误。确诊 ACC 且已成功手术切除原发肿瘤的患者需接受米托坦的辅助治疗，尤其是对于那些肿瘤复发风险高的患者（如肿瘤 > 8cm），组织病理学显示血管侵犯或被膜侵犯或破坏，以及 Ki67 增殖指数 ≥ 10%。如果患者能耐受副作用，则米托坦辅助治疗需至少持续两年，但必须定期监测血浆米托坦浓度（治疗浓度为 14～20mg/L，超过 20mg/L 神经毒性发生率明显增加）。米托坦起始剂量通常为 500mg、每日 3 次，视患者耐受情况于数天（大剂量饱和）到数周（小剂量饱和）的时间内逐渐加至最大剂量 2000mg、每日 3 次。一旦血浆米托坦浓度达到治疗浓度，可逐渐减少至维持剂量，多为 1000～1500mg、每日 3 次。米托坦治疗可导致皮质醇合成中断因此需糖皮质激素替代治疗。由于米托坦诱导肝酶 CYP3A4 活性加速糖皮质激素灭活，因此糖皮质激素的替代剂量应至少为治疗肾上腺皮质功能减退时替代剂量的两倍（如 20mg、每日 3 次），因为米托坦诱导肝脏 CYP3A4 活性，导致糖皮质激素的快速失活。米托坦还能增加循环中皮质类固醇结合球蛋白水平，使血中有生物活性的游离皮质醇减少。单个的转移瘤可考虑外科手术或射频消融术。如果米托坦治疗期间出现肿瘤复发或进展，应考虑化疗。既定的一线化疗方案为联合使用顺铂、依托泊苷、多柔比星和继续米托坦治疗。骨转移所致的疼痛对放射治疗有反应。ACC 的总体生存率仍然很低，其 5 年生存率为 30%～40%，有转移的 ACC 中位生存时间为 15 个月。

肾上腺皮质功能不全

流行病学 在普通人群中，证据充分的永久性的肾上腺皮质功能减退的患病率为 5/10000。由下丘脑垂体疾病引起者更常见，患病率为 3/10000，而原发性肾上腺皮质功能减退的患病率为 2/10000。近半数的原发性肾上腺皮质功能减退为获得性的，主要由肾上腺的自身免疫性破坏所致。另一半为遗传性的，多由参与肾上腺类固醇合成的酶的缺陷影响了糖皮质激素合成引起（即先天性肾上腺增生）。

由于外源性糖皮质激素的使用导致 HPA 轴受抑制所引起的肾上腺功能不全更常见，在发达国家占人群的 0.5%～2%。

病因学 原发性肾上腺功能减退最常见于自身免疫性肾上腺炎。孤立性自身免疫性肾上腺炎占 30%～40%，而 60%～70% 作为自身免疫性多腺体综合征（APS）的一部分发展为肾上腺功能减退（第十章）（表 8-7）。APS1，又称为 APECED（自身免疫性多内分泌腺病-念珠菌病-外胚层营养不良），约 10% 的 APS 患者其根本病因是 APECED。APS1 由自身免疫调节基因 AIRE 突变引起，呈常染色体隐性遗传。除在 APS2 中重叠的自身免疫性疾病外，APS2 还可能包括

表 8-7　原发性肾上腺功能不全的病因

诊断	基因	相关的临床表现
自身免疫性多腺体综合征 1 型（APS1）	*AIRE*	甲状旁腺功能减退，皮肤黏膜的慢性念珠菌病，其他自身免疫性疾病，罕见的淋巴瘤
自身免疫性多腺体综合征 2 型（APS2）	与 HLA-DR3、CTLA4 有关	甲状腺功能减退，甲状腺功能亢进，卵巢功能早衰，白癜风，1 型糖尿病，恶性贫血
孤立性自身免疫性肾上腺炎	与-DR3、CTLA4 有关	
先天性肾上腺增生（CAH）	*CYP21A2*，*CYP11B1*，*CYP17A1*，*HSD3B2*，*POR*	见表 8-10（或第十二章）
先天性类脂性肾上腺增生（CLAH）	*STAR*，*CYP11A1*	46，XY DSD，性功能障碍（第十二章）
肾上腺发育不全（AHC）	*NR0B1*（*DAX-1*），*NR5A1*（*SF-1*）	46，XY DSD，性功能障碍（第十二章）
肾上腺脑白质营养不良（ALD），肾上腺脊髓神经病（AMN）	*X-ALD*	中枢神经系统脱髓鞘（ALD）、脊髓或周围神经脱髓鞘（AMN）
家族性糖皮质激素缺乏	*MC2R*	高大身材
	MRAP	无
	STAR	无
	NNT	无
	MCM4	生长迟缓，自然杀伤细胞缺陷
三联 A 综合征	*AAAS*	无泪，贲门失迟缓，神经损害
Smith-Lemli-Opitz 综合征	*SLOS*	胆固醇合成障碍伴精神发育迟滞，颅面部畸形，生长障碍
Kearns-Sayre 综合征	线粒体 DNA 缺失	持续进展的眼外肌麻痹，视网膜色素变性，心脏传导缺陷，性功能障碍，甲状旁腺功能减退，1 型糖尿病
IMAGe 综合征	*CDKN1C*	宫内发育迟缓，干骺端发育不良，生殖器异常
肾上腺感染		结核，HIV，CMV，隐球菌病，组织胞浆菌病，环孢子菌病
肾上腺浸润		转移瘤、淋巴瘤，结节病，淀粉样变性，血色病
肾上腺出血		脑膜炎球菌败血症（Waterhouse-Friderichsen 综合征），原发性抗磷脂综合征
药物介导		米托坦，氨鲁米特，阿比特龙，曲洛司坦，依托咪酯，酮康唑，苏拉明，RU486
双侧肾上腺切除术		如：库欣综合征的治疗或双侧肾切除术后

缩略词：AIRE，自身免疫调节；CMV，巨细胞病毒；DSD，性发育异常；MC2R，ACTH 受体；MCM4，微小染色体维持缺陷蛋白 4；MRAP，MC2R-辅助蛋白；NNT，烟酰胺核苷酸转氢酶

全秃、原发性甲状旁腺功能减退，极少数情况下还有淋巴瘤。APS1 患者总是出现皮肤黏膜的念珠菌病，通常出现在青少年时期，数年或数十年后出现肾上腺功能不全。APS2 多基因遗传更为普遍，与之有关的是组织相容性复合体 HLA-DR3 基因区和有独特免疫调节功能的基因区（CTLA-4，PTPN22，CLEC16A）。与之并存的自身免疫性疾病多为自身免疫性甲状腺疾病、白癜风、卵巢功能早衰，较少见的是 1 型糖尿病和由维生素 B12 缺乏引起的恶性贫血。

X 连锁的肾上腺脑白质营养不良在男性中患病率为 1：20 000，由编码过氧化物酶膜转运蛋白 ABCD1 的 X-ALD 基因突变引起，其破坏导致超长链脂肪酸（>24 个碳原子）的堆积。大约 50% 的病例在儿童早期出现快速进展的脑白质病（脑 ALD），35% 的病例在青春期和成年早期具有神经症状提示存在髓鞘及外周神经功能受累（肾上腺脊髓神经病变 AMN）。其余的 15% 病例，肾上腺功能不全是唯一的临床表现。值得注意的是，在受累家庭，不同的基因突变有不同的外显率和表型。

罕见的肾上腺功能不全的原因包括感染、出血及浸润等原因造成的肾上腺的破坏（表 8-7），在发展中国家，结核性肾上腺炎仍然是常见原因。除了双侧、广泛转移外，肾上腺转移瘤很少引起肾上腺功能不全。

除了先天性肾上腺增生，先天性原因引起的原发性肾上腺功能不全罕见，占不到 1% 的病例。然而，这正

好为人们了解肾上腺的发育和生理功能提供了重要的线索。基因突变所致的原发性肾上腺功能不全（表 8-7）包括调节肾上腺发育与类固醇生成有关的因子（DAX-1、SF-1），胆固醇合成、转运和分解（DHCR7、StAR、CYP11A1），以及肾上腺 ACTH 应答通路元件（MC2R、MRAP）（图 8-5），氧化还原调节（NNT）及 DNA 修复（MCM4、CDKN1C）有关的因素。

继发性肾上腺功能不全由 HPA 轴的下丘脑或垂体功能减退引起（表 8-8）。除了医源性原因引起 HPA 轴的抑制以外，绝大部分原因是垂体或下丘脑的肿瘤或因

肿瘤进行的手术或放射治疗（第五章）。少见的原因是垂体卒中，包括由于垂体腺瘤梗死，或手术、分娩过程中快速失血（又称为希恩综合征）引起垂体血供一过性减少。孤立性 ACTH 缺乏很少由自身免疫性疾病或垂体浸润引起（表 8-8）。ACTH 前体 POMC 或调节垂体发育的因子突变是引起 ACTH 缺乏的遗传性原因（表 8-8）。

临床表现 一般而言，原发性肾上腺功能不全（Addison 病）的临床表现是由糖皮质激素或盐皮质激素分泌减少引起（表 8-9）。继发性肾上腺功能不全患者中，由于肾上腺本身是完整的，可对 RAA 系统调节做出反应，因此仅出现糖皮质激素缺乏的临床表现。无论是原发性还是继发性肾上腺功能不全，雄激素的分泌都会受到影响（表 8-9）。由于涉及其他内分泌轴（如甲状腺、性腺、生长激素、催乳素）时，下丘脑-垂体疾病可出现其他临床表现，视交叉受压时可出现

表 8-8	继发性肾上腺功能不全的病因	
诊断	基因	相关的临床表现
垂体肿瘤（有或无内分泌功能的腺瘤；罕见；癌）		取决于肿瘤的大小和部位：视野缺损（双侧偏盲），高催乳素血症，继发性甲状腺功能减退，性功能减退，生长激素缺乏
其他影响下丘脑-垂体区域的肿物		颅咽管瘤，脑膜瘤，室管膜瘤，转移瘤
垂体放疗		因垂体肿瘤、脑肿瘤或因白血病进行脑脊髓放疗
自身免疫性垂体炎		常与妊娠有关，可出现全垂体功能减退或孤立性 ACTH 缺乏；可与自身免疫性甲状腺疾病有关，较罕见的伴有白癜风、卵巢早衰、1 型糖尿病、恶性贫血
垂体卒中/出血		大的垂体腺瘤的出血性梗死或由于外伤大出血引起的垂体梗死（如：手术或妊娠，希恩综合征）
垂体浸润		结核，放射菌病，结节病，组织细胞增多症 X，肉芽肿性多血管炎（Wegener's），转移瘤
药物介导的		慢性糖皮质激素过多（内源性或外源性的）
先天性孤立性 ACTH 缺乏	*TBX19* (Tpit)	
多种垂体激素缺乏（CPHD）	*PROP-1*	按照 GH，PRL，TSH，LH/FSH，ACTH 的顺序逐渐发生 CPHD
	HESX1	CPHD 及视隔发育不良
	LHX3	CPHD 和颈部旋转受限，感音性神经性耳聋
	LHX4	CPHD 和小脑畸形
	SOX3	CPHD 和各种精神发育迟滞
前阿片黑素细胞皮质激素（POMC）缺陷	*POMC*	早发肥胖，红色毛发色素沉着

缩略词：ACTH，促肾上腺皮质激素；GH，生长激素；LH/FSH，促黄体素/促卵泡激素；PRL，催乳素；TSH，促甲状腺激素

表 8-9	肾上腺功能不全的症状和体征
由糖皮质激素缺乏引起的症状和体征	
易疲劳，乏力	
体重减轻，厌食	
肌痛，关节痛	
发热	
正常色素性贫血，淋巴细胞增多，嗜酸性粒细胞增多	
轻度升高的 TSH（由于对 TSH 释放的抑制作用减弱）	
低血糖症（儿童更常见）	
低血压，体位性低血压	
低钠血症（由于对 AVP 释放的抑制作用减弱）	
由盐皮质激素缺乏引起的症状和体征（仅指原发性肾上腺功能不全）	
腹痛，恶心，呕吐	
头晕，体位性低血压	
嗜盐	
低血压，体位性低血压	
血清肌酐升高（由于容量减少）	
低钠血症	
高钾血症	
由于肾上腺雄激素缺乏引起的症状和体征	
乏力	
皮肤干燥、瘙痒（女性）	
性欲减退（女性）	
腋毛、阴毛脱落（女性）	
其他症状和体征	
色素沉着（仅见于原发性肾上腺功能不全）（由于过多的 POMC 衍生肽引起）	
雪花石膏色苍白皮肤（仅见于继发性肾上腺功能不全）（由于 POMC 衍生肽缺乏引起）	

缩略词：AVP，精氨酸加压素；TSH，促甲状腺激素

视力受损和双颞侧偏盲。需要引起重视的是，如果突然停用外源性糖皮质激素，由于其对 HPA 轴的抑制，可导致医源性肾上腺功能不全，出现糖皮质激素缺乏的症状（表 8-9）。但是由于先前糖皮质激素的过度暴露，患者可出现临床类库欣的表现。

慢性肾上腺功能不全的表现相对缺乏特异性，如易疲劳或乏力，常导致诊断延误或误诊（例如，被误诊为抑郁症或厌食症）。原发性肾上腺功能不全一个具有显著特征的临床表现为过多的 ACTH 刺激黑素细胞所导致的皮肤色素沉着。皮肤色素沉着常见于易受摩擦或剪切应力增加的部位，且随光照加重（图 8-15）。相反的，在继发性肾上腺功能不全患者中，由于 ACTH 分泌缺乏，皮肤呈雪花石膏样苍白。

低钠血症是原发性肾上腺功能不全特征性的生化表现，见于80％患者。高钾血症见于40％首诊病例。低钠血症主要由盐皮质激素缺乏引起，但是也可出现于继发性肾上腺功能不全，这是由于皮质醇对抗利尿激素（ADH）释放的抑制作用减弱，导致轻度的抗利尿激素分泌失调综合征（SIADH）。糖皮质激素缺乏也可会导致 TSH 水平轻微上升，在给予糖皮质激素替代治疗后数天至数周恢复正常。

急性肾上腺功能不全通常发生于长时间非特异性主诉之后，更常见于原发性肾上腺功能不全的患者，因为此类患者同时存在糖皮质激素与盐皮质激素分泌减少。体位性低血压可发展至低血容量性休克。肾上腺功能不全可出现类似急腹症的临床表现，如腹部压痛、恶心、呕吐、发热。有些情况下，其首要的临床表现可类似神经系统疾病，如反应性下降，逐渐出现

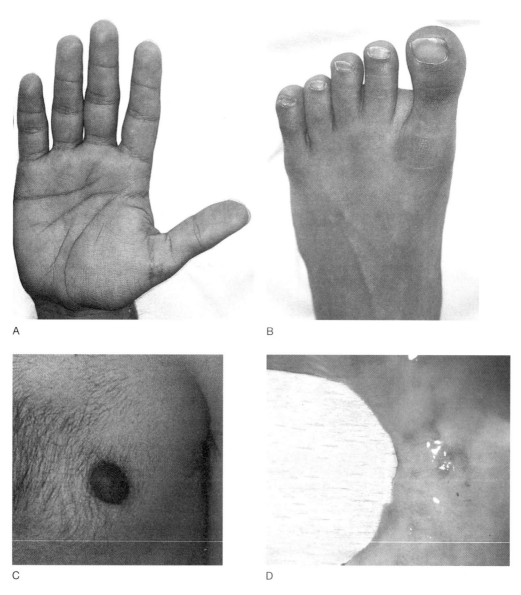

A

B

C

D

图 8-15（见书后彩图） 艾迪生病（肾上腺皮质功能不全）的临床特征。易受摩擦的部位出现色素沉着（**A**）掌纹，（**B**）足背，（**C**）乳头和腋窝，（**D**）口腔黏膜斑块状色素沉着

昏睡和昏迷。肾上腺危象可以由并发疾病、手术、其他应激或糖皮质激素失活增加（如甲状腺功能亢进）诱发。

诊断 肾上腺功能不全可通过短效促皮质素试验诊断，该试验安全可靠，具有非常高的预测诊断价值（图8-16）。诊断的切点通常定义为 ACTH 刺激后 30～60min 皮质醇水平＜500～550nmol/L（18～20μg/dl），确切的诊断切点取决于当地的试验方法。在 HPA 轴受损的早期（如垂体功能不全 4 周以内），患者对外源性 ACTH 刺激仍然有反应。在这种情况下，ITT 是另一种选择方案，但为有创性操作，因此需要在专科医师的指导下进行（见上述）。在糖尿病、心血管疾病以及有癫痫病史的患者，诱导低血糖为禁忌。随机测量血清皮质醇水平的诊断价值有限，由于生理性皮质醇分泌存在昼夜节律，基线皮质醇水平可能正好处于低值（图 8-3）。同样，许多继发性肾上腺功能不全患者具有相对正常的基线皮质醇水平，但是在 ACTH 刺激后无法上升到适当的水平，这只能通过刺激试验得以表现。重要的是，不可因要进行试验确立肾上腺功能不全的诊断而延误治疗。因此对于疑似肾上腺危象的患者，

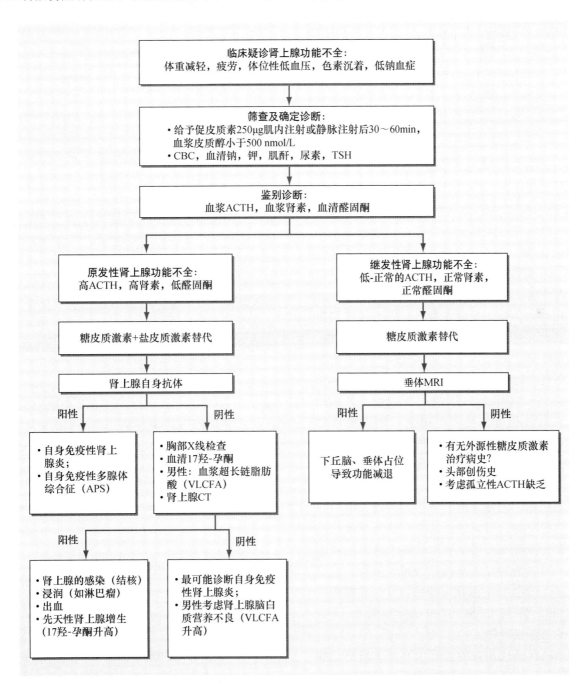

图 8-16 疑诊肾上腺功能不全患者的诊治流程。ACTH，促肾上腺皮质激素；CBC，全血细胞计数；MRI，磁共振成像；PRA，血浆肾素活性；TSH，促甲状腺激素

第八章 肾上腺皮质疾病

合理的处理是采血测定基线皮质醇水平，给予替代治疗，将正规的刺激试验推迟至以后再进行。

一旦肾上腺功能不全诊断成立，下一步需要测定血浆 ACTH 水平，增高的或不适当降低的 ACTH 水平分别表示原发性和继发性肾上腺功能不全（图 8-16）。在原发性肾上腺功能不全患者，血浆肾素水平增高确定存在盐皮质激素缺乏。在首次就诊的原发性肾上腺功能不全的患者，需筛查类固醇自身抗体，这些抗体是自身免疫性肾上腺炎的标志。如果上述试验阴性，则需要行肾上腺 CT 影像学检查以确认是否存在肾上腺出血、浸润或肿物。在男性血浆自身抗体阴性的患者，需进行超长链脂肪酸测定除外 X-ALD。确诊皮质激素缺乏的患者，如果存在不适当的低 ACTH 水平，则需要行下丘脑及垂体的核磁成像。一些征象提示之前有垂体卒中，如突发的剧烈头痛或既往头部外伤史，应仔细检查，尤其在垂体 MRI 没有明确病灶的情况下。

治疗 急性肾上腺功能不全

急性肾上腺功能不全需立即给予静脉补液，通常为生理盐水以 1L/h 的速度静脉滴注并给予持续心电监测。糖皮质激素替代治疗应首先给予 100mg 氢化可的松注射，随后在 24h 内给予氢化可的松 100～200mg，可以是持续静脉输注，也可以是静脉注射或肌内注射。当氢化可的松日剂量减少至 50mg 以下时可开始给予盐皮质激素替代，因为较高剂量的糖皮质激素可对盐皮质激素受体产生足够的刺激。

对于慢性肾上腺功能不全的糖皮质激素的治疗则需采用每日生理皮质醇的产生量替代，通常给予氢化可的松 15～25mg/d，分 2～3 次口服。妊娠最后 3 个月，其氢化可的松替代剂量可能需要增加 50%。对于所有患者，至少一半剂量的糖皮质激素需在早晨服用。目前的糖皮质激素制剂尚不能模拟生理的皮质醇分泌节律（图 8-3）。长效的糖皮质激素（如泼尼松龙、地塞米松）不作为首选，因为在生理性低的皮质醇分泌时段，这些长效制剂延长的糖皮质激素受体激动作用使机体暴露于过多的糖皮质激素。不同制剂间并没有确定的相等剂量，但是为指导，可以设定 1mg 氢化可的松、1.6mg 醋酸可的松、0.2mg 泼尼松龙、0.25mg 泼尼松以及 0.025mg 地塞米松等效。

糖皮质激素替代治疗的监测主要基于病史、临床症状和体征的检查以提示糖皮质激素替代过量或不足，包括体重和血压的评估。血浆 ACTH、24h 尿游离皮质醇以及血清皮质醇日曲线能反映是否服用了氢化可的松，但不能提供替代效果的可靠信息。

对于孤立性原发性肾上腺功能不全患者，需同时监测自身免疫性甲状腺疾病，对于女性患者需考虑卵巢功能早衰的可能。超生理剂量的糖皮质激素替代（相当于氢化可的松 30mg 或以上）可影响到骨代谢，因此这些患者需定期进行骨密度评估。所有肾上腺功能不全患者均需被告知与应激有关的糖皮质激素替代剂量调整，这包括在出现有发热和卧床休息的其他疾病时将常规口服糖皮质激素剂量加倍，如遇持续呕吐、手术或创伤，需静脉注射氢化可的松（每日 100mg）。在不能及时获得急性医疗保健的地区居住或旅行的患者，除配备常规的类固醇急救卡和腕带外，应携带氢化可的松自行注射的应急包。

原发性肾上腺功能不全患者的盐皮质激素替代治疗应使用氟氢可的松 100～150μg 起始。治疗是否充分可通过测定卧位和立位血压间接检测体位变化引起血容量的减少。此外，应定期测定血清钠、钾及血浆肾素，肾素水平应保持在正常范围上限。糖皮质激素剂量的变化也可能影响盐皮质激素替代治疗，因为皮质醇也可与盐皮质激素受体结合，40mg 氢化可的松相当于 100μg 氟氢可的松。在天气炎热或热带地区居住或旅行的患者，在夏天氟氢可的松替代剂量需增加 50～100μg。由于孕酮有拮抗盐皮质激素的作用，因此妊娠期盐皮质激素替代剂量可能也需要进行调整，但是不如调整氢化可的松的剂量常见。由于妊娠期肾素水平生理性升高，因此妊娠期不能把肾素水平作为监测指标。

对于已经给予最佳的糖皮质激素及盐皮质激素替代治疗，但仍感觉精力不足的患者可考虑给予肾上腺雄激素替代治疗。该治疗也适用于具有雄激素缺乏症状的女性患者，包括性欲减退。肾上腺雄激素替代可每日口服一次 25～50mg 脱氢表雄酮（DHEA）。通过给予 DHEA 24h 后测定 DHEAS、雄烯二酮、睾酮及性激素结合球蛋白（SHBG）监测治疗。

先天性肾上腺增生

（参见第十二章）先天性肾上腺增生（CAH）由编码参与糖皮质激素合成的类固醇生成酶（CYP21A2，CYP17A1，HSD3B2，CYP11B1）或作为 CYP21A2 和 CYP17A1 电子供体的辅酶 P450 氧化还原酶的基因突变引起。CAH 患者均存在糖皮质激素缺乏。根据酶作用缺陷的具体步骤不同，患者可能出现盐皮质激素产生过多或性激素产生不足（表 8-10）。CAH 的诊断容易

表 8-10	先天性肾上腺增生的各种类型		
突变	基因	对类固醇合成的影响	血和尿中用于诊断的标志物
21 羟化酶缺陷（21OHD）	*CYP21A2*	糖皮质激素缺乏，盐皮质激素缺乏，雄激素过多	17-羟孕酮，21-脱氧皮质醇（孕烷三醇，17-羟孕烷醇酮，三羟基孕酮）
11β 羟化酶缺陷（11OHD）	*CYP11B1*	糖皮质激素缺乏，盐皮质激素过多，雄激素过多	11-脱氧皮质醇，11-脱氧皮质酮（四氢 11-脱氧皮质醇，四氢 11-脱氧皮质酮）
17α 羟化酶缺陷（17OHD）	*CYP17A1*	（糖皮质激素缺乏），盐皮质激素过多，雄激素缺乏	11-脱氧皮质酮，皮质酮，孕烯醇酮，孕酮（四氢 11-脱氧皮质酮，四氢孕酮，孕烯二醇，孕二醇）
3β 羟胆固醇脱氢酶缺陷（3bHSDD）	*HSD3B2*	糖皮质激素缺乏，（盐皮质激素缺乏），雄激素过多	17-羟孕烷醇酮（孕烷三醇）
P450 氧化还原酶缺陷（ORD）	*POR*	糖皮质激素缺乏，（盐皮质激素过多），雄激素缺乏，骨骼畸形	孕烯醇酮、孕酮、17-羟孕酮（孕烷二醇，孕烷三醇）

通过测定酶被阻断前血和尿中类固醇的聚积而建立，最好采用基于质谱分析的方法进行测定（表 8-10）。

CYP21A2 突变是 CAH 最常见的原因，占 90%～95%。21 羟化酶缺陷阻断糖皮质激素和盐皮质激素合成（图 8-1），导致对 HPA 轴的负反馈减弱。这引起垂体 ACTH 释放增加，进而导致肾上腺雄激素前体及之后的雄激素分泌过多。糖皮质激素及盐皮质激素分泌受损的程度取决于突变的严重程度。主要功能丧失的突变导致糖皮质激素及盐皮质激素均缺乏（经典 CAH，新生儿期即出现临床表现），而不太严重的突变仅影响糖皮质激素合成（单纯男性化 CAH，新生或儿童早期出现临床表现）。最轻的突变导致最轻的临床表型，即非经典 CAH，通常在青春期或成年早期出现临床表现，尚能产生糖皮质激素。

所有患者均存在雄激素分泌过多，临床表型变异很大，从新生女婴外生殖器的严重男性化［例如 46，XX 性发育异常（DSD）］到非经典 CAH 的年轻女性以多毛、月经稀发为表现的多囊卵巢综合征。在不对新生儿筛查 CAH 的国家，经典型 CAH 的男孩通常在出生最初几周即出现威胁生命的肾上腺危象（耗盐型肾上腺危象）。单纯男性化的基因型表现为在儿童早期出现假性性早熟及骨龄提前，而非经典型 CAH 的男性患者通常只能在家系筛查时被发现。

糖皮质激素替代治疗相对于其他原因的原发性肾上腺功能不全更复杂，因为它不仅要补充丢失的糖皮质激素，还要控制由此引起的 ACTH 升高以及雄激素分泌过多。目前的治疗的障碍在于缺乏能模拟皮质醇昼夜分泌节律的糖皮质激素制剂，导致 ACTH 长时间刺激以及继而出现的清晨雄激素分泌过多。在儿童期，糖皮质激素治疗的目标除了预防肾上腺危象及治疗 46，XX DSD 以外，重要的是要保证最佳生长及青春期发育。在成人，治疗的重点则转移至保存生育能力

及避免糖皮质激素过度治疗的副作用，也就是代谢综合征和骨质疏松。女性因雄激素分泌过多引起月经稀发或闭经伴长期不排卵导致生育能力丧失。男性则可能出现所谓的睾丸肾上腺肿瘤（图 8-17）。这包括在睾丸网中出现肾上腺皮质特征的增生细胞，不应与睾丸肿瘤相混淆。睾丸肾上腺组织不具备生精功能，而且可能出现不可逆的纤维化。

治疗 先天性肾上腺增生

氢化可的松是预防肾上腺危象的很好的治疗选择，但是可能需要长效的泼尼松龙以控制雄激素过多分泌。在儿童，可按正常皮质醇产生速度的 1～1.5 倍剂量分次给予氢化可的松［10～13mg/（m² · d）］。在成人，如果氢化可的松不足，可以给予中效糖皮质激素（如泼尼松），用所需要的最低剂量抑制雄激素的过多产生。为了实现生育，可能需要地塞米松治疗，但是给药应限制在最短时间以避免出现代谢方面的不良反应。生化监测应包括雄烯二酮和睾酮，目标为达到性别特异的参考范围内。17-羟孕酮（17-OHP）是监测过度治疗的一个有用指标，应控制在健康对照的正常范围内。糖皮质激素过度治疗可抑制下丘脑-垂体-性腺轴。因此，治疗剂量需根据临床表现和疾病控制情况仔细调整。当遇到手术、急性疾病或严重创伤时，应激剂量的糖皮质激素应为常规治疗量的 2～3 倍。CAH 控制不佳会导致肾上腺皮质增生，该疾病由此命名，由于长期 ACTH 过多分泌可引起大结节性增生（图 8-17）。结节区域可发展至具备自主分泌雄激素的功能，到那时可能对糖皮质激素治疗无反应。

盐皮质激素的需要量是变化的，由于相对的盐皮质激素抵抗，儿童时期需要量较高，随着肾脏逐渐成熟，对盐皮质激素抵抗减弱。CAH 患儿通常需

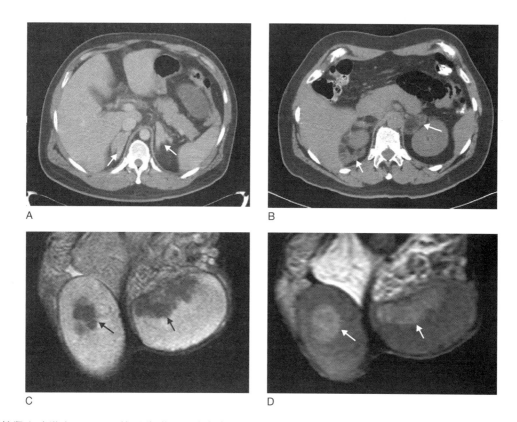

图 8-17 先天性肾上腺增生（CAH）的影像学。一个年轻的经典型 CAH 患者的肾上腺 CT 扫描显示（A）双侧同质性增生；（B）一个患经典型 CAH 且长期控制不佳的中年患者的肾上腺 CT 显示双侧大结节性增生；（C）磁共振成像 T1 加权和（D）T2 加权像显示在一个年轻的耗盐型 CAH 患者出现睾丸肾上腺残余肿瘤（箭头）

接受盐皮质激素替代治疗并增加盐的摄入。然而，到青年期需重新评估其盐皮质激素储备情况。需定期监测血浆肾素水平，使其保持在正常参考范围的上半部分。

压的一种潜在的可纠正的病因，而且去除嗜铬细胞瘤可预防威胁生命的高血压发作。嗜铬细胞瘤的临床表现多种多样，从肾上腺意外瘤到伴随心脑血管并发症的高血压危象。

第九章　嗜铬细胞瘤
Pheochromocytoma

Hartmut P. H. Neumann

（陈玲　译　周翔海　审校）

嗜铬细胞瘤和副神经节瘤是来源于交感神经或副交感神经系统的产生儿茶酚胺的肿瘤。这类肿瘤可以是偶发的，也可以是一些遗传性疾病（如多发性内分泌瘤病 2 型、vHL 综合征或一些其他的嗜铬细胞瘤相关综合征）的一部分。嗜铬细胞瘤已经被证实是高血

流行病学

据估计，嗜铬细胞瘤的发生率为每年 2～8/100 万，约 0.1% 的高血压患者有嗜铬细胞瘤。尽管从童年早期到老年时期，嗜铬细胞瘤均可以发病，但诊断嗜铬细胞瘤的平均年龄约为 40 岁。嗜铬细胞瘤的经典"十法则"是指 10% 为双侧发生，10% 发生于肾上腺外，10% 是恶性的。

病因及发病机制

嗜铬细胞瘤和副神经节瘤是来源于交感神经（如肾上腺髓质）和副交感神经（如颈动脉体、迷走神经节）的富含血管的肿瘤（图 9-1）。"嗜铬细胞瘤"这一名称反映出儿茶酚胺类经嗜铬氧化染色后可呈现黑色。尽管用来描述这类肿瘤的术语很多，大多数临床医生使用这一名称来形容这些有症状的能产生儿茶酚胺的

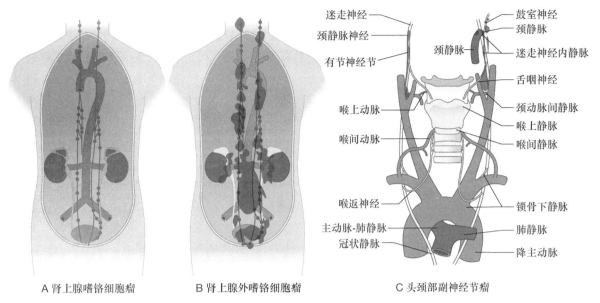

迷走神经 ————————— 鼓室神经
颈静脉神经 ———————— 颈静脉
有节神经节 ———————— 迷走神经内静脉
喉上动脉 ————————— 舌咽神经
颈动脉间静脉
喉间动脉 ————————— 喉上静脉
喉间静脉
喉返神经 ————————— 锁骨下静脉
主动脉-肺静脉 —————— 肺静脉
冠状静脉 ————————— 降主动脉

A 肾上腺嗜铬细胞瘤　　　　B 肾上腺外嗜铬细胞瘤　　　　C 头颈部副神经节瘤

图 9-1 （见书后彩图） 嗜铬细胞瘤和副神经节瘤的旁节系统及其位置（红色）（A、B：*WM Manger*，*RW Gifford*：*Clinical and experimental pheochromocytoma*. *Cambridge*，*Blackwell Science*，1996；*Part C from GG Glenner*，*PM Grimley*：*Tumors of the Extra-adrenal Paraganglion System* ［*Including Chemoreceptors*］，*Atlas of Tumor Pathology*，*2nd Series*，*Fascicle 9. Washington*，*DC*，*AFIP*，1974.）

肿瘤，包括那些发生在肾上腺外腹膜后、盆腔和胸部的肿瘤。"副神经节瘤"一词用于描述位于颅底和颈部的能产生儿茶酚胺的肿瘤，这些肿瘤能少量分泌或不分泌儿茶酚胺。与临床常用的说法不同，WHO 指出嗜铬细胞瘤为肾上腺的分泌儿茶酚胺的肿瘤，而副神经节瘤为发生于肾上腺外所有其他部位的分泌儿茶酚胺的肿瘤。

散发性嗜铬细胞瘤和副神经节瘤的病因是未知的。25%～33%的患者具有遗传背景，包括发生在公认的经典的 RET、VHL、NF1、SDHB、SDHC 和 SDHD 基因和最近发现的 SDHA、SDHAF2、TMEM127 和 MAX 基因的生殖细胞突变。如 VHL、NF1 和 SDH 基因发生二等位基因失活，以及 RET 基因突变激活酪氨酸激酶等。SDH 是参与三羧酸循环和线粒体呼吸的一种酶。VHL 蛋白是 E3 泛素连接酶的成分，VHL 基因突变引起蛋白降解减少，进一步导致细胞周期进程、葡萄糖代谢和氧感知的上调。

临床特点

嗜铬细胞瘤因其临床表现多变而被称作"伟大的伪装者"（表 9-1）。其中发作性心悸、头痛、大汗这些典型表现构成嗜铬细胞瘤经典的三联征。这三种临床表现伴高血压发作的患者均可能为嗜铬细胞瘤。

表 9-1	嗜铬细胞瘤的临床特点（按发生频率排序）
1. 头痛	10. 体重下降
2. 大汗	11. 对降压药物反应异常
3. 心悸和心动过速	12. 多尿、烦渴
4. 持续或阵发性高血压	13. 便秘
5. 焦虑和恐惧	14. 体位性低血压
6. 面色苍白	15. 扩张型心肌病
7. 恶心	16. 红细胞增多
8. 腹痛	17. 高血糖
9. 乏力	18. 高钙血症

嗜铬细胞瘤可以多年无症状，一些肿瘤在出现症状前可以增长到相当大的尺寸。

嗜铬细胞瘤最主要的临床表现是高血压。一般患者表现为发作性高血压，但持续性高血压也较常见。儿茶酚胺危象可以导致心力衰竭、肺水肿，心律失常和颅内出血。激素释放的时间间隔可能大不相同，发作时患者表现为焦虑和面色苍白，同时有心动过速和心悸。发作持续时间一般＜1h，可由手术、体位变化、运动、妊娠、排尿（尤其是膀胱嗜铬细胞瘤）及各种药物（如三环类抗抑郁药物、阿片类药物、甲氧氯普胺等）引起。

第九章　嗜铬细胞瘤

诊断

生化检测儿茶酚胺增高和影像学肿瘤定位有助于诊断。虽然检测儿茶酚胺、变肾上腺素（其甲基化代谢产物）是传统诊断的第一步，但生化检测和影像学检查同等重要。

生化检测　嗜铬细胞瘤和副神经节瘤合成和储存儿茶酚胺，包括去甲肾上腺素、肾上腺素、多巴胺。血、尿儿茶酚胺和变肾上腺素水平升高是诊断的基本条件。肿瘤激素活性的特征性波动导致一系列儿茶酚胺检测结果的很大变异。然而，大多数肿瘤可以连续产生 O-甲基化代谢产物，可以通过检测变肾上腺素检测到。

儿茶酚胺和变肾上腺素可以通过不同的方法测定，包括高效液相色谱法，酶联免疫吸附试验及液相色谱/质谱法。当临床怀疑嗜铬细胞瘤时（即检测值为正常上限的 3 倍），无论使用何种检测方法，诊断极有可能成立。如表 9-2 总结，生化检测的敏感性和特异性变化很大，这对于评估呈边缘性升高的不同化合物的检验结果尤为重要。尿的变肾上腺素（总的或分段检测）和儿茶酚胺的检测应用广泛，也常用于初始评价。这些试验中，分段的变肾上腺素和儿茶酚胺检测是最敏

表 9-2　嗜铬细胞瘤和副神经节瘤的生化及影像学诊断方法

诊断方法	敏感性	特异性
24h 尿		
儿茶酚胺	+++	+++
分段的变肾上腺素	++++	++
总的变肾上腺素	+++	++++
血浆		
儿茶酚胺	+++	++
游离的变肾上腺	++++	++
影像学		
CT	++++	+++
MRI	++++	+++
MIBG 闪烁扫描	+++	++++
生长抑素受体闪烁扫描[a]	++	+++
^{18}F-DOPA PET/CT	+++	++++

[a] 值在头颈部副神经节瘤中尤其高

缩写：MIBG，间碘苄胍；PET/CT，正电子发射断层扫描/计算机断层显像。对于生化检测而言，全球公认的不同等级所对应的敏感度和特异度分别为：++，<85%；+++，85%～95%；++++，>95%

感的。血浆检测儿茶酚胺和变肾上腺素更方便。血浆变肾上腺素的测定最敏感，且不易出现假阳性结果（如受静脉穿刺的影响）。虽然新的检测方法减少了假阳性的发生率，生理应激反应以及药物的使用可以使儿茶酚胺水平升高，进而干扰检测结果。因为嗜铬细胞瘤比较少见，边缘性升高可能是假阳性结果。因此，重要的是要排除饮食或与药物有关的因素（停用左旋多巴或使用拟交感神经药物，利尿剂，三环类抗抑郁药，α 和 β 受体阻滞药），它们可以引起假阳性结果，从而需要重复测量或进行可乐定抑制试验（即，给予可乐定 300μg 口服，3h 后检测血浆去甲变肾上腺素水平）。其他药理试验，如酚妥拉明试验和胰高血糖素激发试验，由于敏感性相对较低，已不推荐使用。

影像学诊断　许多方法已被用于嗜铬细胞瘤和副神经节瘤的定位诊断（表 9-2）。CT 和 MRI 具有相似的敏感性，且需要进行增强扫描。MRI T2 加权像钆造影剂强化扫描是嗜铬细胞瘤的最佳检查方法。对于肾上腺外嗜铬细胞瘤和副神经节瘤，MRI 比 CT 稍好。通常由 CT 或 MRI 检测到的肾上腺意外瘤，约 5% 经内分泌评估被证实是嗜铬细胞瘤。

肿瘤也可以通过放射性示踪剂进行定位，包括[131]I 或[123]I-间碘苄胍（MIBG）闪烁扫描，[111]In-生长抑素类似物闪烁扫描，[18]F-DOPA 正电子发射断层扫描（PET），[18]F-FDG 正电子发射断层扫描。因副神经节瘤可选择性摄取这些药物，核素显像特别有助于遗传综合征的诊断。

鉴别诊断　当怀疑嗜铬细胞瘤时，需要考虑除外以下疾病或情况：原发性高血压，焦虑发作，使用可卡因或安非他明，肥大细胞增多症或类癌综合征（通常无高血压），颅内病变，可乐定停药，自主神经性癫痫及人为因素（通常为使用拟交感胺所致）。无症状的肾上腺肿块更倾向于嗜铬细胞瘤以外的其他疾病，包括肾上腺无功能腺瘤、醛固酮瘤和分泌皮质醇的腺瘤（如库欣综合征）。

治疗　嗜铬细胞瘤

将肾上腺部分或全部切除，从而完整地切除肿瘤，是最终的治疗目标。保护正常的肾上腺皮质很重要，特别是在最有可能发生双侧嗜铬细胞瘤的遗传综合征患者中。术前准备很重要。术前通常应用 α 肾上腺素受体阻滞药（口服酚苄明 0.5～4mg/kg）以控制血压持续低于 160/90mmHg。由于患者存在体液浓缩，不限制盐的摄入和水化对于避

免直立性低血压是非常必要的。当 α 受体阻滞药未达到足量时，可通过口服酚苄明或静脉注射酚妥拉明控制急性发作。随后可加用 β 受体阻滞药（例如，普萘洛尔（心得安）每次 10mg，每日 4 次）。其他抗高血压药物（如钙通道阻滞药或血管紧张素转化酶抑制药）也是有效的。

嗜铬细胞瘤的手术治疗应该由富有经验的外科医师和麻醉师进行。手术时血压可能会波动，尤其在开始进行气管插管时或肿瘤被切除时。静脉输注硝普钠用于术中高血压危象的处理，静脉补液通常对低血压有效。

微创技术（腹腔镜和后腹腔镜）已成为标准的嗜铬细胞瘤手术方式。它们并发症更少、恢复更快、对外观影响最小。位于腹腔或胸腔的肾上腺外嗜铬细胞瘤也可以经内窥镜切除。术后应记录儿茶酚胺的正常化过程。保留双侧肾上腺皮质的嗜铬细胞瘤术后，应行促肾上腺皮质激素激发试验以除外双侧皮质功能减退。

恶性嗜铬细胞瘤

5%～10% 的嗜铬细胞瘤和副神经节瘤是恶性的。其诊断是不确定的。典型的组织病理学表现（如细胞异型性、核分裂象、血管侵袭或浸润邻近组织）不足以支持其恶性诊断。因此，"恶性嗜铬细胞瘤"一词被限定于出现远处转移的情况。远处转移通常由核医学显像发现，最常见于肺、骨骼、肝脏等部位，提示肿瘤出现血行播散。遗传综合征通常与多灶性肿瘤有关，尤其是对于存在 RET，VHL，SDHD 或 SDHB 基因的生殖细胞突变的患者。这类遗传综合征也可发生远处转移，尤其在 SDHB 基因突变携带者。

恶性嗜铬细胞瘤或副神经节瘤的治疗具有挑战性。可选择的手段包括肿瘤细胞减灭术、对症使用 α 受体阻滞药、化疗、核医学放射治疗。首选核医学方法治疗闪烁扫描术诊断的肿瘤转移，最好每月接受 200mCi^{131}I 标记的间碘苄胍放疗，持续 3～6 个周期。Averbuch 化疗方案包括氮烯唑胺（600mg/m^2，第 1～2 天），环磷酰胺（750mg/m^2，第 1 天），长春新碱（1.4mg/m^2，第 1 天），21 天为一周期，重复 3～6 个周期。一半的患者可以实现姑息治疗（从疾病稳定到恶化）。其他化疗方案包括舒尼替尼联合替莫唑胺/沙利度胺。转移性嗜铬细胞瘤或副神经节瘤的预后变化多样，5 年生存率为 30%～60%。

妊娠期嗜铬细胞瘤

嗜铬细胞瘤偶尔在妊娠期被诊断。最好在妊娠第 4～6 个月内镜切除，随后可顺利分娩。在有遗传性嗜铬细胞瘤家族史的育龄期女性进行定期筛查，为识别无症状的嗜铬细胞瘤并进行切除提供了机会。

嗜铬细胞瘤相关综合征

25%～33% 的嗜铬细胞瘤或副神经节瘤患者具有遗传综合征。遗传综合征患者要比散发性肿瘤平均早诊断 15 年。

神经纤维瘤病 1 型（NF1）是首个被记录的嗜铬细胞瘤相关综合征。NF1 基因通过调节 Ras 通路信号级联放大发挥抑癌基因的功能。经典的神经纤维瘤的特点包括多发性神经纤维瘤、皮肤牛奶咖啡斑、腋窝斑点和虹膜 Lisch 结节（图 9-2）。这类患者中嗜铬细胞瘤的发生率仅为 1%，且主要位于肾上腺，恶性者并不少见。

最著名的嗜铬细胞瘤相关综合征是一种常染色体显性遗传病——多发性内分泌腺瘤 2 型（MEN2）（第十章）。MEN 2 型的两种类型（2A 和 2B）都是由编码酪氨酸激酶的 RET 基因突变（转染期重排）所致。RET 基因突变的部位与疾病的严重程度和 MEN 2 的类型有关（第十章）。MEN 2A 型以甲状腺髓样癌（MTC）、嗜铬细胞瘤和甲状旁腺功能亢进为特征；MEN 2B 型不仅包括 MTC 和嗜铬细胞瘤，还有多发性黏膜神经瘤、马凡体型及其他发育异常，该型通常缺乏甲状旁腺功能亢进症的表现。事实上，MTC 见于所有 MEN 2 患者，而只有 50% 的患者发生嗜铬细胞瘤。MEN2 中的嗜铬细胞瘤几乎全部为良性，且位于肾上腺，通常为双侧（图 9-3）。嗜铬细胞瘤的症状也许会出现在确诊 MTC 之前。许多 RET 基因突变的携带者进行预防性的甲状腺切除术，但是在这些患者行任何手术前均需排除嗜铬细胞瘤的存在。

希佩尔-林道综合征（VHL）是一种常染色体显性遗传病，易出现视网膜和小脑的成血管细胞瘤，病变也发生在脑干和脊髓（图 9-4）。VHL 的其他重要特征包括肾透明细胞癌、胰腺神经内分泌肿瘤、内耳的内淋巴囊肿瘤、附睾及子宫阔韧带的囊腺瘤、多发胰腺囊肿和肾囊肿。

VHL 基因（除其他基因）编码 E3 泛素连接酶，调节缺氧诱导因子 1 的表达。VHL 基因缺乏增加血管内皮细胞生长因子（VEGF）的表达，诱导新生血管形成。尽管任何形式的基因突变均可导致 VHL 基因

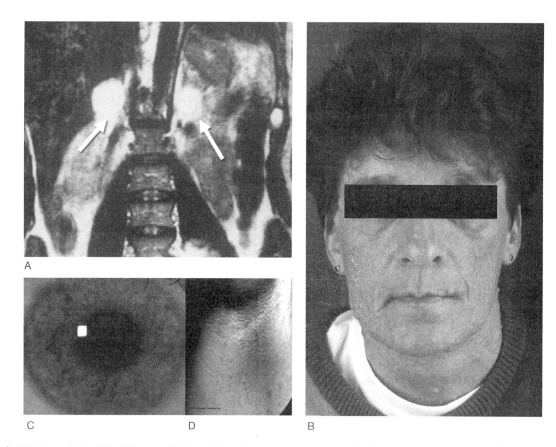

图 9-2（见书后彩图） 神经纤维瘤病 **A.** 双侧肾上腺嗜铬细胞瘤的 MRI；**B.** 皮肤纤维瘤；**C.** 虹膜 Lisch 结节；**D.** 腋窝斑点（Part A from HPH Neumann et al：Keio J Med 54：15，2005；with permission）

失活，但是嗜铬细胞瘤患者主要发生错义突变。20%～30%的 VHL 患者存在嗜铬细胞瘤，但在某些家族中，其发生率高达 90%。作为 VHL 的相关特性，嗜铬细胞瘤的诊断有助于对视网膜、中枢神经系统、肾、胰腺肿瘤的诊断，从而采取有效的治疗措施。

家族遗传分析将副神经节瘤综合征（PGL）分为头部和颈部副神经节瘤。易感基因编码琥珀酸脱氢酶（SDH）亚基，它是三羧酸循环和线粒体电子传递链的组成部分。SDH 由 4 个亚基组成（A～D）。*SDHB*（PGL4），*SDHC*（PGL3），*SDHD*（PGL1）和 *SDHAF2*（PGL2）突变导致 PGL。*SDHB* 和 *SDHC* 的生殖细胞基因突变所致 PGL 呈常染色体显性遗传。相反，在 SDHD 和 SDHAF2 家族中，只有男性患者将突变的基因遗传给后代，他们才会患肿瘤。PGL1 型最常见，其次是 PGL4 型，PGL2 型和 PGL3 型较少见。肾上腺、肾上腺外的腹部以及胸部的嗜铬细胞瘤见于 PGL1 型和 PGL4 型患者，在 PGL3 型患者中少见，而在 PGL2 型中不可见（图 9-5）。约 1/3 的 PGL4 型患者发生转移。

家族性嗜铬细胞瘤（FP）归因为遗传性，主要由

TMEM 127，*MAX* 和 *SDHA* 基因的生殖细胞突变所致。它是一种常染色体显性遗传病，与 *SKHD* 一样，*MAX* 基因突变只有由男性患者传递给后代时才导致肿瘤发生。

嗜铬细胞瘤和副神经节瘤患者的遗传病筛查指南

遗传综合征的一般特征，除了家族史外还包括发病年龄早、多灶性肿瘤、肾上腺外肿瘤及肿瘤呈恶性（图 9-6）。由于嗜铬细胞瘤和副神经节瘤患者家族性综合征的患病率相对较高，即使患者没有明确的家族史，生殖细胞基因突变的检测也是有用的。首先是寻找遗传综合征的临床特征，并进行深入的、涉及多代的家族史的询问。虽然均表现为常染色体显性遗传，每种综合征的外显率不同。母亲患副神经节瘤的先证者对 PGL1 并不易感（*SDHD* 基因突变携带者）。皮肤神经纤维瘤、牛奶咖啡斑和腋窝斑点提示神经纤维瘤病。偶发性嗜铬细胞瘤病例中未见 *NF1* 发生生殖细胞基因突变的报道。因此，不需要给无其他神经纤维瘤临床表现的患者进行 *NF1* 基因突变检测。MTC 的个人史、

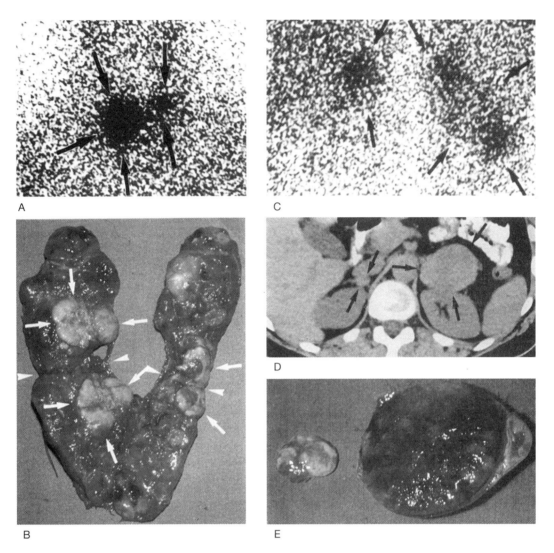

图 9-3 多发性内分泌腺瘤 2 型（**A**）MIBG 闪烁扫描显示多灶性甲状腺髓样癌；（**B**）手术标本箭头所示部分为肿瘤，展示了标本的组织间桥；（**C**）MIBG 闪烁扫描显示双侧肾上腺嗜铬细胞瘤；（**D**）CT 影像；（**E**）手术标本（From HPH Neumann et al；Keio J Med 54：15，2005；with permission.）

家族史或血清降钙素升高强烈提示 MEN 2，需要进行 *RET* 基因突变检测。有视觉障碍病史或小脑、脑干、肾、脊髓肿瘤病史提示 VHL 的可能性。头颈部副神经节瘤的个人史和（或）家族史提示 PGL1 或 PGL4。

单一的肾上腺嗜铬细胞瘤，即使没有明显的病史，也可能与 *VHL*、*RET*、*SDHB* 或 *SDHD*（按照频率依次递减的顺序）基因突变有关。2/3 的肾上腺外肿瘤与其中一个综合征相关。存在 *RET*、*SDHD*、*VHL* 及 *SDHB* 基因突变时，发生多灶性肿瘤的频率依次递减。30％的头颈部副神经节瘤与 SDH 亚基的生殖细胞基因突变有关（通常为 *SDHD*），而较少见于 *VHL*、*RET* 和 *TMEM 127* 基因突变（图

9-6F）。

免疫组织化学有助于遗传性嗜铬细胞瘤的筛选。抗体与 SDHB、TMEM 127 和 MAX 结合免疫染色阴性可能分别提示 *SDH*、*TMEM 127* 及 *MAX* 基因突变。

这些潜在的综合征一经诊断，患者亲属也能够从基因检测获益。为此，有必要确定先证者是否存在生殖系基因突变，在遗传咨询后在亲属中进行相应基因的 DNA 序列分析，确定亲属是否患病。当携带生殖细胞基因突变的个体接受副神经节瘤的生化筛查时，其家庭成员也可能获益。

目前无症状性副神经节瘤的治疗具有挑战性，这种情况常发现于遗传性肿瘤的患者及其亲属中。观察

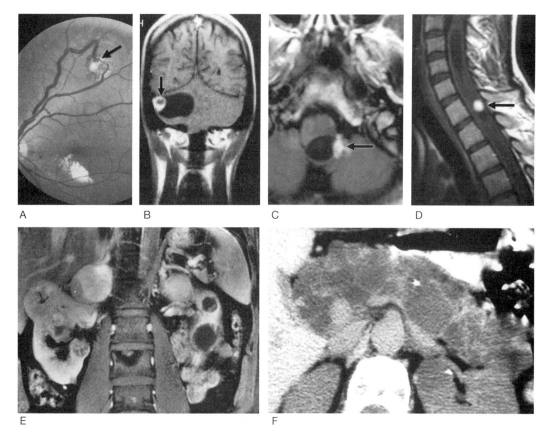

图 9-4   VHL 综合征。**A.** 视网膜血管瘤以下，**B-D** 为 MRI 表现：（B）小脑血管母细胞瘤（C）脑干部位（D）脊髓部位（E）双侧嗜铬细胞瘤和双肾透明细胞癌（F）胰腺多发囊肿〔Parts A and D from HPH Neumann et al：Adv Nephrol Necker Hosp 27：361，1997. © Elsevier. Part B from SH Morgan, J-P Grunfeld（eds）：Inherited Disorders of the Kidney. Oxford，UK，Oxford University Press，1998. Part F from HPH Neumann et al：Contrib Nephrol 136：193，2001. S. Karger AG，Basel.〕

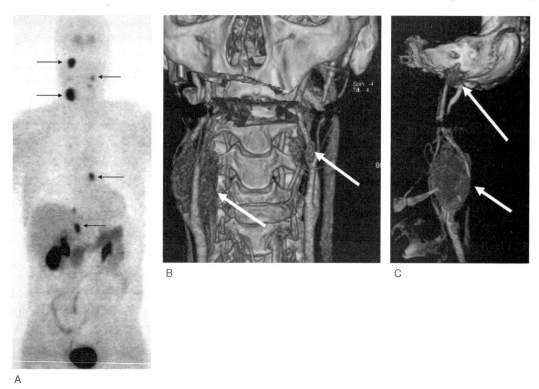

图 9-5   副神经节瘤综合征。本例为合并 SDHD WSX 基因突变和 PGL1 的患者进行左侧颈动脉体肿瘤的不完全切除。**A.** ^{18}F-DO-PA 正电子发射断层扫描显示检测右侧颈静脉球、右侧颈动脉体、左侧颈动脉体、左侧冠状血管球、右侧肾上腺有肿瘤摄取，注意放射性物质在肾、肝、胆囊、肾盂、膀胱的生理性累积。**B、C** 示三维重建 CT 血管造影。箭头指向旁节肿瘤（From S Hoegerle et al：Eur J Nucl Med Mol Imaging 30：689，2003；with permission.）

等待策略已经被采用。由于外科手术常导致第Ⅱ，Ⅶ，Ⅸ，Ⅹ，Ⅺ和Ⅻ对脑神经永久性麻痹，因此对于头颈部副神经节瘤——主要是颈动脉体、颈静脉和迷走神经肿瘤越来越多地采用放射治疗。鼓室副神经节瘤早期即出现症状，而且大多数这类肿瘤很容易通过切除达到改善听力、减轻耳鸣症状的目的。

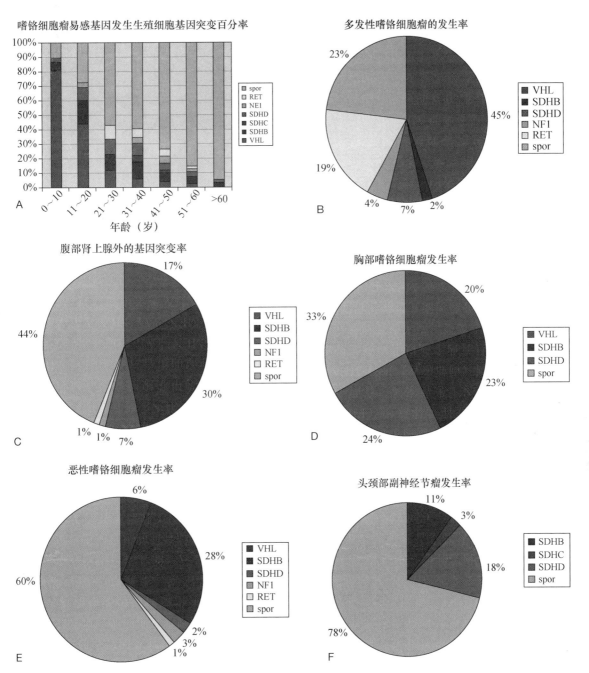

图9-6（见书后彩图） 嗜铬细胞瘤和副神经节瘤基因突变的分布。 2021例在德国Freiburg登记的欧美嗜铬细胞瘤和副神经节瘤患者的 *VHL*、*RET*、*SDHB*、*SDHC*、*SDHD* 和 *NF1* 基因突变的分布，2014年3月1日更新。**A.** 与年龄的相关性。条形图描述了不同年龄组散发的（spor）或各种遗传的嗜铬细胞瘤的频率。遗传性疾病更常见于年轻的嗜铬细胞瘤患者。其中不包括 *TMEM 127*、*MAX* 和 *SDHA* 基因突变患者，因其在40～70岁人群中患病率不到1%。**B～F.**（**B**）肾上腺外腹膜后，（**C**）胸部，（**D**）恶性，（**E**）嗜铬细胞瘤和（**F**）头颈部副神经瘤的生殖细胞基因突变频率（Data from Freiburg International Pheochromocytoma and Paraganglioma Registry，2014.）

第十章　多发性内分泌腺瘤
Multiple Endocrine Neoplasia

Rajesh V. Thakker

（张放　译　周翔海　审校）

多发性内分泌腺瘤（MEN）的特点是倾向于累及

两个或更多内分泌腺的肿瘤。MEN 有四种主要的表现形式，分别命名为 MEN1 型～4 型（表 10-1）。每种 MEN 都是常染色体显性遗传的综合征，或为散发性，即无家族史。然而患者的家属可能在发生症状前因其他疾病去世，因此难以区分遗传或散发。在 MEN1 型～4 型之外，至少有 6 种与多个内分泌腺及其他器官肿瘤相关的综合征（MEON）（表 10-2）。这些 MEON 包括甲状旁腺-颌部肿瘤综合征、Carney 综合征、von Hippel-Lindau

表 10-1　多发性内分泌腺瘤（MEN）综合征

类型（染色体突变位置）	肿瘤（估计外显率）	基因及高频突变外显子
MEN 1 （11q13）	甲状旁腺腺瘤（90%）	*MEN1*
	肠-胰腺肿瘤（30%～70%）	83/84，4-bp del （≈4%）
	● 胃泌素瘤（>50%）	119，3-bp del （≈3%）
	● 胰岛素瘤（10%～30%）	209-211，4-bp del （≈8%）
	● 无功能及胰腺多肽分泌肿瘤（20%～55%）	418，3-bp del （≈4%）
	● 胰高糖素瘤（<3%）	514-516，del or ins （≈7%）
	● 血管活性肠肽瘤（<1%）	内含子 4 ss （≈10%）
	垂体腺瘤（15%～50%）	
	● 催乳素瘤（60%）	
	● 生长激素瘤（25%）	
	● 促肾上腺皮质素瘤（<5%）	
	● 无功能瘤（<5%）	
	相关肿瘤	
	● 肾上腺皮质肿瘤（20%～70%）	
	● 嗜铬细胞瘤（<1%）	
	● 支气管神经内分泌肿瘤（2%）	
	● 胸腺神经内分泌肿瘤（2%）	
	● 胃神经内分泌肿瘤（10%）	
	● 脂肪瘤（>33%）	
	● 血管纤维瘤（85%）	
	● 胶原瘤（70%）	
	● 脑膜瘤（8%）	
MEN 2 （10 cen-10q11.2）		
MEN 2A	甲状腺髓样癌（90%）	*RET*
	嗜铬细胞瘤（>50%）	634，e.g.，Cys→Arg （约85%）
	甲状旁腺腺瘤（10%～25%）	
仅甲状腺髓样癌	甲状腺髓样癌（100%）	*RET* 618，错义突变（>50%）
MEN 2B （也称为 MEN 3）	甲状腺髓样癌（>90%）	*RET* 918，Met→Thr （>95%）
	嗜铬细胞瘤（>50%）	
	相关异常（40%～50%）	
	● 黏膜神经瘤	
	● 马凡样体型	
	● 角膜神经纤维髓质化	
	● 巨结肠	
MEN 4 （12p13）	甲状旁腺腺瘤[a]	*CDKN1B*；至今未发现常见突变
	垂体腺瘤[a]	
	生殖器官肿瘤[a]（例如睾丸癌、宫颈神经内分泌癌）	
	? 肾上腺＋肾脏肿瘤[a]	

[a] 报道病例数不足以得出患病率

注意：已确定 MEN 综合征为常染色体显性遗传

缩写：del，缺失；ins，插入

来源：Reproduced from RV Thakker et al；J Clin Endocrinol Metab 97：2990，2012

表10-2	多发性内分泌腺瘤及其他器官肿瘤综合征 （MEON）	
疾病[a]	基因产物	染色体位置
甲状旁腺功能亢进症-颌部肿瘤（HPT-JT）	Parafibromin	1q31.2
Carney 综合征		
CNC1	PPKAR1A	17q24.2
CNC2	?[b]	2p16
von Hippel-Lindau 病（VHL）	pVHL（elongin）	3p25
神经纤维瘤病1型（NF1）	Neurofibromin	17q11.2
Cowden 综合征（CWD）		
CWD1	PTEN	10q23.31
CWD2	SDHB	1p36.13
CWD3	SDHD	11q23.1
CWD4	KLLN	10q23.31
CWD5	PIK3CA	3q26.32
CWD6	AKT1	14q32.33
McCune-Albright 综合征（MAS）	$G_S\alpha$	20q13.32

[a] 除 MAS 为编码 $G_S\alpha$ 的 *GNAS1* 基因的合子后体细胞突变嵌合体致病，这些疾病均为常染色体显性遗传。[b] ?，未知

综合征（第九章）、神经纤维瘤1型、Cowden 综合征以及 McCune-Albright 综合征（第二十八章），除 Mc-Cune-Albright 综合征是由合子后的体细胞突变的嵌合体表达引起以外，其余都是常染色体显性遗传病。

诊断 MEN 或 MEON 综合征需符合以下三条标准之一：①临床特征［患者具有2个或更多相关肿瘤（或病灶）］；②家族史［临床诊断该综合征的患者的一级亲属中，有人患有1种相关肿瘤（或病灶）］；③基因诊断（患者的相关基因产生生殖系突变，可能有临床表现或无症状）。突变分析有助于以下情形中对 MEN 或 MEON 综合征的临床实践：①确证临床诊断；②鉴别家庭成员中突变基因的携带者并需要筛查相关肿瘤以及早期/适当的治疗；③能鉴别约50%的未携带该突变的家庭成员，进行缓解其发生相关肿瘤的焦虑。后者也有助于通过减少不必要的生化和放射学检查降低医疗花费。

多发性内分泌腺瘤1型

临床表现 MEN1型（MEN 1），或称为 Wermer 综合征，是肿瘤累及甲状旁腺、胰岛以及垂体前叶的三联征。另外，在部分 MEN 1 患者中也可发生肾上腺皮质肿瘤、前肠类癌、脑膜瘤、面部血管纤维瘤、胶质瘤以及脂肪瘤。在同一个家庭的成员、甚至同卵双胞胎中，其受影响的腺体及其病理特征（例如甲状

旁腺增生性腺瘤）的组合也可能会有所不同。此外，MEN 1 中非家族性（例如偶发性）占8%～14%，分子遗传研究证实了原发 *MEN1* 突变在 MEN 1 患者中占将近10%。在随机选择的尸检研究中，MEN 1 的发病率约0.25%，但其中1%～18%的患者有原发性甲状旁腺功能亢进、16%～38%的患者有胰岛细胞瘤，不足3%的患者有垂体瘤。这种疾病影响全年龄段，有报道年龄范围在5～81岁，临床表现及生化异常主要发生在50～59岁。MEN 1 的临床表现与肿瘤位置及其产生激素相关。在未治疗的 MEN 1 患者中，内分泌肿瘤与早期死亡相关，50%的患者在50岁前死亡。死因通常为恶性肿瘤，往往起源于胰腺神经内分泌肿瘤（NET）或前肠类癌。此外，MEN 1 相关肿瘤的治疗结果也不如那些非 MEN 1 肿瘤的患者。这是因为除垂体 NET 之外，MEN 1 相关肿瘤通常多发，使其难以通过外科手术治愈。MEN 1 中隐匿性转移更普遍，肿瘤可能更大、更具有侵袭性、疗效更差。

甲状旁腺功瘤 （另见第二十六章）MEN 1 中最常见的表现是原发性甲状旁腺功能亢进症，发生率约90%。患者可出现无症状高钙血症或高钙血症的不典型症状（例如多尿、烦渴、便秘、乏力、消化不良）；也可发生肾结石和囊性纤维性骨炎（不常见）。生化检测发现高钙血症，通常同时发现循环中甲状旁腺激素（PTH）升高（表10-3）。通常为轻度高钙血症，而重度高钙血症或甲状旁腺癌罕见。原发性甲状旁腺功能亢进症患者中，与非 MEN 1 患者相比，MEN 1 患者发病年龄更早（20～25岁 *vs.* 55岁），并且男女比例相当（1:1 *vs.* 1:3）。术前影像学检查（例如颈部超声与 99m锝-甲氧异腈甲状旁腺显像）获益有限，因为所有的甲状旁腺可能都会受到影响，并且无论术前是否进行定位检查，颈部探查可能都是需要的。

治疗　甲状旁腺肿瘤

外科手术切除 MEN 1 患者功能异常活跃的甲状旁腺是正规的治疗。然而，是否实施甲状旁腺次全切（例如切除3.5个腺体）或者全切术，进行或不进行甲状旁腺组织前臂自体移植术，手术在早期还是晚期施行，都有争议。因为所有4个甲状旁腺均常出现多发腺瘤或增生，所以不推荐微创甲状旁腺切除术。因为 MEN 1 的病理特点具有多样性，所以也应考虑术者的手术经验。钙敏感受体调节剂（例如西纳卡塞），即作用于钙敏感受体的药物，已用于治疗手术失败或有手术禁忌证的原发性甲状旁腺功能亢进症患者。

表 10-3	MEN 1 的生化及影像学筛查			
肿瘤	发病年龄（岁）	每年生化检测（血浆或血清）		影像学检查
甲状旁腺	8	钙、PTH		无
胰腺神经内分泌肿瘤				
胃泌素瘤	20	胃泌素（±胃酸 pH）		无
胰岛素瘤	5	空腹血糖、胰岛素		无
其他胰腺神经内分泌肿瘤	<10	嗜铬蛋白 A；胰多肽、胰高糖素、血管活性肠肽		MRI、CT 或 EUS（每年）
垂体前叶	5	催乳素、IGF-1		MRI（每 3 年）
肾上腺	<10	无，除非有提示功能肿瘤的症状或体征，和（或）影像学示肿瘤>1cm。		MRI 或 CT（每年，并行胰腺影像学检查）
胸腺及支气管类癌	15	无		CT 或 MRI（每 1～2 年）

缩写：CT，计算机断层扫描；EUS，超声内镜；IGF-1，胰岛素样生长因子 1；MRI，磁共振成像；PTH，甲状旁腺激素

来源：Reproduced from RV Thakker et al：J Clin Endocrinol Metab 97：2990，2012

胰腺肿瘤 在 MEN 1 患者中，神经内分泌肿瘤中胰岛细胞瘤的发病率在不同报道中为 30%～80%。尽管有些肿瘤无症状或无功能，大部分的肿瘤（表 10-1）产生过多的激素［例如胃泌素、胰岛素、胰高糖素、肠血管活性肽（VIP）］，并且与不同的临床综合征相关。MEN 1 的患者与未患 MEN 1 的患者相比，胰岛细胞瘤发生得更早。

胃泌素瘤 分泌胃泌素的肿瘤（胃泌素瘤）常与胃酸分泌显著增多以及多发消化性溃疡相关，合称为 Zollinger-Ellison 综合征。MEN 1 患者中，胃泌素瘤好发于 30 岁以上。多发的严重消化性溃疡可能会穿孔、呕血，这是造成该病高死亡率的主要原因。患 Zollinger-Ellison 综合征的患者也可能出现腹泻和脂肪泻。通过空腹血清胃泌素浓度的升高以及基础胃酸分泌的增多可以诊断该病（表 10-3）。但是，Zollinger-Ellison 综合征在同时患有高钙血症的 MEN 1 患者中诊断困难，因为高钙血症也可引起高胃泌素血症。

超声、超声内镜、CT、MRI、选择性的腹部血管造影、静脉取血以及生长抑素受体显像有助于肿瘤术前定位。MEN 1 患者当中，超过 50% 的胰腺神经内分泌瘤均为胃泌素瘤。将近 20% 的胃泌素瘤被证实是 MEN 1。胃泌素瘤也可发生在十二指肠黏膜，是导致 MEN 1 患者发病及死亡的主要原因。大多数 MEN 1 患者的胃泌素瘤是恶性的，并在诊断前就发生转移。

唑）可减少胃酸分泌，可用于胃泌素瘤的药物治疗。一些患者可能还需要额外的 H_2 受体阻断药治疗，例如西咪替丁或雷尼替丁。手术治疗 MEN 1 患者的胃泌素瘤存在争议。手术治疗的目的是减少远处转移的风险以及改善生存。对于位于胰腺的非转移性胃泌素瘤，手术切除常常有效。然而，随着肿瘤体积的增加，肝转移的风险也增加，比如 25%～40% 的胰腺神经内分泌瘤>4cm 的患者出现肝转移，50%～70% 肿瘤 2～3cm 的患者有淋巴结转移。胃泌素瘤直径小于 2.5cm 的 MEN 1 患者 15 年生存率为 100%，但出现转移后的 15 年生存率为 52%。而淋巴结转移不会影响生存率。2～2.5cm 的胃泌素瘤推荐手术治疗，因为这类患者手术治疗后，疾病相关的生存率得到了改善。另外，MEN 1 中更常见的十二指肠胃泌素瘤可以顺利通过手术治疗。然而，多数的 MEN 1 患者，其胃泌素瘤为多发或胰腺外的，而且除了十二指肠胃泌素瘤，手术鲜有成功。比如，有研究显示，MEN 1 患者当中，只有 15% 左右可以通过手术治愈，而 5 年治愈率减至 5% 左右。没有 MEN 1 患者的治愈率更高，分别为 45% 和 40%。在这些证据下，多数专家推荐非手术治疗 MEN 1，除了之前提及的体积较小的、单发的肿瘤考虑手术治疗。多发胃泌素瘤的治疗很困难。链佐星（链脲霉素）和 5-氟尿嘧啶的化疗、采用人生长抑素类似物奥曲肽或兰乐肽的激素治疗、肝动脉栓塞术、人白细胞介素治疗以及切除所有可切除的肿瘤在一些患者中有效。

治疗 胃泌素瘤

MEN 1 及 Zollinger-Ellison 综合征患者的治疗目标是基础胃酸分泌小于 10mmol/L。胃体细胞 H^+/K^+-ATP 酶抑制剂（例如奥美拉唑或兰索拉

胰岛素瘤 MEN 1 患者当中，10%～30% 的胰腺肿瘤为分泌胰岛素的胰岛 β 细胞瘤。胰岛细胞瘤的患者有低血糖症状（例如虚弱、头痛、出汗、头晕、惊

厥、行为改变、体重增加），通常在空腹或劳累后出现，症状在摄入葡萄糖后改善。最可靠的监测是 72h 进食试验。生化检查可发现低血糖时血浆胰岛素浓度升高（表 10-3）。C 肽和胰岛素原的循环浓度也增加，有助于胰岛素瘤的诊断。在低血糖的检查中，确定血浆和尿液标本中无磺脲类药物也非常重要（表 10-3）。术前的超声内镜、CT 或腹腔动脉造影可以极大程度提高手术成功率。其他的定位手段包括术前及围术期的经皮肝穿刺门脉取血、选择性动脉内刺激下的肝静脉取血和术中直接胰腺超声。10% 的 MEN 1 患者有胰岛素瘤合并胃泌素瘤，且两种肿瘤可能在不同的时间出现。胰岛素瘤在 MEN 1 患者当中常出现于 40 岁以前，而有一些出现在 20 岁以前。相反，无 MEN 1 的患者胰岛素瘤通常出现在 40 岁之后。10% 的 MEN 1 患者可能首先表现为胰岛素瘤，接近 4% 的胰岛素瘤患者患有 MEN 1。

治疗 胰岛素瘤

胰岛素瘤的治疗，包括频繁进食碳水化合物以及服用二氮嗪或奥曲肽，但不一定有效。手术是最佳治疗方法。手术治疗，包括单个肿瘤手术摘除、胰尾切除或部分胰腺切除术，对多数患者有效。化疗包括链脲霉素、5-氟尿嘧啶以及多柔比星。肝动脉栓塞术可用于转移瘤。

胰高糖素瘤 有不足 3% 的 MEN 1 患者，其胰腺神经内分泌瘤为分泌胰高糖素的肿瘤。该病临床表现为皮肤红斑（坏死松解性游走性红斑）、体重减轻、贫血以及口腔炎。该肿瘤在无症状的 MEN 1 患者中可通过胰腺显像或糖耐量试验以及高胰高糖素血症被发现。

治疗 胰高糖素瘤

治疗胰高糖素瘤可选择手术切除。但是，因为 50%～80% 的患者在诊断时已经出现转移，所以治疗可能会存在困难。一些患者药物治疗可选择生长抑素类似物（例如奥曲肽或兰乐肽）或化疗应用链脲霉素及 5-氟尿嘧啶，肝转移患者可应用肝动脉栓塞术治疗。

血管活性肠肽（VIP）肿瘤（VIPoma） 血管活性肠肽肿瘤仅在一小部分 MEN 1 患者当中发生。该临床综合征的特征包括水泻、低钾血症、胃酸缺乏，

亦被称为 Verner-Morrison 综合征、WDHA 综合征（水泻、低钾血症以及胃酸缺乏）或血管活性肠肽肿瘤综合征。诊断时需除外泻药及利尿剂的应用，通过空腹排便容量超过 0.5～1.0L/d，以及显著增加的血浆 VIP 浓度明确诊断。

治疗 血管活性肠肽肿瘤

好发于胰尾的血管活性肠肽肿瘤可通过手术治愈。但是对于无法手术切除的肿瘤患者，生长抑素类似物治疗，例如奥曲肽和兰乐肽，可能有效。链脲霉素及 5-氟尿嘧啶可能有效，肝转移患者可应用肝动脉栓塞术治疗。

胰腺多肽分泌肿瘤（Ppomas）以及无功能胰腺神经内分泌瘤 胰腺多肽分泌肿瘤在大量 MEN 1 患者中出现。过量多肽分泌的病理后遗症是不显著的，多肽的临床表现未知。许多胰腺多肽分泌肿瘤未被识别或归类为无功能胰腺神经内分泌瘤，可能是 MEN 1 中肠-胰腺神经内分泌瘤中最常见的种类（图 10-1）。因为该病既无临床综合征，也无具体的生化异常，所以造成无功能胰腺神经内分泌瘤的诊断延误，该病较其他有功能的肿瘤如胰岛素瘤和胃泌素瘤预后更差。无功能胰腺神经内分泌瘤的最佳筛查方法以及筛查间隔尚未确定。目前，超声内镜可能是检测小的胰腺肿瘤的最灵敏的方法，但是生长抑素受体显像是探测转移瘤最可靠的方法（表 10-3）。

治疗 胰腺多肽分泌肿瘤及无功能胰腺神经内分泌瘤

对于无症状的无功能胰腺神经内分泌瘤患者的治疗是有争议的。一些专家推荐在生化评估后，无论肿瘤大小，均应手术。另外一些专家推荐根据肿瘤大小决定是否手术，不同中心采用 >1cm 或 >3cm 为手术指征。胰腺-十二指肠手术可成功移除 80% 患者的肿瘤，但超过 40% 的患者出现糖尿病、频繁脂肪泻、早期或晚期倾倒综合征以及其他胃肠道综合征的并发症。然而，50%～60% 的患者术后生存期大于 5 年。当考虑这些推荐时，应注意在这类患者当中有很大比例出现隐性的转移瘤（例如未被影像学检查探及的肿瘤）。酪氨酸激酶受体（TKR）以及哺乳动物西罗莫司（雷帕霉素）靶向基因（mTOR）信号通路的抑制剂对于治疗胰腺神经内分泌瘤是有效的，可双倍延长无进展生存期。

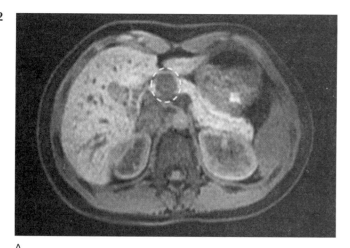

A

B

图 10-1 取自一位 14 岁多发性内分泌腺瘤 1 型（MEN 1）患者的胰腺无功能神经内分泌肿瘤（NET）**A.** 腹部磁共振成像扫描显示了胰腺颈部一个＞2.0cm（前后最大径）低信号的肿瘤。该占位无浸润周围组织或转移的征象。肿瘤位置以白色虚线圆圈标出。**B.** 经手术切除的胰腺神经内分泌瘤，大体病理证实了肿瘤位置（白色虚线圆圈）在胰腺颈部。免疫组化显示肿瘤嗜铬蛋白 A 的免疫染色，但胃肠道肽和 menin 未染色，证明了由于 menin 表达的缺失，该肿瘤为无分泌功能的神经内分泌瘤（A. Adapted with permission from PJ Newey et al J Clin Endocrinol Metab 10：3640，2009.）

其他胰腺神经内分泌瘤 神经内分泌瘤分泌促生长激素释放激素（GHRH），即生长素释放激素瘤（GHRHomas），在 MEN 1 患者中少见报道。GH-RHomas 患者约有 33％合并其他 MEN 1 相关肿瘤。GHRHomas 可能通过升高的血清生长激素和促生长激素释放激素浓度诊断。超过 50％的 GHRHomas 发生在肺，30％发生在胰腺，还有 10％出现在小肠。生

长抑素瘤分泌生长抑素，这种激素抑制多种激素的分泌，可导致高血糖、胆石症、胃酸减少、脂肪泻、腹泻、腹痛、贫血以及体重减轻。尽管 7％的胰腺神经内分泌瘤分泌生长抑素，生长抑素瘤综合征的临床表现在 MEN 1 患者中不常见。

垂体肿瘤 （参见第五章）15％～50％的 MEN 1 患者会出现垂体肿瘤（表 10-1）。垂体肿瘤发生在 5～90 岁。MEN 1 的垂体腺瘤在女性患者中更多见，尤其是大腺瘤（即直径＞1cm）。而且 1/3 的垂体肿瘤有侵袭性，如肿瘤细胞浸润周围正常的与肿瘤粘连的垂体组织。然而，没有特异性的组织学指标区分 MEN 1 与非 MEN 1 的垂体肿瘤。约 60％的 MEN 1 相关垂体肿瘤分泌催乳素，＜25％分泌生长激素，5％分泌促肾上腺皮质激素（ACTH），剩下的无功能，分泌糖蛋白亚单位（表 10-1）。但是，MEN 1 的垂体肿瘤患者可能表现出对一些激素的免疫反应，尤其是生长催乳素细胞瘤。约 15％的 MEN 1 患者的首发表现是催乳素瘤，而促生长激素细胞瘤常在 40 岁以上人群发生。垂体前叶肿瘤患者中小于 3％是 MEN 1 患者。该病临床表现与非 MEN 1 的散发垂体肿瘤患者相似，并且与垂体肿瘤分泌的激素及体积有关。因此，患者可能出现高催乳素血症（例如女性的闭经、不孕以及溢乳，男性的性无能以及不育），或有肢端肥大症、库欣病的特点。另外，增大的垂体肿瘤可能压迫邻近的结构，例如视交叉或正常垂体组织，引起视野缺损和（或）垂体功能减退。在无症状的 MEN 1 患者中，周期性生化监测血清催乳素以及胰岛素样生长因子 1（IGF-1）水平，以及垂体 MRI，可以早期鉴别垂体肿瘤（表 10-3）。有异常发现的患者，下丘脑-垂体检测能够描述垂体病变的性质及其对其他垂体激素分泌的影响。

治疗 **垂体肿瘤**

MEN 1 患者的垂体肿瘤治疗与无 MEN 1 患者的治疗类似，包括适当的手段（例如，溴隐亭或卡麦角林治疗催乳素瘤；奥曲肽或兰乐肽治疗促生长激素肿瘤）；或选择性经蝶窦腺瘤切除术；放疗在可行时，可用于治疗剩余不可切除的肿瘤组织。MEN 1 患者的垂体肿瘤更具有侵袭性，对药物或者手术治疗反应不佳。

相关肿瘤 MEN 1 患者也可能出现类癌、肾上腺皮质肿瘤、面部血管纤维瘤、胶质瘤、甲状腺肿瘤以及脂肪瘤性肿瘤。

类癌　超过 3％ 的 MEN 1 患者会发生类癌（表 10-1）。类癌可能位于支气管、胃肠道、胰腺或胸腺。在诊断时，大部分患者无症状，无类癌综合征的临床表现。重要的是，对于胸腺或支气管类癌的患者，其激素或生化异常（例如血浆嗜铬粒蛋白 A）不是持续存在的。因此，筛查这些肿瘤是基于影像学检查的。最佳筛查手段仍未确定。尽管重复的 CT 扫描增加了暴露于电离辐射的剂量而需引起关注，但 CT 和 MRI 在检测胸腺及支气管类癌时灵敏（表 10-3）。奥曲肽显像也能显示一些胸腺和支气管类癌，尽管被推荐常规使用尚无充足的证据。胃类癌，即 Ⅱ 型胃肠嗜铬样（ECL）细胞类癌（ECLomas）与 MEN 1 及 Zollinger-Ellison 综合征相关，可能在 MEN 1 患者因消化不良症状而做胃镜时意外发现。这些肿瘤可能在大于 10％ 的 MEN 1 患者中被发现，通常为多发，并且直径小于 1.5cm。MEN 1 患者的支气管类癌在女性中更常见（男女比例为 1∶4）。相反，欧洲 MEN 1 患者的胸腺类癌男性更多发（男女比例 20∶1），吸烟者有更高的患病风险；日本 MEN 1 患者胸腺类癌的性别差异不明显（男女比例 2∶1）。MEN 1 患者的胸腺类癌进展尤其迅速。MEN 1 患者出现胸腺肿瘤与诊断后中位生存期 9.5 年相关，70％ 的患者直接死于肿瘤。

治疗　类癌

如果可以切除，外科手术切除类癌是治疗主要选择。不能切除的肿瘤以及伴转移的肿瘤，可通过放疗或化疗（顺铂及依托泊苷）治疗。另外生长抑素类似物（例如奥曲肽或兰乐肽）可改善症状并抑制部分肿瘤。对于 Ⅱ 型胃肠嗜铬样细胞类癌的恶性潜能知之甚少，但可通过生长抑素类似物（例如奥曲肽或兰乐肽）治疗，可抑制肿瘤生长。

肾上腺皮质肿瘤　（参见第八章）基于影像学筛查，无症状的肾上腺皮质肿瘤在 20％～70％ 的 MEN 1 患者中出现（表 10-1）。大部分腺瘤，包括皮质腺瘤、增生、多发腺瘤、结节样增生、囊性病变以及恶性肿瘤，是无功能的。事实上，小于 10％ 的肾上腺增大患者分泌过量激素，最常见的是原发性醛固酮增多症及 ACTH 依赖性 Cushing 综合征。在部分情况中，高雄激素血症可能与肾上腺皮质癌相关。嗜铬细胞瘤在 MEN 1 患者中罕见。应在有症状或体征提示功能性肾上腺肿瘤，或大于 1cm 肿瘤时，进行生化检查〔例如血浆肾素及醛固酮浓度、小剂量地塞米松抑制试验、

尿儿茶酚胺和（或）变肾上腺素〕。肾上腺皮质癌在大约 1％ 的 MEN 1 患者中出现，但当肾上腺肿瘤大于 1cm 时，发生率增至 10％。

治疗　肾上腺皮质肿瘤

MEN 1 相关无功能肾上腺肿瘤的治疗未达成共识，因为大部分都是良性的。然而，恶性风险随着肿瘤增加而增加，尤其对于直径大于 4cm 的肿瘤。肾上腺肿瘤手术的适应证包括：直径大于 4cm；直径 1～4cm 伴不典型或可疑影像学特征（例如，平扫时增加的 CT 值）；或者在 6 个月期间显著增大。功能性肾上腺肿瘤（例如分泌激素的）的治疗与非 MEN 1 患者的治疗类似。

脑膜瘤　中枢神经系统（CNS）肿瘤包括室管膜瘤、神经鞘瘤和脑膜瘤，可出现于 MEN 1 患者中（表 10-1）。脑膜瘤发现于 15 岁以上、不足 10％、有其他临床表现的 MEN 1 患者（例如原发性甲状旁腺功能亢进症）。大部分脑膜瘤不会引起症状，60％ 的脑膜瘤不会增大。MEN 1 相关的脑膜瘤与非 MEN 1 患者的治疗方法类似。

脂肪瘤　皮下脂肪瘤在大于 33％ 的 MEN 1 患者中发生（表 10-1），并且常为多发。另外内脏脂肪瘤、腹腔脂肪瘤以及腹膜后脂肪瘤在 MEN 1 患者中也可发生。治疗是保守的。然而，因为美容原因手术切除后通常不会复发。

面部血管纤维瘤和胶原瘤　MEN 1 患者多发面部血管纤维瘤的发生率为 ＞20％～＞90％，胶原瘤的发生率为 0～＞70％（表 10-1）。MEN 1 患者的亲属在发现这些皮肤变化之后可在症状出现前诊断 MEN 1。这类皮肤病变通常不需要治疗。

甲状腺肿瘤　甲状腺肿瘤包括腺瘤、胶状甲状腺肿，以及甲状腺癌，在大于 50％ 的 MEN 1 患者中出现。然而，甲状腺疾病在总人群的患病率高，提示 MEN 1 与甲状腺异常的相关可能是偶然的。MEN 1 患者的甲状腺肿与非 MEN 1 患者的治疗类似。

基因学特征及筛查　*MEN1* 基因位于 11q13 染色体，包括 10 个外显子，编码 610 个氨基酸的蛋白质，即 menin。Menin 调节转录、基因稳定性、细胞分裂及增殖。MEN 1 的病理生理学遵循 Knudson 二次打击假说，menin 作为肿瘤抑制因子。*MEN1* 突变家系的遗传使其个体倾向于分化出肿瘤，起源于体细胞突变之后，可能为点突变或更常见的一处缺失，导致肿瘤 DNA 的杂合性缺失（LOH）。*MEN1* 基因的

家系突变散发在 1830 个碱基对编码区以及剪接位点中，*MEN1* 突变的位置与疾病的临床表现之间没有显然的联系，相反，MEN 2 则有联系（表 10-1）。超过 10% 的 *MEN1* 家系突变为 de novo 突变，并可遗传给下一代。有些携带 MEN 1 突变的家庭只发生甲状旁腺肿瘤，作为单发的内分泌病，这种情况又被称为家族性孤立性甲状旁腺功能亢进症（FIHP）。然而，5%～25% 的 MEN 1 患者并没有家系突变或 *MEN1* 基因的缺失。这样的患者具有 MEN 1 相关肿瘤，但是没有 *MEN1* 突变，这类患者可能是拟表型或者其他基因的突变。MEN 1 样特征的其他基因包括：CDC73，编码纤维瘤蛋白，其突变导致甲状旁腺功能亢进症-颌肿瘤综合征；钙敏感受体基因（*CaSR*），其突变导致家族性良性低尿钙性高钙血症（FBHH）；以及芳香烃受体相互作用蛋白基因（*AIP*），即肿瘤抑制因子位于 11q13 染色体，其突变与家族性孤立性垂体腺瘤（FIPA）有关。推荐对有症状的 MEN 1 患者家属、有两个或以上内分泌肿瘤的指示病例（例如患者）进行 *MEN1* 突变的基因检测。如果在具有两个或以上内分泌肿瘤的指示病例中未发现 *MEN1* 突变，应考虑其他疾病的临床及基因检测，例如甲状旁腺功能亢进症-颌部肿瘤综合征、FBHH、FIPA、MEN 2 或 MEN 4，因为这些疾病的患者可能代表 MEN 1 的拟表型。

目前的指南推荐在以下的情形中行 *MEN1* 突变分析：①有两个或以上 MEN 1 相关内分泌肿瘤（例如甲状旁腺、胰腺或垂体肿瘤）的指示病例；②无症状的已知 *MEN1* 基因突变携带者的一级亲属；③有一个或多个 MEN 1 相关肿瘤的症状、体征、生化或影像学证据的 *MEN1* 突变的携带者的一级亲属。另外 *MEN1* 突变分析在可疑或不典型 MEN 1 患者中也应考虑施行。这可能包括小于 30 岁的甲状旁腺腺瘤患者或多个腺体受累的甲状旁腺疾病患者；任何年龄的胃泌素瘤或多发胰腺神经内分泌瘤患者；有两个或以上 MEN 1 相关肿瘤，但不是甲状旁腺、胰腺及垂体前叶肿瘤典型三联征（例如甲状旁腺肿瘤加肾上腺肿瘤）的患者。家庭成员包括具有 *MEN1* 突变的无症状的个体，需要生化及影像学筛查（表 10-3）。相反，亲属当中不具备 *MEN1* 突变的个体发生 MEN 1 相关内分泌肿瘤的风险与正常人群相同；因此没有 *MEN1* 突变的家属不需要重复筛查。无症状患者的突变分析应尽早进行，有可能的话应在 10 岁之前进行，因为在一些儿童当中肿瘤在 5 岁即出现。适当的生化及影像学检查（表 10-3）是针对肿瘤发生的检测，则应在基因突变受累的人群中进行。突变基因携带者应进行生化筛查，应至少每年进行一次，也应有基线的垂体及腹部影像

学检查（例如 MRI 或 CT），应每 1～3 年重复检查（表 10-3）。5 岁后应开始筛查，并应终身检查，因为肿瘤可能在 80 岁时才出现。筛查病史及体格检查可查出高钙血症、肾结石、消化性溃疡、神经调节性低血糖、垂体功能减退、女性的溢乳及闭经、肢端肥大症、库欣病、视野缺失以及出现皮下脂肪瘤、血管纤维瘤和胶原瘤的症状和体征。生化检测应包括血清钙、TTH、胃肠道激素（例如胃泌素、空腹胰岛素、胰高糖素、VIP、PP）、嗜铬蛋白 A、催乳素以及 IGF-1。有症状或体征提示具体的临床综合征的患者应进行更多具体的内分泌功能检测。对 MEN 1 肿瘤患者的无症状家庭成员进行 MEN 1 肿瘤发生的相关检测。对于减少相关肿瘤的发病率及病死率有重大的意义。

多发内分泌腺瘤 2 型及 3 型

临床表现 MEN2 型（MEN 2），也称为 Sipple 综合征，定义为甲状腺髓样癌（MTC）、嗜铬细胞瘤及甲状旁腺肿瘤的组合（表 10-1）。MEN 2 已知三种临床变体：MEN 2A、MEN 2B 以及仅有 MTC。MEN 2 多指 MEN 2A，MEN 2A 是最常见的变体。在 50% 的 MEN 2A 患者中，MTC 与嗜铬细胞瘤相关（可能是并发的），在 20% 的 MEN 2A 患者中，MTC 与甲状旁腺肿瘤相关，MEN 2A 患者很少并发 Hirschsprung 病，该病由终端后肠的自主神经节细胞缺失引起，导致结肠胀气、严重便秘以及肠梗阻。MEN 2A 可能与皮肤苔藓样淀粉样变性相关，该病为一种化脓性苔藓样的病变，通常位于后背。MEN 2B，也被称为 MEN 3，占 MEN 2 病例中的 5%，特征为发生 MTC 及嗜铬细胞瘤伴马凡样体型；唇部、舌部及眼睑部黏膜神经瘤，或角膜有髓神经纤维、小肠自主神经元功能障碍，导致多发气室及巨结肠。甲状旁腺肿瘤在 MEN 2B 中不常见。仅有 MTC（FMTC）是 MEN 2 的一种变体，是以 MTC 为单独的综合征的表现。然而，很难区分 FMTC 和 MEN 2A。如果 4 个超过 50 岁的家庭成员患 MTC 而没有嗜铬细胞瘤或原发性甲状旁腺功能亢进症的话，才需鉴别。所有 MEN 2 的变体都是因为编码酪氨酸激酶受体的转染原癌基因（*RET*）的重排。而且，*RET* 基因突变的位置与 MEN 2 变体类型相关。因此约 95% 的 MEN 2A 患者有富半胱氨酸细胞外基质的突变；约 85% 的 MEN 2A 患者有密码子 634 的突变；FMTC 患者也有富半胱氨酸细胞外基质的突变，大多发生于密码子 618。相反，约 95% 的 MEN 2B/MEN 3 患者有密码子 918 的突变，即细胞内酪氨酸激酶编码区域的突变（表 10-1 和表 10-4）。

表 10-4	MEN 2 及 MEN 3[a] 的检测及手术推荐					
RET 突变、外显子（Ex）位置以及所涉及的密码子	危险度[b]	推荐检测/干预年龄（岁）				
		RET 突变分析	首次血清降钙素及颈部超声	预防性甲状腺切除术	嗜铬细胞瘤筛查	PHPT筛查
Ex13（768，790）[c]；Ex14（804）[c]；Ex15（891）[c]	+	<3～5	<3～5	5[d]	20	20
Ex10（609，611，618，620）[c]；Ex11（630）[c]	++	<3～5	<3～5	<5[e]	20	20
Ex11（634）[e]	+++	<3～5	<3～5	<5	8	20
Ex15（883）[f]；Ex16（918）[f]	++++	ASAP 以及<1	ASAP 以及<0.5～1	ASAP 以及<1	8	—[g]

[a] Adapted from American Thyroid Association Guidelines, RT Kloos et al: Thyroid 6：565，2009. [b] 甲状腺髓样癌早期转移及侵袭性生长的风险，++++ 为最高风险，+++ 为高风险，++ 为中间风险，+ 为最低。[c] MEN 2A（或仅甲状腺髓样癌）相关突变。[d] 如果血清降钙素及颈部超声正常，且家族史或家族倾向为侵袭性较弱的肿瘤，则在 5 岁或之后考虑手术。[e] 如果血清降钙素及颈部超声正常，且家族史或家族倾向为侵袭性较强的肿瘤，则在 5 岁之前或之后考虑手术。[f] MEN 2B（MEN 3）相关突变。[g] 不需要，因为 PHPT 不是 MEN 2B（MEN 3）的特征

缩写：ASAP，尽可能早；MEN，多发性内分泌腺瘤；PHPT，原发性甲状旁腺功能亢进症

甲状腺髓样癌　MTC 是 MEN 2A 和 MEN 2B 最常见的特征，发生在几乎所有受累的患者中。在所有甲状腺癌中，MTC 占 5%～10%。20% 的 MTC 患者有该病家族史。*RET* 基因突变检测可用于鉴别家庭成员遗传 MTC 的风险，可使 MTC 从症状性肿瘤变成亚临床的疾病，即施行预防性甲状腺切除术，以改善预后，在理想情况下可治愈。但是如患者没有 MEN 2A、FMTC 或 MEN 2B 的家族史，因此未行 *RET* 基因突变检测，MTC 可表现为颈部可触及的包块，在 >15% 的患者可能无症状或表现为压迫或吞咽困难。在 30% 的患者中出现腹泻，可能与升高的降钙素或肿瘤相关 5-羟色胺及前列腺素的分泌有关。一些患者也可能出现潮热。另外，MTC 造成的异位 ACTH 分泌可能引起库欣综合征。MTC 的诊断依赖于高降钙素血症（基线状态下大于 90pg/ml）；五肽胃泌素刺激试验（0.5mg/kg）和（或）静脉注射钙（2mg/kg），反映了降钙素分泌的增加，目前已很少用。颈部超声下，细针穿刺结节可证实诊断。甲状腺核素扫描可显示 MTC 肿瘤为"冷"结节。影像学检查可显示甲状腺受累区域以及转移的淋巴结受累区域的高密度、不规则钙化。正电子发射断层扫描（PET）可帮助鉴别 MTC 及其转移（图 10-2）。MTC 的转移通常早期发生于颈部的淋巴结，在晚期发生于纵隔淋巴结、肺、肝、气管、肾上腺、食管以及骨骼。血清降钙素的升高通常为复发或持续状态下的首要表现，血清降钙素倍增时间是判断预后的常用手段。MTC 可能具有侵袭性的临床过程，大约 10% 的患者发生早期转移和死亡。侵袭性 MTC 或 MEN 2B 的家族史可能具有提示作用。

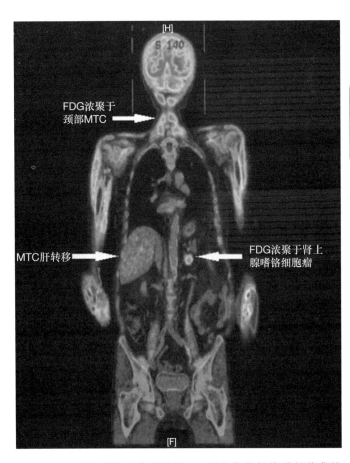

图 10-2　一位多发性内分泌腺瘤 2A 型患者的氟代脱氧葡萄糖（FDG）正电子发射断层扫描，显示了甲状腺髓样癌（MTC）伴肝、骨（左臂）转移，以及左侧肾上腺嗜铬细胞瘤。注意膀胱内 FDG 化合物的显像〔Reproduced with permission from A Naziat et al: Clin Endocrinol (Oxf) 78：966，2013.〕

治疗　甲状腺髓样癌

有 *RET* 突变、无 MTC 临床表现的个体应在不

第十章 多发性内分泌腺瘤

足 1 岁到 5 岁之间进行预防性手术。手术时间安排应基于 *RET* 突变的类型，以及与 MTC 早期发生、转移以及侵袭性生长的相关风险（表 10-4）。这样的患者应接受甲状腺全切术及彻底的中央区颈清扫术，以清除可见的淋巴结转移。尽管施行中央区颈清扫术的价值存在争议，预防性甲状腺切除术加终身甲状腺素替代治疗可有效改善 MEN 2 及 MEN 3 患者的预后，例如约 90% 的 *RET* 突变的年轻患者接受预防性甲状腺切除术后，7 年间没有持续或再发 MTC 的症状。对于临床明确的 MTC 患者，推荐甲状腺全切术加双侧中央区颈清扫术，如原发肿瘤大于 1cm 或有颈部中央区淋巴结转移证据，应行同侧侧颈部清扫术。MTC 只能通过手术治愈。MTC 伴转移的 10 年生存率约为 20%。对于不能手术或已伴转移的 MTC 患者，酪氨酸激酶抑制剂，凡德他尼和卡博替尼可改善无进展生存时间。其他类型的化疗效果有限，但放疗可帮助治疗姑息治疗局部改变。

嗜铬细胞瘤 （另见第九章）这类分泌去甲肾上腺素及肾上腺素的肿瘤在 >50% 的 MEN 2A 和 MEN 2B 患者中出现，是其致死和并发症发生的主要原因之一。患者可因为儿茶酚胺的分泌产生症状和体征（例如头痛、心悸、出汗、难以控制的高血压），或可因 MEN 2A、MEN 2B 或 MTC 的家族史而进行生化检测，但无症状。MEN 2A 和 MEN 2B 患者的嗜铬细胞瘤与非 MEN 2A 和 2B 的嗜铬细胞瘤患者的肿瘤分布显著不同。10% 的非 MEN 2A 和 MEN 2B 的患者出现肾上腺外嗜铬细胞瘤，在 MEN 2A 和 MEN 2B 患者中罕见。MEN 2A 和 MEN 2B 的恶性嗜铬细胞瘤更少见。MEN 2A 和 MEN 2B 的生化及影像学检测手段与非 MEN 2A 和 2B 的情况类似，包括血浆检测（卧位取血）以及尿游离分馏变肾上腺素（例如分别测量变去甲肾上腺素及变肾上腺素）、CT 或 MRI 扫描、[123]I 或 [131]I 间碘苄胍核素显像（MIBG）以及 ^{18}F-PET。

治疗 嗜铬细胞瘤

推荐手术切除嗜铬细胞瘤，术前及术中应用肾上腺素受体阻滞药。腔镜下肾上腺分离术成为被更多选择的术式，其与开腹手术相比可降低术后死亡率、减少住院时间和花费。

甲状旁腺肿瘤 （另见第二十六章）甲状旁腺肿瘤发生于 10%～25% 的 MEN 2A 患者中。然而，50% 以上的患者没有高钙血症。正常血钙的 MTC 患者接受甲状腺切除术时，可出现异常增生的、增大的甲状旁腺。MEN 2A 患者的高钙血症相关生化检查和治疗与 MEN 1 患者的相似。

基因学特征及筛查 至今，已报道了接近 50 种不同的 *RET* 突变，位于外显子 5、8、10、11、13、14、15 和 16。*RET* 家系突变在大于 95% 的 MEN 2A、FMTC 和 MEN 2B 家族中被检测到，MEN 2A 中，Cys634Arg 更常见，FMTC 中 Cys618Arg 更常见，MEN 2B 中 Met918Thr 更常见（表 10-1 和表 10-4）。5%～10% 的 MTC 或 MEN 2A 相关肿瘤患者有 de novo *RET* 家系突变，约 50% 的 MEN 2B 患者有 de novo *RET* 家系突变，但这样的家系突变似乎与散发的原发性甲状旁腺功能亢进症无关。因此，*RET* 检测应在以下情况中施行：①所有具有 MEN 2、FMTC 或 MEN 3 相关肿瘤家族史的 MTC 患者，对无症状的患者可通过基因检测证实诊断；②所有无已知 MEN 2 或 MEN 3 家族史的 MTC 及嗜铬细胞瘤患者；③所有无 MEN 2、FMTC 或 MEN 3 家族史的 MTC 患者，因为这些患者可能有 de novo *RET* 家系突变；④所有双侧嗜铬细胞瘤患者；⑤单侧嗜铬细胞瘤患者，尤其是降钙素升高的情况下。

携带有 *RET* 家系突变的 MEN 2/MEN 3 相关肿瘤患者应每年筛查，包括血清降钙素检测、颈部彩超筛查 MTC、血浆及 24h 尿分馏变肾上腺素筛查嗜铬细胞瘤以及白蛋白矫正血清钙或离子钙和 PTH 筛查原发性甲状旁腺功能亢进症。有 MEN 2 相关 *RET* 基因突变的患者，应 3～5 岁起筛查 MTC；20 岁起筛查嗜铬细胞瘤；20 岁起筛查原发性甲状旁腺功能亢进症（表 10-4）。

多发性内分泌腺瘤 4 型

临床表现 MEN 1 相关肿瘤患者，例如甲状旁腺腺瘤、垂体腺瘤以及胰腺神经内分泌瘤，常伴随性腺、肾上腺、肾以及甲状腺肿瘤，则具有编码 196 个氨基酸的细胞周期蛋白依赖激酶抑制剂（CK1）t27 kip1（*CDNKIB*）的突变。这样的具有 MEN 1 相关肿瘤并具有 *CDNKIB* 突变则被定义为 MEN 4（表 10-1）。MEN 4 相关肿瘤的诊断和治疗与 MEN 1 或非 MEN 1 的肿瘤类似。

基因学特征及筛查 目前报道了 8 种不同的 MEN 4 相关 *CDNKIB* 突变，位于染色体 12p13，这些突变与基因功能缺失相关。这些 MEN 4 患者可能在 5%～10% 的无 *MEN1* 基因突变的 MEN 1 患者中占约

3%。*CDNK1B* 家系突变可能很少见于散发的（例如，非家族性）原发性甲状旁腺功能亢进症。

甲状旁腺功能亢进症-颌部肿瘤综合征（另见第二十六章）

临床表现　甲状旁腺功能亢进症-颌部肿瘤（HPT-JT）综合征是一种常染色体显性遗传病，定义为甲状旁腺肿瘤（15% 为癌症）及颌部纤维骨性肿瘤的发生。另外，一些患者也可能出现 Wilms 瘤、肾囊肿、肾血肿、肾皮质腺瘤、肾乳头状细胞癌、胰腺腺癌、输尿管肿瘤、以精原细胞瘤为主的、睾丸混合生殖细胞肿瘤，以及甲状腺 Hürthle 细胞腺癌。甲状旁腺肿瘤可能为单发，并且没有颌部肿瘤的证据，这可能会造成与其他遗传性高钙血症疾病（例如 MEN 1）的混淆。然而，基因检测鉴别致病突变可帮助修正诊断。对 HPT-JT 相关肿瘤的诊断和治疗和非 HPT-JT 的患者类似，除了推荐早期进行甲状旁腺切除术，因为这类患者更易发生甲状旁腺癌。

基因学特征及筛查　引起 HPT-JT 的基因位于染色体 1q31.2，编码 531 个氨基酸的蛋白质称为甲状旁腺纤维素（表 10-2）。甲状旁腺纤维素也被称为细胞分裂周期蛋白 73（CDC73），在转录中发挥作用。对家族的基因检测有助于识别突变携带者，携带者应定期筛查肿瘤的发生（表 10-5）。

Von Hippel-Lindau 病

Von Hippel-Lindau（VHL）病是一种常染色体显性遗传病，表现为视网膜及中枢神经系统的血管母细胞瘤，肾、胰腺以及附睾的囊肿，肾细胞癌，嗜铬

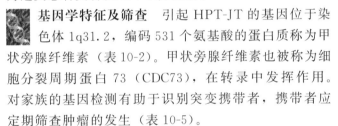

表 10-5	HPT-JT 筛查指南	
肿瘤[a]	检测	频率[b]
甲状旁腺	血清钙、PTH	每 6～12 月
颌部骨化纤维瘤	颈部防护下全颌部 X-射线[c]	每 5 年
肾脏	腹部 MRI[c,d]	每 5 年
子宫	超声（经阴道或经腹部）及其他显像±有适应证的刮宫术[e]	每年

[a] 包括了大多数 HPT-JT 相关肿瘤的筛查。其他报道的肿瘤类型的评估可能被提及（例如胰腺、甲状腺、睾丸肿瘤）。[b] 基线检测后重复检查的频率。[c] X-射线和其他涉及电离辐射的成像检查应尽量避免，以最大程度减少继发的突变。[d] 如不能行 MRI，推荐行超声扫查。[e] 在了解详细的月经史后，应考虑选择性盆腔显像。

缩写：HPT-JT，甲状旁腺功能亢进症-颌部肿瘤综合征；MRI，磁共振成像；PTH，甲状旁腺激素

来源：Reproduced from PJ Newey et al：Hum Mutat 31：295，2010

细胞瘤，以及胰岛细胞肿瘤。视网膜及中枢神经系统血管母细胞瘤为良性血管肿瘤，可能为多发；在中枢系统可能因压迫临近组织和（或）增加颅内压而引起症状。在中枢系统内，小脑和脊髓是最常被累及的部位。肾脏的改变包括囊肿及癌症，VHL 患肾细胞癌（RCC）的终身风险为 70%。VHL 患者的内分泌肿瘤包括嗜铬细胞瘤和胰岛细胞肿瘤。VHL 患者的嗜铬细胞瘤的临床表现与散发病例相似，但 VHL 病患者有更高的概率出现双侧或多发肿瘤，可能包括肾上腺外的区域。VHL 最常见的胰腺病变为多发性囊性腺瘤，很少导致临床症状。然而，无分泌功能的胰岛细胞肿瘤发生于小于 10% 的 VHL 患者，通常为无症状。这些患者的胰腺肿瘤可被腹部影像学的常规筛查检测出。嗜铬细胞瘤应被尽早诊断和治疗，等同于 MEN 2。胰岛细胞肿瘤经常为恶性，推荐尽早手术。

基因学特征及筛查　*VHL* 基因位于染色体 3p26～25，在人体组织内广泛表达，编码一个 213 个氨基酸的蛋白质（pVHL）（表 10-2）。广泛的 *VHL* 家系突变已被鉴定出。*VHL* 为抑癌基因，基因突变的类型与临床不同表型之间存在联系；大量的基因缺失以及蛋白截断突变与嗜铬细胞瘤的低发生率有关，然而，一些 VHL 患者的缺失突变与嗜铬细胞瘤相关（又被称作 VHL 2C 型）。其他缺失突变可能为与血管母细胞瘤及肾细胞癌相关，但没有嗜铬细胞瘤（又称为 VHL 1 型），然而单独的缺失突变与血管母细胞瘤、肾细胞癌以及嗜铬细胞瘤相关（VHL 2B 型）。VHL 2A 型指的是血管母细胞瘤及嗜铬细胞瘤不伴肾细胞癌，与少见的缺失突变有关。这些复杂的基因分型-表型关系的病理基础仍未被阐明。PVHL 又称为 elongin，其主要功能是下调血管上皮细胞生长因子（VEGF）及其他缺氧诱导 mRNA 的表达。因此，pVHL 和其他的蛋白调节了缺氧诱导因子（HIF-1 和 HIF-2）的表达，从而 pVHL 功能的丧失导致了 HIF 蛋白复合物的稳定性，导致 VEGF 的过表达，以及肿瘤的血管形成。对于嗜铬细胞瘤和胰岛细胞肿瘤的筛查应尽早，相对等同于 MEN 2 和 MEN 1（表 10-1 和表 10-4）。

神经纤维瘤病

临床表现　神经纤维瘤病 1 型（NF1）又称为 von Recklinghausen 病，是一种常染色体显性遗传病，临床特征表现为以下方面：神经性，例如外周及脊髓的神经纤维瘤；眼部，例如视神经胶质瘤以及虹膜错构瘤如 Lisch 结节；皮肤，例如牛奶咖啡斑；骨骼，

例如脊柱侧弯、巨头症、身材矮小以及假性关节；血管，例如肾动脉及颅内动脉的血管狭窄；内分泌，例如嗜铬细胞瘤、类癌、性早熟。神经纤维瘤病2型（NF2）也是常染色体显性遗传病，但表现为双侧前庭施万细胞瘤（听神经瘤），导致失聪、耳鸣或眩晕。一些NF2患者也发生脑膜瘤、脊髓施万细胞瘤、外周神经纤维瘤以及牛奶咖啡斑。内分泌疾病只见于NF1患者中，不见于NF2患者中。1%的NF1患者有嗜铬细胞瘤、类癌和性早熟，也有报道生长激素缺陷。NF1患者的嗜铬细胞瘤与非NF1的特点类似，90%的肿瘤位于肾上腺髓质内，剩下10%的在肾上腺外，常侵及主动脉旁区域。原发性类癌常发生于壶腹周围，并可能在回肠出现，但罕见发生于胰腺、甲状腺或肺。肝转移与类癌综合征的症状有相关性，包括潮红、腹泻、支气管收缩以及三尖瓣疾病。性早熟通常与视神经胶质瘤扩张至下丘脑、早期激活促生长激素释放激素的分泌相关。生长激素分泌缺陷在一些NF1患者中出现，可能有视交叉胶质瘤，但需要指出，NF1患者的身材矮小通常与生长激素分泌缺陷有关。这些肿瘤的诊断和治疗与相应的非NF1患者的相似。

基因学特征及筛查 NF1基因位于染色体17q11.2，是抑癌基因，由60个外显子组成，超过350kb的DNA（表10-2）。NF1基因的突变有多种类型，散发在不同外显子中。NF1基因产物是neurofibbromin蛋白，与p120GAP（GTP酶激活蛋白）有同源性，并通过将激活的GTP转化为失活的GTP，从而作用于p21ras上。NF1基因突变影响了p21ras信号通路的下调，从而导致异常的细胞增生。筛查嗜铬细胞瘤和类癌的发生如前述应尽早，分别除外MEN 2和MEN 1（表10-3和表10-4）。

Carney 综合征

临床表现 Carney综合征（CNC）是一种常染色体显性遗传病，表现为皮肤点状色素沉着（通常在面部、嘴唇以及结膜）、黏液瘤（通常于眼睑和心脏，但也出现在舌部、腭部、乳房及皮肤）、砂粒体型黑色素性神经鞘瘤（通常于交感神经链和上胃肠道）以及内分泌肿瘤（包括肾上腺、睾丸支持细胞、促性腺激素细胞、甲状腺及卵巢）。库欣综合征是最常见的CNC内分泌表型，源于原发性色素沉着性结节性肾上腺病（PPNAD），可能在1/3的CNC患者中出现，CNC患者合并库欣综合征通常为消瘦（与中心性肥胖相反）的不典型表型。另外，该病可出现身材矮小、肌肉及皮肤的消耗以及骨质疏松。这些患者的尿游离皮质醇

水平为正常或轻度升高。皮质醇的分泌可能有几天或几周的高皮质醇血症波动；这种模式又称为"周期性库欣综合征"。库欣综合征患者通常有皮质醇分泌的生理节律丧失。肢端肥大症源于促生长激素释放激素细胞肿瘤，影响约10%的CNC患者，睾丸肿瘤可能在1/3的CNC患者发生。

睾丸支持细胞瘤偶分泌雌激素，导致性早熟或男性乳房发育，一些CNC患者发生甲状腺滤泡肿瘤、卵巢囊肿或乳腺导管腺瘤。

基因学特征及筛查 CNC 1型（CNC1）源于蛋白激酶A（PKA）调节亚单位1α（R1α）（PPKAR1A）基因的突变，该基因为抑癌基因，位于染色体17q.24.2（表10-2）。引起CNC 2型（CNC2）的基因位于染色体2p16，至今未被鉴定出。需注意的是，一些肿瘤不显示2p16的LOH，反而显示基因的不稳定性，提示了这个CNC基因可能不是一个抑癌基因。筛查和治疗这些内分泌肿瘤与之前提到的MEN 1和MEN 2患者类似（表10-3和表10-4）。

Cowden 综合征

临床表现 多发错构瘤病变，尤其位于皮肤、黏膜层（例如口腔、小肠和结肠）、乳腺以及甲状腺者，被定义为Cowden（CWD）综合征，该病为常染色体显性遗传病。CWD患者中2/3患有甲状腺疾病，通常包括多结节甲状腺肿或良性腺瘤，尽管小于10%的患者可能患有甲状腺滤泡癌。乳腺异常在大于75%的患者中发生，既有纤维囊性病变，也有腺癌。诊断和治疗CWD肿瘤与非CWD患者类似。

基因学特征与筛查 CWD综合征在基因学上有异质性，已鉴定出6种类型（CWD1-6）（表10-2）。CWD源于10号染色体（PTEN）基因的磷酸及张力蛋白同源体缺失突变，位于10q23.31。CWD2是由于琥珀酸脱氢酶亚基B（SDHB）基因突变引起的，该基因位于染色体1p36.13；CWD3是由于SDHD基因突变造成，该基因位于染色体11q13.1。SDHB和SDHD基因突变与嗜铬细胞瘤相关。CWD4是由于Killin蛋白（KLLN）的基因过度甲基化造成，该蛋白为与PTEN基因相同转录位点的启动子，位于染色体3q26.32，CWD6是由于位于染色体14q32.33的V-Akt小鼠胸腺瘤病毒癌基因同源物1（AKT1）基因突变造成。需要进行颈部超声和细针穿吸活检及细胞学分析来筛查颈部异常。

McCune-Albright 综合征（另见第二十八章）

临床表现 McCune-Albright综合征（MAS）表

现为三联征，即多骨性纤维性发育异常，可能与低磷酸性佝偻病相关；奶牛咖啡斑皮肤色素沉着；外周性性早熟。其他内分泌异常包括甲状腺毒症、可能与多结节性甲状腺肿有关，还可有生长素释放激素细胞肿瘤以及库欣综合征（源于肾上腺肿瘤）。诊断和治疗这些内分泌疾患与无 MAS 的患者类似。

基因学特征与筛查　MAS 为嵌合体致病，源于位于染色体 20q13.32 的、编码 G 蛋白 α 刺激亚基（$G_s\alpha$）的 *GNAS1* 基因合子后体细胞突变致病。$G_s\alpha$ 突变包括 Arg201Cys、Arg201His、Glu227Arg 或 Glu227His 突变，仅在异常组织的细胞内存在并激活。MAS 患者需筛查相关的内分泌腺体功能亢进以及低磷血症的发生，这可能与升高的血清成纤维生长因子 23（FGF23）浓度相关。

致谢

作者感谢医学研究委员会（英国）的支持和 Tracey Walker 夫人的录入工作。

第十一章　自身免疫性多内分泌腺综合征

Autoimmune Polyendocrine Syndromes

Peter A. Gottlieb

（张放　译　吴静　审校）

多腺体缺陷综合征有许多不同的名称，这反映了与这些综合征有关的一系列疾病及其临床表现的异质性。本章为这组疾病使用的名称是自身免疫性多内分泌腺综合征（APS）。在一般情况下，这些疾病被分为两大类，APS 1 型（APS-1）和 APS2 型（APS-2）。有人根据所涉及自身免疫类型的不同，进一步将 APS-2 细分为 APS3 型（APS-3）和 APS4 型（APS-4）。在大多数情况下，这种附加的分类并未使我们对于患病个体的发病机制以及预防并发症的理解更加清晰。重要的是，这些综合征中有许多非内分泌系统疾病，这表明尽管自身免疫紊乱主要累及内分泌器官，但也不除外累及其他组织。表 11-1 总结了 APS-1 和 APS-2 的相关疾病。了解这些综合征和它们的疾病表现，有助于对患者及其家属作出早期诊断，并治疗综合征中

其他的疾病。

APS-1

APS-1［在线人类孟德尔遗传（OMIM）240300］也被称为自身免疫性多内分泌腺病-念珠菌病-外胚层营养不良（APECED）。皮肤黏膜念珠菌病、甲状旁腺功能减退和 Addison 病是该病的三个主要组成部分。然而，如表 11-1 所示，APS 也随时间侵及许多其他系统的器官。APS-1 是罕见病，文献报道不足 500 例。它是一种常染色体隐性遗传病，由位于 21 号染色体上的 *AIRE* 基因（自身免疫调节基因）突变所致。该基因于胸腺髓质上皮细胞（mTEC）上高度表达，它可

表 11-1	自身免疫性多内分泌腺综合征相关疾病	
自身免疫性多内分泌腺综合征 1 型	自身免疫性多内分泌腺综合征 2 型	其他自身免疫性多内分泌腺病
内分泌疾病	内分泌疾病	IPEX（X 连锁免疫缺陷性多内分泌）
Addison 病	Addison 病	胸腺肿瘤
甲状旁腺功能减退症	1 型糖尿病	抗胰岛素受体抗体
性腺功能减退症	*Graves 病* 或自身免疫性甲状腺炎	POEMS 综合征
Graves 病 或自身免疫性甲状腺炎	性腺功能减退症	胰岛素自身免疫综合征（Hirata 综合征）
1 型糖尿病		成人垂体激素缺陷（CPHD）合并抗 Pit1 自身抗体
		Kearns-Sayre 综合征
		DIDMOAD 综合征
非内分泌疾病	非内分泌疾病	先天性风疹及甲状腺炎和（或）糖尿病
皮肤黏膜念珠菌病	乳糜泻	
	皮炎	
	疱疹样皮炎	
慢性活动性肝炎	恶性贫血	
恶性贫血	白癜风	
白癜风	*脱发*	
无脾症	重症肌无力	
外胚层发育不良	*IgA 缺陷*	
脱发	帕金森病	
肠道吸收不良综合征	特发性血小板减少	
IgA 缺陷		

缩写：DIDMOAD，尿崩症、糖尿病、进展性双侧视神经萎缩、神经性耳聋；POEMS，多发性神经病、器官肥大、内分泌病、M 蛋白和皮肤变化

注意：斜体字表示不常见的疾病

以控制组织特异性的自身抗原（例如胰岛素）的表达。该基因缺失导致组织特异性自身抗原的表达降低，这使得自身反应性 T 细胞避免了克隆缺失，而后者通常出现在胸腺 T 细胞成熟时。该 AIRE 基因也在外周淋巴器官中的上皮细胞中表达，但其在这些胸腺外细胞的作用仍存在争议。该基因的突变类型有多种，在伊朗犹太人、撒丁岛人、芬兰人、挪威人和爱尔兰等种族中突变频率更高。

临床表现 APS-1 在生命早期出现，往往发生在婴儿期（表 11-2）。慢性皮肤黏膜念珠菌病往往是首发表现，且不伴有全身性疾病的表现。相比于皮肤和食管，它更常影响到口腔和指甲。慢性口腔念珠菌病可导致萎缩性疾病，并出现黏膜白斑的病变区域，构成未来罹患肿瘤的风险。该病病因与 T 辅助（T$_h$）17T 细胞相关的抗细胞因子自身抗体（抗 IL-17A、抗 IL-17F 及抗 IL-22）以及外周血单核细胞产生的这些细胞因子受抑制相关。接下来一般出现甲状旁腺功能减退症，继之是肾上腺皮质功能不全。从一个疾病发生到另一个疾病的发生，其时间可以是许多年，其出现顺序也是可变的。

慢性念珠菌病几乎总是存在于 APS-1，对于治疗不是非常敏感。甲状旁腺功能减退症在＞85％的患病人群中出现，Addison 病在近 80％的人群中出现。性腺功能不全更常影响女性（女性和男性分别为 70％和 25％），而牙釉质发育不全也经常发生（77％的患者出现）。发生频率较低的其他内分泌病症包括 1 型糖尿病（23％）和自身免疫性甲状腺疾病（18％）。非内分泌疾病发生频率较低，包括脱发（40％）、白癜风（26％）、

肠道吸收不良（18％）、恶性贫血（31％）、慢性活动性肝炎（17％）和指甲营养不良。该疾病的少见表现是使人虚弱的顽固性腹泻/顽固性便秘，它可能与自身抗体介导的肠嗜铬细胞或肠嗜铬细胞样细胞的凋亡相关。这些疾病的发病高峰年龄一般在十几岁或二十几岁，但该综合征的组成疾病随时间不断出现。因此，患病率可能会高于原先公布的数字。

诊断 当患者出现三个主要组成疾病中的两个时，就可以作出 APS-1 的临床诊断。考虑到该疾病的遗传特性，当 APS-1 患者的同胞即使只出现一个疾病时，也应考虑 APS-1。应对 AIRE 基因进行遗传分析来识别突变情况。初始测序可以检测常见的突变，而少见突变随后才被发现。在更广泛的 DNA 测序完成前，不应该根据最初阴性的遗传分析结果而排除其临床诊断。检测抗干扰素 α 和抗干扰素抗体 o 有 100％的把握鉴别出 APS-1。自身抗体的出现独立于 AIRE 基因突变类型，并且不会出现在其他自身免疫病中。

每一种可能的疾病的诊断应根据其临床表现来完成（表 11-3）。皮肤黏膜念珠菌病可以累及整个胃肠道，并且可通过口腔黏膜和粪便样本来检测。可以根据个体症状，由胃肠病专家对食道念珠菌或继发性狭窄的检查做出评估。APS-1 的其他胃肠道症状，包括吸收不良和顽固性便秘，也可以使这些年轻患者引起胃肠病专家的注意并进行首次评估。色素沉着、白癜风、斑秃和手足抽搐等特殊体格检查的发现，以及甲状腺功能亢进或减退的表现，也应考虑作为该疾病发展的迹象。

疾病特异性的自身抗体测定有助于明确疾病，并发现未来的疾病风险。例如，在可能情况下，检测抗细胞因子抗体的白细胞介素（IL）IL-17 和 IL-22，可以确认 APS-1 所致黏膜皮肤念珠菌病的诊断。抗 21-羟化酶抗体或抗-17-羟化酶抗体（更常见于 APS-1 导致的肾上腺功能不全患者）的检测可以帮助确认阿狄森病的存在或其风险。对于存在于 1 型糖尿病（抗 GAD65）、恶性贫血和其他疾病中的自身抗体，应进行定期筛查（每 6 至 12 个月的时间，取决于受试者的年龄）。

实验室测试，包括完整的全面代谢谱、磷和镁、促甲状腺激素（TSH）、促肾上腺皮质激素（晨起 ACTH）、糖化血红蛋白、血浆维生素 B$_{12}$ 的水平和全血计数与外周涂片寻找 Howell-Jolly 小体（无脾症）等检测，也应该在这些时间点进行。如果体格检查及化验检测发现异常结果，应对相关的器官系统进行后续检查（例如，Howell-Jolly 小体的存在表示可能需要脾超声检查）。

表 11-2	**APS-1 和 APS-2 的比较**
APS-1	**APS-2**
发病早：婴儿时期	发病晚
同胞有受累风险	多代性
均衡的性别分布	受累女性多于男性
AIRE 单基因，位于 21 号染色体，常染色体隐性遗传	多基因：HLA, MICA, PT-NP22, CTLA4
该综合征不与 HLA 相关，但其中个别疾病组分与 HLA 相关	DR3/DR4 相关，同时注意到有其他 HLA Ⅲ类基因相关
抗 1 型白介素、IL-17 和 IL-22 的自身抗体	无细胞因子的自身抗体
对特定靶器官的自身抗体	对特定靶器官的自身抗体
无脾症	无已知的免疫缺陷
皮肤黏膜念珠菌病	与其他非内分泌的免疫疾病如重症肌无力和特发性血小板减少性紫癜相关

缩写：APS，自身免疫性多内分泌腺综合征；IL，白细胞介素

表 11-3	APS-1 和 APS-2 的临床特征及推荐随访项目
组成疾病	**推荐评估项目**
APS-1	
Addison 病	钠、钾、ACTH、皮质醇、抗 21-及 17-羟化酶抗体
腹泻	病史
外胚层发育不良	体格检查
甲状旁腺功能减退症	血清钙及磷、PTH
肝炎	肝功能检测
甲状腺功能减退症/Graves 病	TSH；甲状腺过氧化物酶和（或）甲状腺球蛋白自身抗体以及抗 TSH 受体抗体
男性性腺功能减退症	FSH/LH、睾酮
肠道吸收不良	体格检查、抗 IL-17 和抗 IL-22 自身抗体
皮肤黏膜念珠菌病	体格检查、黏膜拭子、粪便标本
顽固性便秘	病史
卵巢功能低下	FSH/LH、雌二醇
恶性贫血	CBC、维生素 B12 水平
脾脏萎缩	血涂片找 Howell-Jolly 小体；血小板计数；如检查阳性需行超声检查
1 型糖尿病	血糖、糖化血红蛋白、糖尿病相关自身抗体（抗胰岛素抗体，抗 GAD65 抗体，抗 IA-2 抗体和抗 ZnT8 抗体）
APS-2	
Addison 病	21-羟化酶抗体，如检查阳性则进行 ACTH 兴奋试验
脱发	体格检查
自身免疫性甲状腺功能亢进或减退症	TSH；甲状腺过氧化物酶和（或）甲状腺球蛋白自身抗体以及抗 TSH 受体抗体
乳糜泻	转谷氨酰胺酶抗体；如检查阳性进行小肠活检
小脑共济失调	由疾病的体征和症状决定
慢性炎症性脱髓鞘多神经病	由疾病的体征和症状决定
垂体炎	由疾病的体征和症状决定，抗 Pit1 自身抗体
特发性心脏传导阻滞	由疾病的体征和症状决定
IgA 缺陷	IgA 水平
重症肌无力	由疾病的体征和症状决定，抗乙酰胆碱酯酶抗体
心肌炎	由疾病的体征和症状的决定
恶性贫血	抗壁细胞自身抗体 如检查阳性，则查 CBC 和维生素 B12
浆膜炎	由疾病的体征和症状的决定
僵人综合征	由疾病的体征和症状的决定
白癜风	体格检查，NALP-1 多态性

缩写：Ab，抗体；ACTH，促肾上腺皮质激素；APS，自身免疫性多内分泌腺综合征；CBC，全血细胞计数；FSH，促卵泡激素；IL，白细胞介素；LH，促黄体素；PTH，甲状旁腺激素；TSH，促甲状腺激素

治疗 APS-1 的治疗

对每种组成疾病的治疗已经在其他相关章节中概述。对所缺陷激素（如肾上腺、胰腺、卵巢/睾丸）的替代治疗可以缓解大部分的上述内分泌疾病。一些特殊的问题值得重视。肾上腺皮质功能不全可以被原发性甲状腺功能减退症（甲减）所掩盖，因为甲减时皮质醇的半衰期延长。因此，需要说明的是在未确诊的个体中行甲状腺激素替代疗法可能引发肾上腺危象。因此，所有甲状腺功能减退和疑诊 APS 的患者都应进行肾上腺皮质功能减退的筛查，以便在进行甲状腺激素替代治疗之前，启动糖皮质激素治疗。酮康唑治疗存在亚临床肾上腺皮质功能不全的皮肤黏膜念珠菌病患者，也可能诱发肾上腺危象。此外，皮肤黏膜念珠菌病可能难以完全根除。部分严重患者可能需要全身性免疫调节疗法，但是这并非常用的疗法。

APS-2

APS-2（OMIM269200）相比 APS-1 更常见，发病率为 1/10 万。该病有性别差异，女性患者与男性患者比例至少为 3∶1。相对于 APS-1，APS-2 通常在成人起病，20 岁至 60 岁为高发年龄段。该病具有家族遗传、多代遗传的特点（表 11-2）。该病定义为同时出现两个或两个以上的以下内分泌缺陷：原发性肾上腺皮质功能不全（Addison 病；50%～70%）、Graves 病或自身免疫性甲状腺炎（15%～69%）、1 型糖尿病（T1D；40%～50%）和原发性性腺功能减退症。经常与之相关的自身免疫性疾病包括乳糜泻（3%～15%）、重症肌无力、白癜风、斑秃、浆膜炎和恶性贫血。这些疾病在患者中发病频率增加，同时在其家庭成员中也有发生（表 11-3）。

遗传注意事项 APS-2 的危险因素越发常见，其致病基因定位于 6 号染色体上的人淋巴细胞抗原复合物基因。APS-2 而非 APS-1 所致的原发性肾上腺皮质功能不全，与 HLA-DR3 和 HLA-DR4 高度相关。其他 I 类和 II 类的基因和等位基因，如 HLA-B8、HLA-DQ2 和 HLA-DQ8 和 HLA-DR 亚型如 DRB1 * 0404，可能与器官特异性疾病的遗传易感性有关（表 11-4）。HLA-B8 和 HLA-DR3 相关的疾病包括选择性 IgA 缺乏症、儿童皮肌炎、疱疹样皮炎、脱发、硬皮病、自身免疫性血小板减少性紫癜、垂体炎、干骺端骨质疏松和浆膜炎。

表 11-4　APS-2 相关的其他多内分泌腺疾病

疾病	HLA 关联	启动因子	机制	自身抗原
Graves 病	DR3	碘 抗 CD52	抗体	TSH 受体
重症肌无力	DR3、DR7	胸腺瘤 青霉胺	抗体	乙酰胆碱受体
抗胰岛素受体	?	SLE 或其他自身免疫性疾病	抗体	胰岛素受体
甲状旁腺功能减退症	?	?	抗体	细胞表面抑制剂
胰岛素自身免疫综合征	DR4、DRB1*0406	甲巯咪唑 含巯基药物	抗体	胰岛素
乳糜泻	DQ2/DQ8	麸质饮食	T 细胞	谷氨酰胺转移酶
1 型糖尿病	DR3/DR4 DQ2/DQ8	? 先天风疹	T 细胞	胰岛素、GAD65、IA-2、ZnT8、IGRP
Addison 病	DR3/DR4 DRB1*0404	未知	T 细胞	21-羟化酶 P450-5cc
甲状腺炎	DR3/DQB1*0201 DQA1*0301	碘 干扰素 α	T 细胞	甲状腺球蛋白 甲状腺过氧化物酶
恶性贫血	?	?	T 细胞	内因子 H^+/K^+ ATP 酶
白癜风	?	黑色素瘤 抗原免疫	?	黑色素细胞
染色体疾病（21 三体和 Turner 综合征）	DQA1*0301	?	?	甲状腺、胰岛、转谷氨酰胺酶
垂体炎		Pit-1、TDRD6	?	垂体、Pit-1

缩写：APS，自身免疫性多内分泌腺综合征；SLE，系统性红斑狼疮；TSH，促甲状腺激素

其他几个免疫基因与艾迪生病（Addison's disease）相关，因此也与 APS-2 相关（表 11-3）。主要组织相容性复合体（MHC）基因的"5.1"等位基因是一种非典型的 I 类 HLA 分子 MIC-A。该 MIC-A5.1 等位基因与艾迪生病高度相关，但并非由 DR3 或 DR4 连锁不平衡所致。它的作用是复杂的，因为某些 HLA I 类基因可以抵消这种影响。PTPN22 编码一种蛋白质酪氨酸磷酸酶的多态性，该酶作用于 T 和 B 淋巴细胞的细胞内信号通路，已知它与 1 型糖尿病、艾迪生病和其他自身免疫病相关。CTLA4 是 T 细胞表面的受体，作为信号 2 途径的一部分，可以调节细胞的激活状态。该基因的多态性引起细胞表面的受体表达水平下调，导致 T 细胞活化和增殖水平降低，这可能导致了艾迪生病和 APS-2 的其他组成疾病的发生。IL-2Rα 的等位基因突变与 1 型糖尿病和自身免疫性甲状腺疾病的发展相关，这有助于确定 APS-2 在某些个体的表型。

诊断　相比于普通人群，当该疾病的组成病症之一出现时，第二个疾病更容易出现（表 11-3）。目前关于应用检验的类型和筛查频率尚有争议。如果有自身免疫病的家族史，当家族成员出现第一个组成病症时，就应怀疑其是否患病。若发生该自身免疫病中罕见的组分（如艾迪生病），与发生更常见的自身免疫性甲状腺疾病相比，应做更多筛查以除外其他相关疾病。

前面所讨论的循环自身抗体，可以先于疾病多年出现，这使得临床医生能够随访患者，并在最早的时间点鉴别疾病的发生（表 11-3 和表 11-4）。对于每一个内分泌组成病症，均列出了适当的自身抗体测定，以及如果阳性应进行的检测项目，以帮助诊断临床或亚临床疾病。对于艾迪生病，抗 21-羟化酶抗体的抗体对肾上腺功能皮质功能不全的发病风险有高度的诊断意义。然而，该抗体阳性的个体可能需要很多年才能发展为明显的肾上腺皮质功能减退。可以对 21-羟化酶抗体阳性患者每年筛查晨起 ACTH 和皮质醇。若出现升高的 ACTH 或降低的清晨皮质醇水平，并出现肾上腺皮质功能不全的体征或症状，则提示应及时进行促肾上腺皮质激素兴奋试验（第八章）。T1D 可以通过检测包括抗胰岛素抗体、抗 GAD65 抗体、抗 IA-2 抗体和抗 ZnT8 抗体等自身抗体来进行筛查。可根据抗体的数量评估疾病进展的风险，在某些情况下，抗体的效价（胰岛素自身抗体）以及其他代谢因素（口服葡萄糖耐量试验提示受损）也可用于评估。国立卫生机构赞助的试验团队，例如 1 型糖尿病 TrialNet，筛查了患者的一级和二级亲属的自身抗体，筛选出符合干预条件的糖尿病前期个体，以在发病前改变疾病的病程。

甲状腺疾病方面，可通过抗甲状腺过氧化物酶（TPO）、抗甲状腺球蛋白自身抗体或抗 TSH 受体抗体筛查 Graves 病。每年检测 TSH 可用于随访这些个体。乳糜泻可使用抗组织谷氨酰胺转移酶（TTG）抗体检测。对于那些＜20 岁的患者，应每 1～2 年检测一次，而 20 岁后可减少频率，因为多数乳糜泻患者在早期就出现了自身抗体。TTG 抗体阳性应复测证实，然后行小肠活检以记录乳糜泻的病理变化。许多患者有无症状的乳糜泻，并与骨量减少和生长障碍相关。如不进行治疗，有症状的乳糜泻已被报道与胃肠癌的风险增加、特别是淋巴瘤的风险增加有关。

特定疾病关联的知识，可用于指导其他的自身抗体或实验室测试。应每 1～3 年采集完整的病史并进行全身体格检查，检测全血细胞计数（CBC），代谢谱，促甲状腺激素和维生素 B$_{12}$ 水平，以筛查出大多数可能出现的异常。更具体的测试应基于病史和查体的特殊发现。

治疗 APS-2

除了 GD，APS-2 的每一个内分泌疾病组分的治疗均涉及激素替代治疗，详细内容请见肾上腺（第八章）、甲状腺（第七章）、性腺（第十三章和第十四章）和甲状旁腺疾病（第二十六章）的章节。正如 APS-1 中所述，肾上腺皮质功能不全可以被原发性甲状腺功能减退症所掩盖，所以应注意被诊断到并需要治疗。对于 1 型糖尿病患者，如果出现胰岛素需求量减少或低血糖，且排除了明显的继发原因，就可能表明出现了肾上腺皮质功能不全。APS-2 患者的低钙血症更可能是由于吸收不良而非甲状旁腺功能减退所致。

自身免疫性内分泌疾病的免疫治疗已应用于 T1D，在大多数情形下也反映了该病对患者和社会造成的终身负担。尽管一些免疫治疗（例如，修饰的抗 CD3、利妥昔单抗、阿巴西普）可以延长 1 型糖尿病的蜜月期，但没有取得远期的成功。应用新手段和新的组合治疗进行的积极研究，可能会改变这种疾病或其他有类似发病途径的自身免疫病的治疗。此外，治疗由自身抗体诊断的亚临床疾病，可提供一种阻断其发展为临床显性疾病的机制，同时也是基础及临床研究的课题。

IPEX

IPEX 该病为免疫失调、多内分泌腺病、肠病和 X 连锁疾病（IPEX；OMIM 304790），是一种罕见的 X 连锁隐性遗传疾病。该病发病是在婴儿期，表现为严重的肠病、T1D 和皮肤病，以及多种相关的自身免疫病。许多婴儿在出生后的头几天就死亡了，但病情是可变的，一些孩子可存活 12～15 年。常在出生时就发病的 1 型糖尿病，可高度提示 IPEX 的诊断，因为近 80% 的 IPEX 患者均发生 1 型糖尿病。虽然分别治疗相应的病症可以暂时改善病情，但潜在的免疫缺陷仍然需要治疗，手段包括免疫抑制治疗以及随后的造血干细胞移植。移植是唯一拯救生命的治疗方式，并且可以通过这种治疗恢复失衡的免疫系统，完全治愈该病。

IPEX 是由于 FOXP3 基因突变引起，该突变也在 Scurfy 小鼠中发生，该动物模型也有许多类似于 IPEX 患者的表型。FOXP3 转录因子表达于特定的 CD4$^+$ CD25$^+$ FOXP3$^+$ 的调节 T 细胞（Treg）。该因子缺乏可引起此 Treg 细胞群的显著缺陷，最终因为缺乏这些细胞所提供的自身免疫的外周耐受，导致自身免疫紊乱。某些突变可以导致综合征不同的表现形式，极少的情况下，FOXP3 基因是完整的，由相关途径中的其他基因（例如 CD25、IL-2Rα）致病。

胸腺肿瘤

胸腺瘤和胸腺增生与一些自身免疫病相关，最常见的是重症肌无力（44%）和红细胞再生障碍（20%）。GD、1 型糖尿病和 Addison 病也可能与胸腺肿瘤相关。重症肌无力和胸腺瘤患者可能有独特的抗乙酰胆碱受体的自身抗体。许多胸腺瘤缺乏胸腺瘤内的 AIRE 表达，并且这可能是自身免疫发病的潜在因素。为了支持这一概念，胸腺瘤是另一种形式的、经常伴有抗细胞因子抗体和皮肤黏膜念珠菌病进展的成人疾病。大多数肿瘤是恶性的，肿瘤切除术可能暂时缓解自身免疫状况。

抗胰岛素受体抗体

这是一种非常罕见的疾病，是由抗胰岛素受体抗体导致的严重胰岛素抵抗（B 型）。它与黑棘皮病相关，后者也可以与其他形式的不太严重的胰岛素抵抗相关。约 1/3 的患者具有相关的自身免疫病，如系统性红斑狼疮或干燥综合征。因此，抗核抗体、红细胞沉降率（血沉）升高、高球蛋白血症、白细胞减少和低补体血症可能伴随出现。抗胰岛素受体自身抗体的存在导致明显的胰岛素抵抗，每日给予超过 10 万个单位的胰岛素仅能部分控制高血糖。患者也可以有严重的低血糖，源于抗体可以部分活化胰岛素受体。该病的病程是可变的，一些患者可自发缓解。淋巴 B 细胞的靶向治疗包括利妥昔单抗、环磷酰胺和糖皮质激素冲击治疗，可诱导该疾病的缓解。

胰岛素自身免疫综合征（Hirata 综合征）

胰岛素自身免疫综合征与 GD 和甲巯咪唑治疗（或其他含巯基药物）相关，特别有趣的是，该病与一个特定的 HLA 单倍型有很强的显著关联。这类患者的抗胰岛素自身抗体滴度升高，经常出现低血糖。在日本，这种疾病一般限于有 DRB1*0406 的 HLA-DR4 阳性个体。奇怪的是，最近的一份报告表明，服用药物硫辛酸（巯基）后出现胰岛素自身免疫综合征的白人患者之中的 5/6 是 DRB1*0403（与 DRB1*0406 相关），另外 1/6 是 DRB1*0406。Hirata 综合征中的抗胰岛素自身抗体通常是多克隆的。停药通常导致综合征随时间而缓解。

POEMS 综合征

POEMS（多发性神经病、器官肥大、内分泌病、M 蛋白和皮肤变化，也称为 Crow-Fukase 综合征；OMIM 192240）通常存在进展性感觉运动神经病、糖尿病（50%）、原发性性腺功能不全（70%）以及浆细胞病与硬化性骨病。相关疾病可见肝脾大、淋巴结肿大和色素沉着。患者通常在五十几岁到六十几岁时发病，诊断后的中位生存期小于 3 年。该综合征被假定为继发于循环免疫球蛋白，患者也有过量的血管内皮生长因子以及其他炎性细胞因子如 IL1-β、IL-6 和肿瘤坏死因子 α 水平的升高。一些患者应用沙利度胺治疗后，可以降低血管内皮细胞生长因子。高血糖对小剂量的胰岛素皮下注射治疗有反应。性腺功能减退是由于原发的性腺疾病所致，并伴有血浆促卵泡激素和促黄体素水平升高。放射治疗骨局部浆细胞病变或化疗、沙利度胺、血浆置换术、自体干细胞移植或用全反式维甲酸治疗后，可以出现 POEMS 症状的临时缓解，包括血糖恢复正常。

其他疾病

其他疾病可以出现多种内分泌腺的缺陷，其中包括 Kearns-Sayre 综合征、DIDMOAD 综合征（尿崩症、糖尿病、进展性双侧视神经萎缩、神经性耳聋，也被称作 Wolfram 综合征）、唐氏综合征或 21 三体综合征（OMIM 190685），Turner 综合征（X 单体，45,X）和先天性风疹。

Kearns-Sayre 综合征（OMIM 530000）是一种罕见的线粒体 DNA 疾病，特点是肌源性异常，导致眼肌麻痹和进行性衰弱，连同以下几个内分泌异常，包括甲状旁腺功能减退症、原发性性腺功能减退、糖尿病和垂体功能减退。在肌肉活检标本中可发现结晶状的线粒体包涵体，并且在小脑也发现这样的包涵体。抗甲状旁腺抗体还没有被描述，然而，抗垂体前叶抗体和抗横纹肌抗体已经被确定，并且该疾病可具有自身免疫成分。这些线粒体 DNA 突变为散发性，似乎不是家族性综合征。

Wolfram 综合征（OMIM 222300，4 号染色体；OMIM 598500，线粒体）是一种罕见的常染色体隐性遗传病，也被称为 DIDMOAD。在大多数病人中显见神经和精神障碍，并可能导致严重的残疾。该疾病是由 wolframin 缺陷导致，此蛋白是在神经元和神经内分泌组织中发现的，并被定位于内质网，分子量为 100kDa 的跨膜蛋白。其表达介导了离子通道活性，引起细胞内钙的合成增加，并可能在细胞内钙稳态中起重要作用。Wolfram 综合征似乎是一种缓慢进展的神经变性过程，并且在胰腺 β 细胞有非自身免疫性的选择性破坏。儿童期发病的糖尿病通常是其第一个表现。所有报道的病例都有糖尿病和视神经萎缩，但其他组成疾病的表现是多变的。

唐氏综合征，或称为 21 三体（OMIM 190685），与 1 型糖尿病、甲状腺炎和乳糜泻的发展相关联。Turner 综合征患者也似乎有发生甲状腺疾病以及乳糜泻的风险。建议定期筛查 21 三体和 Turner 综合征患者相关的自身免疫性疾病。

第二部分 生殖内分泌学
SECTION 2 REPRODUCTIVE ENDOCRINOLOGY

第十二章 性发育异常
Disorders of Sex Development

John C. Achermann，J. Larry Jameson
（张晓梅 孙健斌 译 张晓梅 审校）

性发育从胚胎时期启动，持续至青年时期并达到性成熟和具有生殖能力。性发育主要决定因素包括三个方面：染色体性别、性腺性别（性别决定）和表型性别（性别分化）（图 12-1）。每个阶段发生变异均可能导致性发育异常（或差异）（DSD）（表 12-1）。新生儿时期，大约每 4000 个婴儿就有 1 人因外生殖器性别模糊难辨（不典型）需要诊治。一些疾病如先天性肾上腺增生症（CAH）可能与危及生命的肾上腺危象有关，需要尽快对病情进行评估。有必要对家长提供支持及对诊断治疗方案进行沟通。组建有经验的多学科小组对于协商、制订适当决策，以及讨论长期治疗方案非常重要。DSD 也存在于其他年龄段，偶尔于健康人体检中会发现少数病例。性腺发育异常的少见类型［例如克氏综合征（KS），特纳综合征（TS）］经常是长大成人后由内科医生诊断的。此类疾病常伴有各种类型的心理、生殖和可能的医学问题，需

要在患者和医务人员之间加强交流，保持对这些问题的持续关注。

性发育

染色体性别 由染色体核型决定，是受精时就确定的 X 和（或）Y 染色体组成（46，XY；46，XX）。即使存在多个 X 染色体（例如：47，XXY 或 48，XXXY），只要存在正常的 Y 染色体，睾丸就会发育。缺失一个 X 染色体可以影响卵巢的发育（45，X 或 45，X/46，XY 嵌合体）。没有 X 染色体的胎儿（45，Y）无法存活。

性腺性别 是指性腺（即睾丸或卵巢）的组织和功能特征。胚胎期性腺具有双向分化的潜能并且可以根据基因表达（从妊娠 42 天以后）发育为睾丸或者卵巢（图 12-2）。睾丸发育是由编码高迁移率族蛋白盒（HMGB）转录因子的 Y 染色体 SRY 基因（Y 染色体的性别决定区域）表达所启动的。SRY 短暂表达于最终成为支持细胞的细胞中，启动睾丸组织形成。SRY 基因突变阻止 46，XY 个体的睾丸发育，而 46，XX 个体中 SRY 基因易位也会引起睾丸发育和男性表型。还有其他一些对于维持睾丸发育非常重要的基因。SOX9（SRY 相关 HMGB 基因 9）在睾丸发育过程中由 SRY 上调，但是在卵巢发育过程中被抑制。WT1（肾母细胞瘤相关基因 1）在遗传通路早期发挥作用并且调节几个基因的转录，包括 SF1（NR5A1），DAX1（NR0B1）和 AMH（编码米勒管抑制物，MIS）。SF1 编码类固醇合成因子 1，为核受体，与其他转录因子共同作用调节大量的肾上腺和性腺基因，包括 SOX9 和许多与类固醇合成有关的基因。性腺发育不全和雄激素合成受损的 XY 患者中，约 10% 存在由于 SF1 基因突变引起的功能缺失。相反，DAX1 相关基因的复制也损害睾丸的发育，揭示了睾丸决定通路的精细敏感性对基因剂量作用的影响。DAX1 基因失功能突变可引起肾上腺发育不全、低促性腺激素性性腺功能减退和睾丸发育不全。除了上面提到的基因，人类和大鼠的研究表明其他至少 30 个基因也参与了性腺发育（图 12-2）。这些基因除转录因子外，还编码一组信号分子和旁分泌生长因子。

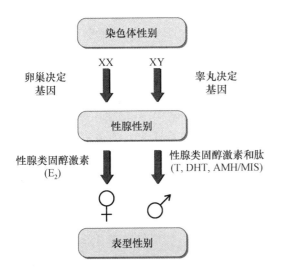

图 12-1 性发育分为三个主要部分：染色体性别、性腺性别和表型性别。DHT 表示双氢睾酮；MIS 表示米勒管抑制物，也称为抗米勒激素，即 AMH；T 表示睾酮

表 12-1	性腺发育异常（DSD）分类	
性染色体 DSD	46，XY DSD（见表 12-3）	46，XX DSD（见表 12-4）
47，XXY（克氏综合征和变异型） 45，X（特纳综合征和变异型） 45，X/46，XY 嵌合型（混合性腺发育不全） 46，XX/46，XY（嵌合/嵌合体）	**性腺（睾丸）发育异常** 完全或部分性腺发育不全（如，SRY，SOX9，SF1，WT1，DHH，MAP3K1） 胎儿睾丸间质细胞的损害（如，SF1/NR5A1，CXorf6/MAMLD1） 卵睾体 DSD 睾丸退化 **雄激素合成或作用障碍** 雄激素合成障碍 　LH 受体（*LHCGR*） 　史密斯-莱米-奥皮茨综合征 　固醇类激素急性调控（*StAR*）蛋白 　胆固醇侧链裂解（*CYP11A1*） 　3β-羟类固醇脱氢酶Ⅱ（*HSD3β2*） 　17α 羟化酶/17，20 裂解酶（*CYP17A1*） 　P450 氧化还原酶（*POR*） 　细胞色素 b5（*CYB5A*） 　17β 羟类固醇脱氢酶Ⅲ（*HSD17B3*） 　5α 还原酶Ⅱ（*SRD5A2*） 　醛酮还原酶 1C2（*AKR1C2*） 雄激素作用障碍 　雄激素不敏感综合征 　药物和环境调节 **其他** 男性生殖器发育综合征 永久米勒管综合征 睾丸消失综合征 孤立型尿道下裂 先天性性腺功能减退症 隐睾 环境影响	**性腺（卵巢）发育异常** 性腺发育不全 卵睾体 DSD 双睾丸 DSD（如 *SRY*⁺，dup *SOX9*，*RSPO1*） **雄激素过量** 胎儿 　3β-羟类固醇脱氢酶Ⅱ（*HSD3β2*） 　21-羟化酶（*CYP21A2*） 　P450 氧化还原酶（*POR*） 　11β-羟化酶（*CYP11B1*） 　糖皮质激素受体突变 胎盘 　芳香化酶的缺乏（*CYP19*） 　氧化还原酶的缺乏（*POR*） 母体 　母体男性化肿瘤（如黄体瘤） 　雄激素类药物 **其他** 相关综合征（如，泄殖腔畸形） 米勒管发育不全/发育不全（如，MRKH） 子宫发育异常（如，MODY5） 阴道闭锁〔如，麦克西库-考夫曼（McKusick-Kaufman）〕 小阴唇粘连

资料来源：Modified from IA Hughes；儿童疾病档案 91：554，2006

　　虽然卵巢发育曾一度被认为是"默认"过程，现已清楚特定基因在卵巢发育的最早期表达。其中一些因素可能抑制睾丸发育（例如，WNT4，R-脊椎蛋白-1）（图 12-2）。一旦卵巢形成，正常卵泡发育还需要其他因素〔例如促卵泡激素（FSH）受体，GDF9〕。卵巢类固醇合成需要围绕在卵母细胞周围含有颗粒细胞及卵泡膜细胞的卵泡的发育（第十四章）。因此，青春期之前卵巢类固醇合成相对有限。

　　生殖细胞具有向双相性别发育的潜能。在卵巢发育期，原始生殖细胞（PGC）增生并进入减数分裂，增殖，然后在发育中的睾丸进入有丝分裂。原始生殖细胞进入减数分裂是由激活 STRA8（由维甲酸 8 刺激）的维甲酸和其他减数分裂相关基因启动。发育中的睾丸产生高水平的 CYP26B1，一种降解维甲酸的酶，防止原始生殖细胞进入减数分裂。大约 7 百万生殖细胞存在于妊娠中期胎儿卵巢中，出生时存留 1 百万。而女性整个育龄期排卵只有 400 个（第十四章）。

　　表型性别　是指外部和内部生殖器结构和继发性征。发育中的睾丸支持细胞（Sertoli 细胞）释放 MIS，睾丸间质细胞（Leydig 细胞）分泌睾酮。AMH 是转化生长因子（TGF）β 家族的一员并通过特异性受体发挥作用，在妊娠后 60～80 天引起米勒管结构退化。妊娠 60～140 天以后，睾酮支持沃尔夫管结构发育，包括附睾、输精管和精囊。睾酮是双氢睾酮（DHT）前体，强效雄激素，促进外生殖器（包括阴茎和阴囊）的发育（65～100 天及此后）。泌尿生殖窦道在男性发育为前列腺和前列腺尿道，在女性发育为尿道和阴道下段（图 12-3）。生殖小管在男性发育为龟头，而女性发育为阴蒂。泌尿生殖隆起区形成阴囊或大阴唇，尿道折叠小管形成阴茎主体和男性尿道或小阴唇。在女性，沃尔夫管退化而米勒管形成输卵管，子宫和阴道的上段。在性腺缺失的情况下仍可表现为女性表型，但是青春期需要补充雌激素促进子宫和乳腺的成熟。

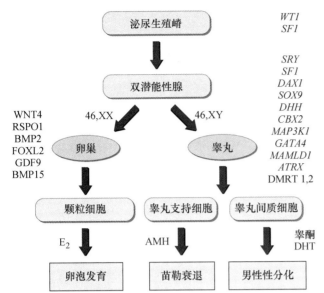

图 12-2　性腺发育的基因调控。AMH，抗米勒激素（米勒管抑制物）；ATRX，α地中海贫血，X发育迟缓；BMP2和15，骨形成因素2和15；CBX2，染色质同源基因2；DAX1，剂量敏感型性反转、先天性肾上腺皮质发育不全的X染色体、基因1；DHH，沙漠刺猬因子；DHT，双氢睾酮；DMRT1,2，双性MAB3相关转录因子1,2；FOXL2，叉头转录因子L2；GATA4，GATA结合蛋白4；GDF9，生长分化因子9；MAMLD1，包含1的主要结构域；MAP3K1，丝裂原活化蛋白激酶激酶激酶1；RSPO1，R脊椎蛋白1；SF1，类固醇生成因子1（也称为NR5A1）；SOX9，SRY相关促性腺激素盒基因9；SRY，Y染色体性别决定区；WNT4，无翅型瘤病毒整合位点4；WT1，肾母细胞瘤相关基因1

染色体性别异常

　　性染色体数目和结构的变化可以导致 DSD（例如，45，X/46，XY）。KS（47，XXY）和 TS（45，X），通常不发生生殖器性征模糊，但与性腺功能异常有关（表12-2）。

克氏综合征（Klinefelter's syndrome，KS）(47，XXY)

　　病理生理　典型核型的 KS 患者（47，XXY）是由于父母的生殖细胞在减数分裂形成精子和卵子的过程中，性染色体发生不分离现象所致（40％发生在精子形成过程，60％发生在卵子形成过程）。嵌合型 KS（46，XY/47，XXY）形成的原因是受精卵内染色体有丝分裂不分离，此种情况至少占10％。其他 KS 染色体变异（例如：48，XXYY，48，XXXY）也有报道，但不常见。

　　临床特征　典型 KS 的临床特征是指表型男性的患者出现小而硬的睾丸，不育，男性乳房发育，身材高/下肢长，性腺功能减退。男性发病率至少为1/1000，但是约75％的病例没有被诊断。在确诊的患者中，只有10％的患者在青春期前被诊断，通常由于生殖器过小或者隐睾就诊。其他在青春期后确诊的患者，通常根据雄激素合成障碍和（或）男性乳房发育而确诊。可能存在的特征性表现有发育迟缓，言语困难和运动能力差，但是表现不一致，尤其在青春期。年长的病例可根据典型体型特征或者查找不育原因时确诊。睾丸小而硬［中位长度 2.5cm（4ml）；几乎总是＜3.5cm（12ml）］，典型表现为雄激素合成水平过低。通常不需活检，典型病理改变为生精小管玻璃样变和无精子症。克氏综合征其他临床特点列于表12-2。大多数成人 47，XXY 型患者血浆促卵泡激素（FSH）和促黄体素（LH）浓度增加，血浆睾酮降低（50％～75％），反映了原发性性腺功能衰竭。雌二醇水平通常增加，可能由于 LH 对睾丸间质细胞的慢性刺激和脂肪组织对雄烯二酮的芳香化；雌二醇/睾酮的值增加导致男性乳房发育症（第十三章）。嵌合型 KS 临床症状不很严重，睾丸体积略大，有时可以自然生育。

治疗　克氏综合征

　　从青春期开始监测生长发育、内分泌功能和骨矿化情况。教育和心理支持对克氏综合征患者非常重要。补充雄激素可以改善男性第二性征，提高性欲和精力，改善低纤溶和睾酮水平低的男性骨矿化状态，但可能会加重男性乳房发育症（第十三章）。如果男性乳房发育症引起患者焦虑则可以通过手术治疗（第十三章）。少精男性通过体外受精或者睾丸精子提取技术提取精子后采用卵胞浆内单精子注射技术（ICSI）可以实现生育。在专业生殖中心，采用这种技术可以对＞50％的需要生育的非嵌合型 KS 患者成功进行精子提取。在年轻男性的患者中结果更理想。ICSI 及胚胎移植术后，50％以上的患者可以成功受孕。应该考虑这种染色体异常遗传的风险，胚胎植入前应进行筛查，虽然阳性结果比最初预测的要低。克氏综合征患者乳腺癌、心血管疾病、代谢综合征和自身免疫性疾病的风险增加，故长期监测非常重要。由于很多克氏综合征的男性患者被漏诊，当内科医生遇到因为其他原因就诊的具有上述特征的男性患者时，应该考虑到克氏综合征的可能性。

表 12-2 性发育染色体异常的临床特征

疾病	常见染色体组分	性腺	生殖器 外显	生殖器 内在	乳腺发育
克氏综合征	47，XXY 或 46，XY/47，XXY	透明睾丸	男性	男性	男子乳房发育症
	临床特征				
	睾丸小，无精子症，面部和腋窝毛发减少，性欲降低，身材长，上部量小于下部量，阴茎短小，乳腺肿瘤，血栓栓塞性疾病，学习困难，语言发育迟缓风险增加，语言能力下降，肥胖，糖尿病，代谢综合征，静脉曲张，甲状腺功能减退症，系统性红斑狼疮，癫痫				
特纳综合征	45，X 或 45，X/46，XX	条索状性腺或未成熟卵巢	女性	发育不全的女性	未成熟女性
	临床特征				
	婴儿期：淋巴水肿，颈蹼，盾性胸廓，后发际低，心脏缺陷，主动脉缩窄，尿路畸形和马蹄肾				
	童年：身材矮小，肘外翻，颈短，第四掌骨短，指甲发育不良，小颌畸形，脊柱侧弯，中耳炎耳聋，上睑下垂和弱视，多痣和瘢痕疙瘩的形成，自身免疫性甲状腺疾病，视觉空间学习困难				
	成年：青春期发育失败和原发性闭经，高血压，肥胖症，血脂异常，葡萄糖耐量降低，胰岛素抵抗，自身免疫性甲状腺疾病，心血管疾病，主动脉根部扩张，骨质疏松症，炎性肠疾病，慢性肝功能障碍，结肠癌的风险增加，听力丧失				
45，X/46，XY 嵌合体	45，X/46，XY	睾丸或条索样性腺	可变的	可变的	通常男性
	临床特征				
	身材矮小，性腺肿瘤风险增加，部分具有特纳综合征特征				
雌雄同体 DSD（真两性畸形）	46，XX/46，XY	睾丸和卵巢或者卵睾	可变的	可变的	男子乳房发育症
	临床特征				
	可能增加性腺肿瘤的风险				

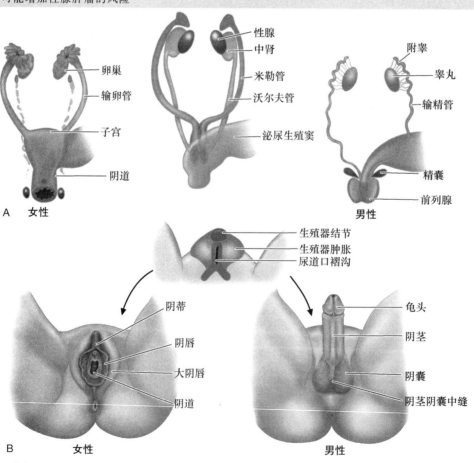

图 12-3 性发育。**A.** 内部泌尿生殖道。**B.** 外生殖器 〔After E Braunwald et al（eds）：Harrisson's Principles of Internal Medicine，15th ed. New York，McGraw-Hill，2001.〕

第二部分 生殖内分泌学

特纳综合征（卵巢发育不全；45，X）

病理生理学 约一半的特纳综合征（Turner's syndrome，TS）女性患者具有 45，X 染色体核型，大约 20％具有 45，X/46，XX 嵌合型，其余的有 X 染色体结构异常（如 X 片段、等臂或环状染色体）。TS 的临床特征是由于多种 X 染色体基因单倍体功能不全导致（例如矮身材同源盒，SHOX）。当遗传的 X 基因有不同的父母起源时印记基因可能也被影响。

临床特征 在表型异常的女性患者中，特纳综合征特点为双侧索条样性腺、原发性闭经、身材矮小及多种先天异常。女性发病率为 1/2500，根据主要临床特征，不同年龄的女性均可被诊断（表 12-2）。产前特纳综合征的诊断通常由于偶然的绒毛膜采样后发现或者高龄产妇进行羊膜穿刺术时确诊。产前超声检查可见颈部透明带增加。产后如果女性新生儿或婴幼儿出现淋巴水肿、颈部皱褶、发际低或者左心缺陷以及不明原因的女孩生长障碍或青春期延迟，应考虑特纳综合征的可能性。虽然接近 30％的特纳综合征女孩在青春期可以有限地自发发育（10％，45，X；30％～40％，45，X/46，XX），2％以上出现月经初潮，但是绝大多数特纳综合征的女性会发生完全性卵巢功能不全。因此，在所有原发性或继发性闭经和促性腺激素水平增高的女性中应考虑此病的可能性。

治疗　特纳综合征

由于特纳综合征可能累及不同的器官系统，特纳综合征女性患者的诊治需要多学科协作。诊断时需要详细评估心肾功能。先天性心脏病（CHD）（30％）（二叶主动脉瓣，30％～50％；主动脉缩窄，30％；主动脉根部扩张，5％）需要有经验的心内科医生长期随访。拔牙和外科手术需要抗生素预防治疗，因为进行性主动脉根部扩张与主动脉夹层风险增加有关，故主动脉根部扩张的患者需行 MRI 显像。有先天性肾和尿路畸形的患者（30％）发生尿路感染、高血压和肾钙质沉着的风险增加。高血压的发生可能并无心脏和肾脏畸形，应该像对待其他原发性高血压的患者一样予以监测和治疗。阴蒂肥大或其他男性化表现提示可能存在 Y 染色体异位，并与卵母细胞瘤风险增加有关。应该在儿童时期就常规评估甲状腺功能、体重、牙列、听力、言语、视力和教育问题。儿童患者容易发生中耳炎及中耳疾病（50％～85％），随着年龄增加，感觉神经性听力障碍发生率逐渐增加（70％～90％）。自身免疫性

甲状腺功能减退症（15％～30％）可能发生在儿童期，但平均发病年龄在 30 岁左右。对于长期的生长发育和生育问题应为患者提供咨询。遍及世界各地的患者支持小组可以发挥宝贵的作用。

在非嵌合型 45，X 的特纳综合征患者中，未经治疗患者的终身高很少超过 150cm，身材矮小可能是困扰这些女生的主要问题。高剂量重组生长激素可以增快特纳综合征儿童的生长速度，在稍年长的儿童中（＞9 岁），偶尔与小剂量的非芳香族合成类固醇氧雄酮（最多每天 0.05mg/kg）联合使用。终身高增量通常为 5～10cm，对治疗方案的个体化反应评估可能有益。卵巢功能不全的女孩需要雌激素替代治疗以诱导乳腺和子宫发育，支持生长发育及维持骨骼矿化。大多数医生现在启用小剂量雌激素治疗（1/10～1/8 的成年人替代剂量）以在适龄期（12 岁以上）诱导青春期。雌激素剂量逐渐增加、允许 2～4 年的发育期。随后添加孕激素以形成规律性撤药性出血。一些特纳综合征女性捐卵和体外受精后可以成功受孕，但风险较高，需要进行心脏评估。特纳综合征女性需要严密随访监测：性激素替代治疗和生殖功能，骨矿化，心功能和主动脉根部扩张，血压、体重和葡萄糖耐量，肝和血脂谱，甲状腺功能和听力。这项服务可以由一些中心的特纳综合征专科门诊提供。

45，X/46，XY 嵌合体（混合型性腺发育不全）

45，X/46，XY 嵌合体（有时称为混合型性腺发育不全）的表型差异很大。一些患者主要表现为特纳综合征的女性表型，索条状性腺，米勒管结构，部分嵌合体具有 Y 染色体。大多数 45，X/46，XY 患者有男性表型和性腺，多在羊膜腔穿刺或者查找不育原因的过程中被确诊。临床上，大多数确诊的新生儿存在生殖器不典型和各种躯体特征。管理内容复杂且需要个体化管理。如果存在子宫结构、性腺在腹腔内且性腺发育不全的患者通常按照女性性别抚养、登记，切除性腺被认为可以预防青春期雄激素分泌过多及对卵母细胞瘤风险（增加至 25％）进行规避。按照男性抚养的患者，如果性腺不能下降至阴囊，通常需要重建手术治疗尿道下裂，去除遗传变异或条索状性腺。可以保留阴囊和睾丸，但需要定期检查，尤其是青春期应进行超声检查防止肿瘤发生的风险。建议在青少年进行原位癌活检，青春期为保持雄激素水平或者如果成年后发现睾酮水平低时可能需要补充睾酮。预期身

高通常下降；一些儿童根据特纳综合征治疗方案接受重组生长激素。应该考虑筛查心脏、肾脏功能异常和其他特纳综合征，并对家庭成员和年轻人提供心理支持。

卵睾体 DSD

卵睾体 DSD（以前称为真两性畸形），是指一个个体同时有一个卵巢和一个睾丸，或者有一个卵睾体。大多数此类患者具有 46，XX 染色体核型，尤其是在撒哈拉以南非洲，出生时生殖器性征模糊或青春期有乳房发育和阴茎发育。46，XX/46，XY 嵌合体核型较少见且表型不一。

性腺和表型性别异常

性腺和表型性别异常可能表现为 46，XY 染色体核型（46，XY DSD）的患者雄激素过少而 46，XX 染色体核型（46，XX DSD）的患者雄激素过量（表 12-1）。这些疾病表型可以从 "46，XY 表型女性" 或 "46，XX 表型男性" 到具有非典型外生殖器的个体。

46，XY DSD

46，XY 胎儿雄激素分泌不足（以前称为男性假两性畸形）反映了雄激素产生或作用缺陷。可能由于睾丸发育异常、雄激素合成缺陷或对睾酮和 DHT 抵抗所致（表 12-1）。

睾丸发育异常·睾丸发育不全症 真性（或完全）性腺发育不全（Swyer 综合征）与条索状性腺、米勒管结构异常（由于 AMH/MIS 分泌不足）和雄激素完全缺乏有关。这种类型的表型女性往往缺乏青春期发育并具有 46，XY 染色体核型。血清性激素、AMH/MIS 和抑制素 B 降低，LH 和 FSH 升高。伴有部分性腺发育不全的患者（睾丸发育不全）可以产生足够的 MIS 使子宫退化和产生足够的睾酮维持部分雄激素合成，因此通常表现为新生儿期生殖器不典型。性腺发育不全可能由于基因突变或睾丸增强基因缺失（WT1，CBX2，SF1，SRY，SOX9，MAP3K1，DHH，GATA4，ATRX，ARX，DMRT）或含有 "抗睾丸" 基因的染色体位点复制（例如，WNT4/RSPO1，DAX1）（表 12-3）。其中，SRY 基因缺失或者突变及 SF1（NR5A1）杂合子突变似乎最常见，但仍然只占全部病例的 25% 以下。相关临床特征可能存在，反映这些基因具有额外的功能。例如，特定 WT1 基因突变（Denys-Drash 和 Frasier 综合征）的患者容易发生肾功能不全，SF1 基因突变的患者可能发生原发性肾上腺衰竭，SOX9 基因突变的主要临床特征是重度软骨异常症（躯干发育异常）。DSD 家族史、不育或者过早绝经等临床表现很重要，因为 SF1/NR5A1 基因突变以性染色体显性遗传的方式从母亲遗传给下一代（可以模拟 X 连锁遗传）。在一些情况下，此类女性因为 SF1 对卵巢的作用以后可能发生原发性卵巢功能不全。按照女性抚养的 46，XY 个体应该切除腹腔内发育异常的睾丸以防止恶变，并应用雌激素诱导第二性征和子宫发育。睾丸缺失（消失）综合征（双侧无睾症）表现为发育过程中睾丸退化。病因不清，但米勒管结构缺失表明在子宫发内育早期 AMH 分泌充分。在大多数情况下，外生殖器雄性化特征正常或轻微受损（例如小阴茎，尿道下裂）。这些患者可以接受睾丸假体并在青春期接受雄激素替代治疗。

雄激素合成障碍 调节雄激素合成的通路缺陷（图 12-4）可引起 46，XY 胎儿雄激素合成不足（图 12-1）。因为支持细胞的功能保留而米勒管退化不受影响。大多数患者可表现出不同生殖器表型，从严重的典型女性外生殖器或阴蒂到阴茎阴囊型尿道下裂或小阴茎等略轻表型。

LH 受体 LH 受体（LHCGR）基因突变的患者，由于宫内人绒毛膜促性腺激素及妊娠晚期和新生儿期 LH 作用受损可引起睾丸间质细胞发育不全和雄激素缺乏。其结果是睾酮和 DHT 合成不足以维持完整的雄激素合成。

类固醇合成酶途径 类固醇急性调节蛋白（StAR）和 CYP11A1 基因突变可影响肾上腺和性腺类固醇激素的合成（图 12-4）（第八章）。患病个体（46，XY）通常表现为严重的早发性失盐性肾上腺功能衰竭和女性表型，尽管晚发轻度变异已有报道。2 型 3β 羟基类固醇脱氢酶（HSD3β2）基因缺陷严重病例还可以引起肾上腺皮质功能不全，但是脱氢表雄酮（DHEA）的累积有轻度雄激素化作用，导致生殖器性征模糊或尿道下裂。许多患者但不是所有病例发生失盐现象。由于 17α-羟化酶缺乏（CYP17）引起的 CAH 患者表现出不同程度的雄激素合成不足表现，并且由于皮质酮和 11-去氧皮质酮的强力固盐效应发生高血压和低血钾。17α-羟化酶功能完全丧失的患者往往表现为女性表型，但是青春期不启动，青少年伴有腹股沟睾丸和高血压。CYP17 部分突变选择性损害 17，20 裂解酶活性而不改变 17α-羟化酶活性，导致雄激素水平降低而没有盐皮质激素过多、高血压的表现。辅酶（细胞色素 b5，CYB5A）受损可有类似表现，通常存在高铁血红蛋白血症。P450 氧化还原酶（POR）基因突

表 12-3	46，XY 性发育异常的选择性遗传原因				
基因	遗传	性腺	子宫	外显性别	相关特征
睾丸发育紊乱					
WT1	AD	睾丸发育异常	+/−	女性或模糊	肾母细胞瘤，肾功能异常，性腺肿瘤（WAGR，Denys-Drash 和 Frasier 综合征）
CBX2	AD	卵巢	+	女性	
SF1	AR/AD（SL）	睾丸异常/睾丸间质细胞功能障碍	+/−	女性或模糊	原发性肾上腺衰竭；女性亲属（46，XX）原发性卵巢功能不全
SRY	Y	睾丸异常或卵睾	+/−	女性或模糊	
SOX9	AD	睾丸异常或卵睾	+/−	女性或模糊	躯干发育异常
MAP3K1	AD（SL）	睾丸异常	+/−	女性或模糊	
DHH	AR	睾丸异常	+	女性	微束状神经病变
GATA4	AD	睾丸异常	−	模糊或男性	先天性心脏病
ATRX	X	睾丸异常	−	女性或模糊	α-地中海贫血，发育迟缓
ARX	X	睾丸异常	−	男性或模糊	发育迟缓；X-连锁无脑回畸形
MAMLD1	X	睾丸异常/睾丸间质功能障碍	−	尿道下裂	
DAX1	dupXp21	睾丸异常	+/−	女性或模糊	
WNT4/RSPO1	dup1p35	睾丸异常	+	模糊	
雄激素合成障碍					
LHR	AR	睾丸	−	女性，模糊或小阴茎	睾丸间质细胞发育不良
DHCR7	AR	睾丸		可变	Smith-Lemli-Opitz 综合征：外表粗糙，第二第三趾指畸形，发育停滞，发育迟缓，心脏和内脏畸形
StAR	AR	睾丸	−	女性或不清	先天性类脂质肾上腺皮质增生（原发肾上腺衰竭）
CYP11A1	AR	睾丸	−	模糊	原发肾上腺衰竭
HSD3B2	AR	睾丸	−	模糊	CAH，原发性肾上腺皮质功能衰竭±失盐，由于脱氢表雄酮↑而发生部分男性化
CYP17	AR	睾丸	−	女性或模糊	CAH，由于皮质酮和 11-去氧皮质酮↑，而高血压——孤立 17,20-裂解酶缺乏症除外
CYB5A	AR	睾丸	−	模糊	明显孤立 17,20-裂解酶缺乏症；高铁血红蛋白血症
POR	AR	睾丸	−	模糊或男性	21-羟化酶缺乏和 17α 羟化酶/17,20-裂解酶缺乏症混合特征，有时与 Antley-Bixler 颅缝早闭相关
HSD17B3	AR	睾丸	−	女性或模糊	青春期部分男性化，雄烯二酮对睾酮比值↑
SRD5A2	AR	睾丸	−	模糊或小阴茎	青春期部分男性化，睾酮对双氢睾酮比值↑
AKR1C2（AKR1C4）	AR	睾丸	−	女性或模糊	胎儿双氢睾酮产生减少
雄激素作用障碍					
雄激素受体	X	睾丸	−	女性，模糊，小阴茎或正常男性	完全雄激素不敏感综合征（女性外生殖器）和部分雄激素不敏感（模糊）到正常的男性生殖器表型谱和不育

缩写：AD，常染色体显性遗传；AKR1C2，醛酮还原酶家族 1~2；AR，常染色体隐性遗传；ARX，靶标相关同源盒，X-连接；ATRX，α-地中海贫血，在 X 智力低下；CAH，先天性肾上腺皮质增生症；CBX2，同源染色质 2；CYB5A，细胞色素 b5；POR，P450 氧化还原酶；CYP11A1，P450 胆固醇侧链裂解；CYP17，17α-羟化酶和 17,20-裂解酶；DAX1，剂量敏感性反转、在 X 染色体上先天性肾上腺发育不全、基因 1；DHEA，脱氢表雄酮；DHCR7，甾醇 7δ-还原酶；DHH，沙漠刺猬；GATA4，GATA 结合蛋白 4；HSD17B3，17β-羟基类固醇脱氢酶型 3；HSD3B2，3β-羟基类固醇脱氢酶 2 型；LHR，LH 受体；MAP3K1，丝裂原活化蛋白激酶激酶激酶 1；SF1，类固醇生成因子 1；SL，性别限制的；SOX9，SRY 相关 HMGB 基因 9；SRD5A2，5α-还原酶 2 型；SRY，Y 染色体上的性相关基因；StAR，类固醇急性调节蛋白；WAGR，肾母细胞瘤、无虹膜、泌尿生殖畸形、智力低下；WNT4，无翼型小鼠乳腺肿瘤病毒整合位点 4；WT1，肾母细胞瘤相关基因 1

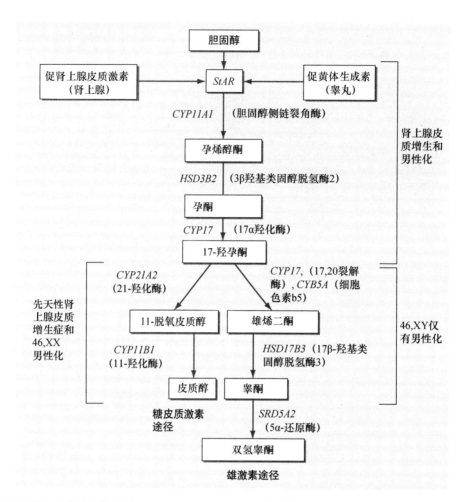

图 12-4 糖皮质激素和雄激素合成途径简化图。CYP21A2 和 CYP11B1 缺陷使类固醇前体转向雄激素通路并导致 46，XX 胎儿男性化。睾酮由睾丸间质细胞合成，并在外周转换成双氢睾酮。雄激素合成酶的缺乏，导致了 46，XY 胎儿雄激素合成不足。StAR，类固醇急性调节蛋白［After E Braunwald et al（eds）：Harrison's Principles of Internal Medicine，15th ed. New York，McGraw-Hill，2001.］

变可影响多个类固醇酶，从而导致雄激素合成受损及 21-羟化酶与 17α-羟化酶联合缺乏的典型生化表现，有时伴有骨骼异常（Antley-Bixler 颅缝早闭）。3 型 17β-羟基类固醇脱氢酶 3（*HSD17β3*）和 2 型 5α 还原酶（*SRD5A2*）分别影响睾酮和双氢睾酮的合成。特征性表现为宫内雄激素分泌减少或缺失，但由于其他异构酶的作用，青少年时期男性阴茎可能得到部分发育。2 型 5α 还原酶缺乏的患者有正常的沃尔夫管结构，通常没有乳腺组织发育。青春期虽然 DHT 缺乏，睾酮增加可以诱导肌肉质量增加和其他男性化特征的形成。一些患者在青春期从女性改变为男性性别。因此，这类疾病的管理面临挑战。DHT 霜可以使按照男性身份抚养的患者青春期前阴茎得到增长。对那些具有女性性征按照女性性别抚养的个体可以在青春期前实施睾丸切除和青春期雌激素替代治疗。胎儿 DHT 不同产生路径的破坏可能存在于 46，XY DSD 的患者（*AKR1C2*/*AKR1C4*）。

雄激素作用障碍·雄激素不敏感综合征 雄激素受体基因突变可以引起雄激素（睾酮、双氢睾酮）作用抵抗或雄激素不敏感综合征（AIS）。AIS 是一组疾病，至少发生在 1/10 万的 46，XY 个体。因为雄激素受体是 X 连锁，如果母亲携带突变基因，只有 46，XY 后代受到影响。完全 AIS 的 XY 个体（以前称为睾丸女性化综合征）女性表型，正常乳房发育（由于睾酮的芳香化酶作用），短阴道无子宫（因为 MIS 产生正常），阴毛和腋毛稀少，性别认定为女性并表现女性性行为。促性腺激素和睾酮水平可能降低，正常或升高，由雄激素抵抗程度和雌二醇对下丘脑-垂体-性腺轴的反馈抑制决定。AMH/MIS 水平在儿童期正常或偏高。大多数患者儿童期存在腹股沟疝（含睾丸）或青少年后期存在原发性闭经。儿童期诊断为女孩的患者，因为可能存在低恶变风险，常常需要性腺切除术及雌激素替代治疗。另外，在乳房发育完整前可以保留性腺，此后因为肿瘤的风险建议切除性腺。一些完全性 AIS 的成年人拒绝性腺切除，应向其告知恶变的风险，尤其目前尚不能通过影像或者生化标志物早期检测癌前病变。青春期使用分级扩张器通常可以扩张阴道为性交准备。

部分 AIS（Reifenstein 综合征）由于雄激素受体基因突变引起，但可以保留残余功能。患者通常在婴儿期发现阴茎阴囊型尿道下裂和小的未降睾丸及青春期男性乳房发育。这些按男性性别抚养的个体通常需要在童年期进行尿道下裂修复，可能需要在青春期进行乳房减缩术。一些男孩可以自发启动青春期。如果青春期不发育可以给予高剂量睾酮，但远期证据有限。严重雄激素合成不足的患者存在阴蒂增大和阴唇融合，可以按女性抚养。对这些患者的手术和性心理治疗很复杂，需要家长和适龄患者的积极参与。无精子症和男性不育症与雄激素受体轻度失功能基因突变存在相关性也有描述。

其他影响 46，XY 男性的疾病

永久米勒管综合征是指在男性表型的患者中存在子宫。这种情况可能由于 AMH 或其受体（AMHR2）基因突变所致。在避免输精管受损和保证血液供应的情况下可以切除子宫。分离性尿道下裂发生在 1/250 的男性，通常可以通过外科手术修复。大多数病例为特发性，虽然存在阴茎阴囊型尿道下裂、阴茎发育不佳和（或）双侧隐睾，仍需要进行 DSD 原因的鉴别

（例如，部分性腺发育不全，睾酮作用轻度缺陷，甚至是 46，XX CAH 严重缺陷）。超过 3% 的男孩出生时单侧睾丸（隐睾）未下降。如果出生后 6～9 个月睾丸未下降，应该考虑睾丸成形术。双侧隐睾不常见，如果有应高度怀疑促性腺激素缺乏或 DSD。少部分患者可能存在介导睾丸正常下降的胰岛素样 3（INSL3）基因或其受体 LGR8（也称为 GREAT）基因突变。相关综合征和胎儿宫内发育迟缓与睾丸功能或者靶组织反应受损有关，但很多病因仍是未知的。

46，XX DSD

46，XX 胎儿不适当雄激素分泌过多（以前称为女性假两性畸形）是由于性腺（卵巢）含有分泌雄激素的睾丸样物质或雄激素分泌增加所致，通常来源于肾上腺（表 12-1）。

46，XX 睾丸/卵睾体 DSD 46，XX 睾丸 DSD（46，XX 男性）的患者在 *SRY* 转导、*SOX9* 重复易位或 *RSPO1* 缺陷后发生睾丸组织发育（表 12-4）。

雄激素分泌增加·21-羟化酶缺乏症（先天性肾上腺增生症） 典型 21-羟化酶缺乏症（21-OHD）是 CAH 最常见的原因（第八章）。发病率从 1/10 000 到 1/15 000。是 46，XX 染色体核型的女性患者雄激素过多的最常见原因（表 12-4）。患者为 21-羟化酶严重突变（*CYP21A2*）的纯合子或者复合型杂合子。此突变引起肾上腺糖皮质激素和盐皮质激素合成受阻，加速 17-

表 12-4	46，XX 性发育异常的选择性遗传因素				
基因	遗传	性腺	子宫	外显性别	相关特征
双睾丸状/卵睾发育异常					
SRY	转位	睾丸或卵睾	—	男性或模糊	
SOX9	dup17q24	未知	—	男性或模糊	
RSPO1	AR	睾丸或卵睾	±	男性或模糊	掌跖角化过度，鳞状细胞皮肤癌
WNT4	AR	睾丸或卵睾	—	男性或模糊	SERKAL 综合征（肾发育不全，肾上腺和肺发育不良）
雄激素合成增加					
HSD3B2	AR	卵巢	+	阴蒂增大	CAH，原发性肾上腺皮质功能衰竭时，由于脱氢表雄酮↑而轻度男性化
CYP21A2	AR	卵巢	+	模糊	CAH，从肾上腺衰竭导致严重的失盐到肾上腺功能代偿单纯男性化表型谱，17-羟孕酮↑
POR	AR	卵巢	+	模糊或女性	21-羟化酶缺乏和 17α-羟化酶/17,20 裂解酶缺乏症混合特征，有时与安特勒-比克斯勒（Antley-Bixler）颅缝早闭相关
CYP11B1	AR	卵巢	+	模糊	CAH，由于 11-去氧皮质醇和 11-去氧皮质酮↑，导致高血压
CYP19	AR	卵巢	+	模糊	产妇在怀孕期间男性化，青春期无乳房发育
糖皮质激素受体	AR	卵巢	+	模糊	ACTH，17-羟孕酮和皮质醇↑，地塞米松抑制试验阴性

缩写：ACTH，促肾上腺皮质激素；AR，常染色体隐性遗传；CAH，先天性肾上腺皮质增生症；CYP11B1，11β-羟化酶；CYP19，芳香化酶；CYP21A2，21-羟化酶；HSD3B2，3β 羟基类固醇脱氢酶 2 型；POR，P450 氧化还原酶；RSPO1，R 脊椎蛋白 1；*SOX9*，*SRY* 相关 HMGB 基因 9；*SRY*，Y 染色体上的性相关的基因

羟孕酮和类固醇分离前体进入雄激素合成路径（图12-4）。糖皮质激素不足导致促肾上腺皮质激素（ACTH）的代偿性增高，引起肾上腺增生症和酶缺乏引起阻滞之前的类固醇前体合成增加。宫内雄激素的合成增加引起妊娠早期46，XX胎儿雄激素分泌过多。出生时外生殖器性征模糊，伴有不同程度的阴蒂肥大和阴唇融合。过量雄激素导致21-OHD男性非促性腺激素依赖性青春期性早熟。

21-OHD耗盐表现是由于糖皮质激素和盐皮质激素均严重缺乏所致。盐耗危象通常在出生后5～21天表现明显，可能危及生命，需要紧急补液和类固醇治疗。因此，如果婴儿出现生殖器性征模糊伴有双侧性腺无法触及时应考虑21-OHD的可能性。21-OHD的男性（46，XY）出生时没有生殖器官畸形，但同样容易发生肾上腺皮质功能不全和失盐危象。

具有典型单纯男性化形式的21-OHD女性也存在生殖器性征模糊。皮质醇生物合成受损但不发生盐丢失。非典型21-OHD的患者皮质醇和醛固酮产生正常，但是雄激素分泌过多。多毛症（60%）、月经稀少（50%）和痤疮（30%）是最常见的临床特征。此类疾病常隐匿在人群中，在很多人群中患病率高达1/500～1/100，在东欧血统的犹太人中患病率为1/27。

急性盐耗21-OHD的生化特征为低钠血症、高钾血症、低血糖、不适当皮质醇和醛固酮降低、17-羟去氧皮质酮、促肾上腺皮质激素（ACTH）和血浆肾素活性增高。经典21-OHD的患者在症状出现前，主要通过许多中心新生儿筛查试验中17-羟孕酮明显增高确诊。成年人促肾上腺皮质激素刺激试验（0.25mg促肾上腺皮质激素，静脉注射）结合0min和30min 17-羟孕酮的检测有助于筛选非典型21-OHD和杂合型（第八章）。

治疗　先天性肾上腺增生症

急性盐耗危象需要大量补液，静脉输注氢化可的松及纠正低血糖。一旦患者病情稳定，须给予糖皮质激素以纠正皮质功能不全及抑制促肾上腺皮质激素分泌，防止进一步男性化、骨骼快速成熟和多囊卵巢的发生。通常，在儿童患者中使用氢化可的松（每天10mg/m²～15mg/m²，分三种不同剂量）可使17-羟孕酮部分被抑制（100ng/dl到<1000ng/dl）。治疗目的是使用最小剂量的糖皮质激素，充分抑制肾上腺雄激素的产生，同时又不引起糖皮质激素过多的表现（如生长异常和肥胖）。盐耗综合征通常使用

盐皮质激素替代治疗。患儿出生第一年通常需要补充盐。应检测血浆肾素活性和电解质以监测盐皮质激素替代治疗的作用。部分单纯男性化的21-OHD患者应用盐皮质激素替代治疗也有效。应告知患者父母及其本人患病期间类固醇需要剂量增加，患者应该携带医用报警系统。

对稍年长的青少年和成年人使用类固醇的治疗方案根据其生活方式、年龄和对优生优育的愿望等因素制订。氢化可的松仍然有效，但夜间使用泼尼松龙可能会更好地抑制促肾上腺皮质激素。类固醇剂量应根据个体需要进行调整，因为激素过度治疗可能导致医源性库欣综合征样症状，包括体重增加、胰岛素抵抗、高血压和骨量减低。因为地塞米松是长效激素，夜晚给予地塞米松有助于更好地抑制促肾上腺皮质激素，但其往往与更多的副作用有关，故大多数患者应首选氢化可的松或泼尼松龙。雄烯二酮和睾酮比17-羟孕酮的波动更少，可能是长期控制的有效方法。成年人对盐皮质激素的需求通常降低，应该重新评估并适当减少使用剂量以避免引起高血压。严重病例建议肾上腺切除，但是手术风险和总的肾上腺功能不全的风险增加。

典型21-OHD生殖器显著男性化的女孩通常需要进行阴道再造和阴蒂还原术（维持龟头和神经供应），但实施手术的最佳时机尚存在争议，需要征得患者知情同意。对开展阴蒂手术的中心要求较高，因为手术效果可能影响患者长期感觉和达到性高潮能力，此类新技术的远期效果尚不明确。应该提供各种方案的完整信息。如果在婴儿期开展此类手术，可能需要在青少年或者成年期进行修正手术或经常进行阴道扩张，故应该为患者提供长期的心理支持及性心理咨询。21-OHD的女性经常发生多囊卵巢伴有生育能力下降，特别是病情控制较差的患者。代谢指标控制良好的女性患者60%～90%可以实现受孕，但可能需要诱导排卵（或者甚至肾上腺切除）。妊娠期间应该避免使用地塞米松。21-OHD控制不佳的男性患者可能发生睾丸肾上腺停滞，有生育能力下降的风险。对21-OHD的患者产前治疗给予母亲输注地塞米松的作用仍有待评估。期待找到妊娠早期确诊疾病的方法。理想的治疗方案应该在妊娠6～7周之前启动，故无论胎儿是否患病均会受影响。产前使用地塞米松对胎儿发育的长期作用尚未证实，故目前指南推荐激素治疗前应签署知情同意书，对所有接受治疗的儿童进行长期随访。更新的技术（如无细胞胎儿DNA检测）可能减少对未患病胎儿影响的概率。

其他形式的 CAH 治疗包括失盐状态下盐皮质激素和糖皮质激素的替代治疗（例如，StAR，CYP11A1，HSD3β2），合并高血压的疾病（例如，CYP17，CYP11B1）予以糖皮质激素对促肾上腺皮质激素进行抑制，以及在必要的情况下，对青少年及成人进行适当的性激素替代治疗。

其他原因 由于 POR、11β-羟化酶（CYP11B1）和 3β-羟基类固醇 2 型脱氢酶（HSD3B2）的缺陷及编码芳香化酶（CYP19）和糖皮质激素受体的基因突变，CAH 患者也会发生雄激素合成增加。宫内雄激素暴露增加可能与母亲雄激素相关肿瘤及雄激素化合物摄取有关。

46，XX 女性的其他发育异常

作 为 Mayer-Rokitansky-Kuster-Hauser （MRKH）综合征的一部分（很少由于 WNT4 突变引起），米勒管不发育或发育不全与先天性无阴道症有关。表型正常但是原发性闭经的女性应考虑此疾病的可能性。相关特征包括肾（不发育）和颈椎椎管异常。

全球视角

由于人们对性和性别的概念理解差异很大，对儿童或青少年生殖器性征模糊或其他 DSD 的治疗方案需要结合文化背景。少见的遗传型 DSD 在特殊人群（例如，多美尼加共和国的 2 型 5α-还原酶）更容易出现。不同形式的 CAH 也显示出种族和地区变异性。在许多国家，可能无法进行适当的生化检测，有效的治疗和支持方案也受到限制。

第十三章 男性生殖系统异常
Disorders of the Testes and Male Reproductive System

Shalender Bhasin，J. Larry Jameson
（刘蔚 译 高蕾莉 审校）

男性生殖系统调节性别分化及男性化，与青春期相伴出现的激素水平变化将最终实现精子的生成并实现生育。在垂体激素［促黄体素（LH）和促卵泡激素（FSH）］的作用下，睾丸间质细胞（Leydig 细胞）生成睾酮，同时生殖细胞受到睾丸支持细胞（Sertoli 细胞）的滋养并分化为成熟的精子。在胚胎发育期间，睾酮和双氢睾酮（DHT）促进中肾管的形成及外生殖器的男性化。在青春期，睾丸激素促进体细胞的生长和第二性征的发育。在成年人中，睾丸激素对于精子生成、刺激性欲和维持正常的性功能、保持肌肉量和骨含量方面具有重要作用。本章集中讨论睾丸的生理功能及与雄激素生成减少相关的疾病，其可以由促性腺激素缺乏或由原发性睾丸功能障碍引起。多种睾酮制剂使得更加生理性的雄激素替代治疗成为可能。大约 5% 的男性患有不育症，目前激素替代治疗或精子转移技术逐渐使治疗成为可能。

睾丸的发育和结构

当由 SRY（Y 染色体上性别相关基因）启动遗传级联表达后，胎儿的未分化性腺会逐渐分化成为睾丸（第十二章）。SRY 诱导环绕着生殖细胞的 Sertoli 细胞，与管周肌样细胞一同形成睾丸索，后期分化为曲细精管。胎儿的 Leydig 细胞和内皮细胞从相邻的中肾迁移到性腺，但也可以起源于生精小管（曲细精管）间的间质细胞。Leydig 细胞产生的睾酮能够促使中肾管结构发展成附睾、输精管和精囊腺。睾酮也会转换为双氢睾酮（见下文），其诱导前列腺和外在男性生殖器形成，后者包括阴茎、尿道和阴囊。睾丸通过腹股沟管下降是由 Leydig 细胞产生的胰岛素样因子 3（INSL3）控制的，后者通过 Great 受体（G 蛋白偶联受体，影响睾丸下降）产生作用。Sertoli 细胞产生米勒管抑制物质（MIS），导致米勒管结构（包括输卵管、子宫和阴道上段）的消失。

正常男性青春期发育

虽然青春期一般指生殖系统的成熟和第二性征的发育，但这个过程涉及多个激素系统，包括肾上腺和生长激素轴的共同反应（图 13-1），第二性征的发育从肾上腺皮质功能的出现开始，多在 6～8 岁之间，此时在网状带-肾上腺产生脱氢表雄酮的主要位点开始产生大量的雄激素。性分化成熟的进程因下丘脑-垂体轴的激活和促性腺素释放激素（GnRH）的产生而大大加快。下丘脑 GnRH 脉冲释放发生器在胚胎及婴儿早期是活跃的，但之后受到由谷氨酸、γ-氨基丁酸（GABA）和神经肽 Y 组成的神经内分泌抑制系统的抑制，保持沉寂直到青春期。尽管引起 GnRH 脉冲发生器在青春期被激活的生理途径一直未能阐述清楚，但越来

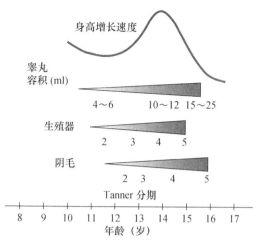

图 13-1 男性青春期事件。根据 Tanner 分期，睾丸和阴毛的性成熟分为 5 个阶段（*From WA Marshall，JM Tanner：Variations in the pattern of pubertal changes in boys. Arch Dis Child 45：13，1970.*）

越多的证据支持一种 G 蛋白偶联受体 GPR54 与其内源性配体吻肽（kisspeptin）的结合参与了该过程。存在 GPR54 基因突变的个体不能进入青春期，同时在灵长类动物中的实验表明，输注其配体可以诱发性早熟。Kisspeptin 信号在介导性类固醇激素对促性腺激素分泌的反馈调节中起重要作用，并能够调节青春期性成熟的节奏。瘦素是一种脂肪细胞产生的激素，在青春期起始 GnRH 分泌中发挥允许作用，因此瘦素缺陷的个体无法进入青春期（第十七章）。脂肪细胞激素瘦素、胃肠激素生长素、神经肽 Y 和 kisspeptin 整合来自能量储存和组织代谢的信息，通过调控 GnRH 分泌控制青春期的开始。能量缺乏、过剩及代谢压力与生殖成熟和青春期出现时间紊乱相关。

青春期早期以 LH 及 FSH 夜间分泌高峰为特点。睾丸体积增大是青春期最早的表现，反映了输精管体积的增长。睾酮水平升高引起声音变粗，肌肉生长加快。睾酮向 DHT 转化导致外生殖器发育和阴毛生长。DHT 同时刺激前列腺和胡须生长，并使颞部发际退缩。在睾丸 10～15ml 大小时其开始出现生长高峰。生长激素在青春期早期开始分泌增加，部分是由性激素分泌增加而引起。生长激素又升高了胰岛素样生长因子-1（IGF-1）的水平，后者加快长骨的生长。青春期持续暴露于性激素（主要是雌二醇），最终导致骨骺愈合，限制骨骼进一步生长。

睾丸功能的调节

成年男性下丘脑-垂体-睾丸轴的调节

下丘脑的 GnRH 调节垂体的促性腺激素 LH 和

FSH 的分泌（图 13-2）。GnRH 每 2 小时脉冲式分泌，导致 LH 和 FSH 相应的脉冲式分泌。这些激素的动态脉冲式分泌部分解释了为何即使在同一人，LH 和睾酮水平存在的巨大变异。LH 主要作用在 Leydig 细胞，刺激睾酮合成。雄激素合成受到睾酮和雌激素对下丘脑和垂体反馈调节的控制。FSH 调节 Sertoli 细胞的精子生成和 Sertoli 细胞产物的产生，如抑制素 B，后者又可选择性抑制垂体 FSH 的生成。尽管 Leydig 细胞和 Sertoli 细胞的调节途径不同，但是睾丸的功能在几个水平上是互相整合的：GnRH 调节两种促性腺激素；精子生成有赖于高水平睾酮；Leydig 细

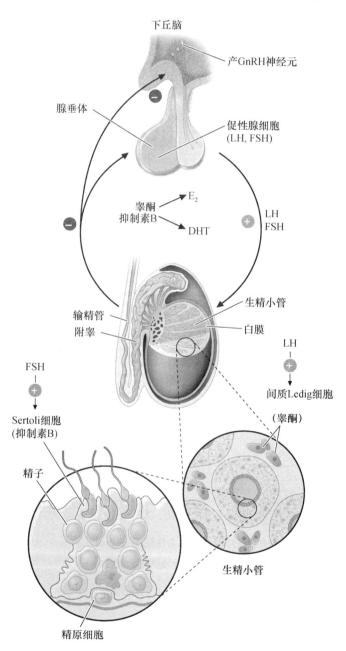

图 13-2 人类垂体促性腺激素轴，睾丸、输精管结构。E_2，17β-雌二醇；DHT，双氢睾酮；FSH，促卵泡激素；GnRH，促性腺素释放激素；LH，促黄体素

胞和 Sertoli 细胞之间存在的旁分泌作用对于维持睾丸正常功能十分重要。

Leydig 细胞：雄激素的合成

LH 结合到其 7-跨膜 G 蛋白偶联受体，激活环腺苷酸途径。LH 受体的激活诱导类固醇敏感调节蛋白和一些雄激素合成相关的类固醇合成酶的合成。LH 受体突变导致睾丸 Leydig 细胞减少或发育不全，提示 LH 对 Leydig 细胞发育和功能的重要性。类固醇急性调节蛋白（StAR）将类固醇转运到线粒体内膜，从而限制睾酮合成速度。外周苯二氮䓬类受体是一种线粒体胆固醇结合蛋白，也是 Leydig 细胞类固醇合成的急性调节因子。图 13-3 中概述睾酮合成的五大酶促反应过程。胆固醇进入线粒体后，侧链被 CYP11A1 剪切而形成孕烯醇酮的过程是一个限速性酶促反应过程。

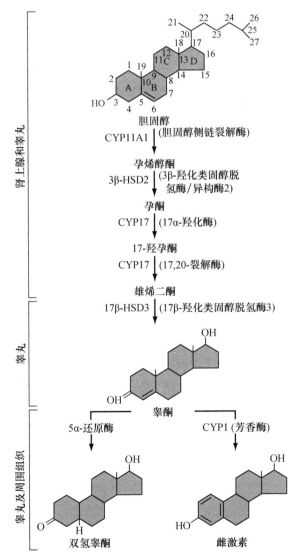

图 13-3 27-碳固醇、胆固醇转化为雄激素、雌激素的生物合成过程

17α-羟化酶和 17,20-裂解酶由单一酶 CYP17 催化。在特定协同因子的存在下，CYP17 的翻译后修饰（磷酸化）使得其在睾丸和肾上腺网状带选择性地拥有 17,20-裂解酶活性。睾酮被 5α-还原酶转化为更有效的 DHT，或被 CYP19（芳香化酶）芳香化为雌二醇。目前已知有两种类固醇 5α-还原酶的异构体，SRD5A1 和 SRD5A2；所有已知的家族性 5α-还原酶缺乏突变均发生在 SRD5A2，这种异构体主要表达于前列腺和皮肤。

睾酮的转运和代谢　体内 95% 的循环睾酮由睾丸分泌（3~10mg/d），剩下的 0.5mg/d 由肾上腺分泌和周围雄烯二酮转化。睾丸每天直接分泌双氢睾酮仅为 70μg，大部分循环中的 DHT 是由睾酮在周围转化而来的。男性体内每日产生的大部分雌二醇（约 45μg/d）是在外周由睾酮和雄烯二酮通过芳香化酶介导的过程转化而来。

循环睾酮与两种血浆蛋白结合，即性激素结合球蛋白（SHBG）和白蛋白。SHBG 与睾酮的结合力比白蛋白大得多，只有 0.5%~3% 的睾酮是游离的。根据"游离激素"假说，只有游离激素是有生物作用的，但白蛋白结合激素在毛细血管内容易游离，并发挥生物作用。SHBG 结合睾酮也通过与被称为巨蛋白的一种蛋白结合并通过胞吞作用被摄取（图 13-4）。雄激素、肥胖、糖尿病、胰岛素和肾病综合征可导致 SHBG 水平下降；相反，雌激素治疗、甲状腺功能亢进症、许多慢性炎症性疾病、感染（例如 HIV、HBV 或 HCV）和衰老，可使 SHBG 水平升高。

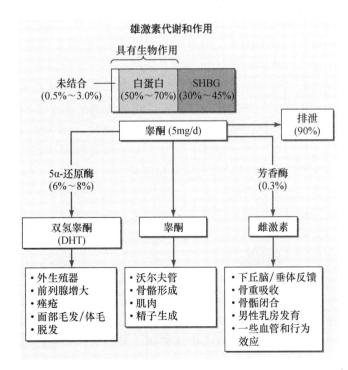

图 13-4　雄激素代谢和作用。SHBG，性激素结合球蛋白

睾酮主要在肝脏代谢，虽然部分在外周组织降解，但主要是在前列腺和皮肤降解。在肝脏，睾酮经过由5α-和5β-还原酶、3α-和3β-羟脱氢酶和17β-羟脱氢酶参与的一系列酶促反应转化为雄甾酮、本胆烷醇酮、双氢睾酮和3α-雄甾酮。这些化合物经过糖苷化和硫酸化后经肾脏排泄。

雄激素作用机制 雄激素受体（AR）与其他核受体蛋白同源，如雌激素、糖皮质激素和孕酮的受体（第二章）。AR由X染色体长臂上的基因编码，分子量约110kD。受体氨基端的多态区域包含数目变化巨大的谷氨酸盐重复序列，可调整受体转录活性。AR蛋白分布于细胞质和细胞核内。雄激素与受体结合后，转位到核内与DNA结合，或与其他能够和DNA结合的转录因子相结合。配体可以发生构象变化而允许组织特异性协同因子的聚集和补充。因此AR是一种配体调节转录因子。雄激素的某些效应可能是通过非染色体AR信号转导途径介导的。睾酮与受体结合的亲和力是DHT的一半。DHT-AR复合物比睾酮受体复合物有更强的热稳定性和低裂解率。然而，与DHT相比，选择性睾酮作用的分子基础仍然不清楚。

生精小管（曲细精管）：精子发生

生精小管是旋绕的闭合循环，两边末端排空至睾丸网，后者是逐渐变大的输出管道，最后形成附睾（图13-2）。输精管总共约600m长，构成约2/3的睾丸体积。管壁由与管周类肌细胞相对的极化支持细胞构成，支持细胞间的紧密连接构成血睾屏障。生殖细胞构成生精上皮的大部分（60%），在起"看护细胞"作用的支持细胞质延伸部分着床，并且会经过其特征性的有丝分裂和减数分裂阶段。A型精原细胞池是有自我更新能力的精原细胞，初级精母细胞来源于B型精原细胞，经过减数分裂发展成精子细胞（一个涉及染色质凝集、形成顶体、细胞质的延伸和形成尾部的分化过程），成熟后作为成熟精子从支持细胞释放。完整的分化成为成熟精子的过程需要74天。管周类肌细胞的蠕动作用使精子进入输出管道。在附睾中，精子仍然需要21天的进一步成熟和获能。成人睾丸每天产生超过1亿个精子。

FSHβ基因和FSH受体基因的自然突变证明了其在精子生成中必要非充分的作用。存在这些突变的女性因为卵巢囊泡不能成熟而表现为性功能减退和不育，男性表现为不同程度的生精障碍，可能的原因是由于支持细胞功能受损。因为支持细胞产生FSH的抑制因子——抑制素B，当生精小管损伤（如放射损伤）时，

可导致FSH选择性升高。睾丸中局部高浓度的雄激素对精子发生非常必要。FSH和睾酮的协同作用对于减数分裂和精子的排出是十分重要的。FSH和睾酮通过内在和外在的凋亡机制调节生殖细胞的存活。FSH也可以发挥支持精原细胞的重要作用。促性腺激素调节的睾丸RNA解旋酶（GRTH/DDX25）是一个睾丸特异性的促性腺激素/雄激素调节的RNA解旋酶，其存在于生殖细胞和Leydig细胞中，并可能通过旁分泌调节在生殖细胞的发育中起到重要作用。一些细胞因子和生长因子也通过旁分泌和自分泌机制参与调节精子发生。许多基因敲除小鼠模型表现为生殖细胞发育或精子形成受损，预示这些突变位点可能与男性不育有关。人类Y染色体包含一个小的假常染色体区域，其可以与X染色体上的同源区重组。大部分Y染色体不与X染色体重组，其被称为Y染色体上的雄性特异区（MSY）。MSY包含156个转录单位，可以编码26种蛋白质，包括9种Y特异性多拷贝基因家族；许多Y特异性基因也是睾丸特有的，在精子发生中具有必要的作用。Y染色体无精症因子（AZF）基因的微缺失（例如，RNA结合基序，RBM；无精，DAZ）与少精或无精症相关。

治疗	男性不育

近年来，男性不育的治疗方案已大大扩展。继发性性腺功能低下是非常适合应用脉冲式GnRH或促性腺激素治疗的（见下文）。辅助生殖技术［如体外受精（IVF）和细胞质内单精子注射（ICSI）］，为原发性睾丸衰竭和精子运输障碍相关性疾病提供了新的治疗机会。初始治疗方案的选择取决于精子浓度和活力。在有轻度异常的患者中［精子数量（15～20）×10^6/ml且活动力正常］可以首先采用期待疗法。在中度异常患者中［精子数量（10～15）×10^6/ml且活动力20%～40%］，应采取宫腔内人工授精或同时对其女性伴侣应用克罗米酚或促性腺激素治疗，但其过程可能需要联合或不联合ICSI的IVF。在重度异常患者中［精子数量<（10～15）×10^6/ml且活动力10%］，需要应用联合ICSI的IVF或应用捐赠者的精子。

男性生殖功能的临床和实验室评价

病史和体格检查

病史应重点关注诸如青春期、生长高峰等发育阶

段和雄激素依赖性事件（如晨勃、性幻想的频率及程度、手淫或性交频率）。虽然性功能缺陷的男性性欲和完整性行为减少，但年轻的性功能减退男性在受到视觉的性刺激时仍可以有勃起反应。性功能缺陷男性常表现出精力减退和烦躁不安。

体格检查应该集中在第二性征方面，如毛发生长、男性乳房发育、睾丸体积、前列腺、身高和身材比例。类阉人比例的定义为胳膊长大于身高2cm，提示骨骺愈合前出现雄激素缺乏。面部、腋窝、胸部、外阴部毛发生长是雄激素依赖性的。但是，除非雄激素缺陷是严重且长期的，否则这些变化是微小而不易被注意到的。种族也影响毛发生长程度。睾丸体积可用Prader睾丸测量器来测量，直径3.5~5.5cm，对应睾丸体积为12~25ml。

衰老虽然会使睾丸质地变得更软，但是大小不变。亚洲人睾丸体积普遍比西欧人小，且与身材无关。由于精索静脉曲张可能在不育的发生中起一定作用，可以请患者站立，通过触诊进行鉴别，精索静脉曲张往往在左侧更加常见。克氏综合征患者有明显的睾丸体积减小（1~2ml）。在先天性低促性腺激素性性腺功能减退的患者中，睾丸体积是评估促性腺激素缺陷程度和可能的治疗反应的良好指标。

促性腺激素和抑制素测定

LH、FSH用双位免疫放射法、免疫荧光法或化学发光法测定。这些方法与其他垂体糖蛋白激素、人绒毛膜促性腺激素（hCG）很少交叉反应，并具有足够的灵敏度以测定低促性腺素性性功能减退症患者的低水平激素。与低促性腺素性性功能减退症中的低LH不同，睾酮水平低的男性体内LH水平明显升高。LH水平升高提示睾丸水平的原发病变，而低LH水平或不恰当的正常水平提示病变在下丘脑-垂体水平。正常男性LH呈现每1~3h脉冲式分泌。因此促性腺激素水平会波动，当结果可疑时标本需要组合或者重复检测。FSH比LH的脉冲分泌频率更低，因为FSH的半衰期更长。FSH的升高提示生精小管的损伤。支持细胞的产物——抑制素B可以抑制FSH，当生精小管损伤时其合成减少。抑制素B是由α-β_B亚单位构成的二聚体，可以由双位免疫测定法测定。

GnRH刺激试验 GnRH刺激试验是先测定基础LH、FSH水平，然后静脉注射$100\mu g$的GnRH，在30、60min测定LH、FSH水平。最低的反应变化应该是LH增加2倍、FSH增加50%。在青春前期，或严重GnRH缺陷时，促性腺激素可能不会对GnRH快速输注起反应，因为内源性下丘脑GnRH通路还没有被激发。这些患者中，对GnRH的反应性可以通过持续的脉冲式给予GnRH刺激得以恢复。由于LH测定的高灵敏度和特异度，GnRH刺激试验已经很少应用，除了少数情况下用于评价做过垂体手术的患者或在下丘脑垂体有占位的患者的促性腺激素功能。

睾酮测定

总睾酮测定 总睾酮包括与蛋白结合的和未结合的睾酮，可以通过放射免疫法、免疫法或液相色谱-串联质谱法（LC-MS/MS）进行测定。LC-MS/MS方法涉及应用有机溶剂对血清进行提取，应用高效液相色谱法和质谱法将睾酮从其他类固醇中分离，并通过质谱定量检测睾酮的特异片段。LC-MS/MS方法即使在睾酮水平较低时仍能精确且灵敏地对睾酮进行测量，为睾酮的测定提供了一种新的解决方案。对已经过美国疾病控制和预防中心（CDC）睾酮激素标准化项目（HoST）认证的实验室，可以保证睾酮测定结果相对于国际标准的精确性及校准度。认识到睾丸激素水平波动受到LH脉冲式释放的影响，单纯检测早晨空腹血样中的睾酮也可以为体内平均睾酮浓度提供一个很好的推测。睾丸在傍晚时通常较低，且合并其他疾病时会降低。多数实验室健康青年男性中睾酮实验室检测值多在300~1000ng/dl的范围内，目前正在努力建立基于广泛人群的血清睾酮的参考范围，以用于经过CDC认证的实验室。老年、肥胖、糖尿病、甲状腺功能亢进症、某些类型的药物、慢性疾病、先天性因素等会影响SHBG水平，从而影响总睾酮水平。在人群水平上，遗传因素对于睾酮水平的差异存在根本性的影响，全基因组关联研究已揭示SHBG基因的多态性对于睾酮水平差异的产生具有重要作用。

游离睾酮水平测定 大多循环睾酮与SHBG或白蛋白结合，只有0.5%~3%的循环睾酮未结合或是游离的。游离睾酮浓度可以通过平衡透析法或根据总睾酮、SHBG和白蛋白水平通过公式计算出来。近来的研究已经表明，睾酮结合至SHBG是一个多步骤的过程，涉及SHBG二聚体内复杂的酶解过程；结合至SHBG二聚体的一种新的睾酮变构体为估算游离睾酮浓度提供了方法。既往通过线性模型指定的质量作用方程计算的结合于SHBG的睾酮已被证明是错误的。示踪模拟法相对便宜且方便，但是不准确。生物活性睾酮是指未结合或疏松结合到白蛋白的睾酮，可通过硫酸铵沉淀法测定。

hCG激发试验 hCG激发试验通过一次肌内注射

1500～4000IU hCG，测定基础及注射后 24h、48h、72h、120h 睾酮水平。另一种方法是连续 3 天每天注射 1500IU hCG，最后一天注射后 24h 测定睾酮水平，成年男性对 hCG 的正常反应是睾酮浓度增加两倍以上。青春期前男孩，睾酮增加超过 150ng/dl，提示睾丸组织的存在。无反应提示无睾丸或 Leydig 细胞功能的损害。过去常通过测定 Leydig 细胞的产物 MIS 来检测患有隐睾病的青春期前男孩的睾丸是否存在。

精液分析

精液分析是评估男性不育最重要的步骤。节欲 2～3 天后通过手淫收集标本。精液体积和精子浓度在有生育能力的男性中变化相当大，在得出异常结果前必须连续检测数个标本。检测需在标本收集后 1h 内进行。世界卫生组织（WHO）根据来自 14 个国家的 4500 名配偶备孕至受孕时间小于 12 个月的男性精液样本制定出以下精液指标单侧参考范围：精液体积，1.5ml；精子总数，每次射精 3900 万；精子密度 1500×10⁴/ml；活力，58% 存活；蠕动能力，32%；总（渐进式＋非进行性）运动，40%；正常形态，4.0%。检测精子功能的多种实验可以在专门的实验室开展，但这并不能给治疗的选择提供太多的帮助。

睾丸组织活检

睾丸组织活检可以对少精或无精症的诊断提供帮助，并有助于判断治疗的可行性。在局部麻醉下，采用细针穿刺组织活检来抽吸组织做组织学检查。另外，当需要更多组织时，可以在局部或全身麻醉下切开组织活检。FSH 水平正常的无精男性患者的组织活检结果正常，提示输精管阻塞，可以手术矫正。组织活检可用于为 ICSI 获取精子，可对各种紊乱进行鉴别分类，如精子发生减少（各阶段都存在但数量减少），生殖细胞停滞（通常停滞在初级精母细胞），单一睾丸支持细胞综合征（基质细胞消失）或透明样变性（无细胞成分的硬化）。

性分化疾病

见第十二章。

青春期紊乱

青春期的开始和变化速度在人群中差异很大，受到遗传和环境因素的影响。虽然青春期开始时间的差异是由遗传因素影响的，但所涉及的基因仍然是未知的。

性早熟

青春期发生在 9 岁前可被认为是性早熟。同性性早熟是指与表型相一致的性早熟，包括胡须、生殖器发育等特征。同性性早熟可分为促性腺激素依赖性和非促性腺激素依赖性雄激素过多（表13-1）。异性性早熟是指男孩子有女性化特征，如乳房发育。

促性腺激素依赖性性早熟　这种紊乱也可被称为中枢性性早熟（CPP），男性比女性少见。常常是由 GnRH 脉冲发生器提前被激活所致，有时可能是由中枢神经系统损害所致，如下丘脑错构瘤——这种情况常常是先天性的。CPP 以促性腺激素与年龄不相称的不恰当升高为特征。因为垂体启动已经发生，GnRH 调控 LH、FSH 变化的特点在青春期和成年时表现相同。通过磁共振（MRI）可以排除占位、结构异常或

表 13-1	性早熟和青春期发育延迟的病因

Ⅰ. 性早熟
  A. 促性腺激素依赖性
    1. 特发性
    2. 下丘脑错构瘤或其他病变
    3. 中枢神经系统肿瘤或炎症状态
  B. 非促性腺激素依赖性
    1. 先天性肾上腺增生症
    2. 分泌 hCG 的肿瘤
    3. McCune－Albright 综合征
    4. LH 受体激活性突变
    5. 外源性雌激素
Ⅱ. 青春期发育延迟
  A. 体质性青春期生长延迟
  B. 系统性疾病
    1. 慢性疾病
    2. 营养不良
    3. 神经性厌食
  C. 中枢神经系统肿瘤及相关治疗（放射治疗及手术）
  D. 青春期发育不良的下丘脑及垂体原因（低促性腺激素性）
    1. 先天性疾病（见表 13-2）
    2. 获得性异常
    a. 垂体肿瘤
    b. 高催乳素血症
  E. 青春期发育不良的性腺原因（高促性腺激素性）
    1. Klinefelter（克氏）综合征
    2. 双侧睾丸未下降
    3. 睾丸炎
    4. 化学治疗或放射治疗
    5. 无睾
  F. 雄激素不敏感

缩写：CNS，中枢神经系统；GnRH，促性腺素释放激素；hCG，人绒毛膜促性腺激素；LH，促黄体素

感染或炎症的存在。*MKRN3* 基因是一个编码环指蛋白 3 的印记基因，其仅在父系遗传等位基因中表达，被证实与 CPP 相关。

非促性腺激素依赖性性早熟　在非促性腺激素依赖性性早熟中，睾丸或肾上腺来源的雄激素水平是升高的，但促性腺激素水平是低的。这组紊乱包括分泌 hCG 的肿瘤、先天性肾上腺增生症以及源于睾丸、肾上腺、卵巢的产生性激素的肿瘤、无意或有意的外源性激素的应用、甲状腺功能减退症、LH 受体或 $G_S\alpha$ 亚单位的激活性突变。

家族性男性性早熟　家族性男性性早熟也被称为睾丸中毒，是一种常染色体显性遗传疾病。本病由 LH 受体激活突变引起的，导致环腺苷酸途径的激活和睾酮的产生。临床特征包括男性第二性征过早发育，儿童早期生长过快，伴随骨骺过早愈合导致的骨龄超前，睾酮增加，LH 受抑制。治疗包括抑制睾酮合成药物（如酮康唑），雄激素受体拮抗剂（如氟他胺和比卡鲁胺）和芳香酶抑制剂（如阿那曲唑）。

McCune-Albright 综合征　这是一种少见疾病，由于连接 G 蛋白偶联受体和细胞内信号通路的体细胞 $G_S\alpha$ 亚单位的激活突变所致（第二十八章）。突变损害了 $G_S\alpha$ 蛋白鸟苷三磷酸酶活性，导致腺苷酸环化酶结构性激活。与 LH 受体激活突变一样，该突变刺激睾酮产生，导致非促性腺激素依赖性性早熟。除性早熟外，患者可能同时有肾上腺、垂体、甲状腺的功能自主性分泌。牛奶咖啡斑反映了在胚胎发育阶段黑色素细胞发生突变的特征性皮肤损害。多发性骨纤维性发育不良是由骨骼的甲状旁腺激素受体途径激活所致。治疗类似于 LH 受体激活突变的患者。双膦酸盐用于治疗骨损伤。

先天性肾上腺皮质增生症（CAH）　男性患者中，由于糖皮质激素没有很好地抑制促肾上腺皮质激素（ACTH），导致肾上腺雄激素产生过多而出现男性性早熟（第八、十二章）。LH 水平降低，睾丸减小。在 CAH 未得到良好控制的患者中，因为 ACTH 产生的长期刺激，可能在睾丸内发生肾上腺残余；肾上腺残余并不需要手术治疗，其对有效的糖皮质激素治疗反应良好。有些 CAH 患儿由于下丘脑-垂体-性腺轴的早熟、升高的促性腺激素和睾丸的生长，可能会发展为促性腺激素依赖性性早熟。

异性性早熟　青春期前男孩乳房增大可见于家族性芳香酶过多、源于肾上腺的产生雌激素的肿瘤、睾丸 Sertoli 细胞肿瘤、吸食大麻及应用雌激素。有时分泌 hCG 的生殖细胞肿瘤也与乳房增大有关，原因是受到雌激素产物的过度刺激（见下文中"男性乳房发育症"）。

性早熟患者处理方法

确定性早熟后，首先应该测定 LH 和 FSH 水平以确定促性腺激素的升高是否与年龄相称（促性腺激素依赖性）或性激素分泌独立于 LH、FSH（非促性腺激素依赖性）。在促性腺激素依赖性性早熟患者中，首先要通过病史、神经系统查体和头颅 MRI 扫描除外中枢神经系统损害。如果未找到器质性原因，则诊断为特发性中枢性性早熟。同时存在高雄激素而 LH 水平低下的患者属于非促性腺激素依赖性性早熟。在这些患者中，应当测定脱氢表雄酮硫酸盐（DHEAS）和 17α-羟孕酮。睾酮和 17α-羟孕酮水平升高提示 21α-羟化酶和 11β-羟化酶缺陷引起 CAH 的可能。若睾酮、DHEAS 升高，应对肾上腺进行 CT 扫描除外肾上腺肿瘤。如果患者睾酮升高，而 DHEAS 和 17α-羟孕酮不高，应该通过触诊或超声检查对睾丸进行仔细评估，排除 Leydig 细胞肿瘤。在排除了 CAH、滥用雄激素、肾上腺和睾丸肿瘤的非促性腺激素依赖性性早熟患者中，应考虑 LH 受体激活突变。

治疗　性早熟

对于病因明确的患者（如中枢神经系统损伤或睾丸肿瘤），可以直接针对病因进行治疗。对先天性中枢性性早熟患者，可应用长效 GnRH 类似物抑制促性腺激素和降低睾酮，阻止早期青春期发育，延缓骨成熟的加速过程，阻止骨骺过早愈合。如果治疗开始于 6 岁之前，对于最终增加成年后的身高是最有效的。停止使用 GnRH 类似物后，青春期重新开始。整个治疗过程中，延续性的治疗及就诊是十分重要的。

在非促性腺激素依赖性性早熟的儿童患者中，已有人经验性地应用类固醇合成抑制剂进行治疗，如酮康唑，以及 AR 拮抗剂。已有报道在家族性男性性早熟的小型非随机试验中，长期应用螺内酯（一种弱雄激素拮抗剂）和酮康唑能够使男孩的身高增长率和骨骼成熟度正常化，并提高其预期身高。芳香酶抑制剂，例如睾内酯和来曲唑，已被作为一种辅助抗雄激素药物及 GnRH 的类似物用于家族性男性性早熟、CAH 和 McCune-Albright 综合征的治疗。

青春期发育延迟

当男孩 14 岁时青春期未启动，则称为青春期发育延迟。该年龄界值为高于健康儿童平均值 2～2.5 个标准差。青春期发育延迟在男孩中比女孩发生普遍。青春期发育延迟主要有四种类型：①体质性生长和青春期延迟（～60％的病例）；②系统性疾病或营养不良所致低促性腺激素性性功能减退（～20％的病例）；③下丘脑-垂体部位遗传性或获得性损害所致低促性腺激素性性功能减退（～10％的病例）；④继发或原发于性腺缺陷的高促性腺激素性性功能减退（～15％的病例）（表 13-1）。功能型低促性腺激素性性功能减退在女孩中比男孩普遍。＞25％的青春期延迟的男孩中，可以找到低或高促性腺激素性性功能减退的永久性原因。

青春期延迟患者的处理方法

任何系统性疾病、进食异常、过度运动、社会和心理问题、孩童时期毛发生长方式异常均应核实。青春期延迟患儿与其他同龄人相比可能伴随心理和生理的不成熟，这可能是焦虑的原因。体格检查应该侧重身高、指间距、体重、视野、第二性征（包括毛发生长、睾丸体积、阴茎大小和阴囊颜色）。睾丸＞2.5cm 通常提示孩子进入青春期。

诊断主要面对的挑战是除外体质性延迟，即区别那些晚些时候会进入青春期的患儿与存在潜在病理异常的患儿。在有骨龄延迟和身材矮小家族史的患儿中，应当怀疑体质性青春期延迟。由 GnRH 脉冲式分泌刺激的垂体发育是 LH 和 FSH 正常合成及分泌前必须出现的。因此，对外源性 GnRH 的反应迟钝可在体质性青春期延迟、GnRH 缺乏或垂体疾病的患者中见到（见"GnRH 刺激试验"部分）。另一方面，在青春期早期可出现正常低值的基础促性腺激素或对外源性 GnRH 的正常反应，其往往预示了夜间 GnRH 的分泌。因此，体质性青春期延迟是排除性诊断，需要在青春期开始和身高快速增长前持续进行评估。

治疗 青春期发育延迟

如果可以治疗，应该在开始的每两周给予 25～50mg 庚酸睾酮或环戊丙酸睾酮起始，或给予 2.5mg 睾酮片或 25mg 睾酮凝胶。在发挥调节作用时，由于在骨骺愈合时雄激素必须芳香化为雌激素，

所以用芳香酶抑制剂辅助治疗可以增加成年时的身高。6 个月后需中断睾酮治疗来确定是否有继发内源性 LH 和 FSH 分泌。当出现其他相关的临床特征或患儿观察和治疗一年后仍未自然进入青春期时，需要考虑导致青春期延迟的其他原因。

对许多被预测为体质性青春期延迟的患者不应用激素治疗是恰当的。然而生长和青春期延迟对于孩子的社会关系和在学校中表现的影响是需要被考虑的。此外，体质性青春期延迟的男孩成年后往往无法达到遗传潜力应具有的身高，且总体骨量较低，主要是由于青春期骨膜扩张过程受损造成肢体骨骼和椎骨窄小引起。对体质性青春期延迟的男孩应用雄激素治疗不影响最终身高，而使用芳香酶抑制剂可以改善终身高。

成年男性生殖轴疾病

低促性腺素性功能减退症

因为 LH 和 FSH 是睾丸的营养激素，这些垂体促性腺激素分泌的受损可导致继发性性功能低下，其特征为低 LH 和低 FSH 的同时伴有低睾酮。在那些严重缺陷的患者可以表现为青春期发育完全缺如、性幼稚或某些情况下出现尿道下裂和睾丸未下降。促性腺激素部分缺陷的患者表现为性发育延迟或停滞。在低促性腺激素性性腺功能减退患者中 LH 24h 分泌模式不同，反映了 LH 脉冲频率和幅度的异常。严重病例中，基础 LH 分泌低下，没有脉冲分泌。少数患者 LH 分泌脉冲幅度降低或频率明显减少。偶尔只有睡眠引起 LH 脉冲分泌，形如在青春发育早期时所看到的模式。低促性腺激素性腺功能减退可分为先天性和获得性。先天性病例大多涉及 GnRH 缺陷，GnRH 缺陷导致促性腺激素缺陷。获得性病例比先天性更加常见，可能由各种蝶鞍部肿物，或下丘脑、垂体的浸润性疾病引起。

促性腺激素缺陷相关的先天性疾病 先天性性腺功能减退症是以促性腺激素分泌减少和 GnRH 的脉冲发生器的功能受损或促性腺物质减少引起睾丸功能障碍为特征的一组异质性疾病。其是以 GnRH 缺乏为代表的一系列表型各异的家族性单基因遗传性疾病。有些 GnRH 缺乏的个体可完全没有青春期发育，而其个体可表现为不同程度的促性腺激素缺乏和青春期延迟，而家族中其他携带相同突变的成员甚至可能有正常的生育功能。在约 10％的男性特发性性腺功能减退症

中，成年后促性腺激素缺乏可能会在性激素治疗后再次出现。此外，一小部分男性特发性性腺功能减退症患者会在已经进入了看似正常的青春期发育之后，在成年期出现雄激素缺乏和不育。在有候选基因突变但既往有正常的生育能力的个体，也会因营养、情绪、或代谢应激而展现出促性腺激素缺乏症和生殖功能障碍（类似于下丘脑性闭经）。临床表型包括孤立的嗅觉丧失或嗅觉减退。GnRH 的缺乏症表型之间惊人的变异突显出单基因、基因与基因间作用和基因与环境间作用对于塑造临床表型的重要意义。

许多与 GnRH 神经元发育及迁移或 GnRH 分泌调节相关的基因突变被认为与 GnRH 缺乏相关，但是在约 2/3 的病例中相应的突变基因并未能够确定。家族性低促性腺激素性性功能减退症中，20％为 X 连锁性染色体遗传，30％为常染色体隐性遗传，50％为常染色体显性遗传。在一些特发性低促性腺素性性功能减退（IHH）患者中，造成这种遗传性疾病的相应基因中具有孤立性突变。虽然在同一家系中 GnRH 的缺乏可以伴随嗅觉缺失或嗅觉正常，其提示了两者间共同的病理生理机制，但与 GnRH 的缺乏相关的遗传缺陷仍可简单划分为嗅觉缺失型（Kallmann's syndrome，卡曼综合征）或非嗅觉缺失型（表 13-2）。卡曼综合征是伴随嗅觉缺失的 GnRH 的缺乏症，可由于一种或多种与嗅球形态发生和 GnRH 的神经元迁移过程相关的基因突变引起，其中 GnRH 的神经元由最初的嗅觉区域沿着由嗅神经建立的构架通过筛板到它们的最终位置形成下丘脑的视前区。在卡曼综合征患者中，曾经报道过 KAL1、FGF8、FGFR1、NELF、PROK2、PROK2R 和 CHD7 基因的突变。一种 X 连锁性染色体遗传的 IHH 是由 KAL1 基因突变引起的，KAL1 基因编码 anosmin 蛋白，其能够调节嗅球神经干细胞和诱导 GnRH 神经元的迁移。这些患者有 GnRH 缺乏，且合并其他多种缺陷包括嗅觉缺失或减退、肾脏缺陷和包括镜像运动的神经系统异常。FGFR1 基因的突变导致常染色体遗传性低促性腺素性性功能减退，临床特征与卡曼综合征类似；其已知配体 FGF8 基因产物产生的突变，也与 IHH 相关。Prokineticin2（PROK2）也编码参与嗅觉及 GnRH 神经元迁移和发展的蛋白。PROK2 或其受体 PROKR2 上的隐性突变，已经被证实与嗅觉缺失和非嗅觉缺失型性腺功能减退相关。由于 GnRH 分泌、调节及其作用受损导致的非嗅觉减退型 GnRH 缺乏被证实与 GnRHR、GNRH1、KISS1R、TAC3、TACR3 及 NROB1（DAX1）基因缺陷相关。一些基因的突变，如 PROK2、PROKR2 和 CHD7，已被证实与觉缺失和非嗅觉嗅缺失型

表 13-2		先天性低促性腺素性功能减退症的病因	
基因	位置	遗传方式	相关表型
A. 由于 GnRH 缺乏导致的低促性腺激素性性功能减退			
A1. GnRH 缺乏伴随嗅觉减退或嗅觉缺失			
KAL1	Xp22	X 连锁	嗅觉缺失，肾脏发育不全，联带运动，唇裂/腭裂，眼球运动，视野缺损，内脏反转
NELF	9q34.3	AR	嗅觉缺失，低促性腺激素性性功能减退
FGFR1	8p11-p12	AD	嗅觉缺失，肾脏发育不全，联带运动，并指/趾
PROK2	3p21	AR	嗅觉/睡眠失调
PROK2R	20p12.3	AR	不定
CHD7	8q12.1		嗅觉缺失，CHARGE 综合征相关症状
A2. GnRH 缺乏同时嗅觉正常			
GNRHR	4q21	AR	无
GnRH1	8p21	AR	无
KISS1R	19p13	AR	无
TAC3	12q13	AR	阴茎小，隐睾，可逆性 GnRH 缺乏
TAC3R	4q25	AR	阴茎小，隐睾，可逆性 GnRH 缺乏
LEPR	1p31	AR	肥胖
LEP	7q31	AR	肥胖
FGF8	10q24	AR	骨骼异常
B. 与 GnRH 缺乏无关的低促性腺激素性性功能减退			
PC1	5q15-21	AR	肥胖，糖尿病，ACTH 缺乏
HESX1	3p21	AR	隔-视神经发育不良，CPHD
		AD	孤立性 GH 缺乏
	9q34	AR	CPHD（ACTH 无异常），脊柱强直
	5q35	AR	CPHD（ACTH 通常无异常）
	11p13	AR	↑LH
LHβ	19q13	AR	↑FSH
SF1 (NR5A1)	9p33	AD/AR	原发性肾上腺功能减退，XY 性反转

缩写：ACTH，促肾上腺皮质激素；AD，常染色体显性遗传；AR，常染色体隐性遗传；CHARGE，眼部缺损，后鼻孔闭锁，生长发育迟缓，泌尿生殖系统异常，耳异常；CPHD，联合性垂体激素缺乏症；DAX1，剂量敏感的性反转，先天性肾上腺发育不良，X 染色体；FGFR1，成纤维细胞生长因子受体 1；FSH，促卵泡激素；FSHβ，促卵泡激素 β-亚单位；GH，生长激素；GnRH，促性腺激素释放激素；GNRHR，促性腺激素释放激素受体；GPR54，G 蛋白偶联受体 54；HESX1，在胚胎干细胞 1 中表达 的 homeobox 基因；KAL1，interval-1 基因；LEP，瘦素基因；LEPR，瘦素受体基因；LH，黄体素；LHβ，促黄体素 β-亚单位基因；LHX3，LIM homeobox 3 基因；NELF，鼻胚胎 LHRH 因子基因；PC1，激素原转换酶 1 基因；PROK2，prokineticin 2 基因；PROP1，Prophet of Pit 1 基因；SF1，steroido-genic 因子 1 基因；TAC3，速激肽 3 基因；TAC3R，速激肽 3 受体基因

第十三章 男性生殖系统异常

IHH 相关。GnRH 受体的突变是最常见的非嗅觉减退型 IHH 的病因，约占 40% 常染色体隐性遗传及 10% 散发性性腺功能减退的病因。这些患者 LH 对外源性 GnRH 的反应减退。一些受体突变改变其与 GnRH 结合的亲和力，但可以对治疗剂量的外源性 GnRH 产生正常的反应，而有些突变可能改变激素下游的信号转导。尽管罕见，但 GNRH1 基因突变在性腺功能减退患者中也有报道。G 蛋白偶联受体 KISS1R（GPR54）和其关联配体 kisspeptin（KISS1）在灵长类动物中具有重要的调控性成熟的作用。GPR54 基因隐性突变可以导致无嗅觉丧失的促性腺激素缺乏。患者对外源性 GnRH 仍有反应，这表明异常存在于控制 GnRH 释放的神经通路。编码神经激肽 B 的基因（TAC3）参与发育初期 GnRH 释放的优先启动，其受体（TAC3R）与一些家族性非嗅觉减退性 IHH 相关。一个以上基因的突变（双基因或寡基因）可能造成了 IHH 患者的临床异质性。X 连锁性腺功能减退也发生在先天性肾上腺发育不良，引起这种异常的基因突变位于 DAX1 基因，其在肾上腺及生殖轴负责编码核受体。先天性肾上腺发育不全以肾上腺皮质成人区没有形成为特征，可以导致新生儿肾上腺皮质功能不全。青春期通常不发生或者被抑制，反映了不同程度的促性腺激素缺乏。虽然性别分化是正常的，但大多数患者在促性腺激素替代下，仍存在睾丸发育不全和生精障碍。在少数情况下，可以有由类固醇生成因子 1（SF1）突变导致的先天性肾上腺发育不良、性逆转和性腺功能减退。少数情况下，在一些患者中 LHβ 或 FSHβ 基因的隐性突变与选择性促性腺激素不足相关。在约 10% 的男性 IHH 患者中，成年期可出现促性腺激素缺乏的逆转。此外，小部分的男性 IHH 患者可在经历表面正常的青春期发育之后，在成年期出现雄激素缺乏和不育。

垂体内特异性激素分泌细胞的发育、分化涉及很多同源结构域转录因子（表 13-2）。PROP1 突变的患者有组合性垂体激素缺陷包括 GH、PRL、TSH、LH 和 FSH，但不包括 ACTH。LHX3 突变导致与颈椎僵硬有关的组合性垂体激素缺陷。LHX3 突变也导致家族性视觉发育不良和组合性垂体激素缺陷。

Prader-Willi 综合征的特点是肥胖、肌张力低、智力迟钝、性功能减退、身材矮小和小手小脚。Prader-Willi 综合征是由于父源染色体 15q11～15q13 区近端部分缺失导致的一种基因组印记表达缺陷性疾病，缺失部分涉及一个两分印记中心、母源单亲二倍体，或参与印记基因/位点突变。Laurence-Moon 综合征是一以肥胖、性功能减退、智力迟钝、多指/趾畸形、色素

性视网膜病为特征的常染色体隐性遗传疾病。瘦素或其受体的隐性突变导致严重肥胖和青春期停滞，显然是由于下丘脑源性 GnRH 缺乏（第十七章）引起的。

获得性低促性腺激素疾病·严重疾病、压力、营养不良和运动 以上情况可导致可逆性促性腺激素缺陷。虽然在女性中有以上情况时可以明显地看到促性腺激素缺陷和生殖功能障碍，而在男性中则表现类似但反应不显著。与女性不同的是，大多男性跑步者和其他耐力运动员，尽管其体脂较低和强度锻炼频繁，但仍有正常的促性腺激素和性激素水平。睾酮水平在发病时降低，恢复时上升。促性腺激素的抑制程度与疾病严重度相关。虽然低促性腺素性功能减退是患急性疾病的患者中雄激素缺乏最常见原因，但是一些患者的 LH 和 FSH 上升，提示原发性性腺功能障碍。急性疾病中生殖功能障碍的病理生理尚不清楚，但可能涉及细胞因子和（或）糖皮质激素效应的联合作用。在慢性疾病患者，如 HIV 感染、终末期肾衰竭、慢性阻塞性肺病、各种癌症及接受糖皮质激素的患者中频繁出现低睾酮水平。20% HIV 感染男性患者有低睾酮、高 LH 和 FSH 水平。这些患者可能有原发性睾丸功能障碍。其余 80% 的患者 LH 和 FSH 水平可以正常或低下；这些男性有中枢性下丘脑垂体缺陷或睾丸和下丘脑垂体中枢双重缺陷。慢性病中常见的肌肉消耗与性功能减退相关，这导致体力活动能力降低、生活质量降低及其他不利后果。人们对探索逆转雄激素缺陷，或削弱慢性疾病相关的肌肉减少相关的策略有着极大兴趣。

使用阿片类药物缓解癌症或非癌性疼痛，或鸦片类药物成瘾的男性其睾丸激素和 LH 水平降低，发生性功能障碍和骨质疏松症的概率升高；抑制程度与剂量相关，长效阿片类药物（如美沙酮）的抑制程度更加严重。阿片类药物抑制 GnRH 的分泌，改变由性腺类固醇所介导的反馈抑制的敏感性。大量吸食大麻的男性睾酮降低，精子减少。大麻致性功能减退的机制是 GnRH 分泌减少。大麻吸食者中还可观察到原始制剂中的植物雌激素导致的男性乳房发育。前列腺癌的雄激素剥夺治疗与骨折的风险增加、糖尿病、心血管事件、疲劳、性功能障碍和生活质量降低相关。

肥胖 在轻到中度肥胖男性中，SHBG 水平与肥胖程度成比例地下降，导致总睾酮水平的降低。而游离睾酮常保持在正常范围内。SHBG 水平降低是由于循环中胰岛素增加抑制了 SHBG 产生。肥胖男性中雌二醇水平比健康、非肥胖对照组高，因为睾酮在外周脂肪组织芳香化成为雌二醇。体重减轻与这些异常的逆转有关，包括总睾酮和游离睾酮升高、雌二醇降低。

部分肥胖男性仅有低游离睾酮而没有促性腺激素的升高，提示下丘脑垂体轴的缺陷。成年男性中体重增加会加速与年龄有关的睾酮下降速度。

高催乳素血症 （可参见第五章）PRL 水平升高与低促性腺素性功能低下有关。PRL 直接或间接通过结节漏斗部多巴胺能信号通路调节抑制下丘脑 GnRH 分泌。分泌 PRL 肿瘤可以通过侵犯或压迫垂体柄破坏周围的促性腺细胞。运用多巴胺激动剂可以逆转促性腺激素的缺陷，但其发生晚于对 PRL 的抑制。

蝶鞍损伤 下丘脑或垂体的肿瘤或者非肿瘤性损伤可直接或间接影响促性腺激素的功能。在成人，垂体腺瘤在影响促性腺激素和其他垂体激素生成的占位性损伤中是最常见疾病。向蝶鞍上方扩展的垂体腺瘤会因为损伤多巴胺途径的抑制因子而减少 GnRH 分泌和轻度增加 PRL 分泌（通常＜50μg/L）。这些肿瘤应该与催乳素瘤区别，后者典型的特点是分泌更多的 PRL。尿崩症的存在提示颅咽管瘤、浸润性病变或其他下丘脑损伤的可能（第六章）。

血色病 （可参见第三十章）垂体和睾丸都可以由于铁过量沉积而受影响。而垂体缺陷是血色病和性功能低下患者最主要的病变。通过特征性的皮肤色素沉着、肝大或肝功能损伤、糖尿病、关节炎、心脏传导功能受损和性功能减退的联合出现可以诊断血色病。

性功能减退的原发睾丸病因

原发睾丸功能障碍的常见原因主要包括克氏综合征、未矫正的隐睾症、癌症化疗、睾丸放疗、外伤、扭转、感染性睾丸炎、HIV 感染、无睾症、萎缩性肌强直病。原发性睾丸疾病与精子生成受损、雄激素产生减少相关，或与两者都相关。见第十二章睾丸发育异常，雄激素合成，雄激素作用。

克氏综合征 （可参见第十二章）克氏综合征是最常见的引起睾丸无功能和男性不育的染色体异常疾病。其发生率在 600 例活产男婴中约有 1 例。无精症是具有 47，XXY 核型的克氏综合征男性患者的核心表现；但是男性嵌合型核型可能具有生殖细胞，尤其在年轻的时候。克氏综合征临床表现的异质性可能是由于嵌合体核型的存在、AR 基因的多态性、睾丸激素水平的不同或其他遗传因素造成的。睾丸组织学显示输精管的透明样变性和缺乏精子生成。虽然功能受损，但睾丸 Leydig 细胞的数目增加。睾酮降低且雌二醇水平升高，导致男性化欠佳和男性乳房发育的临床表现。男性克氏综合征患者系统性红斑狼疮、干燥综合征、乳腺癌、糖尿病、骨质疏松症、非霍奇金淋巴瘤和肺

癌的风险增加，而前列腺癌的风险降低。建议男性克氏综合征患者定期进行乳房 X 线检查筛查乳腺癌。

隐睾症 当睾丸未完全从腹腔下降至阴囊时，成为隐睾症。约 3% 足月和 30% 早产男婴出生时至少有一侧隐睾，但完全下降通常在出生后的最初几周内完成。9 个月大时隐睾发生率＜1%。雄激素主要分别调节腹股沟阴囊通过颅悬韧带的下降并缩短睾丸引带。在一些隐睾症患者中，发现了调节睾丸经腹部分下降的 INSL3 和富亮氨酸重复家族的 G 蛋白偶联受体 8（LGR8）的突变。

隐睾症与癌变、不育、腹股沟疝和发生扭转的风险增加有关。单侧隐睾，即使在青春期前得到纠正，也与精子数量减少有关，可能反映了已经完全下降睾丸的未被发现的损伤或其他遗传因素。流行病学、临床和分子证据支持隐睾、尿道下裂、生精障碍和睾丸癌可能是常见遗传基因和环境因素共同作用的结果，并且是睾丸发育不全综合征的组成部分。

后天获得性睾丸缺陷 病毒性睾丸炎可能由腮腺炎病毒、埃可病毒、淋巴细胞脉络丛脑膜炎病毒、B 组虫媒病毒引起。感染腮腺炎病毒的成年男性中有高达 1/4 的人患睾丸炎。约 2/3 是单侧睾丸炎，其余是双侧。睾丸炎通常在腮腺炎发生后的几天内发生，但也可发生在此之前。睾丸可以恢复正常大小和功能，也可能萎缩。精液分析显示 3/4 的单侧睾丸炎男性患者可恢复正常，而只有 1/3 的双侧睾丸炎患者可以恢复正常。如睾丸扭转类的外伤也可导致继发性睾丸萎缩。睾丸在阴囊中处于的暴露性位置使其容易受到温度和物理损伤，特别是从事危险职业的男性。

睾丸易受到放射损伤。剂量＞200mGy（20rad）已能够引起 FSH、LH 升高和精子损伤。达到 800mGy（80rad）后会出现少精或无精症。更高剂量会使基质上皮消失。成年男性经放射性治疗后较少发生永久性雄激素缺陷。但大多数因为急性淋巴细胞白血病接受睾丸放射治疗的男孩会有永久性低雄激素水平。患者在接受放疗或化疗前应该考虑储备精子。

药物通过几种机制影响睾丸功能，包括抑制睾酮合成（如酮康唑），阻止雄激素作用（如螺内酯），增加雌激素（如大麻），或直接抑制生精（如化疗）。

对急性白血病、霍奇金病、睾丸癌和其他癌症的联合化疗可能会损害睾丸 Leydig 细胞功能和造成不育。性腺功能减退的程度取决于化疗药物的类型、剂量和治疗持续时间。由于不良反应的高发生率和这些患者的年龄较年轻，不育和雄激素缺乏已经成为癌症化疗重要的长期并发症。环磷酰胺和含丙卡巴肼（甲基苄肼）的组合方案对生殖细胞毒性很大。因此，

90％接受的 MOPP（氮芥、长春新碱、丙卡巴肼、泼尼松）方案化疗的男性霍奇金淋巴瘤患者会出现无精症或极端少精症；新型不包括丙卡巴肼的化疗方案，如 ABVD（多柔比星、博来霉素、长春新碱、达卡巴嗪）对生殖细胞毒性较小。

长期过量饮用酒精可降低睾酮，与肝脏疾病或营养失调无关。服用洋地黄的男性可有雌激素升高和睾酮水平降低。

因为许多化学制剂对精子生成有毒性作用，应对所有可能引起男性不育的职业、娱乐史进行认真评价。已知的环境危险因素包括农药（如，乙烯菌核利，三氯杀螨醇，莠去津）、污水污染物（如避孕药炔雌醇、表面活性剂，如辛基苯酚、壬基苯酚）、增塑剂（如，邻苯二甲酸酯）、火焰阻燃剂（例如，多氯联苯，多溴联苯酚醚）、工业污染物（如重金属镉，铅，二噁英，多环芳香族烃）、微波和超声波。在一部分人群中，精子密度在过去 50 年降低了 40％。环境雌激素或抗雄激素制剂可能起了一部分作用。

多腺体自身免疫综合征也可能表现出睾丸无功能（第十章）。精子抗体可以导致单纯的男性不育。某些情况下这些抗体继发于输精管阻塞或输精管结扎术。肉芽肿病可以影响睾丸，10％～20％麻风病男性患者因为细菌的直接侵犯而发生睾丸萎缩。首先累及输精管，其次是发生动脉内膜炎和损伤睾丸 Leydig 细胞。

系统性疾病除了抑制促性腺激素产生外，可以导致原发性睾丸功能障碍。肝硬化时，睾丸、垂体的联合异常可以导致独立于酒精直接毒性的睾酮水平降低。肝对肾上腺雄激素摄取的受损导致雄激素在腺体外转化为雌酮和雌二醇，部分抑制了 LH 水平。睾丸萎缩和男性乳房发育见于约半数的有肝硬化的男性。在慢性肾脏疾病中，虽然促性腺激素增加，但雄激素合成和精子产生减少。LH 水平升高是因为清除减少，但睾酮产生没有恢复正常。约 1/4 的肾衰竭的男性患者有高催乳素血症。血液透析的患者睾酮生成的改善并不完全，但成功的肾脏移植可以使睾酮作用恢复至正常。约 1/3 的镰状细胞性贫血的患者有睾丸萎缩。缺陷可以发生在睾丸或下丘脑、垂体水平。急性发热可以不影响睾酮产生，而暂时性引起精子密度降低。有腹腔疾病的男性不育与激素抵抗有关，即睾酮、LH 水平均升高。

与睾丸变化有关的神经系统疾病包括强直性肌营养不良、脊髓延髓性肌肉萎缩、截瘫。强直性肌营养不良中，小睾丸与生精和睾丸 Leydig 细胞功能受损均有关。脊髓延髓性肌肉萎缩由于 AR（雄激素受体）氨基末端的谷氨酸重复序列扩展导致。这种扩展损伤

了 AR 功能，但这种变化与神经症状如何相关尚不清楚。脊髓延髓性肌肉萎缩的男性患者晚期症状常有男性化不全和不育。脊索损害所致截瘫可引起暂时性睾酮降低，并可能导致永久性生精缺陷。一部分患者能够保持阴茎勃起和射精功能。

雄激素不敏感综合征

AR 突变导致对睾酮和 DHT 作用抵抗。这些 X 连锁突变与不同程度男性表型缺陷和男性化不完全有关（第十二章）。两个基因突变损害睾酮转换为活性性激素的能力，可以导致激素不敏感综合征。编码 2 型 5α 还原酶的 SRD5A2 基因突变，阻止睾酮转换为 DHT，而这是男性外生殖器正常发育所必需的。编码芳香酶的 CYP19 基因突变阻止睾酮转换为雌二醇。CYP19 基因突变的男性骨骺愈合延迟，身高过长，似阉人比例，骨质疏松，与雌激素受体缺陷个体表现一致，因为睾酮作用受雌激素的间接调节。

男性乳房发育

男性乳房发育由雌激素过度作用引起，通常是雌激素/雄激素比例增加的结果。真性乳房发育是乳腺组织直径＞4cm，且质地柔软。乳腺增大要与过多脂肪组织鉴别。腺体组织更硬，并有纤维样内容物。男性乳房发育可以是发生于出生后（由于母体和胎盘产生的雌激素通过胎盘转移）青春期（青春期早期阶段高雌激素/雄激素比例）及老年（脂肪组织增加和芳香化酶活性增强）的正常生理现象，但也可能与雄激素缺陷、雌激素过度作用相关的病理现象。男性乳房发育的发病率随年龄、体重指数（BMI）的增加而增加，可能因为脂肪组织的芳香酶活性增加。影响雄激素代谢或作用的药物治疗也可能引起男性乳房发育。虽然绝对危险性相当小，但男性乳房发育者患乳腺癌的相对危险性是增加的。

病理性男性乳房发育

任何导致雄激素缺陷的原因都可以导致男性乳房发育，表现为雌激素/雄激素比例增加，因为雌激素还可由肾上腺或者性腺的雄激素残基芳香化而生成。男性乳房发育是克氏综合征的特征性表现（第十二章）。雄激素不敏感也可导致男性乳房发育。雌激素过度生成可以由肿瘤引起，包括与 peutz-jeghers 综合征或 Carney 复合体相关或独立的支持细胞肿瘤。产生 hCG 的肿瘤，包括睾丸肿瘤，可刺激睾丸 Leydig 细胞合成

雌激素。雄激素到雌激素转换的增加可能是底物（雄烯二酮）增加导致腺体外雌激素形成过多（CAH、甲亢、大多数女性化肾上腺肿瘤）或雄烯二酮代谢减少（肝脏疾病），结果雌激素前体在周围组织中直接被芳香酶转化。肥胖与雄激素前体芳香化为雌激素有关。腺体外芳香酶活性增加见于肝脏或肾上腺肿瘤，罕见于遗传性性疾病中。据报道一些具有外周芳香酶活性增加的家系呈常染色体或X性染色体遗传。药物可以直接作为雌激素底物导致男性乳房发育（例如口服避孕药，植物雌激素，洋地黄），药物也可能抑制雄激素合成（例如酮康唑），或抑制其作用（如螺内酯）而导致男性乳房发育。

由于在2/3青春期男孩和一半的住院男性中有良性的可扪及的乳腺腺体组织，对所有的男性乳房发育症进行详细的检查和干预是不必要的（图13-5）。如果男性乳房发育的程度明显、新近发生、增长快速、组织柔软和在消瘦个体出现时应及时进行全面的评估。其中包括详细询问用药史，测量和检查睾丸，评估男

性化，评价肝功能，对于包括睾酮、雌二醇、雄烯酮、LH和hCG在内的激素进行测定。睾丸较小的男性中应进行核型分析除外克氏综合征。即使进行了详细的检查，仅有不到1/2的患者能够明确病因。

治疗　男性乳房发育

当找出原发病因并纠正后，乳房增大通常几个月后可消退。如果乳房增大时间较长，外科手术是最有效的方法。手术指征包括心理问题、美容需求、乳房持续生长或柔软，或怀疑恶性变。当患者有疼痛性男性乳房发育，不能做其他治疗时，可以给予抗雌激素治疗，如他莫昔芬（20mg/d），可以减少约2/3患者的局部疼痛并缩小乳房体积。尽管使用雌激素受体拮抗剂并不经常能够使乳房增大的异常完全消退，但已有小规模试验报道了在男性青春期乳房发育患者中应用雌激素受体拮抗剂他莫昔芬和雷洛昔芬，可以减小乳房的体积。芳香酶抑制剂可能在疾病早期增长阶段有效。然而，在一项已经存在男性乳房发育的患者中进行的随机试验显示，与安慰剂相比，阿那曲唑并没有更多地减小乳房的体积。他莫昔芬对预防和治疗正在接受抗雄激素治疗的前列腺癌患者中的乳房增大和疼痛是有效的。

男性年龄相关性生殖功能变化

许多横断面研究及纵向研究（如巴尔的摩老龄化纵向研究、弗雷明汉心脏研究、马萨诸塞州男性老龄化研究以及欧洲男性老龄化研究）表明睾酮含量随年龄增长而下降。这种年龄相关的下降开始于三十几岁，并缓慢进展。在有慢性疾病和服用药物的男性，其体内雄激素水平的下降速率比健康老年男性快。因为SHBG在老年男性比在年轻男性体内含量高，游离或有生物活性的睾酮随年龄增长下降的程度比总睾酮下降程度更大。与年龄相关的睾酮水平的下降是因为在下丘脑-垂体-睾丸的各个水平均有缺陷：GnRH脉冲分泌减低，LH对GnRH反应减弱，睾丸对LH反应受损。然而随年龄增加，LH逐渐增高提示睾丸功能障碍是雄激素下降的主要原因。男性更年期一词用来表示与年龄增长相关的睾酮含量下降，这个词并不恰当，因为并不存在明显睾酮含量突然下降的转折点。评估性腺功能减退的方法总结于图13-6中。

在流行病学调查中，降低的总睾酮和生物活性睾

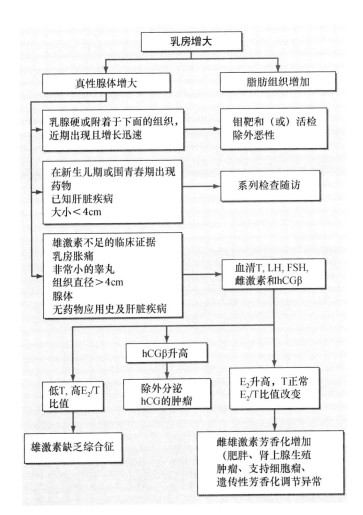

图13-5　男性乳房发育的评估。 E₂，17β-雌二醇；hCGβ，人绒毛膜促性腺激素β；T，睾酮

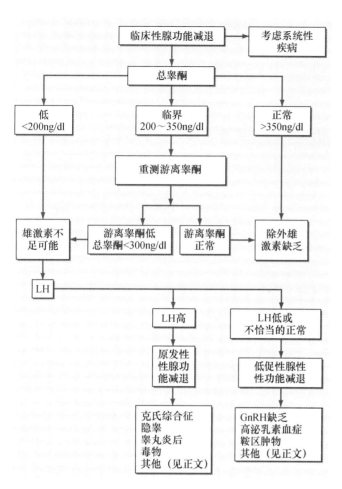

图 13-6 性腺功能减退的评估。LH，促黄体素；GnRH，促性腺激素释放激素

酮浓度与骨骼肌体积和力量的下降、低自我身体功能报告、内脏脂肪堆积、胰岛素抵抗及冠状动脉疾病和死亡风险增加相关，虽然其间的关联较弱。一项针对社区居住的欧洲男性老龄化体征和症状研究的分析显示，总睾酮水平低于 320ng/dl 及游离睾酮水平低于 64pg/ml 会出现与性功能相关的症状。随机对照试验的系统评价显示，与安慰剂相比，应用睾酮治疗睾酮水平降低低或处于正常低值的健康老年男性，能够改善瘦弱的体质，增强握力，提高自我报告的身体机能。睾酮治疗还能很大程度上改善椎骨骨密度但不能改善股骨骨密度。在有明确睾酮水平降低的老年男性性功能障碍患者中，睾酮治疗能够提高性欲，但对于是否能够改善勃起功能性性欲以及改善对于选择性磷酸二酯酶抑制剂的反应，研究结果是不一致的。尚无临床证据证实睾酮治疗能够改善中老年男性抑郁分数、骨折风险、认知功能和对于磷酸二酯酶抑制剂的反应。此外，尚无有足够说服力的证据证实给老年男性补充雄激素的长期风险与临床获益。虽然没有睾酮导致前列腺癌的证据，但令人担忧的是睾酮治疗可能会引起

亚临床前列腺癌生长。睾酮治疗会增加前列腺事件风险（图 13-7）。

一项在活动受限和伴随慢性疾病如糖尿病、心脏病、高血压、高血脂的老年男性进行的随机对照临床试验显示，对比随机分配至安慰剂组的受试者，睾酮组受试者发生心血管事件的概率更高。这项研究之后，两项大规模患者数据库回顾性分析研究显示了在既往存在心脏病的患者中，雄激素治疗患者发生包括心肌梗死在内的心血管疾病的比例升高（图 13-7）。

并不推荐对所有老年男性进行低睾酮筛查，而应限制在由于雄激素缺陷而有症状或存在相应症状的男性。并不在所有睾酮水平降低的老年男性患者中推荐使用睾酮激素治疗。有明确雄激素缺陷的男性且睾酮水平低于 200ng/dl，可以在认真考虑风险和获益后，给予个体化的睾酮替代治疗（见下文"睾酮替代治疗"）。

男性睾丸形态、生精、生育能力可维持到老年。虽然据报道随年龄的增长基质细胞突变和 DNA 修复机制出现损害，但是老年男性精子中染色体非整倍体或结构异常的频率并未增加。然而常染色体显性遗传病（如软骨发育不全、息肉病、马方综合征、Apert综合征）在老年男性后代中发病率增加，与零星错义突变传递相一致。父亲高龄可能会增加新生突变，这可能会使神经发育性疾病（如精神分裂症和自闭症）风险增加。在雄性生殖细胞中的体细胞突变可能会导致睾丸内突变无性系的扩张，进而在年长的父亲中，有利于这些携带突变的生殖细胞传递给其后代（下称"自私精原细胞选择"假说）。

雄激素缺乏患者的治疗方法

性功能减退通常先出现性冲动减少，性生活频率下降，不能维持勃起，胡须生长减少，肌肉量减少，睾丸缩小，男性乳房发育。勃起功能障碍和雄激素缺乏是两种截然不同的临床疾病，可共存于中年和老年男性中。不到 10% 的仅有勃起功能障碍的患者有睾酮缺乏。因此，在有勃起功能障碍的患者中评估是否存在睾酮缺乏是十分有用的。除非很严重，否则这些临床特征很难与正常衰老所导致的变化相区分。此外，雄激素缺乏可能是逐渐出现的。一些流行病学研究，例如弗雷明汉心脏研究、马萨诸塞州男性老龄化研究以及巴尔的摩老龄化纵向研究显示中老年男性中低睾酮水平的高患病率。年龄相关性睾酮下降应该与睾丸、垂体和下丘脑病变引

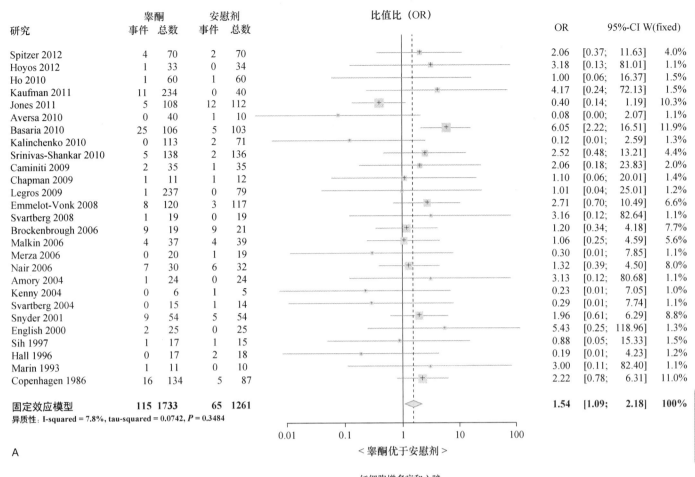

研究	睾酮 事件	睾酮 总数	安慰剂 事件	安慰剂 总数	OR	95%-CI W(fixed)
Spitzer 2012	4	70	2	70	2.06	[0.37; 11.63] 4.0%
Hoyos 2012	1	33	0	34	3.18	[0.13; 81.01] 1.1%
Ho 2010	1	60	1	60	1.00	[0.06; 16.37] 1.5%
Kaufman 2011	11	234	0	40	4.17	[0.24; 72.13] 1.5%
Jones 2011	5	108	12	112	0.40	[0.14; 1.19] 10.3%
Aversa 2010	0	40	1	10	0.08	[0.00; 2.07] 1.1%
Basaria 2010	25	106	5	103	6.05	[2.22; 16.51] 11.9%
Kalinchenko 2010	0	113	2	71	0.12	[0.01; 2.59] 1.3%
Srinivas-Shankar 2010	5	138	2	136	2.52	[0.48; 13.21] 4.4%
Caminiti 2009	2	35	1	35	2.06	[0.18; 23.83] 2.0%
Chapman 2009	1	11	1	12	1.10	[0.06; 20.01] 1.4%
Legros 2009	1	237	0	79	1.01	[0.04; 25.01] 1.2%
Emmelot-Vonk 2008	8	120	3	117	2.71	[0.70; 10.49] 6.6%
Svartberg 2008	1	19	0	19	3.16	[0.12; 82.64] 1.1%
Brockenbrough 2006	9	19	9	21	1.20	[0.34; 4.18] 7.7%
Malkin 2006	4	37	4	39	1.06	[0.25; 4.59] 5.6%
Merza 2006	0	20	1	19	0.30	[0.01; 7.85] 1.1%
Nair 2006	7	30	6	32	1.32	[0.39; 4.50] 8.0%
Amory 2004	1	24	0	24	3.13	[0.12; 80.68] 1.1%
Kenny 2004	0	6	1	5	0.23	[0.01; 7.05] 1.0%
Svartberg 2004	0	15	1	14	0.29	[0.01; 7.74] 1.1%
Snyder 2001	9	54	5	54	1.96	[0.61; 6.29] 8.8%
English 2000	2	25	0	25	5.43	[0.25; 118.96] 1.3%
Sih 1997	1	17	1	15	0.88	[0.05; 15.33] 1.5%
Hall 1996	0	17	2	18	0.19	[0.01; 4.23] 1.2%
Marin 1993	1	11	0	10	3.00	[0.11; 82.40] 1.1%
Copenhagen 1986	16	134	5	87	2.22	[0.78; 6.31] 11.0%
固定效应模型	115	1733	65	1261	1.54	[1.09; 2.18] 100%

异质性: I-squared = 7.8%, tau-squared = 0.0742, P = 0.3484

A

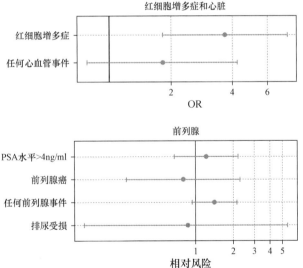

B

图 13-7　睾酮治疗相关心血管和前列腺不良事件的 Meta 分析。 A. 随机化分组睾酮治疗达到或超过 12 周的 Meta 分析评价心血管相关事件。随机分组至睾酮组心血管不良事件风险明显升高（OR=1.54）（Modified with permission from *L Xu et al*：*Testosterone therapy and cardiovascular events among men：a systematic review and meta-analysis of placebo-controlled randomized trials BMC Med* 11：108，2013.）；**B.** 前列腺事件的相对风险和一项睾酮随机分组 Meta 分析的 95％置信区间（CI）。PSA，前列腺游离抗原（Data were derived from a meta-analysis by *MM Fernández-Balsells et al*：*J Clin Endocrinol Metab* 95：2560，2010，*and the figure was reproduced with permission from M Spitzer et al*：*Nat Rev Endocrinol* 9：414，2013.）

起的经典性腺功能减退进行区分。

当症状和临床特征提示可能存在雄激素缺乏时，首先应该测定总睾酮，尤其是在清晨采血，利用如经过国际睾酮标准校准的 LC-MS/MS 等可信赖方法进行检测（图 13-6）。采用可信赖的方法多次检测总睾酮水平＜300ng/dl，并伴相应的临床症状，支持睾酮缺乏的诊断。清晨总睾酮水平＞400ng/dl 则不支持睾酮缺乏的诊断。在睾酮水平介于 200ng/dl 和 400ng/dl 的患者中，应该重复测定总睾酮，并测定游离睾酮。在老年男性或有其他与 SHBG 变化相关临床疾病的患者中，直接通过平衡透析法测定游离睾酮对于发现睾酮缺乏非常有用。

持续性低睾酮水平可诊断睾酮缺乏，之后需要测定 LH 水平来判断患者是高促性腺素（高 LH）还是低促性腺素（低 LH）性功能减退。高 LH 水平提示是睾丸水平存在缺陷。原发性睾丸功能障碍的病因包括克氏综合征、HIV 感染、未校正的隐睾、癌症化疗药物、辐射、外科睾丸切除术，或者既往曾患感染性睾丸炎。除非病因已经清楚，对于低睾酮、高 LH 的原发性睾丸功能障碍患者均要进行染色体核型分析以排除克氏综合征。低睾酮伴"不恰当正常水平"或低 LH 的男性存在继发性性腺功能减退；他们的缺陷存在于下丘脑垂体水平。获得性低促性腺素性功能减退的常见原因包括鞍区占位性病变、高催乳素血症、慢性疾病、血色病、过度运动和服用合成代谢类固醇、鸦片制剂、大麻、糖皮质激素和饮酒。测定 PRL 水平和下丘脑垂体部位 MRI 扫描可以帮助除外占位性病变。对排除低促性腺素性功能低下已知病因的患者，可归类为特发性低促性腺素性功能减退。年轻人中诊断出先天性低促性腺素性功能减退的并不少见，例如卡曼综合征。

治疗　雄激素缺乏

促性腺激素

促性腺激素可以用于任何原因引起的促性腺激素缺陷的患者，使其建立和恢复生育能力。有几种促性腺激素制剂可以使用。人类绝经后促性腺激素（hMG）（从绝经后妇女尿液中纯化）每瓶含 75IU 的 FSH 和 75IU 的 LH。hCG（从孕妇尿液中纯化所得）的 FSH 活性较低，是模拟 LH 刺激睾丸 Leydig 细胞产生睾酮的作用。现在还有重组 hCG。

由于 hMG 较昂贵，治疗时通常只是在开始时使用 hCG，以后加入 hMG 以促进精子细胞的 FSH 依赖性发育过程。现在有重组人类 FSH（hFSH），虽然重组 hFSH 的成熟 β 亚单位少了 7 个氨基酸，但无论在体内外生物活性还是药代动力学方面，与尿液中纯化的 hFSH 差异均很小。重组 hFSH 每小瓶含 75IU（约 7.5μg）蛋白，净含量＞99%。一旦 FSH、LH 组合治疗使精子发生恢复后，单独 hCG 治疗可以有效维持精子发生。虽然治疗方法多样，但每周 3 次肌内注射 1500～2000IU hCG 是合理的起始剂量。hCG 注射后 48～72h 和治疗 6～8 周后均需要测定睾酮水平，以及时调整 hCG 剂量使睾酮水平控制在适宜的正常范围内。每月检测精子数量。恢复生精需要数月，因此要预先告知病人治疗的可能时间长度和花费，并保守地估计可能的成功率。单独应用 hCG 治疗 6 个月后，如果睾酮水平已经在正常范围内，而精子浓度低，应该加用 FSH。可以使用 hMG、高度纯化 hFSH 和重组 hFSH。FSH 的选择需要依靠经验。较常用的方法是注射 hCG 的同时每周 3 次加用 75IU FSH。如果 3 个月的联合治疗后精子密度仍然低下，FSH 剂量应该增加至 150IU。在个别情况下，恢复生精的时间需要超过 18～24 个月。

预测促性腺激素是否成功治疗性功能低下的两个最佳指标是睾丸的体积和起病年龄。一般来说，睾丸体积＞8ml 比睾丸体积＜4ml 的男性反应好。青春期之后发生促性腺激素分泌不足者成功几率比从未有过青春期变化者大。青春期后促性腺激素低下者，单独用 hCG 通常可以重新启动精子发生。存在原发睾丸异常并发隐睾症可削弱睾丸对促性腺激素治疗的反应。既往的雄激素治疗不影响患者对促性腺激素治疗的反应。

睾酮替代治疗

雄激素治疗可以恢复睾酮水平和纠正雄激素缺乏相关的体征。睾酮替代治疗能够改善性欲和性生活；增加精力、肌肉体积和骨密度；患者对身体状况的感觉会更好。睾酮替代治疗的良好效果仅在有明确雄激素缺陷的患者中得到证实，这些患者的睾酮水平明显低于正常低限。

现已有多种药代动力学不同的睾酮制剂（表 13-3）。睾酮以激素原形出现，经芳香酶作用转化为 17β-雌二醇，之后由 5α-还原酶还原为 5α-DHT。因此评价睾酮制剂时，重要的是考虑制剂应用后能否

表 13-3　一些睾酮制剂的临床药理学

制剂	方案	药代动力学特征	DHT 和 E_2	优点	缺点
庚酸睾酮或环戊丙酸	$150 \sim 200mg$，肌内注射，每 2 周一次或 $75 \sim 100mg$，每周 1 次	一次肌内注射后，血清睾酮水平上升到超生理范围，然后给药间隔末期逐步下降到性腺功能减退范围	DHT 和 E_2 的升高与睾酮的升高成正比例；DHT 和 T/E_2 的比例不变	纠正雄激素缺乏的症状；如果自我给药相对便宜；给药灵活	需要肌内注射；血清睾酮水平的峰值和低谷
外用睾酮凝胶和腋窝睾酮解决方案	通过小药囊、管和泵给药	当给予了合适的剂量时，这种外用睾酮制剂能够使血清 T 和 E_2 水平恢复正常男性生理水平	血清 DTH 水平更高且接受这种透皮贴剂治疗的男性患者其 T/DTH 比例较正常性腺功能男性患者高	纠正雄激素缺乏的症状，提供灵活的给药方式，便于应用，良好的皮肤耐受性	可能通过直接皮肤接触传递给女性伙伴或儿童；在小部分接受治疗的男性中出现皮肤过敏；相对高的 DHT 水平；T 水平的个体间及个体内部差异性
睾酮透皮贴	$1 \sim 2$ 片，根据设计可以在 24h 内于无外压区域提供 $5 \sim 10mg$ T	恢复血清 T、DTH 和 E_2 水平至正常男性生理范围	T/DHT 和 T/E_2 水平在男性生理范围内	便于应用，纠正雄激素缺乏生理症状	血清 T 水平在某些雄激素缺乏男性中可能维持低-正常水平；这些男性可能需要每天 2 片；经常出现给药部位的皮肤过敏
口腔睾酮黏附片	30mg 控释，生物黏合剂片，每日 2 次	从颊黏膜吸收	在性功能减退男性患者中使 T 或 DTH 水平恢复正常	在健康的低性腺激素水平男性中纠正雄激素缺乏症状	接受治疗的男性中 16% 出现胶相关不良事件
睾酮植入物	$2 \sim 6$ 个小球植入 SC；剂量和方案随制剂而异	血清 T 峰出现在第 1 个月，在 $3 \sim 6$ 个月中维持正常，取决于不同制剂	T/DHT 和 T/E_2 不变	纠正雄激素缺乏症状	需要外科操作植入小球，小球可能有脱出风险
17α-甲基睾酮	由于潜在的肝毒性不应在应用这种这个 17α 烷基化 化合物	口服活性			临床反应是可变的；潜在的肝毒性；不应该用于雄激素缺乏的治疗
口服十一酸酯睾酮	$40 \sim 80mg$ 随餐口服，每日 2 次或每日 3 次	由油酸处理时，通过淋巴管吸收进入门脉系统，个体间及个体内部差异性很大	DHT/T 升高	口服给药方便	尚未在美国批准上市，多变的临床反应，多变的血清 T 水平，高 DHT/T
可注射的长效十一酸酯睾酮[a]	欧洲的给药方案，1000mg 肌内注射，6 周后再次给予 1000mg，之后每 $10 \sim 14$ 周给予 1000mg	以肌内注射方式给予 $750 \sim 1000mg$ 时，在多数接受治疗的男性中血清 T 水平维持正常	DHT 和 E_2 与血清 T 成等比例升高，T/DHT 和 T/E_2 比例不变	纠正雄激素缺乏症状，不需要频繁给药	需要大剂量肌内注射（4ml），少数患者给药后出现咳嗽
睾酮黏合剂矩阵补丁[a]	$2 \times 60cm^2$ 的贴片可提供约 4.8mg T/d	使 T、DHT 和 E_2 水平达到生理范围	T/DHT 和 T/E_2 比例在生理范围内	维持 2 天	有时出现过敏

[a] 这些配方都没有获准在美国应用于临床，但可在美国以外的许多国家使用。在这些国家，医生应当遵循批准的药物治疗方案给药

缩写：DHT，双氢睾酮；E2，雌二醇；T，睾酮

具有雌二醇和 DHT 的生理作用，并使睾酮水平正常。虽然低于正常范围的睾酮浓度能够恢复性功能，但是低于正常的睾酮水平是否可以维持骨密度和肌肉质量仍不清楚。目前的建议是要把睾酮水平恢复到正常中值水平。

睾酮口服制剂　睾酮口服吸收良好，但通过肝脏时的首次降解很快。因此通过口服睾酮晶体以获得稳定的血药浓度是不可能的。睾酮的 17α-烷基化物（如 17α-甲基睾酮、氧雄龙、氟甲睾酮）对肝脏的降解相对抵抗，可以口服给予；但因为有肝毒性

的可能，包括胆汁淤积、黄疸、紫癜和肝癌，所以这些制剂不能用于睾酮替代治疗。C1 酯酶缺陷所致的遗传性血管神经性水肿是上述建议的唯一例外，此时口服 17α-烷基化雄激素是非常有用的，因其可以刺激肝脏合成 C1 酯酶抑制因子。

睾酮注射剂型 在 17β-羟基位置酯化睾酮，可以增加分子疏水性并延长其作用时间。在肌肉油性贮库中缓慢释放睾酮酯可以延长的其作用的持续时间。睾酮酯的侧链越长，其疏水性越大且作用持续时间越长。因此，拥有长侧链的睾酮庚酸、环戊丙酸和十一烷酸盐作用时间比丙酸睾酮更长。200mg 庚酸睾酮或环戊丙酸睾酮肌内给药后 24h，睾酮水平上升到正常高值或超生理范围，然后在未来 2 周逐渐下降到性腺功能减退的范围。两个月一次的庚酸睾酮或环戊丙酸给药会导致体内睾丸激素水平呈现低谷和峰值的变化，伴随产生患者的情绪、性欲和能量水平的波动。庚酸睾酮和环戊丙酸的药代动力学是相似的。如果睾丸激素替代是生理性的，雌二醇和 DHT 水平是正常的。

经皮睾酮贴 应用非生殖器睾酮透皮贴后 4~12h，睾酮、DHT 和雌二醇水平可以达到正常中值水平。采用非生殖器睾酮透皮贴的雄激素缺陷男性，性功能和良好的自身身体状况感觉均得以恢复。在性功能减退的男性中，一张 5mg 贴片不足以恢复睾酮水平达到正常中值；一些患者需要每天两次 5mg 贴片来达到预期的睾酮浓度。部分患者使用经皮睾酮贴可能会发生皮肤过敏。

睾酮凝胶 在性腺功能减退男性患者中，当局部皮肤施以适当剂量（表 13-3）的透皮睾酮凝胶（例如，Androgel、Testim、Fortesta 和 Axiron）时，能保持总睾酮和游离睾酮浓度在正常范围内。目前的建议起始剂量采用美国食品和药物管理局推荐的剂量，之后根据睾酮水平制定并调整剂量。睾酮凝胶的优点包括其应用的方便性和剂量的灵活性。一个主要关注的潜在问题是凝胶可能会通过亲密接触的无意间传递给性伴侣或孩子。在使用睾酮凝胶的患者中，DHT/T 值比健康男性高。此外，由于经皮吸收率和血浆睾酮清除率存在的差异，在接受睾酮凝胶治疗的个体内部及个体间，血清睾酮水平存在较大差异。

口腔黏附睾酮片 口腔黏附睾酮片，可以黏附到颊侧口腔黏膜，当其缓慢溶解时逐渐释放睾酮，该药物已经获得批准。每天两次使用 30mg 的药片，可以使大多数接收治疗的性功能低下男性患者维持正常男性的睾酮水平。副作用包括部分患者出现口腔溃疡。应用这种制剂的临床经验有限，关于食物和刷牙是否对吸收有影响还没有进一步的研究。

结晶睾酮植入物可以通过一个小的皮肤切口通过套管针插入皮下组织。睾酮植入物表面被侵蚀和吸收后睾酮被释放进入血液循环。2~6 个 200mg 的植入物可以在 6 个月中维持睾酮水平处于正常或较高的范围内。潜在的缺点包括需要在植入和取出时切开皮肤，以及植入物自发脱落或植入部位组织的纤维化。

美国没有的睾酮制剂 十一酸酯睾酮是一种十八烯酸，口服时，优先经过淋巴系统吸收进入体循环，避开肝脏首过效应的降解。经典用法是口服 40~80mg，每天 2~3 次。但临床反应及满意度不一。口服十一酸酯睾酮治疗的性功能低下男性与正常男性相比，体内 DHT/T 值更高。在多数男性患者中，初始给药后，长效十一酸睾酮在脂肪中储存，肌内每周给药一次可持续 12 周维持血清睾酮、雌二醇和双氢睾酮达到正常男性范围并消除雄激素缺乏症状。然而，较大的注射体积（4ml）是它的相对缺点。

新的雄激素制剂 许多有更好地药代动力学或更好选择性活性的制剂正在研制中。长效酯类，睾酮丁环甲酸酯和十一酸睾酮，肌内注射后，可维持循环睾酮水平在男性正常范围内达 7~12 周。初步临床研究已经证实睾酮通过舌下或颊部给药的可能性。7α-甲基-19-去甲睾酮是不能被 5α 还原的雄激素，因此与睾酮相比，有更强的促进肌肉活力和抑制促性腺激素作用，而对前列腺作用更小。

选择性雄激素受体调节剂（SARM）是一大类与雄激素受体（AR）结合并发挥组织选择性作用的 AR 配体。有些非甾体类 SARM 能够作为肌肉和骨骼的完全激动剂且在不同程度上不影响前列腺，一些药物已经进入Ⅲ期临床试验。非甾体类的 SARM 即不作为类固醇 5α-还原酶也不作为 CYP19 芳香酶的底物。SARM 结合到的 AR 并诱导的 AR 蛋白产生特定的构象变化，然后调控 AR 和它的共调节因子之间的蛋白质-蛋白质相互作用，从而导致组织特异性基因表达的调控。

雄激素的药理学价值 雄激素和 SARM 被评价为治疗与老龄化和慢性疾病相关的功能限制的合成代谢疗法。在健康男性、性腺功能减退男性、睾酮水平低下的老年男性、体重下降的感染 HIV 男性患者和接受糖皮质激素治疗男性患者中，补充睾酮能够增加骨骼肌体积、最大自主力量和肌肉力量。睾酮的这些合成作用与睾酮剂量和循环浓度相关。系统评价证实了睾酮治疗体重下降的 HIV 感染男性，能够促进体重和肌肉力量的改善和降低抑郁指数，因此有建议将睾酮作为伴原因不明体重下降的 HIV 感染和低睾酮水平的辅助治疗。同样，在接受糖皮质激素治疗的男性，应考虑应用睾酮维持肌肉、肌力和椎骨骨密度。目前尚不清楚在活动受限的中老年男性患者中应用睾酮治疗是否能够安全和有效的改善身体功能、活力和提高健康质量，减少伤残。由于睾酮对前列腺和心血管事件发生的潜在风险导致了 SARM 这种侧重合成代谢功能而不影响前列腺的药物的研发。睾酮治疗会促进 1 型和 2 型纤维的肥大，并增加卫星细胞（肌肉祖细胞）和肌肉核数量。雄激素促进间充质的分化，是多潜能祖细胞分化为生肌系统并抑制其分化成脂肪系统。睾酮可能影响卫星细胞的复制和肌肉蛋白的合成，这可能有助于增加骨骼肌质量。雄激素治疗的其他适应证是由骨髓造血功能衰竭引起的贫血（很大程度上代替促红细胞生成素的作用）或遗传性血管神经性水肿。

基于睾酮和促性腺激素抑制剂联合的男性激素避孕法　超生理剂量的睾酮（每周 200mg 庚酸睾酮）能够抑制 LH 和 FSH 分泌，在 50% 的白人男性和 95% 的中国男性引起无精症。世界卫生组织支持的多中心试验表明，通过睾酮庚酸酯抑制精子生成，以达到无精症或严重少精症（$<3×10^6/ml$）的方法来实现男性避孕非常有效。出于对长期应用超生理剂量睾酮可能的不良影响的关注，利用其他促性腺激素抑制剂，如 GnRH 拮抗剂和孕激素替代睾酮的方案正在研究之中。每日口服依托孕烯联合每 4～6 周肌肉注射癸酸睾酮一年后，能使 99% 的男性发生无精症或严重少精症（精子密度$<100×10^4/ml$）。该方案与体重增加、睾丸体积减小以及血浆高密度脂蛋白（HDL）胆固醇降低相关，其长期安全性还没有被证实。那些比睾酮更有效的促性腺激素抑制剂 SARM 能够不影响前列腺，有可能有很强的避孕潜力。

雄激素替代治疗的推荐用法　睾酮酯通常每周肌注 75～100mg 或每两周肌内注射 150～200mg。非生殖器睾酮贴片则是每天在远离受压部位的背部、大腿、上臂处的皮肤用 1～2 片 5mg 的贴片。睾酮凝胶的典型用法是在掩盖部位皮肤每天用 50～100mg，使用睾酮凝胶后应该洗手。生物黏附口腔睾酮贴片通常每天两次 30mg 剂量的片剂贴于颊黏膜。

明确睾酮替代治疗的效果　因为尚缺乏证实睾酮临床作用有效的证据，因此恢复睾酮至正常中值水平是治疗的目标。测定 LH、FSH 对于评价睾酮替代治疗的充分性并无帮助。开始治疗 3 个月后应该测定睾酮水平。血清睾酮水平间存在显著的个体差异，特别是使用经皮凝胶的患者，这大概是与睾酮清除及透皮吸收能力相关的遗传因素有关。在使用庚酸睾酮或环戊丙酸睾酮治疗的患者中，注射后一周内睾酮水平应该达到 350～600ng/dl。如果睾酮水平在此范围以外，应该调整剂量或注射间隔。应用经皮贴剂或凝胶治疗的男性患者，睾酮水平应在用药 4～12h 后达到正常中值范围（500～700ng/dl），如果睾酮水平在范围之外应该调整剂量。常需要多次的剂量调整以使睾酮水平达到预期的治疗目标。

恢复性功能、第二性征、精力和对身体状况的良好感受是雄激素替代治疗的目标。还需要询问性欲、性活动、晨勃情况及性生活中是否能够持续维持勃起。一些性功能低下的患者即使给予雄激素替代治疗仍然会抱怨存在性功能障碍，这些患者可以从个体咨询中获益。雄激素替代治疗时毛发生长情况不一，且与种族有关。青春期前发生雄激素缺乏的患者，在二三十岁后开始雄激素替代治疗后会难以适应新出现的性欲，可能需要接受咨询。如果患者有性伴侣，则性伴侣也需要接受咨询，因为随着雄激素治疗会有巨大的身体和性欲改变发生。

雄激素用药禁忌证　睾酮治疗禁用于有前列腺癌或乳腺癌病史的患者（表 13-4）。睾酮治疗不应该在未进行详细泌尿系统评估且有前列腺结节或硬结的患者中应用；不应该在前列腺特异性抗原水平＞4ng/ml 的男性中，或存在前列腺癌高风险（如非裔美国人，或男性直系亲属有前列腺癌）且前列腺特异性抗原水平＞3ng/ml 的男性中应用；也不应在有严重下尿路症状（美国泌尿学协会下尿路症状得分＞19）的男性患者中应用。睾酮替代治疗同时也不应被应用于：基线红细胞压积≥50%，未处理的重度阻塞性睡眠呼吸暂停，未加控制或控制不佳的充血性心脏功能衰竭，或近 6 个月曾有心肌梗死、中风或急性冠状动脉综合征的男性。

监测可能的副作用　睾酮替代治疗的有效性和安全性应该在开始治疗后的 3～6 个月进行，其后每年进行评估（表 13-5）。可能的副作用包括痤疮、油性皮肤、红细胞增多症、乳房压痛及肿大、下肢水肿、阻塞性睡眠呼吸暂停综合征发作或加重，检测到前列腺事件的风险增加。此外，还有可能是不同制剂特异性的副作用，例如经皮贴剂产生的皮肤过敏，使用睾酮凝胶后转移给性伴侣，口腔睾酮贴片

表13-4　给予睾酮治疗可能产生副作用的一些情况

睾酮治疗与严重不良后果风险升高非常相关的情况：

前列腺癌转移

乳腺癌

睾酮治疗与中度不良后果风险升高相关的情况：

未确诊的前列腺结节或硬结

PSA＞4 ng/ml（前列腺癌高风险个体中＞3 ng/ml，例如非洲裔美国人或男性直系亲属患有前列腺癌者）

红细胞增多症（血细胞比容＞50％）

与良性前列腺增生相关的严重下尿路症状

前列腺肥大且美国泌尿外科学会（AUA）/国际前列腺症状评分（IPSS）＞19

未控制或控制不佳的充血性心力衰竭

前6个月曾出现心肌梗死、卒中、充血性心力衰竭

缩写：PSA，前列腺特异性抗原

来源：Reproduced from the Endocrine Society Guideline for Testosterone Therapy of Androgen Deficiency Syndromes in Men（S Bhasin et al：J Clin Endocrinol Metab 95：2536，2010）

产生口腔溃疡和牙龈问题，以及与注射睾丸酯相关的疼痛和情绪波动。既往存在的心脏疾病的老年患者，在起始睾酮治疗后心血管事件的风险升高。

血红蛋白水平　在应用睾酮治疗性功能减退的男性患者中，通常会出现血红蛋白升高约3％，其原因在于红细胞生成增加，铁调素受到抑制，且红细胞的铁利用增加。激素治疗过程中，老年男性比年轻男性血红蛋白的增加幅度更大，有睡眠呼吸暂停，吸烟史，或慢性阻塞性肺疾病的患者升高幅度也较高。与应用同透皮制剂的患者相比，在接受睾酮酯注射剂治疗的性腺功能减退男性患者中，红细胞增多症的发生率更高，可能是由于应用传统的睾酮酯给药方案给予的睾酮更多。红细胞增多症是涉及中年和老年男性睾酮临床研究中报告中最常见的不良事件，也是试验停药的主要原因。如果血细胞比容上升超过54％，睾酮治疗应停止，直到血细胞

表13-5　对接受睾酮激素治疗的男性进行监测

1. 在患者开始接受治疗后3～6个月进行评估，之后每年评估患者对治疗是否有反应且是否存在治疗相关的不良反应。
2. 接受睾酮治疗3～6个月后监测血清睾酮水平：
   - 睾酮治疗应当使睾酮水平维持在中度-正常水平。
   - 注射庚酸睾酮或环戊丙酸：测定两次注射之间血清睾酮的水平。如果睾酮水平＞700ng/dl（24.5nmol/L）或＞400ng/dl（14.1nmol/L），调整剂量或注射频率。
   - 透皮贴剂：应用贴剂后3～12h评估血清睾酮水平；调整剂量达到睾酮水平中度-正常。
   - 口腔睾酮黏附片：更换新片剂前或后立即评估血清睾酮水平。
   - 透皮凝胶：在患者接受治疗至少2周之后，给药后2～8h监测血清睾酮水平，调整剂量达到睾酮水平中度-正常。
   - 睾酮植入物：在给药间隔的末期监测血清睾酮水平。调整给药剂量和（或）给药间隔使血清睾酮水平达到正常范围。
   - 口服十一酸酯睾酮[a]：给药后3～5h监测血清睾酮水平。
   - 注射十一酸酯睾酮：在每次注射之前监测血清睾酮水平，调整给药间隔维持血清睾酮水平中度-正常。
3. 基线时检查血细胞比容，3～6个月后再次检查，之后每年检查。如果血细胞比容＞54％，停止治疗直到血细胞比容下降到安全的水平，评估患者是否存在缺氧及睡眠呼吸暂停；再次起始治疗需要减量。
4. 在接受睾酮治疗的合并骨质疏松及轻度创伤即造成骨折的性腺功能减退男性中，每1～2年测量腰椎和（或）股骨颈骨密度，根据标准治疗标准进行评估。
5. 对于大于40岁的男性及基线PSA＞0.6ng/ml，起始治疗前进行直肠指诊并测定PSA水平，治疗3～6个月后再次进行，之后根据指南推荐的人种和年龄进行标准化的前列腺癌随访筛查。
6. 如果存在下述情况，需要泌尿外科会诊：
   - 睾酮治疗后任何12个月中血清PSA水平升高＞1.4ng/ml。
   - 以起始睾酮治疗后6个月的PSA水平作为标准，PSA水平每个月升高＞0.4ng/ml（仅当有PSA数据超过2年时）。
   - 直肠指诊可及前列腺异常。
   - AUA/IPSS＞19。
7. 每次就诊评估制剂相关的特殊不良反应：
   - 口腔睾酮片：询问味觉变化，并检查牙龈和口腔黏膜是否受到刺激。
   - 注射睾酮酯（庚酸、环戊丙酸和十一酸）：询问有无情绪或性欲变化，以及少数情况下出现的注射后咳嗽。
   - 睾酮贴片：查看有无用药部位过敏。
   - 睾酮凝胶：由于皮肤上的睾酮残余物可能会通过亲密接触传递给女性或儿童，建议患者在衣服覆盖部位用药，并且在皮肤接触之前用肥皂和清水对局部进行冲洗。在应用凝胶并清洗后的4～6h仍然可以维持血清睾酮水平。
   - 睾酮植入物：注意有无感染、纤维化或植入物脱出。

[a] 在美国未获准应用于临床。

缩写：AUA/IPSS，美国泌尿外科学会/国际前列腺症状评分；PSA，前列腺特异性抗原

来源：Reproduced with permission from the Endocrine Society Guideline for Testosterone Therapy of Androgen Deficiency Syndromes in Adult Men（S Bhasin et al：J Clin Endocrinol Metab 95：2536，2010）

比容下降到＜50％。评估患者的缺氧及睡眠呼吸暂停后，有可能以低剂量重新开始睾酮治疗。

前列腺和血清特异性前列腺抗原 睾酮替代治疗可以增加前列腺体积至与年龄一致的对照组的前列腺体积，但不会使体积增大到超过相同年龄的正常范围。尚没有证据证明睾酮替代治疗可以导致前列腺癌。然而应用雄激素可能使既往存在的前列腺癌出现恶化。在许多老年男性中，存在显微镜下可见的前列腺隐匿性肿瘤。长期睾酮替代是否会诱导镜下肿瘤增长成为临床上明显的肿瘤尚不清楚。

睾酮缺乏的性腺功能减退患者前列腺特异性抗原（PSA）水平降低，睾酮替代治疗后恢复至正常。PSA的测定在实验室间存在相当大的变异性。雄激素缺乏男性患者补充睾酮治疗后通常PSA升高水平＜0.5ng/ml，罕见增高水平＞1.0ng/ml且持续时间超过3～6个月。在良性前列腺增生症的男性患者，监测3～6个月，PSA变化的90％置信区间是1.4ng/ml。因此，内分泌学会专家小组建议在开始睾酮治疗后任何1年内，如果证实PSA水平增加＞1.4ng/ml，应进行泌尿系统的评估。PSA增速标准可以用于序贯监测PSA水平超过2年的患者，每年＞0.40ng/ml的变化即需要进行泌尿系统疾病的随访。

心血管风险 在流行病学研究中，睾酮浓度与糖尿病、心脏疾病、全因死亡率和心血管死亡率的风险是呈负相关的。近期，一项在老年行动受限患者中应用睾酮治疗的临床试验被提前终止，因为相较安慰剂组而言，睾酮治疗组心血管事件发生率高。Meta分析显示在接受睾酮治疗的老年患者中，心血管事件风险明显升高。由于判断标准不严格、事件例数较少、研究人群的异质性以及受试者数量较小，很难从既往的临床研究和Meta分析中推断出相应的结论。两个荟萃分析还发现了在既往存在心脏疾病的患者中，应用睾酮治疗会增加心血管事件风险。回顾性数据库分析由于其固有弱点无法明确治疗指征、诊断，或其他量化指标，且易受到其他混杂因素的干扰。需要设计良好的前瞻性研究进一步评估睾酮替代治疗的心血管风险。

运动员和健身者中的雄激素滥用 最早在20世纪50年代开始出现在举重运动领域出现非法使用雄激素-合成代谢类固醇（AAS）以提高成绩，并迅速蔓延至其他体育项目、专业以及高中运动员和娱乐性健身者中。在80年代初期，AAS的应用从体育界传入了普通民众，现在有多达300万美国人，大部分为男性，有可能使用这种化合物。大多数AAS应用者都不是运动员，而是娱乐性举重爱好者，他们使用这种药物使自己看上去瘦并且肌肉发达。常用的AAS包括睾酮酯、诺龙、司坦唑醇、美雄酮和并替诺龙。AAS使用者一般采用多类固醇递增剂量的堆叠方法用药。关于长期滥用AAS带来的不利影响目前仍知之甚少。大部分关于AAS的不利影响的信息来自于病例报告、非对照研究或使用替代剂量睾酮的临床试验。

利用生理替代剂量睾酮的临床试验所得出的不良事件数据并不能被外推到AAS使用者中，这些使用者长达数年应用10～100倍于替代剂量睾酮，这甚至能够支持使用AAS是安全的。有相当比例的雄性类固醇使用者也使用其他药物：被认为具有增加肌肉量或改进肌力的药物，如GH、促红细胞生成素、胰岛素；兴奋剂如安非他明、盐酸克伦特罗、可卡因、麻黄碱、甲状腺激素；以及减少雄激素副作用的药物，如绒毛膜促性腺激素、芳香酶抑制剂或雌激素拮抗剂。滥用雄激素类固醇的男性较其他人而言更有可能发生高风险行为。使用AAS的有关不良事件可能是由于AAS本身所带来的，可能是同时应用的其他药物造成的，也可能是高风险行为带来的，这些人本身的个体特征使其更容易使用AAS或进行其他高风险行为。

在AAS使用者中观察到的高死亡率和疾病发病率令人震惊。一项芬兰的研究显示，与年龄匹配的普通男性人群相比，优秀的举重运动员死亡风险为其4.6倍。举重运动员死亡的主要原因有：自杀、心肌梗死、肝性脑病（肝昏迷）和非霍奇金淋巴瘤。一项瑞典的病例回顾研究同时显示，与不使用AAS的人群相比，AAS使用者标化死亡率更高。Thiblin和他的同事发现在AAS使用者中，32％的死因为自杀，26％他杀，35％为意外。AAS使用者平均死亡年龄（24岁）甚至比海洛因和安非他明使用者更低。

许多AAS使用者中出现心源性猝死的报告使AAS的心血管安全性受到关注。高剂量AAS可引起动脉粥样硬化前出现的脂代谢紊乱，通过对凝血因子和血小板的影响增加血栓形成风险，通过对血管一氧化氮的作用引起血管痉挛。

胃肠外给予替代剂量的睾酮，仅会引起高密度脂蛋白（HDL）胆固醇轻度降低，很少影响总胆固醇，对低密度脂蛋白（LDL）胆固醇和甘油三酯水平没有影响。与此相反，超生理剂量的睾酮、口服给药、7α-烷基化、非芳香化AAS与HDL胆固醇明显降低和LDL胆固醇明显升高相关。

最近使用组织变应性多普勒成像和MRI成像技

术对 AAS 使用者心脏情况进行检查发现存在舒张和收缩功能障碍，包括显著降低的舒张早期和晚期组织变应速率、E/A 值降低，以及收缩期峰值变应性降低。应用 AAS 的运动员会出现 QT 间期变短但 QT 离散度增加，这可能会使其出现室性心律失常。长期使用 AAS 者可伴有心肌肥厚和纤维化。使用 AAS 的举重运动员心肌组织学检查已经证实了存在纤维组织和脂肪滴的渗透。AR 对心肌细胞的作用提示 AAS 对心肌细胞有直接毒性作用。

长期使用 AAS 会抑制 LH 和 FSH 分泌，并抑制内源性睾酮的产生和精子生成。在使用 AAS 超过几个月的男性中，即会出现下丘脑-垂体-睾丸轴（HPT）的抑制，停止使用 AAS 后还会出现性功能障碍、疲劳、不育和抑郁状态；在一些 AAS 使用者中，HPT 的抑制持续时间可能超过一年，而在一些人中，可能永远无法完全恢复。由于停药产生的雄激素缺乏症状，可能会使一些人继续重新开始使用 AAS，并产生 AAS 依赖性。多达 30% 的 AAS 使用者存在 AAS 依赖，即使是在已经出现了生理或心理副作用的情况下。

超生理剂量的睾酮也可能会影响胰岛素敏感性。口服雄激素也已被证实与胰岛素抵抗和糖尿病相关。

不安全的注射操作、高风险的行为和升高的入狱率使得 AAS 使用者感染 HIV、HBV 和 HCV 的风险增加。在一项调查中，有近 1/10 的男同性恋者注射 AAS 或其他物质，AAS 使用者较其他人而言采用高风险的无保护肛交的可能性更高。

有些 AAS 使用者在用药后出现轻躁狂或躁狂症状（易怒、好斗、鲁莽行为，偶尔有精神病性症状，有时与暴力相关）并在撤药后出现严重抑郁（有时与自杀行为相关）。使用者还有可能非法使用其他药物，AAS 会加重或恶化状况。

曾有关于口服 17α-烷基化 AAS 者中出现肝酶升高、胆汁淤积性黄疸、肝肿瘤和肝性紫癜的报道。AAS 使用可能造成肌肉肥大而肌腱、韧带和关节无法代偿，从而增加了肌腱和关节损伤的风险。AAS 使用与痤疮、秃顶和体毛增多相关。

在一个肌肉非常发达的个体中，如果发现血红蛋白和血细胞比容升高，LH、FSH 和睾酮受到抑制，HDL 水平低，低睾丸体积和精子密度，应该怀疑其是否使用了 AAS。有资质的实验室可以使用气相色谱-质谱或液相色谱-质谱来检测合成代谢类固醇的使用。近年来，高分辨率质谱和串联质谱进一步改善了雄激素滥用相关检测的灵敏度。非法使用睾酮的检测一般首先测定尿液中睾酮与表睾酮比值，

进一步通过睾酮 ^{13}C：^{12}C 同位素比燃烧质谱法进行确定。外源性睾酮会增加尿液中葡萄糖醛酸睾酮的排出，并因此增加睾酮与表睾酮的比值。比值 >4 提示存在外源性睾酮使用，但也可以由遗传差异造成。尿苷二磷酸葡萄糖醛酸转移酶 2B17（UGT2B17），是睾酮葡萄糖醛酸化的主要酶，其遗传变异会影响睾酮与表睾酮的比例。相比内源性睾酮，合成睾酮具有较低 ^{13}C：^{12}C 的值，^{13}C：^{12}C 的值可以用同位素比燃烧质谱法测定，这种方法可以用来确认睾酮与表睾酮比例升高的个体是否应用了外源性睾酮。

第十四章　女性生殖系统异常
Disorders of the Female Reproductive System

Janet E. Hall

（任倩　译　罗樱樱　审校）

女性生殖系统通过激素的变化调节青春期和成人生殖功能。女性正常的生殖功能需要包括下丘脑、垂体、卵巢在内的一系列激素的动态调节。这种动态调节导致卵泡发育，排卵的周期性变化，并且使得子宫内膜为受孕和胚胎的植入做好准备。了解正常的女孩（以及男孩）青春期发育过程非常重要。唯有如此才能掌握早熟以及青春期延迟的衡量尺度。

相关具体内容详见如下章节：不育和避孕（第十六章），停经（第十五章），性发育异常（第十二章）以及男性生殖系统疾病（第十三章）。

卵巢的发育以及卵泡早期的生长

卵巢促使卵母细胞发育成熟并排卵。同时释放各种激素（例如，雌激素，孕激素，抑制素，松弛素），这些激素对于青春期启动至关重要，并使子宫为将来的受孕、植入和怀孕早期做好准备。为了在各个月经周期实现这些功能，卵巢成为了人体最具动态变化的一个器官。妊娠第 3 周可见原始生殖细胞团，妊娠第 6 周完成到生殖嵴的迁移。留存在生殖嵴的生殖细胞被称为卵原细胞，是诱导卵巢发育必不可少的组成部

分。虽然 X 染色体在某些体细胞中是失活的，但在卵原细胞中被重新激活。X 染色体上的基因对正常的卵巢发育不可或缺。在染色体为 45，X 的 Turner 综合征的患者中可观察到仅包含间质细胞的条索状卵巢（第 12 章）。

在妊娠第 8 周，生殖细胞数量就开始急剧增长。卵原细胞开始进入第一次减数分裂的前期，成为初级卵母细胞。这时卵母细胞由单层扁平颗粒细胞包绕形成一个原始卵泡（图 14-1）。颗粒细胞来源于中肾管细胞，在发育早期侵入卵巢，将生殖细胞推挤至一旁。有证据显示，对于大多数情况而言，卵巢所包含的生殖细胞池是不可再生的。通过有丝分裂，减数分裂以及闭锁，在妊娠 20 周时，卵原细胞的数量达到 600～700 万个。随后，卵原细胞和初级卵母细胞将通过卵泡闭锁而进行性的减少。在出生时，卵巢中的卵原细胞不再存在，只有 100～200 万个停留在原始卵泡阶段的生殖细胞（图 14-2）。卵母细胞保持在在第一次减数分裂的前期，直到排卵前，减数分裂才再次进行。

人体通过极为精细调节的过程，不断补充添加处于休眠期的原始卵泡，进行进一步生长和分化。这种精细调节还限制了参与生长分化的卵泡的数量，以确保机体在整个生殖期中都能够有卵泡发育。早期募集的原始卵泡形成初级卵泡这个过程（图 14-1）的特点是卵母细胞的生长和颗粒细胞从鳞片状到立方形的转换。卵泡膜细胞包围着正在生长的卵泡，形成初级卵泡。卵母细胞被周围几层立方颗粒细胞包围，并出现透明带，标志着次级卵泡的形成。在此阶段，颗粒细胞产生促卵泡激素（FSH）、雌二醇和雄激素受体，并通过形成缝隙连接使彼此相连。

卵巢内生殖细胞和体细胞之间的交互信号是卵母细胞成熟以及具有激素分泌能力的一个必要的组成部分。例如，卵母细胞生长分化因子 9（GDF-9）和骨形成蛋白 15（BMP-15），也被称为 GDF-9b，是前颗粒细胞和前泡膜细胞向生长卵泡的外表面迁移所必需的。因此，也是原始卵泡形成的必要条件。GDF-9，以及颗粒细胞 - 衍生 KIT 配体和叉头转录因子（FOXL2）也是次级卵泡形成的必要条件。所有这些基因都是女性卵巢早衰的候选基因，并且有证据显示人类的 *FOXL2* 基因突变会导致小睑裂-上睑下垂-内眦赘皮综合征，这也与卵巢功能衰竭相关。

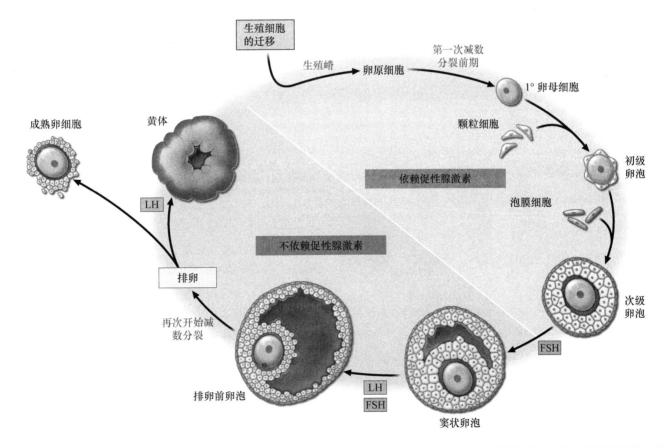

图 14-1 卵巢的发育过程。 卵巢的发育过程是从生殖细胞迁移到生殖嵴定植开始的。随后经历促性腺激素依赖和非促性腺激素依赖的发育阶段，最终出现成熟的卵泡排卵。FSH，促卵泡激素；LH，促黄体素

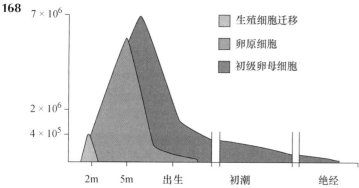

图 14-2 卵巢生殖细胞的数量在妊娠中期达到顶峰，之后急剧减少

成熟卵泡的发育

卵泡发育的早期阶段主要是由卵巢内部因素驱动的，从初级卵泡期发展到优势卵泡期可能需要一年的时间。进一步发育为排卵前的成熟状态，包括卵母细胞再次开始减数分裂，需要 FSH 和 LH 的联合刺激（图 14-1）。这个过程可在数周内完成。从静息卵泡池募集次级卵泡需要 FSH 的直接作用，而小生长卵泡产生的抗米勒激素（AMH）会制约 FSH 的作用。卵泡内液体在颗粒细胞层之间积聚，形成窦状卵泡将颗粒细胞分为两组功能不同的细胞：分布在卵泡壁的壁细胞和包围在卵母细胞周围的卵丘细胞（图 14-3）。最近的证据表明，Wnt 信号通路除了在米勒系统正常发育中发挥作用之外，也是窦状卵泡的正常发育和卵巢类

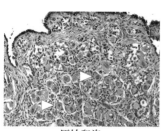

原始卵泡

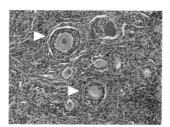

初级卵泡

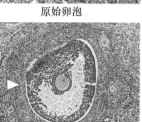

格拉夫卵泡

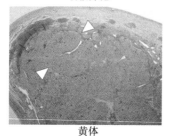

黄体

图 14-3 卵泡的发育。格拉夫（Graafian）卵泡也称为三级卵泡或者排卵期卵泡（Courtesy of JH Eichhorn and D. Roberts，Massachusetts General Hospital；with permission）

固醇激素合成的必要条件。单个优势卵泡在月经周期的 5～7 天开始出现在生长的卵泡池中，而其余大部分未能正常生长的卵泡则逐渐闭锁。来源于卵巢颗粒细胞的激活素和 BMP-6 的自分泌作用，以及来源于卵母细胞的 GDF-9，BMP-15，BMP-6 和 gpr149 的旁分泌作用，均参与颗粒细胞的增殖和 FSH 分泌的反馈调节。卵泡暴露于这些影响因素中的程度不同，从而造成了某些卵泡选择性的持续增长，直到排卵前阶段。通过卵泡的大小，颗粒细胞增殖的证据，FSH 受体数量较多，高芳香化酶活性以及卵泡液中雌激素和抑制素 A 浓度的升高可以区分出优势卵泡。

优势卵泡在排卵前 5～6 天迅速增长，表现为颗粒细胞的增殖和卵泡液的积聚。FSH 诱导颗粒细胞表达 LH 受体，形成排卵前卵泡，或称为格拉夫卵泡。卵泡迁移到卵巢表面做好排卵的准备。LH 触发减数分裂的恢复，抑制颗粒细胞增殖促进环氧合酶 2（COX-2）、前列腺素、孕激素受体，以及表皮生长因子（EGF）样生长因子双调蛋白（表皮调节素、β细胞素和 neuroregulin 1）的生成，所有这些都是排卵的必备条件。排卵的过程还包括细胞外基质的形成，细胞外基质导致包围在卵母细胞周围的卵丘细胞的扩增，以及卵泡液的积聚。孕酮和前列腺素（由排卵刺激诱导）在这个过程中是必不可少的。排卵后，LH 在丰富的血管网络的存在下诱导黄体的形成。该过程有血管内皮生长因子（VEGF）和成纤维细胞生长因子（FGF）参与。传统意义上的中枢生殖系统的调控因子，促性腺素释放激素（GnRH）及其受体（GnRHR），也在卵巢产生，并且参与黄体功能的调节。

卵巢功能的调节

下丘脑和垂体激素的分泌

GnRH 神经元来源于中枢神经系统之外的上皮细胞，然后迁移到中枢神经系统。最初沿嗅神经元分布，然后迁移到下丘脑内侧基底部。通过研究青春期不发育的 GnRH 缺乏患者，人们发现了控制 GnRH 神经元的发育和功能的基因（图 14-4）。在这些基因中，KAL1，FGF8/FGFR1，PROK2/PROKR2，NSMF 以及 CDH7（第十三章），以及 GnRH 神经元迁移到下丘脑相关。约 7000 个的 GnRH 神经元，散在分布于下丘脑内侧基底部，通过正中隆起和垂体门脉系统毛细血管建立连接。GnRH 分泌到垂体门脉系统，通过离散的脉冲信号刺激垂体促性腺激素细胞的 LH 和 FSH 的分泌合成，这些被刺激的细胞占垂体细胞的

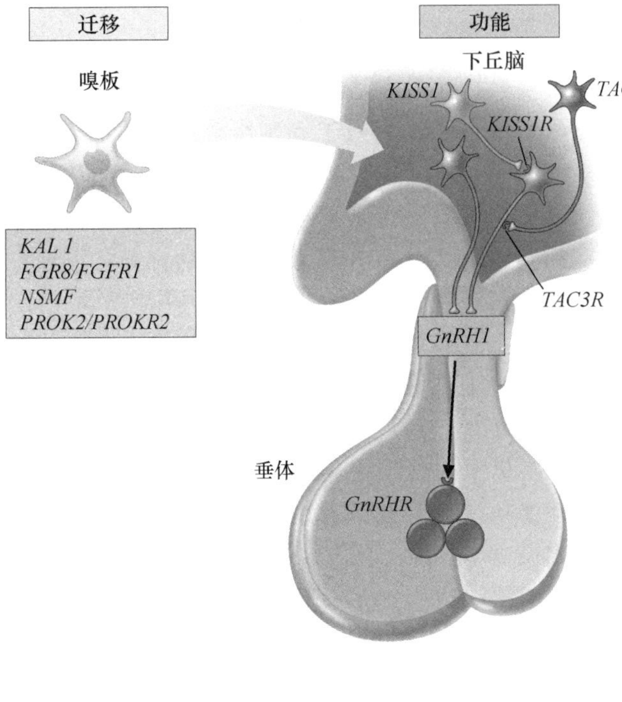

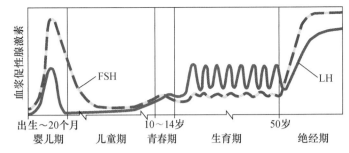

左上图标：

| 迁移 | 功能 |

嗅板

下丘脑

KISS1　　*TAC3*

KISS1R

KAL 1
FGR8/FGFR1
NSMF
PROK2/PROKR2

TAC3R

GnRH1

垂体

GnRHR

图 14-4　有功能的促性腺激素释放激素（GnRH）系统的建立需要一系列基因的参与。 这些基因对 GnRH 神经元发育和从嗅板迁移到下丘脑起到决定性的作用。除此之外，这个系统的建立还涉及调控 GnRH 分泌和作用的基因

图 14-5　在新生儿期，促卵泡激素（FSH）和促黄体素（LH）逐渐增加，但是在儿童期保持低谷水平，直到青春期又再次开始增多。在生育期，促性腺激素的水平具有周期性的变化。到了绝经期，由于丧失负反馈的作用，水平急剧升高

10％左右（第三章）。GnRH 神经元和门脉系统的功能连接在孕早期就已经建立，能够促进垂体促性腺激素的分泌。因此，就像卵巢一样，下丘脑和垂体作为生殖系统的组成部分，在出生前就已经形成。然而，胎盘产生的高水平的雌二醇和孕酮抑制胎儿下丘脑-垂体，使得其对胎儿卵巢分泌的激素的刺激作用减弱。

出生后，胎盘来源的类固醇激素消失，促性腺激素水平上升。女婴 FSH 水平显著高于男婴。FSH 水平的升高导致卵巢被激活（可从超声上看出来）以及抑制素 B 和雌二醇水平的升高。研究发现在 GnRH 缺乏症患者中存在编码抑制素 B 的 *TAC3* 基因突变，及其受体 TAC3R 的异常，提示上述二者参与了 GnRH 分泌的调控，并且可能在发育早期尤为关键。12～20 月龄时，生殖轴再次被抑制，出现一段相对静止的时期，该时期一直持续到青春期（图 14-5）。在青春期启动之后，脉冲式分泌的 GnRH 诱导垂体促性腺激素的释放。在青春发育的早期，LH 和 FSH 的分泌在睡眠期间较为明显，但是随着青春期的发展，在整个白天和夜间都会有脉冲式的促性腺激素分泌。

关于儿童期生殖系统的静止阶段和再次出现的生殖轴的青春期激活的机制尚未被完全阐明。下丘脑的 GnRH 神经元能够对刺激和抑制信号均作出反应。长

久以来，认为对性激素反馈抑制作用的敏感性上升可能与儿童期 GnRH 分泌受到抑制有关，但这一观点尚未完全确定。代谢信号，例如来源于脂肪细胞的瘦素，影响生殖系统的功能（第十七章）。对孤立的 GnRH 缺乏症患者的研究显示 G 蛋白偶联受体 54（*GPR54*）基因（现在也称作 *KISS1R*）突变阻碍青春期的启动。Metastin 是 KISS1 受体的配体，来源于多肽 Kisspeptin-1（*KISS1*），是 GnRH 释放的一个有力的刺激因子。在青春期启动的时候，下丘脑 *KISS1* 和 *KISS1R* 转录都是上调的，这提示 Kisspeptin 在青春期启动中发挥作用。*TAC3* 和 dynorpin（*Dyn*）在 GnRH 的调控中是抑制性的作用，并且在映射到 GnRH 神经元的 KNDy 神经元中和 *KISS1* 共表达。这个系统 GnRH 的分泌最终受到雌激素的负反馈调节。

卵巢的激素

来源于卵巢的类固醇激素分泌细胞并不存储激素，而是在 LH 和 FSH 的周期性刺激下合成激素。卵巢、肾上腺和睾丸合成类固醇激素的步骤以及涉及的酶都是类似的。但是，某些特殊步骤所涉及的酶类在某些细胞中并不充足或者并不是在所有的细胞中都出现。在卵泡发育的过程中，雌激素的合成来源于胆固醇。这个过程需要泡膜细胞和颗粒细胞的密切调节，有时这种调节被称为类固醇的双细胞分泌模式（图 14-6）。FSH 受体只存在于颗粒细胞，而 LH 受体只表达于泡膜细胞。直到卵泡发育的晚期，LH 受体才出现在颗粒细胞上。围绕卵泡的泡膜细胞血管丰富，能够利用循环系统中脂蛋白所携带的胆固醇，在 LH 的调节下合成雄烯二酮和睾酮。雄烯二酮和睾酮通过基底膜转运入几乎没有直接血供的颗粒细胞。卵泡壁的颗粒细胞内芳香化酶特别丰富，在 FSH 的调控下，合成雌激素——这是卵泡期卵巢分泌的主要激素。泡膜细胞分

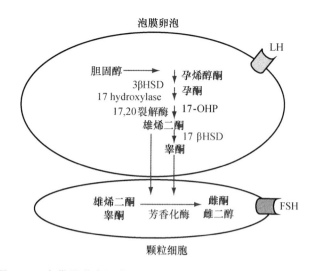

图 14-6 卵巢雌激素的分泌需要泡膜细胞和颗粒细胞在促黄体素（LH）和促卵泡激素（FSH）调控下的协同作用。HSD，类固醇脱氢酶；OHP，羟孕酮

泌雄烯二酮，尽管不多，但是也分泌入外周血液，然后在皮肤转化为双氢睾酮，在脂肪组织转化为雌激素。卵巢门部分的间质细胞功能类似于 Leydig 细胞，也能够分泌雄激素。尽管基质细胞在雄激素的作用下增殖（例如多囊卵巢综合征），但是他们本身不分泌雄激素。

因为排卵而破裂的卵巢具有丰富的毛细血管网，因此能够使得诸如低密度脂蛋白（LDL）的大分子到达黄体化的颗粒细胞和黄体泡膜细胞。在卵泡中，这两种细胞类型都是在黄体中激素合成所必需的。大的黄体化的颗粒细胞是孕酮产生的主要位置，而小的黄体泡膜细胞能够分泌 17-羟孕酮，这个是黄体化的颗粒细胞生成雌激素的来源。LH 对于黄体的正常的结构和功能都至关重要。因为 LH 和人绒毛膜促性腺激素（hCG）能够结合到相同的受体，在受孕后前 10 周，LH 维持黄体的能力被 hCG 所替代。并且 hCG 也常常用于不孕症患者黄体激素的补充治疗。

类固醇激素的作用　雌激素和孕酮在女性第二性征的发育中至关重要（第二章）。雌激素促进乳腺导管系统的发育，孕激素促进腺体的发育。在生殖道，雌激素为妊娠形成受孕的环境，并且通过和子宫内膜系统的精细调控维持妊娠和分娩，使得阴道黏膜增厚、子宫颈黏膜增厚、子宫的增大和收缩。孕酮促进受雌激素影响的内膜的分泌，增加子宫颈黏膜的黏度，并且防止宫缩。这两种性腺激素都能够对促性腺激素的分泌起到正反馈和负反馈的调节作用。孕酮能够升高基础体温，因此，这种现象也在临床上被用于监测排卵。

大部分循环中的雌激素和雄激素都和血液中的运

载蛋白结合，这种结合能够防止激素弥散入细胞，并且延长激素的清除，从而成为一个激素储存库。高亲和力的蛋白包括性激素结合球蛋白（SHBG），这种蛋白和雄激素结合的能力强于和雌激素结合的能力。还有皮质醇结合球蛋白（CBG），这种蛋白也与孕酮结合。胰岛素、雄激素和雌激素能够调节结合蛋白的水平，从而导致 PCOS 患者雄激素水平的升高，以及妊娠期间雌激素和孕酮水平的升高。

雌激素主要通过结合到核受体起作用，包括雌激素受体（ER）α 和 β。转录激活因子和抑制因子调节 ER 的作用（第二章）。ER 的两种亚型都在下丘脑、垂体、卵巢以及生殖系统表达。尽管 ERα 和 β 在表现出多样性的功能，但根据表达的细胞类型不同，也有其功能特异性。例如，ERα 主要作用于卵巢泡膜细胞，而 ERβ 则作用于颗粒细胞。有证据显示存在来源于雌激素的内膜驱动信号。孕酮也存在相似的信号机制，表现为通过孕酮受体 A 和 B 蛋白亚型的转录调节，这是一种快速的膜信号通路。

卵巢的肽类

抑制素最早是从来自于性腺的体液中分离出来的，它主要是选择性地抑制垂体细胞 FSH 的分泌。抑制素是一种由 α 亚基和一个 βA 或 βB 亚基结合在一起形成的二聚体。分为抑制素 A 和抑制素 B。这两种都是从卵巢分泌的。激活素是抑制素 β 亚基的单体形式，能够刺激 FSH 的合成和分泌。抑制素和激活素都是生长和分化因子的转录生长因子 β（TGF-β）超级家族的成员。在对抑制素、卵泡抑素等因子提纯时，人们发现了一种抑制 FSH 分泌的单蛋白。在垂体中，卵泡抑素通过直接结合并灭活激活素而抑制 FSH 的分泌。

抑制素 B 是由窦状卵泡颗粒细胞分泌的，而抑制素 A 则由颗粒细胞、泡膜细胞分泌，同时也通过主要卵泡分泌。抑制素 A 也出现在黄体化的颗粒细胞中，并且是黄体分泌激素的主要组成部分。抑制素 B 由颗粒细胞分泌，并且在 FSH 调控下，随着次级卵泡的募集，分泌入血清的量逐渐增加。抑制素 B 在临床上被用于评估卵巢的储备功能。在月经周期中，抑制素 B 的作用独立于雌二醇，是 FSH 重要的抑制因子。虽然激活素也是由卵巢分泌的，但是血清中存在过量的卵泡抑素，能够不可逆的结合激活素，所以激活素基本不能够对 FSH 的调节起到作用。然而，有证据表明，激活素在卵巢自分泌/旁分泌中发挥作用，并且对垂体 FSH 的分泌有垂体内调控的作用。

AMH（也称为米勒管抑制物），在卵巢的生物学功能中非常重要。这也正是它这个名字由来的原因（例如在男性胚胎发育期促进米勒系统的退化）。AMH 是由小卵泡的颗粒细胞分泌的，与抑制素 B 类似，它也是评价卵巢储备功能的一个指标。AMH 抑制原始卵泡进入到卵泡池，并拮抗 FSH 刺激芳香化酶的表达。

松弛素，由黄体卵泡膜黄体细胞产生，它被认为在子宫内膜蜕膜化过程和子宫肌层收缩活动中发挥重要作用，而这两者在早期妊娠的过程中都是必不可少的。

正常月经周期中激素间的相互作用

生殖功能的成熟有赖于一种有序的正反馈和负反馈循环。这种循环通过 GnRH 脉冲式分泌，改变垂体对 GnRH 的反应，以及调节 LH 和 FSH 的分泌。GnRH 脉冲式分泌通过不同的频率和振幅，调节 LH 和 FSH 的分泌合成。慢频率有利于 FSH 的合成和增加 LH 的振幅。激活素在垂体促性腺激素和滤泡细胞产生，刺激 FSH 的分泌和合成。抑制素是激活素有效的抑制因子，通过封闭激活素受体而发挥作用。虽然抑制素在垂体中表达，但性腺抑制素是 FSH 负反馈的主要抑制来源。

对于大多数周期，生殖系统的功能是一个经典的内分泌负反馈模式。雌激素和孕激素抑制 GnRH 分泌，抑制素在垂体选择性抑制 FSH 的合成和分泌（图 14-7）。这种负反馈控制的 FSH 对单一的成熟卵母细胞的发育至关重要，而这正是女性正常生殖功能建立

的标志。除了这些负反馈控制，月经周期还独特的依赖于雌激素正反馈调节所产生的 LH 峰，这对于成熟卵泡排卵至关重要。女性雌激素的负反馈主要发生在下丘脑，垂体也有稍许贡献，而雌激素正反馈主要发生在垂体，并对下丘脑 GnRH 分泌起促进作用。

卵泡期

卵泡期的特点是募集一组次级卵泡，并最终产生优势卵泡（图 14-8）。卵泡期通常在月经的第一天开始。然而，卵泡的募集由升高的 FSH 启动，始于上一个月经周期的黄体期晚期，在这个时候，性腺类固醇激素及抑制素 A 的负反作用消失。FSH 升高 20%～30% 对于卵泡的募集就已经足够，这是因为卵泡池对 FSH 敏感性增加所致。颗粒细胞增殖造成了早卵泡期抑制素 B 水平的升高。抑制素 B 和雌二醇水平上升，可能还有抑制素 A，一起抑制关键时期 FSH 的分泌，因此，在这个时期，只有一个卵泡成熟。与高龄孕妇 FSH 水平的升高相关的或与外源性促性腺激素治疗不孕症相关的多胎妊娠风险的上升，足以证明促卵泡素负反馈调节的重要性。随着优势卵泡进一步生长，雌激素和抑制素 A 升高，卵泡获得 LH 受体。雌激素水平的增加导致子宫内膜的增殖变化。雌二醇水平的升高对垂体形成正反馈，导致 LH 峰的产生（和一个较小的 FSH 峰），从而触发排卵和颗粒细胞的黄体化。

黄体期

黄体期开始于破裂的卵泡形成的黄体（图 14-8）。孕酮和抑制素 A 从卵巢颗粒细胞产生，并在芳

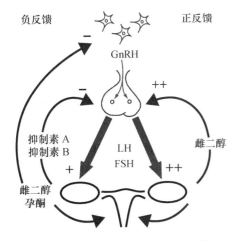

图 14-7 女性生殖系统依赖于性腺激素的负反馈和抑制素的调节，通过这种调节使得促卵泡素（FSH）分泌。同时，也依赖于雌激素的正反馈调节，从而使得促黄体素（LH）出现分泌高峰。GnRH，促性腺素释放激素

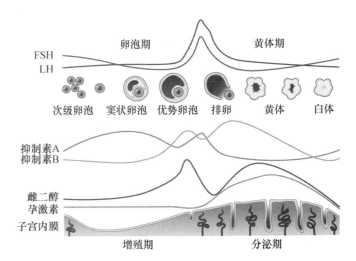

图 14-8 在正常的月经周期中，促性腺激素、卵泡发育、性激素分泌以及子宫内膜变化之间的关系。E，雌激素；Endo，子宫内膜；FSH，促卵泡素；LH，促黄体素；Prog，孕酮

香化酶的作用下将雄激素前体转变为雌二醇。雌激素和孕激素的联合作用是子宫内膜进入分泌期的条件，也是植入的必要条件。黄体的维持来源于LH的作用，但是由于对LH的敏感性逐渐下降，所以黄体寿命有限。随着子宫内膜激素的逐渐下降，黄体逐渐消亡。炎症或局部缺血缺氧导致子宫内膜血管改变，从而导致细胞因子释放、细胞死亡，以及子宫内膜的脱落。

如果受孕，滋养层细胞产生的HCG与黄体的LH受体结合，维持激素的产生和防止黄体退化。在妊娠的前6～10周，黄体是子宫内膜不可或缺的激素来源。随后，黄体的作用被胎盘取代。

卵巢功能的临床评估

初潮后2～4年，月经逐渐规律。而在此之前，常表现为无排卵或者月经不规律。成人在生育期，月经周期的长度是按照从本次月经第一天开始到第二次月经第一天的时间来计算的，大约为28天，但是可以在25～35天之间波动。对于个人而言，周期的变异性大约在2天上下。在正常的月经周期中，黄体期的长度相对来说在12至14天，因此，主要的月经周期的变异来源于卵泡期的变化。月经周期中月经期波动在4至6天。随着年龄的增加，月经周期逐渐缩短，如35岁以上的妇女月经周期和年轻时相比明显缩短。随着更年期的临近，无排卵周期逐渐增加，出血模式也变得不稳定。

每月定期出血周期变化不超过4天的女性一般都是有排卵的周期，但也有其他一些临床体征可以用来评估排卵的可能性。一些妇女经历经间痛，称为排卵期盆腔不适，被认为是由明显快速扩张的优势卵泡在排卵时引起的。一系列症状如腹胀、乳房胀痛和对食物的渴望往往发生在排卵性周期月经之前几天，但没有这些症状也不能说明就无排卵。可用于确定是否排卵的方法包括预期月经前7天血清孕酮水平大于5ng/ml，由于孕激素的体温调节作用，在月经周期的后半期，体温较基础体温升高0.24℃（＞0.5°F），或使用排卵预测试剂盒检测尿LH峰。因为排卵发生于LH峰后约36h，尿LH峰的测定可以有助于配合排卵定时性交。

超声可用于检测液体填充窦状卵泡的情况，以及卵泡的生长和发育，评估子宫内膜在卵泡期雌激素刺激下的增殖情况，以及发现处于黄体期的分泌期子宫内膜的特征性回声表现。

青春期

正常女性的青春期发育

和其他重要的青春期发育特征相比，第一次月经来潮（月经初潮）的发生出现的时间较晚（表14-1）。月经初潮之前，耻骨部位毛发已经出现，随之而来的是腋毛的出现。这主要是源于肾上腺网状带成熟，肾上腺雄激素分泌增加，尤其是脱氢表雄酮（DHEA）分泌的增加。到底是什么触发了肾上腺功能的显现目前尚未知晓。但是可能与体重指数的增加相关，也可能和胎儿期和新生儿期的某些因素有关。月经初潮之前往往先出现乳腺发育（青春期乳房发育）。乳房对于雌激素的刺激是相当敏感的。肾上腺雄激素在外周转化而产生的少量的雌激素以及卵巢在青春期发育早期产生的少量的雌激素即可刺激乳房的发育。在60%的女孩，乳腺发育先于阴毛和腋毛的发育。乳房发育和月经初潮之间间隔大约是2年。在过去的一个世纪里，月经初潮逐渐低龄化，这在很大程度上归因于营养的改善，还有可能和女孩的肥胖以及性早熟有关。在美国，月经初潮发生的平均年龄为12.5岁（表14-1）。青春期开始的时间早晚的变化是由于遗传因素所决定的。遗传因素估计占50%～80%。肾上腺功能初现以及乳房的发育在黑人女性中比白人女性早1年左右，但月经初潮时间大约只相差6个月。

其他重要的激素变化也发生在青春期。生长激素（GH）水平在青春期早期增加，这和青春期雌激素的分泌增加有关。GH刺激胰岛素样生长因子-1（IGF-1）的分泌，进一步促进身高的增长。女孩和男孩相比，身高的快速增长期不太明显，高峰大约是7cm/y。身高增长随着长骨骨骺的闭合而终止。雌激素的长期的暴露最终导致骨骺闭合。青春期也与轻度胰岛素抵抗相关。

表 14-1	女孩青春期的平均年龄（岁）				
	乳房发育/耻骨毛发发育开始	出现身高增长加速的年龄	初潮	乳房发育/耻骨毛发发育结束	达到成年身高的年龄
白人	10.2	11.9	12.6	14.3	17.1
黑人	9.6	11.5	12	13.6	16.5

来源：FM Biro et al：J Pediatr 148；234，2006.

青春期失调

性早熟和青春期延迟的鉴别诊断在男孩和女孩中都是类似的（第十三章）。然而，正常青春期的时间和某些特定障碍发生的相对频率女孩与男孩相比有差异。

性早熟 传统意义上的性早熟，根据 19 世纪 60 年代在英国 Marshall 和 Tanner 的研究数据进行定义，即女孩第二性征的发育年龄小于 8 岁。最近的研究建议，白人女孩和黑人女孩乳房发育或阴毛出现在＜7 岁或 6 岁，诊断为性早熟。

女孩性早熟最常见的是中枢介导的（表 14-2），表现为下丘脑-垂体-卵巢轴的早期活化。它的特点表现为 LH 的脉冲式分泌（和深睡眠有关），和 LH、FSH 对外源性促性腺激素释放激素的反应增强（2～3 倍刺激）（表 14-3）。真性性早熟表现为骨龄大于 2 个标准差，近期出现加速增长以及第二性征的发育。在女孩中，85％中枢介导性的性早熟是特发性的。但是，也必须考虑神经性的原因。与促性腺激素释放激素缺乏相关基因的突变已在少数特发性性早熟的患者中有报道（*KISS*，*KISS1R*，*TAC3*，*TAC3R* 和 *DAX-1*），但其频率较低不适用于临床检

测。促性腺素释放激素激动剂诱导垂体脱敏治疗能够防止骨骺过早闭合，保护成年身高，以及对性早熟进行心理治疗。

外周性性早熟不涉及下丘脑-垂体-卵巢轴的激活，而是通过外周升高的雌激素的作用抑制促性腺激素水平。外周性性早熟的治疗主要是纠正潜在的病因（表 14-2），并且使用类固醇激素合成的抑制剂，以及 ER 受体阻滞剂来对抗性激素的作用。值得注意的是，最开始为外周性性早熟的女孩也可以出现中枢性性早熟，例如 McCune-Albright 综合征以及先天性肾上腺皮质增生症。

不完整和间歇性的性早熟也可能发生。例如，女孩在 2 岁前可能出现乳房发育，但是没有进一步的进

表 14-2　性早熟的鉴别诊断

中枢性（GnRH 依赖性）	外周性（非 GnRH 依赖性）
特发性	先天性肾上腺增生
CNS 肿瘤	产生雌激素的肿瘤
错构瘤	肾上腺肿瘤
星状细胞瘤	卵巢肿瘤
腺肌瘤	产生促性腺激素/hCG 的肿瘤
脑胶质瘤	外源性雌激素摄入增多或雄激素摄入增多
生殖细胞瘤	McCune-Albright 综合征
CNS 感染	芳香化酶过度分泌综合征
头部外伤	
医源性	
辐射	
化疗	
手术	
CNS 畸形	
鞍上或蛛网膜囊肿	
隔-视神经发育不良	
脑积水	

缩写：CNS，中枢神经系统；GnRH，促性腺素释放激素；hCG，人绒毛膜促性腺激素

表 14-3　性早熟和青春期延迟的评估

	性早熟	青春期发育延迟
筛查试验	×	×
病史和体格检查	×	×
生长状况的评估	×	×
骨龄	×	×
LH，FSH	×	×
雌激素，睾酮	×	×
DHEAS	×	×
17-羟孕酮	×	
TSH，T$_4$	×	×
全血细胞分析		×
红细胞沉降率，C 反应蛋白		×
电解质，肾功能		×
肝酶		×
IGF-1，IGFBP-3		×
尿液分析		×
进一步检查		
盆腔超声	×	×
颅脑 MRI	×	×
β-hCG	×	
GnRH/抑制刺激试验	×	×
ACTH 兴奋试验	×	
炎症性肠病的检查	×	×
乳糜泻的检查		×
催乳素		×
核型分析		×

缩写：ACTH，促肾上腺皮质激素；DHEAS，硫酸脱氢表雄酮；FSH，促卵泡激素；hCG，人绒毛膜促性腺激素；IGF-1，胰岛素样生长因子-1；IGFBP-3，IGF 结合蛋白-3；LH，促黄体素；MRI，磁共振；TSH，促甲状腺激素；T$_4$，甲状腺激素

展，没有显著的骨龄提前，没有明显的雌激素生成增加，或身高异常。在没有青春期发育的个体中可以出现肾上腺功能早现，但它必须与迟发型先天性肾上腺皮质增生、分泌雄激素的肿瘤进行鉴别。后一种情况被称为异性性早熟。肾上腺功能早现可能与肥胖，高胰岛素血症有关，这些个体将来易患多囊卵巢综合征。

青春期延迟　青春期延迟（表14-4）定义为女性

表 14-4　青春期延迟的鉴别诊断
高促性腺激素性
卵巢的
Turner 综合征
性腺发育不全
化疗/放射疗法
半乳糖血症
自身免疫性卵巢炎
先天性类脂质增生
类固醇生成酶异常
17-羟化酶缺乏症
芳香化酶缺乏
促性腺激素/受体突变
FSHβ，LHR，FSH
雄激素抵抗综合征
低促性腺激素性
遗传
下丘脑综合征
瘦素/瘦素受体
HESX1（视-隔发育不良）
PC1（激素原转化酶）
IHH 和卡曼（Kallmann）综合征
KAL1，FGFR1，FGF8，NSMF，PROK2，PROKR2，KISS1，KISS1R，TAC3，TAC3R，GnRH1，GnRHR，SEM3A，HS6ST1，WDR11，CHD7
垂体发育异常/功能
PROP1
中枢神经系统肿瘤/浸润性疾病
颅咽管瘤
星形细胞瘤，生殖细胞瘤，胶质瘤
催乳素瘤，垂体肿瘤等
组织细胞增生症 X
化疗/放疗
功能性
慢性病
营养不良
过度运动
饮食失调

缩写：CHD7，染色质解旋酶 DNA 结合蛋白 7；FGF8，成纤维细胞生长因子 8；FGFR1，成纤维细胞生长因子受体 1；FSHβ，促卵泡激素 β 链；FSHR，FSH 受体；GNRHR，促性腺素释放激素受体；HESX1，同源，胚胎干细胞表达 1；HS6ST1，硫酸肝素 6-O 磺基转移酶 1；IHH，特发性低促性腺素性功能减退；KAL，卡曼；KISS1，kisspeptin 1；KISSR1，KISS1 受体；LHR，促黄体素受体；NSMF，NMDA 受体信号和神经元迁移的因子；PROK2，prokineticin 2；PROKR2 前动力蛋白受体 2；PROP1，prophet Pit1，配对类同源结构域转录因子；SEMA3A，semaphorin-3A；WDR11，WD 重复含蛋白质 11

年满 13 岁，但是没有第二性征发育。诊断分析和原发性闭经非常相似。25%～40% 的青春期延迟的女孩主要是由于卵巢的病变，大多数这样的患者都是特纳综合征的患者。功能性低促性腺素性功能减退症包括各种不同的病因。如系统性疾病，包括腹腔疾病和慢性肾脏疾病和内分泌疾病，如糖尿病、甲状腺功能减退症。此外，女孩更容易因运动过度、不良的饮食或饮食失调而降低能量平衡。这些可逆的病因构成了女孩青春期延迟病因的 25%。先天性低促性腺素性功能减退症的女孩或男孩可以通过几种不同的基因突变或它们的组合引起（图 14-4，第十三章，表 13-2）。大约 50% 的先天性低促性腺素性功能减退症的女孩，伴或不伴嗅觉障碍，有一定程度的乳房发育，10% 的病例有一到两次阴道出血。家系的研究表明，青春期不发育相关的基因也可能导致青春期延迟。最近的研究进一步指出，遗传易感性导致患者对环境应激适应不良，如饮食和锻炼可能成为功能性下丘脑性闭经的部分原因。虽然在女孩，神经系统方面的原因导致青春期延迟的比例低于男孩，但是在低促性腺激素性性功能减退的鉴别诊断中也应该除外这些疾病。

第十五章　绝经和绝经后激素治疗

Menopause and Postmenopausal Hormone Therapy

JoAnn E. Manson，Shari S. Bassuk

（杨文嘉　译　陈颖丽　审校）

　　绝经是指卵泡功能丧失导致的月经永久性停止。它是闭经后 12 个月的回顾性诊断。美国女性平均绝经年龄为 51 岁。围绝经期是指绝经前生育能力减退、月经周期逐渐不规则至停经后 1 年。围绝经期开始于末次月经的 2～8 年前，平均时长 4 年。吸烟可使绝经过渡期提前 2 年。

　　虽然围绝经期和绝经后过渡期在临床表现上有很多相似之处，但其生理基础和临床处置方法有所不同。低剂量口服避孕药是围绝经期的主要治疗手段，而绝经后激素治疗（HT）是停经后用以缓解症状的常见方法。

围绝经期

生理学

35 岁后卵巢质量及生育能力显著下降，在围绝经期更为突出。初级卵泡从出生前到绝经时不断地消耗减少（第十四章）。围绝经期时，卵泡期加速使得经期间隔显著缩短（通常缩短 3 天）。卵泡生成发生改变、抑制因子分泌减少使得促卵泡激素（FSH）水平上升。相比绝经期的高 FSH 低雌二醇，围绝经期时的激素水平不规律。围绝经期更易出现无排卵周期，产生高雌激素、低孕激素环境，使得围绝经期女性子宫内膜增生或子宫内膜癌、子宫息肉、子宫平滑肌瘤发生率增加。绝经过渡期卵巢和垂体相关激素的血清水平变化见图 15-1。当过渡到绝经期后，雌二醇水平显著下降，雌酮水平保持相对稳定，提示肾上腺及卵巢生成的雄激素是在外周进行芳构化的。FSH 水平的增加比促黄体素明显，这可能是因为缺少抑制因子及雌激素反馈。

诊断方法

生殖衰老研讨会＋10 分期（STRAW＋10）为卵巢衰老临床评估提供了全面的框架。如图 15-2，月经周期特征是绝经过渡期的首要标准，生物指标作为辅助标准。由于个体内存在极端变异，FSH 和雌二醇水平并不是处于月经期的围绝经期女性完美的诊断指标。在月经周期卵泡期早期（第 2～5 天）低水平 FSH 并不支持围绝经期的诊断，而随机血＞25IU/L 是绝经过渡期后期的特征。FSH 的测量能够帮助评估生殖能力，月经周期第三天测量 FSH 水平＜20IU/L、20～30IU/L 和≥30IU/L 分别提示怀孕的机会较好、一般和较差。抗米勒激素和抑制素 B 也可辅助评价生殖衰老。

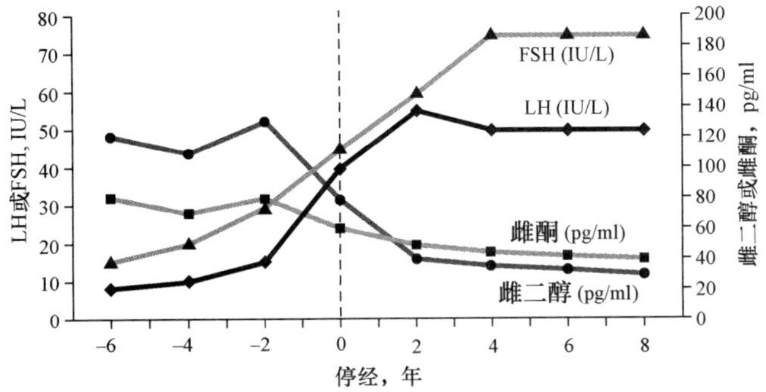

图 15-1　绝经过渡期卵巢及垂体激素平均血清水平。FSH，促卵泡激素；LH，促黄体素

症状

判断中年时出现的一些症状究竟是源于卵巢衰老抑或其他年龄相关改变并不容易。绝经过渡期常见的症状包括潮红、盗汗、不规则出血、阴道干涩，在一些女性中还可出现睡眠障碍。卵巢衰老引起情绪波动、抑郁、记忆力及注意力减退、躯体化症状、尿失禁、性功能障碍的证据并不明确、充分。在一项美国研究中，近 60％的女性在绝经前 2 年内出现潮红症状。症状强烈程度、持续时间、频率以及对生活质量的影响差异明显。

治疗　围绝经期

围绝经期治疗

对于月经周期不规律，月经量过多或出现因激素水平变化导致的相关症状，仅生活质量受到影响者，低剂量口服复合避孕药是治疗的主要手段。恒定剂量的雌激素和黄体酮（炔雌二醇每次 20μg、每日 1 次；醋炔诺酮每次 1mg，每日 1 次，每月服用 21 天）能够消除血管收缩症状，维持规律周期。口服避孕药还可产生其他一些益处，包括对卵巢和子宫内膜癌的保护作用、增加骨密度，但围绝经期使用口服避孕药能否降低今后骨折风险尚不明确。口服避孕药还能够减少意外妊娠。其禁忌证包括吸烟、肝脏疾病、血栓栓塞或心血管疾病病史、乳腺癌、无法解释的阴道出血。单纯孕激素配方（每日 0.35mg 炔孕酮）或甲羟孕酮（Depo-Provera）注射（每 3 个月 150mg 肌内注射）可用于吸烟或存在心血管危险因素的围绝经期经量过多女性。黄体酮无法调整月经周期，也无法减少出血天数，但能够减少月经量。

减少月经量的非激素方法包括非甾体类抗炎药如甲芬那酸（月经第 1 天 500mg，第 2、3 天每日 4 次，每次 250mg），当药物治疗失败时可考虑子宫内膜切除术。月经量增多需要除外子宫疾病。生理盐水增强的经阴道超声对于明确有无子宫平滑肌瘤或息肉有所帮助，子宫内膜抽吸可以帮助明确增生变化。

绝经过渡期

对于使用避孕药减轻围绝经期症状的有性行为女性，何时以及是否改为 HT 治疗必须个体化。HT 中雌二醇及黄体酮剂量低于口服避孕药，无法

图15-2 生殖衰老女性生殖衰老研讨会＋10分期（STRAW＋10）系统。AMH，抗米勒激素；FSH，促卵泡激素

阶段	−5	−4	−3b	−3a	−2	−1	+1a	+1b	+1c	+2
术语	生殖期				绝经过渡期		绝经后			
	早期	高峰	晚期		早期	晚期	早期		晚期	
					围绝经期					
持续时间	变化				变化	1～3年	2年 (1+1)	3～6年	持续终身	
主要标准										
月经周期	变化至规律	规律	规律	月经量/时长轻度改变	时长变化 连续周期 时长差异 持续≥7天	停经间隔 ≥60天				
支持标准										
内分泌 FSH AMH 抑制素B		低 低	变化* 低 低	↑变化* 低 低	↑>25 IU/L** 低 低	↑变化 低 低	稳定 极低 极低			
卵泡数		低	低	低	低	极低	极低			
描述性特征										
症状					血管收缩类似症状	血管收缩相近症状	泌尿生殖器萎缩症状加重			

*月经周期2～5天采血↑=升高
**基于目前目前国际垂体标准检测接近预期水平

预防妊娠。虽然不规律的月经消失1年可认为停止排卵，但对于服用口服避孕药的女性无法评估其自然月经方式。对于有意愿避孕的女性应在月经周期不规律时重新开始口服避孕药。亲属的末次月经平均年龄可以作为参考，以帮助预测何时开始这一过程，且在绝经前不断重复直至绝经。

绝经和绝经后激素治疗

是否使用绝经后激素治疗（HT）是女性面临的一个复杂的健康问题。HT最初被用于缓解血管收缩症状，但也被用于预防绝经后加重的多种疾病，如骨质疏松和心血管疾病。2000年，美国近40%年龄50～74岁的绝经后女性接受HT。到目前为止，有关HT健康结局的确凿证据较少，但HT应用较为广泛。许多女性会向医护人员寻求有关绝经后激素治疗的确切答案，平衡不同个体的风险及获益具有挑战性。

观察性研究提示HT能够预防心血管及其他慢性疾病，患者是否倾向于使用绝经后激素治疗的差异会在一定程度上对治疗获益产生影响。选择HT的患者通常更健康、医疗资源更为丰富、依从性更好、生活方式更为健康。排出了这些混杂因素的随机试验没有得到和观察性研究相一致的获益。妇女健康促进计划（WHI）是迄今为止最大的HT试验，受试者超过27 000人，年龄50～79岁（平均年龄63岁）的绝经后女性，平均绝经5～7年，该研究由于雌孕激素组获益风险比不良、单纯雌激素治疗组卒中风险增加超过冠心病（CHD）获益而提前终止。

以下根据现有证据对决策建议进行总结。因近期缺少预防心血管疾病获益的随机临床试验，暂不予考虑。

绝经后激素治疗的获益和风险

见表15-1。

明确获益·绝经症状 随机临床试验的强有力证据证明雌激素治疗对于控制血管收缩和泌尿生殖器症状非常有效。抗抑郁药物（如帕罗西汀7.5mg/d或文拉法辛75～150mg/d）、加巴喷丁（300～900mg/d）、可乐定（氯压定）（0.1～0.2mg/d）或维生素E（400～800IU/d）

表 15-1	妇女健康促进计划（WHI）雌孕激素和单纯雌激素试验中 50～79 岁整体研究人群干预阶段绝经后激素治疗的获益及风险				
		雌孕激素		单纯雌激素	
结果	效果	相对获益或风险	绝对获益或风险[b]	相对获益或风险	绝对获益或风险[b]
绝对获益					
绝经症状	明确改善	风险下降 65%～90%		风险下降 65%～90%	
骨质疏松	明确增加骨密度，降低骨折风险	髋部骨折风险下降 33%	髋部骨折减少 6 例（11 vs. 17）	髋部骨折风险下降 33%	髋部骨折减少 6 例（11 vs. 17）
绝对风险[h]					
子宫内膜癌	使用单纯雌激素绝对风险增加（见下文雌孕激素）	见下文	见下文		增加 4.6 例（观察性研究）
肺栓塞	绝对风险增加	风险增加 98%	增加 9 例（18 vs. 9）	风险增加 35%（n.s.）	增加 4 例（14 vs. 10）
深静脉血栓	绝对风险增加	风险增加 87%	增加 11.5 例（25 vs. 14）	风险增加 48%	增加 7.5 例（23 vs. 15）
乳腺癌	长期使用（≥5 年）雌孕激素绝对风险增加	风险增加 24%	增加 8.5 例（43 vs. 35）	风险降低 21%（n.s.）	减少 7 例（28 vs. 35）
胆囊疾病	绝对风险增加	风险增加 57%	增加 47 例（131 vs. 84）	风险增加 55%	增加 58 例（164 vs. 106）
可能或不确定的风险及获益[h]					
冠心病[d]	高龄女性及绝经后多年的女性风险可能增加；较年轻女性或近期停经女性风险可能降低或无效应[e]	风险增加 18%（n.s.）	增加 6 例（41 vs. 35）	风险无差异	风险无差异
心肌梗死	单纯雌激素组与年龄分组关系显著——年轻-非高龄-女性（年龄趋势 $P=0.02$）	风险增加 24%（n.s.）	增加 6 例（35 vs. 29）	风险无差异[e]	风险无差异[e]
卒中	风险可能增加	风险增加 37%	增加 9 例（33 vs. 24）	风险增加 35%	增加 11 例（45 vs. 34）
卵巢癌	长期应用（≥5 年）风险可能增加	风险增加 41%（n.s.）	增加 1 例（5 vs. 4）	无	无
子宫内膜癌	长期随访中雌孕激素风险可能降低	风险降低 33%[f]	减少 3 例（7 vs. 10）	见上文	见上文
尿失禁	风险可能增加	风险增加 49%	增加 549 例（1661 vs. 1112）	风险增加 61%	增加 852 例（2255 vs. 1403）
结直肠癌	雌孕激素治疗风险可能增加；单纯雌激素治疗高龄女性风险可能增加（见上文单纯雌激素治疗）	风险降低 38%	减少 6.5 例（10 vs. 17）	风险无增加或降低	风险无差异
2 型糖尿病	风险可能降低	风险降低 19%	减少 16 例（72 vs. 88）	风险降低 14%	减少 21 例（134 vs. 155）
痴呆（年龄≥65 岁）	高龄女性风险可能增加（观察性研究与随机试验数据不符）	风险增加 101%	增加 23 例（46 vs. 23）	风险增加 47%（n.s.）	增加 15 例（44 vs. 29）
总体死亡率[g]	高龄女性和绝经后多年的女性风险可能增加；较年轻女性或近期绝经女性风险可能降低或无效应（两个实验结合年龄趋势 $P<0.05$）	风险无差异	风险无差异	风险无增加[e]	风险无差异[e]

表15-1	妇女健康促进计划（WHI）雌孕激素和单纯雌激素试验中50～79岁整体研究人群干预阶段绝经后激素治疗的获益及风险				
结果	效果	雌孕激素		单纯雌激素	
		相对获益或风险	绝对获益或风险	相对获益或风险	绝对获益或风险
全局指数	高龄女性和绝经后多年的女性风险可能增加；较年轻女性或近期绝经女性风险可能降低或无效应（单纯雌激素治疗年龄趋势 P 为 0.02）	风险增加 12%	增加 20.5 例（189 *vs.* 168）	风险无增加ᵉ	风险无差异ᵉ

a. WHI 雌孕激素组使用马结合雌激素（0.625mg/d）和甲羟孕酮（2.5mg/d）与安慰剂对照 5.6 年。WHI 单纯雌激素组使用马结合雌激素（0.625mg/d）与安慰剂对照 7.1 年。b. 每年每 1 万名女性例数。c. WHI 未设计 HT 对绝经期症状的评价。其他随机试验数据显示 HT 使围绝经期症状降低 65%～90%。d. 冠心病至非心肌梗死或冠心病死亡。e. 年龄之间存在显著相关性，指年轻和高龄女性 HT 与特殊结果的相关性。f. 累计 12 年随访期观察到风险下降（5.6 年治疗及 6.8 年干预后观察）。g. 全局指数指每个受试者出现第一次事件的整体结局，包括冠心病、卒中、肺栓塞、乳腺癌、结直肠癌、子宫内膜癌（仅在雌孕激素组）、髋部骨折和死亡。因每个受试者可能出现多个事件，全局指数不是将每个时间单纯叠加。h. 包括雌孕激素组和单纯雌激素组结果有分期的一些结果

缩写：n.s. 无显著统计学意义

或豆制品及其他植物雌激素等也能够帮助减轻血管收缩症状，但效果不及 HT。帕罗西汀是美国食品和药品监督局唯一批准的用于治疗血管收缩症状的非激素药物。巴多昔芬，一种雌激素激动剂/拮抗剂的结合雌激素也获批用于血管收缩症状。对于泌尿生殖器症状，阴道雌激素的作用与口服或经皮雌激素相似，口服欧司哌米芬也可作为选择之一。

骨质疏松（见第二十七章）

骨密度 雌激素通过减少骨转化及重吸收率，可以使大部分绝经后女性的衰老相关骨量丢失发生速度减慢。超过 50 个随机试验显示，绝经后雌激素治疗无论是否联合黄体酮，均可迅速增加骨密度，使脊柱骨密度增加 4%～6%，髋部增加 2%～3%，且在整个治疗期间保持。

骨折 观察性研究数据显示，接受雌激素治疗的女性，椎体骨折风险降低 50%～80%，髋部、腕部及其他外周骨折的风险降低 25%～30%；联合黄体酮未见额外获益。在 WHI 研究中，雌激素联合黄体酮或单纯雌激素治疗 5～7 年，髋部骨折风险下降 33%，整体人群总体骨折风险下降 25%～30%。随机试验显示，双膦酸盐（如阿伦膦酸钠 10mg/d 或 70mg/wk；利塞膦酸钠 5mg/d 或 35mg/wk；伊班膦酸钠 2.5mg/d 或 150mg/mo 或 3mg/mo 静脉注射）和雷洛昔芬［一种选择性雌激素受体调节剂（SERM）］60mg/d 能够增加骨密度并降低骨折风险。其他治疗骨质疏松的方法还包括巴多昔芬与雌激素的结合物及甲状旁腺激素（特立帕肽 20μg/d 皮下注射）。这些药物与雌激素不同，不会产生对子宫内膜或乳腺的副作用。增加体力活动、合理的钙摄入（1000～1200mg/d，通过饮食或补充剂分次摄入）也能够降低骨质疏松相关骨折风险。根据医学会 2011 年的报告，血中 25-羟维生素 D≥

50nmol/L 被认为是充足的、能够维持骨密度及预防骨折的水平。骨折风险评估（FRAX）评分将年龄及其他风险与个体骨密度评分相结合，用以预测髋部及严重骨质疏松骨折的 10 年风险，对药物治疗的决策起到指导作用（见 www.shef.ac.uk/FRAX/）。

明确风险·子宫内膜癌（单纯雌激素） 一项对 30 个观察性研究的综合分析显示短期（1～5 年）单纯应用雌激素的患者子宫内膜癌风险增加 3 倍，长期（≥10 年）应用者增加近 10 倍。绝经后雌/孕激素干预（PEPI）随机试验的结果也支持这一发现，该研究中，3 年后接受雌激素治疗的女性中有 24% 发生率子宫内膜不典型增生（一种癌前病变），而安慰剂组发生率仅为 1%。联合孕激素以拮抗雌激素对子宫内膜的作用可以消除甚至降低其对子宫内膜的风险（见下文）。

静脉血栓栓塞 对观察性研究的 Meta 分析发现绝经后女性正在接受口服雌激素治疗与静脉血栓栓塞风险增加 2.5 倍相关。对包括 WHI 在内的随机试验的 Meta 分析显示，该风险增加 2.1 倍。WHI 提示雌孕激素联合时肺栓塞及深静脉血栓风险增加近 2 倍，单纯雌激素治疗时增加 35%～50%。经皮雌激素单药或联合孕激素（孕激素微粒或孕烷衍生物）在血栓风险方面更为安全。

乳腺癌（雌孕激素联合） 观察性研究发现目前或近期接受雌激素个体乳腺癌风险增加；这一风险与使用时间长短直接相关。一项对 51 个病例对照及队列研究的荟萃分析显示，绝经后短期（<5 年）应用 HT 未见乳腺癌风险显著增加，而长期应用（≥5 年）者风险增加 35%。与子宫内膜癌的结果不同，雌孕激素联合治疗发生乳腺癌等风险高于单纯雌激素治疗。随机试验等数据也提示雌孕激素联合治疗使乳腺癌风险增加。WHI 研究中，平均接受 5.6 年激素联合治疗的

女性发生乳腺癌的风险比安慰剂组增加24%，但平均接受7.1年单纯雌激素治疗的患者风险未见增加。事实上，WHI研究的结果显示单纯雌激素治疗组乳腺癌风险有下降趋势，但不清楚这一发现与雌激素配方而非马结合雌激素有关，还是与治疗时长＞7年有关。在心脏与雌/孕激素替代研究（HERS）中，联合治疗4年乳腺癌风险增加27%。尽管这一发现未达到统计学显著性，但总体证据强烈提示雌孕激素治疗与乳腺癌变相关。

一些观察性证据提示闭经起始和开始HT中间的时长会影响这一治疗与乳腺癌风险的关系，"缺口时间"＜3～5年与HT相关乳腺癌高风险相关（这一发现与CHD相反，讨论见本章后文）。然而，这一相关性尚未得到证实，可能与HT使用者比非使用者筛查钼靶的比例更高更易发现早起癌变有关，特别是在闭经早期。事实上，WHI试验入组时，50～59岁、60～69岁、70～79岁女性HT和乳腺癌风险的危害比没有差异（检验年龄分类的效力不足）。尚需其他研究进一步探讨这一问题。

胆囊疾病　大型观察行研究提示使用口服雌激素的绝经后女性胆囊结石或胆囊切除术风险增加2～3倍。WHI研究中，随机分入雌孕激素或单纯雌激素的女性发生胆囊疾病的风险比安慰剂组增加55%。HERS组的风险也有所增加。经皮HT可能是一种更安全的选择，但需要进一步研究证实。

可能的或不确定的风险及获益·冠心病/卒中　直至最近，HT才被积极地推荐为一种可能的心脏保护药物。在过去三十年中，多个观察性研究提示绝经后女性应用雌激素可使CHD发生率降低35%～50%。随机试验数据显示外源性雌激素能够使血清低密度脂蛋白（LDL）胆固醇降低、高密度脂蛋白（HDL）胆固醇上升10%～15%，这是这一相关性的生物学基础。应用雌激素还会对脂蛋白（a）、LDL氧化、血管内皮功能、纤维蛋白原、纤维蛋白溶解原激活剂抑制剂1产生有益影响。但雌激素治疗也会对其他一些心血管生物学标志物产生不利影响：增加三酰甘油（甘油三酯）水平，通过升高因子Ⅶ、凝血酶原片段1和2、血纤维蛋白肽A促进凝血，使炎症指标C反应蛋白升高。

在已患心血管疾病的女性中应用雌激素或雌孕激素联合治疗的随机试验并未证实观察性研究中的获益。HERS中（一个探讨雌孕激素治疗对临床心血管结果疗效及安全性的二级预防试验），阳性药物组和安慰剂组4年冠心病死亡及非致死性心肌梗死发生率相近，且阳性药物组第一年心血管事件风险降低50%。虽然孕激素可能会使雌激素带来的获益减少，但雌激素替代和动脉粥样硬化（ERA）试验提示单纯雌激素或雌孕激素联合治疗对患者冠状动脉粥样硬化进展的冠脉造影检查结果无影响。此外，帕沃斯激素替代治疗动脉粥样硬化研究——经皮雌二醇联合或不联合炔诺酮的试验；女性雌激素卒中试验（WEST）——有关17β-雌二醇的试验；或雌激素预防再梗死试验（ESPRIT）——有关口服戊酸雌二醇的试验，均未发现心血管获益。因此，HT对于绝经后女性心血管疾病的有效性及二级预防作用在临床试验中未得到证实。

有关绝经后HT一级预防的试验也提示心血管风险早期升高且缺少心脏保护作用。WHI中，平均接受5.6年雌孕激素治疗的女性比安慰剂组女性发生CHD的风险增加18%（首要分析中定义为非致死性心肌梗死或冠心病死亡），这一风险增加未达到统计学显著性。但在试验第一年，该风险显著增加80%，而在接下来几年中下降（时间趋势P值＝0.03）。WHI中雌激素单药治疗组在试验的7.1年或随访中特定年份未见对CHD产生整体影响。整体心肌梗死的结果相似。

但深入分析数据后发现，开始HT的时间严重影响这一治疗与CHD的关系。雌激素能够减缓动脉粥样硬化的早期进程，但对进展的动脉粥样硬化病变具有负面作用。据推测，雌激素的血栓前及炎症前效应主要作用在绝经过渡期即开始HT女性的亚临床病变，而停经后早期开始HT的女性动脉损伤较少，因还未出现进展性病变而可以得到心血管获益。非人类灵长类动物数据支持这一概念。在卵巢切除术后发生动脉粥样硬化的食蟹猴接受单纯雌激素或前2年（人类中为6年）联合孕激素时，结合雌激素对冠状动脉斑块的程度无影响。但卵巢切除术后动脉粥样硬化早期立即应用外源性雌激素可使斑块程度降低70%。

观察性研究亚组分析结果及临床试验数据进一步证实了这一假设。例如，WHI试验中入组时具有动脉粥样硬化倾向血脂谱的女性接受雌激素或雌孕激素联合CHD发生风险降低40%。入组时胆固醇较差的患者，治疗使风险增加73%（相互作用P＝0.02）。有无代谢综合征（见第二十四章）严重影响HT与CHD发生的相关性。合并代谢综合征的女性中，HT者CHD风险翻倍，而无代谢综合征的女性中未观察到相关性。此外，WHI试验整体队列中单纯雌激素治疗与CHD之间无相关性，但50～59岁女性中这种治疗与CHD风险下降40%相关；而60～69岁女性风险仅降低5%，70～79岁女性风险增加9%（年龄趋势P＝0.08）。单纯雌激素治疗与最年轻的女性整体心肌梗死风险降低45%，具有边缘显著性，最老的女性风险增加24%，不具有显著性（年龄趋势P＝0.02）。使用雌激素还与年轻组低水平冠状动脉钙化性斑块有关。尽管在

WHI 雌孕激素联合组未见相似效应，但 CHD 风险随绝经后年份增加而上升（趋势 $P=0.08$），绝经≥20 年的女性风险显著升高。绝经<10 年、雌孕激素联合治疗的女性整体心肌梗死风险下降 9%，绝经 10～19 年的女性风险增加 16%，绝经≥20 年的女性风险增加 2 倍（趋势 $P=0.01$）。在大型观察性护士健康研究中，绝经后 4 年内接受 HT 的女性 CHD 风险比未接受 HT 者低，绝经≥10 年后接受治疗的女性几乎未得到冠状动脉获益。观察性研究中大部分为绝经后 3～4 年开始 HT 的女性，临床试验中大部分为绝经≥12 年开始 HT 的女性，这一差异可以解释这两类研究的明显不同。

关于卒中的结果，WHI 接受雌孕激素或单纯雌激素的受试者卒中风险比安慰剂患者高 35%。开始 HT 的年龄是否影响卒中风险尚不明确。WHI 和护士健康研究中，所有年龄组 HT 均与卒中风险增加相关。关于年龄、停经后时间、与外源性 HT 相关的其他能够预测心血管风险增加或降低的个人特征（包括生物学指标）需要更深入的研究。此外，不同 HT 剂量、配方、使用途径是否对心血管产生不同效应尚不明确。

结直肠癌 观察性研究提示 HT 使结肠、直肠癌风险降低，而在不同 Meta 分析中相对获益为 8%～34%。WHI 中，雌孕激素联合治疗与 5.6 年结直肠癌风险显著下降 38% 有关，而在单纯雌激素治疗 7 年中未见获益。但同样观察到了年龄校正效应，70～79 岁 HT 女性风险翻倍，而年轻女性风险未见升高（年龄趋势 $P=0.02$）。

认知减退及痴呆 一项对 10 个病例对照及 2 个队列研究的荟萃分析提示绝经后 HT 与痴呆风险下降 34% 有关。而在后续的随机试验（包括 WHI）未见雌激素或雌孕激素联合治疗使轻度或中度阿尔兹海默病获益，且 HT 可能对≥65 岁女性痴呆的发生存在潜在的副作用。WHI 中被随机分入 HT 的 50～55 岁女性中，干预后阶段未见对认知产生效应。未来的研究需要进一步探讨开始 HT 的时间对认知的影响。

卵巢癌及其他异常 有限的观察性及随机数据提示 HT 增加卵巢癌风险，降低 2 型糖尿病风险。WHI 的结果支持这一假设。WHI 同样发现使用 HT 与尿失禁风险相关，雌孕激素联合与肺癌死亡率增加相关。

子宫内膜癌（雌孕激素联合） WHI 中，雌孕激素联合治疗与子宫内膜癌非显著性降低 17% 相关。在干预后阶段风险显著降低（见下文）。

全因死亡率 在 WHI 整体队列，雌激素联合或不联合孕激素不与全因死亡率相关。但年轻女性死亡率有降低趋势，特别是单纯雌激素治疗女性。50～59 岁、60～69 岁、70～79 岁女性单纯雌激素治疗的相对风险

（RR）分别为 0.70、1.01 和 1.21（趋势 $P=0.04$）。

整体获益风险 WHI 整体队列中，通过"全局指数"评价雌孕激素整体获益风险结果是不利（除了对绝经后症状的缓解），它是 CHD、卒中、肺栓塞、乳腺癌、结直肠癌、子宫内膜癌、髋部骨折和死亡的组合结果（见表 15-1）。WHI 整体队列中，单纯雌激素治疗的获益风险呈中性结果。但较年轻的女性明显更倾向于有利的获益风险，而较年长女性的获益风险较差，50～59 岁、60～69 岁、70～79 岁女性 RR 值分别为 0.84、0.99 和 1.17（年龄趋势 $P=0.02$）。

停止激素治疗后健康状况的改变 WHI 中，与使用 HT 有关的许多但并非所有风险及获益在停止治疗后的 5～7 年内消失。雌孕激素联合治疗女性乳腺癌风险在随访的 12 年（治疗 5.6 年，干预后观察 6.8 年）时间内始终是增高的（RR = 1.28，95% 置信区间 1.11～1.8），但大部分心血管疾病风险呈中性结果。髋部骨折风险始终是降低的 [RR = 0.81（0.68～0.97）]，子宫内膜癌风险显著降低 [RR = 0.67（0.49～0.91）]。单纯雌激素治疗女性随访的 12 年（治疗 6.8 年，干预后观察 5.1 年）中乳腺癌风险显著降低 [RR = 0.79（0.65～0.97）]，整体心肌梗死及全局指数在不同年龄组的显著差异持续存在，较年轻女性的结局更为有利。

绝经后患者的治疗方法
绝经后激素治疗

合理的应用绝经后 HT 需要平衡潜在获益和风险。图 15-3 提供了一种决策的方法。临床医生首先应判断患者是否存在中度至重度的绝经后症状——开始系统性 HT 的主要指征。系统性 HT 还可用于预防骨折高风险且不能耐受其他骨质疏松治疗的女性发生骨质疏松（在无血管收缩症状时，阴道雌激素或其他药物可用于治疗泌尿生殖器症状）。与患者一同审视该治疗的获益和风险，更加强调效果的绝对措施而非相对措施，指出相关临床知识的不确定性。慢性疾病发生率通常随年龄增长而增加，甚至当相对风险相近时，老年女性的绝对风险往往更高。应对潜在的副作用予以重视，特别是具有完整子宫的女性接受雌孕激素联合配方后发生的阴道出血。询问患者对药物治疗的个人偏好并在决策中予以考虑。常规评估禁忌证，包括无法解释的阴道出血，活动性肝脏疾病，静脉血栓栓塞，子宫内膜癌（除无深部浸润的 1 期）或乳腺癌病史，CHD，卒中，短暂性脑缺血发作或糖尿病病史。相对禁忌证包括高三酰甘油（甘油三酯）血症（>400mg/dl）及活动性

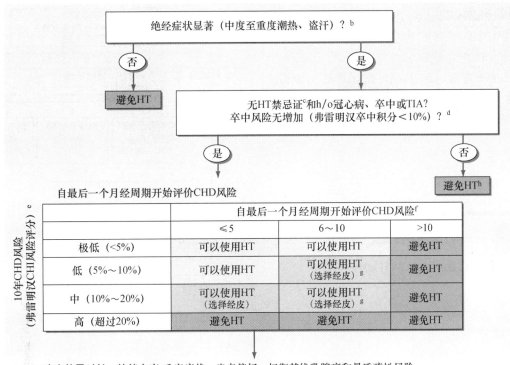

图 15-3　判断绝经后激素治疗（HT）的适宜人群流程。a. 至少每 6～12 个月对每一步进行重复评估（假设患者一直倾向于 HT）。b. 骨质疏松骨折高风险但无法耐受其他预防性药物的女性虽然没有中度-重度血管收缩症状，也是系统性 HT 的适宜人群。不伴中度-重度血管收缩症状但有阴道干涩的女性可考虑阴道雌激素。c. 传统禁忌证包括无法解释的阴道出血，活动性肝脏疾病，妊娠引起的血栓栓塞病史，使用口服避孕药，病因不明，凝血障碍，乳腺癌或子宫内膜癌病史，糖尿病。存在其他禁忌证避免 HT 时可选择经皮 HT（见 g），包括高甘油三酯血症（＞400mg/dl），活动性胆囊疾病，既往因制动而出现的静脉血栓栓塞，手术或骨折。d. 基于弗雷明汉卒中风险积分的 10 年卒中风险。e. 基于弗雷明汉冠心病风险积分的 10 年冠心病风险。f. 绝经＞10 的女性不适宜开始 HT（首次使用）。g. 避免口服 HT。经皮 HT 因对凝血因子、甘油三酯水平、炎症因子的副作用较口服 HT 少可以选用。h. 考虑选择性 5-羟色胺或 5-羟色胺-去甲肾上腺素摄取抑制剂、加巴喷丁、氯压定、豆制品或其他替代品。**缩写**：CHI，冠心病；h/o，病史；TIA，短暂性脑缺血发作

胆囊疾病。在这类患者中可选择经皮雌激素。心脏疾病的一级预防不作为 HT 的预期获益，且需考虑卒中风险增加及冠心病风险早期增加。但当非冠脉获益明显大于风险时也可考虑 HT。正在接受 HT 的女性发生急性冠脉事件或卒中时应立即停用 HT。

当女性无禁忌证时可短期应用（雌孕激素＜5 年，单纯雌激素＜7 年）HT 以缓解绝经后症状。但对于未来发生心血管事件风险升高的患者应避免使用。存在禁忌证或拒绝使用 HT 的女性可通过使用抗抑郁药物获益（包括文拉法辛、氟西汀、帕罗西汀），加巴喷丁，氯压定，大豆或黑升麻，泌尿生殖器症状可使用阴道内雌激素软膏或装置，或欧司哌米芬。

因为在决策时必须将增加的乳腺癌风险考虑在内，长期应用（雌孕激素≥5 年，单纯雌激素≥7 年）更具疑问，特别是雌孕激素联合应用的女性。小部分具有严重、持续血管收缩症状并伴骨质疏松

风险增加的绝经后女性（如骨含量减少、具有非创伤性骨折个人史或家族史、体重低于 56.65kg），无乳腺癌个人史或一级亲属家族史者及具有强烈治疗意愿女性是合理的适用者。心血管风险增加，乳腺癌风险增加（如一级亲属患乳腺癌，具有 *BRCA1* 或 *BRCA2* 易感基因，或乳腺活检细胞高度异型性），骨质疏松低风险的女性不建议长期应用。即使对于合理适用者也应减少用药剂量，缩短使用时间。例如，使用 HT 环节绝经后早期严重血管收缩症状的女性应在 5 年内考虑停止治疗，除非该症状持续存在。由于孕激素可增加乳腺癌风险，孕激素应周期性使用而非持续应用，且治疗延长时应避免使用甲羟孕酮。预防骨质疏松时可考虑双膦酸盐或 SERM。有关孕激素及雄激素制剂的研究有限，特别是长期安全性研究。有关这类药物对心血管疾病、糖耐量、乳腺癌影响的研究将备受关注。

除了 HT，戒烟、适当的体力活动、健康的饮食等生活方式选择在控制症状、预防慢性病中起着重要作用。更多的药物选择（如双膦酸盐、SERM 及其他抗骨质疏松药物；用于心血管疾病的降胆固醇或降压药物）可减少对激素治疗的广泛依赖。但短期 HT 确实可使一些女性获益。

第十六章 不孕和避孕
Infertility and Contraception

Janet E. Hall

（杨文嘉 译 陈颖丽 审校）

第二部分　生殖内分泌学

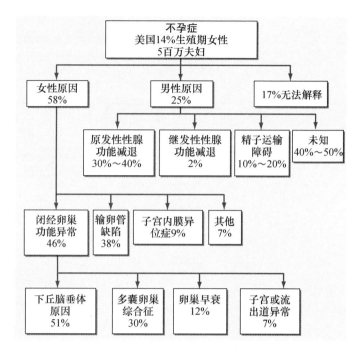

图 16-1　不孕症的原因。FSH，促卵泡激素；LH，促黄体素

不孕

定义和流行病学

不孕是指非保护性性交后 12 个月未受孕。怀孕女性中，50％于 3 个月内怀孕，75％～82％于 6 个月内怀孕，85％～92％于 12 个月内怀孕。世界卫生组织（WHO）认为不孕是一种残障（功能受损），因此在残障人权利公约下医疗保健权利无效。3400 万不孕女性主要来自发展中国家，病因主要是母亲脓毒血症和不安全的流产。＜60 岁的人群中，不孕是第五位的严重全球性残疾。美国国家家庭生长调查显示，15～44 岁已婚女性不孕比例为 6％，而前瞻性研究提示该比例可能高达 12％～15％。大部分国家过去 30 年不孕比例保持相对平稳。但没有子女的夫妇比例增加，提示处于生育年龄的夫妇数目增加及生育延迟。由于生育能力随年龄增长而下降，因此这一趋势具有重要意义：18～38 岁女性原发不孕发生率为 8％，35～39 岁、40～44 岁女性分别为 25％、30％。美国 14％的夫妇接受了不孕的医疗指导，其中 2/3 接受咨询，12％的女性和（或）男性配偶接受了不孕检查，17％接受促排卵药物。

不孕的原因

不孕的包括受孕率降低或需要医疗干预及不可逆的不孕原因。不孕夫妇中男性因素占 25％，女性因素占 58％，无法解释占 17％（图 16-1）。

男性和女性因素同时作用并不常见。因女性的生育功能随年龄增长而下降，因此建议年龄 34 岁以上无不孕风险的女性 6 个月后即要引起警惕，同时进行检查接受治疗，而非对年轻女性要求的 12 个月的建议。

不孕患者的治疗方法

初始评估

对于所有的不孕夫妇的初始评估应包括讨论合理的同房时间以及吸烟、饮酒、咖啡因、肥胖等可改变的危险因素。调查还应对不孕治疗选择进行描述，包括收养。初次评估应判断不孕的主要原因来自男性、女性或双方。检测包括男性的精液分析、确定女性排卵以及最重要的女性输卵管位置及是否通畅。一些病例中，严密排查了男性和女性因素后，具体原因无法确定，最终被定为无法解释的不孕。

不孕的精神问题

不孕的诊断和治疗过程以及每一轮新的治疗过程或周期以失败而结束所带来的希望与失落不断重复都会使不孕产生精神压力。这些感觉通常与和朋友、家庭的孤独感相结合。在不孕评估早期即应提供咨询及压力管理技巧。重要的是，不孕及其治疗不会出现长期精神并发症。

女性原因

月经功能异常是女性不孕的最常见原因。这些异常包括排卵功能异常及子宫或流出道异常，可表现为闭经或月经周期不规律或缩短。详细的病史和体格检查以及有限的实验室检查能够帮助判断异常的原因①下丘脑或垂体（低 FSH、LH、雌二醇伴或不伴催乳素升高）；②多囊卵巢综合征（PCOS，月经周期不规律，高雄激素血症，不存在其他引起雄激素过多的原因）；③卵巢（低雌激素伴 FSH 升高）；④子宫或流出道异常。这些诊断的频率取决于是否为原发性闭经或发生在正常青春期及月经初潮后。

排卵异常 对于具有规律月经周期史的女性应寻找排卵证据（第十四章）。而对年龄＞35 岁有生育意愿的女性，即使存在排卵周期也建议对卵巢储备进行评价。在月经周期第 3 天测定 FSH 时最为有效、经济的检测（月经周期第 3 天 FSH 水平＜10IU/ml 提示卵巢卵母细胞储备充足）。其他检测包括 FSH 对氯米芬（克罗米芬）柠檬酸盐（阻断雌激素对 FSH 的负反馈）的反应、通过超声判断囊状卵泡数目、抗米勒激素（AMH＜0.5ng/ml 提示卵巢储备下降，但不同实验室存在差异）。

输卵管疾病 输卵管功能异常可能由于盆腔炎症性疾病（PID）、阑尾炎、子宫内膜异位症、盆腔粘连、输卵管手术、既往使用宫内节育器（IUD）、异位妊娠病史。但 50% 具有明确输卵管不孕因素的患者病因无法确定。由于输卵管疾病的高发病率，应对大部分不孕女性早期应用子宫输卵管造影（HSG）或腹腔镜检查以评价输卵管功能。沙眼衣原体亚临床感染可能是输卵管性不孕的一个的原因，需要夫妇双方接受治疗。

子宫内膜异位症 子宫内膜异位症是指子宫内膜腔或子宫肌层以外出现子宫内膜腺体或基质，占排卵异常、输卵管阻塞、男性因素以外不孕症的 40%。临床表现为性交困难（性交痛），通常早于月经的、进行性加重的痛经，盆腔检查中阴道直肠陷窝增厚或宫颈偏位。轻度子宫内膜异位症不会使生育能力受损；中度和重度子宫内膜异位症导致不孕的病因是多方面的，包括卵泡生成、受精、种植、黏附受损。子宫内膜异位症通常无临床表现，但可

通过腹腔镜检查明确排除。

男性原因

男性不育的已知原因包括原发性睾丸疾病、遗传异常（特别是 Y 染色体微缺失）、精子运输障碍、下丘脑垂体疾病导致的继发性性腺功能减退。但高达一半的、具有可疑男性不育因素的病因无法明确。重要的初始诊断检测为精子分析。当精子计数反复降低或具有性腺功能减退的临床表现时需检测睾酮水平。促性腺激素水平能够帮助判断是性腺生成障碍还是中枢性性腺功能减退。

治疗　不孕

除了解决吸烟对不孕及妊娠结局的负面影响，营养和体重咨询是不孕和妊娠管理的重要基础。低或高体重指数（BMI）均与女性不孕及妊娠并发症增加相关。肥胖也与男性不育相关。不孕的治疗应根据每对夫妇的问题个体化。许多情况下，包括无法解释的不孕，中-重度子宫内膜异位症，和（或）边界性精子参数，阶梯式方法最为合理，首先进行低风险干预，有必要时再进行有创性、高风险干预。所有不孕因素一经明确，可按从简到繁的顺序进行治疗：①期待治疗，②克罗米芬柠檬酸盐或芳香酶抑制剂（见下文）伴或不伴宫内人工授精（IUI），③促性腺激素伴或不伴 IUI，④体外受精（IVF）。对＜30 岁的女性，评估、纠正已明确问题的时间以及期待治疗可以放宽，而对年龄＞35 岁的女性应快速进行。在一些情况下可省略期待治疗。

排卵功能异常

排卵功能异常的治疗首先应明确发生异常的病因以便在可行的时候采取特殊的处理方法。例如，多巴胺激动剂可用于高催乳素血症的患者（第五章）；生活方式干预可能对肥胖、低体重或有剧烈运动史的女性有所帮助。

促排卵药物包括通过改变负反馈调节增加 FSH 的药物、促性腺激素、脉冲式 GnRH。克罗米芬柠檬酸盐是非激素类雌激素拮抗剂，它通过抑制雌激素对下丘脑的负反馈增加 FSH 和 LH 水平。克罗米芬的促排卵作用高度依赖于患者的选择性。在适宜的患者中，该药物可在 60% 的 PCOS 女性产生促排卵作用，是传统的初始治疗选择。联合改善胰岛素水平的药物（如二甲双胍）对结果无改善作用。克

罗米芬柠檬酸盐在低促性腺素性功能减退的患者中效果不佳。芳香化酶抑制剂也被探索用于不孕症的治疗。研究显示它比克罗米芬更具优势，但该类药物尚未获得适应证批准。

促性腺激素对促进低促性腺素性功能减退症及 PCOS 女性排卵非常有效，被用于促进不明原因不孕症女性及高龄女性生成多个卵泡。其缺点包括多胎妊娠及卵巢过度刺激的风险。严密监测及保守的促排卵方法可以降低这些风险。目前可用的促性腺激素包括从尿液中提取的 LH 及 FSH、高度纯化 FSH、重组 FSH。尽管 FSH 是重要的成分，但 LH 对性腺功能减退患者类固醇生成至关重要，LH 或人绒毛膜促性腺激素（hCG）可通过对卵母细胞最终分化的作用改善结局。这些方法通常与 IUI 结合。

输卵管疾病

当子宫输卵管造影提示输卵管或宫腔异常或患者初次评估年龄≥35 岁时建议行腹腔镜下输卵管灌洗。当输卵管疾病明确时虽然可尝试输卵管再造术，但通常使用 IVF。这些患者发生异位妊娠的风险增加。

子宫内膜异位症

微小或轻度子宫内膜异位症的女性在不治疗的情况下，60% 会于 1 年内怀孕，腹腔镜切除术或消融术能够改善怀孕概率。子宫内膜异位症进展阶段时药物治疗被广泛用以控制症状，但未见对不孕症有改善作用。对于中度和重度子宫内膜异位症，保守手术后怀孕率分别为 50% 和 39%，而单纯期待治疗的怀孕率为 25% 和 5%。对于一些患者 IVF 可作为治疗选择。

男性因素的不育症

近年来，男性因素的不育症的治疗方式明显增加（第十三章）。促性腺激素或脉冲式促性腺激素释放激素（GnRH）可明显改善继发性性腺功能减退症。初始治疗方案取决于精子浓度及活动度。伴轻度男性不育因素的男性初始可选择期待治疗［精子计数（15～20）×10^6/ml 且活动度正常］。中度男性因素不孕症［精子计数（10～15）×10^6/ml，活动度为 20%～40%］应开始单纯 IUI 或联合女性伴侣促排卵治疗，但需要伴或不伴胞浆内精子注射（ICSI）IVF。对存在严重缺陷的男性（精子计数 <10×10^6/ml，活动度为 10%），应使用伴 ICSI 的 IVF 或供者精子。因先天性双侧输精管缺如导致的无精症

应用 ICSI 时，应进行遗传测试及咨询，警惕囊性纤维化的风险。

辅助生殖技术

辅助生殖技术（ART）的发展使男性及女性不孕症的治疗发生了重大改变。当多种保守方式均未成功时，IVF 可用于多种原因的不孕症患者。IVF 或 ICSI 通常用于男性因素或输卵管病因为主的夫妇，使用供者卵子的 IVF 用于卵巢早衰及高龄女性患者。成功率受不孕症的原因及年龄影响，通常为 15%～40%。在无排卵女性中成功率最高，在卵巢储备降低的女性中最低。在美国，白种人的成功率高于黑种人、亚洲人或西班牙裔女性。虽然 IVF 有效性高，但价格昂贵，需要对排卵进行严密监测及有创技术，包括多卵泡穿刺。IVF 用于多胎妊娠风险显著增加相关，特别是在年龄 <35 岁的女性中该风险高达 30%，因此建议根据年龄及特殊的预后因素判断植入胚胎或胚囊的数目。

避孕

尽管在过去 20 年里避孕的使用在世界范围有所增加，但 2010 年 1.46 亿 15～49 岁已婚女性的计划生育需求未得到满足。使用避孕措施或计划生育要求未得到满足的已婚女性绝对数从 2010 年的 9 亿（8.76 亿～9.22 亿）增加到 2015 年的 9.62 亿（9.27 亿～9.92 亿）。

美国仅 15% 的夫妇进行非保护性性交。虽然有效的避孕措施被广泛应用，但美国出生的孩子中近一半是非计划妊娠的结果。青少年妊娠一直是美国严重的公共卫生问题，每年有多于一百万的非计划妊娠——发生率明显高于其他工业化国家。

在现有的避孕方法中（表 16-1），超过 50% 的夫妇选择可逆性避孕方法，而绝育作为一种永久性的避孕方式被超过 1/3 的夫妇使用。专业医疗机构进行的终止妊娠相对安全，但是为较少使用的方式。

没有一种单独的避孕方式是理想的，但都比妊娠至足月更安全。某一避孕方法的有效性不仅依赖于方法本身的效能。因为理论和实际有效性之间存在差异，因此在选择避孕方式时需要强调患者教育和依从性。每一个体在咨询最安全、最符合生活方式的避孕方法时应了解每种方式的优势及劣势。WHO 为临床医生和患者在线提供了许多计划生育资源。疾病预防控制中心（CDC）也提供了判断医疗合格性的相似资源。

肥胖患者及减肥手术术后患者的避孕方式选择将在下文予以讨论。

屏障避孕法

屏障避孕法（如避孕套、避孕隔膜、子宫帽）及杀精剂相比激素方法简便、可逆且副作用少。但其有效性高度依赖于依从性及正确的使用（表16-1）。屏障避孕法的主要优势在于对性传播感染（STI）的预防。坚持使用可降低 HIV、淋病、非淋病性尿道炎、生殖器疱疹的风险，可能与同时使用杀精剂有一定关系。天然膜避孕套的有效性不及乳胶避孕套，石油基润滑油可使避孕套降解，降低其预防 HIV 感染的有效性。女性屏障法包括隔膜、子宫帽及避孕海绵。子宫帽和海绵的有效性不及隔膜，极少数使用隔膜和避孕海绵者发生中毒性休克。

绝育术

绝育术是有生殖能力男性和＞30 岁经产妇女性最常选择的计划生育方式（表16-1）。绝育术指通过手术阻断女性输卵管或男性输精管的预防生育的过程。尽管输卵管结扎或输精管切除术有一定可逆性，但应

认为是永久性的手段，在患者未进行咨询时不应实施。

目前有多种输卵管结扎的方法，所有方法的有效性均较好，10 年累计妊娠率为每 100 名女性 1.85。但一旦发生妊娠，异位妊娠率高达 30%。输卵管再吻合术的成功率取决于结扎的方式，但即使成功逆转后异位妊娠风险仍然较高。除了预防妊娠，输卵管结扎还能够降低卵巢癌的风险，可能的机制是限制潜在致癌物向上迁移。

输精管切除术是风险很低的、非常有效的门诊手术。无精症可能延迟 2~6 个月，出现 2 次无精子射精之前仍需采取其他形式的避孕。再吻合术可使生育能力恢复 30%~50%，成功率随切除术后的时间延长而降低，可能受抗精子抗体等因素的影响。

宫内节育器

IUD 通过多种机制抑制妊娠，主要是通过宫腔内异物（铜质 IUD）引起的无菌性炎症起到杀精作用或释放孕激素（孕酮植入器，曼月乐）。IUD 在不引起系统性代谢效应的同时能够发挥高效的作用，且一旦植入装置后不需要持续的动力来确保功效。尽管没有证据支持新的装置像早期的装置那样与宫腔感染和不孕症风险增高相关，但仅 1% 的美国女性使用这种方法，而欧洲和加拿大这一比例达到 15%~30%。IUD 不适用于 STI 高风险或细菌性心内膜炎高风险的女性。IUD 在患子宫平滑肌瘤的女性中有效性差，因为宫腔大小或形状会发生改变。IUD 可导致月经出血量增加，释放孕激素的 IUD 发生率低，但月经稀少或闭经更常见。

激素方法

口服避孕药　口服避孕药因使用方便、有效性好而成为应用最为广泛的激素类避孕药。它通过抑制排卵、改变宫颈黏液、改变子宫内膜发挥作用。目前的配方是人工合成雌孕激素。药物的雌激素成分包括炔雌醇（乙炔雌二醇）或美雌醇（炔雌醇甲醚），美雌醇的代谢产物是炔雌醇。人工合成孕激素种类较多。炔诺酮及其衍生物用于多种配方中。低剂量炔诺酮及最近（第三代）出现的孕酮（去氧孕烯、乙基羟基二降孕二烯炔酮、屈螺酮）雄激素成分更少；左旋炔孕酮是孕激素中雄激素作用最强的药物，应避免在高雄激素血症患者中应用。口服避孕药三种主要配方包括：①固定剂量雌孕激素组合，②雌孕激素时相组合，③单纯孕激素。每种配方每日服用，连续三周，接下来一周不服药，通常月经来潮。两种长效口服避孕药在美国获批；seasonale 是一种包含 84 天活性药物和 7

表 16-1	避孕方法			
避孕方法	理论有效性（%）	实际有效性（%）	1 年持续使用比例	美国女性使用的避孕方法
屏障法				
避孕套	98	88	63	18
避孕隔膜	94	82	58	2
子宫帽	94	82	50	<1
杀精剂	97	79	43	1
绝育术				
男性	99.9	99.9	100	9
女性	99.8	99.6	100	27
宫内节育器				1
铜 380	99	97	78	
孕酮植入器	98	97	81	
曼月乐	99.9	99.8		
激素避孕	99.7	92	72	31
复合药物				
单纯孕激素药物				
经皮贴				
阴道环				
月注射剂				
长效孕激素				

天安慰剂的 3 个月制剂，Lybrel 是一种持续性制剂。目前炔雌醇的剂量范围是 $10 \sim 50\mu g$。但 $50\mu g$ 使用很少，大部分配方含 $30 \sim 35\mu g$ 炔雌醇。二代及三代药物减少了雌孕激素含量，使副作用及口服避孕药相关风险（表 16-2）均有所下降。目前的剂量下存在排卵风险，患者应特别注意避免漏服。副作用包括突破性出血、停经、乳房胀痛、体重增加，通常在改变配方后可得到改善。尽管低剂量口服避孕药会增加心血管疾病的风险[心肌梗死、卒中、静脉血栓形成（VTE）]，但绝对风险增加极低。三代相比二代孕激素，VTE 风险更高，屈孕酮卒中和 VTE 的风险也有所增加（虽不及去乙酰环丙氯地孕酮），但绝对风险增加较小，不及避孕药带来的获益及卵巢癌、子宫内膜癌风险的降低。

微剂量单纯孕激素小药片的避孕功效欠佳，100 名女性年妊娠率为 2 ～ 7（名）。但可用于心血管疾病高风险或不能耐受人工合成雌激素的女性。

表 16-2	口服避孕药：禁忌证和疾病风险
禁忌证	
绝对	
既往血栓栓塞事件或卒中	
雌激素依赖肿瘤病史	
活动性肝脏疾病	
妊娠	
未明确的子宫出血	
高甘油三酯血症	
大量吸烟，年龄＞35 岁女性	
相对	
高血压	
接受抗惊厥药物治疗的女性	
接受旁路手术的女性（吸收不良式）	
疾病风险	
增加	
冠心病—吸烟者增加＞35；与孕激素种类无关	
高血压—相对风险 1.8（正在使用者）和 1.2（既往使用者）	
静脉血栓—相对风险约 4；第三代孕激素、屈孕酮、贴剂增加；肥胖者增加（与非肥胖者相比风险增加 10 倍，未使用 OCP）；凝血因子 V 或凝血酶原基因突变者显著增加	
卒中—轻度升高；与偏头痛关系不明	
大脑静脉血栓形成—相对风险 13～15；凝血酶原基因突变作用增强	
宫颈癌—相对风险 2～4	
乳腺癌—BRCA1 和怀疑 BRCA2 携带者风险增加	
降低	
卵巢癌—风险降低 50%	
子宫内膜癌—风险降低 40%	

缩写：OCP，口服避孕药

其他方法 每周一次的避孕贴（Ortho Evara）具有可行性，效果与口服避孕药相似。近 2% 的贴剂无法黏附，发生皮肤反应的女性比例也类似。体重大于 90kg 的女性效果下降。传递的雌激素量与 $40\mu g$ 炔雌醇口服避孕药相当，使 VTE 风险增加，需要平衡无法成功使用其他方法的女性的潜在获益。每月一次的避孕药雌孕激素注射剂（Lunellee）高度有效，第一年失败率＜0.2%，但在肥胖女性中有效性下降。它可导致不规则不出血，随时间推移而减少。停用后生育能力迅速恢复。月用阴道环（Nuva 环）在性交时置于阴道内，也可用于避孕。它的有效性高，12 月失败率为 0.7%。停用后第一个恢复周期开始排卵。

长效避孕药 长效孕激素制剂主要通过抑制排卵、改变子宫内膜及宫颈黏膜使植入及精子运输减少而发挥作用。长效醋酸甲羟孕酮（Depo-Provera，DMPA）是美国唯一可获得的注射制剂，有效性 3 个月，停用后生殖功能恢复需要 12～18 个月。目前 DMPA 可通过皮下注射（SC）和肌内注射。不规则出血、停经、体重增加是最常见的副作用。这种避孕药特别适用于存在含雌激素避孕药禁忌的女性（如偏头痛发作、镰状细胞贫血、纤维瘤）。

性交后避孕

不考虑时间的情况下每月怀孕的可能性为 8%，但可能性变异显著，排卵期可高达 30%。为保证有效性，性交后避孕方法包括以下几种：

1. 最长 5 天以内植入铜制 IUD 通过杀精预防怀孕，有效性为 99%～100%；计划生育门诊通常可进行植入。

2. 口服抗孕素（醋酸乌利司他，单次剂量 30mg，全世界可用，或米非司酮，单次剂量 600mg，美国不可用）通过延迟或阻止排卵预防妊娠；性交后 72h 内使用最佳，最迟不超过 120h，有效性 98%～99%，处方药。

3. 左旋炔孕酮（单次剂量 1.5mg）可以延迟或阻止排卵，在排卵后无效。应在无保护性交 72h 内服用，有效率 60%～94%，非处方药。

雌孕激素复合制剂有效性地，已不被推荐。使用口服方法前无须进行妊娠检测，但植入 IUD 前需除外妊娠。口服药物失败的危险因素包括近排卵期和非保护性后使用。此外，肥胖和超重女性性交后使用左旋炔孕酮避孕的怀孕风险增加，肥胖女性使用抗孕素风险也增加。

肥胖对避孕选择的影响

近1/3美国成人肥胖。虽然肥胖可导致生殖能力下降，但绝大多数肥胖女性可以怀孕。肥胖女性使用宫内避孕比口服或经皮方法更有效。WHO指南未限制不存在合并药物问题的肥胖女性（BMI≥30kg/m²）使用宫内避孕、DMPA和单纯孕激素药物（1级），而含有雌激素的方法因血栓栓塞疾病风险增加（药物、贴剂、环）被认为2级（优势通常超过理论或被证实的风险）。旁路手术后避孕方式的选择无限制，但术后吸收不良使得复合制剂和单纯孕激素制剂的有效性相对较低。

第三部分 肥胖症、糖尿病和代谢综合征

SECTION 3 OBESITY, DIABETES MELLITUS, AND METABO-LIC SYNDROME

第十七章 肥胖症的生物学
Biology of Obesity

Jeffrey S. Flier，Eleftheria Maratos-Flier

（杨文嘉 译 朱宇 审校）

在一个食物供给得不到保证的世界，将多余的能量存储以备不时之需的能力对于生存而言至关重要。广泛存在于脂肪组织的脂肪细胞能够将多余的能量以三酰甘油（甘油三酯）的形式有效地存储起来，并在需要的时候以游离脂肪酸的形式将存储的能量释放到其他组织。通过精密的内分泌和神经调节，这一生理系统使人们能够在饥饿的情况下存活数月。然而，随着营养过剩和久坐的生活方式问题日益突出，加之遗传因素带来的严重影响，脂肪组织的能量储备增加，并产生了一系列的健康问题。

定义及测量方法

肥胖症是指体内脂肪堆积过多。人们通常将体重增加等同于肥胖症，但一些偏瘦而肌肉较为发达的人也可能存在肥胖症。人群的体重呈连续分布，将胖瘦明确分开并不妥当。因此，肥胖的定义与发病率及死亡率相关。

体重指数（BMI），即体重/身高^2（单位：kg/m^2），虽然不是对脂肪的直接测量手段，却是衡量肥胖的最常用方法（图 17-1）。其他量化方法还包括人体测量（皮褶厚度）、密度测量（水下称重）、计算机断层扫描（CT）、磁共振成像（MRI）及电阻抗。根据大都会生活量表（Metropolitan Life Tables），男性和女性各身高段的 BMI 中间点为 $19\sim26kg/m^2$；在相似的 BMI 下，女性所含脂肪多于男性。根据大量发病率数据，BMI 值 30 是最常用的男性和女性肥胖症的切点。大部分但非全部大范围流行病学研究提示，当 BMI 值≥$25kg/m^2$ 时全因死亡及代谢性、肿瘤、心血管死亡率开始上升（虽然增速缓慢）。大部分专家将 BMI 值在 $25\sim30$ 之间的个体视为超重（而非肥胖）。BMI 值在 $25\sim30$ 之间被认为具有医学意义，应开始对高血压、糖耐量异常等这些受肥胖影响的危险因素进行治疗干预。

脂肪组织在不同解剖部位的分布对发病率具有一定的提示意义。特别是腹腔内和腹部皮下脂肪比臀部及下肢皮下脂肪更有意义。临床中通常通过腰臀比进行判断，女性比值＞0.9，男性比值＞1.0 被视为异常。肥胖症的许多并发症，如胰岛素抵抗、糖尿病、高血压病、高脂血症、女性高雄激素血症，与腹腔内和（或）上半身脂肪的相关性强于全身脂肪（第二十四章）。这一联系的相关机制尚不明确，但可能与腹腔内脂肪比其他部位的脂肪分解更为活跃有关。

发病率

来自国家健康与营养调查研究（NHANES）的数据显示，美国成年人肥胖症（BMI 值＞30）的比例有 14.5%（1976—1980 年）增长至 35.7%（2009～2010 年）。2007—2008 年间，近 68% 的美国 20 岁以上（含 20 岁）成年人超重（BMI 值＞25）。严重肥胖（BMI 值≥40）的比例也有所增加，占人群的 5.7%。具有医学意义的肥胖症发病率增加引起了极大的关注。整体而言，男性和女性肥胖症的发病率相当。肥胖症在非洲裔及西班牙裔人群中更为常见。儿童和青少年的发病率增速令人担忧，2009/2010 年达到 15.9%，但保持在稳定水平。

能量平衡的生理调节

大量证据表明体重受内分泌及神经系统的共同调节，最终影响能量摄入和消耗。这一复杂的调节机制至关重要，即便是能量摄入和消耗之间稍不平衡都可导致体重增加的巨大效应。例如，0.3% 的正平衡持续 30 年后可导致体重增加 9kg（20lb）。对能量平衡的精细调节很难通过体力活动相关能量计算监测。然而，体重调节或调节异常有赖于激素和神经信号之间复杂的相互作用。被动的进食增加或减少带来的体重改变可引起生理性改变：体重减轻时，食欲增加，能量消

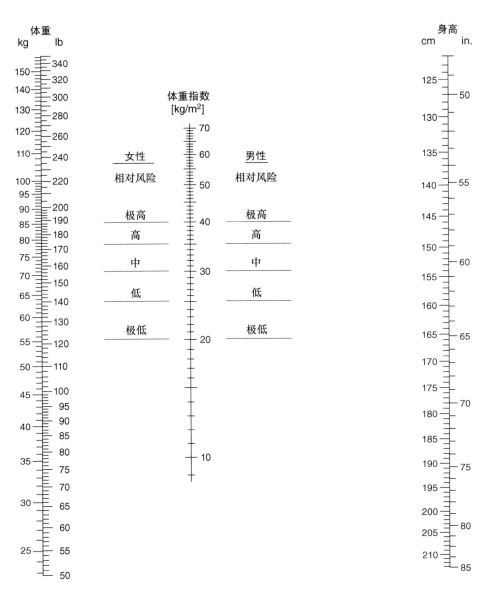

图 17-1 体重指数列线图。使用该图时，将尺子或其他标尺置于左手线体重的千克数或磅数和右手线身高的厘米或英尺数之间。从中间刻度读取十进制单位的体重指数

耗减少；进食增加时，食欲下降，能量消耗增加。但当食物充足、体力活动有限时后一种代偿机制通常失效，进而导致肥胖。脂肪细胞生成的脂联素在脑循环中发挥作用（主要于下丘脑），影响食欲、能量消耗及神经内分泌功能，在调节适应性反应中起着重要作用（见下文）。

食欲受诸多因素影响，在脑中，特别是下丘脑中整合（图 17-2）。影响下丘脑的信号包括传入神经、激素和代谢物。其中，携带如肠管扩张等内脏信息的迷走神经传入非常重要。激素信号包括瘦素、胰岛素、皮质醇、肠肽。饥饿激素是肠肽的一种，它在进食、多肽 YY、胆囊收缩素的刺激下由胃产生，多肽 YY 和胆囊收缩素在小肠中生成，直接和（或）通过迷走

神经作用于下丘脑控制中心。代谢物也可影响食欲，如葡萄糖，当低血糖时可引起饥饿感；但葡萄糖并不是影响食欲的主要调节因子。不同的激素、代谢物和神经信号通过影响多种下丘脑多肽的表达和释放发挥作用［例如神经多肽 Y（NPY）、刺鼠相关肽（AgRP）、α-促黑素细胞激素（α-MSH）和黑色素聚集激素（MCH）］，这些下丘脑多肽与血清素、儿茶酚胺能、内源性大麻素、类鸦片信号通路相互作用（见下文）。精神及文化因素同样在食欲表现中起着重要作用。除了罕见的涉及瘦素及其受体、黑皮素系统的遗传综合征外，影响肥胖的食欲控制网络的特殊缺陷尚未完全明确。

能量消耗包括以下元素：①静息或基础代谢率；

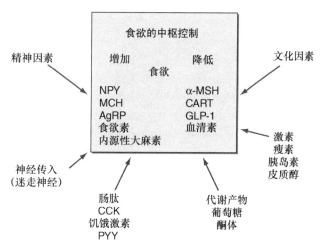

图 17-2 通过中枢神经回路调节食欲的因素。图中列出了一些增加或降低食欲的因素，AgRp 刺鼠相关肽；CART，可卡因或安非地明相关转录；CCK，胆囊收缩素；GlP-1，肠促胰肽-1；MCH，黑色素聚集激素；α-MSH，α-促黑激素；NPY，神经多肽 Y

②代谢和贮存食物所消耗的能量；③运动产生的热效应；④适应性发热作用，即对长时间能量摄入所产生的反应发生改变（随着摄入的增加而增加）。基础代谢率占每日能量消耗的 70%，体力活动占 5%～10%。因此，每日能量消耗的主要因素是固定的。

小鼠遗传模型提示某些特定的基因突变能够通过明显增加能量消耗对肥胖起保护作用（如将脂肪组织中的胰岛素受体进行敲除）。适应性发热作用在棕色脂肪组织（BAT）发生，在许多哺乳动物的能量代谢中起着重要作用。与以脂类为主要储能方式的白色脂肪组织不同，BAT 以热的形式消耗储存的能量。BAT 中的线粒体解耦联蛋白（UCP-1）在 BAT 的氧化呼吸链中消耗氢离子并产热。BAT 的代谢活性受交感神经系统支配，在瘦素的作用下增加。在啮齿类动物中，BAT 缺陷能够引起肥胖和糖尿病；通过特殊的肾上腺素受体激动剂（β₃ 激动剂）刺激 BAT 对糖尿病和肥胖起到保护作用。BAT 也存在于人体（特别是新生儿）中，它的生理功能尚未完全明确，通过正电子发射断层扫描（PET）研究人体 BAT 的功能为人们越发有兴趣探究肥胖的发病机制和治疗方法。褐色脂肪细胞最近被发现与 BAT 细胞相类似，表达 UCP-1。它们与白色脂肪组织不同，其产热能力尚不明确。

脂肪细胞和脂肪组织

脂肪组织由贮存脂质的脂肪细胞和由基质血管分隔的前脂肪细胞、巨噬细胞组成。脂质沉积导致的脂肪细胞体积增大及脂肪细胞数目增多使得脂肪组织体积增加。肥胖症患者的脂肪组织以巨噬细胞浸润数目增加为特征。脂肪细胞由间充质前脂肪细胞衍变的过程涉及一系列受特异性转录因子调控的分化步骤。其中一个重要的转录因子是过氧化物酶体增殖物激活受体（PPARγ），它结合于核受体，是用于 2 型糖尿病治疗的噻唑烷二酮类胰岛素促泌剂药物（第二十章）。

尽管脂肪细胞通常被认为是储存脂肪的地方，但它同时也是内分泌细胞，能够以固定的方式释放多种分子（图 17-3），包括能量平衡调节激素——瘦素、肿瘤坏死因子 α（TNF-α）、白细胞介素-6（IL-6）等细胞因子，因子 D（也被称作人降脂素）等补体因子，纤溶酶原抑制剂Ⅰ等血栓前物质及血压调节系统激素（如血管紧张素）。脂联素，一种丰富的脂肪衍生蛋白，它在肥胖人群中的水平降低，能够增加胰岛素敏感性及脂质氧化，并具有血管保护作用；而抵抗素和 RBP4 在肥胖中水平升高，能够诱导胰岛素抵抗。这些因子以及一些尚未被发现的因子，在脂质稳态、胰岛素敏感性、血压调节、凝血、血管健康的生理学及肥胖相关病理学中发挥作用。

肥胖的病因学

虽然调节能量平衡的分子通路正在被人们认识，但肥胖的原因尚不明确。这从另一方面说明肥胖具有异质性。就某一层次而言，肥胖的病理生理学似乎很简单：相对于能量消耗水平而言营养摄入慢性过剩。然而，由于能量摄入、储存、消耗的神经内分泌和代谢系统具有复杂性，对人体内所有相关参数进行量化（例如食物摄入和能量消耗）较为困难。

基因和环境的作用 肥胖通常具有家族聚集性，体重的遗传性与身高类似。这里所谓的遗传并非孟德尔遗传，而且难以辨别是基因因素还是环境因素。被收养者在肥胖方面更类似于其生理学父母而非养父母，

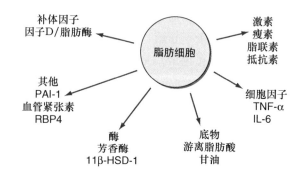

图 17-3 脂肪细胞释放的能够影响周围组织的因素。
IL-6，白介素-6；PAI，纤溶酶原激活物抑制剂；RBP4，视网膜结合蛋白 4；TNF，肿瘤坏死因子

这为遗传影响提供了强有力的支持。同样，无论是分开抚育还是共同抚育，同卵双胞胎的 BMI 非常相近，且比异卵双胞胎之间的 BMI 更为相近。这些遗传效应似乎与能量摄入和消耗均相关。目前，常见和罕见的明确基因变异只能解释不足 5% 的体重差异。

无论基因的作用如何，环境在肥胖中的重要作用非常明确，因为即使是最具肥胖倾向的个体也会受到饥饿的影响。此外，美国近期肥胖发病率增速远超过基因库改变速度。基因无疑会影响肥胖易感性，并受饮食和营养的影响。文化因素同样重要——它们与饮食的可用性和组成、体力活动水平的改变有关。在工业社会，肥胖在贫困的女性中更为常见，而在欠发达国家中，更富有的女性更肥胖。儿童中，肥胖在一定程度上与看电视时间相关。尽管营养组成成分对肥胖的作用尚存在争议，但高脂饮食与被迅速吸收的碳水化合物相比更易引起肥胖。一些特殊的基因似乎能够影响对食物的反应，但大部分基因尚未明确。

其他一些环境因素也能够增加肥胖的发生率。流行病学和实验数据提示缺乏睡眠可导致肥胖发生增多。动物实验证据显示肠道微生物能够改变能量平衡，能够引起肥胖的病毒感染也受到一定关注。

特异性的遗传综合征 多年来，啮齿动物中一些不同的基因突变被认为与肥胖相关。大部分单基因突变引起多食及能量消耗减少，提示这两个能量稳态的参数之间存在生理关系。在遗传性肥胖小鼠中发现的 ob 基因突变（ob/ob）是该领域的重大突破。ob/ob 小鼠肥胖、胰岛素抵抗、多食、高代谢明显（例如与瘦小老鼠相比，进食相同热量后 ob/ob 小鼠更胖）。Ob 基因的产物是瘦素多肽，它的命名来自 Greek root leptos，意为瘦。瘦素由脂肪细胞分泌，主要通过下丘脑发挥作用（图 17-4）。产物水平代表着脂肪能量存储指数。另一突变模型 db/db 小鼠对瘦素抵抗，其突变基因位于瘦素受体，表现相近。Ob 基因存在于人类中，也在脂肪中表达。目前已报道了多个瘦素或瘦素受体失活突变的早发肥胖家系，证实了在人体中瘦素通路的生物相关性。这些个体的肥胖出生后即发生肥胖，且肥胖严重，并伴有神经内分泌异常；其中最主要的是低促性腺素性性腺功能减退，在瘦素缺陷个体中予瘦素替代能够使其改变。小鼠模型中还观察到了中枢性甲状腺功能减退症及生长发育迟缓，而在人体模型中尚不清楚。瘦素或瘦素受体基因突变在常见的肥胖形式中的作用并不突出。

其他多个基因也可引起人类的严重肥胖（表 17-1）；这些综合征较为罕见。编码前阿片黑素细胞皮质

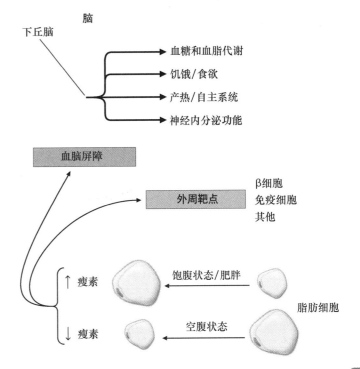

图 17-4 瘦素调节的生理系统，瘦素水平升高或降低通过下丘脑影响食欲。能量消耗及神经内分泌功能，并通过周围组织影响内分泌等系统

激素（POMC）的基因突变可引起抑制下丘脑食欲的重要神经多肽 α-MSH 合成进而导致严重肥胖。POMC 缺乏还可因促肾上腺皮质激素缺乏引起继发性肾上腺功能不全，以及 α-MSH 缺乏引起的皮肤苍白、红发。酶原转化酶 1（PC-1）突变通过抑制 α-MSH 的多肽前体 POMC 阻碍其合成而引起肥胖。4 型黑皮质素受体（MC4R）是下丘脑抑制食欲的重要受体，α-MSH 能够与 MC4R 结合。该一受体的基因杂合突变导致的功能丧失所引起的严重肥胖占 5%。MRAP2 是维持正常 MC4R 信号转导的蛋白质，其功能丧失被发现与罕见的严重肥胖相关。以上基因缺陷解释了瘦素（通过刺激 POMC 及增加 α-MSH）限制食物摄入、限制体重的通路（图 17-5）。探讨整个人群中肥胖基因位点的全基因组关联研究到目前为止尚无满意的结果。共 40 余个复制位点被发现与肥胖相关，但它们不足 BMI 个体变异的 3%。这些基因中被复制最多的是 FTO，它的功能尚不清楚，但和近期发现的其他候选基因相似，它也表达于大脑中。肥胖的遗传力据估算为 40%～70%，因此可能有更多的位点有待确定。上位的致病位点或未知的基因-环境相互作用或许能够解释致病基因探索中的困境。

除了上述人类肥胖基因外，在啮齿类动物中开

表 17-1	人类和鼠类挑选的肥胖基因			
基因	基因产物	肥胖机制	人类	啮齿类
Lep (ob)	瘦素,一种脂肪生成激素	突变可阻止瘦素传递食欲信号;大脑感知饥饿	是	是
LepR (db)	瘦素受体	同上	是	是
POMC	前促黑素细胞激素,多种激素和神经肽的前体	突变抑制促黑素细胞激素(MSH)合成,一种饱足信号	是	是
MC4R	MSH4 型受体	突变抑制 MSH 的饱足信号	是	是
AgRP	刺鼠相关肽,一种表达于下丘脑的神经肽	过度表达通过MC4R 抑制信号	否	是
PC-1	激素原转化酶1,一种过程酶	突变抑制神经肽合成,可能是MSH	是	否
Fat	羧肽酶 E,一种过程酶	同上	否	是
Tub	Tub,一种功能未知的下丘脑蛋白质	下丘脑功能异常	否	是
TrkB	TrkB,一种神经营养因子受体	无特征的下丘脑缺陷导致摄食过量	是	是

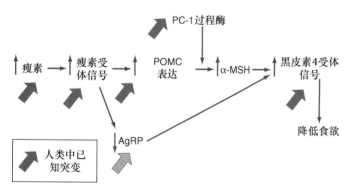

图 17-5 瘦素调节食欲和体重的主要通路。瘦素信号通过下丘脑前促黑激素(POMC)神经元引起 α 黑素细胞-刺激激素(α-MSH)生成增加。α-MSH 通过拮抗黑皮质素-4 受体抑制食欲,神经肽 AgRp(刺鼠相关肽)通过拮抗这一受体发挥作用。人类中引起肥胖的突变以实体箭头标注

展的研究还揭示了其他一些人类肥胖或消瘦的下丘脑介质候选分子。*tub* 基因能够编码一种功能未知的下丘脑多肽,这一基因的突变能够引起晚发性肥胖。*fat* 基因能够编码一种多肽加工酶——羧肽酶 E,这一基因突变通过影响一个或多个神经多肽的生成而引起肥

胖。AgRP 与 NPY 共同表达于弓状核神经元。AgRP 在 MC4 受体处拮抗 α-MSH 的作用,它的过度表达能够导致肥胖。相反,MCH 多肽引起摄食,而 MCH 多肽缺陷小鼠的表型消瘦。

人类多种复杂的具有遗传性的综合征被认为肥胖相关(表 17-2)。对特殊基因的认识能够帮助我们认识肥胖,但目前的认识水平仍然有限。Prader-Willi 综合征是一种多基因神经发育异常,肥胖和身材短小、智力低下、低促性腺素性功能减退、肌张力减退、小手小脚、鱼形嘴、贪食是其共同表现。大部分患者染色体 15q11~13 编码基因父系印记减少。下丘脑高度表达的小核仁 RNA Snord116 表达减少引起的下丘脑功能缺陷是引起该综合征的重要原因。Bardet-Biedl 综合征(BBS)是以肥胖、智力低下、色素性视网膜炎、糖尿病、肾脏、心脏畸形、多指(趾)畸形、低促性腺素性性腺功能不全为特征的一系列遗传异质性异常。目前共发现 12 个基因位点,大部分编码的蛋白可以形成两个多蛋白复合体,参与纤毛功能和以微管为基础的细胞内转运。有证据显示这些基因突变会影响重要下丘脑神经元中的瘦素受体交通,引起瘦素抵抗。

其他与肥胖相关的特殊综合征·库欣综合征 肥胖患者通常表现为中心性肥胖、高血压、糖耐量异常,而它们缺少库欣综合征的其他特征(第八章)。但是,仍应与库欣综合征鉴别。单纯性肥胖中皮质醇产物和尿代谢物(17-羟类固醇)也可升高。但与库欣综合征不同的是,基础状态下及促肾上腺皮质激素释放激素(CRH)或 ACTH 刺激下血、尿皮质醇水平正常;90% 的患者隔夜 1mg 地塞米松抑制试验正常,其余的患者 2 天低剂量地塞米松抑制试验正常。11β-羟化类固醇脱氢酶 1 引起的脂肪组织局部皮质醇过度激活与肥胖相关,该酶能够使无活性的皮质酮转化为皮质醇。

甲状腺功能减退 甲状腺功能减退并不是肥胖的常见原因,但也应予以鉴别。通过促甲状腺激素(TSH)水平检测可除外甲状腺功能减退症。黏液性水肿是甲状腺功能减退症体重增加的主要原因。

胰岛素瘤 胰岛素瘤患者为了避免低血糖的发生而进食过量是体重增加的原因(第二十二章)。底物增加及高水平的胰岛素促进脂肪中能量贮存。这种现象仅表现在小部分患者中。

颅咽管瘤及其他下丘脑异常 肿瘤、外伤或炎症导致的控制饱胀感、饥饿、能量消耗的下丘脑功能异常均可引起不同程度的肥胖(第四章)。引起这些异常的解剖结构通常难以辨别。通过目前的成像技术往往难以记录下丘脑微小的功能异常。具有脂解活性的生长激素(GH)在肥胖中呈低水平,而在

表 17-2	肥胖综合征的比较——性腺功能减退和智力障碍				
特征	综合征				
	Prader-Wiilli	Laurence-Moon-Biedl	Ahlstrom	Cohen	Carpenter
遗传	散发，2/3存在缺陷	常染色体隐性	常染色体隐性	可能常染色体隐性	常染色体隐性
身材	矮小	正常，矮小少见	正常，矮小少见	矮小或高	正常
肥胖	通常中-重度，1～3岁开始出现	常见，早发，1～2岁	躯干，早发，2～5岁	躯干，儿童中期，5岁	躯干，臀肌
颅面部	前额直径窄，杏仁眼，斜视，V型口，高腭弓	无特征	无特征	高鼻梁 腭弓 开口 鼻唇沟短	尖头 鼻梁低平 腭弓高
肢体	手脚小，张力减退	多指	无异常	张力减退 手足窄	多指，并指，膝外翻
生殖状态	1°性腺功能减退	1°性腺功能减退	男性出现性腺功能减退，女性则没有	性腺功能正常或低促性腺激素性性腺功能减退	2°性腺功能减退
其他特征	釉质发育不全，进食过量，脾气差，鼻音			耳发育不良 青春期延迟	
智力障碍	轻-中		智力正常	轻度	轻微

体重下降时呈高水平。无论 GH 水平高低，胰岛素样生长因子（IGF）-1（生长调节素）产生正常，这提示 GH 降低可能是对营养供给增加的代偿反应。

普通肥胖的发病机制　能量摄入增加、能量消耗减少或两者的共同作用均可导致肥胖。因此为了明确肥胖的病因应同时考虑以上两个因素。但直接、精准的测量自由生活个体的能量摄入并不简单，且在肥胖个体中，能量摄入通常被低估。通过双重标记的水或代谢室/房间能够测量出慢性能量消耗。体重及身体组成稳定的个体中能量摄入与消耗相等。因此，我们也能够通过该技术测量自由生活个体的能量摄入。肥胖个体在体重增加或减少期、肥胖前或肥胖后状态的能量消耗水平均不同。没有考虑这一现象的研究则难以解释。

体重临界点的概念一直以来都备受关注。一种以脂肪组织中反映脂肪存储的感知系统和在下丘脑中枢的一个受体或被称为"脂肪静止（Adipostat）"的一种信号为核心的生理学机制支持了这一观点。当脂肪存储减少时，脂肪静止信号呈低水平，下丘脑通过饥饿感及降低能耗而保存能量。而当脂肪存储过量时，该信号呈高水平，下丘脑则会做出减少饥饿感及增加能耗的反应。近期对 ob 基因及其产物瘦素、db 基因及其产物瘦素受体的研究发现为这一生理学概念提供了重要的分子学基础（见上文）。

肥胖个体的食物摄取状态如何（胖人比瘦人吃更多吗）？　受到判断食物摄入的方法学限制，这一问题存在较多争议。许多肥胖个体认为自己进食并不多，且有关食物摄取的问卷结果也支持了这种说法。但目前认为平均能量消耗随着个体变胖而增加，这主要是由于代谢活跃的肌肉组织体积随着变胖而增加。根据热动力学原理，肥胖个体必须通过比瘦人进食更多的方式来平衡其增加的体重。但有可能有一些具有肥胖倾向的个体在没有能量摄入绝对增加的情况下原本就会变胖。

肥胖个体的能量消耗状态如何？　在体重稳定的情况下，胖人平均每日能量消耗要高于瘦人。但当体重下降时能量消耗也随之下降，这与肌肉组织体积减少及交感神经兴奋性降低有关。当减至接近正常体重及体重维持期时，一些肥胖个体的能量消耗低于消瘦个体。而一些在婴儿期或儿童期即发生肥胖的个体，其静息能量消耗率低于消瘦个体。能量消耗率不同的生理学基础尚未完全明确。

人体产热的另一组成部分〔称为"非运动产生"（NEAT）〕，与肥胖相关。与意念活动不同，它主要是伴随体力活动产生的，如日常生活、不安、随意肌肉收缩、维持姿势等。进食过度导致的每日能量消耗增加中，近 2/3 由 NEAT 引起。NEAT 所引起的产热程度能够预测进食过度个体的脂肪储存的差异。NEAT 的分子基础及调节尚不清楚。

瘦素及典型肥胖　大部分胖人的瘦素水平是增加的，但他们既没有瘦素突变也没有瘦素受体的突变。因此表现为功能性"瘦素抵抗"。但有数据提示每单位脂肪体积产生的瘦素较少或瘦素相对缺乏的个体更倾向于发生肥胖。瘦素抵抗的机制，以及在肥胖个体中增加瘦素水平或在其他治疗中联合瘦素能否改善瘦素抵抗，均尚不清楚。有证据显示当瘦素水平增加时瘦素并不能有效地透过血脑屏障。动物实验也表明瘦素信号抑制剂（如 SOCS3 和 PTP1b）在瘦素抵抗状态中发挥着作用。

肥胖的病理学结果

肥胖对健康产生的负面影响巨大（第十八章）。肥胖与死亡率增加相关，与正常体重个体相比，肥胖个体全因死亡率增加 50%～100%，主要死因为心血管疾病。在美国，肥胖和超重是可预防性死亡的第二大原因，每年可导致 30 万人死亡。肥胖发生率增加时死亡率也随之增加，特别是腹腔内脂肪增加相关肥胖（见上文）。中等肥胖的个体预期寿命将减少 2～5 年，而 BMI＞45kg/m² 的 20～30 岁男性寿命缩短 13 年。肥胖对不同器官系统的影响程度似乎受到人群中不同基因易感性的影响。

胰岛素抵抗和 2 型糖尿病　高胰岛素血症和胰岛素抵抗是肥胖的常见表现，它们随着体重增加而表现明显，随着体重降低而减轻（第二十四章）。胰岛素与腹腔内脂肪的相关性强于其他部位的脂肪。有关肥胖和脂肪、肌肉、肝脏胰岛素抵抗的分子相关性的研究已开展多年。主要因素包括：①胰岛素本身，通过诱导受体下调；②游离脂肪酸增加且损伤胰岛素作用；③细胞内脂质聚积；④脂肪细胞生成的多种循环多肽，包括细胞因子 TNF-α、IL-6、RBP4 和"脂素"脂联素、抵抗素，它们在肥胖脂肪细胞中的表达发生改变，并改变了胰岛素功能。肥胖相关炎症也是机制之一，包括脂肪组织中的巨噬细胞浸润，可导致细胞内胰岛素作用抵抗的内质网应激反应。尽管胰岛素抵抗较为常见，但大部分肥胖个体并未发生糖尿病，这提示糖尿病需要肥胖诱导的胰岛素抵抗和胰岛素分泌受损等其他因素的共同作用（第十九章）。然而，肥胖是糖尿病的主要危险因素，将近 80% 的 2 型糖尿病患者合并肥胖。即使是轻度的减重和锻炼也能够帮助增加胰岛素敏感性并改善糖尿病患者的血糖控制。

生殖异常　在男性和女性中，肥胖均与生殖轴异常相关。脂肪组织增加与男性性腺功能减退相关，其脂肪分布方式与女性相近。当男性体重＞160%理想体重（IBW）时，血清睾酮和性激素结合球蛋白（SHBG）通常减低，雌激素水平上升（由肾上腺雄激素在脂肪组织中转化而来）（第十三章）。有些患者出现男性乳房发育的表现。而肌肉、性欲、性功能及精子生成能力在大部分个体中仍然存在。体重＞200%IBW 病态肥胖男性游离睾酮降低。

肥胖一直以来被认为与月经异常相关，特别是在明显肥胖的女性中（第十四章）。通常表现为雄激素生成增加、SHBG 降低、外周雄激素向雌激素的转化减少。大部分月经稀发的肥胖女性合并多囊卵巢综合征（PCOS），与无排卵和雄激素过多有关。40% 的 PCOS 女性肥胖。大部分非肥胖的 PCOS 患者也存在胰岛素抵抗，提示胰岛素抵抗、高胰岛素血症或两者皆是肥胖或消瘦的 PCOS 个体卵巢病理生理的病因或促进因素。肥胖的 PCOS 女性中，减重或胰岛素增敏剂药物治疗可维持正常月经。在轻度肥胖女性中常见的雄烯二酮向雌激素转化增加可能会导致绝经后肥胖女性子宫内膜癌发生率增加。

心血管疾病　Framingham 研究显示肥胖是男性和女性 26 年心血管疾病发生率的独立危险因素（包括冠心病、卒中和充血性心力衰竭）。腰臀比是这些风险的最佳预测因子。当肥胖合并高血压、糖耐量异常时，肥胖的不良影响更为显著。当女性 BMI 值超过 25 时可以观察到肥胖对心血管疾病死亡率的影响。肥胖，特别是腹型肥胖，与致动脉粥样硬化性血脂异常相关，即低密度脂蛋白胆固醇、极低密度脂蛋白、三酰甘油（甘油三酯）水平升高，高密度脂蛋白胆固醇及血管保护脂肪素脂联素水平降低（第二十三章）。肥胖也与高血压相关。肥胖患者需要使用更大号袖带进行血压测量以避免测的值偏高。肥胖导致的高血压与外周阻力和心输出量增加、交感神经兴奋性增加、盐敏感性增加、胰岛素介导的钠潴留相关，在体重中度降低时可得到改善。

肺部疾病　肥胖与多种肺部异常相关。包括胸壁顺应性下降、呼吸做功增加、代谢率增加引起的每分通气量增加、功能性残气量和补呼气量降低。严重肥胖与阻塞性睡眠暂停和低氧血症、高碳酸血症通气反应减弱的"肥胖低通气综合征"有关。睡眠暂停包括阻塞型（最为常见）、中枢型和混合型，它与高血压病具有相关性。减重（10～20kg）能够带来一定的改善，主要通过胃旁路术或限制性手术实现。持续气道正压通气也对肥胖相关肺部疾病有一定效果。

肝胆疾病　肥胖通常伴随非酒精性脂肪肝（NAFLD），且肥胖是工业化国家肝疾病的最常见病因。肝脂肪浸润使 NAFLD 部分进展为非酒精性脂肪性肝炎（NASH），极少数可进展为肝硬化及肝细胞癌。饮食或减肥手术带来的减重可以改善脂肪变性，其中的机制尚未明确。肥胖与胆汁分泌胆固醇增加、胆汁过度饱和、胆结石（特别是胆固醇结晶型胆囊结石）发生率增加有关。超过 IBW 50％的人症状性胆囊结石的发生率增加 6 倍。空腹造成的磷脂成分降低可使胆汁过度饱和增加。空腹导致的胆囊炎是极端饮食方式的并发症之一。

肿瘤 肥胖与多种肿瘤风险增加相关，且此类患者治疗效果差、肿瘤死亡率高。男性肥胖患者鼻咽癌、结肠癌、直肠癌、胰腺癌、肝癌和前列腺癌的死亡率增加；女性肥胖患者胆囊癌、胆管癌、乳腺癌、子宫内膜癌、宫颈癌、卵巢癌的死亡率增加，其中卵巢癌风险增加可能与肥胖个体脂肪组织中雄烯二酮向雌酮的转化率增加有关。其他机制还涉及与营养状态相关的激素、生长因子、细胞因子，包括胰岛素、瘦素、脂联素、IGF-1，以及与肥胖和癌症相关的信号通路。美国数据显示 14％的男性肿瘤患者、20％的女性肿瘤患者死亡与肥胖相关。

骨骼、关节、皮肤疾病 肥胖导致的负重增加无疑使肥胖患者骨关节炎风险增加，炎症通路激活也促进了滑膜发生病理改变。痛风发生率也有所增加。黑棘皮病是肥胖相关皮肤病之一，其表现为颈部、肘部、指间背侧等皮肤皱褶处皮肤颜色深、增厚。黑棘皮反映严重的胰岛素抵抗，随着体重减轻可缓解。皮肤脆性增加，特别是皮肤皱褶处，这使得真菌或酵母菌感染风险增加。静脉血液淤滞在肥胖患者中也有所增加。

第十八章 肥胖的评价和管理
Evaluation and Management of Obesity

Robert F. Kushner

（杨文嘉 译 朱宇 审校）

超过 66％的美国成人超重或肥胖，且大部分工业化国家肥胖发生率增速明显。儿童及青少年的肥胖状况也更加严重，预示着在未来一段时间肥胖发生率的增速将更快。肥胖与诸多健康问题息息相关，包括高血压、2 型糖尿病、血脂异常、阻塞性睡眠呼吸暂停、非酒精性脂肪肝、退行性关节病以及一些恶性疾病。因此，医生识别、评估和治疗肥胖及其合并症至关重要。

评价

临床医生应对所有成年患者进行肥胖筛查，并提供咨询及行为干预以帮助患者减重。对肥胖的评估包括以下 5 个步骤：①肥胖相关病史；②体格检查以判断肥胖的程度及类型；③合并症的评估；④判断健康水平；⑤患者改变生活方式的意愿。

肥胖相关病史 采集的病史信息需要回答以下 7 个问题：

- 导致患者肥胖的因素是什么？
- 肥胖对患者健康的影响？
- 肥胖给患者带来的风险水平？
- 患者控制体重的困难之处是什么？
- 患者的目标和预期如何？
- 患者是否有意愿开展体重控制项目？
- 患者需要什么帮助？

虽然影响饮食和体力活动方式的行为学因素是大部分肥胖患者的主要病因，但对其他原因有提示意义的病史也值得深入评估。需要考虑的问题包括多囊卵巢综合征、甲状腺功能减退症、库欣综合征、下丘脑疾病。对于药物引起的体重增加也应予以考虑。主要的原因包括糖尿病药物（胰岛素、磺脲类、噻唑烷二酮类）、类固醇激素、精神类药物、情绪稳定剂（锂盐）、抗抑郁药物（三环类、单胺氧化酶抑制剂、帕罗西汀、米氮平）、抗癫痫类药物（丙戊酸、加巴喷丁、卡马西平）。非甾体消炎药、钙通道阻滞药等一些药物可引起外周水肿，但不会引起脂肪增加。

患者目前的饮食和体力活动方式能够揭示导致肥胖发生的因素，明确行为治疗目标。问卷和访视相结合是采集病史信息的最好方式。

体重指数（BMI）和腰围 体重、身高和腰围是评估肥胖程度的三种重要手段。BMI 计算方法是体重（kg）/［身高（m）］²，或体重（lbs）/［身高（in）］²×703，用以对体重状态及疾病风险进行分类（表 18-1 和表 18-2）。BMI 帮助评估身体脂肪，且与疾病风险相关。由于亚太地区较低 BMI 阈值的超重和肥胖人群也可出现血糖、血脂异常的风险，因此亚太地区提议降低超重和肥胖的 BMI 界值。

表 18-1　体重指数（BMI）

BMI	19	20	21	22	23	24	25	26	27	28	29	30	31	32	33	34	35
身高 (in*)								体重（lb**）									
58	91	96	100	105	110	115	119	124	129	134	138	143	148	153	158	162	167
59	94	99	104	109	114	119	124	128	133	138	143	148	153	158	163	168	173
60	97	102	107	112	118	123	128	133	138	143	148	153	158	163	168	174	179
61	100	106	111	116	122	127	132	137	143	148	153	158	164	169	174	180	185
62	104	109	115	120	126	131	136	142	147	153	158	164	169	175	180	186	191
63	107	113	118	124	130	135	141	146	152	158	163	169	175	180	186	191	197
64	110	116	122	128	134	140	145	151	157	163	169	174	180	186	192	197	204
65	114	120	126	132	138	144	150	156	162	168	174	180	186	192	198	204	210
66	118	124	130	136	142	148	155	161	167	173	179	186	192	198	204	210	216
67	121	127	134	140	146	153	159	166	172	178	185	191	198	204	211	217	223
68	125	131	138	144	151	158	164	171	177	184	190	197	203	210	216	223	230
69	128	135	142	149	155	162	169	176	182	189	196	203	209	216	223	230	236
70	132	139	146	153	160	167	174	181	188	195	202	209	216	222	229	236	243
71	136	143	150	157	165	172	179	186	193	200	208	215	222	229	236	243	250
72	140	147	154	162	169	177	184	191	199	206	213	221	228	235	242	250	258
73	144	151	159	166	174	182	189	197	204	212	219	227	235	242	250	257	265
74	148	155	163	171	179	186	194	202	210	218	225	233	241	249	256	264	272
75	152	160	168	176	184	192	200	208	216	224	232	240	248	256	264	272	279
76	156	164	172	180	189	197	205	213	221	230	238	246	254	263	271	279	287

BMI	36	37	38	39	40	41	42	43	44	45	46	47	48	49	50	51	52	53	54
58	172	177	181	186	191	196	201	205	210	215	220	224	229	234	239	244	248	253	258
59	178	183	188	193	198	203	208	212	217	222	227	232	237	242	247	252	257	262	267
60	184	189	194	199	204	209	215	220	225	230	235	240	245	250	255	261	266	271	276
61	190	195	201	206	211	217	222	227	232	238	243	248	254	259	264	269	275	280	285
62	196	202	207	213	218	224	229	235	240	246	251	256	262	267	273	278	284	289	295
63	203	208	214	220	225	231	237	242	248	254	259	265	270	278	282	287	293	299	304
64	209	215	221	227	232	238	244	250	256	262	267	273	279	285	291	296	302	308	314
65	216	222	228	234	240	246	252	258	264	270	276	282	288	294	300	306	312	318	324
66	223	229	235	241	247	253	260	266	272	278	284	291	297	303	309	315	322	328	334
67	230	236	242	249	255	261	268	274	280	287	293	299	306	312	319	325	331	338	344
68	236	243	249	256	262	269	276	282	289	295	302	308	315	322	328	335	341	348	354
69	243	250	257	263	270	277	284	291	297	304	311	318	324	331	338	345	351	358	365
70	250	257	264	271	278	285	292	299	306	313	320	327	334	341	348	355	362	369	376
71	257	265	272	279	286	293	301	308	315	322	329	338	343	351	358	365	372	379	386
72	265	272	279	287	294	302	309	316	324	331	338	346	353	361	368	375	383	390	397
73	272	280	288	295	302	310	318	325	333	340	348	355	363	371	378	386	393	401	408
74	280	287	295	303	311	319	326	334	342	350	358	365	373	381	389	396	404	412	420
75	287	295	303	311	319	327	335	343	351	359	367	375	383	391	399	407	415	423	431
76	295	304	312	320	328	336	344	353	361	369	377	385	394	402	410	418	426	435	443

* 1in≈2.54cm；** 1lb≈0.45kg

　　通过腰围或腰臀比评价的腹部脂肪过多与糖尿病和心血管疾病风险增加独立相关。腰围可以反映内脏脂肪组织，通过髂棘以上水平面即可测得（表 18-3）。

　　体能　多个前瞻性研究显示，通过问卷或极量平板运动试验评价的体能是独立于 BMI 和身体构成的全因死亡率独立预测因子。这一发现强调了在检查时体力活动和锻炼情况的重要性，且体力活动是一种重要的治疗方法。

表 18-2	体重状态和疾病风险分类		
分类	体重指数（kg/m²）	肥胖分类	疾病风险
低体重	<18.5	—	—
健康体重	18.5～24.9	—	—
超重	25.0～29.9	—	升高
肥胖	30.0～34.9	Ⅰ	高
肥胖	35.0～39.9	Ⅱ	非常高
严重肥胖	≥40	Ⅲ	极高

肥胖相关合并症 对合并症的评估基于症状、危险因素以及可疑度。所有患者均应监测空腹血脂谱（总胆固醇、低密度脂蛋白和高密度脂蛋白胆固醇以及三酰甘油）、空腹血糖和血压。与肥胖直接或间接相关的症状、疾病列于表 18-4。虽然个体情况存在差异，但器官特异性合并症的数目和严重程度通常随着肥胖程度的增加而上升。存在以下情况的患者绝对风险较高：明确的冠心病；其他动脉粥样硬化表现如周围血管疾病、腹主动脉瘤、有症状的颈动脉疾病；2 型糖尿病；睡眠呼吸暂停。

患者改变意愿的评估 在患者没有做好充分准备时开始改变生活方式通常会带来沮丧感并有碍于今后的减重努力。对意愿的评价包括以下方面：患者的动机和支持，应激性生活事件，精神状态，时间的可行性和限制性，合理的目标和预期。患者的动机或改变的欲望和抵抗性/对改变的抵抗这两种对立力量的平衡表明已经准备就绪。

通过动机访视数字量表技术明确患者的兴趣及改

表 18-3	不同种族腰围特异性切点值
种族分组	腰围
欧洲	
男性	>94cm（>37 in）
女性	>80cm（>31.5 in）
南亚及中国	
男性	>90cm（>35 in）
女性	>80cm（>31.5 in）
日本	
男性	>85cm（>33.5 in）
女性	>90cm（>35 in）
渝南和美洲中部	使用南亚推荐，直到有更多的特异性数据可用
撒哈拉以南的非洲地区	使用欧洲数据直到有更多的特异性数据可用
地中海东部及中部东方（阿拉伯）人群	使用欧洲数据直到有更多的特异性数据可用

表 18-4	肥胖相关器官系统回顾	
心血管		**呼吸**
高血压		呼吸困难
充血性心力衰竭		阻塞性睡眠呼吸暂停
肺源性心脏病		低通气综合征
静脉曲张		Pickwickian 综合征
肺栓塞		哮喘
冠心病		**胃肠道**
内分泌		胃食管反流病
代谢综合征		非酒精性脂肪肝
2 型糖尿病		胆结石
血脂异常		疝
多囊卵巢综合征		结肠癌
		泌尿生殖器
肌肉骨骼		压力性尿失禁
高尿酸血症和痛风		肥胖相关肾小球疾病
制动		性功能减退（男性）
骨关节炎（膝和髋）		乳腺癌和子宫内膜癌
腰痛		妊娠并发症
腕管综合征		**神经**
心理		卒中
抑郁/自信心不足		先天性颅内高压
体象障碍		股痛
社会歧视		痴呆
皮肤		
萎缩纹		
腿部色素沉着		
淋巴水肿		
蜂窝织炎		
间擦疹，痱		
黑棘皮病		
软垂疣（皮赘）		
化脓性汗腺炎		

变的信心是评价意愿的有效方法。在该项技术中，患者被要求以数字 0～10 评价此刻减重的兴趣水平和信心，0 表示认为并不重要（没有信心），10 表示认为非常重要（非常有信心）。这一训练能够帮助患者建立改变的意愿，并为日后进一步对话提供基础。

治疗 肥胖

治疗目标

治疗的首要目标为改善肥胖相关合并症，降低未来发生合并症的风险。病史、体格检查、辅助检查中获得的信息能够帮助评估风险、制订治疗计划（图 18-1）。患者治疗的积极度和方式由风险状态、预期和可用资源决定。并不是所有仅通过 BMI 诊断肥胖的患者均需要治疗，正如肥胖矛盾或代谢健康型肥胖的概念所证明的那样。但具有肥胖相关合并

肥胖治疗流程

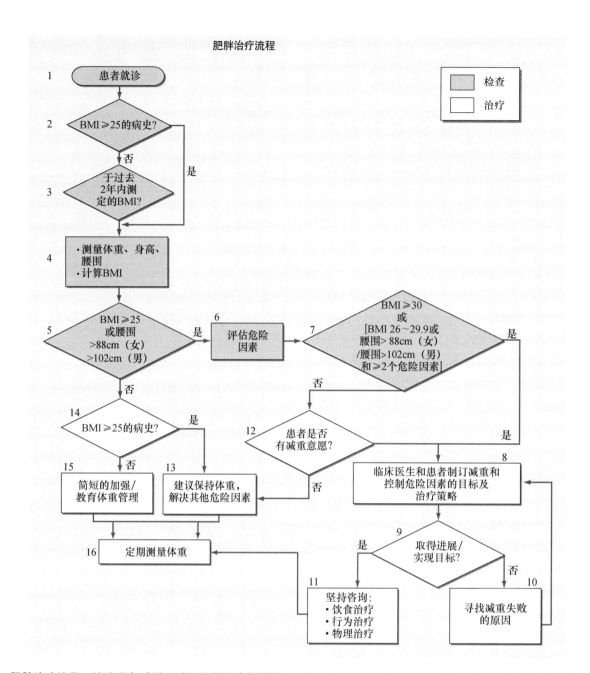

图 18-1　肥胖治疗流程。该流程仅适用于对超重及肥胖的评价，以及基于该评价的后续决策。不能反映临床医生希望进行的对其他状况的初始全面评价。BMI 体重指数（*From the National，Heart，Lung，and Blood Institute：Clinical guidelines on the identi-fication，evaluation，and treatment of overweight and obesity in adults：The evidence report. Washington，DC，US Department of Health and Human Services，1998.*）

第三部分

肥胖症、糖尿病和代谢综合征

症及可以通过减重干预获益的患者需要更积极的治疗。生活方式管理是肥胖的起始治疗，并根据 BMI 风险分层考虑药物或手术治疗（表 18-5）。6 个月内体重下降 8%～10% 是一个理想的目标。

生活方式管理

　　肥胖管理包括对以下三个重要生活方式元素的关注：饮食习惯、体力活动和行为修正。肥胖本质上是一种能量失衡性疾病，因此所有患者需要学习能量是

如何和何时摄入（饮食）、消耗（体力活动）的，以及怎样将这些信息整合到日常生活中（行为治疗）。有证据显示生活方式管理与未治疗或常规护理方式相比能够使体重轻度下降（通常可下降 3～5kg）。

　　饮食治疗　饮食治疗的主要在于减少总热量摄入。国家心肺及血液研究所建议患者首先在原来饮食习惯的基础上减少 500～1000kcal/d 的能量，可使每周减重 1～2 磅（0.45～0.91kg）。减少热量可以通过饮食替代来实现。例如选择份量更小的食物、进食更多的蔬菜水果及全麦谷物、瘦肉、脱脂牛奶，

表 18-5	选择肥胖治疗方式的指导				
治疗	BMI 分层（kg/m²）				
	25～26.9	27～29.9	30～34.9	35～39.9	≥40
饮食、运动、行为治疗	存在合并症	存在合并症	＋	＋	＋
药物治疗	—	存在合并症	＋	＋	＋
手术	—	—	—	存在合并症	＋

来源：国家心肺血研究所，北美协会肥胖研究（2000）

减少油炸食品及其他含油脂、脂肪的食物的摄入，以水替代甜饮料。以患者为中心的膳食咨询以及所设目标的实用性、现实性和可实现性非常重要。

饮食的主要营养成分组成因患者的偏好和疾病状况而不同。关注于促进健康和风险降低的 2010 年美国农业部膳食指南，可以被应用于超重或肥胖患者的治疗。该指南建议富含谷物的饮食、水果蔬菜以及膳食纤维；每周两次富含 omega3 脂肪酸的鱼（8 盎司，约 0.23kg）；每天盐摄入＜2300mg；每天 3 杯牛奶（低脂或脱脂奶），胆固醇摄入小于 300mg/d；将脂肪摄入控制在每日总能量的 20%～35%，饱和脂肪酸摄入少于每日能量的 10%。指南及热量目标可参阅 www.choosemyplate.gov。医学会修订版营养素参考摄入量推荐每日热量 45%～64% 来自碳水化合物、20%～35% 来自脂肪、10%～35% 来自蛋白质。这一指南还建议 50 岁以上的男性和女性每日纤维素摄入量分别为 58g 和 25g，50 岁以下的男性和女性分别为每日 30g 和 21g。

控制份量是患者管理中最困难的策略，使用代餐等预先准备好的东西是一种简单且方便的方案，包括冷冻主菜、罐装饮料和食物棒。代餐能够使减重减轻 7%～8%。

多个比较不同主要营养成分（如低糖、低脂地中海饮食）饮食的随机试验显示减重主要取决于降低摄入的总热量以及对饮食处方的依从性，而不是饮食中碳水化合物、脂肪、蛋白质的特殊构成。主要营养成分最终由患者的口味、烹饪习惯以及文化决定。患者同时存在的健康问题，在制订饮食处方时也要考虑。饮食处方需根据患者的代谢谱及危险因素进行调整。注册营养师对患者进行医学营养治疗咨询对于明确患者喜好及合并症的治疗非常有效。

另外一种饮食方式是根据热量密度这一概念来考虑，它是指某种食物每单位体积所含的热量（如热量数）。人们在进食时无论热量或主要营养成分如何，通常会进食恒定体积的食物。因此，增加水或纤维素的摄入能够降低热量密度。低热量密度食物包括汤、水果、蔬菜、燕麦、瘦肉等。椒盐卷饼、奶酪、蛋黄、薯片和红肉等干货及高脂食物热量密度通常较高。有证据提示富含低热量密度食物的饮食能够控制饥饿感，并使得热量摄入减低以及体重减轻。

极低热量饮食（VLCD）有时可作为一种强化饮食治疗手段。VLCD 的主要目的是在 3～6 个月的短时间内实现快速且显著的体重下降（13～23kg）。VLCD 的配方为≤800kcal，50～80g 蛋白质及 100% 的每日推荐维生素及矿物质摄入。根据国家肥胖预防和治疗工作组建议，VLCD 适用于动机明确的中度至重度肥胖（BMI＞30kg/m²）、常规减重方法失败、合并可以从迅速减重中获益的疾病状况的患者。这些疾病状况包括控制不佳的 2 型糖尿病、高甘油三酯血症、阻塞性睡眠呼吸暂停、有症状的周围型水肿。当每周体重减轻＞1.5kg（3.3lbs/wk）时，胆结石形成的风险呈指数增长。熊去氧胆酸（600mg/d）能够有效地降低该风险，预防胆结石的形成。VLCD 需要在严密的代谢监测下进行，因此通常由肥胖临床专业的医生开医嘱。

体力活动治疗 单独通过运动减重的效果一般，而饮食调整和运动相结合是肥胖治疗行为学方式中最有效的措施。运动的最主要作用在于对减重的保持。2008 年美国体力活动指南（www.health.gov/paguildelines）建议成年人每周进行 150min 中等强度或 75min 剧烈的有氧运动，每次至少 10min，最好贯穿整周。且建议以简单的方式将体育锻炼融入日常生活中的休闲活动、旅行、家庭工作等。包括散步、爬楼梯、做家务劳动、园艺工作以及体育运动。提倡患者通过携带计步器或加速计监测每日活动的累积步数或消耗的热量也是有效的手段。步数与活动水平明显相关。研究已证实在改善心肺健康和减重方面，生活方式活动和有规划的锻炼项目效果相当。减重及保持减重成效需要大量体力活动（每周＞300min 中等强度活动）。这些运动建议对大部分患者而言并不轻松，需要循序渐进地实施。运动生理学专家或私人教练的咨询对他们有所帮助。

行为治疗 认知行为治疗可以帮助改变和强化新的饮食、体力活动行为。所用方法包括自我监测技术（如记日记、称重、测量食物和活动），应激管理，刺激控制（如使用小号餐碟、避免在电视机前或车内吃东西），社会支持，解决问题以及帮助患者为自己建立更为积极现实想法的认知重建。当向患者推荐某种生

第十八章 肥胖的评价和管理

活方式行为改变时，患者应明确这些行为改变是什么，何时、何地，以及如何实现。患者可对预期的行为改变进行记录，以便在下次访视时回顾所取得的进步。由于这些技术的实施较为费时，监督工作可由辅助工作人员如护师或注册营养师完成。

药物治疗

当患者 BMI≥30kg/m² 时，或伴随肥胖相关疾病以及 BMI≥27kg/m² 而膳食、运动治疗失败时可以考虑辅助药物治疗。当患者接受减肥药物治疗时，需同时参加提供增加药物有效性的方法和技能的生活方式项目，这一支持能够使减肥更有成效。

传统的减肥药物主要包括两大类：食欲抑制剂（减食欲剂）和胃肠道脂肪阻滞剂。食欲抑制类药物的主要靶点是下丘脑中的三个单胺受体系统：去甲肾上腺素、多巴胺及血清素受体。2012 年美国食品和药物管理局（FDA）批准了两种新型食欲抑制剂：氯卡色林和苯丁胺/托吡酯（PHEN/TPM）缓释型（表 18-6）。胃肠道脂肪抑制剂可减少胃肠道对脂肪等主要营养素的吸收。

中枢食欲抑制剂 食欲抑制剂能够影响饱腹感（进食后饥饿消失）及饥饿感（促进进食的生物感觉）。通过增加饱腹感、降低饥饿感，这类药物能在没有症状感觉的同时减少热量摄入。食欲抑制剂的作用靶点是中枢神经系统下丘脑腹内侧核和外侧区（第十七章）。这类药物通过扩大三种单胺神经传导发挥生物学效应进而调节食欲，包括去甲肾上腺素、血清素（5-羟色胺或 5-HT）及少量的多巴胺。经典的拟交感神经肾上腺素能药物〔苄非他明、苯二甲吗啉、马吲哚（氯苯咪吲哚）、苯丁胺〕通过刺激去甲肾上腺素释放或抑制它的再摄取发挥作用。在这类药物中，苯丁胺是应用最多的一种，长期有效性的数据尚有限。2002 年一个针对苯丁胺的 6 项随机、安慰剂对照试验的综述发现患者经过 2～24 周治疗体重下降 0.6～6.0kg。苯丙胺衍生的食欲抑制药物的常见副作用包括不安、失眠、口干、便秘，以及血压和心率升高。

PHEN/PTM 是一种包含儿茶酚胺释放剂（苯丁胺）和抗惊厥药（托吡酯）的复合药物。托吡酯已被 FDA 批准用于癫痫及偏头痛的治疗。体重下降是托吡酯抗癫痫临床试验中的副作用之一。其引起体重下降的原因尚不明确，但可能与对 γ-氨基丁酸受体的调节、碳酸酐酶的抑制以及对谷氨酸的拮抗作用有关。目前已开展了两项为期一年的中心化随机安慰剂对照双盲试验以评价 PHEN/TPM 的疗效及安全性：E-QUIP 和 CONQUER。在第三项研究中，SEQUEL 研究中 78％的 CONQUER 受试者继续接受一年双盲药物治疗。所有受试者均接受饮食和运动咨询。受试者人数、入选标准、特征、减肥结果见表 18-6。EQUIP 和 CONQUER 试验中，意向治疗人群 PHEN/TPM 1 年的减肥效果，在 EQUIP 和 CONQUER 研究中相对于安慰剂体重下降分别为 9.3％和 8.6％。减肥相关的心血管和代谢指标存在临床和统计学剂量依赖性改善。随机药物组最常见的副作用包括感觉异常、口干、便秘、味觉异常和失眠。托吡酯可使先天性胎儿口唇裂风险增加，因此 FDA 规定对具有处方权者进行风险评估及减缓策略培训，对育龄期女性进行生育控制，且在孕妇中禁用。

表 18-6	减肥药物临床试验[a]			
	氯卡色林		PHEN、TPM[d]	
	BLOOM[b]	BLOSSOM	EQUIP	CONQUER
受试者数目（ITT-LOCF）	3182	4008	1230	2448
年龄（岁）	18～65	18～65	≥35	27～45
BMI（kg/m²）	27～45	27～45	18～70	18～70
合并症（心血管和代谢病）	≥1	≥1	≥1	≥2
治疗和安慰剂组平均减重（％）	5.8 *vs.* 2.2	4.8 *vs.* 2.8	11 *vs.* 1.6	10.4 *vs.* 1.8
减去安慰剂后减重（％）	3.6	3.0	9.3	8.6
治疗和安慰剂组减重 5％后分层的改变	47.5 *vs.* 20.3	47.2 *vs.* 25	6.7 *vs.* 17	70 *vs.* 21
完成率（％）	氯卡色林组 55.4；安慰剂组 45.1	55.5	59.9	62

a. 该表现的是两项有关氯卡色林（BLOOM 和 BLOSSOM）和苯丁胺/托吡酯缓释剂（EQIUP 和 CONQUER）的 1 年前瞻性随机双盲试验。b. 氯卡色林剂量：10mg，每日 2 次。c. 氯卡色林剂量：10mg，每日 2 次或每日 1 次。d. 苯丁胺/托吡酯缓释剂剂量：15mg/92mg

缩写：BMI，体重指数（见表 18-1）；ITT-LOCF：意向性治疗，最后观察；PHEN/TPM，苯丁胺/托吡酯缓释剂氯卡色林是一种具备功能选择性的5-HT2C受体激动剂，是5-HT2A受体的15倍，是5-HT2B受体的100倍。这种选择性非常重要，另外两种血清素能药物芬氟拉明（氟苯丙胺）和右旋氟苯丙胺因可激活心脏瓣膜间质细胞上的5-HT2B受体而导致心脏瓣膜病，这两种药物现已下市。通过激活5-HT2C受体，氯卡色林作用于神经元的前阿片黑素细胞皮质激素系统，减少食物摄入。

目前已开展了两项随机安慰剂对照双盲试验以评价氯卡色林的疗效及安全性。在BLOOM研究中，受试者被随机分入氯卡色林（10mg每日2次）或安慰剂组，在BLOSSOM研究中，受试者被随机分入氯卡色林（10mg每日2次或每日1次）或安慰剂组。所有受试者均接受饮食及运动咨询。受试者人数、入选标准、特征、减肥结果见表18-6。超重或肥胖受试者至少具备一项合并症（高血压、血脂异常、心血管疾病、糖耐量受损或睡眠呼吸暂停），这些合并症也是在诊室常见的疾病。BLOOM和BLOSSOM研究中，意向治疗人群1年的减肥效果相对于安慰剂体重下降分别为3.6%和3.0%。在筛查访视和研究过程中规定的时间点对受试者进行超声心动检查。1年及2年时，药物治疗组和安慰剂组发生FDA定义的瓣膜病的情况无差异。心血管及代谢结果指标在药物治疗组有轻度的统计学改善。药物治疗组最常见的副作用为头痛、眩晕及恶心。

在审批PHEN/TPM和氯卡色林时，FDA提出了一个具有重要临床相关性的新规定：一个处方试验期，用以评估药物的有效性。在治疗3个月时需要对药物反应进行评估。3个月后，使用氯卡色林的患者如若体重下降未达到5%则停药。3个月后，使用PHEN/TPM的患者如若体重下降未达到3%，则临床医生可以加大剂量并于6个月时再次评估或直接停药。

周围作用药物 奥利司他（赛尼可™）是一种合成的天然脂肪酶抑制剂氢化衍生物，尼波司他汀，它由真菌链霉菌产生。此药是一种强效的、长效的胰腺、胃羧基酯脂肪酶和磷酸酯酶A₂可逆性抑制剂，这些酶可将饮食中的脂肪水解为脂肪酸和单甘酯。奥利司他在胃腔和小肠中通过与这些脂肪酶的活性部位形成共价键发挥作用。120mg、每日3次的治疗剂量可以抑制每日膳食中所吸收脂肪的30%。停药后48～72h内，排泄物中的脂肪量可恢复正常。

多个随机双盲安慰剂对照研究显示，经过1年的研究时间，奥利司他可使体重减轻9%～10%，安慰剂组下降4%～6%。奥利司他很少（<1%）

被胃肠道吸收，因此没有全身性副作用。对药物的耐受性与饮食中脂肪吸收不良及粪便中脂肪的排泄有关。至少10%接受药物的患者出现胃肠道副作用，包括排气、便意紧迫、脂肪/油脂泄、排便增多。这些副作用通常出现于早期，随着患者对控制饮食中脂肪的摄入而减少，仅有极少患者退出临床试验。同时服用叶蚖黏胶可以帮助控制奥利司他引起的胃肠道副作用。奥利司他治疗可能会引起血清中的脂溶性维生素D、E以及β胡萝卜素降低，因此建议患者补充维生素以避免维生素缺乏。奥利司他在2007年被批准为非处方药。

研发中的减肥药 目前有两种药正处于研发过程中。安非他酮和纳曲酮（Contrave™）是多巴胺、去甲肾上腺素重吸收抑制剂和鸦片受体拮抗剂，它们的结合从理论上而言可以减轻食物带来的诱惑（多巴胺效应）以及进食带来的愉悦（鸦片效应）。在随机双盲安慰剂对照COR-1试验中，1742名、18～65岁、BMI 30～45kg/m²的受试者随机接受纳曲酮16mg/d加安非他酮360mg/d、纳曲酮32mg/d加安非他酮360mg/d或安慰剂。三组患者平均体重下降5.0%、6.1%、1.3%。常见的副作用包括恶心、头痛、便秘、眩晕、呕吐、口干。由于对心血管系统副作用的担忧，2011年FDA未批准该药上市，并认为在批准前需要进行大规模长期研究以评价纳曲酮对心血管的作用。

利拉鲁肽是目前已被批准应用于2型糖尿病治疗的一种胰高血糖素样肽-1受体拮抗剂，它通过下丘脑神经激活引起食欲抑制，具有独立的减肥效果。在一项双盲安慰剂对照试验中，564例BMI 30～40kg/m²的成年人被随机分入利拉鲁肽每日1次皮下注射（1.2、1.8、2.4或3.0mg）、安慰剂或开放性奥利司他（120mg每日3次）治疗1年。接受利拉鲁肽和安慰剂的受试者在第2年改为利拉鲁肽2.4mg，第3年改为3.0mg。利拉鲁肽1年减肥效果相对安慰剂5.8kg，比奥利司他多3.8kg。最常见的副作用为恶心、呕吐、大便习惯改变。

手术

对于严重肥胖（BMI≥40kg/m²）或合并某一严重疾病的中度肥胖（BMI≥35kg/m²）患者可以考虑减肥手术（图18-2）。根据解剖学改变减肥手术传统上被分为三种：限制型、限制性吸收不良型和吸收不良型。但近期发现，减肥手术在减肥和改善代谢并发症的过程中产生的临床获益主要源于肠道

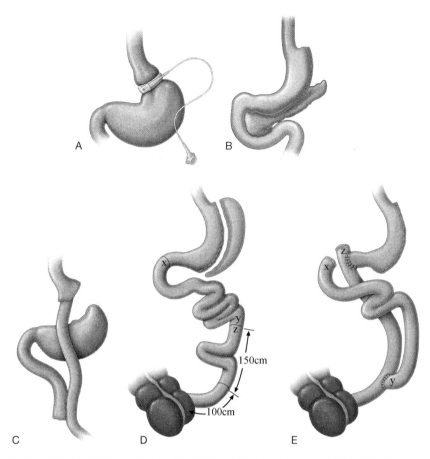

图 18-2　旁路手术过程。胃肠道外科操作手术干预案例 A. 腹腔镜可调节胃束带手术；B. 腹腔镜袖状胃切除术；C. Roux-en-Y 胃旁路术；D. 胆胰分流加十二指肠转位术；E. 胆胰分流术（From ML Kendrick，GF Dakin；Mayo Clin Proc 815：518，2006；with permission.）

激素和脂肪组织代谢的生理反应。绕过前肠所产生的代谢效应包括饥饿激素、胰高血糖素样肽 1、肽 YY3-36 和 oxyntonodulin 反应的改变。对食物摄取和体重控制的其他效应可能源于迷走信号的改变。脂肪体积减小，特别是内脏脂肪，与改善胰岛素敏感性及葡萄糖处置、减少游离脂肪酸流出、增加脂联素水平、减少白细胞介素 6、肿瘤坏死因子 α、超敏 C 反应蛋白的代谢、脂肪素、炎性改变有关。

限制型手术限制了胃容纳食物的量，减缓胃排空速度。腹腔镜可调节胃束带手术是其原型。第一个束带工具 LAP-BAND 于 2001 年在美国获批，第二代工具 REALIZE 束带于 2007 年获批。与之前的工具不同，这些束带的直径可以通过与埋于皮下的蓄水池的连接方式进行调节。向蓄水池中注射盐水或移去盐水可以调紧或调松束带内径，从而改变开放的胃容量。5 年平均减重百分比为 20%～25%。腹腔镜袖状胃切除术通过钉住并垂直分割，切除 80% 的胃大弯，使剩余的胃小弯侧呈纤细的香蕉状，以限制胃的容积。这种方式的减肥效果优于腹腔镜可调节胃束带手术。

三种限制性吸收不良型旁路手术既限制了胃的容积，也造成选择性吸收不良。包括 Roux-en-Y 旁路手术、胆胰分流和胆胰分流加十二指肠转位术。Roux-en-Y 是开展最广且最易被接受的旁路术式。可通过开腹或腹腔镜完成。

这些术式通常可使体重下降 30%～35%，近 60% 的患者 5 年内能够保持。一般而言，限制性吸收不良型术式的平均减重要高于限制型术式。2 型糖尿病、高血压、血脂异常、阻塞型睡眠呼吸暂停、生活质量、长期心血管事件等肥胖相关合并问题均有显著改善。对旁路手术和非手术治疗的随机临床试验荟萃分析显示，手术治疗总体死亡（OR＝0.55）、心血管死亡（OR＝0.58）、全因死亡（OR＝0.70）风险降低。

在所观察到的并发症获益中，旁路手术对 2 型糖尿病的预防和治疗效果格外引人注意。瑞典肥胖患者研究 15 年数据显示，接受旁路手术的肥胖患者发生 2 型糖尿病的概率明显降低（78%）。多项随机对照试验显示接受手术治疗比传统药物治疗的患者 1 年、2 年体重减轻、血糖控制改善更明显。一项对超过 4000 例成人糖尿病患者的回顾性队列研究发现，68.2％的患者在手术后 5 年内 2 型糖尿病首次完全缓解。然而，这部分临床缓解的 2 型糖尿病患者，三分之一于 5 年内复发。限制性吸收不良型术式后糖尿病的快速改善可能与肠激素改变带来的手术特异性、体重依赖性血糖稳态有关。

旁路手术的整体死亡率＜1％，但不同的术式、年龄、合并症及手术团队经验之间有所差异。最常见的手术并发症包括胃狭窄、吻合口溃疡（5％～15％的患者发生），表现为进食后长期恶心、呕吐或无法过渡到固体食物。这种并发症通常分别通过内镜下球囊扩张或抑酸治疗。接受腹腔镜可调节胃束带手术的患者无小肠吸收异常，只是机械性的减少胃的容积和流出量。除了当饮食习惯不平衡时，选择性缺乏并不常见。相反，限制性吸收不良术式存在维生素 B12、铁、叶酸、钙和维生素 D 微量元素缺乏的风险。接受限制性吸收不良型手术的患者需要终生补充这些微量元素。

第十九章　糖尿病：诊断、分型和病理生理学

Diabetes Mellitus: Diagnosis, Classification, and Pathophy siology

Alvin C. Powers

（任倩　译　韩学尧　审校）

糖尿病（DM）是一类常见的以高血糖为共同特征的代谢性疾病。几个主要类型的糖尿病均是由遗传和环境因素之间复杂的相互作用所致。导致高血糖的因素包括胰岛素分泌能力的降低，葡萄糖利用能力的下降以及葡萄糖输出的增加，这些因素主导性因糖尿病的病因而异。与糖尿病相关的代谢异常导致全身多系统继发性病理生理改变，从而给糖尿病患者个人以及整个卫生保健体系造成了沉重的负担。在美国，糖尿病是终末期肾脏疾病（ESRD）、非创伤性下肢截肢以及成人致盲的主要原因。糖尿病还造成心血管疾病风险增高。随着糖尿病在世界范围内的流行，糖尿病

未来将成为致死和致残的主要原因。

分类

糖尿病的分类是基于导致高血糖的不同的病理过程，与之前的按照发病年龄或者治疗方法的分类标准不同（图 19-1）。1 型糖尿病和 2 型糖尿病是两个主要类型（表 19-1）。但是，随着对糖尿病病理生理机制的逐渐了解，其他类型的糖尿病也日渐被认识。这些其他类型的糖尿病可能同时具有 1 型或者 2 型糖尿病的特征。在疾病的发展过程中，1 型和 2 型糖尿病在发病之前就存在葡萄糖稳态异常的阶段。1 型糖尿病是完全或几乎完全胰岛素缺乏的结果。2 型糖尿病是一组异质性疾病，表现为不同程度的胰岛素抵抗，胰岛素分泌功能下降，以及葡萄糖产生增多。胰岛素作用和（或）分泌在遗传和代谢上的不同缺陷导致 2 型糖尿病患者高血糖这一共同表型。既然现在已有针对特定代谢紊乱的药物，认识这些缺陷对指导治疗具有潜

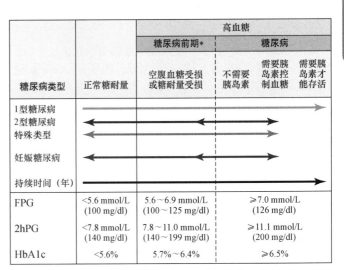

糖尿病类型	正常糖耐量	高血糖			
		糖尿病前期*	糖尿病		
		空腹血糖受损或糖耐量受损	不需要胰岛素	需要胰岛素控制血糖	需要胰岛素才能存活
1型糖尿病 2型糖尿病 特殊类型 妊娠糖尿病 持续时间（年）					
FPG	<5.6 mmol/L (100 mg/dl)	5.6~6.9 mmol/L (100~125 mg/dl)	≥7.0 mmol/L (126 mg/dl)		
2hPG	<7.8 mmol/L (140 mg/dl)	7.8~11.0 mmol/L (140~199 mg/dl)	≥11.1 mmol/L (200 mg/dl)		
HbA1c	<5.6%	5.7%~6.4%	≥6.5%		

图 19-1　糖尿病分类图。从左到右显示的是从正常糖耐量到糖尿病的 1 型糖尿病，2 型糖尿病，其他特殊类型的糖尿病，妊娠糖尿病的血糖谱。在大多数类型的糖尿病，患者都经历从糖耐量正常到糖耐量受损再到糖尿病的过程（这些不应被视为突然的变化而是一个连续的过程）。箭头提示在一些类型的糖尿病，糖耐量的变化可能是双向的。例如，2 型糖尿病患者随体重减轻，可能会返回到糖耐量受损的阶段；妊娠期糖尿病，正常分娩后可恢复糖耐量受损甚至糖耐量正常。在图的下半部分显示了空腹血糖（FPG），葡萄糖负荷后 2h 血糖（PG）以及糖化血红蛋白（HbA1c）在不同葡萄糖耐量的人群中的数值。这些值不适用于诊断妊娠期糖尿病。某些类型的糖尿病可能需要或不需要依赖胰岛素生存。*某些组织不使用糖尿病前期这个概念，而是使用糖尿病风险增高或中间高血糖（世界卫生组织）这类术语（摘自美国糖尿病协会，2014）

表 19-1　糖尿病的病因学分类

Ⅰ. 1 型糖尿病（β 细胞破坏，常导致胰岛素绝对缺乏）
 A. 免疫介导型
 B. 特发型

Ⅱ. 2 型糖尿病（可为胰岛素抵抗为主伴有相对的胰岛素分泌不足或者胰岛素缺乏为主伴有胰岛素抵抗）

Ⅲ. 其他特殊类型糖尿病
 A. 由以下基因变异引起的 β 细胞发育或功能的遗传缺陷：
  1. 肝细胞核因子（HNF）4α（MODY1）
  2. 葡萄糖激酶（MODY2）
  3. HNF1α（MODY3）
  4. 胰岛素启动子因子 1（IPF-1；MODY4）
  5. HNF1β（MODY5）
  6. NeuroD1（MODY6）
  7. 线粒体 DNA
  8. ATP 敏感钾通道
  9. 胰岛素原或胰岛素
  10. 其他胰腺调节因子或蛋白例如 *KLF11*，*PAX4*，*BLK*，*GATA4*，*GATA6*，*SLC2A2*（*GLUT2*），*RFX6*，*GLIS3*
 B. 胰岛素作用的基因异常
  1. A 型胰岛素抵抗
  2. 矮妖精貌综合征
  3. Rabson-Mendenhall 综合征
  4. 脂肪营养不良综合征
 C. 胰腺外分泌疾病——胰腺炎，胰腺切除，胰腺肿瘤，纤维囊性变，血色病，纤维钙化性胰腺病，羧基酯水解酶突变
 D. 内分泌疾病——肢端肥大症，库欣综合征，胰高血糖素瘤，嗜铬细胞瘤，甲亢，生长抑素瘤，醛固酮瘤
 E. 药物或者化学物质诱导的糖尿病——糖皮质激素，阿索尔（杀鼠剂），喷他脒，烟酸，二氮嗪，β 肾上腺素受体激动药，噻嗪类利尿药，钙调磷酸酶和 mTOR 抑制药，乙内酰脲，门冬酰胺酶，干扰素-α，蛋白酶抑制药，抗精神病药物（非典型抗精神病药和其他药），肾上腺素
 F. 感染——先天风疹，巨细胞病毒，柯萨奇病毒
 G. 少见的免疫介导的糖尿病——僵人综合征，抗胰岛素受体抗体
 H. 其他与糖尿病相关的遗传综合征——如 Wolfram 综合征，唐氏综合征，克氏综合征，特纳综合征，小脑共济失调，亨廷顿舞蹈症，Laurence-Moon-Biedl 综合征，强直性肌营养不良，卟啉病，Prader-Willi 综合征

Ⅳ. 妊娠糖尿病（GDM）

缩写：MODY，青年发病的成年型糖尿病
来源：Adapted from American Diabetes Association：Diabetes Care 37（Suppl 1）：S14，2014

在意义和价值。2 型糖尿病发生前一段时期内的血糖调节异常分为空腹血糖受损（IFG）或糖耐量受损（IGT）。

当前分类方法和以前的分类方法比较起来，有两个亮点值得一提。第一，胰岛素依赖型糖尿病（ID-DM）和非胰岛素依赖型糖尿病（NIDDM）这两个术语是过时的。因为许多 2 型糖尿病的患者最终需要胰岛素治疗来控制高血糖，把这部分患者也诊断为 ID-DM 会引起明显的概念混淆。第二，年龄或治疗方式不作为分类的标准。虽然 1 型糖尿病最常在 30 岁以前发病，但是自身免疫性 β 细胞破坏过程可以出现在任何年龄。据估计，在 30 岁以后诊断糖尿病的患者中，有 5%～10% 的患者为 1 型糖尿病。虽然 2 型糖尿病随着年龄的增长发病率增加，现在在儿童和年轻人也逐渐增多，特别是在肥胖的青少年中。

其他类型糖尿病

糖尿病的其他病因包括胰岛素分泌或作用的特异性遗传缺陷，损害胰岛素分泌的代谢异常，线粒体异常，以及一系列引起糖耐量受损的疾病（表 19-1）。青年发病的成年型糖尿病（MODY）和单基因糖尿病是糖尿病的一类亚型，其特征表现为常染色体显性遗传，发病早（通常小于 25 岁，有时在新生儿期），以及胰岛素分泌受损（下面讨论）。胰岛素受体的突变导致一组罕见的疾病，其特点是严重的胰岛素抵抗。

胰腺外分泌疾病可以导致糖尿病，因为大部分胰腺胰岛细胞被破坏了。在这部分患者中，最常见的疾病是胰腺囊性纤维化相关性糖尿病。拮抗胰岛素作用的激素也能导致糖尿病。因此，糖尿病往往是内分泌疾病（如肢端肥大症、库欣病）的一个特征。病毒感染也可能导致胰岛破坏，但只是糖尿病一个极为罕见的原因。有一种发病很急的 1 型糖尿病，被称为暴发性糖尿病，在日本人群中可见报道，这可能与病毒感染胰岛有关。

妊娠糖尿病

在妊娠期间出现的葡萄糖耐量异常被称为妊娠期糖尿病（GDM）。与胰岛素抵抗和妊娠晚期的代谢变化有关，胰岛素的需要量增加，可能会导致 IGT 或糖尿病。美国妊娠妇女 GDM 发生率约为 7%（范围 1%～14%）；大部分患者产后糖耐量恢复正常，但有很大的风险（35%～60%）在未来的 10～20 年发展为 DM。对糖尿病和妊娠研究组国际协会和美国糖尿病协会（ADA）推荐的首次产前检查时就被诊断的糖尿病应归类为"显性"糖尿病，而不是 GDM。随着肥胖发病率的上升，女性被诊断为 GDM 和糖尿病的数量在世界范围内逐渐增加。

糖尿病的流行病学和全球状况

 糖尿病全球患病率在过去的二十年里急剧上升，从 1985 的 3000 万到 2013 年的 3820 万（图 19-2）。

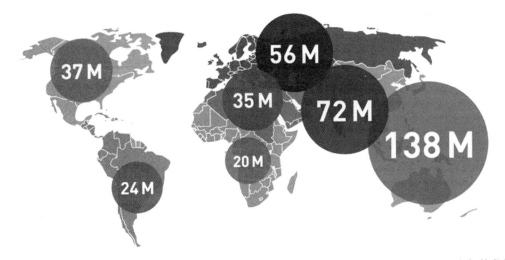

图 19-2　糖尿病在世界的流行情况。据估计全球有 3.82 亿糖尿病患者。图中还显示了部分地区 20～79 岁年龄段糖尿病的估计患病人数（2013 年）；M，百万（本图片的使用得到国际糖尿病联盟的许可）

基于这样的流行趋势，国际糖尿病联盟预测 2035 年全球将有 5.92 亿糖尿病患者（见 http://www.idf.org/）。尽管 1 型和 2 型糖尿病的患病率在世界范围内不断增加，2 型糖尿病的患病率上升更加迅速，这可能是因为随着城市工业化的发展，肥胖增加，体力活动减少。人口老龄化也是可能的原因之一。2013 年，在 10 个糖尿病患病率最高的国家，20～79 岁人群糖尿病患病率为 23％～37％（图瓦卢，密克罗尼西亚联邦，马绍尔群岛，基里巴斯，瓦努阿图，库克群岛，沙乌地阿拉伯，瑙鲁，科威特，卡塔尔，根据患病率排序）。2013 年，中国成为了糖尿病患者数量最多的国家（9840 万），其次为印度（6510 万），美国（2440 万），巴西（1190 万），俄罗斯（1090 万）。80％的糖尿病患者居住在低收入和中等收入国家。最近美国的一项统计数据显示（2012 年），疾病控制和预防中心（CDC）估计，9.3％的美国人群患有糖尿病（其中，约 28％糖尿病患者未被诊断；据估计，全球可能有 50％的糖尿病患者未被诊断出来）。CDC 估计糖尿病的发病率和患病率从 1990 年到 2008 年翻了一番，但是从 2008 年到 2012 年似乎达到了平台。DM 随着年龄的增加而增加。在 2012 年，美国＜20 岁年龄人群中糖尿病的患病率是 0.2％，而在＞20 岁年龄人群中则为 12％。年龄≥65 岁的人群中，DM 的患病率是 26.9％。男性和女性在大部分年龄段糖尿病患病率相似（年龄＞20 岁男性、女性糖尿病患病率分别为 14％和 11％）。在全世界范围内，糖尿病最多集中的年龄段是 40～59 岁。

1 型和 2 型糖尿病的发病率有很明显的地域差异。斯堪的纳维亚是 1 型糖尿病发病率最高的地区，而发病率最低的是 Pacific Rim，相差 20～30 倍。北欧和美国 1 型糖尿病的发病率处于居中的位置。1 型糖尿病发病风险在地区间的不同主要是因为高风险人白细胞抗原（HLA）等位基因频率在不同地域的种族之间存在差异。2 型糖尿病及其之前的状态——糖耐量受损在某些太平洋岛国，以及中东是最高的，在印度和美国这样的国家居中。这些差异可能由于遗传、行为以及环境因素的不同。DM 患病率在同一国家不同的民族之间也有差异。在特定的国家，土著居民糖尿病的发病率通常高于普通人群。例如，CDC 估计在美国非西班牙裔白人中，年龄标化的糖尿病的患病率是 8％（年龄＞20 岁，2010—2012 年），亚裔美国人群中是 9％，西班牙裔人群中是 13％，在非西班牙裔黑人中是 13％，在美国印第安人和阿拉斯加土著人中是 16％。2 型 DM 的平均发病年龄，除了非西班牙裔白人外，均较早。在亚洲，糖尿病的患病率增长非常快，并且糖尿病的表型在某种程度上不同于美国和欧洲人群，亚洲糖尿病患者体重指数（BMI）更低，发病年龄更早，胰岛素分泌能力降低更明显。

糖尿病是致死的主要原因。但一些研究显示，糖尿病作为死亡的原因可能被低估了。在美国，糖尿病在 2010 年导致死亡的原因中位列第七。最近的估计表明，在 2013 年，糖尿病造成了全球范围内 5100 万人死亡，或占死亡总数的 8％。在 2013 年，据估计全球范围内用于糖尿病患者的医疗支出为 5480 亿美元或占总医疗支出的 11％。

诊断

葡萄糖耐量水平被分为三大类：正常葡萄糖稳态、糖尿病和糖稳态受损。葡萄糖耐量可采用空腹血糖（FPG），口服葡萄糖负荷后血糖，或糖化血红蛋白

（HbA1c）来评估。空腹血糖＜5.6mmol/L（100mg/dl），口服葡萄糖负荷后血浆葡萄糖＜140mg/dl（7.8mmol/L），以及糖化血红蛋白＜5.7%，可确定是正常糖耐量。由ADA任命的国际专家委员会成员，欧洲糖尿病研究协会，和国际糖尿病联盟发布了糖尿病的诊断标准（表19-2）基于以下前提：①空腹血糖，口服葡萄糖负荷后血糖［口服葡萄糖耐量试验（OGTT）］，HbA1c在个体间存在差异。②糖尿病被定义为引起糖尿病特异性并发症发生的血糖水平，而不是根据血糖是否偏离基于人群的血糖均数。例如，在土著人视网膜病变的患病率（皮马印第安人）在空腹血糖＞6.4mmol/L（116mg/dl）开始增加（图19-3）。

表 19-2	糖尿病的诊断标准
糖尿病的症状加上随机血糖浓度≥11.1mmol/L（200mg/dl）[a]或者	
空腹血浆血糖≥7.0mmol/L（126mg/dl）[b] 或者	
糖化血红蛋白6.5%[c] 或者	
OGTT 2h 血浆血糖≥11.1mmol/L（mg/dl）[d]	

[a] 随机的定义是距离上一次进餐的任意时间。[b] 空腹的定义是没有任何热量摄入至少8h。[c] 糖化血红蛋白监测应该使用糖化血红蛋白标准化项目批准的实验室检测方法。指尖糖化血红蛋白不应该用作糖尿病的诊断。[d] 该试验应该用与75g无水葡萄糖等量的葡萄糖进行。溶于水中。OGTT检测不建议作为临床常规使用。
注：在没有确定的高血糖和急性代谢失代偿的情况下，应该择日再次进行检测
来源：Adapted from American Diabetes Association：Diabetes Care 37（Suppl 1）：S14，2014.

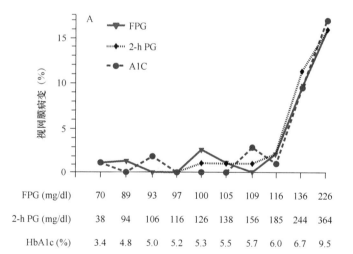

FPG (mg/dl)	70	89	93	97	100	105	109	116	136	226
2-h PG (mg/dl)	38	94	106	116	126	138	156	185	244	364
HbA1c (%)	3.4	4.8	5.0	5.2	5.3	5.5	5.7	6.0	6.7	9.5

图 19-3　糖尿病相关并发症和糖耐量的关系。这张图显示的是印第安人视网膜病变的发病率，空腹血糖（FPG），75g口服葡萄糖后2h血糖（2h PG），或糖化血红蛋白（HbA1c）的功用。注意，在空腹血糖大于116mg/dl，2h血浆血糖大于185mg/dl，或糖化血红蛋白＞6.5%视网膜病变的发生率大大增加（血糖值在mg/dl，转换为mmol/L时，数值除以18）［Copyright 2002，American Diabetes Association.From Diabetes Care 25（Suppl 1）S5-S20，2002］

空腹血糖≥7mmol/L（126mg/dl），口服葡萄糖后2h葡萄糖≥11.1mmol/L（200mg/dl），或糖化血红蛋白≥6.5%诊断糖尿病（表19-2）。随机血浆葡萄糖浓度≥11.1mmol/L（200mg/dl）伴随着糖尿病的典型症状（多尿，烦渴，体重下降）也足以诊断DM（表19-2）。

糖稳态异常（图19-1）定义为：①FPG＝5.6～6.9mmol/L（100～125mg/dl），诊断空腹血糖受损（IFG）；②口服葡萄糖负荷后血浆葡萄糖水平7.8和11mmol/L之间（140和199mg/dl）诊断葡萄糖耐量受损（IGT）；或③5.7%～6.4%糖化血红蛋白。糖化血红蛋白5.7%～6.4%、IFG和IGT在同一个人诊断可能不同，但是，这三组人群发展为2型糖尿病的风险增高，心血管疾病的风险增加，并应接受咨询，以了解如何降低这些风险（见下文）。一些组织使用术语"糖尿病前期，糖尿病的风险增加，或中间高血糖（世界卫生组织）"来命名这种状态。空腹血糖、口服葡萄糖负荷后血糖、糖化血红蛋白是连续变量，不是分类变量。当前DM的诊断标准强调HbA1c和FPG作为识别无糖尿病症状个体最可靠和方便的检查手段（不过，有的患者可能符合这个标准，但不符合其他标准）。OGTT，虽然仍是糖尿病一个有效的诊断手段，但在常规临床工作中不常用。

糖尿病的诊断对一个个体来说从医学和经济学角度都有着深远的意义。因此，除非存在急性代谢紊乱或血糖显著升高，糖尿病筛查结果异常的患者应进行复查确认（表19-2）。当葡萄糖耐量恢复到正常时，也可以撤销诊断。

筛查

广泛推荐使用FPG和糖化血红蛋白来筛查DM。因为①大量满足DM的诊断标准的患者都是无症状的，不知道他们已经患病，②流行病学研究显示，2型糖尿病在被诊断之前可能已经经过了10年，③部分2型糖尿病患者在诊断时已经出现了一种或者多种糖尿病特异性并发症，④2型糖尿病的治疗可能有利改变糖尿病的自然病程，诊断出糖尿病前期有利于促进糖尿病预防。ADA建议筛查所有年龄＞45岁的人群，每3年筛查一次，如果他们超重（BMI大于25kg/m²或达到种族特异的超重诊断标准）和另一个糖尿病危险因素，那应该将筛查的年龄提前（表19-3）。与2型糖尿病相比，在1型糖尿病的诊断前，很少有一个长期无症状期的高血糖。目前一些1型糖尿病免疫标志物成为检测的可能（在下文讨论），但在临床试验之

表 19-3	2 型糖尿病的危险因素
糖尿病的家族史（即：父母或者兄弟姐妹患糖尿病）
肥胖（BMI≥25kg/m² 或根据不同种族定义的超重）
运动减少
种族/民族（即：非洲裔美国人，拉丁美洲人，美国土著居民，亚裔美国人，太平洋岛国居民）
既往为 IFG，IGT 或糖化血红蛋白 5.7%～6.4%
GDM 病史者或者巨大胎儿＞4kg（9lbs）生产史的
高密度脂蛋白胆固醇水平＜35mg/dl（0.90mmol/L）和（或）三酰甘油（甘油三酯）水平＞250mg/dl（2.82mmol/L）
多囊卵巢综合征或黑棘皮
心血管疾病病史

简称： BMI，体重指数；GDM，妊娠糖尿病；IFG，空腹血糖；IGT，糖耐量受损

来源： Adapted from American Diabetes Association：Diabetes Care37 (Suppl 1)：S14, 2014.

外的应用目前还不提倡，目前尚没有明确的临床上能使 1 型糖尿病高危人群从中获益的干预措施。

葡萄糖稳态的调节

葡萄糖稳态的整体调节

葡萄糖稳态反映了肝糖输出和外周葡萄糖摄取利用之间的平衡。胰岛素是调节这种代谢平衡最重要的激素。但是，中枢神经系统调节，代谢信号和其他激素（例如胰高血糖素）也对葡萄糖摄取和利用进行调控（图 19-4）。调节血糖和血脂的器官通过中枢和内分泌激素与产生脂肪因子、肌肉因子以及代谢产物的脂肪和肌肉联系起来，这些物质可以影

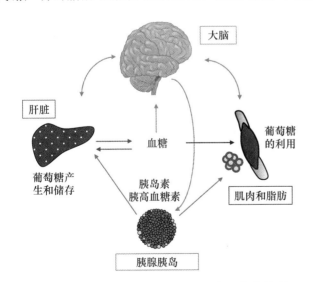

图 19-4　葡萄糖稳态的调节。 图中显示了参与葡萄糖利用，产生以及储存的器官。相互之间的作用（箭头）详见全文阐述，可以是神经性的或者内分泌激素性的

响肝的功能。在空腹状态，胰岛素的水平低，通过促进肝糖异生和糖原分解，降低葡萄糖在胰岛素敏感组织的摄取（骨骼肌和脂肪），使肝糖输出增加，从而促进储存的前体物质例如氨基酸和游离脂肪酸动员（脂肪分解）。胰高血糖素，通过胰腺 α 细胞分泌，在血糖或胰岛素水平较低的时候，刺激肝和肾髓质糖原分解和糖异生（第二十二章）。餐后，出现相反的调节过程。葡萄糖负荷引起了胰岛素的上升和胰高血糖素的下降。胰岛素，一种合成代谢的激素，促进碳水化合物的储存，脂肪和蛋白质的合成。餐后血糖的一大部分由骨骼肌利用，这个过程是胰岛素介导的葡萄糖摄取。其他组织，尤其是大脑，以非依赖胰岛素方式利用葡萄糖。骨骼肌细胞（Irisin）、脂肪细胞（瘦素、抵抗素、脂联素等）分泌的因子，骨骼也影响血糖平衡。

胰岛素生物合成

胰岛素在胰腺中胰岛的 β 细胞内合成。首先合成为一个单链的 86 个氨基酸多肽前体，前胰岛素原。随后经蛋白水解去除氨基末端的信号肽，形成胰岛素原。胰岛素原的结构和胰岛素样生长因子 Ⅰ 和 Ⅱ 的结构相关，和胰岛素受体亲和力较弱。胰岛素原裂解其内 31 个氨基酸残基片段，产生 C 肽片段和一个由二硫键连接的 A 链（21 个氨基酸）和 B 链（30 个氨基酸）组成的胰岛素。成熟的胰岛素分子和 C 肽被存储在一起，共同通过 β 细胞分泌颗粒分泌。因为 C 肽清除比胰岛素更慢，所以可作为胰岛素分泌有用的指标，并且在评估低血糖症时，成为一个鉴别内源性和外源性胰岛素来源的指标（第二十二章）。胰腺 β 细胞共同分泌胰岛淀粉样多肽（IAPP）或胰淀素，这是一个 37 个氨基酸的多肽。IAPP 的正常生理中的作用尚不完全清楚，但它是在 2 型糖尿病患者的胰岛细胞中发现的淀粉样纤维的主要组成成分。它的类似物有时被用于治疗 1 型和 2 型糖尿病。人胰岛素是通过重组 DNA 技术生产的；在一个或多个氨基酸残基的结构变化可改变其物理和药理特性（第二十章）。

胰岛素分泌

虽然氨基酸、酮、各种营养成分、胃肠肽和神经递质也影响胰岛素分泌，但是葡萄糖仍然是胰岛 β 细胞分泌胰岛素的关键调节因子。葡萄糖水平＞3.9mmol/L（70mg/dl），主要是通过提高蛋白质的翻译和加工来刺激胰岛素的合成。葡萄糖刺激胰岛素分泌从葡萄糖经葡萄糖转运蛋白转运到 β 细胞里开始（图 19-5）。葡萄糖激酶催化葡萄糖磷酸化率是控制葡萄糖调节胰岛素

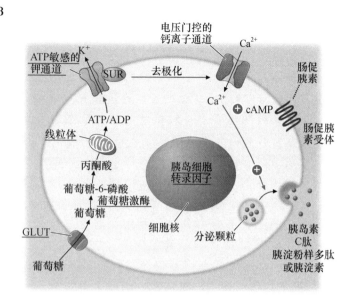

图 19-5 葡萄糖刺激的胰岛素分泌的机制及其在糖尿病中的异常。葡萄糖和其他营养素通过胰岛 β 细胞调节胰岛素分泌。葡萄糖被葡萄糖转运蛋白转运［人类是 GLUT1 和（或）细胞，在啮齿类动物是 GLUT2］；β 细胞随后的葡萄糖代谢改变了离子通道的活性，导致胰岛素分泌。磺酰脲类受体是某些药物的结合位点，这些药物作为胰岛素促泌剂发挥作用。下划线的蛋白发生突变是单基因糖尿病的病因。ADP，二磷酸腺苷；ATP，三磷酸腺苷；cAMP，环磷酸腺苷；IAPP，胰岛淀粉样多肽或胰淀素；SUR，磺酰脲类受体

分泌的限速步骤。葡萄糖-6-磷酸进一步代谢，通过糖酵解生成 ATP，从而抑制 ATP 敏感的钾离子通道的活性。该通道由两个独立的蛋白质组成：一个是某些口服降糖药（如，磺脲类药物、米格列奈）的结合位点；另一个是内向整流钾通道蛋白（Kir6.2）。钾离子通道的抑制可诱导 β 细胞膜去极化，从而开启电压依赖性钙通道（导致钙的大量涌入），刺激胰岛素分泌。胰岛素分泌模式仍然是脉冲式分泌的激素分泌模式，大约每 10min 出现一次小的脉冲分泌，约 80～150min 大振幅的振荡。随着食物的摄入，肠促胰素从胃肠道神经内分泌细胞释放，增强葡萄糖刺激的胰岛素分泌，抑制胰高血糖素的分泌。胰高血糖素样肽 1（GLP-1）——最有效的肠促胰素，由小肠 L 细胞释放，只有当血糖高于空腹水平时才刺激胰岛素的分泌。肠促胰素类似物或能延长内源性 GLP-1 活性的药物能促进胰岛素分泌。

胰岛素作用

一旦胰岛素被分泌到门静脉系统，50% 被肝降解和清除。未被代谢的胰岛素进入循环系统，到达靶点与受体结合。胰岛素与其受体结合刺激内在的酪氨酸激酶活性，导致受体自身磷酸化，并招募细胞信号分子，如胰岛素受体底物（IRS）。IRS 和其他适配体蛋白启动一个复杂的磷酸化和去磷酸化的级联反应，发挥胰岛素广泛的代谢和有丝分裂效应。例如，磷脂酰肌醇-3′活化激酶（PI-3 激酶）通过促进葡萄糖转运蛋白（例如，GLUT4）转位到细胞表面，这个过程是由骨骼肌和脂肪摄取葡萄糖的关键。其他的胰岛素受体信号通路活化促进糖原合成，蛋白质合成，脂肪合成，并调节胰岛素效应细胞的多种基因表达。

发病机制

1 型糖尿病

1 型糖尿病是遗传、环境和免疫因素相互作用，最终导致胰岛 β 细胞的破坏和胰岛素缺乏。1 型糖尿病，可以在任何年龄发病，最常见的是在 20 岁以前。在世界范围内，1 型糖尿病的发病率每年增长为 3%～4%，原因不明。1 型糖尿病是由于自身免疫性 β 细胞的破坏。大多数患者，但不是所有患者，存在针对胰岛的自身免疫学证据。有些临床诊断的 1 型糖尿病患者缺乏涉及 β 细胞自身免疫过程和相应的遗传标记物。这些患者被认为是由未知的非免疫机制导致胰岛素产生不足，可能有酮症倾向；许多是非洲裔或亚裔。1 型糖尿病的自然病程和 β 细胞数量的变化如图 19-6 所示。一个具有 1 型糖尿病遗传易感性的个体在出生时 β 细胞的数量是正常的，在出生后几个月到几年的时间里，继发于自身免疫性破坏，β 细胞数量逐渐减少。这种自身免疫过程被认为是由一种感染性或环境刺激引发的，并通过 β 细胞特异性分子来维持。在大多数患者中，免疫性标记物在触发事件以后，尚未出现临床诊断的糖尿病的时候就出现了。虽然保持正常的葡萄糖耐量，但是 β 细胞的数量开始下降，胰岛素分泌进行性减少。β 细胞数下降速度在不同个体之间有很大的差异，一些患者在临床上进展迅速，很快发展为临床糖尿病，而另一部分患者却发展缓慢。在大部分 β 细胞被破坏（70%～80%）后，糖尿病才开始表现出来。在这个阶段，残留的功能性 β 细胞存在，但数量不足，不足以维持正常的葡萄糖耐量。从葡萄糖耐量受损到糖尿病的转变往往伴随着胰岛素的需求量增加，可能会出现在感染或青春期时。临床 1 型糖尿病出现后，有一段"蜜月期"。在这个阶段很少量的胰岛素或者少数患者不需要胰岛素即可实现血糖的良好控制。然而，随着产生内源性胰岛素的残余 β 细胞的逐

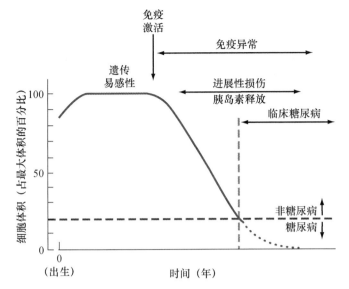

图 19-6 1 型糖尿病发生的自然病程模型。具有遗传倾向的个体在诱发因素作用下，触发自身免疫过程，导致 β 细胞量逐渐下降。β 细胞的数量下降的斜率，在个人之间存在差异，并可能不连续。胰岛素释放进行性降低，当 β 细胞量的 80% 被破坏时，就导致了糖尿病。在糖尿病发病后的第一个 1、2 年内可能会出现一个"蜜月期"，这与胰岛素的需求量减少有关（Adapted from ER Kaufman：Medical Management of Type 1 Diabetes，6th ed. American Diabetes Association Alexandria，VA，2012.）

渐减少，患者最终出现胰岛素缺乏。许多长病程的 1 型糖尿病患者自身能够产生少量的胰岛素（可以通过 C 肽的测定反映出来），并且有些病程超过 50 年的 1 型糖尿病患者在胰腺解剖时还可以看到能分泌胰岛素的细胞。

遗传因素

1 型糖尿病易感性涉及多个基因。1 型糖尿病在同卵双胞胎患病的一致性在 40%～60% 之间，表明另外一些因素可能参与糖尿病的发生。1 型糖尿病主要的易感基因位于 6 号染色体 HLA 区域。HLA 复合物的多态性能够解释 40%～50%1 型糖尿病的遗传风险。这个区域包含编码 Ⅱ 类主要组织相容性复合体（MHC）分子的基因，MHC 将抗原提呈给辅助性 T 细胞，从而参与启动免疫反应。Ⅱ 类 MHC 分子提呈抗原能力依赖于它们的抗原结合位点的氨基酸组成。氨基酸替换可能通过改变 Ⅱ 类分子对不同抗原的结合力，影响免疫反应的特异性。

大多数 1 型糖尿病患者有 HLA DR3 和（或）DR4 单倍型。在 HLA 位点进一步的基因精细分型显示，单倍型 DQA1* 0301，DQB1* 0302 和 DQB1* 0201 与 1 型糖尿病密切相关。这些单倍型存在于 40% 的 1 型糖尿病的儿童，在正常的美国人群中只有 2%。然而，大多数

具有这种易感单倍型的个体并不发展为糖尿病。

除了 MHC Ⅱ 类分子，基因组关联研究发现至少有 20 个不同的 1 型糖尿病易感基因位点（在胰岛素基因启动子区的多态性，CTLA-4 基因，白细胞介素 2 受体，CTLA4，PTPN22 等）。也有一些 1 型糖尿病的保护性基因被发现，单倍型 DQA1* 0102，DQB1* 0602 在 1 型糖尿病患者非常罕见（<1%），这提示它们是 1 型糖尿病的保护性基因。

虽然 1 型糖尿病的患者的亲属患该病的风险增加十倍，但风险仍然相对较低：如果父母患糖尿病，孩子患该病风险为 3%～4%，如果兄弟姐妹患 1 型 DM，则患病风险为 5%～15%（取决于携带哪种类型的 HLA 单倍型）。因此，大多数 1 型糖尿病患者的一级亲属没有 1 型糖尿病。

病理生理学

虽然其他胰岛细胞类型［α 细胞（分泌胰高血糖素），δ 细胞（分泌生长抑素），或 PP 细胞（分泌胰性多肽）］在胚胎发育和功能上与 β 细胞类似，表达的蛋白质大部分相同，但是它们却能免遭自身免疫性破坏。病理上看，胰岛有轻度的淋巴细胞浸润（这一过程称为胰岛炎）。当 β 细胞被破坏后，炎症过程减弱，胰岛萎缩。在人类和在 1 型糖尿病动物模型的自身免疫过程的研究（NOD 小鼠和 BB 大鼠）已经确定在免疫系统的体液免疫和细胞免疫的以下异常：①胰岛细胞自身抗体；②在胰岛、胰周围淋巴结和全身血液循环存在活化的淋巴细胞；③在胰岛蛋白刺激下 T 淋巴细胞增殖；和④胰岛炎细胞因子释放。β 细胞似乎特别容易受到某些细胞因子的毒性作用［肿瘤坏死因子 α（TNFα），干扰素 γ 和白细胞介素 1（IL-1）］。β 细胞死亡的确切机制尚不清楚，可能是一氧化氮代谢产物的形成、细胞凋亡，以及直接的 CD8+ T 细胞的细胞毒作用。胰岛破坏是由淋巴细胞，而不是胰岛自身抗体介导的，因为这些抗体通常不与胰岛细胞表面反应，并且不能将糖尿病传递给动物。在已经诊断糖尿病后，抑制自身免疫过程基本是无效的，或只是暂时减缓 β 细胞的破坏。

胰岛自身免疫过程的靶分子包括胰岛素，谷氨酸脱羧酶（GAD；神经递质 γ-氨基丁酸合成酶），ICA-512/IA-2（与酪氨酸磷酸酶同源），和 β 细胞-特异的锌转运体（ZNT-8）。大多数的自身抗原不是 β 细胞特异的，因此 β 细胞是如何被选择性地破坏依然是一个谜。目前的理论认为自身免疫过程首先针对一个 β 细胞分子，随着免疫过程破坏 β 细胞，产生了继发性"二手"自身抗原，然后蔓延到其他胰岛分子。1 型糖

尿病患者被自身免疫破坏的 β 细胞与正常个体的 β 细胞没有不同，因为从遗传背景相同的双胞胎中移植过来的 β 细胞依然会被 1 型糖尿病患者的自身免疫过程所破坏。

免疫标记物 胰岛细胞抗体 (ICA) 是一个几种不同的抗体复合物，主要针对胰岛分子如胰岛素，GAD，IA-2/ICA-512，以及 ZNT-8，并作为 1 型糖尿病的自身免疫过程的一个标记。市售有 GAD-65 自身抗体检测试剂盒。检测 ICA 可以有助于诊断 1 型糖尿病和识别容易发展为 1 型糖尿病的非糖尿病高危个体。在大部分诊断为 1 型糖尿病患者中 ICA 阳性 (>85%)，新诊断的 2 型 DM 患者中有极少数 (5%～10%) 阳性，偶尔也出现在 GDM (<5%)。ICA 也出现在 3%～4% 的 1 型糖尿病患者的一级亲属中。结合静脉葡萄糖耐量试验后的胰岛素分泌受损，ICA 预测 5 年内发生糖尿病的作用为 >50%。目前，在非糖尿病个体 ICA 的测定是一个研究工具，因为没有治疗措施被证明能够预防 1 型糖尿病的发生和发展。

环境因素 在有遗传易感性的个体，许多环境因素都能够触发个体的自身免疫过程；然而，没有已确定的导致糖尿病的环境因素。识别环境的触发因素是很困难的，因为环境因素的出现可能先于糖尿病发病数年 (图 19-6)。潜在的环境因素包括病毒 (柯萨奇病毒，风疹病毒，以及可能性最大的肠道病毒)，牛乳蛋白，硝基化合物。微生物和 1 型糖尿病之间的关系也日益引起人们的重视。

1 型糖尿病的预防 糖尿病的动物模型中有一系列能预防 1 型糖尿病的干预措施。但是这些措施在预防人类 1 型 DM 中无一成功。例如，1 型糖尿病预防试验的结论是，在高风险的人群中，静脉或者口服给予胰岛素并不能够预防 1 型糖尿病的发生。这个领域也是目前研究的热点。

2 型糖尿病

胰岛素抵抗和胰岛素分泌异常是 2 型糖尿病发生的核心。虽然到底哪个方面是原发的缺陷目前还在争论中。多数研究认为胰岛素抵抗先于胰岛素分泌缺陷，但是只有在胰岛素分泌不足时才会出现糖尿病。2 型糖尿病更可能是具有高血糖共同表型的一系列疾病。我们目前了解 (下面讨论) 的病理生理学和遗传学是基于欧洲人群的研究结果。糖尿病在其他族裔群体 (亚洲、非洲、拉丁美洲) 和欧洲人群相比，在病理生理方面存在一些差别，虽然仍未确定。一般来说，尽管两种缺陷都存在，但是拉丁美洲人胰岛素抵抗更明

显，东亚和南亚糖尿病患者则是 β 细胞功能障碍为主。东亚和南亚人群 2 型糖尿病患者似乎发病年龄较年轻，体重指数较低。在某些群体中，糖尿病表现出酮症倾向 (往往肥胖) 或不容易出现酮症 (往往消瘦)。

遗传因素

2 型糖尿病是一种遗传背景很强的疾病。2 型糖尿病在同卵双胞胎中的一致性在 70% 和 90% 之间。父母其中一人患 2 型糖尿病，其子女患糖尿病的风险增加；如果双亲都有糖尿病，则子女患糖尿病的风险接近 40%。许多 2 型糖尿病患者的一级亲属，虽然没有糖尿病，但是表现出胰岛素抵抗，骨骼肌葡萄糖利用的减少。这种疾病是多基因和多因素的，因为除了遗传易感性，环境因素 (如肥胖、营养和体力活动) 也参与其中。宫内环境也参与了糖尿病的发病，出生体重增加或者减少都增加成人期 2 型糖尿病的发病风险。2 型糖尿病的易感基因还没有完全确定，但最近的全基因组关联研究发现的大量的 2 型糖尿病的作用相对较小的基因 (>70 个基因，每一个的相对危险度为 1.06～1.5)。最突出的是转录因子 7 样 2 基因。这个基因已在几个人群中证实和糖尿病相关，并且在一个 IGT 人群的研究中和糖尿病发生的风险也相关。编码过氧化物酶体增殖物激活受体 γ 基因、内向整流钾通道、锌转运子、IRS 和钙蛋白酶 10 基因的多态性也被发现与 2 型糖尿病相关。这些基因位点增加 2 型糖尿病易感性的机制并不清楚，但大多数是可能改变胰岛功能或胰岛发育或胰岛素分泌。尽管人们正在积极研究 2 型糖尿病的遗传易感性 (据估计，迄今为止发现的位点只能解释不到 10% 的遗传风险)，目前尚不能够用已知的多个遗传位点预测 2 型糖尿病。

病理生理学 2 型糖尿病的特点是胰岛素分泌受损，胰岛素抵抗，肝葡萄糖输出增加，脂肪代谢异常。肥胖，尤其是内脏或中心性肥胖 (由腰臀比值判断)，在 2 型糖尿病患者中很常见 (≥80% 患者肥胖)。在疾病的早期阶段，尽管有胰岛素抵抗，但因为胰岛 β 细胞代偿性增加胰岛素分泌，糖耐量仍接近正常 (图 19-7)。随着胰岛素抵抗和代偿性高胰岛素血症的进展，某些人的胰岛细胞不能维持高胰岛素状态，逐渐出现以餐后血糖升高为主要表现的糖耐量受损。随后，胰岛素分泌进一步下降和肝葡萄糖输出的增加导致空腹血糖升高和糖尿病。最终，出现 β 细胞衰竭。虽然胰岛素抵抗和胰岛素分泌受损都参与了 2 型糖尿病的发病机制，但对个体的相对贡献大小因人而异。

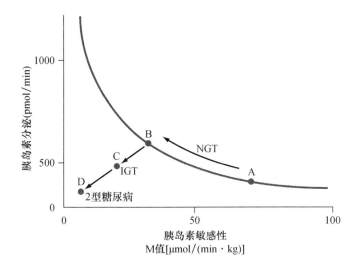

图 19-7 2型糖尿病发生过程中的代谢变化。 胰岛素分泌和胰岛素敏感性是相关的，当个体胰岛素抵抗水平增高时（从 A 点到 B 点），胰岛素分泌增加。未能通过增加胰岛素分泌进行代偿会引起最初的糖耐量受损（IGT；C 点）和最终的 2 型糖尿病（D 点）。NGT，糖耐量正常（Adapted from SE Kahn：J Clin Endocrinol Metab 86：4047，2001；RN Bergman，M Ader：Trends Endocrinol Metab 11：351，2000.）

代谢异常·肌肉和脂肪组织代谢异常 胰岛素抵抗起因于遗传因素和肥胖的共同作用，表现为胰岛素对靶组织（尤其是肌肉、肝和脂肪）的作用减弱，是 2 型糖尿病的一个显著特点。胰岛素抵抗是相对的，然而，因为超常水平的循环胰岛素会使血糖维持在正常范围。胰岛素的剂量-反应曲线表现出向右移动，说明胰岛素敏感性下降，并且最大反应降低，表明最大葡萄糖利用率总体下降（比正常人低 30%～60%）。胰岛素抵抗会损害胰岛素敏感组织的葡萄糖利用率，增加肝葡萄糖输出量，这两种效应都会导致高血糖。肝葡萄糖输出的增加是导致空腹血糖水平升高的主要原因。而外周葡萄糖的利用降低导致餐后高血糖。在骨骼肌中，非氧化的葡萄糖利用（糖原合成）的受损比通过糖酵解的葡萄糖氧化利用要严重。2 型糖尿病患者非胰岛素依赖组织中葡萄糖代谢没有变化。

2 型糖尿病胰岛素抵抗的确切分子机制尚未阐明。胰岛素受体水平和骨骼肌中的酪氨酸激酶活性是降低的，但这些变化最有可能继发于高胰岛素血症而并不是原发的缺陷。因此，胰岛素调节的磷酸化/去磷酸化的"受体后"缺陷在胰岛素抵抗中发挥主导作用。这些异常包括骨骼肌细胞内脂质的积累，这可能会损害线粒体氧化磷酸化并降低胰岛素刺激的线粒体 ATP 的合成。受损的脂肪酸氧化和骨骼肌细胞内的脂质蓄积也可以产生活性氧类物质如脂质过氧化物。值得注意的是，并不是所有的胰岛素信号转导通路对胰岛素

产生抵抗（例如，那些控制细胞生长和分化的有丝分裂素激活蛋白激酶途径）。因此，高胰岛素血症可能通过这些途径增加胰岛素的作用，可能加速糖尿病相关的疾病如动脉粥样硬化。

2 型糖尿病合并肥胖，尤其是中心或内脏肥胖，也是糖尿病病理过程的一部分（第十七章）。除了这些白色脂肪组织沉积之外，研究发现人类还有具有更大的产热能力的棕色脂肪。目前的研究正在努力增加棕色脂肪的活性或数量（例如，一种称为鸢尾素的肌肉因子，可将白色脂肪转换为棕色脂肪）。脂肪细胞的数量的增加会导致循环游离脂肪酸和其他脂肪细胞产物的水平增加。例如，脂肪细胞分泌一些生物活性物质（非酯化游离脂肪酸、视黄醇结合蛋白 4、瘦素、肿瘤坏死因子-α、抵抗素、白介素-6 和脂联素）。除了调节体重、控制食欲和能量消耗，脂肪细胞因子也调节胰岛素敏感性。游离脂肪酸和某些脂肪因子水平增高可能导致骨骼肌和肝胰岛素抵抗。例如，游离脂肪酸损害骨骼肌葡萄糖的利用，促进肝葡萄糖的产生，并损害 β 细胞功能。相比之下，由脂肪细胞分泌的脂联素，是一种胰岛素敏感的多肽，在肥胖人群中水平降低，这可能导致肝胰岛素抵抗。脂肪细胞和脂肪细胞因子产物也产生炎症状态，也许可以解释为什么炎症标志物（如白介素-6 和 C-反应蛋白）在 2 型糖尿病患者中常会升高。此外，已发现脂肪组织存在炎症细胞的浸润。抑制炎症信号通路，如核因子（NF-κB）途径，似乎能够降低动物模型的胰岛素抵抗，改善高血糖状态，并正在人类中进行验证。

胰岛素分泌障碍 胰岛素分泌和胰岛素敏感性之间存在相互关系（图 19-7）。在 2 型糖尿病患者中，随着胰岛素抵抗的出现，胰岛素分泌代偿性增多以维持正常的葡萄糖耐量。最初，胰岛素分泌缺陷很轻，有选择性地影响葡萄糖刺激的胰岛素分泌，包括一相分泌的明显下降。其他非葡萄糖刺激的反应，如精氨酸，是不受影响的。但 2 型糖尿病发病时，总的 β 细胞功能降低 50%。2 型糖尿病患者还存在胰岛素原的加工异常，表现为体内胰岛素原水平的升高。总而言之，胰岛素分泌缺陷是进行性的。

2 型糖尿病胰岛素分泌能力下降的原因尚不清楚。目前的假设是在胰岛素抵抗基础上合并的遗传缺陷导致 β 细胞功能的衰竭。在长病程的 2 型糖尿病患者中，胰岛数下降几乎达到 50%。由 β 细胞分泌的胰岛淀粉样多肽或胰淀素，可在长病程的 2 型糖尿病患者的胰岛形成胰岛淀粉样纤维沉积。这样的胰岛淀粉样沉积是一个原发的改变还是继发的改变目前尚不清楚。糖尿病的代谢环境也可能对胰岛功能产生消极影响。例

如，慢性高血糖可降低胰岛功能（"葡萄糖毒性"），导致高血糖恶化。改善血糖控制通常与改善胰岛功能有关。此外，游离脂肪酸水平升高（"脂毒性"）和膳食脂肪会损害胰岛功能。GLP-1 的下降可能导致胰岛素的分泌减少。

肝葡萄糖和脂质的输出增加 在 2 型糖尿病，肝胰岛素抵抗表现为升高的血胰岛素水平未能抑制肝糖异生，从而导致空腹的高血糖和餐后状态肝糖原储存的下降。肝葡萄糖的输出增加出现在糖尿病的早期，虽然可能在胰岛素分泌异常和骨骼肌胰岛素抵抗之后。脂肪组织的胰岛素抵抗，造成脂肪细胞脂解作用增强以及游离脂肪酸释放增多，从而增加肝细胞的脂质合成［极低密度脂蛋白（VLDL）和三酰甘油（甘油三酯）合成］。这种肝的脂质沉积或脂肪变性可导致非酒精性脂肪性肝病和肝功能异常。这也是 2 型糖尿病患者血脂异常的主要原因（甘油三酯升高，高密度脂蛋白降低，小而密的低密度脂蛋白颗粒升高）。

胰岛素抵抗综合征 胰岛素抵抗状态包括一系列的疾病，高血糖是其中最容易发现的特征。代谢综合征，胰岛素抵抗综合征，与 X 综合征是用来描述一系列的代谢紊乱的术语，包括胰岛素抵抗，高血压，血脂异常（HDL 降低和三酰甘油升高），中性或内脏性肥胖，2 型糖尿病或 IGT 或 IFG，心血管疾病风险增高。这个综合征在第二十四章讨论过。

很多比较罕见的严重胰岛素抵抗性疾病同时合并 2 型糖尿病或糖耐量受损（表 19-1）。胰岛素受体基因突变会干扰胰岛素的结合或者信号转导，是胰岛素抵抗的一种罕见原因。黑棘皮和高雄激素血症相关体征（女性多毛症，痤疮，月经稀发）也是常见的体格特征。成人严重的胰岛素抵抗综合征包括两种：①A 型，主要影响年轻女性，特点是严重的高胰岛素血症，肥胖，和高雄激素血症；②B 型，主要影响中年女性，以严重高胰岛素血症/高雄激素血症，和自身免疫性异常为特征。A 型胰岛素抵抗综合征的患者在胰岛素信号转导通路中有一个未知的缺陷，B 型胰岛素抵抗综合征患者的自身抗体是针对胰岛素受体。这些受体自身抗体可能会阻断胰岛素结合或刺激胰岛素受体，导致间歇性低血糖。

多囊卵巢综合征（PCOS）是一种常见的疾病，影响绝经前女性。特点是长期无排卵和高雄激素血症（第十四章）。胰岛素抵抗是 PCOS 的重要表现，PCOS 会显著增加 2 型糖尿病风险，这一作用独立于肥胖。

预防 2 型糖尿病之前的状态是 IGT 或 IFG。许多生活方式的干预措施和药物能够预防或者延缓糖尿病的发生。那些糖尿病前期或糖尿病风险增加的人，应参与结构化的项目，以降低体重和增加体力活动，并筛查心血管病。糖尿病预防计划（DPP）表明，在 IGT 人群，生活方式的干预（饮食管理，30min/d，每周 5 次的运动），与安慰剂组相比，可将 2 型糖尿病的风险降低 58%。这种效果可在不同的年龄、性别或种族群体中观察到。在这项研究中，二甲双胍和安慰剂组相比，可将 2 型糖尿病的风险降低 31%。在 3 年的研究中，生活方式干预组体重平均下降了 5% ～ 7%。芬兰和中国人群的研究显示，饮食和运动对预防或延缓 2 型糖尿病的疗效相似。许多药物，包括 α-葡萄糖苷酶抑制剂、二甲双胍、噻唑烷二酮类药物、GLP-1 受体通路调节剂，以及奥利司他，也能够预防或延缓 2 型糖尿病。但是尚未被批准用于糖尿病的预防。应该鼓励有 2 型 DM 家族史的人群，以及 IFG、IGT 的人群保持正常体重指数，并经常从事体育活动。糖尿病前期是否进行药物治疗目前尚存争议，因为其效价比和安全性尚不明确。ADA 建议，二甲双胍可以用于进展为糖尿病的风险很高的 IFG 和 IGT 人群（年龄小于 60 岁，体重指数 $\geqslant 35\mathrm{kg/m^2}$，一级亲属患糖尿病，曾患 GDM 的妇女）。IFG、IGT 或 HbA1c 在 5.7% ～ 6.4% 的人群应每年监测以确定是否符合糖尿病诊断标准。

已明确的与胰岛素分泌减少有关的单基因糖尿病

几种单基因糖尿病已被确定。MODY 的类型超过 10 种，由在胰岛高表达的转录因子或葡萄糖激酶基因突变引起（图 19-5；表 19-1），为常染色体显性遗传性疾病。MODY1、MODY 3、MODY 5 分别是由肝细胞核转录因子（HNF）4α、HNF-1α 和 HNF-1β 基因突变引起的。正如它们的名字所示，这些转录因子在肝中表达，但是也在其他组织中，包括胰岛和肾表达。这些因子最有可能影响胰岛发育或调节葡萄糖刺激的胰岛素分泌和 β 细胞数量的关键基因的表达。例如，HNF-1α 突变（MODY3）的患者血糖控制越来越差，但可能对磺脲类药物敏感。事实上，一些患者最初被误诊为 1 型糖尿病但后来被证明磺脲类药物敏感，从而停用了胰岛素。HNF-1β 基因突变的个体胰岛素分泌进行性地下降和肝胰岛素抵抗，需要胰岛素治疗（磺脲类药物很不敏感）。这些人往往有其他异常如肾囊肿、轻度胰腺外分泌功能不全、肝功能异常。MODY2 是葡萄糖激酶基因突变的结果，患者有轻度到中度的稳定的高血糖，口服降糖药无效。葡萄糖激酶催化葡萄糖磷酸化形成 6-磷酸葡萄糖，这个反应对 β 细胞感受葡萄糖的变化以及肝利用葡萄糖非常重要（图 19-5）。由于葡萄糖激酶基因突变，引起的胰岛素分泌反应的血糖水平升高，从而改变了胰岛素分泌的血糖调定点。2 型糖尿病人群的研究表明，MODY 相关基因突变并不是 2 型糖尿病的常见病因（<5%）。线粒体基因突变与糖尿病和耳聋相关。

短暂或永久性新生儿糖尿病发病年龄<12 个月。永久性新生儿糖尿病可能是由几个基因突变引起的，通常需要用胰岛素治疗，并临床表现类似于 1 型糖尿病。在 ATP 敏感性钾通道亚单位突变（Kir6.2 和 ABCC8）和胰岛素基因（干扰胰岛素的折叠和加工）（图 19-5）是永久性新生儿糖尿病的主要原因。虽然这些激活的 ATP 敏感性钾通道亚单位的突变损害葡萄糖刺激的胰岛素分泌，这些人可能对磺脲类药物有反应，并可以使用磺脲类药物治疗。这些突变，通常也和一系列神经功能障碍相关。MODY4 是一个罕见类型的糖尿病，主要是由于胰岛素启动子因子（IPF）1 的突变。IPF1 是一种转录因子，调节胰腺的发育及胰岛素基因转录。失活的纯合突变引起胰腺发育不全，而杂合子突变可能导致糖尿病。转录因子 GATA6 基因突变是引起胰腺发育不全的最常见的原因。纯合子葡萄糖激酶基因突变导致严重的新生儿糖尿病。

糖尿病患者的治疗方法

一旦诊断糖尿病，应注意与糖尿病相关的症状（急性和慢性），并对糖尿病进行分型。糖尿病及其并发症产生多种症状和体征；那些继发于急性高血糖的症状和体征可能发生在疾病的任何阶段，而继发于长期高血糖的症状和体征一般发生在血糖升高后的第 2 个十年期间（第二十一章）。那些没有被及时发现的 2 型糖尿病患者在诊断的时候就有可能存在与糖尿病相关的慢性并发症。通过病史和体格检查评估急性高血糖的症状或体征，并应筛查与糖尿病相关的慢性并发症和伴发病。

病史

完整的病史应特别强调糖尿病相关的内容，如体重，糖尿病家族史及其并发症，心血管疾病的危险因素，运动锻炼，吸烟，以及酒精的摄入情况。高血糖的症状包括多饮、多尿、体重减轻、疲劳、乏力、视物模糊、反复的皮肤和黏膜感染（阴道炎、皮肤真菌感染），以及轻微外伤后皮肤损伤愈

合慢。代谢紊乱主要是因为高血糖（渗透性利尿）和患者的分解代谢状态（尿中丢失糖和热量，由于蛋白质降解增加及合成减少，肌肉含量减少）。因为高血糖导致晶状体含水量减少而出现的视物模糊，在高血糖控制后可以缓解。

对一个已经确诊的 DM 患者，最初的评估还应特别强调先前糖尿病诊治情况，包括治疗的类型、现有的糖化血红蛋白水平、血糖自我监测结果、低血糖的频率、糖尿病并发症的发生情况，并评估患者关于糖尿病诊断、运动、营养方面的知识。糖尿病相关的并发症可能涉及多个器官，患者可能会表现出部分、所有的，或者没有糖尿病并发症相关症状（第二十一章）。此外，也应该评估糖尿病的伴发病（心血管疾病、高血压、血脂异常）。育龄妇女应确定妊娠计划。

体格检查

除了全面查体，要特别注意糖尿病相关的方面。如体重或体重指数，视网膜检查，立位血压，足部检查，外周脉搏，以及胰岛素注射部位。糖尿病患者血压超过 140/80mmHg 则被认为患有高血压。由于牙周病在糖尿病患者中更为多见，所以也应该检查牙齿和牙龈。

每年一次的足部检查应包括：①评估血流量，感觉［拇趾基底部振动感觉（128MHz 的音叉）］单丝压力觉检测（5.07，10 克单丝），针刺痛觉，踝反射，用生物震感阈测量仪测定振动感知阈，踝反射，以及指甲护理；②寻找足部畸形，如锤状趾、爪状趾和夏柯氏足的存在；③识别潜在溃疡部位。ADA 建议 2 型糖尿病在诊断时、1 型糖尿病在诊断 5 年后，每年进行远端对称性神经病变的筛查。这包括保护性感觉丧失（LOPS）测试，即采用单丝测试，并加下面测试中的一项：振动，针刺，踝反射，或振动感知阈值（使生物震感阈测量仪）等。如果单丝试验或其他检测中有一项异常，患者被确诊为 LOPS，需要进行进一步咨询（第二十一章）。

糖尿病的分型

面对一个新诊断的糖尿病患者，糖尿病的病因分析通常是根据临床表现进行的。1 型糖尿病患者往往有以下特点：①在 30 岁之前发病；②瘦体型；③需要胰岛素作为初始治疗；④酮症酸中毒倾向；⑤其他自身免疫性疾病的风险增加，如自身免疫性

甲状腺疾病、肾上腺皮质功能减退、恶性贫血、乳糜泻，以及白癜风。相比之下，2 型糖尿病患者往往表现出以下特点：①在 30 岁后发病；②通常是肥胖（80% 为肥胖，但老年人可能瘦）；③可能最初不需要胰岛素治疗；④可能合并存在其他疾病，如胰岛素抵抗、高血压、心血管疾病、高脂血症，或多囊卵巢综合征。在 2 型糖尿病，胰岛素抵抗往往与腹型肥胖（与臀部及大腿肥胖相反）和高三酰甘油（甘油三酯）血症相关。虽然大多数被诊断患有 2 型糖尿病的患者年龄较大，但诊断时年龄在下降，超重儿童和青少年的糖尿病也有明显增加。一些临床症状为 2 型糖尿病但存在糖尿病酮症酸中毒的患者缺乏自身免疫标记物，可以使用口服降糖药而不是胰岛素（临床有时被称为酮症倾向 2 型 DM）。另一方面，一些人（5%～10%）有 2 型糖尿病的临床表现，没有胰岛素绝对缺乏，但有自身免疫标记物（GAD 和 ICA 自身抗体），提示可能为 1 型糖尿病（称为成人隐匿性自身免疫性糖尿病）。这类个体更可能是 50 岁以上，比 2 型糖尿病的患者更瘦，有个人或家族的其他自身免疫性疾病病史。他们更可能在病程 5 年以内就需要胰岛素治疗。在那些糖尿病的发病年龄＜30 岁，常染色体遗传模式，以及几乎完全缺乏胰岛素的患者中，应考虑到单基因糖尿病（见上述）。尽管对糖尿病发病机制的认识有了新进展，某些患者仍然是难以准确归类。那些临床上不像 1 型和 2 型糖尿病的患者，或是有其他相关的缺陷，如耳聋、胰腺外分泌疾病、内分泌失调等，应进一步进行相应的分类（表 19-1）。

实验室评估

实验室评估首先要确定患者是否符合糖尿病诊断标准（表 19-2），然后评估血糖控制水平（第二十章）。除了这些标准的实验室评估外，还应筛查糖尿病相关的异常（例如，白蛋白尿、血脂异常、甲状腺功能异常）。

实验室的评估有助于糖尿病的分型。血清胰岛素和 C 肽测定往往不能将 1 型糖尿病从看似 2 型糖尿病的病例中区分出来。但低 C 肽水平提示了患者需要胰岛素治疗。很多初发的 1 型糖尿病患者仍有一定量 C 肽的分泌。如果基于上述特征仍不能确定糖尿病的类型，那么糖尿病发病时进行胰岛细胞抗体检测可能会有所帮助。

第二十章　糖尿病：管理与治疗

Diabetes Mellitus: Management and Therapies

Alvin C. Powers

（刘玉芳　任　姗　译　张晓梅　罗樱樱　审校）

总体目标

1 型或 2 型糖尿病（DM）的治疗目标是：①消除与高血糖相关症状，②减少或消除糖尿病长期的微血管和大血管并发症（第二十一章），③使患者享受尽可能正常的生活方式。为了达到这些目标，医生需要确定个体化血糖控制目标，为患者提供达到这一目标所需的（必要的）教育和药物治疗资源，并且监测/治疗糖尿病相关并发症。当血浆葡萄糖水平 ＜ 11.1mmol/L（200mg/dl）时，糖尿病症状常常能够得以缓解，因此糖尿病治疗重点主要集中在达到第二和第三个目标上。本章首先回顾了目前在门诊对糖尿病患者的治疗，并进一步讨论了严重高血糖的治疗及住院糖尿病患者的治疗。

无论是 1 型还是 2 型糖尿病患者的管理，都需要一个多学科的团队协作。这个团队成功的核心是患者的参与、投入和热情，所有这些对于达到最佳的糖尿病管理效果均至关重要。健康管理团队的成员应包括初级卫生保健人员和（或）内分泌或糖尿病专科医师，获得认证的糖尿病教育人员，营养师和心理治疗师。除此之外，当出现糖尿病并发症时，其他具有糖尿病并发症治疗经验的相关专科医师（包括神经内科医师、肾脏科医师、血管外科医师、心内科医师、眼科医师、足病治疗师）的参与也尤为重要。

综合糖尿病管理的进展概况

不同的血糖管理策略常被冠以很多名称，例如"强化胰岛素治疗""强化血糖控制"和"严格控制"。本章以及其他章节均使用"糖尿病综合管理"这个名词，其强调的是理想的糖尿病治疗所涵盖的内容远远超出单纯的血糖控制和药物治疗。虽然控制血糖是最优的糖尿病治疗方案的核心，1 型和 2 型糖尿病的综合管理还应该包括对糖尿病特异性并发症的检测与治疗（第二十一章）以及减少和控制糖尿病相关疾病的危险因素。表 20-1 中总结了糖尿病综合管理的要素。除了糖尿病患者的身体因素，社会、家庭、经济状况、文化和职业等相关因素都可能影响糖尿病管理。国际糖尿病联盟（IDF）正是认识到糖尿病管理资源在世界范围内分布明显不均，因此在其发布的指南中提出了"推荐的糖尿病管理"（具有完善的医疗服务基础，卫生专项资金体系是国家财政的重要组成部分），"有限的糖尿病管理"（资源非常有限的卫生管理体系）和"综合糖尿病管理"（有一定资源的卫生管理体系）。本章主要介绍"综合糖尿病管理"这一级别的指南。表 20-2 中总结了糖尿病患者的治疗目标，应用时应注意个体化原则。

糖尿病相关并发症的检测和预防

及时并坚持规律监测可以大幅减少糖尿病相关并发症（第二十一章）的发病率和死亡率（表 20-1）。这些筛查程序适用于所有糖尿病个体，但许多患者并没有接受糖尿病的综合管理。综合的眼科检查需由有资质的验光师或眼科医师完成。由于许多 2 型糖尿病患者其实在诊断前数年已经罹患糖尿病，只是没有症状，因此美国糖尿病学会（ADA）建议如下眼科检查周期：①1 型糖尿病患者在诊断 5 年内应行初次眼科检查，②2 型糖尿病患者诊断时即应行初次眼科检查，③糖尿病合并妊娠或计划妊娠的女性，应在受孕前以及妊娠 12 周内行眼科检查，④如果眼科检查正常，应 2～3 年后复查。

表 20-1	现行的糖尿病患者综合医疗管理指南
适当的、个体化的血糖控制	
自我血糖监测（监测频率个体化）	
HbA1c 检测（每年 2～4 次）	
糖尿病管理的患者教育（每年 1 次）；糖尿病自我管理教育和支持	
医学营养治疗和教育（每年 1 次）	
眼科检查（每年 1 次或 2 次；第二十一章）	
足部检查（医师检查每年 1～2 次；自我检查每日 1 次；第二十一章）	
糖尿病肾病筛查（每年 1 次；第二十一章）	
血压测量（每年 4 次）	
血脂谱和血清肌酐（eGFR）（每年 1 次；第二十一章）	
流行性感冒/肺炎球菌肺炎/乙型病毒性肝炎疫苗接种	
考虑抗血小板治疗（第二十一章）	

缩写：eGFR，肾小球滤过率估计值；HbA1c，糖化血红蛋白

表 20-2	成人糖尿病的治疗目标[a]
指标	目标值
血糖控制[b]	
HbA1c	<7.0%[c]
餐前毛细血管血浆葡萄糖	4.4～7.2mmol/L（80～130mg/dl）
餐后毛细血管血浆葡萄糖峰值[d]	<10.0mmol/L（<180mg/dl）
血压	<140/90mmHg[e]
血脂[f]	
低密度脂蛋白	<2.6mmol/L（100mg/dl）[g]
高密度脂蛋白	男性>1mmol/L（40mg/dl） 女性>1.3mmol/L（50mg/dl）
甘油三酯	<1.7mmol/L（150mg/dl）

[a] 按照美国糖尿病学会的建议，每个患者治疗目标值应该个体化（详见正文）。对于特定的患者群，目标值可能不同。[b] HbA1c 是主要目标。[c] 基于"糖尿病控制和并发症试验（DCCT 研究）"的分析。[d] 开始进餐后 1～2h。[e] 年轻患者的目标设定为 <130/80mmHg 可能更为合适。[f] 按照优先次序降序排列。美国心脏病学会（ACC）和美国心脏协会（AHA）最近的指南不再提倡设立具体的 LDL 和 HDL 目标值。[g] 合并心血管疾病的患者 LDL 目标值应 <1.8mmol/L（70mg/dl）。

缩写：HbA1c，糖化血红蛋白 A1c

来源：Adapted from American Diabetes Association：Diabetes Care 38（Suppl 1）：S1，2015.

关于糖尿病、营养和运动的患者教育

1 型或 2 型糖尿病患者，应接受关于营养、运动、患病期间糖尿病管理、降糖药物的教育。随着依从性增加，患者个体可以在糖尿病管理中承担更多的责任。患者教育应该被当做一个持续的过程，需要定期随访来巩固教育成果；而不是由教育护士或营养师随访 1～2 次就结束。ADA 提出实施个体化管理计划的患者教育包括糖尿病自我管理教育（DSME）和糖尿病自我管理支持（DSMS）。DSME 和 DSMS 是增进糖尿病患者自我管理所必需的知识、技能和能力的途径，同时也应该强调社会心理因素和情感的健康状态。患者和糖尿病管理团队之间更加频繁的沟通交流（如电子联系、电话联系）可能进一步改善血糖控制。

糖尿病教育 糖尿病教育人员是具有患者教育的专业技能并取得糖尿病教育的资格认证（例如美国糖尿病教育者学会）的专业医务人员（护士、营养师或药剂师）。对理想的糖尿病管理有重要作用的教育题目包括自我血糖监测，尿酮体监测（1 型糖尿病），胰岛素应用，患病时糖尿病管理指导，预防和处理低血糖（第二十二章），足部和皮肤护理，运动前、运动中和运动后的糖尿病管理，危险因素的控制策略。

社会心理因素 由于糖尿病患者可能会面临影响其日常生活的许多挑战，因此心理评估和治疗成为糖

尿病综合管理的重要组成部分。糖尿病患者必须接受自己可能会出现糖尿病并发症的现实。即使付出相当大的努力，可能仍然难以达到正常血糖控制目标，并且可能不容易找到血糖水平日益恶化的解决办法。患者应当把自己看作糖尿病管理团队中重要的一员，而不是单纯被管理团队照顾的人员。情绪压力可以驱使行为改变，从而导致患者不再遵循饮食、运动或药物治疗方案。这既可以导致高血糖，也可以导致低血糖的发生。进食障碍，包括暴食症、易饥症、神经性厌食，在 1 型或 2 型糖尿病患者中更为常见。

营养 ADA 使用医学营养治疗（MNT）这个名词描述与糖尿病治疗的其他因素（胰岛素、运动、减重）具有最佳一致性的热量摄入。MNT 的初级预防措施是通过促进高危个体（肥胖或糖尿病前期）减轻体重预防或延缓 2 型糖尿病的发生。肥胖的医学治疗是一个迅猛发展的领域，在第 18 章已讨论。MNT 的二级预防措施是通过改善糖尿病患者的血糖控制，预防或延缓糖尿病相关并发症的发生。MNT 的三级预防措施是对糖尿病患者的糖尿病相关并发症（心血管疾病、肾病）进行管理。对于合并心血管疾病的糖尿病患者的 MNT，应该与无糖尿病的心血管疾病患者的饮食原则相结合。MNT 的三个级别的建议有所重叠，本章重点强调 MNT 的二级预防措施。在特定患者中，应考虑应用减肥药物和减肥手术减轻体重（第 17 章和第 18 章）。

总之，对于 1 型和 2 型糖尿病，最佳的 MNT 的组分基本相似，并且与普通人群也是相似的（水果、蔬菜、含纤维素的食物、低脂；表 20-3）。MNT 教育是糖尿病综合管理的重要组成部分，并应通过常规的患者教育予以强化。以往营养教育要求患者遵循严格的、复杂的管理方案。虽然许多患者和医务人员如今依然认为糖尿病饮食是恒定、静态的，但现行饮食治疗策略已经有了很大的改变。例如，现在的 MNT 包括含蔗糖的食物，并且力求尽量减少和控制其他危险因素，例如高脂血症和高血压，而不仅仅关注 2 型糖尿病患者的减重。升糖指数是指进食一定量的食物后，餐后血糖上升的估计值。进食升糖指数低的食物，能够减少餐后血糖的波动，改善血糖控制情况。减少热量和无营养素的甜味剂同样会有益。目前并没有证据支持增加糖尿病患者饮食中维生素、抗氧化剂（维生素 C 和维生素 E）或微量元素（铬）的补充。

1 型糖尿病患者 MNT 的目标是保证无论是短时还是总体的热量摄入与所注射的适当的胰岛素的剂量相一致。1 型糖尿病患者的 MNT 须和自我血糖监测相结合，以确定最佳的胰岛素治疗方案。ADA 鼓励患

表 20-3	成人糖尿病或糖尿病前期的营养建议[a]
减重饮食（糖尿病前期和 2 型糖尿病）	
● 低碳水化合物的低热量饮食	
饮食中的脂肪（最佳百分比不确定；应个体化）	
● 最少的反式脂肪摄入	
● 富含单不饱和脂肪酸的地中海饮食可能更好	
饮食中的碳水化合物（最佳百分比不确定；应个体化）	
● 从热量的角度监测碳水化合物的摄入	
● 可以摄入含蔗糖的食物，但应调整胰岛素剂量，且应尽量减少摄入	
● 碳水化合物的量以饮食中碳水化合物的克数估算值来决定（1 型糖尿病）	
● 通过升糖指数来预估某种食物可能对血糖造成的影响	
● 果糖优于蔗糖或淀粉	
饮食中的蛋白质（最佳百分比不确定；应个体化）	
其他成分	
● 膳食纤维、蔬菜、水果、全谷类、乳制品、钠盐的摄入应参照普通人群的饮食建议	
● 无营养素的甜味剂	
● 不建议常规补充维生素、抗氧化剂、微量元素	

[a] 参见关于 1 型和 2 型糖尿病患者区别的描述

来源：Adapted from American Diabetes Association：Diabetes Care 37 (Suppl 1)：S14，2014.

者和医护人员使用碳水化合物计量或换算系统来估算正餐或加餐中的营养成分。根据患者估算的每餐碳水化合物的量，胰岛素/碳水化合物比值决定了餐前或加餐前胰岛素的剂量。MNT 必须足够灵活以适应运动所产生的影响，且胰岛素方案必须考虑饮食中热量摄入的偏差。1 型糖尿病患者 MNT 的一个重要内容就是将强化血糖控制带来的体重增长降到最低。

2 型糖尿病患者 MNT 的目标应将重点放在指导该人群减重，并管理该人群日益明显增加的心血管危险因素（高血压、血脂紊乱、肥胖）和心血管疾病的患病率。这部分人群中大多数为肥胖，因此应鼓励减重并将此作为重要目标。低热量饮食和适度减重（5％～7％）经常可使新发 2 型糖尿病患者血糖迅速且显著降低。然而，许多研究证实长期维持体重减轻并不常见。2 型糖尿病患者的 MNT 应强调适当减少热量摄入（低碳水化合物），并增加运动量。2 型糖尿病患者增加可溶性膳食纤维的摄入可能会改善血糖控制。减重和运动都能改善胰岛素抵抗。

运动 运动有多重益处，包括减少心血管风险，降低血压，保持肌肉量，减少体脂含量，以及减重。对于患 1 型或 2 型糖尿病的个体，运动有助于降低血糖水平（运动中或运动后）及增加胰岛素敏感性。对于糖尿病患者，ADA 推荐每周 150min（至少分散在 3 天时间里）中等强度的有氧运动，两次运动间隔不超

过 2 天。运动方案应包括阻力训练。

尽管运动具有多重益处，糖尿病患者进行体育锻炼时仍然会面临许多挑战，因为糖尿病患者缺乏正常的血糖调控机制（正常情况下，运动时胰岛素降低，胰高血糖素升高）。静息状态下，骨骼肌是主要的耗能场所，而剧烈有氧运动时肌肉活动的增加使其对能量的需求也大大增加。1 型糖尿病患者运动时既容易出现高血糖也容易出现低血糖，这取决于运动前的血浆血糖水平、循环中的胰岛素水平和运动激发的儿茶酚胺水平。如果胰岛素水平太低，升高的儿茶酚胺可能使血糖过分增高，促进酮体生成，从而可能导致酮症酸中毒。相反，如果循环中胰岛素过多，这种相对的高胰岛素血症可能减少肝糖输出（降低糖原分解，减少糖异生），同时促使葡萄糖进入肌肉，导致低血糖。

为了避免运动导致的高血糖或低血糖，1 型糖尿病患者应该：①运动前、运动中、运动后监测血糖；②若血糖＞14mmol/L（250mg/dl）且酮体阳性，推迟运动；③若血糖＜5.6mmol/L（100mg/dl），运动前需摄入碳水化合物；④运动中监测血糖并摄入碳水化合物以避免低血糖；⑤运动前减少胰岛素剂量（根据以往的经验），另外将胰岛素注射在非运动部位；⑥总结个人对于不同类型体育锻炼的血糖反应，根据运动强度和时间，运动后 24h 内增加食物摄入。2 型糖尿病患者运动相关的低血糖相对少见，但可以发生在接受胰岛素或胰岛素促泌剂治疗的患者中。

尽管 1 型和 2 型糖尿病患者无症状心血管疾病的发病年龄更早，但针对冠状动脉疾病进行常规筛查并未显示有效，因此未获推荐（第二十一章）。未治疗的增殖性视网膜病变是剧烈运动的相对禁忌证，因为这可能导致玻璃体积血或视网膜脱离。

血糖控制水平的监测

血糖控制水平的合理监测应包括患者自身对血糖的监测以及医生对长期血糖控制情况的评估［糖化血红蛋白 A1c（HbA1c）的检测和对患者自我血糖监测结果的回顾］。这些检测是互补的：患者自我血糖监测可以提供短期血糖控制情况的概览，而 HbA1c 反映 2～3 个月内的血糖平均控制情况。

自我血糖监测　自我血糖监测（SMBG）是糖尿病管理的标准化诊疗措施之一，它能够保证患者随时对自己的血糖水平进行监测。在进行 SMBG 时，一小滴血和一个简单的可测的酶促反应使毛细血管血浆葡萄糖检测成为可能。许多快速血糖仪均可以仅凭少量指尖血（3～10μl），迅速准确地测量血糖（虽然测定

的是外周血血糖水平，但经校准后可提供血浆葡萄糖数值）；其他检测部位（如前臂）可信度较低，特别是血糖快速变化时（餐后）。目前有许多的血糖仪可供选择，有资质的糖尿病教育者在帮助患者选择合适的血糖监测设备并学习正确使用方面起着至关重要的作用。将血糖测定结果与饮食情况、药物调整、运动情况相结合，会有利于糖尿病管理团队和患者共同改进治疗方案从而更好地控制血糖。

SMBG 的检测频率应个体化以适应糖尿病管理的目标。1 型糖尿病患者或每天接受多次胰岛素注射的 2 型糖尿病患者应常规每天至少 3 次测量血糖，以估计和选择餐时短效胰岛素的剂量，并调整长效胰岛素剂量。虽然 SMBG 最佳频率还没有确定，但大部分 2 型糖尿病患者不需要如此频繁地监测。接受胰岛素治疗的 2 型糖尿病患者应比接受口服降糖药治疗的患者监测更加频繁。使用口服药降糖的 2 型糖尿病患者应把 SMBG 作为评价药物疗效和饮食影响的工具。因为这些患者血糖水平波动较小，每天 1～2 次 SMBG（使用口服药或饮食控制的患者可以更少）可能已足够。1 型或 2 型糖尿病患者的大部分测量应在餐前或以餐后测量作为补充，来协助达到餐后血糖控制目标。

连续血糖监测（CGM）设备已经获得美国食品和药物监督管理局（FDA）的批准，其他各种设备也处在研发的各个阶段。这些设备并不能取代传统的血糖监测的方法，并且需要与 SMBG 进行校准。这些迅速发展的技术需要糖尿病管理团队和患者有大量的专业知识。CGM 系统检测的是组织间液的葡萄糖浓度，与血浆葡萄糖一致。这些设备不仅能够提供有用的血糖变化的即时信息，也能够更加敏感地发现低血糖。如果血糖过低，会有警报通知患者。关于这些设备的临床经验正在迅速增长，连续血糖监测对于无感知低血糖、频繁出现低血糖或经过努力血糖仍未达标的患者获益最大。CGM 在重症监护治疗病房（ICU）的应用仍有待于进一步探讨。

长期血糖控制的评估　糖化血红蛋白（HbA1c）检测是评价长期血糖控制的标准方法。当血糖持续增高时，血红蛋白的非酶糖基化升高，这种改变可以反映近 2～3 个月的血糖历史，因为红细胞有 120 天的平均寿命（前一个月的血糖水平对 HbA1c 值的形成有50％的贡献）。HbA1c 的床旁检测将为调整治疗提供更为迅速的信息反馈。

所有糖尿病患者最初评估时都应检测 HbA1c，并且将之作为糖尿病的综合管理的一部分。作为糖尿病远期并发症的主要预测因子，HbA1c 在一定程度上也反映了 SMBG 的短期监测结果。近期发生的

其他疾病可能影响 SMBG 的结果，但对 HbA1c 无明显影响，因此两种检测方法可以互补。同样，餐后或夜间的高血糖可能不会通过检测空腹和餐前毛细血管血糖所检测到，但是 HbA1c 能够有所反映。使用标准化的检测方法时，HbA1c 接近以下平均血糖水平：HbA1c 6% = 7.0mmol/L（126mg/dl），7% = 8.6mmol/L（154mg/dl），8% = 10.2mmol/L（183mg/dl），9% = 11.8mmol/L（212mg/dl），10% = 13.4mmol/L（240mg/dl），11% = 14.9mmol/L（269mg/dl），12% = 16.5mmol/L（298mg/dl）。达到血糖控制目标的患者，ADA 推荐每年至少检测 2 次 HbA1c。血糖控制不佳或治疗方案调整时，建议增加检测频率（每 3 个月 1 次）。现已建立 HbA1c 的标准化检测方法，应与糖尿病控制与并发症试验（DCCT）研究所参考的检测方法相一致。一些临床情况如血红蛋白病、贫血、网状红细胞增多症、输血、尿毒症，可能会干扰 HbA1c 的结果。当 HbA1c 不准确时，其他蛋白质，如白蛋白的糖化程度，可以作为反映血糖控制水平的备选指标。果糖胺试验（检测糖化白蛋白）反映近 2 周的血糖水平。

糖尿病的药物治疗

1 型和 2 型糖尿病综合管理除了需要注重营养、运动、血糖监测外，通常还需要包括降糖药物的使用。本章节将讨论相关类别的降糖药物，但并未细述全球范围内的所有可供使用的降糖药物。降糖药物使用的第一步是为患者制订个体化的血糖控制目标。

建立血糖控制水平的目标值

因为糖尿病并发症与血糖控制水平相关，所以我们期待血糖水平正常或接近正常，但大部分患者常常难以达到此要求。正如 DCCT 和英国前瞻性糖尿病研究（UKPDS）所示，很难将血糖长期保持在正常或接近正常水平。不管血糖水平多高，改善血糖控制都可以降低糖尿病特异性并发症的风险（第二十一章）。

血糖控制目标（反映在 HbA1c 上）必须要个体化，应在与患者沟通，综合考虑医疗、社会、生活方式等因素后制订治疗目标。ADA 称之为"以患者为中心"的方案，其他组织［如 IDF 和美国临床内分泌医师学会（AACE）］也建议制订个体化的降糖目标。需要考虑的重要因素包括：患者的年龄，理解和完成复杂治疗方案的能力，是否存在并发症及其严重程度，已知心血管病（CVD），识别低血糖症状的能力，是否存在其他合并症，是否接受其他可能影响生存或治疗反应的治疗方案，生活方式与职业（例如工作中经历低血糖可能造成的后果），以及来自家庭与朋友的支持程度。

总之，ADA 建议的血糖控制目标是在没有明显低血糖的前提下，使 HbA1c 尽量接近正常。大部分患者 HbA1c 目标值应 <7%（表 20-2），某些患者需更严格的目标值。例如，年轻成人 1 型糖尿病患者 HbA1c 的目标值可能要定为 6.5%。而年龄很小、高龄、预期寿命短或有某些合并症的患者则应该把 HbA1c 的目标值适当提高。例如，合并多种慢性病、日常活动能力受限的老年人，HbA1c 的目标值可能为 8.0% 或 8.5%。低血糖发生频率和严重程度是最主要的需要考虑的问题，因为当采用更严格的 HbA1c 目标值时，低血糖的风险会随之增加。

对于 2 型糖尿病伴有 CVD 高危因素的患者，更严格的血糖控制（HbA1c≤6%）是无益的甚至可能是有害的。大规模临床试验［UKPDS、糖尿病心血管风险控制行动（ACCORD）、控制糖尿病和血管疾病——Preterax 和格列齐特缓释片（达美康）控制评估（ADVANCE）、退伍军人糖尿病试验（VADT）；第二十一章］调查了包括 CVD 低危、CVD 高危、确诊 CVD 在内的 2 型糖尿病患者的血糖控制情况，发现更强化的血糖控制是无益的，而且在某些患者中，可能对结局有负面影响。这些研究结果强调了有必要根据以下总体原则建立个体化血糖控制目标：①在 2 型糖尿病早期，CVD 风险较低的时候，改善血糖控制可能会改善心血管结局，但这种益处可能要在血糖改善至少 10 年以后才能显现；②对于确诊的 CVD 和 CVD 高危患者，观察 3~5 年的随访发现，强化血糖控制是无益甚至可能是有害的，此类人群不适合 HbA1c<7.0% 的控制目标；③在高危（老年、合并 CVD）人群中，应避免低血糖；④虽然改善血糖控制不一定能减少（如 CVD）这样的大血管并发症，但改善血糖能够减少糖尿病微血管并发症（第二十一章）。

1 型糖尿病

概况 表 20-2 总结了 ADA 对于空腹和睡前的血糖控制目标和 HbA1c 控制目标。目标是设计并采用模拟生理性胰岛素分泌的胰岛素治疗方案。因为 1 型糖尿病患者分泌内源性胰岛素的能力部分或完全缺失，基础胰岛素的使用对于调节糖原分解、糖异生、脂类分解、酮体生成至关重要。同样，餐前胰岛素的使用则有利于碳水化合物摄取、促进正常的葡萄糖利用和储存。

强化管理 强化糖尿病管理以血糖正常或接近正常为控制目标。这需要多种资源投入，包括深入连续的患者教育，患者的综合血糖检测和营养摄入记录，与葡萄糖摄入和胰岛素剂量相匹配的多种胰岛素治疗方案。胰岛素治疗方案通常包括多种的胰岛素剂型，每日多次注射（MDI）或胰岛素输注设备（下文逐一介绍）。

强化糖尿病管理和改善血糖控制的益处包括减少糖尿病微血管并发症和糖尿病相关并发症。从社会心理的角度来讲，患者会对自己的病情有更强的掌控感、更大的幸福感，在进餐时间和内容上有更大的灵活性，根据运动量自己调整胰岛素剂量的能力更强。另外，孕前和孕期强化糖尿病管理可以减少胎儿致畸率和致死率。鼓励对新诊断的 1 型糖尿病患者进行强化糖尿病管理，因为它可以延长患者自身能够产生 C 肽的时间，从而更好地控制血糖，减少严重低血糖的风险。虽然强化管理能够带来巨大的益处，但是它也伴随着巨大的个人和经济成本，因此不适用于所有个体。

胰岛素制剂 目前的胰岛素制剂是通过重组 DNA 技术制成的，由人胰岛素的氨基酸序列或其变异组成。在美国，大部分胰岛素都按 U-100（100U/ml）的浓度制作。也有 U-500（500U/ml）的短效胰岛素，通常用于严重胰岛素抵抗的患者。人胰岛素被改造为具有特殊的药代动力学或被基因修饰，以更贴近生理条件下的胰岛素分泌。胰岛素可被分为短效和长效胰岛素（表 20-4）。例如，一种短效胰岛素制剂赖脯胰岛素，是一种胰岛素类似物，它是将胰岛素 B 链上的第 28 和第 29 位氨基酸（赖氨酸和脯氨酸）通过重组 DNA 技术顺序转换而成的。门冬胰岛素和谷赖胰岛素也是通过基因修饰的胰岛素类似物，特性与赖脯胰岛素类似。所有这三种胰岛素类似物均有完整的生物活性，更少的自我聚集倾向，因而吸收、起效更快，作用持续时间更短。这些特性有助于通过注射胰岛素有效地降低餐后升高的血糖。作用持续时间更短也可以减少低血糖发作的次数，主要因为随着餐后血糖的降低，胰岛素作用也逐渐减弱。因此，门冬胰岛素、赖脯胰岛素或谷赖胰岛素比常规胰岛素更利于控制餐后血糖。甘精胰岛素是一种长效的生物合成人胰岛素，它与一般的胰岛素不同，在第 21 个氨基酸的位置，天冬酰胺被甘氨酸替代，两个精氨酸残基被加到 B 链的 C 端。与中性鱼精蛋白锌（NPH）胰岛素相比，甘精胰岛素起效更晚，持续时间更长（约 24h），而且其没有明显的高峰。与 NPH 胰岛素相比，甘精胰岛素的低血糖发生率，尤其是夜间低血糖发生率更低。新近的研究证据表明，甘精胰岛素与癌症风险增加之间并没有相关性。地特胰岛素有一个脂肪酸侧链，从而通过减慢吸收和分解代谢延长了它的作用时间。甘精胰岛素或地特胰岛素有时需每日注射 2 次以提供 24h 的血

表 20-4 胰岛素制剂的特性[a]

剂型	时间		
	起效（h）	达峰（h）	作用持续（h）
短效			
门冬胰岛素	<0.25	0.5~1.5	2~4
谷赖胰岛素	<0.25	0.5~1.5	2~4
赖脯胰岛素	<0.25	0.5~1.5	2~4
常规胰岛素	0.5~1.0	2~3	3~6
长效			
地特胰岛素	1~4	—[b]	12~24[c]
甘精胰岛素	2~4	—[b]	20~24
NPH	2~4	4~10	10~16
预混[d]			
75/25：75％鱼精蛋白赖脯胰岛素，25％赖脯胰岛素	<0.25	双相[e]	10~16
70/30：70％鱼精蛋白门冬胰岛素，30％门冬胰岛素	<0.25	双相[e]	15~16
50/50：50％鱼精蛋白赖脯胰岛素，50％赖脯胰岛素	<0.25	双相[e]	10~16
70/30：70％NPH，30％常规胰岛素	0.5~1	双相[e]	10~16

[a] 美国市场可用的胰岛素制剂；其他在英国和欧洲市场可用的胰岛素。[b] 甘精胰岛素和地特胰岛素有最小的峰值活性。[c] 作用持续时间是剂量依赖的（低剂量时时间短）。[d] 尚存在其他预混胰岛素剂型。[e] 双相：两个峰——一个在 2~3h，第二个在数小时后

Adapted from FR Kaufman：Medical Management of Type 1 Diabetes, 6th edition. Alexandria，VA：American Diabetes Association，2012.

糖覆盖。常规胰岛素和 NPH 胰岛素具有天然的胰岛素氨基酸序列。

长效胰岛素（NPH 胰岛素、甘精胰岛素、或地特胰岛素）可以满足对基础胰岛素的需要。这些基础胰岛素通常与短些胰岛素搭配以模拟餐时生理性胰岛素的释放。虽然将 NPH 和短效胰岛素混合在临床上很常见，但其可能改变胰岛素的吸收谱（尤其是短效胰岛素）。例如，赖脯胰岛素与 NPH 混合后，前者的吸收被延迟。虽然混合不同胰岛素制剂可能改变胰岛素的吸收，但这并不是阻止患者使用混合胰岛素的理由。相反，在如此使用时应遵循以下原则：①注射前即刻在注射器内将不同胰岛素制剂混匀（混匀 2min 内注射）；②不要将胰岛素制成混合物储存；③遵循胰岛素混合和给药的常规，从而保证所注射的胰岛素尽可能达到标准的生理性反应；④不要将甘精胰岛素或地特胰岛素与其他胰岛素混合。某些胰岛素的可混合性使预混胰岛素产品成为可能，如包含 70％NPH 和 30％常规胰岛素的 70/30，或 NPH 和常规胰岛素等量混合的 50/50。将胰岛素类似物与鱼精蛋白混合，使一些

组合兼具了短效和长效胰岛素的特性（表20-4）。虽然使用预混胰岛素对患者来说更方便（每天只注射2次），但预混制剂无法单独调整短效或长效胰岛素的作用。一些胰岛素以胰岛素笔的形式制备，使部分患者使用更方便。吸入型的胰岛素最近已获批准但尚未上市。其他胰岛素如作用持续时间数天的胰岛素正在研发中，但目前在美国尚未上市使用。

胰岛素治疗方案 图20-1列举了1型糖尿病各种常用胰岛素治疗方案。虽然图示中胰岛素曲线光滑而对称，但在不同患者间，其峰值和持续时间存在非常明显的差异。所有的治疗方案中，长效胰岛素（NPH、甘精胰岛素或地特胰岛素）提供基础胰岛素，而常规胰岛素、门冬胰岛素，谷赖胰岛素或赖脯胰岛素则提供餐时胰岛素。短效胰岛素类似物应在餐前（<10min）或餐后即刻注射；常规胰岛素在餐前30～45min注射。有时短效胰岛素类似物也可在餐后即刻注射（胃轻瘫，进餐量不确定）。

目前胰岛素治疗方案的缺陷是，胰岛素注射后即刻进入血液循环，而内源性胰岛素是释放至门静脉系统。因此，注射外源性胰岛素使肝暴露于胰岛素亚生理浓度。没有一种胰岛素治疗方案能精确复制胰岛的分泌方式。然而，最符合生理特点的治疗方案需要更频繁的胰岛素注射次数，更依赖于短效胰岛素和更频繁的毛细血管血浆葡萄糖监测。一般来说，1型糖尿病患者每日胰岛素需要量为0.5～1.0U/kg，分次注射，其中约50%作为基础胰岛素给药。

多成分胰岛素治疗方案是指基础胰岛素和大剂量胰岛素（餐前短效胰岛素）的联合。餐前短效胰岛素的注射时间和剂量，需根据SMBG结果、预计进食量

和运动而调整。此方案是能够为1型糖尿病患者提供更灵活的生活方式以及达到接近正常血糖的最佳方案。这种胰岛素治疗方案，如图20-1B所示，包含甘精胰岛素或地特胰岛素作为基础胰岛素，赖脯胰岛素、谷赖胰岛素或门冬胰岛素作为餐前胰岛素。门冬胰岛素、谷赖胰岛素或赖脯胰岛素剂量的计算必须个体化，主要结合餐前血糖水平和预期的碳水化合物摄入量。患者需使用胰岛素-碳水化合物比值（1型糖尿病的常用比值为1～1.5U/10g碳水化合物，但这必须依据个体情况而决定）来决定餐前胰岛素剂量。必须根据餐前血糖对胰岛素量进行补充或纠正——一个公式是，餐前血糖每高出目标值2.7mmol/L（50mg/dl），胰岛素增加1U；另一个公式为，体重（kg）×［实际血糖（mg/dl）－目标血糖（mg/dl）］/1500。另一个多组分胰岛素治疗方案包括，睡前NPH胰岛素，早餐时小剂量NPH胰岛素（睡前量的20%～30%），餐前短效胰岛素。也有使用这种方案的其他组合形式的，但其缺点是NPH有一个显著的峰值，因此使得低血糖更为频繁。对于这些胰岛素治疗方案，频繁的SMBG（每天3次以上）是必不可少的。

过去常用的一种治疗方案是每日早餐和晚餐前两次注射NPH和短效胰岛素的混合物（图20-1B）。此方案通常建议每日胰岛素总量的2/3用于早餐前（其中2/3为长效胰岛素，1/3为短效胰岛素），1/3用于晚餐前（长效胰岛素和短效胰岛素各1/2）。其缺点是这种方案严格限制了患者的作息时间、日常活动和每餐的内容和时间。虽然能简单有效地避免严重高血糖，但它不能使1型糖尿病患者血糖接近正常。此外，如果患者的进餐模式或者进食种类改变，或活动量增加，

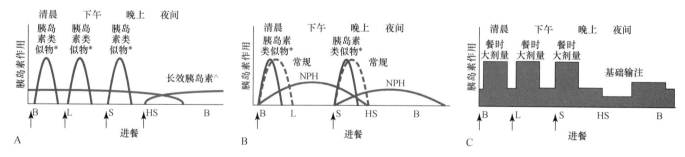

图20-1 糖尿病胰岛素治疗的代表方案。 在每个坐标轴中，y轴代表胰岛素作用，x轴代表昼夜时间。B，早餐；HS，睡前；L，午餐；S，晚餐。*赖脯胰岛素、谷赖胰岛素或门冬胰岛素都可以使用。胰岛素注射时间用垂直箭头表示。胰岛素类型在每个胰岛素曲线的上方标注。A. 多种成分胰岛素的治疗方案即长效胰岛素（甘精胰岛素或地特胰岛素）以提供基础胰岛素的覆盖，三餐注射谷赖胰岛素、赖脯胰岛素或门冬胰岛素以控制每餐的餐时血糖。B. 一天两次的长效胰岛素（NPH）和短效胰岛素类似物［谷赖胰岛素、赖脯胰岛素、门冬胰岛素（红色实线）、或常规胰岛素（绿色虚线）］注射。仅使用一种短效胰岛素制剂。C. 用胰岛素输注装置的胰岛素给药方法，即基础胰岛素和三餐餐时胰岛素注射。基础胰岛素输注速率夜间减少，早晨患者觉醒前轻度增加。谷赖胰岛素、赖脯胰岛素或门冬胰岛素均可被用于胰岛素泵中［Adapted from H Lebovitz（ed）：Therapy for Diabetes Mellitus. American Diabetes Association，Alexandria，VA，2004.］

就可能出现高血糖或低血糖。将长效胰岛素从晚餐前移至睡前，可以避免夜间低血糖，并在清晨血糖升高（所谓的黎明现象）时，提供更多的胰岛素。此方案的胰岛素剂量应根据 SMBG 结果调整，并遵循以下一般原则：①空腹血糖主要由睡前长效胰岛素决定；②午餐前血糖由早晨的短效胰岛素决定；③晚餐前血糖由早晨长效胰岛素决定；④睡前血糖由晚餐前短效胰岛素决定。这不是 1 型糖尿病患者的最佳方案，这一方案有时会被用于 2 型糖尿病患者。

连续皮下胰岛素输注（CSII）是对 1 型糖尿病患者非常有效的胰岛素治疗方案（图 20-1C）。在基础胰岛素输注的基础上，餐前大剂量胰岛素是根据患者指令，通过胰岛素输注设备，遵循个体化计算公式，结合餐前血糖和预计碳水化合物摄入量输注的。这些复杂的胰岛素输注设备能精准地输送很小剂量的胰岛素（μl/h），并具有以下几项优势：①可以设置多种基础胰岛素输注速率，以满足夜间与白天基础胰岛素的不同需要；②可以在运动期间改变基础胰岛素输注速率；③餐前大剂量胰岛素输注的不同波形可以与食物成分更好的匹配；④程序化计算公式在计算胰岛素剂量时考虑之前的胰岛素用量和目前的血糖水平。这些设备需要有专业医务人员进行指导，这些人员需要有使用胰岛素输注设备的丰富经验，能使患者与糖尿病管理团队产生频繁的互动。胰岛素输注设备同时也带来了特有的挑战，例如注射部位的感染，装置堵塞导致的不明原因高血糖，胰岛素泵脱落导致的糖尿病酮症酸中毒。因为大部分医师在 CSII 中使用赖脯胰岛素、谷赖胰岛素或门冬胰岛素，这些胰岛素的半衰期极短，如果输注中断，会立即导致胰岛素缺乏。安全使用胰岛素输注设备的重点是对患者进行深入透彻的关于泵功能和 SMBG 频率的教育。目前正在努力开发闭环式体系，从而达到智能地根据连续血糖监测数据来调控胰岛素的输注速率。

改善血糖控制的其他药物　胰淀素是一种 37 个氨基酸组成的多肽，它与胰岛素一起由胰岛 β 细胞分泌，其对正常血糖稳态的作用目前尚不确定。但是基于在胰岛素缺乏的患者，胰淀素也同样缺乏这一理念，开发出了一种胰淀素类似物（普兰林肽），并发现其能减少接受胰岛素治疗的 1 型和 2 型糖尿病患者的餐后血糖波动。餐前注射普兰林肽能减慢胃排空，抑制胰高糖素，但不改变胰岛素水平。普兰林肽被批准用于胰岛素治疗的 1 型和 2 型糖尿病患者。加用普兰林肽可以使 HbA1c 达到中等程度的降低，并且似乎可以减少进食相关的血糖波动。1 型糖尿病患者中，普兰林肽初始用量为每餐前 15 μg 皮下注射，根据患者耐受情

况可逐渐增加至 30～60 μg 的最大剂量。对于 2 型糖尿病患者，普兰林肽初始量为每餐前 60 μg 皮下注射，逐渐增加至 120 μg 的最大剂量。该药的主要副作用为恶心、呕吐，因此应缓慢加量，以降低药物的副作用。因为普兰林肽减慢胃排空，它可能会影响其他药物的吸收，不应与其他减慢胃肠运动的药物合用。初始治疗时应将餐前短效胰岛素减量以避免低血糖，待普兰林肽疗效显现后再将胰岛素逐渐加量。1 型糖尿病患者有时也会使用 α-葡萄糖苷酶抑制剂与胰岛素联用的治疗方案。

2 型糖尿病

概况　2 型糖尿病血糖控制目标与 1 型糖尿病相似。然而血糖控制在 1 型糖尿病管理中占主导地位，2 型糖尿病管理却必须关注与 2 型糖尿病相关的其他临床情况（例如肥胖、高血压、血脂异常、CVD）的治疗，以及糖尿病相关并发症（图 20-2）的检测/管理。降低心血管疾病风险至关重要，因为这是 2 型糖尿病患者死亡的首要原因。

2 型糖尿病管理应从 MNT（如上所述）开始。同时还应制订运动方案以增加胰岛素敏感性，促进减重。2 型糖尿病的药物治疗包括口服降糖药、胰岛素和其他改善血糖控制的药物。大部分医师和患者倾向于选择口服降糖药作为初始治疗。任何改善血糖控制的方案都能减少对 β 细胞的"糖毒性"，改善内源性胰岛素分泌。然而，2 型糖尿病是一种进展性疾病，最终需要多种药物治疗，通常大部分患者最终需要胰岛素治疗。

降糖药物　2 型糖尿病治疗方面的进展促使针对 2 型糖尿病不同的病理生理机制的多种口服降糖药问世。根据其作用机制，这些降糖药物可被分为胰岛素促泌剂、减少葡萄糖生成的药物、胰岛素增敏剂、增强 GLP-1 作用的药物，或促进尿糖排泄的药物（表 20-5）。除

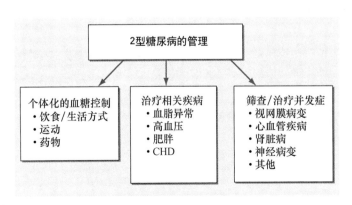

图 20-2　2 型糖尿病综合管理要素

表 20-5　用于 1 型或 2 型糖尿病治疗的药物

	作用机制	代表药物[a]	HbA1c 下降幅度 (%)[b]	特异性优势	特异性缺点	禁忌证
口服药						
双胍类[c*]	↓肝糖输出	二甲双胍	1～2	不增加体重，无低血糖，价格低，用药经验广泛，↓心血管事件	腹泻，恶心，乳酸酸中毒	血清肌酐＞1.5mg/dl（男性），＞1.4mg/dl（女性）（见正文），CHF，造影剂检查，危重患者，酸中毒
α糖苷酶抑制剂[c**]	↓胃肠道葡萄糖吸收	阿卡波糖，米格列醇，伏格列波糖	0.5～0.8	降低餐后血糖	胃肠胀气，监测肝功能	肾脏/肝脏疾病
DPP-Ⅳ抑制剂[c***]	延长内源性 GLP-1 作用	阿格列汀，阿拉格列汀（Anagliptin），吉格列汀（Gemigliptin），利格列汀，沙格列汀，西格列汀，特力利汀（teneligliptin），维格列汀	0.5～0.8	耐受性好，不导致低血糖		肾脏疾病减量；其中一个药物与心力衰竭风险增加相关；可能与 ACEI 介导的血管性水肿相关
胰岛素促泌剂：磺脲类[c*]	↑胰岛素分泌	格列波脲（Gliborn-uride），格列齐特，格列美脲，格列吡嗪，格列喹酮，格列本脲，格列吡脲（glyclopy-ramide）	1～2	起效快，降低餐后血糖，价格低	低血糖，体重增加	肾脏/肝脏疾病
胰岛素促泌剂：非磺脲类[c***]	↑胰岛素分泌	那格列奈，瑞格列奈，米格列奈	0.5～1.0	起效快，降低餐后血糖	低血糖	肾脏/肝脏疾病
钠葡萄糖共转运子 2 抑制剂[c***]	↑尿糖排泄	坎格列净，达格列净，恩格列净	0.5～1.0	不依赖胰岛素分泌和作用	泌尿系统和阴道感染，脱水，加重高钾血症	临床经验有限，中度肾衰竭
噻唑烷二酮类[c***]	↓胰岛素抵抗，↑葡萄糖利用	罗格列酮，吡格列酮	0.5～1.4	降低胰岛素需要量	外周水肿，CHF，体重增加，骨折，黄斑水肿	CHF，肝脏疾病
非口服制剂						
胰淀素激动剂[e,d***]	减慢胃排空，↓胰高血糖素	普兰林肽	0.25～0.5	降低餐后血糖，减轻体重	注射使用，恶心，与胰岛素合用↑低血糖风险	同时应用减慢胃肠动力的药物
GLP-1 受体激动剂[c***]	↑胰岛素，↓胰高血糖素，延缓胃排空，饱腹感	艾塞那肽，利拉鲁肽，度拉糖肽（du-laglutide）	0.5～1.0	减轻体重，不导致低血糖	注射使用，恶心，与胰岛素促泌剂合用↑低血糖风险	肾脏疾病，同时应用减慢胃肠动力的药物，甲状腺髓样癌
胰岛素[c,d****]	↓葡萄糖利用，↓肝糖输出及其他合成代谢作用	详见文中所述和表 20-4	无限制	已知的安全性	注射使用，体重增加，低血糖	
临床营养治疗和运动[c*]	↓胰岛素抵抗，↑胰岛素分泌	低热量，低脂饮食，运动	1～3	其他健康获益	依从困难，长期成功率低	

[a] 列举药物至少在 1 个国家被批准使用，但不一定是美国或所有国家。列举药物可能未包含该类的所有药物。[b] HbA1c 下降值（绝对值）部分取决于治疗前 HbA1c 数值。[c] 用于 2 型糖尿病的治疗。[d] 可与胰岛素联用治疗 1 型糖尿病。药物价格：* 低，** 中等，*** 高，**** 变异大

注解：一些用于治疗 2 型糖尿病的药物未在表中列出（见正文）

缩写：ACEI，血管紧张素转化酶抑制剂；CHF，充血性心力衰竭；HbA1c，糖化血红蛋白

了胰岛素，降糖药物（除外胰淀素类似物和 α 糖苷酶抑制剂）对 1 型糖尿病无效，也不应被用于合并严重疾病的 2 型糖尿病患者的血糖控制。2 型糖尿病患者的初始降糖方案有时也会使用胰岛素作为治疗药物。

双胍类 二甲双胍，该类药物的代表药物，可以减少肝糖输出，轻度改善外周葡萄糖利用（表 20-5）。二甲双胍激活 AMP 依赖的蛋白激酶，通过有机阳离子转运因子（其多态性可能影响对二甲双胍的药物反应）进入细胞。近期证据表明，二甲双胍减少肝糖输出的机制为拮抗胰高血糖素在肝细胞中生成 cAMP。二甲双胍降低空腹血糖（FPG）和胰岛素水平，改善血脂谱，并具有一定的减重作用。目前已有缓释剂型，缓释剂型能够减少胃肠道副作用（腹泻、厌食、恶心、口中金属异味）。因为它起效相对缓慢，且高剂量时易出现胃肠道反应，故宜从低剂量起始，根据自我血糖监测结果，每 2～3 周加量 1 次。二甲双胍可单独应用，也可与其他口服降糖药或胰岛素联用。二甲双胍的主要毒副作用是乳酸酸中毒，但这非常罕见，同时可以通过对准备应用二甲双胍的患者认真选择来避免。维生素 B_{12} 水平在使用二甲双胍治疗期间会降低约 30%。二甲双胍不应用于肾功能不全[肾小球滤过率（GFR）<60ml/min]、存在任何形式的酸中毒、不稳定性充血性心力衰竭（CHF）、肝脏疾病或严重低氧血症的患者。有人认为这些限制太过严格，可能会限制轻到中度肾衰竭患者安全使用二甲双胍的可能性。英国国家卫生医疗质量标准署建议二甲双胍可用于 GFR>30ml/min 的患者，GFR<45ml/min 时需减量应用。在住院危重患者、不能进食以及接受放射用造影剂的患者中应停用二甲双胍。在重新开始使用二甲双胍前应该使用胰岛素治疗。

胰岛素促泌剂——影响 ATP 敏感性 K^+ 通道的药物 胰岛素促泌剂通过与 β 细胞上 ATP-敏感性钾通道（第十九章）作用，刺激胰岛素分泌。这些药物最适用于相对新发的（<5 年）尚有内源性胰岛素产生的 2 型糖尿病患者。第一代磺脲类药物（氯磺丙脲、甲磺氮䓬脲、甲苯磺丁脲）半衰期较长、低血糖发生率较高、药物相互作用较常见，已不再使用。第二代磺脲类起效更迅速，能更好地覆盖餐后血糖升高，但某些药物半衰期更短需要每天多次服药。磺脲类药物既能降低空腹血糖，也能降低餐后血糖，应从小剂量开始，根据自我血糖监测结果每 1～2 周加量 1 次。总之，磺脲类能迅速地升高胰岛素水平，因此应在餐前短时间内服用。长期用药时，胰岛素释放更持续。格列美脲和格列吡嗪可以每日服药 1 次，因此被认为优于格列本脲，在老年患者中尤其如此。瑞格列奈、那格列奈、

米格列奈不属于磺脲类药物，但也作用于 ATP 敏感性钾离子通道。因为其半衰期短，这些药物每餐随餐或每餐餐前即刻服用 1 次，以减少进食相关的血糖波动。

胰岛素促泌剂，尤其是长效制剂，有引起低血糖的潜在风险，尤其对于老年人更应注意。低血糖常与延迟进餐、运动量增加、饮酒或肾功能不全相关。服用某些药物过量的患者会发生持续的严重低血糖，应住院密切监测（第二十二章）。大部分磺脲类药物在肝代谢成化合物（一些是有活性的），这些化合物再通过肾清除。因此不建议合并严重的肝或肾功能不全的患者使用。体重增加是磺脲类常见的副作用，这主要由胰岛素水平升高和血糖控制改善所导致。有的磺脲类药物与酒精和包括华法林、阿司匹林、酮康唑、α-糖苷酶抑制剂、氟康唑在内的某些药物之间有明显的药物间相互作用。ATP 敏感性钾离子通道的相关亚型存在于心肌和脑组织中。除了格列本脲以外，其他所有这些药物，对这种亚型亲和力均较低。尽管存在对这种药物可能会影响心肌缺血预适应的担心，观察性研究也提示磺脲类药物可能增加心血管疾病风险，但目前还没有研究表明使用格列本脲或此类其他药物的患者心血管死亡率升高。

胰岛素促泌剂——增强 GLP-1 受体信号的药物 "肠促胰液素"可以增强葡萄糖刺激的胰岛素分泌（第十九章）。GLP-1 受体激动剂或内源性 GLP-1 活性增强剂都被批准用于 2 型糖尿病的治疗（表 20-5）。这类药物不引起低血糖，因为肠促胰液素刺激的胰岛素分泌是葡萄糖依赖性的（除非与可导致低血糖的药物联用——磺脲类药物等合用）。艾塞那肽是一种人工合成的肽类，这种肽类（exendin-4）最初是在毒蜥唾液中被发现的，是一种 GLP-1 类似物。与天然的 GLP-1（半衰期>5min）相比，艾塞那肽有不同的氨基酸序列，使艾塞那肽可以抵抗降解 GLP-1 的酶[二肽基肽酶Ⅳ（DPP-Ⅳ）]。因此，艾塞那肽有延长的类 GLP-1 样活性，可以与胰岛、胃肠道、大脑中的 GLP-1 受体结合。利拉鲁肽，另一种 GLP-1 受体激动剂，除了替换了其中一个氨基酸，并增加了一个脂肪酰基（添加了一个 γ 谷氨酸间隔）外，几乎与天然的 GLP-1 相同，这个脂肪酰基可以促进其与白蛋白和血浆蛋白的结合，延长半衰期。GLP-1 受体激动剂会增加葡萄糖刺激的胰岛素分泌，抑制胰高血糖素，延缓胃排空。这些药物不增加体重，事实上，大部分患者会有一定程度的体重下降和食欲减低。该类药物应从小剂量开始应用，以减少初始应用该类药物时的副作用（恶心是最主要的限制该类药物应用的副作用）。GLP-1 受

体激动剂，有每日 2 次、每日 1 次、每周 1 次的注射剂型，可以与二甲双胍、磺脲类、噻唑烷二酮类合用。有些同时使用胰岛素促泌剂的患者可能需要减量以避免低血糖。这一类药物的主要副作用为恶心、呕吐、腹泻。有的剂型带有 FDA 的"黑框"警示，因为发现这些药物在啮齿类动物中会增加甲状腺 C 细胞肿瘤的风险，因此禁用于有甲状腺髓样癌或多发性内分泌腺瘤病的患者。因为 GLP-1 受体激动剂减慢胃排空，因此可能会影响某些药物的吸收。GLP-1 受体激动剂是否利于 β 细胞的存活，促进 β 细胞增生或改变 2 型糖尿病的自然病程，现在尚不明确。还有其他一些正处于研发阶段的 GLP-1 受体激动剂。

DPP-Ⅳ 抑制剂抑制天然 GLP-1 的降解，从而增强肠促胰液素的作用。DPP-Ⅳ，在内皮细胞和一些淋巴细胞的细胞表面充分表达，可以降解种类多样的多肽（不单是 GLP-1）。DPP-Ⅳ 抑制剂促进胰岛素分泌而不导致低血糖，不增加体重，并且在降低餐后血糖方面更有优势。使用 GLP-1 受体激动剂的患者比使用 DPP-Ⅳ 抑制剂的患者体内 GLP-1 的作用水平高。DPP-Ⅳ 抑制剂在 2 型糖尿病患者中既可单用，也可与其他口服药合用。肾功能不全的患者需减量。起初对于 GLP-1 受体激动剂及 DPP-Ⅳ 抑制剂对胰腺副作用（胰腺炎、可能的癌前病变）的担忧目前仍无证据。

α-葡萄糖苷酶抑制剂　α-葡萄糖苷酶抑制剂通过延迟葡萄糖吸收以降低餐后高血糖，其不影响葡萄糖利用或胰岛素分泌（表 20-5）。餐后高血糖，继发于肝和外周葡萄糖处理能力受损，很大程度上导致了 2 型糖尿病的高血糖状态。这些药物，餐前即刻服用，可通过抑制肠腔内将低聚糖分解为单糖的酶，减少葡萄糖吸收。治疗从晚餐时小剂量开始，数周或数月内增至最大量。这类药物的主要副作用（腹泻、胃肠胀气、腹胀）与运送到大肠的寡糖增加有关，逐渐加量可以适当减轻上述症状。α-糖苷酶抑制剂可能增加磺脲类药物的水平，增加低血糖发生率。这些药物应避免与胆汁酸结合树脂、抑酸药合用。在有炎症性肠病的患者、胃轻瘫或血清肌酐＞177μmol/L（2mg/dl）的患者中应避免使用该类药物。这类药物在降低 HbA1c 方面不如其他口服药作用强，但其作用独特，因为它能降低餐后血糖，甚至是降低 1 型糖尿病患者的餐后血糖。如果服用此类药物的同时，发生由其他降糖药导致的低血糖，患者应摄入葡萄糖，因为复合碳水化合物的降解和吸收被延迟。

噻唑烷二酮类　噻唑烷二酮类（表 20-5）通过结合 PPAR-γ（过氧化物酶体增殖物激活受体-γ）核受体（与类视黄醇 X 受体形成异质二聚体）而减少胰岛素抵抗。PPAR-γ 受体在脂肪细胞表达水平最高，而在许多其他组织中呈低水平表达。这个受体的激动剂调节大量基因，促进脂肪细胞分化，减少肝脂肪累积，促进脂肪酸的储存。噻唑烷二酮类药物促进脂肪从中心向外周的重新分配。噻唑烷二酮类药物的使用可以降低循环中胰岛素水平，说明能够减轻胰岛素抵抗。虽然目前没有直接对比，但目前的两种噻唑烷二酮类药物似乎疗效相似。此类药物的原型——曲格列酮，自从报道出现肝毒性、与引起肝衰竭的特异性肝反应有关后，就从美国市场撤出了。虽然罗格列酮和吡格列酮似乎不像曲格列酮一样可能引起肝功能异常，但 FDA 仍建议用药前行肝功能检测。

罗格列酮轻度升高低密度脂蛋白（LDL）、高密度脂蛋白（HDL）和三酰甘油（甘油三酯）。吡格列酮升高 HDL 的幅度更大，升高 LDL 的幅度更低，但能够降低三酰甘油。这些药物导致血脂改变的临床意义还不确定，同时也较难确定，因为大部分 2 型糖尿病患者还会同时服用他汀类药物治疗。

噻唑烷二酮类药物与体重增加（2～3kg）、血细胞比容轻度降低、血容量轻度升高相关。外周水肿和 CHF 在使用这类药物的患者中更为常见。肝脏疾病或 CHF（Ⅲ级或Ⅳ级）患者禁用此类药物。FDA 已经警示，极个别服用此药的患者可能出现糖尿病性黄斑水肿加重。服用此药的女性患者骨折风险升高这一问题已经受到关注。对于患多囊卵巢综合征的绝经前女性，此药有促排卵作用。应提醒女性患者服药期间怀孕的风险，因为噻唑烷二酮类药物对于孕妇的安全性尚不明确。

由于担心罗格列酮可能增加心血管风险，因此导致其使用上受到巨大限制，FDA 因此在 2007 年对罗格列酮加以"黑框"警告。然而，基于新的信息，FDA 已经对原用药指南进行了修改，并将罗格列酮进行归类为与治疗 2 型糖尿病的其他药物相似的类别。因为潜在的膀胱癌风险，吡格列酮仍在部分接受 FDA 的安全审查。

钠-葡萄糖共转运子 2 抑制剂（SGLT2）　这些药物（表 20-5）通过选择性抑制专一表达于肾近曲小管的共转运子来降低血糖。这类药物抑制葡萄糖重吸收，降低肾糖阈，使尿糖排泄增加。因此，这种药物降糖效应不依赖于胰岛素，与胰岛素敏感性和胰岛素分泌无关。此类药物是治疗 2 型糖尿病的新型药物（表 20-5），临床经验有限。由于尿糖增加，尿路和阴道感染更常见，利尿作用导致血容量减少。作为 2013 年 FDA 批准坎格列净的一部分，上市后关于心血管结局和膀胱癌、泌尿系统肿瘤风险监测的研究正在进行中。

2型糖尿病的其他治疗

胆汁酸结合树脂　证据表明通过核受体信号通路，胆汁酸可能在代谢中发挥作用。2型糖尿病患者胆汁酸代谢异常。胆汁酸结合树脂考来维仑已经被批准用于2型糖尿病治疗（先前已经被批准用于治疗高胆固醇血症）。因为胆汁酸结合树脂很少被吸收入血液循环，胆汁酸结合树脂降低血糖机制并不明确。该药最常见的副作用为胃肠道反应（便秘、腹痛、恶心）。胆汁酸结合树脂可以升高血三酰甘油（甘油三酯），应该慎用于有高三酰甘油血症倾向的患者。这类药物在2型糖尿病治疗中的地位尚不确定。

溴隐亭　多巴胺受体激动剂溴隐亭的一种剂型（塞克洛瑟 Cycloset）已经被 FDA 批准用于2型糖尿病的治疗。然而，它在2型糖尿病治疗中的地位目前也不确定。

2型糖尿病的胰岛素治疗　胰岛素应作为体型偏瘦、体重下降明显、因潜在的肾脏或肝脏疾病不能使用口服降糖药、危重或合并急性病的2型糖尿病患者的初始治疗。因为疾病不断进展，病程长的患者胰岛素相对缺乏，许多2型糖尿病患者最终都需要胰岛素治疗。由于医师和患者对胰岛素治疗的抵触，胰岛素治疗常常不能被及时起始，但在血糖不达标的患者中，胰岛素治疗确实能够改善患者的血糖控制及其健康状况。

由于内源性胰岛素仍能继续分泌并覆盖餐时热量摄入导致的血糖升高，因此启用胰岛素时常常选用单次给药的长效制剂〔每天 0.3～0.4U/（kg·d）〕，晚上（NPH）或睡前（NPH、甘精胰岛素或地特胰岛素）给药。因为空腹高血糖和肝糖输出增加是2型糖尿病的突出特征，因此在临床试验中睡前应用胰岛素比晨起应用胰岛素更为有效。睡前使用甘精胰岛素比睡前食用 NPH 的低血糖发生率更低。有的医师倾向于以相对低剂量且固定剂量（5～15U）的长效胰岛素起始治疗，或根据体重估算起始剂量（0.2U/kg）。然后根据 SMBG 结果，以每次 10% 的增量调整胰岛素剂量。晨起和睡前的长效胰岛素均可与口服降糖药合用。最初仅使用基础胰岛素即可控制血糖，但随着糖尿病进展，常常需要加用餐时胰岛素，而改为每日多次胰岛素注射（见1型糖尿病的胰岛素治疗）。其他包含短效和长效胰岛素的预混剂型（表20-4），有时出于方便性原因也用于2型糖尿病患者，但因为不能分别调整短效或长效胰岛素的剂量，所以往往不能达到与基础/餐时胰岛素方案同样的血糖控制水平。某些适合的2型糖尿病患者，可以考虑使用胰岛素泵进行胰岛素输注治疗。

初始降糖药物的选择　患者高血糖的水平和患者的个体化目标（见"血糖控制目标的建立"一节）都会影响初始降糖药物的选择。假设患者已实现 MNT 的最大作用，运动量也已增加，此时轻到中度高血糖〔FPG<11.1～13.9mmol/L（200～250mg/dl）〕患者常常使用单一口服降糖药物就能够达到良好的反应。更严重的高血糖〔FPG>13.9mmol/L（250mg/dl）〕患者可能对于口服药单药治疗有一定反应，但不太可能达到血糖控制至正常的目标。阶梯法，即以单药开始，逐渐增加第二种药物以实现血糖控制达标（见后文中"降糖药物的联合使用"一节）是可以采用的血糖控制方法。严重高血糖〔FPG<13.9～16.7mmol/L（250～300mg/dl）〕或出现高血糖症状的患者初始治疗时可考虑胰岛素治疗。上述治疗主要基于以下观点：更迅速地控制血糖可以减少胰岛细胞的"糖毒性"，改善内源性胰岛素的分泌，使得口服降糖药的疗效更好。当达到这一效果时，可以停用胰岛素治疗。

胰岛素促泌剂、双胍类、α-葡萄糖苷酶抑制剂、噻唑烷二酮类、GLP-1 受体激动剂、DPP-Ⅳ 抑制剂、SGLT2 抑制剂，以及胰岛素都被批准用于2型糖尿病的单药治疗。每类口服降糖药都有优缺点（表20-5），概括如下：①胰岛素促泌剂，双胍类、GLP-1 受体激动剂、噻唑烷二酮类改善血糖的程度相当（HbA1c 降低 1%～2%），均比 α 葡萄糖苷酶抑制剂、DPP-Ⅳ 抑制剂、SGLT2 抑制剂更有效。②在改善血糖程度相当的情况下，没有哪一类药物证实有特别的临床上的优势；任何改善血糖的治疗都可能是有益的。③胰岛素促泌剂，GLP-1 受体激动剂，DPP-Ⅳ 抑制剂、α-糖苷酶抑制剂、SGLT2 抑制剂降血糖迅速，而双胍类、噻唑烷二酮类需数周。④不是所有药物都对所有2型糖尿病患者都有效。⑤双胍类、α-糖苷酶抑制剂、GLP-1 受体激动剂、DPP-Ⅳ 抑制剂、噻唑烷二酮类、SGLT2 抑制剂不直接导致低血糖。⑥大部分患者最终需要不止一种口服降糖药或胰岛素治疗，这反映出2型糖尿病是一种进展性疾病。⑦在降糖作用的持久性方面，格列本脲略差于二甲双胍或罗格列酮。

二甲双胍和磺脲类药物已上市数十年，因此积累了丰富的临床用药经验。目前认为 α-糖苷酶抑制剂、GLP-1、DPP-Ⅳ 抑制剂、噻唑烷二酮类、SGLT2 抑制剂可以通过改善血糖控制减少糖尿病相关并发症，但还没有长期的数据。噻唑烷二酮类在理论上是有一定独到之处的，因为它针对了2型糖尿病的发病基础，即胰岛素抵抗发挥作用。但是目前这类药物的价格比二甲双胍和磺脲类药物的价格昂贵。

多个专业学会［ADA/欧洲糖尿病研究学会（EASD）、IDF、AACE］制订的治疗路径均建议将二甲双胍作为初始治疗，基于它的有效性、已知的副作用和低廉的价格（图20-3）。二甲双胍的优势在于它可以促进轻度减重、降低胰岛素水平、轻度改善血脂谱。根据 SMBG 结果和 HbA1c 水平，应增加二甲双胍剂量直到血糖达标或达最大剂量。如果二甲双胍不耐受，则初始治疗选用胰岛素促泌剂或 DPP-Ⅳ 抑制剂也是合理的。

降糖药物的联合治疗　多种药物联合疗法（二甲双胍＋第二种口服药，二甲双胍＋GLP-1 受体激动剂，二甲双胍＋胰岛素）均成功用于 2 型糖尿病的治疗，联用的药物剂量与单用相同。因为第一和第二种药物的起效机制应该是不同的，因此对血糖的控制作用是叠加的。没有数据支持某一种联合方案优于另一种。药物价格差别很大（表20-5），这常常影响药物选择。目前有几种固定剂量的复方制剂，与使用某一种药物增加至最大量然后加第二种药物的方法相比，没有证据显示前者优于后者。如果两种药物联用不足以控制血糖（根据每 3 个月 1 次的 HbA1c 检测结果），

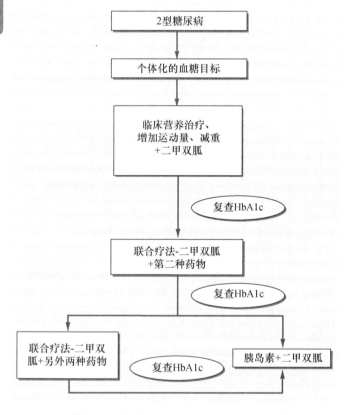

图 20-3　2 型糖尿病的血糖控制。详见文中关于严重高血糖和症状性高血糖治疗的讨论。可以与二甲双胍联用的药物包括胰岛素促泌剂、噻唑烷二酮类药物、α-糖苷酶抑制剂、DPP-Ⅳ 抑制剂、GLP-1 受体激动剂、SGLT2 抑制剂、胰岛素。HbA1c，糖化血红蛋白

需要加第三种口服药或基础胰岛素（图20-3）。治疗方法在不同国家间差别很大。例如，α-糖苷酶抑制剂在南亚（印度）的患者中应用广泛，而在美国和欧洲却很少。而这是否反映了疾病或医师偏好的潜在差异目前并不确定。

当 2 型糖尿病进展到胰岛素相对缺乏的阶段（见于长病程的糖尿病患者）时，则必须使用胰岛素治疗，其主要标志为一种或两种口服降糖药难以使血糖达标。血糖难以达标的患者应单用胰岛素或联合应用胰岛素与口服降糖药。例如，睡前单次给予长效胰岛素、联用二甲双胍，常常效果较好。相反，在启用胰岛素治疗后，胰岛素促泌剂就很少使用了。肠促胰液素和胰岛素合用的经验有限。随着内源性胰岛素产生的进一步减少，为了控制餐后血糖波动，包含长效和短效胰岛素的每日多次注射的降糖方案成为必需。这类胰岛素治疗方案与前面讨论过的 1 型糖尿病长效和短效胰岛素联合治疗方案相同。因为 2 型糖尿病的高血糖相对更"稳定"，这类方案可以根据空腹血糖的结果，每 2～3 天加量 10%。体重增加和低血糖是胰岛素治疗主要的副作用。随着内源性胰岛素产生的减少和胰岛素抵抗的持续存在，每日胰岛素需要量可以很大 [1～2U/（kg·d）]。长效胰岛素需要量 >1U/（kg·d）的患者，需要考虑联用二甲双胍或噻唑烷二酮类药物。加用二甲双胍或噻唑烷二酮类药物，可以减少某些 2 型糖尿病患者胰岛素的需要量，同时维持甚至是改善血糖控制。胰岛素加噻唑烷二酮类药物，会促进体重增加，且与周围水肿相关。在胰岛素基础上加用噻唑烷二酮类药物，须将胰岛素减量，以避免低血糖。胰岛素使用剂量很大（>200U/d）的患者，可以换用浓度更高的胰岛素 U-500。

新兴的疗法

全胰腺移植（与肾移植一起进行）可以使糖耐量正常，是患有终末期肾病的 1 型糖尿病患者的一个重要选择，虽然这需要高超的专业技能，并且有免疫抑制的风险。胰岛移植技术一直被胰岛的来源和移植存活问题所困扰，一直是临床研究的一个领域。许多长期的 1 型糖尿病患者仍然可以产生少量的胰岛素，或者胰腺内有胰岛素阳性的细胞。这提示我们 β 细胞或许在缓慢再生，但很快被自身免疫摧毁。因此在 1 型糖尿病被诊断时及诊断数年后，抑制自身免疫和刺激 β 细胞再生的试验都在进行。现在 CGM 技术已经发展成熟，这也使得研发根据变化的血糖水平做出反应并输注适当剂量胰岛素的闭环泵成为可能。能够同时输

送胰岛素和胰高血糖素的双激素泵正在研发中。2 型糖尿病正在研发中的新疗法有葡萄糖激酶的活化物、11β-羟化类固醇脱氢酶-1、GRP40 激动剂、抗炎的单克隆抗体和双水杨酯等。

针对肥胖的 2 型糖尿病患者，减重手术已经显示出巨大前景，有时可以使糖尿病神奇地完全缓解，或显著减少降糖药物的需要量（18 章）。几项大型、非盲临床试验已经证实减重手术与药物治疗相比在 2 型糖尿病疗效上具有巨大优势，但其逆转糖尿病或使糖尿病改善的持久性目前还不确定。ADA 临床指南指出，BMI＞35kg/m² 的糖尿病患者应考虑进行减肥手术。

糖尿病治疗的副作用

任何治疗必须权衡控制血糖的直接益处与治疗的风险（表 20-5）。强化管理的副作用包括严重低血糖风险增加、体重增加、经济成本增加和对患者的要求增加。在 DCCT 研究中，生活质量在强化治疗组和标准治疗组非常相似。糖尿病治疗最严重的并发症是低血糖，低血糖患者的口服葡萄糖和胰高血糖素注射治疗将在 22 章讨论。如果反复发生严重的低血糖，则需对患者的治疗方案和降糖目标进行重新考量。体重增加发生于大部分（胰岛素、胰岛素促泌剂、噻唑烷二酮类）但不是全部（二甲双胍、α-葡萄糖苷酶抑制剂、GLP-1 受体激动剂、DPP-Ⅳ 抑制剂）的治疗方案中。体重增加的部分原因为胰岛素的合成作用和尿糖排泄减少。基于近些年关于最佳血糖控制目标和安全性争议的结论，FDA 现在要求 2 型糖尿病的新疗法需提供关于其心血管安全性的信息作为疗效评价的一部分。

严重高血糖相关的急性代谢紊乱

1 型或 2 型糖尿病存在严重高血糖［＞16.7mmol/L（300mg/dl）］情况的患者应注意评估其临床稳定性，包括精神状态以及是否存在脱水。根据患者情况及严重高血糖发生发展的速度和持续时间，有些患者可能需要采取更加积极和迅速的治疗方法降低血糖。然而，许多血糖控制不佳的糖尿病患者和高血糖患者几乎没有症状。医生应当评估患者情况是否稳定，并考虑是否存在糖尿病酮症酸中毒或高血糖高渗状态。酮体是反映糖尿病酮症酸中毒的指标，当 1 型糖尿病患者血糖＞16.7mmol/L（300mg/dl）、出现伴发疾病，或出现如恶心、呕吐、腹痛等症状时，应当测定酮体。血

β-羟丁酸水平的测定优于硝酸盐法测定尿液中的乙酰乙酸和丙酮水平。

糖尿病酮症酸中毒（DKA）和高血糖高渗状态（HHS）是直接由糖尿病引起的急性的、严重的代谢紊乱。DKA 曾被认为是 1 型糖尿病的标志，但也可见于一些缺乏免疫特征的 1 型糖尿病患者和之后可以应用口服降糖药控制的患者（这些肥胖的 2 型糖尿病患者多为西班牙裔或非洲裔美国人）。HHS 主要见于 2 型糖尿病患者。这两种代谢紊乱均与胰岛素绝对或相对缺乏、容量不足以及酸碱平衡紊乱有关。DKA 和 HHS 均伴随有持续高血糖，伴有或不伴有酮症。表 20-6 详述了 DKA 和 HHS 的代谢异同点。如果不能够得到及时诊断和治疗，这两种代谢紊乱均可能导致严重并发症发生。

糖尿病酮症酸中毒

临床特征 DKA 的症状和体征见表 20-7，通常在 24h 内出现。DKA 可能为 1 型糖尿病首发的症候群，但在已确诊的糖尿病患者中 DKA 更为常见。恶心和呕吐常常为突出表现，糖尿病患者出现这些症状则提示要进一步进行实验室检查来评估是否存在 DKA。有时还可表现为剧烈的腹痛，甚至类似于急性胰腺炎或内脏破裂。高血糖可导致糖尿、容量不足和心动过速。

表 20-6	糖尿病酮症酸中毒（DKA）和高血糖高渗状态（HHS）的实验室检查结果比较（具有特征性的实验室检查结果范围）	
	DKA	**HHS**
血糖[a]，mmol/L（mg/dl）	13.9～33.3（250～600）	33.3～66.6（600～1200）
钠，mmol/L	125～135	135～145
钾[a,b]	正常或升高	正常
镁[a]	正常	正常
氯[a]	正常	正常
磷酸盐[a,b]	正常	正常
肌酐	轻度升高	中度升高
渗透压（mOsm/ml）	300～320	330～380
血浆酮体[a]	++++	+/-
血清碳酸氢盐[a]，mmol/L	＜15	正常或轻度下降
动脉 pH 值	6.8～7.3	＞7.3
动脉 PCO₂[a]，mmHg	20～30	正常
阴离子间隙[a]［Na－（Cl＋HCO₃）］	升高	正常或轻度升高

[a] DKA 治疗期间变化较大；
[b] 虽然表现为血浆水平正常或升高，但人体的总体储存通常是不足的

由于容量不足合并外周血管舒张可导致低血压。Kussmaul 呼吸和呼气时的烂苹果味（继发于代谢性酸中毒和丙酮升高）是代谢紊乱的典型标志。严重 DKA 时可伴有嗜睡和中枢神经系统抑制，并可能进展为昏迷，但此时还应该注意评估有无其他导致神志改变的原因（如感染、低氧血症等）。脑水肿是 DKA 极其严重的并发症，最常见于儿童。感染可以诱发 DKA，因此即使在患者无发热的情况下也应该仔细查体，寻找是否存在感染的证据。组织缺血（心脏、脑）也可成为诱发因素之一。由于进食障碍、精神疾病或不稳定的社会心理环境等因素导致的胰岛素治疗中断，有时也是 DKA 的诱发因素。

病理生理学 DKA 是由于胰岛素相对或绝对缺乏，以及反调节激素过多（胰高血糖素、儿茶酚胺、皮质醇和生长激素）共同导致。尤其是胰岛素缺乏和胰高血糖素过量都是 DKA 发生及发展的必要条件。胰岛素与胰高血糖素比例下降会促进糖异生、糖原分解和肝酮体形成，同时也会增加脂肪和肌肉中底物（游离脂肪酸、氨基酸）向肝的转移。炎症指标（细胞因子、C 反应蛋白）在 DKA 和 HHS 中均会升高。

高血糖合并胰岛素缺乏可降低肝 2,6-二磷酸果糖水平，从而改变磷酸果糖激酶和 1,6-二磷酸果糖的活性。过多的胰高血糖素可降低丙酮酸激酶的活性，而胰岛素缺乏则可增加磷酸烯醇式丙酮酸羧激酶的活性。这些变化会影响丙酮酸参与葡萄糖的合成，也会影响糖酵解产生丙酮酸的过程。胰高血糖素和儿茶酚胺水平的升高在低胰岛素水平时可加速糖原分解。胰岛素缺乏可降低 GLUT4 葡萄糖转运子的水平，损害骨骼肌和脂肪的葡萄糖摄取并降低细胞内的葡萄糖代谢。

酮症是由于脂肪细胞释放的游离脂肪酸显著增加导致肝的酮体合成增加。胰岛素水平的下降，加上儿茶酚胺和生长激素的升高共同增加了脂肪分解和游离脂肪酸的释放。正常情况下，这些游离脂肪酸可转化为肝中的三酰甘油或极低密度脂蛋白（VLDL）。然而，发生 DKA 时，尽管肉碱脂酰转移酶 I 激活，高胰高血糖素血症仍可改变肝代谢而致酮体生成。此酶对于调节脂肪酸运输至线粒体至关重要，而线粒体正是 β 氧化和酮体生成的场所。在生理 pH 值范围时，酮体以酮酸的形式存在，并被碳酸氢盐中和。随着碳酸氢盐储备减少，代谢性酸中毒继而发生。乳酸生成增加也可导致酸中毒。游离脂肪酸的增多可增加三酰甘油和极低密度脂蛋白的生成。由于肌肉和脂肪中的胰岛素敏感的脂蛋白脂酶活性下降，极低密度脂蛋白的清除也会随之降低。高三酰甘油（甘油三酯）血症足以严重至诱发胰腺炎发生。

当胰岛素需求量增加是常常会出现 DKA，例如存在一些伴发疾病时（见表 20-7）。未能及时增加胰岛素则可能导致出现问题。患者或医疗卫生团队（住院 1 型糖尿病患者）因胰岛素治疗中断或不适当减量均可诱发 DKA。患者通过胰岛素输注设备应用短效胰岛素时也可发生 DKA，即使很短时间的胰岛素输注中断即可迅速导致胰岛素缺乏（如机械故障）。

实验室异常和诊断 DKA 的早期诊断对于及时治疗至关重要。DKA 的特征为：高血糖、酮症和代谢性酸中毒（阴离子间隙增大），同时继发多种代谢紊乱（见表 20-6）。有时，血清葡萄糖仅轻度升高。血清碳酸氢盐常常 <10mmol/L，根据酸中毒的严重程度不同，动脉 pH 值常波动于 6.8～7.3 之间。在 DKA 时，尽管体内总钾离子缺乏，但血清钾可表现为轻度升高，这是继发于酸中毒的结果。DKA 时，总体钠、氯、磷和镁的储存是不足的，但是由于低血容量和高血糖，这种储存不足不能被血清中的水平准确反映。血清尿素氮（BUN）和肌酐水平的升高反映了血管内容量不足。乙酰乙酸的干扰可使测定的血清肌酐水平假性升高。白细胞增多、高三酰甘油（甘油三酯）血症和高脂蛋白血症同样也很常见。高淀粉酶血症，尤其是伴有腹痛时提示胰腺炎的诊断。然而，在 DKA 时，淀粉酶通常来源于唾液分泌，故不能以此诊断胰腺炎。如疑似胰腺炎，应测定血清脂肪酶水平。

高血糖可导致血清钠降低［血糖每升高 5.6mmol/L（100mg/dl），血清钠降低 1.6mmol/L（1.6meq）］。DKA 时，如果血清钠正常则可能提示更严重的脱水。DKA 时，按照"传统"单位计算的血清渗透压：2×（血清钠浓度＋血清钾浓度）＋血糖浓度（mg/dl）/18＋尿素氮浓度/2.8 通常为轻度至中度升高，升高的幅度低于 HHS（见下文）。

表 20-7	糖尿病酮症酸中毒的表现
症状	**体征**
恶心/呕吐	心动过速
口渴/多尿	脱水/低血压
腹痛	呼吸急促/Kussmaul 呼吸/
气促	呼吸窘迫
诱发因素	腹部压痛（类似于急性胰
胰岛素用量不足	腺炎或外科急腹症）
感染（肺炎/UTI/肠胃炎/	嗜睡/反应迟钝/脑水肿/
脓毒症）	可能昏迷
梗死（脑、冠状动脉、肠系	
膜、外周动脉）	
药物（可卡因）	
妊娠	

缩写：UTI：泌尿系统感染

DKA 时，酮体、β-羟丁酸合成的速率是乙酰乙酸的三倍；然而，使用常用的酮症检测方法（硝普盐法）时，乙酰乙酸更容易被优先检测到。当达到一定水平时，血清酮体可被检测出来（通常血清稀释度≥1∶8时为阳性）。硝普钠药片或试纸条常被用于检测尿酮体；某些药物如卡托普利或青霉胺可导致假阳性反应。更推荐的检测方法是测定血清或血浆 β-羟丁酸水平，因为此指标能更加准确地反映真实的酮体水平。

DKA 代谢紊乱包括一系列异常，最初可出现轻度酸中毒及中度高血糖，进而发展至较为严重的情况。由于许多因素（口服摄入、尿糖丢失等）都会影响高血糖水平，因此酸中毒和高血糖的程度不一定紧密相关。DKA 时均会伴有酮血症，根据这一特点，可以从单纯高血糖症中识别出 DKA。DKA 的鉴别诊断包括饥饿性酮症、酒精性酮症酸中毒（碳酸氢根水平通常＞15mmol/L）以及其他阴离子间隙增大的酸中毒情况。

治疗　糖尿病酮症酸中毒

DKA 的管理见表 20-8。在开始静脉补液和胰岛素治疗后，应积极寻找并纠正 DKA 的诱发因素。当患者出现呕吐或精神状态改变时，应插入鼻胃管以防胃内容物误吸。成功治疗 DKA 的核心是认真监测、反复评估并及时纠正患者的代谢紊乱。应当绘制详细的流程图表格，按照时间顺序记录患者的生命体征、液体出入量及化验结果以评估胰岛素的应用量。

在初始应用负荷量生理盐水后，应在下一个 24h 内纠正钠和水的缺乏（液体丢失量常达 3～5L）。当血流动力学稳定且尿量充足后，应根据计算出的液体缺失量，将静脉液体改为 0.45％生理盐水输注，这可降低 DKA 后期高氯血症的发生。另一个选择是初始就应用乳酸林格液静脉输注，这也可以避免因为应用生理盐水所导致的高氯血症。

应当立即静脉应用负荷量的短效胰岛素（0.1U/kg）（见表 20-8），随后应继续持续和足量的胰岛素治疗。首先推荐静脉应用胰岛素 [0.1U/(kg·h)]，因为这能够保证胰岛素的快速分布并可根据患者对治疗的反应随时调整输注速度。在轻度 DKA 时，也可皮下注射短效胰岛素。静脉输注胰岛素应持续至患者酸中毒被纠正、代谢情况稳定。随着酸中毒以及 DKA 相关的胰岛素抵抗被纠正，胰岛素输注速率可进一步下调 [减至 0.05～0.1U/(kg·h)]。当患者恢复进食时应给予长效胰岛素联合皮下注射短效胰岛

表 20-8	糖尿病酮症酸中毒的管理

1. 确定诊断（血浆葡萄糖升高，血清酮体阳性，代谢性酸中毒）

2. 住院治疗；需要严密监测或者患者血 pH 值＜7.00 或者意识不清时，需要对患者给予重症监护措施

3. 评估：
   血清电解质（K^+，Na^+，Mg^{2+}，Cl^-，碳酸氢盐，磷酸盐）
   酸碱平衡（pH 值，HCO_3^-，P_{CO_2}，β-羟丁酸）
   肾功能（肌酐、尿量）

4. 补液：最初 1～3h 补充 0.9％生理盐水 2～3L [10～20ml/(kg·h)]；随后改为 0.45％生理盐水 250～500ml/h；当血糖降至 250mg/dl（13.9mmol/L）时，换用 5％葡萄糖和 0.45％生理盐水以 150～250ml/h 速度输注

5. 使用短效胰岛素：静脉注射（0.1U/kg），然后以 0.1 [U/(kg·h)] 的速度持续静脉输注；如果 2～4h 血糖无改善，加量 2～3 倍。如果最初血清钾＜3.3mmol/L（3.3meq/L），则直至钾纠正后再应用胰岛素

6. 评估患者：诱发因素（依从性差、感染、创伤、妊娠、梗死、使用可卡因）？完善适当的检查寻找诱发因素（培养、CXR、ECG）

7. 每 1～2h 测量毛细血管血糖；第一个 24h 内，每 4h 测定电解质（尤其是 K^+、碳酸氢盐、磷酸盐）和阴离子间隙

8. 每 1～4h 监测血压、脉搏、呼吸、精神状态、液体出入量

9. 补 K^+ 治疗：当血浆 K^+＜5.0～5.2mmol/L（或 20～30mmol/L 输注液体）、心电图正常、尿量和肌酐正常时，可按 10mmol/h 的速度补钾治疗；当血浆 K^+＜3.5mmol/L 或给予碳酸氢盐治疗时，调整速度至 40～80mmol/h。如果初始血清钾＞5.2mmol/L（5.2meq/L），直至钾纠正后再补充 K^+

10. 关于碳酸氢盐或磷酸盐补充可参考文字内容

11. 持续上述流程直至患者情况稳定，血糖目标为 8.3～13.9mmol/L（150～250mg/dl），酸中毒纠正。此时胰岛素输注速度可降低至 0.05～0.1U/(kg·h)

12. 一旦患者恢复进食，可应用长效胰岛素。注意保证胰岛素输注和皮下注射胰岛素应有 2～4h 的重叠

缩写：CXR，胸部 X 线；ECG，心电图

来源：Adapted from M Sperling, in Therapy for Diabetes Mellitus and Related Disorders, American Diabetes Association, Alexandria, VA, 1998; and AE Kitabchi et al: Diabetes Care 32: 1335, 2009.

素，这有助于患者过渡到门诊的胰岛素治疗方案并缩短住院时间。当开始皮下注射长效胰岛素时，要保证达到充足的胰岛素水平后才能停止静脉输注短效胰岛素，这一点至关重要。在这一过渡阶段，即使很短时间的胰岛素用量不足也可能会导致 DKA 的复发。

高血糖通常会以每小时下降 4.2～5.6mmol/L（75～100mg/dl）的速率改善，这源于胰岛素介导的葡萄糖利用、肝糖输出降低以及脱水得以纠正。后者还可降低儿茶酚胺，增加尿糖丢失，并增加血

管内容量。血浆葡萄糖水平在第一个 1～2h 内的降低速度可能更快，这主要与扩容相关。当血糖达到 13.9mmol/L（250mg/dl）时，应当在 0.45% 生理盐水的基础上加用葡萄糖静脉输注，以维持血浆血糖水平在 8.3～13.9mmol/L（150～250mg/dl）的范围，同时继续静脉输注胰岛素。当胰岛素降低脂肪分解、增加外周酮体利用、抑制肝酮体生成、促进碳酸氢盐再生时，酮症酸中毒开始缓解。然而，酸中毒和酮体的缓解要慢于高血糖的缓解速度。当酸中毒改善时，β-羟丁酸转化为乙酰乙酸。如果应用仅能查出乙酰乙酸和丙酮的硝普盐反应进行实验室测定，酮体水平可能反而会升高。由于碳酸氢钠的再生和酮体减少使血清碳酸氢钠水平和动脉 pH 值升高，从而使得酸中毒和阴离子间隙有所改善。根据血清氯离子增加的程度，阴离子间隙（而不是碳酸氢盐）可能会正常。在有效的治疗后往往会发生高氯性酸中毒［血清碳酸氢盐 15～18mmol/L（15～18meq/L）］，随着肾再生碳酸氢钠和排泄氯离子，高氯性酸中毒能够被逐渐纠正。

在 DKA 时，钾贮备是缺乏的［估计缺乏程度为 3～5mmol/kg（3～5meq/kg）］。在应用胰岛素和补液治疗期间，许多因素会导致低钾血症的加重。这些因素包括胰岛素介导的钾离子向细胞内转移、酸中毒的改善（同样会促进钾离子进入细胞内）及尿液中有机盐的钾离子丢失。因此，一旦尿量足够且血钾在正常范围时就可开始补钾。如果初始血清钾离子水平升高，应等到钾离子下降至正常范围后再开始补钾。每升输注液体中补充 20～40mmol 钾是合适的，但有时还需要补充更多的钾。为降低氯化物含量，可用磷酸盐或醋酸盐替代氯化盐。目标是维持血清钾离子 >3.5mmol/L（3.5meq/L）。

尽管缺乏碳酸氢盐，但往往不需要补充碳酸氢盐。事实上，有证据显示补充碳酸氢盐和快速纠正酸中毒可能损害心脏功能、降低组织氧合，并促进低钾血症的发生。大多数临床试验的结果不支持常规补充碳酸氢盐，在一项儿童的研究中发现碳酸氢盐的使用可增加脑水肿的发生风险。然而，严重酸中毒（动脉 pH 值 <7.0）时，美国糖尿病学会建议应用碳酸氢盐［每小时 50mmol/L（meq/L）的碳酸氢钠溶于 200ml 含 10meq/L KCl 的无菌水，持续 2h，直至 pH 值 >7.0］。葡萄糖利用的增加可导致低磷血症，但随机的临床试验并未证实补充磷酸盐对 DKA 有益。如果血清磷酸盐 <0.32mmol/L（1mg/dl），应考虑补充磷酸盐并监测血清钙。在 DKA 治疗过程中可能发生低镁血症，因此可能同样需要补充镁盐。

如果治疗恰当，DKA 的死亡率很低（<1%），死亡率多少更多的是与潜在或诱发 DKA 的因素相关，如感染或心肌梗死等。DKA 偶尔合并静脉血栓形成、上消化道出血和急性呼吸窘迫综合征。DKA 治疗中的主要的非代谢性并发症为脑水肿，最常见于儿童患者，多随着 DKA 缓解而发生。脑水肿的病因和最佳治疗尚不明确，但应避免过度补液。

医生和患者应当回顾导致 DKA 的原因，并尽量避免，从而预防 DKA 的再次发生。首先应该对患者进行宣教，教育患者了解 DKA 的症状、诱因以及出现伴随疾病时对糖尿病的控制。在患病期间或当出现影响进食的情况时，患者应当①频繁监测毛细血管血糖；②当血糖 >16.5mmol/L（300mg/dl）时测定尿酮体；③饮水以避免脱水；④继续使用胰岛素或增加胰岛素用量；⑤如出现脱水、持续呕吐或血糖持续恶化应马上就医。应用如上策略，可预防 DKA 的发生，或在早期识别 DKA，这保证了在门诊就能够给予患者适当的治疗。

高血糖高渗状态

临床表现 HHS 常发生于老年 2 型糖尿病患者，多伴有数周多尿、体重下降和进食减少，这些最终会导致患者出现精神错乱、昏睡，甚至昏迷。查体有严重脱水、高渗的表现，存在低血压、心动过速和精神状态的改变。患者并无恶心、呕吐、腹痛、Kussmaul 呼吸等 DKA 的特征性表现。HHS 通常由严重的伴随疾病所引起，如：心肌梗死或卒中。同时也应考虑脓毒症、肺炎和其他严重感染等常见的诱发因素。此外，体质虚弱（既往卒中或痴呆）或水摄入不足等情况通常会导致情况加重。

病理生理学 胰岛素相对缺乏和液体摄入不足是 HHS 发生的主要原因。胰岛素缺乏可增加肝葡萄糖输出（通过糖原分解和糖异生），并损害骨骼肌中葡萄糖的利用（见上文中 DKA 部分所讨论）。高血糖引起的渗透性利尿可引起血容量缺乏，如果液体入量不足时会进一步加重上述情况。HHS 中不出现酮症的原因目前尚未被阐明。推测这可能与 HHS 时胰岛素缺乏仅为相对缺乏，较 DKA 时程度轻有关。在一些研究中发现，与 DKA 比较，HHS 中的反调节激素和游离脂肪酸水平较低。这也可能是由于肝生成酮体的能力较弱，或者胰岛素/胰高血糖素的比例失衡而不利于酮体合成。

实验室异常和诊断 表 20-6 概括了 HHS 的实验室特征。最值得注意的是明显的高血糖 [血浆血糖可能＞55.5mmol/L（1000mg/dl）]、高渗透压（＞350mosmol/L）和肾前性氮质血症。尽管有明显的高血糖，测定出来的血清钠水平可能正常或轻度下降。但校正后的血清钠通常是升高的 [血糖每升高 5.6mmol/L（100mg/dl），实际钠应比测定值高 1.6meq]。与 DKA 相反，酸中毒和酮血症可以没有或仅为轻度。可以存在阴离子间隙较小的代谢性酸中毒，这可能继发于乳酸升高。如果存在中度程度的尿酮，考虑其可能继发于饥饿。

容量不足和高血糖是 HHS 和 DKA 共同的突出特点。所以，这两种情况的治疗包括一些相同的内容（见表 20-8）。在这两种紊乱中，仔细监测患者的液体状态、实验室指标和胰岛素输注速率均至关重要。应当积极寻找和治疗潜在或诱发因素。由于病程较长，HHS 中的液体丢失和脱水通常较 DKA 更加明显。HHS 患者通常年龄更大，更易出现精神状态改变，也更易合并危及生命的伴随疾病。即使治疗恰当，HHS 的死亡率仍高于 DKA（在有些临床情况时可高达 15%）。

最初应予以补液保证患者的血流动力学稳定（起初 2～3h 给予 0.9% 生理盐水 1～3L）。HHS时，由于液体不足累积超过数天至数周，高渗状态逆转的速度需要平衡游离水补充需求与过快纠正脱水带来的神经功能恶化之间的平衡。如果血清钠＞150mmol/L（150meq/L），应使用 0.45% 生理盐水。当血流动力学稳定后，应静脉应用低张液 [起初应用 0.45% 生理盐水，然后应用 5% 葡萄糖溶液（D₅W）] 补液，直接纠正游离水缺乏。应当在随后的 1～2 天（以 200～300ml/h 速度输注低张液）纠正计算出来的游离水缺乏（平均为 9～10L）。补钾通常是必需的，且应反复监测血清钾离子水平。应用利尿剂患者，可能需要较大剂量的补钾治疗，并同时可能伴随有镁缺乏。在治疗期间可能发生低磷血症，并可通过应用磷酸钾和开始营养支持得到改善。

与 DKA 同样，补液和扩容最初可降低血糖，但同时也需要胰岛素治疗。HHS 治疗的合理方案为：起初基于 0.1U/kg 的静脉负荷胰岛素量，随后以 0.1U/（kg·h）的恒定速度静脉输注胰岛素。如果血糖没有下降，胰岛素的输注速率应当加倍。

与 DKA 一样，当血糖下降至 13.9mmol/L（250mg/dl）时，应同时静脉补充葡萄糖，并降低胰岛素输注速率至 0.05～0.1U/（kg·h）。胰岛素应持续输注至患者恢复进食，之后可转为皮下注射胰岛素。尽管部分患者未来能够改为口服降糖药物治疗，但出院时仍建议患者继续使用胰岛素治疗。

住院患者的糖尿病管理

事实上，住院患者的糖尿病管理可能涉及所有专业的内外科医师。高血糖，无论是对确诊或未确诊的糖尿病患者，均可能成为住院患者不良预后的预测因子。全身麻醉、手术、感染或合并症可增加反调节激素（皮质醇、生长激素、儿茶酚胺、胰高血糖素）和细胞因子的水平，导致短暂的胰岛素抵抗和高血糖。这些因素通过增加葡萄糖生成、影响葡萄糖利用增加胰岛素需要量，并可能使血糖控制水平恶化。合并症或手术可能改变胰岛素吸收，影响患者正常进食及促进低血糖的发生。住院患者入院时需检测 HbA1c 以评估血糖控制水平。同时应评估电解质、肾功能、血管内容积。由于糖尿病患者（尤其是 2 型糖尿病）CVD的高患病率，因此有必要在术前进行心血管疾病风险评估（第二十一章）。

住院期间的糖尿病管理目标是使血糖尽量接近正常同时无低血糖发生，并最终转换至门诊糖尿病治疗方案。入院时即应开始进行频繁的血糖监测，同时为出院后糖尿病管理做好准备。在各种临床状况下，改善血糖控制显示均可以改善临床结局，但目前住院患者的最佳血糖控制目标并没有完全确定。多个糖尿病患者的横断面研究显示，较高的血糖水平与更差的心脏、神经、感染结局相关。在一些研究中，没有糖尿病病史但住院期间发现血糖轻度升高的患者，使用胰岛素使血糖控制接近正常显示可以获益。然而，一项针对 ICU 患者（大部分患者接受机械通气）的大规模随机临床试验 [应用血糖调节法则使血糖正常化对重症监护患者的生存评估研究（NICE-SUGAR）] 发现，严格的血糖控制（目标血糖 4.5～6mmol/L 或 81～108mg/dl）比起适当宽松的血糖目标（平均血糖 8mmol/L 或 144mg/dl）有更高的死亡率和严重低血糖的发生率。目前，大部分数据提示对急症患者进行非常严格的血糖控制，可能恶化结局、增加低血糖发生率。ADA 建议将住院患者按照以下血糖控制目标管理：①危重症患者：血糖 7.8～10.0mmol/L 或 140～

180mg/dl；②非危重症患者：餐前血糖＜7.8mmol/L（140mg/dl），其他时刻血糖＜10mmol/L（180mg/dl）。

住院患者优化血糖管理的关键环节包括：①需要建立治疗高血糖和预防低血糖的住院管理体系，包括护师和医师的住院糖尿病在内的管理团队已越来越常见。②糖尿病管理计划应将重点放在从ICU向普通病房的转变、从住院向门诊的转变。③入院时血糖控制欠佳（通过HbA1c反映）的患者，出院时应调整治疗方案。

负责管理围术期、感染、严重疾病或检查前禁食患者的医师，需注意监测其血糖，随时调整降糖方案，必要时输注葡萄糖。住院患者发生低血糖较常见，但许多情况下都可以避免。医院需要有避免住院患者发生低血糖的糖尿病管理预案。减少或预防低血糖的途径包括：频繁的血糖监测，在临床状况或治疗改变（例如糖皮质激素减量）以及肠内肠外输注或进食中断时，提前调整胰岛素/葡萄糖方案。

根据患者疾病的严重程度和医院设施，医师可以为患者选择静脉输注或皮下注射胰岛素。ICU患者或临床状况不稳定的患者，通常选用静脉输注胰岛素。皮下注射胰岛素的吸收在这种情况下会有变化。围术期、患者不能经口进食时，胰岛素输注也可以有效控制血糖。胰岛素输注使用的是常规胰岛素而不是胰岛素类似物，前者价格较低而且同样有效。医师必须认真考虑使用胰岛素输注的临床条件，包括是否有充足人员进行频繁的血糖监测、调整胰岛素输注速率，从而保持血糖在最佳范围内。胰岛素输注速率的计算需综合考虑患者对胰岛素的敏感性、血糖监测频率、血糖变化趋势。建议护士与医师共同决定胰岛素输注速率。因为静脉输注的常规胰岛素半衰期短，终止胰岛素输注前（输注停止前2～4h）须给予长效胰岛素，以避免一段时间内的胰岛素缺乏。

非危重或非ICU住院的患者，可以皮下注射基础或"定时"皮下注射胰岛素，包括应用长效胰岛素，以及餐时或"矫正"时应用短效胰岛素（首选胰岛素类似物）。"滑动量表"，只在血糖升高时使用短效胰岛素，不利于住院患者的血糖管理，不宜使用。餐前短效胰岛素剂量应能覆盖患者的进食量（基于预期的碳水化合物摄入量），校正或补充剂量的胰岛素剂量应根据患者对胰岛素的敏感性和血糖水平进行计算。例如，如果患者体型偏瘦（可能对胰岛素更敏感），矫正的胰岛素量可能为每超出血糖目标2.7mmol/L（50mg/dl），胰岛素需要量增加1U。如果患者肥胖并且胰岛素抵抗，那么胰岛素补充剂量则为血糖每超出目标值2.7mmol/L（50mg/dl），胰岛素增加2U。治疗方案个体化非常重要，需要根据患者情况经常调整基础或

"预定"的胰岛素剂量。住院患者制订包含相对固定量的碳水化合物的糖尿病饮食计划能够使得每餐的碳水化合物摄入量具有可预测性（但三餐不一定相同）。营养师应为患者制订住院期间的饮食方案；"ADA饮食""低糖饮食"等名词现已不再使用。

接受全身麻醉手术或病情危重的1型糖尿病患者，应接受连续胰岛素治疗，静脉输注胰岛素或皮下注射减量的长效胰岛素。单用短效胰岛素是不够的。经常会有手术时间或恢复室的时间延长的情况发生，这可能导致一段时间内胰岛素缺乏，引起DKA。1型糖尿病患者围术期或合并严重疾病时，首选胰岛素输注（常规胰岛素0.5～1.0U/h）。如果诊断性检查或外科手术时间短，并在局部麻醉下完成，一般减量使用皮下注射长效胰岛素就足够（减量30%～50%，短效胰岛素暂停或减量）。这个方法易转换回术后长效胰岛素治疗。为避免低血糖可应用葡萄糖输注治疗。疾病期间或围术期应频繁进行血糖监测。

2型糖尿病患者可以通过输注胰岛素或皮下注射长效胰岛素（根据临床情况减量25%～50%）联合餐前短效胰岛素控制血糖。应在入院时停用口服降糖药，口服降糖药在胰岛素需要量和葡萄糖摄入量迅速变化时其调节血糖的作用甚微。而且患者禁食时，服用口服药可能是危险的（如磺脲类药物引起低血糖）。准备行放射性造影检查、不稳定CHF、肾功能进行性减退时应暂停二甲双胍。

糖尿病的特殊注意事项

全胃肠外营养

全胃肠外营养（TPN）大大增加了胰岛素的需要量。此外，没有糖尿病病史的患者TPN期间也可能出现高血糖，并需要胰岛素治疗。静脉输注胰岛素是治疗高血糖的首选治疗方案，快速滴定至胰岛素需要量最高效的方法是单独输注胰岛素。总胰岛素量确定后，胰岛素可以直接加入TPN溶液中，或首选单独输注或皮下注射。TPN或肠内营养的热量负荷连续不断而不分"餐时"，因此需要调整皮下注射胰岛素的方案。

糖皮质激素

糖皮质激素会增加胰岛素抵抗、减少葡萄糖利用、增加肝糖输出、减少胰岛素分泌。这些变化导致糖尿病患者血糖控制水平恶化，非糖尿病患者出现糖尿病（"类固醇糖尿病"）。糖皮质激素对葡萄糖稳态的影响

是剂量相关的，餐后最显著，通常是可逆的。如果FPG接近正常范围，口服糖尿病药物（例如磺脲类、二甲双胍）可能足以降低高血糖。如果空腹血糖（FPG）＞11.1mmol/L（200mg/dl），口服药物常常无效，需要胰岛素的治疗。在长效胰岛素基础上，应补充短效胰岛素以控制餐后血糖的波动。

生殖问题

男性及女性糖尿病患者生殖能力一般是正常的。糖尿病女性的月经周期可能与血糖控制的改变有关。妊娠与显著的胰岛素抵抗相关，胰岛素需求增加经常促进糖尿病的发生，导致妊娠期糖尿病（GDM）的发生。高浓度的葡萄糖是发育期胎儿的致畸因素，葡萄糖可以轻易透过胎盘，但胰岛素不行。因此，母体循环中的高血糖可能会促进胎儿的胰岛素分泌。胰岛素的合成和生长作用可能导致巨大儿。约7%（1%～14%）的妊娠妇女患GDM。某些种族的GDM发病率显著升高，包括非裔美国人、拉丁裔美国人，这与其2型糖尿病的风险增加相似。目前建议GDM高危的孕妇（≥25岁、肥胖、有糖尿病家族史、拉丁裔美国人、印第安人、亚裔美国人、非裔美国人、太平洋岛民）在妊娠24～28周行糖耐量筛查。如果持续高血糖，GDM的治疗与妊娠合并糖尿病相似，包括MNT与胰岛素治疗。口服降糖药没有被批准被用于妊娠妇女，但研究显示二甲双胍或格列本脲是有效的且没有显示具有毒性。然而，许多医师还是使用胰岛素来治疗GDM。根据目前的临床实践，GDM母亲和胎儿的患病率和死亡率与非糖尿病人群没有区别。GDM患者将来患2型糖尿病的风险显著升高，应定期筛查糖尿病。大部分GDM患者分娩后糖耐量恢复正常，但有的患者分娩后持续有临床糖尿病或糖耐量受损。此外，GDM母亲的孩子可能有肥胖、糖耐量异常的风险，青春期后期发生糖尿病的风险也有所增高。

糖尿病合并妊娠的患者需要进行细致的规划，并坚持严格的治疗方案。强化糖尿病管理和控制HbA1c至正常范围对于计划妊娠的糖尿病患者至关重要。血糖控制最关键的时期是受精后。若糖尿病患者怀孕时血糖未得到良好控制，则胎儿畸形的风险升高4～10倍，应该在怀孕前和胎儿器官发育的全程将维持正常血糖作为治疗目标。

脂肪营养不良性糖尿病

脂肪营养不良，或皮下脂肪组织丢失，在某些与遗传相关的情况（如矮妖精貌综合征）中，可以累及全身。全身性脂肪营养不良与严重的胰岛素抵抗相关，常常伴发黑棘皮症、血脂异常。胰岛素注射相关的局部脂肪萎缩在使用人胰岛素后已经明显减少了。

蛋白酶抑制剂与脂肪营养不良 治疗艾滋病的蛋白酶抑制剂可引起向心性脂肪堆积（内脏和腹部），颈背部脂肪堆积、肢体脂肪丢失、胰岛素敏感性下降（空腹胰岛素水平升高和静脉葡萄糖耐量试验显示的糖耐量减退）和血脂异常。尽管许多外貌表现与库欣综合征相似，但其皮质醇水平并无明显升高。由于该综合征的一些特征在使用蛋白酶抑制剂前就被观察到，因此它可能是HIV感染通过某种不明确的机制引起的。HIV感染相关的脂肪营养不良目前尚无确切的治疗方法。

第二十一章 糖尿病并发症

Diabetes Mellitus: Complications

Alvin C. Powers

（任倩 译 陈静 审校）

糖尿病相关并发症涉及多个器官和系统，是导致糖尿病相关疾病和死亡的主要原因。值得关注的是，在美国，糖尿病已成为成人新发失明、肾衰竭、非创伤性下肢截肢的重要原因。糖尿病并发症通常发生在血糖升高10年之后；但2型糖尿病患者在被确诊前通常有相当长的无症状高血糖期，一些2型糖尿病患者甚至在诊断时就已合并相关并发症。幸运的是，早期发现糖尿病并积极良好地控制血糖，努力减少并发症的风险因素，可以预防和延缓糖尿病并发症的发生。

糖尿病并发症分为血管性和非血管性两类，1型和2型糖尿病类似（表21-1）。糖尿病血管并发症可以进一步分为微血管并发症（视网膜病变、神经病变、肾病）和大血管并发症［冠心病（CHD），周围动脉疾病（PAD），脑血管病］。微血管并发症是糖尿病特有的并发症。大血管并发症与其他非糖尿病患者的大血管疾病相同，但是，糖尿病患者大血管并发症的发生率更高。非血管性并发症包括胃轻瘫、感染、皮肤改变和听力减退。目前尚不清楚2型糖尿病是否增加老年痴呆和认知功能障碍的患病风险。

表 21-1	糖尿病相关并发症

微血管并发症
　眼病
　　视网膜病（非增殖性/增殖性）
　　黄斑水肿
　神经病变
　　感觉和运动神经（单一和多神经病变）
　　自主神经病变
　肾病（白蛋白尿和肾功能下降）
大血管病变
　冠状动脉疾病
　周围动脉疾病
　脑血管疾病
其他
　胃肠疾病（胃轻瘫，腹泻）
　泌尿生殖系统疾病（尿道疾病/性功能障碍）
　皮肤病
　感染
　白内障
　青光眼
　手关节病[a]
　牙周疾病
　听力减退
其他糖尿病相关的合并症（与高血糖的关系不确定）：抑郁症、睡眠呼吸暂停、脂肪肝、髋部骨折、骨质疏松（1 型糖尿病）、认知功能障碍或痴呆、男性睾酮水平低下

[a] 皮肤增厚，关节活动度降低

血糖控制和并发症

　　1 型和 2 型糖尿病的微血管并发症均来源于慢性高血糖（图 21-1）。慢性高血糖与大血管并发症因果关系并不确定。但是，2 型糖尿病患者心血管事件的发生率和死亡率是正常人的 2～4 倍，并且与空腹血糖、餐后血糖及糖化血红蛋白的水平相关。其他的危险因素（如血脂紊乱和高血压），在大血管并发症的发生中也有重要作用。

　　糖尿病控制和并发症研究（DCCT）提供了有力的证据，即控制慢性高血糖能够预防 1 型糖尿病患者的某些并发症的发生（图 21-1）。这项多中心、前瞻性的临床试验纳入了超过 1400 例的 1 型糖尿病患者，所有患者被随机分为强化血糖控制组和常规血糖控制组，平均随访 6.5 年，评估患者糖尿病相关并发症的发生发展。强化血糖控制组的患者每天需接受多次皮下胰岛素注射（或者胰岛素泵治疗），同时接受全面的糖尿病教育、心理辅导、医疗支持。而常规治疗组的患者接受每天 2 次胰岛素皮下注射治疗，每季度接受糖尿病教育、营养和临床评估。强化组的治疗目标是将血糖控制正常。常规组的控制目标是防止糖尿病的症状出现。实验结束时，强化组患者的糖化血红蛋白（7.3％）明显低于常规治疗组（9.1％）。DCCT 的研究结果发表于 1993 年，其后参与 DCCT 患者继续被随访观察，即糖尿病干预和并发症流行病调查研究（EDIC）。最近又完成了 30 年的随访研究（DCCT＋EDIC）。DCCT 研究结束后，两组患者都给予强化血糖控制，然而，在接下来超过 18 年随访中，两组患者原先血糖控制的差异消失了，平均糖化血红蛋白均维持在 8.0％。

　　糖尿病控制和并发症研究（DCCT）证实良好控制血糖可以使非增殖性和增殖性视网膜病变减少 47％，微量白蛋白尿减少 39％，临床肾病减少 54％，神经病变减少 60％。同时显示良好控制血糖可以延缓早期糖尿病并发症的进展。DCCT 研究中，体重的增加（4.6kg）以及严重低血糖事件（需要他人协助救治）在强化治疗组更常见。在整个糖化血红蛋白的区间中均能够观察到血糖改善所带来的益处。这提示任何糖化血红蛋白水平的血糖改善都将使患者获益（表 21-1）。DCCT 的研究提示强化血糖控制组的患者发生失明的时间将推迟 7.7 年，终末期肾病（ESRD）发生的时间推迟 5.8 年，而下肢截肢发生的时间推迟 5.6 年。如果将所有糖尿病并发症综合考量，强化治疗组的患者微血管并发症或糖尿病性神经性病变的发生较常规治疗组晚发生 15.3 年以上，这也意味着强化治疗组患者的寿命较常规治疗组将延长 5.1 年。在 30 年的随访研究中，强化治疗组的患者视网膜病变、肾病、心血管疾病发病风险的降低持续存在。例如，在 DCCT 后 6.5～17 年间，两组间的血糖控制甚至已经达到同样的水平，但平均随访至 17 年时，强化治疗组患者的心血管事件［非致死性心肌梗死（MI）、脑卒中、心血管事件所致死亡］仍较常规治疗组减少 42％～

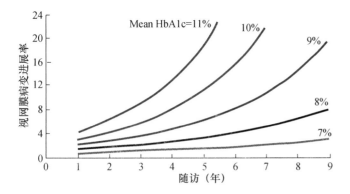

图 21-1　血糖控制和糖尿病病程对糖尿病视网膜病变的影响。如图所示在糖尿病控制和并发症研究（DCCT）中，随着随访时间的延长不同糖化血红蛋白（HbA1c）水平的患者视网膜病变的进展情况（Adapted from The Diabetes Control and Complication Trial Research Group：Diabetes 44：968，1995）

57%。在 EDIC 研究期间，只有不到 1%的患者出现失明、截肢或需要透析治疗。

英国前瞻性糖尿病研究（UKPDS）历时超过 10 年，纳入超过 5000 名 2 型糖尿病患者。该研究使用多种治疗策略，观察强化血糖控制和危险因素控制对糖尿病并发症发生发展的影响。新诊断的 2 型糖尿病患者被随机分为两组：①一组接受包括胰岛素、磺脲类或二甲双胍的联合治疗；②另一组采取常规的饮食控制和药物治疗，治疗目标是控制糖尿病的症状。另外，患者还被随机分配至不同的抗高血压药物治疗组。强化治疗组糖化血红蛋白控制在 7%，而标准治疗组糖化血红蛋白 7.9%。UKPDS 证实糖化血红蛋白每降低 1%，微血管并发症减少 35%。与 DCCT 研究一样，UKPDS 研究同样发现血糖控制与并发症的发展存在持续的关联。UKPDS 后续的超过 10 年的随访研究发现改善血糖控制还可以减少心血管事件的发生率。

UKPDS 的另一个重要发现是严格控制血压可显著降低大血管和微血管并发症，实际上，有效控制血压比控制血糖获益更多。将血压降至中等水平（144/82mmHg）即可降低糖尿病相关死亡、脑卒中、微血管终点事件，视网膜病变和心力衰竭（风险降低 32%～56%）。

Kumamoto 研究是在日本较瘦的 2 型糖尿病患者中进行的一项小规模的研究。该研究将患者随机分为强化治疗组和使用胰岛素的常规治疗组，结果同样发现强化治疗组患者的视网膜病变和肾病风险的下降。这些结果揭示了种族不同，病因也可能不同的患者（例如，他们的表型与 DCCT 和 UKPDS 不一样）都能够通过控制血糖而获益。控制糖尿病心血管风险行动（ACCORD）和糖尿病治疗和血管保护行动：培哚普利与格列齐特缓释片（达美康）对照评估（ADVANCE）研究均显示良好控制血糖可以降低微血管并发症。

这些在 1 型和 2 型糖尿病患者中进行的大型研究表明慢性高血糖是糖尿病微血管并发症的重要致病原因。DCCT 和 UKPDS 研究后续 10 年的随访提示，即使强化组患者的血糖控制并没有维持在良好的状态，其心血管事件的发生仍然低于对照组。通过一段时期的强化血糖控制对今后所发生的疾病产生的正面影响，被称为遗留效应或代谢记忆。

糖尿病相关并发症的特征总结如下：①高血糖持续的时间和程度与并发症相关。②严格控制血糖可以使所有糖尿病患者获益。③血压控制也至关重要，尤其是 2 型糖尿病患者。④1 型糖尿病患者生存正在改善，糖尿病相关的并发症在减少。⑤并非所有糖尿病患者都会出现糖尿病相关并发症。似乎另有一些不太确定的因素也影响着糖尿病相关并发症的发展，比如尽管同为长病程的糖尿病患者，一些患者永远不会出现肾病或视网膜病变，而这些患者的血糖控制与那些出现微血管并发症的患者相似，这种现象提示某种并发症的发生存在遗传易感性。

并发症的机制

尽管慢性高血糖是糖尿病并发症重要的致病因素，但导致各种细胞和器官功能异常的机制仍然不明。一个新的假说认为高血糖导致表观遗传改变，影响受累细胞的基因的表达。例如，这也许可以解释上述的遗留效应和代谢记忆。有四种彼此间互不排斥的理论可以说明高血糖如何导致糖尿病并发症。①细胞内葡萄糖水平增加导致糖基化终末产物形成，与细胞表面受体结合，通过细胞内外蛋白的非酶促糖基化作用，导致蛋白质交联、加速动脉粥样硬化、肾小球功能障碍、内皮功能障碍、改变细胞外基质的构成。②高血糖可以通过与醛糖还原酶有关的山梨醇旁路提高葡萄糖的代谢。然而，按照此理论，使用醛糖还原酶抑制剂进行的临床试验却未能证实对防止并发症有益。③高血糖可以促进二酰基甘油的形成，导致蛋白激酶 C 活化，从而改变内皮细胞和神经元中纤维连接蛋白、Ⅳ型胶原、收缩蛋白和胞外基质蛋白的基因转录。④高血糖可以激活己糖胺途径，产生 O-连接糖基化和蛋白聚糖产物的底物-6-磷酸果糖，通过糖基化蛋白质如内皮的一氧化氮合成酶功能的改变或者改变转化生长因子 β（TGF-β）、血浆纤溶酶原激活物抑制剂-1 的基因表达导致蛋白质功能改变。

生长因子在糖尿病并发症中发挥重要作用，通过上述途径，生长因子生成增加。血管内皮生长因子 A（VEGF-A）在糖尿病增殖性视网膜病变局部产生增多，行激光光凝术后 VEGF 水平下降。糖尿病肾病时，TGF-β 水平升高，通过肾小球系膜细胞促进基底膜胶原和纤连蛋白的生成。另一种可能的机制是高血糖导致线粒体中活性氧和过氧化物生成增加，活化了上述四种途径。是否所有糖尿病的并发症都有相同的病理生理过程，或者是否某种致病途径在特定的器官上占主导地位，目前均尚不清楚。

糖尿病眼部并发症

在美国 20～74 岁的人群中研究表明，糖尿病是导致失明的主要原因。值得重视的是研究发现糖尿病患者的失明是非糖尿病人群的 25 倍，严重的视力丧失主要由进展性糖尿病视网膜病变和临床上显著的黄斑水肿所致。糖尿病视网膜病变分为两个阶段，非增殖性视网膜病变和增殖性视网膜病变，非增殖性视网膜病变通常在糖尿病病程 10 年左右发生，其特征是视网膜微血管瘤，点状出血和棉絮状出血（图 21-2）。轻度非增殖性糖尿病视网膜病变可进展为更广泛的病变，主要表现为静脉管径改变，视网膜微血管异常，大量的微血管瘤和出血，非增殖性糖尿病视网膜病变的发病机制涉及视网膜周细胞减少，视网膜血管通透性增加，血流量改变和视网膜微血管异常，最终导致视网膜缺血。一种新的观念认为由神经元、胶质细胞、星形胶质细胞、Muüller 细胞和特定的血管组成的视网膜神经血管单位中的炎症反应参与了糖尿病视网膜病变的发病过程。

由于视网膜缺氧而导致的新生血管的出现是增殖性视网膜病变的标志（图 21-2），这些新生血管多出现在视神经和黄斑附近，容易破裂导致玻璃体内出血，纤维化，最终引起视网膜脱离。并非所有非增殖性视网膜病变都进展为增殖性视网膜病变，但是，非增殖性视网膜病变越严重，患者 5 年内进展为增殖性视网膜病变的可能性越大，这是早期发现和治疗糖尿病视网膜病变的时机。有临床意义的黄斑水肿可能出现在非增殖性视网膜病变或增殖性视网膜病变中，荧光血管造影光学相干断层显像可以发现黄斑水肿。黄斑水肿的患者在随后 3 年内有 25% 的人出现中度视力丧失。糖尿病的病程和血糖控制的程度是视网膜病变进展的最好的预测因素。高血压和肾病也是危险因素。大部分病程超过 20 年的患者都存在非增殖性视网膜病变。尽管存在糖尿病的视网膜病变的遗传易感性，但其影响程度远不如糖尿病病程和血糖控制情况。

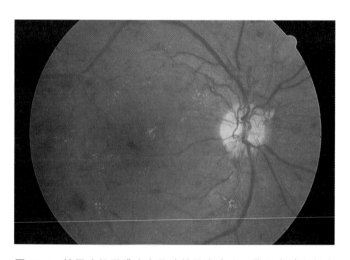

图 21-2　糖尿病视网膜病变导致的散在出血、黄斑水肿和新生血管。 该患者的视盘处有增殖性的新生血管，需要紧急的全视网膜激光光凝术治疗

治疗　糖尿病视网膜病变

糖尿病视网膜病变最有效的措施是预防。强化血糖、血压控制可以延缓 1 型和 2 型糖尿病患者的视网膜病变进展。但是也有一个矛盾的现象，血糖控制改善的最初 6～12 个月，糖尿病视网膜病变可能恶化。所幸这段时间很短，从长期发展来看，良好的血糖控制可以延缓糖尿病视网膜病变的发生发展，已有视网膜病变的糖尿病患者在开始强化治疗的同时要预防性地使用激光光凝术。尽管充分的眼科治疗能防止大多数患者发生失明，但是患者一旦出现进展性的视网膜病变，良好的血糖控制效果有限。

所有糖尿病患者均有必要进行常规的全面的眼病检查（见表 20-1）。早期检查可以及早发现并成功治疗大多数的糖尿病眼病。对于糖尿病患者来说，初级护理者和糖尿病医生例行的非散瞳眼病检查不足以发现糖尿病眼病，需要眼科专家为他们提供最佳的医疗服务。激光光凝术对于治疗糖尿病眼病保留患者视力是非常有效的，增殖性视网膜病变通常需要全视网膜光凝术，而黄斑水肿需要进行局部激光光凝术联合抗血管内皮生长因子的治疗（球部注射）。目前没有证据表明阿司匹林（650mg/d）对糖尿病视网膜病变的自然病程造成影响。

糖尿病肾病

糖尿病肾病是目前慢性肾脏疾病（CKD）、终末期肾病（ESRD）和需要透析治疗的慢性肾脏疾病的主要原因。而且，透析治疗的糖尿病患者预后较差，存活率和某些类型的癌症类似。糖尿病患者一旦出现蛋白尿，预示心血管疾病风险的增加。糖尿病肾病的患者通常合并糖尿病视网膜病变。

与其他糖尿病微血管并发症相似，糖尿病肾病的发生机制与慢性高血糖有关，但仍然不是很明确。可能涉及一些可溶性因子［生长因子、血管紧张素 Ⅱ、内皮素、糖基化终末产物（AGE）］，肾微循环血流动力学改变（肾小球超滤过或过度灌注，肾小球毛细血管内压力升高）和肾小球结构改变（细胞外基质增加，基底膜增厚，肾小球系膜扩张，纤维化）均发挥一定作用。上述效应中的某些部分可能是血管紧张素 Ⅱ 受体介导的。吸烟可以加速肾功能的衰竭。因为仅有 20%～40% 的糖尿病患者会出现糖尿病肾病，所以可能存在尚未被识别的基因和环境的易感因素。已知的危险因素包括种族和糖尿病肾病家族史。在美国非洲裔、美国印第安人和西班牙人中，糖尿病肾病和继发于糖尿病的 ESRD 更为常见。

糖尿病肾病的自然病程的特征是其发生发展顺序是一个完全可以预测的事件链。最初是在 1 型糖尿病患者中得以明确，以后发现 2 型糖尿病肾病有着同样病程（图 21-3）。糖尿病初期，肾小球高灌注和肾脏增大导致肾小球滤过率（GFR）增加。糖尿病病程中最初 5 年，肾小球基底膜增厚，肾小球肥大，肾小球系膜容量扩张，同时 GFR 逐渐降至正常。1 型糖尿病患者病程超过 5～10 年后，一些患者尿液中开始出现少量白蛋白。最近，美国糖尿病协会（ADA）建议将以前参考尿蛋白升高程度使用的名称（微量白蛋白尿被定义为 24 小时微量白蛋白 30～299mg/d，或任一时间尿白蛋白肌酐比达到 30～299μg/mg；大量白蛋白尿被定义为 24 小时微量白蛋白大于 300mg/24h），改称为持续性微量白蛋白尿（30～299mg/24h）和持续性白蛋白尿（大于或等于 300mg/24h）。这种名称的改动更好地反映了肾病和心血管疾病的危险因子——白蛋白尿持续性排泄的特性。本章使用微量白蛋白尿和大量白蛋白尿的名称。

尽管 1 型糖尿病患者出现微量白蛋白尿是一个重要的信号，预示着患者将进展为大量白蛋白尿。但是仅 50% 的患者 10 年后进展为大量白蛋白尿。一些短期合并微量白蛋白尿的患者，尿中微量白蛋白尿可以恢复正常。微量白蛋白尿也是心血管疾病的危险因子。一旦患者出现大量白蛋白尿，GFR 将持续下降，50% 的患者 7～10 年后发生 ESRD。一旦出现大量白蛋白尿，患者血压将出现轻度升高，肾脏的病理改变则不可逆转。

2 型糖尿病肾脏病变进展与 1 型糖尿病的差异主要见于以下几点：①由于起病前有相当长时间的无症状期，2 型糖尿病确诊时可能已出现微量白蛋白尿或大量蛋白尿；②2 型糖尿病伴有高血压患者通常更容易发生微量白蛋白尿或大量白蛋白尿；③在 2 型糖尿病患者中，微量白蛋白尿对糖尿病肾病进展以及大量蛋白尿的预测能力欠佳，这可能是由于该人群心血管死亡率增加造成的。最后需要强调的是 2 型糖尿病患者微量白蛋白尿也可能来源于非糖尿病的因素，例如高血压，充血性心力衰竭（CHF）。前列腺疾病或感染。

作为糖尿病综合治疗的一部分（见第二十章），应该尽早检测白蛋白尿，只有早期发现才能采取有效的治疗措施。因为一些 1 型和 2 型糖尿病患者虽然没有白蛋白尿，但是肾小球滤过率已经下降，所以应该每年监测患者血清肌酐来估算 GFR。推荐 1 型和 2 型糖尿病患者每年监测尿微量白蛋白含量（单次尿白蛋白/肌酐）（图 21-4），尿常规的检查中尿蛋白的测定通常无法发现轻度的尿微量白蛋白增加。推荐 1 型糖尿病患者在患病 5 年后进行微量白蛋白尿的筛查，而 2 型糖尿病则应在诊断时就进行筛查。

1 型和 2 型糖尿病患者可出现 IV 型肾小管酸中毒（低肾素、低醛固酮）。这些患者容易出现高钾血症和酸血症。有些药物［尤其是血管紧张素转化酶抑制剂（ACEI）和血管紧张素受体阻滞药（ARB）］会加重此类患者的病情。糖尿病患者易患造影剂肾病，既往有肾病和血容量减少是造影剂肾病发生的危险因素，糖尿病患者在接受造影剂放射性检查前后需要水化，检查结束后 24～48h 应该监测血肌酐水平。使用二甲双胍治疗的患者应该暂停二甲双胍治疗。

治疗　糖尿病肾病

糖尿病肾病最佳的治疗措施是通过良好的血糖控制预防其发生（第 20 章所列血糖控制目标和方案），延缓微量蛋白尿的进展措施包括：①改善血糖控制；②严格控制血压；③服用 ACEI 或 ARB 类药物。治疗血脂紊乱。1 型和 2 型糖尿病患者严格控制血糖可以有效延缓微量白蛋白尿的发生和发展，一旦出现大量蛋白尿，控制血糖是否能够延缓肾病进展还不清楚。当肾衰竭时，肾对胰岛素的降解减少，胰岛素的需要量降低，进展性肾病患者随着

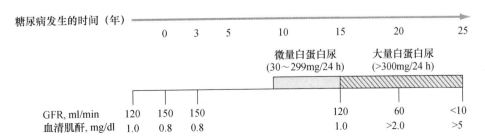

图 21-3　糖尿病肾病的发展。随着糖尿病病程的进展，肾小球滤过率（GFR），血清肌酐的变化（引自 RA DeFranzo, in Therapy for Diabetes Mellitus and Related Diaorders, 3rd ed. American Diabetes Association, Alexandria, VA, 1998)

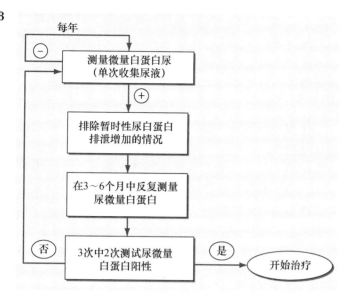

图 21-4 尿微量白蛋白筛查。病程大于 5 年的 1 型糖尿病患者、2 型糖尿病患者、妊娠糖尿病患者均应该筛查微量白蛋白尿。非糖尿病相关的微量白蛋白增多可能见于尿路感染、血尿、心力衰竭、发热、严重高血糖、严重高血压、剧烈运动后（Adapted from RA DeFranzo, in Therapy for Diabetes Mellitus and Related Diaorders, 3rd ed. American Diabetes Association, Alexandria, VA, 1998）

GFR 的下降，降血糖药物的剂量需要调整（见表 20-5），某些降血糖药物（磺脲类和二甲双胍）在严重肾功能不全时是禁忌使用的。

一些 1 型和 2 型糖尿病患者可合并高血压。大量研究表明，严格控制血压能减少 1 型和 2 型糖尿病患者尿微量白蛋白的排泌并延缓肾功能减退。糖尿病患者的血压应控制在 140/90mmHg 以下。

ACEI 或 ARB 类药物均能减少肾小球的滤过从而降低 1 型和 2 型糖尿病患者尿微量白蛋白的排泄（参见下文高血压）。ACEI 和 ARB 类药物缺乏头对头的研究比较两者谁更优选，但是，大多数专家认为两者治疗肾病的作用相当，如患者使用 ACEI 中出现咳嗽或血管性水肿，则换用 ARB。治疗 2～3 个月后，应该逐渐增加药物剂量至患者最大耐受剂量。最近的研究显示在出现微量白蛋白尿前进行干预治疗没有效果。这两种药物的联合治疗不推荐并可能有害。如果这两种药物均不能使用或者血压不能控制达标，可以选用利尿剂、钙通道阻滞药（非二氢吡啶类）、β 受体阻滞药。降压药物治疗的益处来自于能减少肾小球内压和抑制血管紧张素介导的动脉硬化，另外一部分来自于抑制 TGF-β 介导的致病途径。

ADA 不推荐限制糖尿病合并白蛋白尿患者的蛋白质摄入量，因为研究显示这并未使患者获益。

当患者出现白蛋白尿并且 GFR 低于 60ml/（min·1.73m²）时应该将患者转至肾病专科诊治。糖尿病肾病透析治疗的并发症多于非糖尿病肾病者，例如低血压（由于糖尿病自主神经病变或者反射性心动过速消失），血管通路建立困难，视网膜病变加速进展。动脉粥样硬化导致的并发症是合并肾病和高脂血症的糖尿病患者致死的原因，因而此类患者应该严格积极治疗。活体肾移植最好的治疗方式，但是移植后需要长期免疫抑制剂治疗。肝肾联合移植可以使患者血糖恢复正常并且免于透析治疗。

糖尿病神经病变

病程较长的 1 型和 2 型糖尿病患者大约有 50% 出现糖尿病神经病变、通常表现为多发性神经病变、单一神经病变或自主神经病变。与其他糖尿病并发症一样，糖尿病神经病变的发展与糖尿病病程和血糖控制情况密切相关，其他的危险因素包括体重指数（BMI 越高，糖尿病神经病发生率越高）和吸烟。冠心病、三酰甘油（甘油三酯）水平升高，以及高血压同样与糖尿病周围神经病变相关。有髓鞘和无髓鞘神经纤维均被累及，由于糖尿病神经病变的临床表现与其他原因导致神经病变相似，只有排除了其他疾病导致的神经病变后，糖尿病性神经病变的诊断才能确立。

多发性神经病变/单一神经病变 最常见的糖尿病神经病变是肢体远端对称性的多神经病变，通常表现为远端感觉的丧失、疼痛，但有超过 50% 的患者没有症状。感觉过敏、感觉异常和感觉迟钝也可以发生。这些症状联合出现提示糖尿病神经病变的进展，患者常表现为肢端麻木、刺痛、锐痛或烧灼感，最终扩展到全身。有些患者可能出现神经性疼痛，偶尔出现在患者血糖控制以前。典型的疼痛多见于下肢，通常休息时存在，夜间加重，分为急性（1 年以下）和慢性糖尿病痛性神经病变两种，急性疼痛发作可能和治疗相关，常出现在血糖改善过程中。随着神经病变的进展，疼痛减轻甚至消失，但是下肢肢端感觉障碍持续存在。体格检查发现感觉迟钝，踝反射消失，空间感觉异常。

糖尿病多发性神经根病是以一个或多个神经根损伤引起严重伤残性疼痛为特征的综合征，可能伴有肌无力。肋间或躯干的神经根病可导致胸腹部的疼痛，如累及腰丛或股神经还可以引起大腿和臀部的严重的疼痛，并可能伴髋部屈肌或伸肌无力（糖尿病肌萎缩）。幸运的是，糖尿病多发性神经根病是自限性疾病，通常6～12个月后可以痊愈。

单一神经病变（孤立的脑神经或外周神经功能紊乱）较多发性神经病变少，通常伴有单一神经分布区域的疼痛和肌无力。单一神经病可能发生于截断部位如腕管或非承压部位，血管病变可能是非承压部位糖尿病单一神经病变的病因，但其发病的具体机制尚未明确。第Ⅲ对脑神经最常受累，可因患者出现复视被发现，体检发现眼睑麻痹，眼肌麻痹，瞳孔对光反射正常。有时其他脑神经也会累及，如第Ⅳ、Ⅵ和Ⅶ对（Bell麻痹）。也存在外周单一神经病变或一个以上的单一神经病变（多重单一神经病变）。

自主神经病 病程较长的1型和2型糖尿病患者均可出现自主神经功能紊乱的症状，累及胆碱能，去甲肾上腺素能和肽能（如胰多肽、p物质）多个神经系统。糖尿病自主神经病变可以影响全身多个系统，包括心血管系统、胃肠道系统、泌尿生殖系统、排汗系统和代谢系统。心血管自主神经功能紊乱主要表现为静息心动过速和直立性低血压，甚至有猝死报道。自主神经病变可导致胃轻瘫和膀胱排空困难（讨论如下），交感神经功能紊乱可表现为上肢多汗，而下肢无汗。足部无汗可促使足部皮肤干裂，增加足部溃疡的发生率。由于自主神经病变可减少升糖激素的释放，导致人体对低血糖的反应下降（无意识低血糖，见第22章），如果此时严格控制血糖，患者可能会发生严重低血糖。

<hr>

治疗 **糖尿病性神经病**

糖尿病性神经病变的治疗效果不尽如人意。持续严格改善血糖控制将提高患者的神经传导速度。长期良好的血糖控制有助于改善糖尿病性自主神经病变和无意识的低血糖的发作。神经病变的危险因素：高血压、高三酰甘油（甘油三酯）血症也应该积极治疗，避免神经性毒性物质的摄入（例如酒精）、吸烟，补充可能缺乏的维生素（例如维生素B12和叶酸），治疗主要是为了控制症状。足部感觉的缺失造成糖尿病足及其后遗症风险的升高。存在糖尿病神经病变症状和体征的糖尿病患者应该每天进行自我足部检查，采取防护措施（比如鞋）防止足部硬结和溃疡，如果存在足部畸形，需要专门足科医生参与治疗。

慢性痛性神经病治疗较为困难，可以试用度洛西汀、阿米替林、加巴喷丁、丙戊酸、普瑞巴林、阿片类药物治疗。度洛西汀和普瑞巴林这两种药物已经被FDA批准用于治疗糖尿病痛性神经病，但

是，目前的疗效均不佳。没有直接的药物对比研究，原因可能是如果一种药物疗效不佳或者出现不良反应会换用另一种药物。需要将患者转至专业疼痛管理中心进行治疗，因为急性糖尿病神经病变的疼痛可随时间逐渐缓解，但进展性的糖尿病神经性损伤药物治疗不能中断。

自主神经病变导致的体位性低血压的治疗较为困难。目前各种药物有一定治疗效果［氟氢可的松、米多君（甲氧胺福林）、可乐定（氯压定）、奥曲肽和育亨宾］，但是每种药物均有显著的副作用，非药物的方式（足量盐摄入、避免脱水和利尿、下肢穿着弹力袜）也有益处。

<hr>

胃肠和泌尿生殖系统功能紊乱

随着1型和2型糖尿病病程的延长，胃肠和泌尿生殖系统的功能将受影响，最明显的胃肠道表现为胃排空延迟（胃轻瘫）和肠功能性改变（便秘或腹泻）。胃轻瘫常伴随食欲减退、恶心、呕吐、早饱感和腹胀等症状。最佳的检查方法是放射性标记餐核医学闪烁图能够检测胃轻瘫，但是和患者的临床表现不一定符合。用于放射性标记餐之后的非侵入性"呼气试验"正在研发中，尚未获得认证。尽管继发于慢性高血糖的副交感神经功能紊乱在胃轻瘫发展中起着重要的作用，但高血糖本身也会减弱胃排空。另外夜间腹泻和便秘交替是糖尿病相关胃肠道自主神经病变的一个特征。1型糖尿病患者乳糜泻发生率较高，所以如果1型糖尿病患者出现上述症状，应该鉴别乳糜泻。此外，糖尿病病程较长的患者常出现食管功能障碍，但通常没有临床症状。

糖尿病性自主神经病变可引起泌尿生殖系统功能障碍，包括膀胱病变、勃起功能障碍和女性性功能障碍（性欲减退、性交困难、阴道润滑作用下降）。糖尿病性膀胱病变的首发症状通常为无法感知膀胱充盈和排尿不尽，随着膀胱收缩性下降，膀胱最大容量和排尿后残留量增加，患者逐渐出现排尿不畅、排尿次数减少、尿失禁和反复尿路感染等临床表现。诊断性检查包括膀胱测压和尿流动力学检查。

糖尿病患者勃起功能障碍和逆行射精比较多见，可能是糖尿病性神经病变最早期表现之一。随着患者年龄增长和病程延长，其发生频率增加，可以在糖尿病自主神经病变的其他症状出现之前就表现出来。

治疗　胃肠和泌尿生殖系统功能紊乱

目前糖尿病胃肠及泌尿生殖系统并发症的治疗效果并不理想，治疗的主要目标是良好地血糖控制，只有这样方能改善神经病变、胃肠功能等。易消化的、低脂、富含纤维素并且少量多餐的饮食有助于减轻胃轻瘫的症状，西沙比利曾经被用于治疗胃轻瘫，但在美国和欧洲此药物的使用受到严格限制，并且不建议长期使用。胃部电子刺激治疗仪可能有效但未被批准使用。糖尿病性腹泻如果没有合并细菌过度生长，其治疗主要以改善症状为主。

糖尿病性膀胱病变的治疗可通过定时排空膀胱和留置导尿管完成。5型磷酸二酯酶抑制剂可治疗勃起功能障碍，但糖尿病患者的疗效比非糖尿病患者差。使用阴道润滑剂、控制阴道感染、全身或局部雌性激素替代治疗可以改善女性性功能障碍。

心血管疾病的患病率和死亡率

1型或2型糖尿病患者心血管疾病增加。美国Framingham心脏病研究显示糖尿病患者外周动脉疾病（PAD）、冠状动脉疾病、心肌梗死和充血性心力衰竭显著增加（患病风险增加1～5倍）。另外，就冠心病和心肌梗死的预后而言，糖尿病患者较常人差，糖尿病患者的冠心病常累及多支血管，除冠心病以外，糖尿病患者合并脑血管病的发生也较正常人明显增加（卒中风险升高3倍）。控制所有已知的心血管的危险因素后，2型糖尿病男性患者心血管死亡率增加2倍，女性增加4倍。

美国心脏协会已经将糖尿病作为心血管疾病等危症，既往无心肌梗死的2型糖尿病患者发生冠状动脉事件的危险与既往有心肌梗死的非糖尿病患者相似。应该仔细评估2型糖尿病患者心血管疾病的风险。病程较短的年轻的2型糖尿病患者心血管疾病的风险是较低的，与病程较长的老年糖尿病患者不同。由于糖尿病尤其是2型糖尿病患者潜在心血管疾病发病率极高，应该在那些提示有心肌缺血症状的、周围动脉或颈动脉病变的患者中找寻动脉粥样硬化血管疾病的证据。不推荐在无症状的糖尿病患者中进行心血管疾病的筛查和使用危险因子评分，因为最近的研究提示这些做法并未使患者获益。无胸痛（沉寂的心肌缺血）在糖尿病合并心血管疾病中较为常见，因此，在进行外科手术治疗前应该全面评估糖尿病患者的心脏状况。

糖尿病患者心血管疾病患病率和死亡率增高似乎与高血糖与其他心血管危险因素协同作用有关，糖尿病患者大血管疾病的危险因素包括：血脂紊乱、高血压、肥胖、体力活动减少、吸烟。另有一些危险因素在糖尿病人群中较为常见，包括微量白蛋白尿，大量白蛋白尿，血清肌酐升高，血小板功能异常和内皮功能异常。在非糖尿病人群的研究中提示胰岛素似乎也是动脉粥样硬化潜在的危险因素，胰岛素水平的增高（提示胰岛素抵抗）与心血管疾病患病率和死亡率增高有关。但是，在使用胰岛素和促泌剂治疗的2型糖尿病患者中并未发现心血管疾病风险增加。

治疗　心血管疾病

一般情况下，糖尿病患者的冠心病的治疗没有特殊之处，冠状动脉病变血管成形术包括经皮冠状动脉介入（PCI）和冠状动脉旁路移植术（CABG），但是这些治疗在糖尿病患者中的疗效欠佳。糖尿病患者PCI治疗初期成功率与非糖尿病人群相似，但是既往研究显示糖尿病患者再狭窄率较高，且长期血管开通率和患者存活率均较低。

对所有糖尿病患者各种心血管疾病危险因素的积极控制应做到个体化。具体讨论见20章。对于2型糖尿病合并冠心病的患者均应考虑使用ACEI（或ARB）、他汀、阿司匹林（乙酰水杨酸）。糖尿病患者不应过度限制β受体阻滞药的使用，因为β受体阻滞药可使心肌梗死后的糖尿病患者得到显著获益。在有心力衰竭的糖尿病患者中，应禁止噻唑烷二酮类药物的使用。但是，如果患者肾功能正常，心力衰竭情况稳定，可以使用二甲双胍。

抗血小板治疗可以降低合并冠状动脉病变的糖尿病患者的心血管事件，因而被推荐使用。目前ADA已经推荐在10年内心血管风险大于10%的糖尿病患者中（超过50岁男性和超过60岁女性至少合并一个危险因素例如高血压、吸烟、家族史、白蛋白尿或血脂异常）使用阿司匹林作为防止冠脉事件的一级预防药物。ASA不推荐在10年内心血管风险小于10%的患者中将阿司匹林作为一级预防药物。阿司匹林的使用剂量同非糖尿病人群。

心血管危险因素·血脂异常　糖尿病患者可能存在多种形式的血脂异常（见第二十三章）。由于高血糖和高脂血症会进一步增加心血管疾病的危险性，因此应该积极评估患者血脂，并将其作为糖尿病综合治疗的一部分（第二十章）。糖尿病患者最常见的血脂异常是三酰甘油（甘油三酯）水平升高和高密度脂蛋白水平降低。糖尿病本身不会引起低密度胆固醇水平升高，但是糖尿病患者血液中存在小而密的低密度胆固醇颗粒，这种颗粒更容易被糖基化和氧化所以具有更强的致动脉粥样硬化作用。

2 型糖尿病患者血脂异常较为常见，因而几乎所有针对糖尿病患者血脂治疗的研究均在 2 型糖尿病患者中进行，干预研究已显示在糖尿病人群和非糖尿病人群使用他汀类药物降低 LDL 的益处相似。大规模的冠心病一级和二级预防试验均包括了糖尿病人群，亚组分析均发现降低糖尿病患者的 LDL 水平可以降低心血管事件的发生率和死亡率。在 1 型糖尿病患者中缺乏此问题的相关研究。因为心血管疾病在儿童和年轻的糖尿病患者中发生率较低，是否有必要将评估他们的心血管疾病的风险作为指南推荐将在下面的章节进行讨论。

基于 ADA 的指南推荐，糖尿病患者血脂紊乱的治疗应该按照如下顺序进行：①降低 LDL 胆固醇；②升高 HDL 胆固醇；③降低三酰甘油（甘油三酯）。治疗策略取决于脂蛋白异常的类型。所有血脂异常初始的治疗应该包括饮食调整，也和非糖尿病人群一样需要进行生活方式的改变（戒烟、控制血压、减体重、增加体力活动）。糖尿病患者的膳食建议包括提高单不饱和脂肪酸和碳水化合物摄入，降低饱和脂肪酸和胆固醇摄入（见第二十三章）。按照 ADA 指南建议，超过 40 岁无心血管疾病的糖尿病患者血脂控制的目标值是：LDL ＜ 2.6mmol/L（100mg/dl）；男性 HDL ＞ 1.1mmol/L（40mg/dl），女性 HDL ＞ 1.3mmol/L（50mg/dl），三酰甘油（甘油三酯）＜ 1.7mmol/L（150mg/dl）。ADA 建议无论患者的 LDL 水平如何，超过 40 岁的糖尿病患者，合并心血管疾病或无心血管疾病但存在心血管疾病的危险因素均应该使用他汀类药物。最近由美国心脏病学会（ACC）和美国心脏协会（AHA）发表新的指南有少许不同，新指南推荐：年龄 40～75 岁的无心血管疾病的糖尿病患者 LDL 水平 70～189mg/dl 时，接受中等强度的他汀类药物治疗即可。血糖良好控制将能够降低三酰甘油（甘油三酯）水平并对升高 HDL 水平有适度的益处。

如果患者有心血管疾病，ADA 建议 LDL 的目标值＜1.8mmol/L（70mg/dl）。因为循证医学研究证据显示这一目标值对于合并心血管疾病的非糖尿病患者是有益的。ACC/AHA 指南未给出他汀药物治疗 LDL 特定的目标值。β-羟-β-甲戊二酸单酰辅酶 A（HMG-CoA）还原酶抑制剂是降低 LDL 的药物选择。HMG-CoA 还原酶抑制剂联合贝特类或者其他类型的降血脂药（依折麦布、烟酸）可能增加如肌溶解等副作用并且未被证实有益。烟酸能有效升高 HDL，可以用于治疗 HDL 升高的糖尿病患者，但是可能造成患者的血

糖不易控制，增加胰岛素抵抗，研究显示其没有给患者带来他汀类药物治疗之外的获益。如果患者合并高甘油三酯血症则不能使用胆酸结合树脂。大型临床研究中，他汀的使用轻度增加 2 型糖尿病的发生风险，这种风险在那些没有其他心血管危险因素的患者中最为明显（见第十九章）。然而，他汀治疗所带来的心血管获益比糖尿病风险的轻度升高更要紧。

高血压 高血压可能会加重糖尿病其他并发症，尤其是心血管病、肾病、视网膜病变。血压控制的目标是＜140/80mmHg，治疗应该首先强调生活方式的改善如减体重、运动、应激管理、限制钠盐摄入。血压控制的目标应该个体化。年轻的患者，血压控制目标应＜130/80mmHg。为达到血压控制的目标常常需要使用一种以上的降压药物，ADA 推荐所有糖尿病患者均应使用 ACEI 或 ARB 治疗高血压，联合用药可以考虑使用其他降低心血管疾病风险的药物（β受体阻滞药、噻嗪类利尿药、钙通道阻滞药）进行降压治疗。ACEI 和 ARB 对于大多数合并糖尿病患者和肾病高血压患者疗效基本相同。使用此类药物应该监测血清钾和肾功能。

因为 2 型糖尿病患者动脉粥样硬化的发生风险升高，当血压不容易控制的时候应该鉴别是否存在肾血管疾病造成的高血压。

下肢并发症

糖尿病是美国非创伤性下肢截肢的首位病因。而足溃疡和感染也同样是糖尿病患者死亡的重要原因。一些致病因素共同作用导致糖尿病患者上述疾病患病率增加。例如神经病变，异常的足部生理力学，周围动脉病变（PAD），创伤愈合不良。末梢感觉神经病变干扰保护机制作用的正常发挥，患者往往未意识到足部存在着较大的或者反复发生的微小创伤。本体感觉障碍可引起行走时足部负重异常并形成胼胝或溃疡。运动和感觉神经病变可引起足部肌肉力学异常和足结构改变（锤状趾、鹰爪样趾、跖骨头的突起，charcot 关节病），自主神经病变可引起无汗和足部浅表血流改变，从而加速皮肤干燥和皲裂，外周动脉病变和伤口愈合不良阻碍皮肤微小创口愈合，引起伤口创面扩大并继发感染。

很多糖尿病患者会发生足溃疡（拇指和跖趾部位最常见），足溃疡严重者最终可致截肢（溃疡或继发溃疡者截肢风险增加 14%～24%）。足溃疡和截肢的危险因素包括男性，糖尿病病程超过 10 年，周围神经病变，足部结构异常（骨畸形、胼胝、指甲增厚），周围动脉疾病、吸烟、既往足溃疡或截肢史、视力障碍、

血糖控制不佳。足部较大的胼胝经常成为溃疡的前奏。

治疗　下肢并发症

足溃疡或截肢最佳的治疗方案是预防其发生，主要预防措施包括识别高危患者、对患者进行教育和建立防止溃疡发生的措施。应该在日常临床诊疗过程中发现高危患者，每年对所有糖尿病患者进行足部检查（参见进行糖尿病综合管理 20 章）如果单丝或者其他检查中有一项异常，应诊断为保护性的感觉丧失（LOPS 19 章）。应针对 50 岁以上或合并其他危险因素的高危糖尿病患者采用踝臂指数筛查无症状的 PAD。患者教育应该强调：①仔细选择适合的鞋袜。②每天足检查以发现不合适的鞋袜或早期的微小创伤。③每天足部卫生保健保护皮肤清洁和湿润。④避免自行处理足部异常和高危行为（如赤脚行走）。⑤如果出现足部异常，及时咨询保健人员。足溃疡或截肢的高危患者能够从足部护理专家的评估中获益。皮肤硬结和趾甲增厚应该接受足病科医生的治疗。纠正高危因素的措施包括矫形鞋子、矫形器、胼胝治疗、趾甲护理和减轻骨结构异常造成的皮肤局部压力增高等防护措施。同时关注其他危险因素（吸烟、血脂异常、高血压）和改善血糖控制也很重要。

尽管采取各种预防措施，但足溃疡和感染还是常见的严重问题。由于足溃疡发病机制是多因素的，往往需要整形外科、血管外科、内分泌科、足病科、感染性科等多学科协助处理。最常见的足溃疡部位是足底，溃疡初期是神经性溃疡（不伴溃疡），或合并周围软组织感染或骨髓炎。无溃疡的软组织感染也常见，应使用包括厌氧菌的广谱抗生素进行治疗（见下文）。

感染性溃疡是一个临床诊断，任何溃疡表面的分泌物培养结果都可能发现多种细菌病原体。足溃疡周围感染也往往是多种病原体的混合感染。需氧型革兰氏阳性球菌［葡萄球菌包括抗甲氧西林金黄色葡萄球菌（MRSA），A 组和 B 组链球菌］最为常见，需氧型革兰氏阴性杆菌或厌氧菌也可合并存在。

无梭状芽胞杆菌感染时，可能发展为气性坏疽。溃疡表面物的培养对诊断的帮助不大，取自溃疡底部清创面或化脓引流管的培养最有助于诊断。用无菌钝头器械检查和探测创口深度，行足部普通 X 线检查来评估对药物治疗无反应的慢性溃疡患者是否存在骨髓炎。磁共振（MRI）是特异度最高的检查，

核医学扫描和白细胞示踪检查也可以选用，但是往往难以鉴别皮下组织感染和骨髓炎。通常需要进行外科清创治疗。

骨髓炎最佳的治疗是长期使用抗生素（先静脉后口服）的联合治疗，另外联合外科清创术尽可能去除感染的骨组织。考虑到所有患者均有潜在的血管功能不全，周围动脉旁路术能有效地促进伤口愈合并降低缺血肢体截肢的风险。

ADA 的共识指出有 6 种对糖尿病足伤口有效的干预措施：①减压。②清创术。③伤口敷料。④合理使用抗生素。⑤血管重建术。⑥必要时截肢术。减压能够使溃疡部位完全避免负重，从而消除延缓创口愈合的机械性损伤。卧床休息和各种矫形器或接触支具可限制对伤口或压力点的负重。外科清创重要且有效，而其他的伤口清除方法（酶、浸泡、漩涡浴）均缺乏确切疗效。伤口敷料（如水胶体敷料）通过创造一个湿润的环境并保护伤口，从而促进伤口愈合。应该避免使用防腐剂。局部应用抗生素效果不佳。一旦感染得以控制，接下来需要进行理疗矫形评估和康复训练的指导。

轻度或对肢体无威胁的感染可以口服主要针对甲氧西林敏感的葡萄糖球菌和链球菌的抗生素（双氯西林、头孢菌素、克林霉素、阿莫西林/克拉维酸钾）。然而，随着耐甲氧西林的细菌感染率的升高，经常需要使用克林霉素、多西环素（强力霉素）、甲氧苄啶-磺胺甲噁唑治疗。甲氧苄啶-磺胺甲噁唑抗链球菌的效果不如 β-内酰胺类，并且糖尿病患者使用此药可能出现包括急性肾衰竭和高钾血症等副作用。外科清创术去除坏死组织、局部创口护理（避免溃疡部位的负重）、密切监测感染控制状况至关重要。严重溃疡患者需要静脉注射抗生素治疗并卧床休息、伤口局部护理。可能还需要急诊外科清创术。应该将血糖控制至最佳状态。静脉广谱抗生素应覆盖金黄色葡萄球菌的革兰氏阴性菌，包括 MRSA、链球菌、革兰氏阴性需氧菌和厌氧菌。早期抗生素治疗方案应包括万古霉素联合 β-内酰胺/β-内酰胺酶抑制药或碳青霉烯类头孢菌素，或万古霉素联合喹诺酮和甲硝唑。达托霉素，头孢唑林，或利奈唑胺可替代万古霉素。如果溃疡周围的感染经静脉使用抗生素后没有改善，则提示需要重新评估抗生素的抗菌谱并且再次考虑外科清创术或血管重建术。随着临床症状的改善，患者可以出院继续口服抗生素和伤口局部护理并且严密随访。

感染

糖尿病患者的感染发生率较高，而且比较严重，其原因包括可能与高血糖相关的细胞介导的免疫和巨噬细胞功能异常，还有血供的减少。高血糖有利于各种有机体定植和生长（念珠菌和其他真菌类）。许多本来就常见的感染在糖尿病人群中发生更频繁、更严重，而一些罕见感染却几乎仅发生在糖尿病患者中，例如鼻脑型毛霉菌病、气肿性胆囊炎和尿路感染、"恶性"或侵袭性外耳炎。侵袭性外耳炎往往继发于外耳道周围软组织铜绿假单胞菌感染，初始常表现为疼痛和出现分泌物，然后迅速进展为骨髓炎和脑膜炎。尤其对于那些严重高血糖的糖尿病人群，应该寻找这些感染灶（见第二十章）。

肺炎、尿路感染、皮肤和软组织感染在糖尿病患者中均较常见。肺部感染的病原体一般与非糖尿病患者相似，然而革兰氏阴性菌、金黄色葡萄糖球菌、结核分枝杆菌是更常见的病原体。尽管尿路（下尿道或肾盂肾炎）常见一些酵母菌（念珠菌、光滑球拟酵母菌）感染，但仍以大肠埃希菌感染更多见，尿路感染的并发症有气肿性肾盂肾炎和气肿性膀胱炎。菌尿常发生在糖尿病性膀胱病变的患者中。皮肤疖疮、表皮念珠菌感染和外阴阴道炎的发生率增加，血糖控制不佳是这些患者的共同特点。糖尿病患者的皮肤褶皱和鼻孔处金黄色葡萄糖球菌的定植率增加。糖尿病患者术后伤口感染的概率增加。

皮肤病变表现

糖尿病患者最常见的皮肤表现是干燥和瘙痒，通常可以通过使用皮肤保湿液得以缓解。伤口愈合延迟和皮肤溃疡也是常见的并发症。糖尿病性皮肤病有时又被称为胫前色素沉着性丘疹或糖尿病性皮肤斑点，以红斑或丘疹开始，逐渐进展为圆形的色素沉着区。这些皮损通常由胫前轻微机械外伤引起，多见于老年男性糖尿病患者。也可见大疱性病变，例如糖尿病性大疱病（胫前浅表溃疡和侵蚀）。糖尿病脂样渐进性坏死较少见，主要见于年轻女性患者，常以胫前区红斑或丘疹起病，并逐渐变大、变深，最后发展为边缘不规则、中央萎缩和溃疡形成的皮肤损坏，通常伴有疼痛。白癜风在 1 型糖尿病患者中发病率增高。黑棘皮病（颈部、腋窝、伸肌面出现的天鹅绒样色素沉着斑）有时可能是严重胰岛素抵抗和伴发糖尿病的特征性表现。全身或局灶性环肉芽肿（肢体、躯干红斑）和硬化病（曾有浅表感染的背部或颈部区域的皮肤增厚）

在糖尿病人群中较常见。胰岛素注射部位可发生皮下脂肪萎缩和脂肪增生，但随着人胰岛素的应用，这个现象目前比较少见。

第二十二章　低血糖症
Hypoglycemia

Philip E. Cryer，Stephen N. Davis
（陈静　译　韩学尧　审校）

低血糖症最常见原因是降糖药物的使用，也可由其他药物引起，包括酒精等。然而，许多其他疾病同样可以引致低血糖症，包括严重的器官功能衰竭，败血症、营养不良、激素缺乏，非胰腺 B 细胞肿瘤，胰岛素瘤以及胃部手术（表 22-1）。可依据 Whipple 三联征确定低血糖症：①低血糖症状；②血浆葡萄糖水平低，采用精确的方法（而非血糖仪）测定；③提升血浆葡萄糖水平后低血糖症状缓解。空腹血浆葡萄糖水平的正常低

表 22-1　成人中低血糖症的病因
疾病或使用药物治疗的患者
1. 药物
胰岛素或胰岛素促泌剂
酒精
其他
2. 严重疾病
肝、肾衰竭或心力衰竭
败血症
营养不良
3. 激素不足
皮质醇
胰高血糖素和肾上腺素（胰岛素缺乏的糖尿病患者）
4. 非胰岛细胞肿瘤
表面看起来健康的患者
5. 内源性高胰岛素血症
胰岛细胞瘤
功能性 β 细胞异常（胰岛细胞弥漫性增生）
非胰岛细胞瘤胰源性低血糖症
胃旁路术后低血糖症
胰岛素自身免疫性低血糖症
胰岛素抗体
胰岛素受体抗体
胰岛素促泌剂
其他
6. 意外、隐秘或恶意原因所致低血糖症

来源：PE Cryer et al：J Clin Endocrinol Metab 94：709，2009. © The Endocrine Society，2009

限为70mg/dl（3.9mmol/L），但是，餐后时间过长、孕期、空腹时间过长（大于24h）也会发生静脉血糖水平偏低。低血糖可以引致严重并发症，严重低血糖或者低血糖持续时间过长甚至导致死亡。任何患者一旦出现精神错乱、意识改变或抽搐应该考虑存在低血糖症的可能性。

全身葡萄糖平衡和葡萄糖反向调节

在生理状态下，葡萄糖是大脑所必需的代谢供能物质，大脑不能合成葡萄糖，储存的糖原只能提供数分钟能量供应。因而，脑部需要从动脉循环中持续不断地获得葡萄糖。一旦动脉血浆中葡萄糖水平低于正常生理水平，由血液转运到脑部的葡萄糖将不足以支持脑部的能量代谢和功能。然而，反向调节机制的激活在正常情况下会防止或纠正低血糖。

血浆葡萄糖水平通常维持在一个相对狭窄的范围，空腹时大约70～110mg/dl（3.9～6.1mmol/l），进餐后血糖只出现短时的升高，尽管从食物吸收外源性葡萄糖及肌肉运动等内源性葡萄糖利用的变异很大。在两餐之间和空腹状态下，血浆葡萄糖水平维持于正常水平主要依靠内源性的葡萄糖生成，肝糖原的分解和肝脏（和肾）糖异生作用（图22-1）。尽管肝糖原的储存在正常情况下足以维持血浆葡萄糖水平在正常范围约8h，但是，由于运动导致葡萄糖的需求量增加或者由于疾病及饥饿糖原的贮备减少，这一时间将缩短。

糖异生通常需要低水平的胰岛素和抗胰岛素（反向调节）激素的存在，并有相应的源于肌肉组织、脂肪组织、肝脏和肾脏的糖异生前体物质的供应。肌肉组织提供乳酸、丙酮酸、丙氨酸、谷氨酰胺和其他氨基酸，脂肪组织中的三酰甘油（甘油三酯）可分解为脂肪酸和甘油，这些都是糖异生的前体物质。对于脑外（仅依靠葡萄糖）的其他组织，脂肪酸是另一种替代性的供能物质。

人体的葡萄糖平衡——正常血浆葡萄糖浓度的维持——主要依靠激素、神经信号和底物作用构成的调节网络得以实现，这个调节网络调控内源性的葡萄糖生成和脑以外的组织的葡萄糖利用（见第十九章）。在这些调节因子中，胰岛素发挥着至关重要的作用（表22-2；图22-1）。当空腹血浆葡萄糖的水平下降，但仍处于正常的生理范围时，胰腺β细胞分泌胰岛素开始减少，而肝糖原分解和肝（和肾）糖异生增加。胰岛素水平下降将减少外周组织对葡萄糖的利用，诱导脂肪和蛋白质分解，从而释放糖异生的前体物质。因此，胰岛素分泌的减少是对抗低血糖症的第一道屏障。

当血浆葡萄糖水平下降刚刚低于正常生理范围时，葡萄糖反调节（升高血浆葡萄糖水平）激素开始分泌（表22-2；图22-1）。其中，最重要的是胰腺α细胞分泌的胰高血糖素，它可以刺激肝糖原分解。胰高血糖素是第二道防御低血糖症的屏障。肾上腺髓质分泌的肾上腺素也可以刺激肝糖原分解和肝糖异生（肾糖异

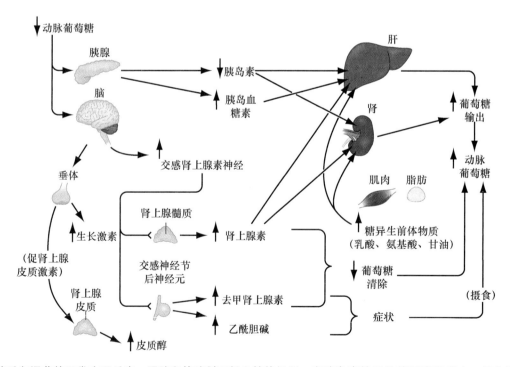

图 22-1　葡萄糖反向调节的正常生理反应：预防和快速纠正低血糖的机制。 在胰岛素缺乏的糖尿病患者中，反向调节的关键步骤，胰岛素分泌受抑制和胰高血糖素分泌被激活均缺乏，交感肾上腺素输出减弱

生），但通常不起关键性的作用。然而，当胰高血糖素缺乏的时候，肾上腺素则将起到关键作用，因而，肾上腺素是第三道防御低血糖症的屏障。当低血糖持续超过4h以上，皮质醇和生长激素的分泌也将增多，发挥其提高葡萄糖生成和抑制葡萄糖利用的作用，但这种作用效果有限（仅相当于肾上腺素作用的20%），因此，皮质醇和生长激素在对抗急性低血糖症时没有作用。

当血浆葡萄糖水平进一步降低，低血糖症状将会出现，从而促使患者采取措施来抵御低血糖，包括进食（表22-2；图22-1）。血浆葡萄糖水平降低诱发这些激素分泌的血糖阈值见表22-2，但是，诱发低血糖调节激素分泌的血糖阈值并不是固定的。在血糖控制较差的糖尿病患者中，该阈值会升高，当患者的血糖下降接近正常血糖水平时，患者通常就会出现低血糖症状（假性低血糖）。反之，那些反复经历低血糖的患者，该阈值则会降低。例如，血糖得到严格控制的糖尿病患者或胰岛素瘤患者，出现低血糖症状时的血糖水平通常低于出现低血糖症状的健康人群的血糖水平。

临床表现　中枢神经系统缺乏葡萄糖将直接导致低血糖神经精神症状的出现，其特征是行为改变、精神错乱、疲劳、癫痫发作、意识丧失。如果低血糖严重并持续时间较长可导致死亡。低血糖的神经性（或者自主神经性）表现是由于感受到中枢神经系统引起的生理性变化，中枢神经系统介导了低血糖诱发的交感肾上腺激素的释放。包括肾上腺素能症状（大部分通过交感神经节后神经元释放的去甲肾上腺素所介导，也可能由肾上腺髓质所释放的肾上腺素所致），例如心悸、震颤、焦虑等症状，也可以出现胆碱能神经症状（由交感神经节后释放乙酰胆碱所介导），例如大汗、饥饿和感觉异常。很明显这些症状并不具有特异性。

血浆葡萄糖水平降低时出现，而血糖水平升高后缓解（如Whipple三联征所描述的），才能说这些症状是低血糖引起的。

低血糖常见的体征包括出汗、面色苍白。典型的表现是心率和收缩压升高，但那些经历过反复发作的或近期发作过低血糖的患者，心率和血压可能不会变化，神经精神症状常见。暂时的局灶性神经功能不全偶尔会出现，但永久性的很少发生。

病因和病理生理　低血糖常常出现在糖尿病患者的治疗过程中。在想到其他原因前，要首先考虑。

糖尿病患者的低血糖

影响和发生频率　在糖尿病患者的血糖管理中，低血糖是限制性因素。首先，大多数1型糖尿病和2型糖尿病的晚期患者，低血糖可能会反复发生，有时甚至是致死性的。其次，低血糖的发生将会妨碍患者在一生中维持正常血糖，妨碍患者充分认识到血糖控制对微血管的益处。再有，反复发生低血糖可以使低血糖相关的自主神经衰竭，形成低血糖反复发生的恶性循环，即低血糖反调节缺失和无症状低血糖临床综合征（见后）。

低血糖始终伴随着1型糖尿病患者，他们每周平均经历2次症状性低血糖和至少一次严重低血糖发作，至少每年遭遇暂时性失能性低血糖事件。6%～10%的1型糖尿病患者死于低血糖。2型糖尿病患者的低血糖发生率低于1型糖尿病患者。然而，在2型糖尿病患者中，使用胰岛素所引发的低血糖的发生率也是相当高的。近期对胰岛素泵和多次皮下注射胰岛素治疗的调查研究显示：低血糖的发生率接近70%。事实上，2型糖尿病的患病人数是1型糖尿病患者的10～20倍，因而，2型糖尿病患者的低血糖的发生更多。2型糖尿病患者使用胰岛素、磺脲类、格列奈类药物治疗

表22-2	血浆葡萄糖水平降低的生理反应		
反应	葡萄糖阈值 mmol/l（mg/dl）	生理反应	防止和纠正低血糖的作用
↓胰岛素	4.4～4.7（80～85）	↑R_a（↓R_d）	主要的葡萄糖调节因子/第一道低血糖防御屏障
↑胰高血糖素	3.6～3.9（65～70）	↑R_a	主要的葡萄糖反向调节因子/第二道低血糖防御屏障
↑肾上腺素	3.6～3.9（65～70）	↑R_a，↓R_c	第三道防御低血糖屏障，当胰高血糖素不足时起关键作用
↑皮质醇和生长激素	3.6～3.9（65～70）	↑R_a，↓R_c	防御长时间低血糖，不是关键性的
症状	2.8～3.1（50～55）	感知低血糖	适应性的行为改变防御低血糖（摄食）
↓认知功能	<2.8（<50）		缺乏行为改变防御低血糖

注意：R_a，葡萄糖生成率，肝脏和肾脏产生葡萄糖；R_c，葡萄糖清除率，胰岛素敏感组织相对于周围血浆中葡萄糖的葡萄糖利用；R_d，葡萄糖消失率，胰岛素敏感组织（如骨骼肌）对葡萄糖的利用；大脑R_d不受胰岛素、胰高血糖素、肾上腺素、皮质醇或生长激素的影响
来源：PE Cryer，S Melmed et al（eds）：Williams Textbook of Endocrinology，12ᵗʰ ed. New Youk，Elsevier，2012

时都有可能引致低血糖发生，而二甲双胍、噻唑烷二酮、α-糖苷酶抑制剂、胰高血糖素样多肽1（GLP-1）、二肽基肽酶Ⅳ抑制剂的治疗则不会引起低血糖发生，但是，这些药物联合磺脲类、胰岛素或格列奈类药物治疗时，低血糖发生的风险会增加。值得关注的是，当2型糖尿病患者胰岛功能衰竭需要联合胰岛素治疗时，其低血糖的发生率和1型糖尿病患者相近。

传统危险因素　可以引发糖尿病患者胰岛素水平绝对或相对过量的因素被认为是患者发生低血糖的唯一的关键因素，相对或绝对胰岛素水平过量见于：①胰岛素（或胰岛素促泌剂）使用超量、用药时间错误、剂型错误；②外源性葡萄糖摄入减少（例如一夜空腹状态或错过了进餐或加餐）；③胰岛素依赖性的葡萄糖利用增加（例如运动期间）；④胰岛素敏感性增加（例如血糖控制改善，午夜时，运动后，增强健身运动或体重减轻）；⑤外源性葡萄糖生成减少（例如饮酒后）；⑥胰岛素清除减少（例如肾衰竭）。然而，这些原因仅能解释一小部分低血糖发生的原因，大多数低血糖发作与其他因素有关。

低血糖相关的自主神经功能衰竭（HAAF）　尽管显著胰岛素过量可以单独引起低血糖症，但医源性的低血糖常常是胰岛素绝对或相对过量和防御性低血糖生理和行为反应能力下降相互作用的结果（表22-2；图22-2）。葡萄糖反向调节机制的缺陷使得生理反应（尤其是胰岛素分泌的减少和胰高血糖素和肾上腺素分泌增加）防御低血糖的能力下降，无症状性低血糖则会导致行为反应（进食葡萄糖）防御低血糖的能力下降。

葡萄糖反调节机制缺陷　当内源性胰岛素绝对不足时，胰岛素的水平将不随血浆葡萄糖水平降低而降低，于是，抵御低血糖的第一道屏障消失。而且，可能因为胰岛内胰岛素分泌量的减少是刺激胰高血糖素分泌的信号，而当内源性胰岛素绝对不足时，胰高血糖素的分泌也将不随血浆葡萄糖水平降低而增加，第二道防御低血糖的屏障作用消失。最后，第三道对抗血浆葡萄糖水平下降的防御屏障——肾上腺素分泌量增加，同样减弱，触发交感肾上腺素分泌（肾上腺髓质分泌的肾上腺素和交感神经元释放的去甲肾上腺素）增加的血浆葡萄糖水平阈值降低，这种改变通常是近

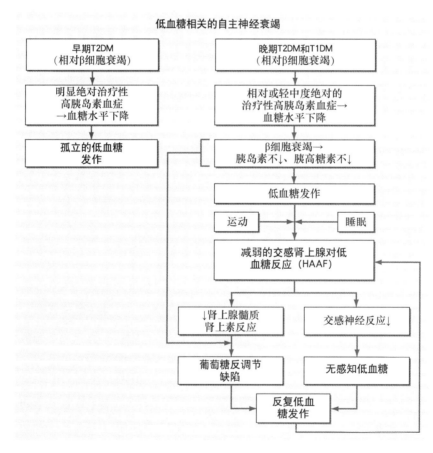

图22-2　在胰岛素缺乏的糖尿病患者中低血糖相关的自主神经衰竭（HAAF）。T1DM，1型糖尿病；T2DM，2型糖尿病　（Modified from PE Cryer：Hypoglycemia in Diabetes．Pathophysiology，Prevalence，and Prevention，2nd ed．© American Diabetes Association，2012）

期发作医源性低血糖的结果。在胰岛素分泌不能减少以及胰高血糖素不能升高的情况下，肾上腺素不能增加导致了葡萄糖反向调节缺陷综合征。肾上腺素反应不良的糖尿病患者，在进行强化治疗时发生严重医源性低血糖的风险是那些正常肾上腺素反应患者的 25 倍。这种功能性（潜在的可逆性）异常与与典型的糖尿病自主性神经病变不同，后者是结构性且不可逆转的病变。

无症状性低血糖　交感肾上腺素能（大部分为交感神经反应）对低血糖反应的减退可引起无症状低血糖症，即具有警示作用的肾上腺素能和胆碱能症状消失，原本这些症状有助于患者提前意识到低血糖的发生，患者可以通过进食碳水化合物避免低血糖发作。无症状低血糖的患者则失去了具有警示作用低血糖的症状，在进行强化血糖控制期间，发生严重医源性低血糖的风险增加 6 倍。

糖尿病患者低血糖相关自主神经功能衰竭（HAAF）　HAAF 指的是新近发生的医源性低血糖（睡眠或运动前）导致患者葡萄糖反向调节机制缺损（在缺乏胰岛素和胰高血糖素反应的情况下，肾上腺素对低血糖的反应减低）和无症状低血糖（交感肾上腺素能对低血糖的反应减低），这些反应的损害最终导致反复发作的医源性低血糖的恶性循环。对于大多数 HAAF 糖尿病患者，在 2 周内非常谨慎地避免低血糖发生，无症状低血糖和受损的反向调节机制的肾上腺素能反应将会有某种程度的逆转。

根据这一病理生理，其他引发糖尿病患者低血糖的危险因素为：①胰岛素水平绝对缺乏，随着血浆葡萄糖水平下降，胰岛素的水平无法再随之降低，胰高血糖素的水平不再随之升高；②有严重低血糖发作史和无症状低血糖发作史、新近发生过低血糖、运动前或睡眠时发生低血糖，存在这些情况均提示患者的交感肾上腺素能的反应是减弱的；③较低的糖化血红蛋白和血糖控制水平预示最近发生低血糖可能性增加。

控制低血糖发生的危险因素　最近几个在住院和门诊糖尿病病患者中进行的多中心、随机、对照研究，旨在研究住院和门诊患者严格控制血糖潜在益处，但这些研究均报告了严重低血糖事件的高发生率。NICE-SUGAR 研究试图将住院患者的血糖水平控制在生理水平，结果导致患者死亡风险增加。AD-VANCE 研究、ACCORD 研究和 VADT 研究也在 2 型糖尿病患者中发现严重低血糖事件显著增加，而在 ACCORD 研究和 VADT 研究中，标准治疗组（非强化降糖组）严重低血糖伴发严重心血管疾病的患病率和死亡率也同样增加，因此，1 型糖尿病和 2 型糖尿病患者的糖化血红蛋白水平在 8%～9% 时严重低血糖

也可能发生。令人惊讶的是，这三项研究都显示强化血糖控制对于减少 2 型糖尿病患者的心血管事件获益很少或者没有益处。事实上，ACCORD 研究还因为强化治疗组的死亡率高于对照组被提前终止。医源性低血糖是否是死亡率增加的原因还不完全清楚。基于这些研究发现，一些新的控制血糖的治疗建议和策略由此形成。毋庸置疑，住院患者应该降低高血糖，但血糖的控制范围已被调整维持于 140～180mg/dl。只有减少低血糖的发生，胰岛素治疗和降低高血糖给患者带来的益处才能相应体现出来。

同样，有证据表明强化血糖控制可以减少 1 型和 2 型糖尿病患者的微血管病变。治疗的获益需要权衡低血糖发生的风险。每个患者的血糖控制水平（即糖化血红蛋白）都应该进行评估。多中心的研究已经证实新诊断的 1 型和 2 型糖尿病患者是可以达到良好的血糖控制同时很少发生低血糖。另外，研究表明将患者的糖化血红蛋白从较高水平降至较低水平，即使他们的血糖水平并未达标，但仍可以使他们长期获益。血糖控制的理想目标可能是：在尽可能不出现低血糖以及保护患者对低血糖有感知的情况下能达到的最低的糖化血红蛋白水平。

胰腺移植（全胰腺和胰岛细胞）已经被用来作为治疗严重低血糖的一部分。低血糖的发生率在移植后通常可以降低。这主要得益于移植后胰岛素和胰高血糖素对低血糖的正常生理反应得到了恢复。

应用持续血糖监测技术有望在改善糖化血红蛋白的同时减少低血糖发生。其他刺激低血糖反向调节反应的措施，例如，选择性的 5-羟色胺摄取抑制药、β-肾上腺素受体拮抗药、阿片受体拮抗药、果糖等用于拮抗低血糖，但这些措施仍在试验阶段，有待大规模临床研究的评估。

因此，强化血糖控制需要患者接受糖尿病的教育并能够进行自我管理，患者能够经常进行自我血糖监测，灵活的胰岛素（和其他降糖药物）的治疗方案（包括合理使用胰岛素类似物、短效和长效胰岛素治疗），个体化的血糖控制目标，持续的专业指导和支持，既要考虑到传统的低血糖危险因素，又要关注那些的葡萄糖反向调节异常的表现。如若患者发生无症状低血糖，需要通过 2～3 周精细的治疗尽可能避免低血糖的再次发生。

非糖尿病患者的低血糖

很多原因可导致低血糖（见表 22-1）。由于使用胰岛素或胰岛素促泌剂治疗的糖尿病患者的低血糖较为

常见，这些患者发生临床疑似低血糖表现时，低血糖症的推断通常是合理的。但在没有使用这类降血糖药物的患者中，低血糖应该是很少发生的，因此，仅当患者确实被证实存在"Whipple"三联征时，低血糖的诊断方可成立。

尤其是，当患者处在疾病状态或药物治疗时，首先要考虑药物引发的低血糖，其次考虑严重疾病、激素缺乏或非胰岛细胞肿瘤导致的低血糖。当没有发现任何病因时，对于一个表面看起来还算健康的患者，应重点考虑内源性高胰岛素血症或者意外的低血糖症、隐秘性的低血糖症，甚至可能是恶意原因所致的低血糖症。

药物　胰岛素和胰岛素促泌剂抑制葡萄糖产生并且刺激葡萄糖利用。酒精可以阻断糖异生但不影响糖原分解，因此，酒精诱导的低血糖的患者常常持续数天大量饮酒且进食很少，糖原逐渐消耗，终致低血糖发作。当低血糖发生时，我们通常要检测患者血液中乙醇的浓度，但是患者血液中乙醇的浓度和血糖水平的相关性弱。在持续低血糖期间，糖异生将成为主要的产生葡萄糖的途径，因此酒精会促进胰岛素治疗的糖尿病患者的低血糖的发展。

其他和低血糖发生有关的药物有很多，包括常用的药物，例如血管紧张素转化酶抑制药和血管紧张素受体拮抗药、β肾上腺素受体阻滞药、喹诺酮类抗生素、吲哚美辛、奎宁以及磺胺类药物。

重症疾病　住院患者中，严重疾病（如肾衰竭、肝衰竭、心力衰竭、败血症及营养不良）是仅次于药物引起低血糖发生的第二位原因。

暴发性和广泛性的肝损害（例如中毒性肝炎）可引起空腹低血糖，因为内源性葡萄糖主要在肝脏产生。心力衰竭引发低血糖的机制尚不清楚，肝淤血和缺氧可能与此有关。尽管肾脏也是产生葡萄糖的场所，但是肾衰竭导致低血糖的原因可能是胰岛素的清除减少以及糖异生底物的动员降低所致。败血症是相对常见的引起低血糖的原因。肝、脾、肺等巨噬细胞丰富的组织所产生的细胞因子可诱导葡萄糖利用增加。如果葡萄糖的生成不能够同步增加，低血糖将会发生。细胞因子可诱导抑制糖异生，在营养性糖原耗竭的情况下，同时合并肝和肾低灌注，终将导致低血糖发生。

饥饿时也发生低血糖，这可能是因为人体全身的脂肪储存不足，继而糖异生的前体物质（氨基酸）耗竭，迫使葡萄糖消耗增加。

激素缺乏　至少对于成人而言，皮质激素和生长激素都不是对抗低血糖的关键激素。但是，垂体功能减退的患者或者原发性肾上腺皮质功能不全（艾迪生病）的患者在持续空腹状态下可发生低血糖。厌食和体重下降是慢性皮质功能不全患者典型的临床表现，可能导致患者的糖原耗竭。皮质醇缺乏与糖异生受损以及低水平的糖异生前体物质相关，这种关联提示在糖原耗竭的情况下，底物供给受限使糖异生作用下降是低血糖发生的原因。在儿童中，生长激素缺乏可引起低血糖发生。在先前没有被发现的垂体功能减退的成人患者中，长时间空腹、葡萄糖利用增加（例如怀孕或运动期间）、葡萄糖产生减少（如饮酒后）可以诱发低血糖发生。

双侧肾上腺切除导致患者肾上腺素不足但糖皮质激素的替代治疗充分时，并不出现低血糖，使用肾上腺能阻断药物治疗的患者，若其他葡萄糖调节系统健全，低血糖也不会发生。只有在胰岛素缺乏的糖尿病患者中，胰高血糖素和肾上腺素联合缺乏将对医源性的低血糖发生起到至关重要的作用，如前文所述。另外，在鉴别低血糖症时，不是总考虑到这些激素是否缺乏。

非胰岛β细胞瘤　经常被命名为非胰岛细胞瘤性低血糖症，空腹低血糖偶尔发生在大间质细胞瘤和上皮细胞肿瘤患者中（例如：肝癌、肾上腺皮质癌、类癌）。这类患者的葡萄糖代谢模式与高胰岛素血症（见下文）患者相似，但是，在低血糖期间，胰岛素的分泌能够被适当的抑制。大多数情况下，低血糖的发生与没有被完全加工的胰岛素样生长因子2（"大IGF-2"）过度产生有关，"大IGF-2"不能和循环中的结合蛋白正常结合，因此，容易到达靶组织。这些肿瘤通常有明显临床表现，血浆IGF-2和IGF-1的比值升高，游离IGF-2（或前IGF-2）水平升高，手术疗效不佳，但是可以减少患者肿瘤的体积缓解低血糖的发生。已经有报道，采用糖皮质激素、生长激素或者两者的联合治疗可以缓解低血糖。由异位IGF-1产生所致的低血糖曾有报道，但极少。

内源性高胰岛素血症　内源性高胰岛素血症所致低血糖的病因：①原发胰岛β细胞异常——典型的胰岛β细胞瘤（胰岛素瘤），有时可能为多发性胰岛素瘤，伴胰岛β细胞肥大或增生的功能性β细胞异常；②胰岛素抗体或胰岛素受体抗体；③促β细胞分泌剂例如磺脲类药物；④较少见的原因为异位胰岛素分泌。但这些病因均不常见。

内源性的高胰岛素血症产生的病理生理的基础是原发β细胞功能异常或胰岛素分泌过多，低血糖时胰岛素分泌不能相应地减少。可以通过在低血糖时测定的血浆胰岛素、C肽（胰岛素原转变为胰岛素时裂解下来的连接肽）、胰岛素原和葡萄糖水平来进行诊断评估。在血糖相对正常的情况下，胰岛素、C肽和胰岛素原的水平并不高，而在低血糖时，他们的水平则不适当的处于高水平。关键性的诊断线索是：当血浆葡萄糖水平<55mg/dl（<3.0mmol/L），出现低血糖症状时，血浆胰岛素≥3μU/mL（≥18pmol/L），血浆C肽≥0.6ng/ml（≥0.2nmol/L），血浆胰岛素原≥5.0pmol/L。静脉给予胰高血糖素（1.0mg）后，血浆β-羟丁酸处于低水平（≤2.7mmol/L），血浆葡萄糖水平则升高>25mg/dl（>1.4mmol/L），这提示胰岛素或IGF作用增加。

诊断策略：①当低血糖发作时，测定血浆中葡萄糖、胰岛素、C肽、胰岛素原、β-羟丁酸水平，筛查口服降血糖药物浓度；②评估低血糖发作时患者的症状和静脉注射胰高血糖素后症状的缓解（证实存在Whipple三联征）。如果患者正发作低血糖，此诊断方法是最直接的。内源性高胰岛素血症通常引起空腹低血糖，但也并不总是这样，在门诊可以进行较短时间空腹诱发低血糖发作的诊断性试验。住院患者无论是进行72h饥饿试验还是一次混合餐后连续取血检查，诊断仍然不能确定。那么，另外一种方法就是让患者随身携带一张写有详细的需要检测项目的清单，当他们发作低血糖被送至急症室时供接诊医生参考。当患者出现症状，但血浆葡萄糖水平正常时，很显然症状并非低血糖所导致。

胰岛素瘤 一种分泌胰岛素的胰岛β细胞肿瘤，是引起内源性高胰岛素血症最常见的原因，因此，应该在临床症状符合的患者中寻找胰岛素瘤。然而，胰岛素瘤也并不是内源性高胰岛素血症唯一的原因。一些由内源性高胰岛素引发空腹低血糖的患者存在弥漫性胰岛β细胞增生和肥大，这种类型通常被称之为胰岛细胞增生症，但是来源于导管的β细胞发育并不总是能观察到。还有一些患者有相似的胰岛改变但伴发餐后低血糖，被称为非胰岛素细胞瘤胰源性低血糖症。胃旁路术后出现餐后低血糖，通常继发于Roux-Y胃旁路术后，其特征为弥漫性胰岛病变和内源性高胰岛素血症，可能是GLP-1对食物的过度反应导致高胰岛素血症和低血糖症，但相关发病机制还不太清楚。如果药物如a-糖苷酶抑制药、二氮嗪或奥曲肽治疗无效，可以考虑部分胰腺切除。自身免疫性低血糖症可由抗胰岛素抗体导致，这些抗体与餐后分泌的胰岛素结合，然后逐渐解离，引起餐后迟发性低血糖症。另外，还有一种类型是抗胰岛素受体抗体，有兴奋胰岛素受体的作用。促泌剂如磺脲类或格列奈类可以导致临床和生化表现类似于胰岛素瘤的表现，但是，可以通过检测血循环中是否存在促泌剂进行鉴别。另一些少见的

低血糖症病例报道，如异位胰岛素分泌增多、功能获得性胰岛素受体突变，运动诱发的高胰岛素血症。

胰岛素瘤不常见，据估计年发病率为1/250 000，约90%胰岛素瘤是良性的，它是引发致死性低血糖症中可以被治愈的疾病。在散发病例中，中位发病年龄为50岁，在多发性内分泌腺瘤1型患者中，胰岛细胞瘤通常在30岁出现（见第十章）。99%以上的胰岛细胞瘤存在胰腺内，瘤体一般较小（90%直径小于2.0cm）。因此，患者就诊通常是因为低血糖而不是因为发现了肿物。CT或MRI可以发现70%～80%的胰岛细胞瘤，利用这些检查手段，大约有10%的恶性胰岛细胞瘤患者发生转移。腹部超声检查经常可以发现胰岛素瘤，超声内镜发现胰岛素瘤的敏感性为90%。生长抑素受体显像可以发现约50%的胰岛细胞瘤。选择性的胰腺动脉钙剂注射，肝静脉内胰岛素水平可出现急速升高至顶峰，对于定位胰岛细胞瘤敏感性较高，但是这种侵入性的检查手段很少使用，除非在弥漫性的胰腺疾病中需要确定内源性高胰岛素血症存在。手术中超声检查能够定位绝大部分不容易被术者触摸到的胰岛细胞瘤。外科手术切除胰岛细胞瘤是有效的治疗方式。二氮嗪可以抑制胰岛素分泌，还有生长抑素类似物奥曲肽都能用来治疗无法手术切除的胰岛细胞瘤患者的低血糖。依维莫司（哺乳动物雷帕霉素靶蛋白抑制药）也是一种有前景的治疗药物。

意外、隐秘或者恶意原因所致低血糖

意外的服用胰岛素促泌剂（例如药房或其他医疗失误导致），有时甚至胰岛素被误用。人为的低血糖，隐秘地或者甚至恶意地给予患者胰岛素或胰岛素促泌剂，患者临床表现和实验室检查与胰岛细胞瘤相似。在健康护理员、糖尿病患者或者他们的亲属，有其他人为制造疾病史的人群中，此类低血糖较常见，因而，所有不明原因的低血糖均应该考虑此种可能。服用促泌剂后，患者发生低血糖的同时通常伴随C肽水平升高，而外源性的胰岛素引起的低血糖，患者的C肽水平通常是低的，主要是因为自身的胰岛素分泌被抑制。

血浆葡萄糖浓度的测定错误很少。另一方面，常被用于指导糖尿病患者治疗的血糖仪，并不是一种定量的仪器，尤其血糖水平过低时，不能用来精确诊断低血糖。即使使用了定量测定方法，低的血糖值也可能是一种伪差。例如：葡萄糖被血液中的有型成分持续的代谢消耗，尤其存在白细胞增多症，红细胞增多症，血小板增多症，或者延误了将这些成分从所含的血清中分离（假性低血糖症）。

导致低血糖的先天性代谢缺陷

先天性代谢缺陷可以导致非糖尿病性的低血糖，这种低血糖常发生在婴儿期，但是也可以发生在成人中。成人病例可分为空腹低血糖型、餐后低血糖型和运动诱发的低血糖型。

空腹低血糖 尽管少见，但是糖原分解异常可以导致空腹低血糖，这些异常包括糖原累积症（GSD）0，I，III 和 IV 型以及 Fanconi-Bickel 综合征（见第三十五章）。糖原累积症（GSD）I 和 III 的特点是分别在餐前和餐后血乳酸水平升高，都伴有高甘油三酯血症，GSD III 型患者酮体升高。脂肪酸氧化缺陷也可导致空腹低血糖，这些缺陷包括：①肉毒碱循环缺陷；②脂肪酸 β 氧化异常；③电子传递障碍；④酮体生成异常。最后，有报道糖异生缺陷（果糖 1,6-二磷酸酶）可以导致反复低血糖发作和乳酸酸中毒。

餐后低血糖 先天性代谢缺陷导致餐后低血糖也少见，这些缺陷包括：①葡萄糖激酶，SUR1，Kir6.2 钾通道突变；②先天性糖基化异常；③遗传性果糖不耐受；

运动诱发的低血糖症 运动诱发的低血糖症，顾名思义，发生在运动后，是由胰岛 β 细胞单羧酸转运蛋白 1 活性增加引起高胰岛素血症所致。

低血糖症患者的治疗方法

除了识别和证实低血糖症，治疗低血糖症（通常属于需要紧急处理的状况），明确低血糖的发生原因是选择治疗方案防止低血糖再发的关键。

识别和诊断

存在典型症状的患者，在出现精神错乱、意识改变、癫痫发作，或在已知低血糖出现的临床背景下要怀疑低血糖。尽可能在给予患者葡萄糖前抽血检查以证实患者确实存在低的血浆葡萄糖水平，符合 Whipple 三联征才能确诊低血糖症。因此，最理想的检查时间是在低血糖症状出现时抽血检查。若血浆葡萄糖水平正常可排除症状由低血糖所致，血浆葡萄糖水平低下则可确定症状由低血糖所致，后者若升高其葡萄糖水平症状将得以缓解。当患者低血糖发作的原因未明时，应在低血糖时给予治疗前取血进行其他化验检查，这些化验应该包括胰岛素、C 肽、胰岛素原和 β-羟丁酸，血中降血糖药物水平。评估患者在血浆葡萄糖水平升高前后的症状也是至关重要的。

当患者病史提示低血糖，而且其可能的致病机制不清楚时，采用刚刚描述的诊断策略评估患者，评估患者在低血糖发作期间及发作后 Whipple 三联征。另一方面，不容忽视患者血浆葡萄糖水平显著低下时没有相应的临床症状，人为低血糖（假性低血糖）的可能性增加。

低血糖机制的诊断

患者已被证实为低血糖症，其可能的致病机制一般可以从患者的病史、体格检查，以及已有的实验室资料中获得（见表 22-1）。药物，尤其是酒精和治疗糖尿病的药物应该首先被考虑，甚至在不知道这些相关药物使用的情况下，也应该怀疑是否有隐匿性的、意外的、恶意的用药。其他的考虑包括相关重症疾病、激素缺乏（相对少见）及能被诊断性追踪的非胰岛 β 细胞瘤（极少见）的证据。没有这些因素而表面看起来健康，则需要考虑内源性高胰岛素血症所致，在自发低血糖期间和可能诱发低血糖情况下进一步完善检查和评估患者的症状。

紧急治疗

如果患者能自理或者有意愿，可以服用葡萄糖片或含糖的饮料、糖果、食物纠正低血糖，合适的初始葡萄糖剂量为 20g。如果患者不能自理或者不愿意（由于神经低血糖症）口服碳水化合物治疗，需要采用经胃肠外的给药方式。静脉给予 25g 葡萄糖并根据血浆葡萄糖水平继续葡萄糖静脉维持输注。如果静脉治疗无法操作，尤其 1 型糖尿病患者，可以皮下或肌内注射胰高血糖素（成人使用 1.0mg）。胰高血糖素可以刺激糖原的分解，但对糖原储备不足的患者（如酒精诱发的低血糖），胰高血糖素的治疗无效。胰高血糖素也可以刺激胰岛素的分泌，因此对 2 型糖尿病患者的低血糖治疗作用不大。生长抑素类似物奥曲肽可以抑制胰岛素分泌从而治疗由磺脲类药物所诱发低血糖患者。这些治疗措施仅能短暂的提升血浆葡萄糖的水平，应该鼓励患者进食补充糖原的储备。

预防低血糖反复发作

防止低血糖再发要针对低血糖的原因进行治疗。禁用或减少使用导致低血糖的药物。由于使用磺脲类药物诱发的低血糖，可能会持续数小时或数天。治疗危重的原发病。对于激素缺乏者使用泼尼松或生长激素的替代治疗。外科治疗、放射治疗或者化学治疗用于治疗非胰岛β细胞肿瘤，即使肿瘤不能治愈也能够缓解低血糖的发生；糖皮质激素和生长激素也可用于减少这类患者的低血糖发作。胰岛素瘤需要外科手术治疗，二氮嗪或奥曲肽可用以控制无法手术切除肿瘤或者非肿瘤性的胰岛β细胞疾病的低血糖症。部分性胰腺切除可以缓解非肿瘤性的胰岛β细胞疾病患者低血糖的发作。自身免疫性低血糖的治疗措施（糖皮质激素或免疫抑制剂）疗效尚不确定，但是这种低血糖有时是自限性的。如果这些治疗都无效，就需要患者频繁进食避免空腹。对一些特殊患者可以采用睡前进食生玉米淀粉，甚至需要胃内持续灌注葡萄糖一整夜。

第二十三章　脂蛋白代谢异常
Disorders of Lipoprotein Metabolism

Daniel J. Rader，Helen H. Hobbs
（李萌　译　任倩　审校）

脂蛋白是脂类和蛋白质的复合物，是运输胆固醇、三酰甘油（甘油三酯）和脂溶性维生素所必需的。以前，脂蛋白紊乱归属于脂代谢学者的科研范畴，但研究表明，降脂治疗能够显著降低动脉粥样硬化性心血管疾病（ASCVD）的临床并发症，因此脂蛋白紊乱的诊治进入了临床内科领域。需要降脂治疗的人数在不断增加。因此，合理诊断和管理脂蛋白紊乱在临床上至关重要。本章回顾了正常脂蛋白的生理，脂蛋白代谢紊乱的病理生理，影响脂蛋白代谢的饮食和环境因素，以及诊断和管理脂代谢异常的实用的方法。

脂蛋白代谢

脂蛋白的分类和组成

脂蛋白是由脂类和蛋白质组成的大型大分子复合物。主要作用是在体液（血浆、组织液和淋巴）中运输难溶性脂质（主要是甘油三酯、胆固醇和脂溶性维生素）进出组织。脂蛋白在下列过程中发挥着重要作用：膳食胆固醇、长链脂肪酸和脂溶性维

生素的吸收，甘油三酯、胆固醇和脂溶性维生素从肝运输到周围组织，以及将胆固醇从周围组织运输到肝和肠道。

脂蛋白的核心结构是由外面亲水性脂质（磷脂，未经酯化胆固醇）包裹的疏水性脂质（甘油三酯和胆固醇酯）和与体液进行交互的蛋白质（称为载脂蛋白）。根据相对密度，血浆脂蛋白分为五大类（图23-1和表23-1）：乳糜微粒、极低密度脂蛋白胆固醇（VLDL）、中间密度脂蛋白胆固醇（IDL）、低密度脂蛋白胆固醇（LDL）和高密度脂蛋白胆固醇（HDL）。每类脂蛋白包括不同的密度、大小和蛋白质组成的颗粒。由于脂类的密度小于水的密度，因此脂蛋白粒子的密度主要由每个颗粒的脂质含量决定。乳糜微粒具有最高脂质密度和最少脂蛋白颗粒密度，而高密度脂蛋白有最少的脂质和最密集的脂蛋白。除了密度，脂蛋白颗粒可以根据它们的大小进行分类（通过非变性凝胶电泳或核磁共振分析）。密度和大小呈反比关系，最大的粒子密度最小（乳糜微粒），而最小的粒子密度最大（高密度脂蛋白胆固醇）。

与脂蛋白相关的蛋白质称为载脂蛋白（表23-2），是脂蛋白组装、架构、发挥功能和代谢所必需的。载脂蛋白激活脂蛋白代谢中重要的酶和作为配体的细胞表面受体。ApoB是非常大的蛋白质，是乳糜微粒、VLDL、IDL和LDL的主要结构蛋白；每个脂蛋白颗粒上都有一个分子的apoB。可以是apoB-48（乳糜微粒）或apoB-100（VLDL、IDL或LDL）。人的肝合成apoB-100，肠道合成apoB 48。这两种载脂蛋白

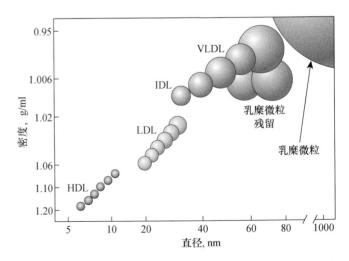

图 23-1　主要类别的脂蛋白颗粒的密度和尺寸分布。脂蛋白通过密度和大小进行，密度和大小之间呈反比关系。HDL，高密度脂蛋白；IDL，中间密度脂蛋白；LDL，低密度脂蛋白；VLDL，极低密度脂蛋白

表 23-2	主要载脂蛋白		
载脂蛋白	主要来源	相关脂蛋白	功能
apoA-I	小肠，肝	HDL，乳糜微粒	HDL 结构蛋白，活化 LCAT
apoA-II	肝	HDL，乳糜微粒	HDL 结构蛋白
apoA-IV	小肠，肝	HDL，乳糜微粒	未知
apoA-V	肝	VLDL，乳糜微粒	促进 LPL 介导的甘油三酯脂解作用
apo（a）	肝	Lp（a）	未知
apoB-48	小肠	乳糜微粒，乳糜微粒残留	乳糜微粒结构蛋白
apoB-100	肝	VLDL，IDL，LDL，Lp（a）	VLDL，IDL，LDL，Lp（a）结构蛋白结合低密度脂蛋白受体的配体
apoC-I	肝	乳糜微粒，VLDL，HDL	未知
apoC-II	肝	乳糜微粒，VLDL，HDL	LPL 协同作用因子
apoC-III	小肠，肝	乳糜微粒，VLDL，HDL	抑制 LPL 活性，以及脂蛋白与受体结合
apoE	肝	乳糜微粒残留，IDL，高密度脂蛋白	作为与 LDL 受体和其他受体结合的配体

缩写：HDL，高密度脂蛋白；IDL，中间密度脂蛋白；LCAT，卵磷脂胆固醇酰基转移酶；LDL，低密度脂蛋白；Lp（a），脂蛋白 A；LPL，脂蛋白脂肪酶；VLDL，极低密度脂蛋白

基因相同，只是 mRNA 修饰不同。HDL 具有不同的载脂蛋白，其中最重要的是 apoA-I。它由肝和小肠合成，在所有的 HDL 颗粒上都有表达。apoA-II 是第二种常见的 HDL 载脂蛋白，大约有 2/3 的 HDL 颗粒上有它的表达。apoC-I、apoC-II 和 apoC-III 参加富含甘油三酯的脂蛋白代谢。apoE 在富含甘油三酯的颗粒代谢和清除中也起重要作用。除了 apoB，大多数的载脂蛋白，积极进行血液中脂蛋白颗粒交换。载脂蛋白（a）［apo（a）］是独特的载脂蛋白，将在下面有更详细的探讨。

由乳糜微粒运输肠道来源的膳食脂类

脂蛋白的一个重要作用就是有效地把饮食脂类从肠道运输到组织，组织需要脂肪酸供能，或者储存能量和代谢脂质（图 23-2）。膳食的甘油三酯在肠腔内被脂肪酶水解，且与胆汁酸乳化成微团。小肠近端吸收膳食胆固醇、脂肪酸、脂溶性维生素。胆固醇和视黄醇在肠上皮细胞分别酯化为（增加了脂肪酸）胆固醇酯和视黄酯。长链脂肪酸（＞12 碳）融入甘油三酯，并与 apoB-48、胆固醇酯、视黄酯、磷脂和胆固醇一起形成乳糜微粒。新生的乳糜微粒分泌到肠淋巴液中，且通过胸导管直接进入体循环，在运输至肝之前，乳糜微粒先被外周组织广泛处理。脂肪组织、心脏和骨骼肌的内皮细胞表面的毛细血管上附着有肌醇蛋白（图 23-2）。乳糜微粒与固定在肌醇蛋白 GPI-HBP1 上的脂蛋白脂酶（LPL）发生反应。乳糜甘油三酯由 LPL 水解，并释放游离脂肪酸。apoC-II 从 HDL 转移到循环中的乳糜微粒上，在这个反应中成为 LPL 的辅助因子。释放的游离脂肪酸被邻近肌细胞或

表 23-1	主要载脂蛋白分类						
脂蛋白	密度，g/ml[a]	大小，nm[b]	电泳	主要	其他	其他成分
乳糜微粒	0.930	75～1200	原位	apoB-48	A-I，A-V，C-I，C-II，C-III，E	视黄酯
乳糜微粒残余成分	0.930～1.006	30～80	缓慢，在 β 前面	apoB-48	A-I，A-V，C-I，C-II，C-III，E	视黄酯
VLDL	0.930～1.006	30～80	β 前面	apoB-100	A-I，A-II，A-V，C-I，C-II，C-III，E	维生素 E
IDL	1.006～1.019	25～35	缓慢，在 β 前面	apoB-100	C-I，C-II，C-III，E	维生素 E
LDL	1.019～1.063	18～25	β	apoB-100		维生素 E
HDL	1.063～1.210	5～12	α	apoA-I	A-II，A-IV，A-V，C-III，E	LCAT，CETP，对氧磷酶
Lp（a）	1.050～1.120	25	β 前面	apoB-100	Apo（a）	氧化磷脂

[a] 超速离心法测定颗粒的密度。[b] 用凝胶电泳法测量颗粒的大小。[c] 在琼脂糖凝胶上颗粒的电泳迁移率反映颗粒大小和表面电荷情况，β 指的是低密度脂蛋白的位置，α 指的是高密度脂蛋白胆固醇的位置。

注意：所有的脂蛋白类包含不同程度的磷脂、酯化和未经酯化胆固醇和甘油三酯。

缩写：CETP，胆固醇酯转移蛋白；HDL，高密度脂蛋白胆固醇；IDL，中间密度脂蛋白胆固醇；LCAT，卵磷脂胆固醇酰基转移酶；LDL，低密度脂蛋白胆固醇；Lp（a），脂蛋白 A；VLDL，极低密度脂蛋白胆固醇

第三部分　肥胖症、糖尿病和代谢综合征

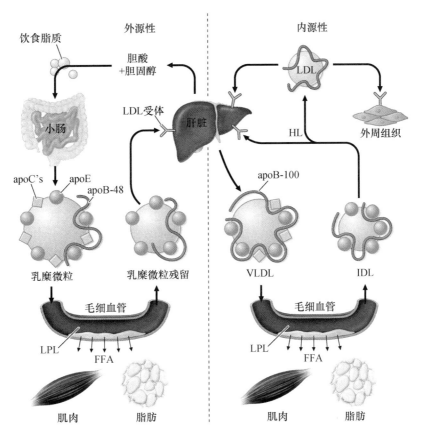

图 23-2　外源性和内源性脂蛋白的代谢途径。通过外源性途径运输脂类到外周和肝。通过内源性途径运输肝脂到外周。FFA，游离脂肪酸；HL，肝脂酶；IDL，中间密度脂蛋白；LDL，低密度脂蛋白；LDLR，低密度脂蛋白受体；LPL，脂蛋白脂酶；VLDL，极低密度脂蛋白

脂肪细胞摄取，被这些细胞氧化产生能量或再次酯化，以甘油三酯的形式储存。在进入细胞之前一些释放的游离脂肪酸与白蛋白结合，被运送到其他组织，尤其是肝。当疏水核心被水解，亲水脂（磷脂和胆固醇）和颗粒表面的载脂蛋白转移到 HDL，乳糜微粒逐步缩小，形成乳糜微粒残留。

　　肝能够迅速把乳糜微粒残留从循环中清除，这一过程需要 apoE 作为受体的配体。因此，在禁食 12h 后乳糜或乳糜微粒残留很少能够普遍存在于血液中，除非是某些特定的脂蛋白代谢紊乱的患者。

由 VLDL 和 LDL 运输肝来源的脂质

　　脂蛋白另一个关键角色是把肝来源的脂质从肝运输到外周（图 23-2）。VLDL 颗粒的蛋白质组成类似乳糜微粒，但包含 apoB100，而不是 apoB 48，且有较高的胆固醇与甘油三酯比例（每 5mg 甘油三酯有约 1mg 的胆固醇）。VLDL 的甘油三酯主要来自肝中的长链脂肪酸的酯化反应。与新生的 VLDL 颗粒（apoB100、胆甾烯基酯、磷脂和维生素 E）的其他主

要成分一起，肝甘油三酯的组装需要微粒体酶甘油三酯转运蛋白（MTP）的作用。分泌到血浆后，VLDL 获得 apoE 和由 HDL 转移的载脂蛋白 C 系列的多个拷贝。和乳糜微粒类似，VLDL 的甘油三酯被 LPL 水解，特别是在肌、心脏和脂肪组织中。VLDL 残留从 LPL 分离后，统称为 IDLs，包含大致相同数量的胆固醇和甘油三酯。IDL 与 apoE 结合，通过 LDL 受体介导的内吞作用，大约 40%～60% 的 IDL 被肝代谢。IDL 的其余部分由肝脂酶（HL）作用形成 LDL。在此过程中，IDL 颗粒中的磷脂和甘油三酯被水解，且除了 apoB100 以外的所有载脂蛋白被转移到其他脂蛋白。大约 70% 的 LDL 被肝以 IDL 类似的方式从血液循环中清除；但是，在这种情况下，与 LDL 受体结合的是 apoB 而不是 apoE。

　　Lp（a）是一种脂蛋白，类似于脂质和蛋白质复合物的 LDL，但它包含额外蛋白质载脂蛋白（a）[apo（a）]。apo（a）在肝中合成且被二硫键附在 apoB100 上。Lp（a）清除的主要场所是肝，但其摄取途径尚不清楚。

高密度脂蛋白胆固醇代谢和胆固醇逆向运输

所有的有核细胞合成胆固醇，但只有肝细胞和肠细胞可以有效地把胆固醇从身体排泄到胆汁或肠道内腔。在肝，胆固醇直接或转为胆汁酸后分泌到胆汁中。在外周细胞的胆固醇通过 HDL 促进，从外周细胞的细胞膜运往肝和小肠，这个过程称为"胆固醇逆向转运"（图 23-3）。

新生的 HDL 颗粒由肠道和肝合成。新分泌的 apoA-Ⅰ迅速获得磷脂和未经酯化的胆固醇。此过程在磷脂和未经酯化的胆固醇的合成部位（肠道或肝）通过膜蛋白 ATP 结合盒式蛋白 A1（ABCA1）所介导。此过程导致盘状的高密度脂蛋白粒子形成，这些颗粒从细胞或循环脂蛋白中补充其他未经酯化的胆固醇。高密度脂蛋白颗粒内，胆固醇酯由与高密度脂蛋白相联系的血浆卵磷脂胆固醇酰基转移酶（LCAT）酯化，疏水性胆固醇酯移动到高密度脂蛋白颗粒的核心中。高密度脂蛋白获得更多的胆固醇酯，成为球形，并且附加的载脂蛋白和脂类在脂肪分解过程中从乳糜表面和 VLDL 转移到 HDL 颗粒。

高密度脂蛋白胆固醇可以通过间接或直接方式运输到肝细胞。高密度脂蛋白胆固醇酯可以转移到含有 apoB 脂蛋白，通过胆固醇酯转移蛋白（CETP）与甘油三酯交换。胆固醇酯随后在循环中被 LDL 受体介导的内吞作用清除。HDL 胆固醇也可以通过肝细胞的清道夫受体 B1（SR-B1）直接被吸收，SR-B1 是协调脂肪到细胞选择性运输的细胞表面受体。

HDL 颗粒，通过各种脂质转运蛋白和脂肪酶，在血浆中经过广泛的重塑。磷脂转移蛋白（PLTP）将磷脂从其他脂蛋白转移到 HDL 或在不同种类的 HDL 颗粒中进行转移。胆固醇酯转运蛋白和磷脂转移蛋白介导的脂质交换之后，富含甘油三酯的高密度脂蛋白胆固醇成为更好的 HL 底物，HL 水解甘油三酯和磷脂，产生较小的 HDL 颗粒。一种叫作内皮脂肪酶的相关酶类水解 HDL 磷脂，生成更小更快速异化的 HDL 颗粒。重构的 HDL 胆固醇影响 HDL 的代谢、功能和在血浆中的浓度。

胆固醇和甘油三酯升高的血脂异常

脂蛋白代谢紊乱统称为"血脂代谢紊乱"。血脂代谢紊乱的一般临床特点是胆固醇、甘油三酯水平增加，或两者的水平都增加，伴随不同程度的高密度脂蛋白胆固醇水平降低。因为血浆脂类是常规检测的项目（见下文），所以在临床上经常能够看到血脂异常。大多数的血脂异常患者有一些遗传易感性组合（经常多基因）和受环境影响（生活方式、医疗条件或药物）。血脂异常者很多，但不是所有患者 ASCVD 风险都增加，做出诊断的主要原因是因为干预可能会降低这种风险。另外甘油三酯水平大幅升高的患者可能有患急性胰腺炎的危险，需要干预来降低这种风险。

虽然对于一个患者而言，影响脂蛋白代谢的蛋白质有上百种，并且这些蛋白质之间可能存在相互影响，但是，调节脂蛋白代谢的"节点"为数不多。包括：①肝组装和分泌富含甘油三酯的 VLDL；②由 LPL 分

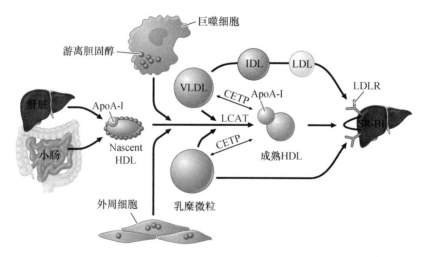

图 23-3　HDL 的代谢和胆固醇逆向转运。此途径从外周转运过量的胆固醇回到肝脏，并通过胆汁排泄。肝脏和肠道生成新的 HDL。游离胆固醇来源于巨噬细胞和其他外周细胞，经卵磷脂胆固醇酰基转移酶（LCAT）酯化形成成熟的 HDL。HDL-C 在肝脏通过 SR-BI（清道夫受体 BI）选择性摄取。HDL 胆固醇酯可被胆固醇酯转运蛋白（CETP）从 HDLs 转移到极低密度脂蛋白（VLDL）和乳糜微粒，然后 VLDL 和乳糜微粒被肝脏摄取。IDL，中间密度脂蛋白；LDL，低密度脂蛋白；LDLR，低密度脂蛋白受体

解富含甘油三酯的脂蛋白；③由肝通过受体介导吸收包含 apoB 的脂蛋白；④在肝细胞和肠上皮细胞的细胞胆固醇代谢；⑤血浆中的中性脂质转移和磷脂水解。下面主要讨论这些控制节点，并进一步了解在许多情况下这些节点的相互作用和相互影响。

血脂异常由肝分泌过多 VLDL 引起

肝过度产生 VLDL 是血脂异常的最常见原因之一。肝过量产生的 VLDL 通常会升高空腹甘油三酯和导致高密度脂蛋白胆固醇（HDL-C）的低水平，伴随着低密度脂蛋白胆固醇（LDL-C）不同程度的升高；但一般血浆中的 apoB 水平升高。伴随 VLDL 产生过多，肥胖、糖耐量受损、胰岛素抵抗和高血压（所谓代谢综合征，见第二十四章）等一些其他代谢危险因素也相继出现。一些驱动肝 VLDL 分泌的主要因素包括肥胖、胰岛素抵抗、高碳水化合物饮食、饮酒、外源性雌激素和遗传易感性。

VLDL 过量的继发因素·高碳水化合物饮食　碳水化合物在肝中都转换为脂肪酸。一些新合成的脂肪酸酯化形成甘油三酯和成为 VLDL 的成分分泌。因此，在西方社会经常摄入过多卡路里的碳水化合物，导致肝分泌极低密度脂蛋白胆固醇-甘油三酯的增加。

酒精　经常饮酒可抑制肝游离脂肪酸氧化，从而促进肝甘油三酯合成和 VLDL 分泌。经常饮酒也引发血浆高密度脂蛋白胆固醇分泌。故而对于出现不常见的血浆高密度脂蛋白胆固醇和甘油三酯均升高患者应考虑此情况。

肥胖与胰岛素抵抗　（也参见第十八、十九章）肥胖和胰岛素抵抗常伴随有血脂异常，主要特点是高水平的血浆甘油三酯、低的高密度脂蛋白胆固醇、不同水平的低密度脂蛋白胆固醇和小而密的低密度脂蛋白水平的增加。脂肪细胞大量增长以及与之相伴的肥胖相关的胰岛素敏感性下降，对脂质代谢产生多重影响。其中一个主要的影响就是肝过度产生 VLDL。更多的游离脂肪酸从增大的胰岛素抵抗脂肪组织释放到肝，在肝细胞重新酯化形成甘油三酯，形成 VLDLs 分泌进入血液循环。此外，胰岛素水平的升高促进肝脂肪酸的合成增加。进展为 2 型糖尿病的胰岛素抵抗患者，血脂异常仍然常见，即使患者正在相对良好地控制血糖。除了增加 VLDL 产生，胰岛素抵抗也可以导致脂蛋白脂酶活性降低，从而减少乳糜微粒和极低密度脂蛋白胆固醇的分解代谢，使高甘油三酯血症更严重（见下文）。

肾病综合征　肾病综合征是过度产生 VLDL 的经典原因。VLDL 产生过多的分子机制尚不明确，但可能来源于低蛋白血症导致增加肝细胞蛋白质合成增加。潜在的肾脏疾病的治疗可以使血脂谱正常，但大多数的慢性肾病综合征患者需要降脂药物治疗。

库欣综合征　（见第八章）内源性或外源性糖皮质激素过剩与 VLDL 合成和分泌增加和高甘油三酯血症有关。库欣综合征患者经常有血脂异常，尤其是以高甘油三酯和低血浆高密度脂蛋白胆固醇为特点，有时候也可以看到血浆低密度脂蛋白胆固醇水平升高。

原发（遗传性）VLDL 过度产生的原因　遗传变异影响肝 VLDL 的生成。已经发现一些常见的和低频率的基因变异可能导致 VLDL 的生成增加，这些变异可能与饮食及其他环境因素相互作用。家族性高脂血症是遗传因素导致 VLDL 过度产生的一个最好的例证。

家族性复合高脂血症（FCHL）　FCHL 一般的特点是血浆 TGs（VLDL）和低密度脂蛋白胆固醇（包括小而密的低密度脂蛋白）水平升高和血浆高密度脂蛋白胆固醇的降低。据估计大约 100～200 个人中有 1 人发生，是导致早发心血管疾病（CHD）的重要原因；大约 20％ 的在 60 岁之前患冠心病的患者有 FCHL。FCHL 在儿童期就可以出现，但通常直到成年才将症状完全体现出来。这个疾病具有家族聚集特点，受影响的家庭成员通常有三种可能的表型之一：①血浆低密度脂蛋白胆固醇高；②由于 VLDL 高，所以血浆甘油三酯水平升高；或③血浆 LDL-C 和 TG 升高。脂蛋白的这三种表型可以随着时间的推移在同一个患者中进行切换。这可能取决于饮食、运动、体重和胰岛素敏感性等因素。FCHL 患者几乎都有血浆 apoB 水平的显著升高。这种综合征有一个特点，就是 apoB 水平相对于 LDL-C，不成比例地升高，这提示存在小而密的低密度脂蛋白颗粒。

有这种表型的患者通常有相同的代谢缺陷，即由肝产生过多的 VLDL。这种情况下的分子病因尚不明确，并没有一个基因的突变导致了这种疾病。它可能是基因组合中的缺陷导致了这个情况，建议用更适当的术语来表示：可能是多基因导致的高脂血症。

混合性血脂异常的存在（血浆甘油三酯水平 200～600mg/dl，总胆固醇水平 200～400mg/dl，且通常男性高密度脂蛋白胆固醇水平<40mg/dl 和女性<50mg/d），混合性血脂异常的家族史和（或）早发冠心病家族史强烈提示该诊断。此表型患者应积极治疗，因为早发冠心病的风险大大增加。膳食中减少简单碳水化合物的摄入、有氧运动和减肥都可以对血脂谱产生有

益影响。糖尿病患者应积极治疗，以保持良好的血糖控制。大多数患者还需要降血脂药物治疗，以他汀类药物作为起始治疗，减少脂蛋白的水平，并降低心血管疾病的风险。

脂肪代谢障碍 脂肪代谢障碍是脂肪组织生成障碍或者在一定程度上脂肪储存障碍。脂肪代谢障碍往往与胰岛素抵抗、VLDL 和乳糜颗粒水平升高有关，这种变化来源于脂肪酸合成的增加和 VLDL 的产生增加，以及富含甘油三酯的颗粒清除减少。这种疾病很难控制。先天性全身脂肪营养不良患者非常罕见，皮下脂肪几乎完全缺乏，伴随严重胰岛素抵抗及瘦素不足，包括肝在内的多个器官和组织中 TGs 的积聚。一些先天性全身脂肪营养不良患者通过补充瘦素已治疗成功。部分性脂肪营养不良较为常见，可由几个不同的基因突变引起，最明显的是 lamin A。部分性脂肪营养不良的特点通常是伴有明显的躯干脂肪增加，四肢和臀部皮下脂肪明显减少或缺失。这些患者通常有胰岛素抵抗，通常很严重，伴有 2 型糖尿病、脂肪肝和血脂异常。血脂异常通常具有 TG 和胆固醇升高的特点，临床诊治难度大。部分性脂肪营养不良患者的动脉粥样硬化性血管疾病的风险明显增加，因此应积极使用他汀类药物治疗血脂异常，如有必要，可以联合其他的降脂治疗。

富含甘油三酯脂蛋白（TRL）的脂肪分解受损造成的血脂异常

富含甘油三酯的脂蛋白中的甘油三酯的脂肪分解受损，通常导致血脂异常。如上所述，LPL 是负责水解乳糜中甘油三酯（TG）和 VLDL 的关键酶。脂蛋白脂酶在脂肪细胞、肌细胞和心肌细胞中合成并分泌到细胞外。然后由 GPIHPB1 从内皮下运输到血管内皮表面。LPL 也在巨噬细胞中合成。不管是原发还是继发于遗传因素所导致的脂蛋白脂酶活性受损，患者都表现为高的空腹 TG 和低水平的 HDL-C，通常不伴有 LDL-C 或 apoB 的升高。胰岛素抵抗除了造成过多的 VLDL 产生，也会导致脂蛋白脂酶活性受损和脂肪分解。已经发现许多常见和低频率的遗传变异能够影响 LPL 活性，孟德尔遗传单基因疾病也有报道能够降低脂蛋白脂酶活性（表 23-3）。

TRL 脂肪分解受损的次要原因·肥胖和胰岛素抵抗 （参见第十七、十八和十九章）除了肝产生过多的 VLDL，如上所述，有报道肥胖、胰岛素抵抗和 2 型糖尿病与脂蛋白脂酶活性不同程度降低有关。这可能部分由于组织胰岛素抵抗的原因，导致大鼠骨骼肌和脂肪 LPL 降低，以及增加肝产生的脂蛋白脂酶抑制剂 apoC-Ⅲ。这种脂蛋白脂酶活性的减少导致患者出现血脂异常。

主要（遗传）原因及 TRL 脂肪分解受损的遗传易感性·家族性乳糜血综合征 如上文所述，LPL 是乳糜微粒和 VLDL 中的 TG 水解所需要的，apoC-Ⅱ 是 LPL 的辅酶。遗传缺陷或任一蛋白质活性下降会导致脂肪分解受损和血浆乳糜水平大幅提高。这些患者也有高的 VLDL 水平，但乳糜水平升高占主导地位。空腹血浆是混浊的，如果在 4℃（39.2°F）下放置几个小时，乳糜浮到顶部，形成乳白色的上清液。在这些疾病中，统称为家族乳糜血综合征，空腹甘油三酯水平几乎无一例外＞1000mg/dl。空腹胆固醇水平也升高，但程度较轻。

脂蛋白脂酶缺乏症是常染色体隐性遗传，频率大约 1/100 万。apoC-Ⅱ 缺陷也是隐性遗传模式，且没有 LPL 缺陷常见。脂蛋白脂酶和 APOC2 基因中的多个不同的突变引起这些疾病。LPL 突变的杂合子血浆 TG 水平往往存在轻到中度的升高，而 apoC-Ⅱ 杂合突变个体没有高甘油三酯血症。

LPL 和 ApoC-Ⅱ 缺陷通常出现在儿童期，伴有由于急性胰腺炎反复发作的严重腹部疼痛。眼底镜检查视网膜的血管呈乳白色（脂血症视网膜炎）。发疹性黄色瘤，这些小且黄白色的丘疹经常出现在背部、臀部、胳膊和腿部的伸肌表面。这些皮疹通常无痛但是可以出现瘙痒。肝脾大是由于在肝和脾的网状内皮细胞吸收循环中的乳糜。一些持续而明显升高的乳糜血症患者从来没有发展为胰腺炎、发疹性黄色瘤或肝脾大，但是原因不明。早发冠心病不是家族乳糜血综合征的特征。

脂蛋白脂酶和 apoC-Ⅱ 缺陷症需要在专门的实验室使用酶法，通过在肝素处理后的血浆中测定甘油三酯脂解活性来诊断。静脉注射肝素，释放内皮结合 LPL 后进行血液采样。在脂蛋白脂酶和 apoC-Ⅱ 缺陷症的患者中脂蛋白脂酶活性大大降低；在 apoC-Ⅱ 缺陷的患者，添加正常血浆之后 LPL 活性恢复正常（提供了 apoC-Ⅱ 来源）。基因分子测序可以用于确认诊断。

家族性乳糜血综合征的主要干预治疗是限制膳食脂肪（减少至 15g/d），补充脂溶性维生素。与熟悉这种疾病注册营养师沟通是必不可少的。使用中链 TG 作为能量的来源是有用的，因为能够直接吸收进入门

表 23-3　由已知单基因突变引起原发性高脂蛋白血症

遗传异常	蛋白质（基因）缺陷	脂蛋白升高	临床特征	遗传方式	发病率估计
高甘油三酯血症					
脂蛋白脂酶缺乏	LPL（*LPL*）	乳糜微粒，VLDL	发疹性黄瘤，肝脾大，胰腺炎	常染色体隐性遗传	~1/1 000 000
家族性 apoC-Ⅱ 缺乏	ApoC-Ⅱ（*ApoC2*）	乳糜微粒，VLDL	发疹性黄瘤，肝脾大，胰腺炎	常染色体隐性遗传	<1/1 000 000
ApoA-V 缺乏	ApoA-V（*ApoA5*）	乳糜微粒，VLDL	发疹性黄瘤，肝脾大，胰腺炎	常染色体隐性遗传	<1/1 000 000
GPIHBP1 缺乏	*GPIHBP1*	乳糜微粒	发疹性黄瘤，胰腺炎	常染色体隐性遗传	<1/1 000 000
混合型高脂血症					
家族性肝脂肪酶缺乏	肝脂肪酶（*LIPC*）	VLDL 残余，HDL	胰腺炎，CHD	常染色体隐性遗传	<1/1 000 000
家族性 β 脂蛋白血症	ApoE（*APOE*）	乳糜微粒残余，VLDL 残留	掌黄色瘤，结节出疹，CHD，PVD	常染色体隐性遗传	<1/1 000
高胆固醇血症					
家族性高胆固醇血症	LDL 受体（*LDLR*）	LDL	肌腱黄色瘤，CHD	常染色体显性遗传	~1/250 至 1/500
家族性 apoB-100 缺陷	ApoB-100（*ApoB*）	LDL	肌腱黄色瘤，CHD	常染色体显性遗传	<~1/1500
常染色体显性遗传性高胆固醇血症，3 型	PCSK9（*PCSK9*）	LDL	肌腱黄色瘤，CHD	常染色体显性遗传	<1/1 000 000
常染色体隐性遗传性高胆固醇血症	ARH（*LDLRAP*）	LDL	肌腱黄色瘤，CHD	常染色体隐性遗传	<1/1 000 000
植物固醇血症	*ABCG5* 或 *ABCG8*	LDL	肌腱黄色瘤，CHD	常染色体隐性遗传	<1/1 000 000

缩写：Apo, apolipoprotein，载脂蛋白；CHD，冠心病；LDL，低密度脂蛋白；LPL，脂蛋白脂酶；PVD，周围血管疾病；VLDL，极低密度脂蛋白

脉循环，但长期使用其肝安全性不确定。如果单独限制膳食脂肪未成功缓解乳糜血综合征，鱼油对有些患者是有效的。在 apoC-Ⅱ 缺陷的患者，可以输注新鲜冰冻血浆，以解决急性乳糜血综合征。在治疗怀孕期间家族乳糜血综合征患者时尤其具有挑战性，因为孕期 VLDL 产生增加。一种被称为"alipogene tiparvovec"的基因治疗方法在欧洲被批准用于脂蛋白脂酶缺乏症；它通过多个部位肌内注射由腺病毒转导的功能增强的 LPL 基因，导致 LPL 骨骼肌细胞表达。

apoA-V 缺乏　另一种载脂蛋白，apoA-V，促进 VLDL、乳糜与 LPL 的关联，并促进其水解。APOA5 等位基因功能丧失突变的患者，出现高乳糜血症。APOA5 的杂合子，基因功能降低，导致多个基因异常的高甘油三酯血症。

GPIHBP1 缺陷　与 GPIHBP1 合成相关的纯合突变，或通过影响血管内皮细胞的脂蛋白脂酶运输

的折叠，导致严重高甘油三酯血症。由于 GHIHBP1 突变导致高乳糜血症的频率未确定，但似乎非常罕见。

家族性高甘油三酯血症（FHTG）　FHTG 的临床特点表现为空腹 TG 升高，但继发于什么因素目前不清楚。同时合并有正常或者低于正常值的 LDL-C 水平、低 HDL-C 水平和高甘油三酯血症的家族史。富含甘油三酯的颗粒转为 LDL 的缺陷导致血浆 LDL 减少。相比于 FCHL，apoB 水平不升高。患者如果存在高甘油三酯血症的一级亲属，则支持该病的诊断。不像 FCHL，本病一般不会导致冠心病风险的显著增加。然而，如果由环境因素、医疗条件或药物，使甘油三酯升高到一定水平，会造成急性胰腺炎风险升高。事实上，这种情况下患者的治疗主要为降低 TG 以减少胰腺炎的发生。

此表型患者通常具有 TRL 的脂肪分解减少，虽然由肝产生 VLDL 过剩也参与其中。尚未发现一个单一

基因已突变导致本病，而研究证实多个基因变异的组合可导致此表型。更适当的表述方式应该是多基因所致的高甘油三酯血症。

寻找高甘油三酯血症的继发性因素非常重要。简单碳水化合物的摄入量的增多、肥胖、胰岛素抵抗、饮酒、雌激素治疗和某些药物可能会加重此表型。那些由于其他风险因素导致的高风险冠心病的患者应该使用他汀类药物治疗。但是对于非冠心病高危患者，可不使用降脂药物治疗，患者可以适当调整饮食和生活方式。患者改善饮食和运动后血浆甘油三酯水平＞500mg/dl，应考虑使用贝特类药物或鱼油治疗，以减少 TG 预防胰腺炎发生。

肝摄取含有 ApoB 脂蛋白受损造成的血脂异常

肝对低密度脂蛋白和残留的脂蛋白吸收受损是血脂异常的另一个常见原因。如上所述，低密度脂蛋白受体是肝负责吸收低密度脂蛋白和残余微粒的主要受体。LDL 受体活性下调或遗传变异导致低密度脂蛋白受体途径活性降低造成低密度脂蛋白胆固醇升高。降低低密度脂蛋白受体活性的主要因素之一是饮食高饱和转化脂肪。其他减少低密度脂蛋白受体活性的疾病包括甲状腺功能减退症和雌激素缺乏。此外，大量的基因遗传变异影响低密度脂蛋白的清除，这些基因的某种突变可以导致以 LDL-C 升高为特征的几个散在的孟德尔遗传病（表 23-3）。

肝摄取脂蛋白受损的继发因素·甲状腺功能减退

（也见第七章） 甲状腺功能减退症与血浆低密度脂蛋白胆固醇水平升高有关，主要原因是肝低密度脂蛋白受体功能降低和低密度脂蛋白胆固醇清除延迟。甲状腺激素增加肝低密度脂蛋白受体的表达。甲状腺功能减退患者循环中 IDL 水平经常升高，一些甲状腺功能减退症的患者也有轻度的甘油三酯水平升高。因为甲状腺功能减退症往往症状较轻，因此容易被忽略，所有低密度脂蛋白胆固醇升高的患者，特别是 LDL-C 升高原因不明的患者，应筛查甲状腺功能减退症。甲状腺替代疗法通常可以改善高胆固醇血症；如果不能改善，患者可能有一个原发的脂蛋白代谢紊乱，可能需要他汀类降脂药物治疗。

慢性肾病

慢性肾病(CKD) 通常与甘油三酯水平的轻度升高（＜300mg/dl）有关。这是由于长期积累的 VLDL 和循环中残留的脂蛋白所导致的。肾衰竭患者的甘油三酯脂解作用和残余颗粒清除减少。即使目前的数据不足以证明此患者受益于降低低密度脂蛋白的治疗，但是因为在终末期肾病患者中动脉粥样硬化

性心血管疾病（ASCVD）的风险增加，所以高脂血症患者通常应该积极使用降脂药物治疗。

由于免疫抑制剂的药物反应，实体器官移植的患者血脂水平经常升高。这些患者的临床治疗是一个难题，因为这些患者可能出现肌肉相关的不良副作用，应慎重使用他汀类药物。

肝摄取脂蛋白受损的主要（遗传性）原因

在普通人群中，LDL-C 的升高本质上是受到遗传变异的影响。据估计至少 50％的 LDL-C 变化是由基因决定的。很多 LDL-C 升高的患者是多基因所致的高胆固醇血症，这些患者的高胆固醇血症可以除外继发的因素（例如饮食），但也不是经典的孟德尔遗传病。对于有高 LDL-C 血症遗传易感性的个体而言，饮食起着关键作用；饱和反式脂肪酸饮食摄入的增加，会使人群 LDL-C 水平整个分布向右移动。有多个遗传变异的背景，再加上饮食不当，通常就造成了 LDL-C 水平的升高。＜10％的一级亲属有高胆固醇血症。然而，导致 LDL-C 升高的单基因变异（孟德尔遗传）相对而言还是比较常见的，在高 LDL-C 血症的诊断中应该鉴别这个原因。

家族性高胆固醇血症（FH）

FH，也称为常染色体显性遗传性高胆固醇血症（ADH）1 型，以血浆 LDL-C 升高但不伴甘油三酯升高为特点。是常染色体共显性遗传。FH 是由编码低密度脂蛋白受体的基因失活突变引起的。肝低密度脂蛋白受体活性减少导致低密度脂蛋白从循环中清除减少。低密度脂蛋白产生率，与通过残留的低密度脂蛋白受体和非低密度脂蛋白受体机制介导的低密度脂蛋白清除率相平衡时，血浆 LDL 达到一定水平。据报道 1600 多个不同基因突变与家族性高胆固醇血症有关。在 FH 患者中，主要是由于血液低密度脂蛋白清除延迟造成 LDL-C 升高；另外由于 IDL 清除延迟，导致从 IDL 产生 LDL 也增加。存在两个等位基因突变的低密度脂蛋白受体基因（FH 纯合子或复合杂合子）患者，比单个等位基因突变的患者（FH 杂合子）有更高的 LDL-C 水平。

FH 杂合子是由一个低密度脂蛋白受体等位基因突变引起的。以往估计由于低密度脂蛋白受体基因突变引起的 FH 杂合子在人群中频率约为 1/500，但最近的数据表明它可能高达大约 1/250，这个比例使它成为人类最常见的单基因疾病之一。在某些特定人群中，如南非白人、基督教黎巴嫩人和法裔加拿大人，FH 的患病率较高。FH 杂合子特点为血浆 LDL-C 升高（通常为 200～400mg/dl），TG 水平正常。FH 患者从出生开始患有高胆固醇血症，FH 的诊断一般

是通过高胆固醇血症的常规筛查、肌腱黄色瘤的体征或有症状的心血管疾病的发生而发现的。FH 通常是显性遗传，疾病来源于双亲中的一方，近 50%的患者的兄弟姐妹可能有高胆固醇血症。携带突变的家系成员常伴有早发心血管疾病的家族史。体格检查发现：大部分 FH 杂合突变的患者有角膜弓和肌腱黄色瘤，尤其是在手背和跟腱的部位。未经治疗的 FH 杂合子与心血管疾病风险的升高相关。未经治疗的 FH 杂合子男性患者有大约 50%的可能性在 60 岁前出现心肌梗死。FH 杂合子女性患者风险也增大。心血管疾病的发病年龄变异性较大，取决于特定的分子缺陷、LDL-C 水平，和并存的心血管疾病危险因素的水平。血浆 Lp（a）（见下文）升高的 FH 杂合子似乎心血管疾病的风险更大。

目前除了在特定的人群进行候选基因筛查之外，尚无针对 FH 的确诊手段。大多数低密度脂蛋白受体基因突变是个体突变，需要进行低密度脂蛋白受体基因的测序鉴定。测序可以用于临床诊断，但由于不是标准化诊疗，并且基因突变的临床效用尚未得到证明，所以在美国很少进行。家族性高胆固醇血症和（或）早发的冠状动脉疾病支持诊断。但是，在诊断时，应该除外高胆固醇血症的继发原因，如甲状腺功能减退症、肾病综合征和阻塞性肝脏疾病。

FH 杂合子患者应积极进行降低血浆 LDL-C 治疗，应从儿童期开始治疗。建议以低饱和脂肪和反式脂肪饮食作为基础治疗，但 FH 杂合子患者通常也需要降血脂药物治疗，以有效控制 LDL-C 水平。他汀类药物是 FH 杂合子的有效药物选择，也是降脂药物中最适合的。然而，一些 FH 杂合子患者即使使用高剂量他汀类药物治疗，LDL-C 也不能达标；胆固醇吸收抑制剂和（或）胆汁酸螯合剂是二线治疗药物。目前，在使用最大可耐受剂量药物治疗，但是 LDL-C 水平仍然明显升高［合并心血管疾病（CVD）患者＞200mg/dl，或没有 CVD 患者＞300mg/dl］的 FH 杂合子患者，建议使用低密度脂蛋白分离治疗。这是一种清除血液低密度脂蛋白的物理方法，从循环中选择性地清除低密度脂蛋白颗粒。LDL 血脂清除方法通常每两周使用一次。一类新的药物 PCSK9 抑制剂正在进行临床试验，有可能有效地控制绝大多数 FH 杂合子患者的 LDL-C 水平，可用于他汀类药物单药治疗失败或对他汀类药物不耐受的患者。

FH 纯合子突变是由于低密度脂蛋白受体两个等位基因突变导致的，因此比杂合子 FH 更为少见。FH 纯合子突变患者分为几乎没有检出低密度脂蛋白活性（受体阴性）的患者，和那些受体活性明显减少，但检出低密度脂蛋白受体活性（受体缺陷）的患者。FH 纯合子突变患者的 LDL-C 水平范围约为 400mg/dl 至＞1000mg/dl，受体缺陷患者的范围在较低水平，受体阴性患者的范围在较高水平。TG 通常是正常的。很多 FH 纯合子突变患者，特别是受体阴性患者，在童年时期手、手腕、手肘、膝盖、脚跟或臀部出现皮肤黄色瘤。FH 纯合子灾难性预后是 ASCVD 的提早出现，常出现在童年或成年早期。动脉粥样硬化常首先出现在主动脉根部，它可引起主动脉瓣膜或瓣上狭窄，通常延伸到冠状动脉口，使其狭窄。症状可能不典型，猝死并非罕见。未经治疗的 FH 纯合子患者很少活过第二个十年；受体缺陷型患者预后较好，但几乎无一例外在 30 岁之前出现临床上显著的动脉粥样硬化性血管疾病，并且通常出现得更早。随后逐渐出现颈动脉和股动脉疾病，但通常不具有重要临床意义。

对于儿童或年轻成人低密度脂蛋白＞400mg/dl 且没有继发因素时，应怀疑 FH 纯合突变。皮肤黄色瘤、脑血管病、父母双方高胆固醇血症，这些证据都支持该病诊断。虽然通常可以通过 DNA 测序寻找低密度脂蛋白受体的特异性突变，但不是常规检测。该疾病的诊断通常基于临床证据。

纯合子 FH 患者必须积极治疗，以延缓心血管疾病的发生和进展。受体缺陷患者有时对他汀类药物和其他降低低密度脂蛋白的药物如胆固醇吸收抑制剂或胆汁酸螯合剂治疗有效，其中胆汁酸螯合剂可以上调低密度脂蛋白受体活性。有两种药物可以通过减少肝产生的 VLDL 而降低低密度脂蛋白，可考虑使用。这两种药物分别是微粒体甘油三酯转运蛋白（MTP）的小分子抑制剂和 ApoB 反义寡核苷酸，在美国获准治疗成人 FH 纯合子突变患者。PCSK9 抑制剂，可增加低密度脂蛋白受体，似乎对于受体缺陷患者有一定益处，正处于临床研发中。低密度脂蛋白清除技术用于降低这些患者血浆低密度脂蛋白水平和改善黄色瘤的治疗，以及延缓动脉粥样硬化的进展。肝是通过低密度脂蛋白受体去除循环中 LDL 最重要的组织，肝移植是有效降低这种疾病血浆 LDL-C 水平的治疗方法，但由于免疫抑制的相关问题不常使用。

apoB-100 家族性缺陷（FDB） FDB，也称为常染色体显性高胆固醇血症（ADH）2 型，是显性遗传的疾病，临床上类似于 FH 杂合子，具有 LDL-C 水平升高和 TG 水平正常的特点。FDB 是由于编码 apoB 100 基因突变，尤其是在受体结合部位突变所造成的。已经确定了几个不同的基因突变，但以如下单一突变为主：3500 位置谷氨酰胺被精氨酸所替代。突变导致

LDL 结合 LDL 受体的亲和力下降，因此，低密度脂蛋白从循环中清除的速度降低。相比 FH，FDB 不太常见，但在欧洲中部人群的后裔中更加常见；在兰开斯特县（美国）阿米什人中 FDB 患病率高达 1/10。FDB 特点是血浆 LDL-C 水平升高，TG 水平正常；可见肌腱黄色瘤。虽然不像在 FH 患者中常见，但是冠心病的发病危险增加。FDB 患者在临床上很难与 FH 杂合突变患者鉴别。FDB 患者的 LDL-C 水平低于杂合 DH 患者，推测可能由于 FDB 患者的 IDL 清除尚未受损。尽管 FDB 纯合突变患者比杂合突变患者 LDL-C 水平高，但是也不像 FH 纯合突变患者那么严重。可以通过直接检测 apoB 基因受体结合区域，或最常见的突变的基因分型，来确认基因突变。但遗传诊断不常进行，因为这对于临床治疗没有直接的影响。如同 FH，患者首先使用他汀类药物治疗，如果有必要，可以使用其他降低 LDL 的药物。

由于 PCSK9 突变常染色体显性高胆固醇血症（ADH-PCSK9 或 ADH3）

ADH-PCSK9，也被称为常染色体显性遗传高胆固醇血症（ADH）3 型，是非常罕见染色体显性遗传疾病，由前蛋白转化酶枯草杆菌蛋白酶/kexin 9 型基因功能增强性突变引起。PCSK9 是一种分泌蛋白，与低密度脂蛋白受体结合，使其退化。通常情况下，低密度脂蛋白与低密度脂蛋白受体结合后，它和受体内化，在内体低 pH 值的环境中，低密度脂蛋白受体和低密度脂蛋白解离，回到细胞表面。当 PCSK9 和 LDL 受体结合时，复合体内化和受体定向转移到溶酶体，而不是到细胞表面。PCSK9 的错义突变提高 PCSK9 的活性，导致高胆固醇血症。因此，肝低密度脂蛋白受体减少。ADH-PCSK9 患者的临床表现与 FH 患者相近。这些患者更适合使用临床正在研发的 PCSK9 抑制剂。PCSK9 功能丧失突变导致低密度脂蛋白胆固醇水平下降（见下文）。

常染色体隐性遗传高胆固醇血症（ARH）

ARH 是一非常罕见的疾病，多见于撒丁岛人的后裔。该病是由一种蛋白质突变导致的，ARH（也称为 LDLR 适配器蛋白，LDLRAP），是肝低密度脂蛋白受体介导的内吞作用所必需的。ARH 与低密度脂蛋白受体胞浆域结合，将受体和细胞内吞结构相连。在没有 LDLRAP 的情况下，LDL 将与胞外的低密度脂蛋白受体结合，但脂蛋白受体复合物不能内化。ARH，像 FH 纯合子，其特点是高胆固醇血症、肌腱黄色瘤和早发冠状动脉疾病（CAD）。血浆 LDL-C 水平趋于 FH 纯合子和杂合子之间，一般直到三十岁才出现冠心病症状。在 ARH 患者成纤维细胞的低密度脂蛋白

受体功能正常或仅轻度下降，但是淋巴细胞和肝低密度脂蛋白受体的功能几乎丧失。与 FH 纯合子使用他汀类药物不同，这类患者的高脂血症通常需要额外的治疗，才能将血浆 LDL-C 降低到可接受的水平。

植物固醇血症 植物固醇血症是可以导致严重高胆固醇血症、肌腱黄色瘤，以及早发 ASCVD 的罕见常染色体隐性遗传病。植物固醇血症是由于 ATP 结合盒（ABC）半转运蛋白家族 ABCG5 和 ABCG8 之一的失活突变导致的。这些基因在肠道和肝细胞表达。这些蛋白质可异二聚体化形成有功能的复合体，运输谷甾醇和菜油甾醇、植物甾醇和动物甾醇等，主要是胆固醇的复合体，穿过肝细胞胆管一侧的细胞膜进入胆汁，穿过肠道上皮细胞的表面进入肠腔。在正常个体中，不到 5% 的膳食植物甾醇被近端小肠吸收。少量的进入循环的植物甾醇优先进入胆汁排出。因此，植物甾醇的水平在组织中非常低。在谷甾醇血症，肠道吸收甾醇增加，胆道和粪便排泄的甾醇减少，从而血浆和组织水平的植物甾醇和胆固醇水平升高。肝甾醇水平增加导致 LDL 受体表达受到抑制，结果 LDL 摄取减少，血 LDL-C 水平明显增加。除了通常高胆固醇血症的临床表现（即肌腱黄色瘤和早发 ASCVD），这些患者由于植物甾醇进入细胞膜，也可出现异形红细胞和巨血小板。相比其他遗传形式的高胆固醇血症，发生溶血和脾大是这种疾病的临床特点，也是诊断的线索。

饮食治疗和（或）依折麦布治疗有效，而他汀治疗无效的不伴有家族史的严重高胆固醇血症患者，应怀疑谷固醇血症。植物固醇血可以通过实验室检测，发现谷甾醇和（或）其他植物甾醇的血浆水平大幅度提高。明确诊断是很重要的，这是因为胆汁酸螯合剂等和胆固醇吸收抑制剂是最有效的药物，能够减少在这些患者中的 LDL-C 和血浆植物甾醇水平。

胆固醇酯存储疾病（CESD） CESD，也被称为溶酶体酸性脂肪酶不足，是常染色体隐性遗传疾病，特点为 LDL-C 升高，通常 HDL-C 降低，脂肪肝逐渐进展最终导致肝纤维化。该病血浆甘油三酯水平也可以轻度增加。这种疾病最严重的表现形式是沃尔曼（Wolman）病，在婴儿期出现且迅速致命。沃尔曼病和 CESD 均是由编码溶酶体酸性脂肪酶（LAL，基因名称 LIPA）两个等位基因的失活变异引起的。脂质通过细胞表面的受体，例如 LDL 受体转运到溶酶体，然后由 LAL 负责水解中性脂质，特别是 TG 和胆甾烯基酯。它在肝中尤为重要，能够清除循环中大量脂蛋白。LAL 遗传缺陷导致中性脂质在肝细胞中积累，引起肝脾大、大泡性脂肪变性，最终纤维化和终末期肝

病。LDL-C 水平升高的病因不确定。一项研究提示是由于 VLDL 分泌增加，但 LDL 介导的 LDL 清除受损也有可能。

在非肥胖的，伴 LDL-C 升高、HDL-C 降低，和有脂肪肝但没有明显的胰岛素抵抗的患者中，应特别怀疑 CESD。LAL 活性可以用于的血斑测定，并经 DNA 基因分型检测最常见的基因突变，如有必要可通过基因测序确诊第二个突变基因。肝活检用于评估炎症和纤维化程度。目前诊断很重要，因为它影响肝功能的监测，并且也有正在研究的治疗方法。

家族性脂蛋白血症（FDBL） FDBL（也称为高脂蛋白血症Ⅲ型）通常表现为由于长期积淀的残余脂蛋白颗粒（乳糜微粒和 VLDL 残留物或 IDL）而造成的混合性高脂血症（高的胆固醇和 TG）。是一种隐性遗传疾病。apoE 存在于乳糜微粒残留物和 IDL 的多个拷贝上，通过肝脂蛋白受体介导乳糜微粒残留物和 IDL 的清除（图 23-2）。FDBL 是 apoE 基因突变，最常见的是 apoE2，导致 apoE 蛋白受体结合能力降低。载脂蛋白 E 基因是多态性序列，从而导致三种常见的异构体表达：apoE3 最常见；另外还有 apoE2 和 apoE4。后两者与 apoE3 只有一个氨基酸的差异。虽然与 LDL-C 水平轻度升高和冠心病风险增加相关联，apoE4 等位基因与 FDBL 不相关。携带一个或两个 apoE4 等位基因的患者老年痴呆症的风险增加。apoE2 具有较低的低密度脂蛋白受体亲和力，因此，乳糜微粒残留物和含 apoE2 的 IDL 是从血浆中以较低速度分离出来的。那些 E2 纯合型个体（E2/E2 基因型）是 FDBL 患者中最常见的。

普通人群中大约 0.5% 是 apoE2/E2 纯合型，但这些人中只有少数发展成以高脂血症为特征的 FDBL。另外，在大多数情况下，有时可识别促进高脂蛋白血症发展的因素。最常见的诱发因素是高脂肪饮食、糖尿病、肥胖、甲状腺功能减退症、肾脏疾病、艾滋病毒感染、雌激素缺乏、饮酒或某些药物。这种疾病很少在妇女更年期之前出现。apoE 其他突变可导致显性遗传的 FDBL，在杂合状态下就能够出现明显的高脂血症，但这些突变是非常罕见的。

FDBL 患者通常在成年后出现高脂血症、黄色瘤或早发冠状动脉或周围血管病。FDBL 与其他升高 TG 的疾病相比，血浆胆固醇及甘油三酯经常上升到相似的程度，高密度脂蛋白胆固醇的水平通常正常或降低。在 FDBL 患者中可见两种独特类型的黄色瘤——结节出疹和掌黄色瘤。结节性黄色瘤开始为小丘疹，在手肘、膝盖或臀部群集，可以增长到小葡萄大小。掌侧黄色瘤（或者称为脂类代谢瘤）是在手掌和手腕出现橘黄色折痕。这些黄色瘤类型几乎都是 FDBL 的特征性表现。FDBL 患者相比于 FH，有早发 ASCVD 和出现周围血管疾病的倾向。

通过很高的残余脂蛋白水平或 apoE2/E2 基因型鉴定，可以确诊 FDB。多种方法都用于血浆残脂蛋白的测定，包括"β-量化"超速离心法（直接测量 VLDL-C/总血浆甘油三酯比＞0.30），脂蛋白电泳（广泛 β 频段），或核磁共振脂蛋白分析。计算 LDL-C 的弗里德瓦尔德公式不能用于 FDBL，因为胆固醇中富含 VLDL 颗粒，且 VLDL 在 TG 中去除。血浆 LDL-C 实际上较低，这是由于 VLDL 向 LDL 转化代谢缺陷。基于 DNA 的方法（apoE 分型）可以确认 apoE2 纯合子。然而，非 apoE2/E2 基因型并不严格排除 FDBL 的诊断，因为 apoE 其他突变也可以引起这种情况（罕见）。

由于 FDBL 与早发 ASCVD 风险增加相关联，应积极治疗。其他代谢原因可以导致高脂血症恶化（见上文）。FDBL 患者通常饮食控制有效，减轻体重和降低胆固醇，低脂肪的饮食是有效的。应限制酒精的摄入。药物治疗往往是必需的，他汀类药物是首选药物。如他汀类药物不耐受或高脂血症治疗未达标，使用胆固醇吸收抑制剂、贝特和烟酸治疗 FDBL 也是有效的。

肝脂酶缺乏症 肝脂酶（HL；基因名称 LIPC）是脂蛋白脂酶基因同一家庭的成员，类似 LPL。能够在脂蛋白残留物和 HDL 中水解残余脂蛋白和磷脂。残余微粒中的 HL 介导的脂质水解有助于通过 ApoE 介导的肝脂质摄取。HL 缺乏症是非常罕见的染色体隐性遗传疾病，特点是血浆胆固醇和 TG 升高（混合性高脂血症），由于长期脂蛋白遗留物的积累，伴有 HDL-C 的升高。通过检测肝素抗凝后的血液 HL 活性，和（或）确诊 HL/LIPC 两个等位基因突变，进行确诊。尽管 HL 缺乏的早产患者出现早发 CVD 已有报道，但是由于 HL 缺乏患者数目很少，这种与 ASCVD 关联的遗传缺陷尚不明确。

血脂异常的其他继发因素 上文已说明许多血脂异常（表 23-4）的继发因素。在这里讨论其他因素。

肝脏疾病 因为肝是形成和清除脂蛋白的主要场所，肝脏疾病可以通过各种方式影响血浆脂质水平。感染、药物或酒精性肝炎通常增加 VLDL 合成，表现为轻度到中度的高甘油三酯血症。重度肝炎和肝功能衰竭由于降低脂蛋白生物合成能力，都与血浆胆固醇和 TG 的显著降低有关。

胆汁淤积症与高胆固醇血症有关，这可以很严重。

表 23-4 高脂血症的继发性原因

| LDL | | HDL | | VLDL 升高 | IDL 升高 | 乳糜微粒升高 | LP (a) 升高 |
升高	降低	升高	降低				
甲状腺功能减退	严重肝病	酒精	吸烟	肥胖	多发性骨髓瘤	自身免疫性疾病	肾功能不全
肾病综合征	吸收不良营养不良	运动	2 型糖尿病	2 型糖尿病	单克隆免疫球蛋白病	2 型糖尿病	肾病综合征
胆汁淤积	高雪氏病	氯化的碳氢化合物暴露	肥胖	糖原贮积症	自身免疫性疾病		炎症
急性间歇性卟啉病	慢性感染性疾病	药物：雌激素	营养不良	肾病综合征	甲状腺功能减退		绝经
神经性厌食症	甲状腺功能亢进症		高雪氏病	肝炎			睾丸切除术
肝癌	药物：烟酸中毒		胆固醇酯贮积病	饮酒			甲减
药物：噻嗪类，环孢霉素，卡马西平			药物：蛋白同化的类固醇，β 受体阻滞剂	肾衰竭脓毒症压力库欣综合征妊娠肢端肥大脂肪代谢障碍药物：雌激素，β 受体阻滞剂，糖皮质激素，胆汁酸结合树脂，维 A 酸			肢端肥大症药物：生长激素，异维 A 酸

缩写：DM, diabetes mellitus, 糖尿病；HDL, high-density lipoprotein 高密度脂蛋白；IDL, intermediate-density lipoprotein 中间密度脂蛋白；LDL, low-density lipoprotein, 低密度脂蛋白；；Lp (a), lipoprotein a, 脂蛋白 a；VLDL, very-low-density lipoprotein, 极低密度脂蛋白。

胆固醇排出体外的主要途径是通过分泌胆汁（直接进入或转为胆汁酸后），胆汁淤积阻止这个关键的排泄途径。胆汁淤积时，游离胆固醇、磷脂被分泌入血浆，作为片状颗粒的成分，称为 LP-X。这些粒子可以在皮肤沉积，类似于那些在 FDBL（掌黄瘤）患者中看到的病变。平面和发疹性黄色瘤也可以见于胆汁淤积症患者。

药物　许多药物对脂质代谢的影响，可能导致脂蛋白谱明显改变（表 23-4）。雌激素替代疗法与 VLDL 和高密度脂蛋白的合成增加有关，从而导致血浆 TG 和高密度脂蛋白胆固醇升高。这种脂蛋白谱是独特的，因为血浆甘油三酯和高密度脂蛋白胆固醇水平通常呈反比关系。当应用避孕药或进行绝经后雌激素治疗时，应监测血浆甘油三酯水平，以确保 VLDL 产生的增加不会导致严重的高甘油三酯血症。使用低剂量制剂雌激素或雌激素补充治疗可以减少外源性雌激素对血脂的影响。

含低水平 apoB 的脂蛋白的遗传原因

血浆 LDL-C 浓度＜60mg/dl 是不正常的。在某些

情况下，这个范围内的 LDL-C 水平可能反映营养不良或严重慢性疾病，但是在健康个体中 LDL-C＜60mg/dl 提示遗传因素。这里介绍引起遗传性低水平 LDL-C 的主要原因。

无 β 脂蛋白血症　含有 apoB 的脂蛋白在近端小肠肠上皮细胞和肝的肝细胞合成和分泌。这个过程涉及一系列复杂的事件，协调各种脂类与 apoB-48 和 apoB-100 的偶联。无 β 脂蛋白血症是一种罕见的常染色体隐性遗传疾病，由编码的微粒体 TG 转运蛋白（MTP；基因名称 MTTP）的失活突变造成。该蛋白将脂类转移至小肠和肝的新生乳糜微粒和 VLDL。这种疾病血浆胆固醇和 TG 水平极低，乳糜微粒、VLDL、LDL 和 ApoB 在血浆中检测不到。无 β 脂蛋白血症患者的父母（杂合体）血浆脂质和载脂蛋白水平正常。无 β 脂蛋白血症患者通常在幼儿期出现腹泻，由于脂肪吸收不良不能正常发育。最初的神经系统表现是深部腱反射丧失，紧随其后的是下肢远端本体感觉、振动觉降低和测距不准、共济失调，往往到了三十或四十岁出现痉挛步态。无 β 脂蛋白血症患者常

出现进展性着色性视网膜病变，患者呈现晚上视力下降和色觉下降，其次是白天视力下降，最终发展到失明。脊髓小脑的变性和着色性视网膜病变的存在导致了一些无β脂蛋白血症患者被误诊为弗里德希共济失调。

无β脂蛋白血症患者的大多数临床表现来源于脂溶性维生素的吸收和运输缺陷。维生素 E 和视黄基酯通过乳糜微粒从肠上皮细胞通常运输到肝，维生素 E 依赖 VLDL 从肝运输入血液循环。由于这些患者不能分泌含有 apoB 的颗粒，无β脂蛋白血症患者维生素 E 明显缺乏，维生素 A 和 K 轻到中度缺乏。无β脂蛋白血症患者应该到专业中心确诊并进行适当的治疗。治疗包括低脂、高卡路里、富含维生素饮食以及补充大量的维生素 E。当务之急是尽快开始治疗，防止神经系统后遗症的发展。有的患者即便进行了适当的治疗，仍然会出现疾病的进展。这种严重的疾病需要新的治疗方法。

家族性低β脂蛋白血症（FHBL）　FHBL 通常指的是由于 apoB 突变导致总胆固醇、低密度脂蛋白胆固醇和 apoB 下降。大部分导致 FHBL 的突变导致 apoB 蛋白截断，进而导致乳糜微粒从肠上皮细胞组装和分泌、VLDL 从肝分泌受损。突变导致包含截断的 apoB 的 VLDL 颗粒从循环清除加速，这也使得该病患者低密度脂蛋白和 apoB 水平降低。这些杂合突变的患者 LDL 水平通常＜60～80mg/dl，也往往有较低的血浆 TG 水平。许多 FHBL 患者肝脂肪超标（由于 VLDL 排除减少），有时肝转氨酶水平升高，但这些患者很少出现炎症和纤维化。

apoB 的两个等位基因突变导致 FHBL 纯合子，这是一种极其罕见的疾病。像无β脂蛋白血症一样，几乎检测不到 LDL-C 和 apoB。低β脂蛋白血症患者的神经缺陷不像无β脂蛋白血症中那么严重。通过检查血浆低密度脂蛋白水平的遗传模式，可以鉴别低β脂蛋白血症纯合子和无β脂蛋白血症。在无β脂蛋白血症患者的父母中，低密度脂蛋白的水平和 apoB 正常，低β脂蛋白血症纯合子患者的父母中该水平偏低。

PCSK9 缺乏　另一个导致低水平 LDL-C 的遗传原因是 PCSK9 失活突变。PCSK9 是一种分泌蛋白，在肝与 LDL 受体细胞外领域结合，促进受体的降解。PCSK9 杂合性的无义突变，干扰蛋白质的合成，与肝 LDL 受体活性增加和血浆 LDLC 水平减少相关。这种突变在非洲血统的人中特别频繁。PCSK9 杂合失活突变患者血浆低密度脂蛋白水平减少 30%～40%，相对于那些没有 PCSK9 基因突变的患者而言，这些失活突变的患者自出生以来，血浆脂蛋白水平降低，受到免患冠心

病的保护。这个现象促使了 PCSK9 抑制剂的研发，作为一种新的策略来降低低密度脂蛋白水平和心血管风险。有报道显示这些无意义纯合突变的人群 LDL-C 水平非常低（＜20mg/dl），但很健康。更高的频率（R46L）序列的变化主要在欧洲血统的人中出现。这种突变损害，但不完全破坏 PCSK9 功能。因此，携带这种突变患者的血浆 LDL-C 的水平更适度减少（约 15%～20%）；这些突变的患者 ASCVD 风险降低了 45%。

高密度脂蛋白胆固醇降低的代谢障碍

低水平的 HDL-C 在临床实践中非常常见。低 HDL-C 是一个重要预测心血管风险增加的独立指标，已经被常规用于标准化风险计算器。最近的一个来自美国心脏协会（AHA）/美国心脏病学会（ACC）所使用的风险计算器也使用 HDL-C 作为一个参数。但目前仍然不确定是否低 HDL-C 直接影响 ASCVD 的发展。HDL 代谢受到 TRL、胰岛素抵抗、炎症等环境和医疗因素的显著影响。因此，HDL-C 的测定实际上包含了许多心血管疾病的风险因素，这可能是它和 ASCVD 负相关的原因。

大部分较低水平 HDL-C 患者有遗传倾向和一些继发因素的组合。目前已经证实很多的基因变异能够影响 HDL-C 的水平。更重要的量化指标——肥胖和胰岛素抵抗对 HDL-C 有很强的抑制作用，在这些状态下，可以出现 HDL-C 的降低。此外，绝大多数 TG 升高的患者，HDL-C 水平都降低。详尽的研究显示，大部分低的 HDL-C 血症患者的生理基础是 HDL 的分解代谢加速，与其相关的 apoA-I 降低。重要的是，尽管 HDL-C 仍然是一个重要的评估心血管疾病风险的标志物，目前还尚未将提高 HDL-C 水平以减少心血管疾病的风险作为一个直接干预目标。CETP 抑制剂等临床药物的研发（见下文），有可能改变这种模式。

非常低水平的高密度脂蛋白胆固醇的遗传原因

编码蛋白质的基因突变在 HDL 合成和分解代谢中扮演关键角色，可以导致血浆 HDL-C 水平降低。与高胆固醇血症的遗传形式不同，它总是与早发冠状动脉粥样硬化有关，低α脂蛋白血症（低高密度脂蛋白胆固醇）的遗传方式往往和明显的 ASCVD 风险增加不相关。

apoA5-A1-C3-A4 轨迹的基因缺失和 apoA1 编码突变　apoA1 基因的完整缺失造成了 apoA-I 完全性缺乏，从而导致循环中的 HDL 缺乏和早发 ASCVD 风

险增加。编码 apoA5、apoA1、apoC3 和 apoA4 基因聚集在 11 号染色体。有些完全缺乏 apoA-Ⅰ患者的基因异常还包括 11 号染色体上聚集的其他基因。有活性的 LCAT 需要 apoA-Ⅰ的参与。缺乏 LCAT 的患者，血浆和组织游离胆固醇水平（非 HDL）增加。游离胆固醇可以沉积于角膜和皮肤，导致角膜混浊和平面黄色瘤。早发冠心病与 apoA-Ⅰ缺乏有关。

在一些血浆 HDL-C 水平较低（通常 15～30mg/dl）患者中可以出现 apoA-Ⅰ基因错义和无义突变，但这仍然是血浆 HDL-C 水平低的罕见原因。大多数由于 apoA-Ⅰ错义突变而导致血浆 HDL-C 水平较低的个体不出现早发冠心病。apoA-Ⅰ Arg173Cys 杂合突变患者（所谓的 apoA-Ⅰ Milano）由于 LCAT 活化障碍，包含异常 apoA-Ⅰ的高密度脂蛋白颗粒的清除加速，从而造成血浆高密度脂蛋白胆固醇水平很低。但尽管血浆高密度脂蛋白胆固醇的水平很低，这些人早发冠心病的风险并未增加。

apoA-Ⅰ、apoA-Ⅱ几个罕见的选择性错义突变促进淀粉样原纤维的形成，这可能会导致系统性淀粉样变。

丹吉尔疾病（ABCA1 不足） 丹吉尔疾病是一种罕见的常染色体共显性遗传病，导致血浆高密度脂蛋白胆固醇水平的极度低下。该病是由编码 ABCA1 基因突变引起的，ABCA1 是一种细胞转运体，促进了非酯化胆固醇和磷脂从细胞转运至 apoA-Ⅰ（图 23-3）。肝和小肠分泌的 ABCA1 迅速脂解从这些组织基底外侧膜分泌的 apoA-Ⅰ。缺乏 ABCA1，酯化不全的 apoA-Ⅰ立即从循环中被清除出去。因此，丹吉尔疾病患者循环中血浆 HDL-C 水平（<5mg/dl）和 apoA-Ⅰ（<5mg/dl）水平极低。胆固醇积累在这些患者的网状内皮系统，导致肝脾大，出现灰色、黄色或橙色的扁桃体。该病也可以出现间歇性周围神经病变（多发性神经炎）或鞘磷脂样神经障碍。由于丹吉尔疾病患者有非常低水平的 HDL-C 和 apoA-Ⅰ，该病可能与一些早发的动脉粥样硬化疾病的风险增加有关，但是相关性并不像预期的那么明显。丹吉尔疾病患者也有低血浆低密度脂蛋白的水平，这可能会减弱动脉粥样硬化的风险。ABCA1 基因杂合突变能够适度降低血浆 HDL-C 水平（15～30mg/dl），但其早发冠心病的风险仍不明确。

家族性 LCAT 缺乏 这种罕见的常染色体隐性遗传疾病是由 LCAT 突变引起的，LCAT 是在人体肝内合成并分泌入血的酶，它在循环中与脂蛋白有关（图 23-3）。如上所示，该酶被 apoA-Ⅰ激活，介导胆固醇酯化形成胆固醇酯。因此，在家族性 LCAT 缺乏

的患者中，循环脂蛋白的游离胆固醇比例大大增加（血浆总胆固醇约 25％至>70％）。这种酶的缺乏影响 HDL 粒子的成熟，导致循环 apoA-Ⅰ快速分解代谢。

目前已知的有两种家族性 LCAT 缺乏的遗传形式：完全的缺陷（也称为经典 LCAT 不足）和部分缺陷（也称为鱼眼病）。由于角膜游离胆固醇的沉积导致进展性角膜浑浊，血浆 HDL-C 水平非常低（通常<10mg/dl），和不同程度的高甘油三酯血症是这两种疾病的特征。在 LCAT 部分缺陷患者中，目前尚未发现其他临床情况。相比之下，完全 LCAT 缺乏症患者有溶血性贫血和进行性肾功能不全，最终导致终末期肾病。值得注意的是，尽管血浆 HDL-C 和 apoA-Ⅰ水平极低，但是早发 ASCVD 不是 LCAT 缺陷或鱼眼病的共同特征。该病可以在专业实验室通过分析血清 LCAT 活性或进行 LCAT 基因测序进行诊断。

原发性低α脂蛋白血症 血浆低高密度脂蛋白胆固醇水平（α-脂蛋白）称为低α脂蛋白血症。原发性低α脂蛋白血症定义为血浆 HDL-C 水平，低于正常胆固醇和 TG 水平的第十百分位，除外明显的低血浆 HDL-C 的继发因素，且没有 LCAT 不足或丹吉尔疾病的临床症状。这种综合征通常被称为孤立性低 HDL。低 HDL-C 的家族史提示该诊断，该病可能是常染色体显性遗传模式。这种疾病的代谢方面的病因似乎主要是高密度脂蛋白和载脂蛋白分解代谢加速。有些患者可能有 ABCA1 基因突变，因此理论上可能同时合并丹吉尔病。虽然目前尚不清楚低高密度脂蛋白胆固醇水平加速动脉粥样硬化的机制，但是几个原发性低α脂蛋白血症的家系中都存在早发冠心病的发病率增加。低α脂蛋白血症与早发冠心病的关联可能来源于特定的基因缺陷，或潜在的代谢缺陷，直接或间接导致血浆 HDL-C 水平降低。

高水平的高密度脂蛋白胆固醇 CETP 缺乏症的遗传原因

编码 CETP 基因的等位基因失活突变导致 HDL-C 水平显著升高（通常大于 150mg/dl）。如上所述，CETP 将胆固醇酯从 HDL 转移至含 apoB 的脂蛋白（图 23-3）。这种转移活性的下降导致胆固醇酯中 HDL 含量增加，血浆 HDL-C 降低。这些患者血液循环中富含高胆固醇的 HDL 颗粒清除速度降低。CETP 缺乏症首先是在日本人中发现的，在日本人以外的人群中罕见。CETP 缺乏与 ASCVD 关系不明。CETP 缺乏

的杂合子患者 HDL-C 的水平轻度升高。CETP 缺乏患者具有高水平 HDL 表型，该病促进了胆固醇酯转运蛋白抑制剂的研发。胆固醇酯转运蛋白抑制剂可以提高 HDL-C 水平和降低 LDL 水平，但是否会降低 AS-CVD 风险仍有待确定。

脂蛋白代谢异常的筛查、诊断和管理

筛查

应在所有成年人检测血浆脂质和脂蛋白水平，最好是空腹过夜 12h 后检测。在大多数临床实验室，使用酶学测量血浆总胆固醇和甘油三酯，然后用含有 apoB 的脂蛋白沉淀后，测定上清液中的 HDL-C 水平。然后使用如下公式估计：

低密度脂蛋白胆固醇＝总胆固醇－（TG/5）－HDL-C

（VLDL-C 含量以血浆 TG 除以 5 来估计，因为 VLDL 颗粒中 TG 和胆固醇的比例是 1∶5）。如果是在空腹状态取的血，TG 水平不超过 200mg/dl 左右，这个公式（Friedewald 公式）是相当准确的；如果 TG 水平＞400mg/dl，不能使用此公式。VLDL-C 可以用多种方法直接检测。进一步评估和治疗主要依据的是基于大量观测数据形成的 AHA/ACC 风险计算器计算的绝对心血管风险。

诊断

管理脂蛋白紊乱的关键第一步是努力确定患者哪一类脂蛋白增加或减少。确定高脂血症的类型后，应努力排除任何可能引起高脂血症的继发因素（表 23-4）。虽然很多有高脂血症患者有导致他们脂质紊乱的主要原因（即遗传），但导致高脂血症的继发原因也是一个加重因素。应该详细询问社会、医疗和家族病史。对伴有高甘油三酯血症患者的初步筛查中应该包括空腹血糖。应该测定尿蛋白和血清肌酐水平以除外肾病综合征和慢性肾功能不全。应进行肝功能检查以排除肝炎和胆汁淤积。通过测量血清甲状腺激素，排除甲状腺功能减退症。

如果排除了继发性因素，应该考虑诊断原发性血脂紊乱，因为潜在的遗传缺陷可以提供关于患冠心病、对药物治疗的反应和其他家庭成员管理的风险等重要的预后信息。获得正确的诊断通常需要详细的家庭病史、家庭成员血脂分析，有时还需要特殊的检测。

严重的高甘油三酯血症　如果空腹血浆甘油三酯水平＞1000mg/dl，患者诊断为乳糜血。如果胆固醇/甘油三酯比＞10，必须鉴别家族性乳糜血综合征。测量肝素抗凝后的血浆脂蛋白脂酶活性可以协助诊断。乳糜血的大多数成年患者也有 VLDL 水平升高。这些患者通常并不一定是孟德尔疾病，但有遗传易感性，同时有高脂血症的继发因素（饮食、肥胖、糖耐量异常、饮酒、雌激素疗法）。这类患者有患急性胰腺炎的风险，应该治疗以减少其 TG 水平，以减少他们的胰腺炎风险。

重度高胆固醇血症　如果 LDL-C 水平非常高（大于其年龄和性别的第九十五个百分位数），患者可能有高胆固醇血症的遗传原因。目前，因为不影响临床诊疗，所以尚没有令人信服的理由来进行分子学研究，以便进一步改进分子诊断。隐性遗传模式的严重高胆固醇血症是罕见的，但如果严重高胆固醇血症患者的父母有正常的胆固醇水平，应考虑 ARH、谷固醇血症和 CESD。如果患者有中等程度的高胆固醇血症，并且不像单基因性状一样存在于家系共分离现象，有可能是多基因导致的高胆固醇血症。

混合性高脂血症　对脂代谢紊乱的诊断最常见的错误多见于混合性高脂血症患者。可以在血浆 VLDL 和低密度脂蛋白或残脂蛋白增加的患者中看到血浆胆固醇和 TG 水平升高。应该进行 β-量化测定血浆 VLDL 胆固醇/TG 比值（见 FDBL 讨论）或在降脂治疗起始之前直接测定血浆 LDL-C，以确定是否是由于残留物的积累而导致的高脂血症，或是由于 LDL 和 VLDL 增加导致的高脂血症。测定血浆 apoB 水平有助于 FCHL 的诊断。这些患者可能需要更积极的治疗。

脂蛋白疾病的治疗方法：脂蛋白紊乱

临床管理的主要目标是：①预防严重高甘油三酯血症患者出现急性胰腺炎；和②预防心血管疾病和相关心血管事件。

严重的高甘油三酯血症，预防胰腺炎的管理

虽然严重的高甘油三酯血症，特别是乳糜血者，和急性胰腺炎关系早已被证实，但从来没有一项设计严谨的临床试验证实降低 TG 的干预能够降低胰

腺炎的风险；然而，临床上一般认为 TG＞500mg/dl 时需要，以减少胰腺炎的风险。是否严重高甘油三酯血症的患者 ASCVD 风险升高，仍有争议。

生活方式 调整严重高甘油三酯血症患者的生活方式，与血浆甘油三酯水平显著降低有关。应鼓励患者减少饮酒或最好是戒酒。严重高甘油三酯血症患者通常能够通过规范的膳食咨询而获益，应该与营养学家详细咨询关于高 TG 血症的膳食管理。应该减少饮食中脂肪摄入量以减少乳糜在小肠内的形成。因为胰岛素驱动 TG 在肝中产生，不应摄入过多的简单碳水化合物。有氧运动，定期的体育锻炼的增加可以对降低甘油三酯水平起到积极作用，应大力提倡。对于超重患者，减肥有助于降低甘油三酯水平。在极端情况下，有证据显示减肥手术不仅有效减肥，也可以极大地降低血浆甘油三酯水平。

药物治疗严重高甘油三酯血症 尽管有上述干预措施，然而，许多严重的高甘油三酯血症患者仍需药物治疗（表 23-5）。采用积极的生活方式管理，但空腹 TG 仍持续＞500mg/dl 的患者，是药物治疗的适应证。有三类药物用于治疗这类患者：贝特，ω-3 脂肪酸（鱼油）和烟酸。此外，他汀类药物可以减少血浆甘油三酯水平，并且还减少 ASCVD 风险。

贝特 纤维酸衍生物或纤维酸类，是调节脂代谢核受体 PPARα 的激动剂。贝特刺激脂蛋白脂酶活性（加强甘油三酯水解）、减少 apoC-Ⅲ 合成（提高脂蛋白残余的清除）、促进脂肪酸的 β-氧化，可能降低 VLDL、TG 的生成。贝特是严重高甘油三酯血症（＞500mg/dl）的一线治疗方法。这类治疗药物有时降低，但更多时候会升高严重高甘油三酯血症患者血浆 LDL-C 的水平。贝特耐受性良好，但与胆结石的发病率增加相关。贝特可以引起肌病，尤其是当结合其他降脂治疗（他汀类药物、烟酸），并可导致肌酐升高。慢性肾病患者应慎用贝特类药物。重要的是，贝特可以增强华法林和某些口服降糖药的疗效，所以患者使用此类药物治疗时，应密切监测抗凝血状态和血浆葡萄糖水平。

ω-3 脂肪酸（鱼油） ω-3 脂肪酸或 ω-3 多不饱和脂肪酸（n-3 多不饱和脂肪酸），俗称鱼油，在鱼类和亚麻籽中的浓度高。最广泛地用于高脂血症治疗的 n-3 多不饱和脂肪酸是鱼油中的两种活跃分子——二十碳五烯酸（EPA）和二十二碳六烯酸（DHA）。n-3 多不饱和脂肪酸已有片剂，3～4g/d 的剂量可以有效降低空腹 TG 水平。严重高甘油三

酯血症（＞500mg/dl）患者可以考虑使用鱼油作为一线治疗，以防止胰腺炎发生。鱼油可以导致一些患者的血浆 LDL-C 水平增加。一般情况下，鱼油耐受性良好，主要的副作用是消化不良。至少在剂量 3～4g 范围内它们似乎是安全的，但与出血时间延长有关。

烟酸 烟酸或烟碱酸，是一种 B 族复合维生素，用于脂质异常的治疗药物已经有超过 50 年的历史。烟酸通过作用于烟碱酸受体 GPR109A 抑制脂肪细胞脂肪分解，并且可能还有其他一些尚不清楚的对肝脂质代谢的影响。烟酸降低血浆甘油三酯和 LDL-C 水平，并升高血浆 HDL-C 水平。因为它副作用很多，应用困难，充其量是严重高甘油三酯血症的三线用药。烟酸治疗一般从低剂量开始，逐步达到更高的剂量。烟酸的最常见副作用是皮肤潮红，这是由激活皮肤 GPR109A 途径介导的。烟酸可引起消化不良，加剧食管反流和胃溃疡病的发生。在 15% 的以任何形式烟酸治疗的患者中可发生转氨酶轻度升高。烟酸可造成血浆尿酸升高，并在易感患者中造成痛风发作。黑棘皮病、深色粗皮损和黄斑病变是烟酸的罕见副作用。

控制胆固醇，预防心血管疾病

与高甘油三酯血症和胰腺炎相比，丰富和令人信服的数据表明，大幅度降低 LDL-C 的干预治疗，可以减少心血管疾病，包括心肌梗死和卒中，以及总死亡率的风险。因此，高胆固醇血症患者都必须进行心血管疾病的风险和干预需求的评估。另外值得注意的是，血浆 LDL-C 水平"正常"或处于平均范围，但是有心血管疾病高风险的患者，也能够从降脂治疗中获益。

生活方式 治疗高胆固醇血症和心血管高危因素患者的第一步是针对生活方式进行必要的调整。肥胖的患者，应努力将体重降至理想水平。患者应接受饮食指导，以减少饮食中饱和脂肪、反式脂肪和胆固醇的含量。定期的有氧运动虽然有独立于 LDL-C 水平之外的心血管风险获益，但是对降低血浆 LDL-C 水平的影响相对较小。

高胆固醇血症的药物治疗 降低 LDL-C 药物的使用——他汀作为一线治疗——应该基于患者 LDL-C 的水平以及心血管风险的水平（表 23-5）。一般情况下，孟德尔遗传疾病患者，如 FH，表现为 LDL-C 的升高，终身 CVD 风险都非常高，这类患者必须给予药物治疗以减少心血管疾病。应该在成年之

表 23-5	治疗高脂血症常用药物总结				
药物	主要适应证	起始剂量	最大剂量	机制	常见副作用
HMG-CoA 还原酶抑制剂（他汀类）	LDL 升高；CVD 风险升高			↓胆固醇合成 ↑肝 LDL 受体 ↓VLDL 生成	肌痛，关节痛，转氨酶升高，消化不良
洛伐他汀		20～40mg, qd	80mg, qd		
普伐他汀		40～80mg, qd	80mg, qd		
辛伐他汀		20～40mg, qd	80mg, qd		
氟伐他汀		20～40mg, qd	80mg, qd		
阿托伐他汀		20～40mg, qd	80mg, qd		
瑞舒伐他汀		5～20mg, qd	40mg, qd		
匹伐他汀		1～2mg, qd	4mg, qd		
胆固醇吸收抑制剂	LDL-C 升高			↓胆固醇吸收 ↑LDL 受体	转氨酶升高
依折麦布		10mg, qd	10mg, qd		
胆汁酸螯合剂	LDL-C 升高			↑胆汁酸排泄 ↑LDL 受体	腹胀，便秘，甘油三酯升高
考来烯胺		4g, qd	32g, qd		
考来替泊		5g, qd	40g, qd		
考来维仑		3750mg, qd	4375mg, qd		
MTP 抑制剂	HoFH			↓VLDL 合成	皮肤潮红，腹泻，增加肝脂肪
洛美他派甲磺酸盐		5mg, qd	60mg, qd		
ApoB 抑制剂	HoFH			↓VLDL 合成	注射部位反应，流感样症状，增加肝脂肪
米泊美生		200mg SC, qw	200mg SC, qw		
烟酸	LDL-C 升高，TG 升高			↓VLDL 合成	皮肤潮红，胃肠道不适，血糖升高，血尿酸升高，肝功能相关检查升高
快速释放型		100mg tid	1g, tid		
持续释放型		250mg bid	1.5g, bid		
延长释放型		500mg qhs	2g, qhs		
纤维酸衍生物	TG 升高			↑LPL, ↓VLDL 合成	消化不良，肌痛，胆结石，转氨酶升高
吉非贝齐		600mg, bid	600mg, bid		
非诺贝特		145mg, qd	145mg, qd		
ω-3 脂肪酸	TG 升高	4g, qd	4g, qd	↑TG 分解代谢	消化不良，鱼腥味呼吸气味
ω-3 酸乙酯					
二十碳五烯酸乙酯		4g, qd	4g, qd		

缩写：HDL-C，高密度脂蛋白胆固醇；HoFH，纯合子家族性高胆固醇血症；LDL，低密度脂蛋白；LDL-C，低密度脂蛋白胆固醇；LPL，脂蛋白脂酶；TG 甘油三酯；VLDL，极低密度脂蛋白

后尽早开始治疗，在部分患者，甚至在儿童期就应该开始治疗。

除此之外，一般是由心血管风险的程度决定何时启动降 LDL-C 的药物治疗。在合并心血管疾病患者，无论 LDL-C 水平如何，都有临床试验数据支持，应使用他汀类药物治疗。对于＞40 岁无临床

心血管疾病的人群，可使用 AHA/ACC 风险计算器（http://my. americanheart. org/professional/StatementsGuidelines/PreventionGuidelines/Prevention-Guidelines_UCM_457698_SubHomePage. jsp）预测 10 年绝对心血管疾病风险。目前的指南建议，无论血浆 LDL-C 水平如何，10 年风险＞7.5％的患者需要考虑他

汀类药物治疗。对于年轻患者，应考虑进行终身 CVD 风险的评估，以协助判断何时开始他汀类药物治疗。

HMG CoA 还原酶抑制剂（他汀类药物） 他汀类药物抑制胆固醇的生物合成的关键酶是 HMG-CoA 还原酶。通过抑制胆固醇的生物合成，他汀类药物使得肝低密度脂蛋白受体的活性增加，加速循环中 LDL 清除，从而使得血浆 LDL-C 水平降低。这种降低是剂量依赖性的。使用他汀类药物治疗，LDL 的降低幅度在人群中差异较大，但一旦患者使用他汀类药物，他汀类药物的剂量增加了一倍，血浆 LDL-C 水平进一步降低约 6%。目前上市的他汀类药物降低 LDL-C 的能力也各不相同（表 23-5）。目前，尚没有确凿的证据显示除了降低 LDL-C 之外，不同的他汀还有各自额外的益处。他汀类药物也降低血浆 TG，呈剂量依赖性，和其降低 LDL-C 的比例类似（如果 TG<400mg/dl）。他汀类药物能轻度提高 LDL（5%～10%），呈非剂量依赖性。

他汀类药物耐受性好，可以以片剂形式一天一次服用。可能的副作用包括消化不良、头痛、疲劳和肌肉或关节疼痛。严重的肌病和横纹肌溶解甚至很少出现在他汀类药物治疗中。在年龄较大，虚弱，肾功能不全，合用干扰他汀代谢的药物，如红霉素和相关的抗生素、抗真菌药物、免疫抑制药物和纤维酸衍生物（尤其是吉非贝齐）的情况下，他汀类药物相关肌病的风险增加。通常可以通过仔细选择患者，避免使用相互作用药物，指导患者如发生不明原因的肌肉疼痛立即联系医师等办法避免出现严重的肌病。如果出现肌肉症状，应该检测血浆肌酸激酶（CK）水平来区分肌病和肌痛。服用他汀类药物不需要在常规基础上监测血清肌酸激酶，因为无症状性 CK 升高并不能预测肌病的发展，也并不提示患者需要停止使用这种药物。

他汀类药物治疗的另一个不良反应是肝转氨酶[谷丙转氨酶（ALT）和谷草转氨酶（AST）]升高。应该在开始治疗前、治疗 2～3 个月时筛查转氨酶的水平。然后一年检查一次。转氨酶升高（大于 3 倍正常上限）是相对较少的，轻度到中度（正常值的 1～3 倍）无症状转氨酶升高不需要停药。与他汀类药物相关的严重临床肝炎极其罕见，现在的趋势是在服用他汀类药物的患者中，没必要频繁监测转氨酶。他汀类药物相关肝酶升高可在药物停用后缓解。

他汀类表现出很好的安全性。针对他汀类药物的大型随机临床对照试验的 meta 分析显示除了 2 型糖尿病风险升高以外，他汀的使用和其他任何非心血管疾病风险的升高无关。服用他汀类药物的患者中有一小部分发展成糖尿病，但他汀减少心血管事件的获益仍然超过其增加糖尿病发生的风险。他汀类药物是降低 LDL-C 的药物选择，是目前使用最广泛的一类降脂药物。

胆固醇吸收抑制剂 小肠腔内的胆固醇来自饮食（大约三分之一）和胆汁（约三分之二），通过肠上皮细胞主动吸收。这一过程由 NPC1L1 介导。依折麦布（表 23-5）是一种胆固醇吸收抑制剂，直接与 NPC1L1 结合，抑制小肠对胆固醇的吸收。依折麦布（10mg）抑制近 60% 胆固醇的吸收，导致肝膳食甾醇转运减少和肝低密度脂蛋白受体表达增加。依折麦布（10mg）治疗使得血浆 LDL-C 平均减少 18%，并且这种获益独立于他汀治疗之外。其对甘油三酯和高密度脂蛋白胆固醇水平的影响可以忽略不计。在与他汀类药物联合使用时，建议监测肝转氨酶。只有不能耐受他汀类药物和谷固醇血症患者才可使用依折麦布单药治疗。

胆汁酸螯合剂（树脂类） 胆汁酸螯合剂在肠道内与胆汁酸结合并促进其排泄，而不是在回肠重吸收。为了保持胆汁酸池的大小，肝转移胆固醇合成胆汁酸。降低肝细胞内胆固醇含量的结果是低密度脂蛋白受体上调，增加其从血浆清除。胆汁酸螯合剂，包括考来烯胺、考来替泊、考来维仑（表 23-5），主要降低血浆 LDL-C 水平，但可以导致血浆 TG 的增加。因此，高甘油三酯血症患者一般不应使用胆汁酸螯合剂治疗。考来烯胺和考来替泊是必须悬浮在液体中的不溶性树脂。考来维仑现有胶囊制剂，但一般需要 6～7 粒/日，才能有效降低 LDL-C。树脂类的主要副作用局限于胃肠道，包括腹胀和便秘。因为胆汁酸螯合剂不被系统吸收，可在儿童和哺乳期、怀孕或备孕的育龄期女性中安全使用。这类药物与他汀类药物、依折麦布的联用是有效的，尤其是在严重高胆固醇血症患者以及那些他汀类药物不耐受患者中可以与一种或两种降脂药物联用。

FH 纯合子的特殊用药 两个"孤儿"药物获准专门用于 FH 纯合子的治疗。分别为 MTP 小分子抑制剂（称为洛美他派甲磺酸盐）和反义寡核苷酸抗 ApoB（称为米泊美生）。这些药物降低 FH 纯合子患者的 VLDL 产生和 LDL-C 水平。由于其作用机制，这两种药物都可导致肝脂肪增加，所以其长期预后尚未可知。此外，洛美他派甲磺酸盐与胃肠道副作用以及皮肤反应和流感样症状有关。

低密度脂蛋白分离疗法 耐药的高胆固醇血症是低密度脂蛋白分离疗法的适应证。在此过程中，患者的血浆通过特异去除LDL的柱子，然后再回输入患者体内。已使用最大耐受剂量联合药物治疗的患者，如有冠心病但血浆LDL-C水平＞200mg/dl，或没有冠心病和血浆LDL-C水平＞300mg/dl的患者，可考虑每隔一周到专门的脂质中心进行低密度脂蛋白分离疗法。

第二十四章 代谢综合征

The Metabolic Syndrome

Robert H. Eckel

（李萌 译 韩学尧 审校）

代谢综合征（X综合征、胰岛素抵抗综合征）包含了一组聚集出现的代谢异常，这些代谢异常会增加心血管疾病（CVD）和糖尿病的风险。代谢综合征标准的演变是从最初世界卫生组织在1998年制定的代谢综合征定义开始，它反映了共识会议和专业组织的研究分析以及不断积累的临床证据。代谢综合征的主要特征包括中心性肥胖、高甘油三酯血症、低水平高密度脂蛋白胆固醇（HDL）、高血糖和高血压（见表24-1）。

流行病学

代谢综合征最重要的特征是腰围。腹腔内周径（内脏脂肪组织）被认为与胰岛素抵抗、糖尿病和心血管疾病风险密切相关。对于任何给定的腰围，脂肪组织在皮下（SC）和内脏之间分布的变化差别很大。因此，不论在人群之间还是人群内，在相同的腰围水平，其风险可能大也可能小。这些人群的差别体现在腰围的范围，从而造成不同地理位置人群不同的风险（见表24-1）。

代谢综合征的患病率在世界各地各有不同，部分原因是研究人群的年龄和种族以及诊断标准不同。一般来说，代谢综合征的患病率随年龄增长而增加。按照国家胆固醇教育计划及成人治疗专家组Ⅲ（NCEP：ATPⅢ）诊断标准，美国土著人代谢综合征患病率最高，在45～49岁的女性中为60％，在45～49岁的男性中为45％。在美国，代谢综合征在非洲裔美国男性中不太常见，而在墨西哥裔美国女性中更常见。根据2003—2006年的国家健康和营养调查（NHANES）数据，在美国成年人中，年龄调整后不患有糖尿病的代谢综合征的患病率，在男性是28％，在女性为30％。在法国的一项队列研究显示，虽然在60～64岁的人群中17.5％发生代谢综合征，但是在30～60岁的人群无论男女其发病率均＜10％。全球工业化发展与肥胖的上升速度有关，肥胖有望显著增加代谢综合征的患病率，特别是随着人口老龄化。而且，儿童中肥胖的患病率上升和严重程度在年轻人代谢综合征的特征中也反映出来。

美国人口调查研究（NHANES Ⅲ）中，代谢综合征的五个组分的分布频率见图24-1。女性腰围增加明显，而男性空腹血浆甘油三酯增加（即＞150mg/dl），HDL-C水平降低，以及高血糖更多见。

危险因素

超重/肥胖 虽然代谢综合征是在20世纪初被首次描述，但直到近年，全球范围内超重/肥胖的流行才使它得到越来越多的关注。中心性肥胖是该综合征的一个重要特征，该病的患病率反映了腰围与脂肪组织增加之间很强的相关性。然而，尽管肥胖是很重要的因素，但是正常体重的患者也可能出现胰岛素抵抗或代谢综合征。

久坐不动的生活方式 缺乏体力活动是心血管事件预测因素，也是死亡的相关因素。代谢综合征的许多组分与久坐不动的生活方式有关，包括脂肪组织（主要是中心性）的增加，HDL胆固醇的降低，和遗传易感的个体甘油三酯、血压和血糖的升高。与每天看电视、看视频或用电脑时间＜1h的人相比，那些每天做同样的事情＞4h的人，代谢综合征发生的风险增加了两倍。

老年 代谢综合征影响近50％年龄超过50岁的美国人群。在60岁以上的人群中，妇女比男性代谢综合征更常见。该综合征患病率的年龄相关性在世界上大多数人口中可以看到。

糖尿病 在代谢综合征的NCEP和HARMONIZING定义中都包含了糖尿病。估计在2型糖尿病或糖耐量受损患者中绝大多数（近75％）有代谢综合征。与不合并代谢综合征2型糖尿病或糖耐量受损患者比较，合并代谢综合征的2型糖尿病或糖耐量受损患者发生心血管疾病风险升高。

表 24-1	NCEP：ATPⅢª 2001 和 Harmonizing 对代谢综合征的定义标准

NCEP：ATPⅢ 2001	Harmonizing 定义ᵇ
满足以下三条或以上标准：	满足以下三条标准：

满足以下三条或以上标准：

- 中心性肥胖：腰围＞102cm（男性），＞88cm（女性）
- 高甘油三酯血症：甘油三酯水平≥150mg/dl 或特定药物治疗
- 低 HDL-Cᶜ：男性＜40mg/dl，女性＜50mg/dl，或特定药物治疗
- 高血压：收缩压≥130mmHg 或舒张压≥85mmHg 或特定药物治疗
- 空腹血浆葡萄糖水平≥100mg/dl 或特定药物治疗或先前诊断为 2 型糖尿病

满足以下三条标准：

- 腰围（cm）

男性	女性	种族
≥94	≥80	高加索、撒哈拉以南的非洲、东欧和中东
≥90	≥80	南非、中国、南美和中美
≥85	≥90	日本

- 空腹甘油三酯水平≥150mg/dl 或特定药物治疗
- HDL-C：男性＜40mg/dl，女性＜50mg/dl，或特定药物治疗
- 血压：收缩压＞130mmHg 或舒张压＞85mmHg 或特定药物治疗
- 空腹血浆葡萄糖水平≥100mg/dl（可选指标：治疗高血糖的药物）

ª 国家胆固醇教育计划成人治疗专家组Ⅲ。ᵇ 在这个分析中，使用了下列腰围阈值：白种人男性，≥94cm；非裔美国男性，≥94cm；墨西哥裔美国男性，≥90cm；白种人女性，≥80cm；非洲裔美国女性，≥80cm；墨西哥裔美国女性，≥80cm。对于参与者属于"其他的民族，包括多个民族"的，阈值根据欧洲人群的切点（男性≥94cm 和女性≥80cm）和南亚的切点（男性≥90cm 和女性≥80cm）来确定。对于被认为是"其他西班牙裔"的参与者，使用国际糖尿病联盟对于美国南部和中美洲制定的阈值。ᶜ 高密度脂蛋白胆固醇

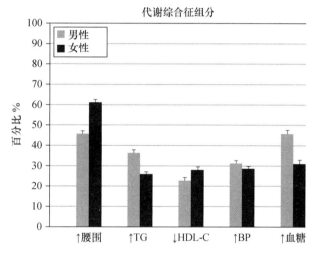

图 24-1　代谢综合征的组分患病率，根据 NHANES 2003—2006 调查。NHANES，国家卫生营养调查；TG，甘油三酯；HDL-C，高密度脂蛋白胆固醇；BP，血压。血糖升高的患病率包括已患糖尿病患者。（Created from data in ES Ford et al；*J Diabetes* 2：1753，2010）

心血管疾病　有代谢综合征的患者死于心血管疾病的可能性是没有代谢综合征者的 2 倍，而发生急性心肌梗死或卒中的风险高达三倍。在冠心病（CHD）患者中，代谢综合征的患病率大约是 50%，在早发冠心病（在≤45 岁）患者中大约是 35%，并且在女性中有特别高的患病率。适当的心脏康复和生活方式的改变（例如，营养，体力活动，减肥，并在一些病例采用药物治疗），该综合征的患病率可以减少。

脂肪营养不良　脂肪营养不良一般都与代谢综合征相关。遗传性脂肪营养不良（例如，Berardinelli Seip 遗传性脂肪营养不良，Dunnigan 家族性部分性脂肪营养不良）和获得性脂肪营养不良（例如在接受抗逆转录病毒治疗的 HIV 相关脂肪营养不良），可能会引起严重的胰岛素抵抗和代谢综合征的很多组分。

病因

胰岛素抵抗　目前公认的代谢综合征的病理生理假说是胰岛素抵抗，是由尚未完全阐明的胰岛素作用缺陷引起的（见第十九章）。餐后高胰岛素血症是胰岛素抵抗的早期表现，接着是空腹高胰岛素血症，最终发展为高血糖。

胰岛素抵抗的早期主要是由于循环游离脂肪酸过多（见图 24-2）。血浆白蛋白结合的游离脂肪酸主要来自储存在脂肪组织的甘油三酯被细胞内的脂肪分解酶水解释放。脂肪酸也可来自组织中富含甘油三酯的脂蛋白被脂蛋白脂酶水解。胰岛素既介导抗脂解作用，又能激活脂肪组织中的脂蛋白脂酶。需要注意的是，抑制脂肪组织中的脂解作用是胰岛素作用的最敏感通路。因此，当胰岛素抵抗出现时，脂肪分解增加产生更多的脂肪酸，并进一步降低胰岛素的抗脂解作用。脂肪酸过多提高了底物的可用性，并通过改变下游信号转导而导致胰岛素抵抗。脂肪酸降低胰岛素介导的葡萄糖摄取，并以甘油三酯的形式沉积在骨骼肌和心肌，增加肝糖异生和甘油三酯的沉积。

瘦素抵抗也被认为是一种可能的病理生理机制，以解释代谢综合征。生理学上，瘦素降低食欲，促进能量消耗，增强胰岛素敏感度。此外，瘦素可通过一氧化氮依赖性机制调节心脏和血管功能。然而，当肥胖发生时，高瘦素血症也随之而来。有证据显示，大脑和其他组织的瘦素抵抗会导致炎症、胰岛素抵抗、

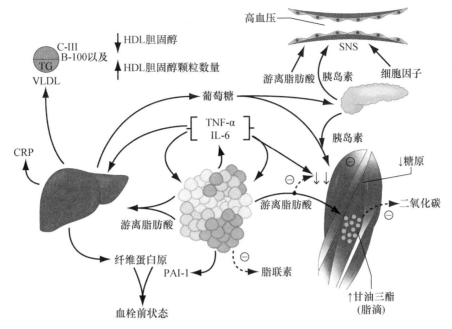

图 24-2　代谢综合征的病理生理机制。游离脂肪酸（FFA）从增多的脂肪组织中大量释放。在肝中，脂肪酸增加了糖异生和甘油三酯的合成，同时分泌极低密度脂蛋白（VLDL）。相关的脂质/脂蛋白异常，包括高密度脂蛋白（HDL）胆固醇减少和低密度脂蛋白（LDL）的颗粒数目（no.）增加。游离脂肪酸还能通过抑制胰岛素介导的葡萄糖摄取降低胰岛素在肌肉的敏感性。相关的缺陷包括减少葡萄糖分解为糖原，增加甘油三酯（TG）的脂质积累。循环中葡萄糖增加，以及在一定程度上增加游离脂肪酸，使胰腺分泌胰岛素增加，导致高胰岛素血症。高胰岛素血症可能会导致钠的重吸收增加，交感神经系统（SNS）兴奋性增加，导致高血压，可能出现更高水平的循环游离脂肪酸。炎性状态是叠加的，并在游离脂肪酸增多导致胰岛素抵抗中起到了一定作用。由脂肪细胞和单核细胞来源的巨噬细胞分泌的白细胞介素 6（IL-6）和肿瘤坏死因子 α（TNF-α）增加，导致胰岛素抵抗更加严重，脂肪组织储存的甘油三酯经脂解释放游离脂肪酸到循环中。IL-6 和其他细胞因子也增强肝糖异生过程，增加肝 VLDL 合成、高血压和肌肉的胰岛素抵抗。细胞因子和游离脂肪酸也增加了肝纤维蛋白原的合成和脂肪细胞纤溶酶原激活物抑制物 1（PAI-1）的合成，导致促凝状态。高水平的循环细胞因子导致 C 反应蛋白（CRP）合成增加。抗炎因子和胰岛素增敏细胞因子脂联素的合成减少也与代谢综合征有关。（*Modified from RH Eckel et al：Lancet 365：1415，2005.*）

高脂血症和多种心血管疾病，如高血压、动脉粥样硬化、CHD 和心脏衰竭。

氧化应激假说整合了衰老和代谢综合征的易感性。在对合并肥胖或 2 型糖尿病的胰岛素抵抗患者、老年人和 2 型糖尿病的后代研究中发现，线粒体氧化磷酸化的缺陷导致甘油三酯及其相关脂类物质在骨骼肌中沉积。

最近，研究发现肠道微生物在肥胖及其相关代谢紊乱（包括代谢综合征）的发生发展中起了重要因素。虽然机制仍然不确定，但是遗传易感性、饮食和肠道菌群的相互作用是很重要的。

腰围增加　腰围是近年来常常采用的代谢综合征诊断标准的一个重要组分。然而，通过测量腰围不能可靠地区分皮下脂肪组织增加还是内脏脂肪的增加，需要进行 CT 或 MRI 才能分辨。随着内脏脂肪组织增加，脂肪组织来源的游离脂肪酸直接到达肝。相比之下，腹部皮下脂肪的增加释放脂解产物进入全身循环，避免更直接地影响肝代谢。亚洲人和亚洲印度人中相

对于皮下脂肪组织的增加内脏脂肪组织增加更多，腰围也随之增加，这可以解释他们比非洲美国人（皮下脂肪占优势）有更高的代谢综合征患病率。也有可能，内脏脂肪只是肥胖患者餐后游离脂肪酸增高的一个标志，而并不是其根源。

血脂异常　（参见二十三章）在一般情况下，游离脂肪酸进入肝与富含甘油三酯的 ApoB、极低密度脂蛋白（VLDL）的合成增加相关。胰岛素对这个过程的影响很复杂，但高甘油三酯血症是胰岛素抵抗的一个很好的标志。不仅高甘油三酯血症是代谢综合征的特征，而且转运 VLDL 胆固醇的 ApoCⅢ和其他脂蛋白水平在代谢综合征患者中也升高。ApoCⅢ水平的增加抑制脂蛋白脂酶，进一步促进高甘油三酯血症，并与更多的动脉粥样硬化性心血管疾病相关。

代谢综合征的其他主要的脂蛋白紊乱包括 HDL 胆固醇的降低，是 HDL 组成及代谢变化的结果。在高甘油三酯血症中，HDL 中胆固醇的含量减少，是由

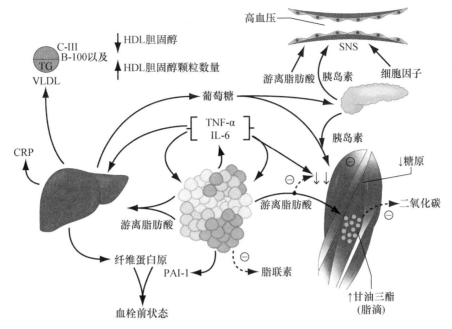 图中标签：
高血压　SNS　细胞因子
↓HDL胆固醇　↑HDL胆固醇颗粒数量
C-III　B-100以及　TG　VLDL
游离脂肪酸　胰岛素
葡萄糖　CRP　TNF-α　IL-6
胰岛素　↓糖原　二氧化碳
游离脂肪酸　脂联素
纤维蛋白原　PAI-1　血栓前状态
↑甘油三酯（脂滴）

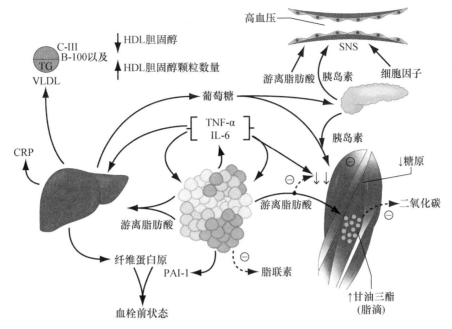

于脂蛋白核心胆固醇酯的含量降低，加上胆固醇酯转移蛋白介导的甘油三酯改变，使颗粒变得小而致密所致。脂蛋白的这种组成变化也导致循环中 HDL 的清除增加。这些 HDL 的变化与胰岛素抵抗有关，可能是间接地，与富含甘油三酯的脂蛋白代谢的变化同步出现。

除了 HDL，低密度脂蛋白（LDL）也是被修饰的代谢综合征组分。在空腹血浆甘油三酯水平＞2.0mmol/L（约 180mg/dl）时，小而密的 LDL 占优势，它有更强的致动脉粥样硬化作用，尽管它们与高甘油三酯血症和 HDL 水平低的相关性使其对心血管事件的影响是否具有独立性尚待评估。高甘油三酯血症的患者 VLDL1 和 VLDL2 亚组分的胆固醇含量增加，LDL 颗粒数也增加。这些胆固醇蛋白的变化可使代谢综合征患者的动脉粥样硬化风险增加。

葡萄糖耐量受损 （见十九章）代谢综合征的胰岛素作用缺陷导致胰岛素抑制肝肾葡萄糖输出的作用减弱，脂肪和骨骼肌等胰岛素敏感组织葡萄糖摄取和代谢降低。在人类、灵长类和啮齿类动物的研究充分地证明了空腹血糖或糖耐量受损与胰岛素抵抗存在关联。为了代偿胰岛素作用的缺陷，胰岛素分泌和（或）清除必须发生改变以维持正常的血糖。最终，通常因为胰岛素分泌缺陷，这种代偿机制失败，导致从空腹血糖受损和（或）糖耐量受损进展到糖尿病。

高血压 高血压与胰岛素抵抗的关系已经很明确。矛盾的是，在正常生理状态下，胰岛素是一种血管扩张因子，并影响肾钠重吸收。然而，在胰岛素抵抗时，胰岛素的扩血管效应消失但对肾钠重吸收的影响仍存在。钠重吸收在有代谢综合征的白种人中增加，但在非洲人或亚洲人中不增加。胰岛素也有增加神经系统交感活性的作用，在胰岛素抵抗时可能仍存在。胰岛素抵抗的特点是在磷脂酰肌醇 3 激酶信号转导中特异性降低。在内皮细胞，这种损害可能会导致一氧化氮的产生和内皮素 1 的不平衡，导致血流量减少。虽然这些机制令人振奋，但是通过检测空腹胰岛素水平或稳态模型评估胰岛素作用显示，胰岛素抵抗只是对代谢综合征患者高血压的患病率增高中起了部分作用。

另一个代谢综合征患者发生高血压的可能机制是血管周围脂肪组织的血管活性作用。NADPH 氧化酶释放的活性氧自由基损伤内皮功能，导致局部血管收缩。其他的旁分泌作用可通过瘦素或其他脂肪组织释放的促炎性因子介导，如肿瘤坏死因子-α 等。

高尿酸血症是胰岛素抵抗的另一个后果，常在代谢综合征患者中见到。越来越多的证据表明，不仅尿酸与高血压相关，而且降低血尿酸可使高尿酸青少年

患者的高血压恢复正常。其机制可能与尿酸对肾致密斑硝酸合成酶的不利影响有关，激活了肾素-血管紧张素-醛固酮系统。

炎性细胞因子 促炎性细胞因子（包括白细胞介素 1、6 和 18，抵抗素，肿瘤坏死因子α，与系统生物标志物 C 反应蛋白）的增加归因于脂肪组织的过度合成（图 24-2）。脂肪组织源性巨噬细胞可能是局部和全身循环中促炎细胞因子的主要来源。但是，目前仍不清楚，胰岛素抵抗多少是由这些细胞因子的旁分泌效应，多少是由内分泌效应造成的。

脂联素 脂联素是一种只由脂肪细胞合成的抗炎细胞因子。脂联素增强胰岛素敏感性，并抑制炎症过程中的许多环节。在肝，脂联素抑制糖异生酶的表达和葡萄糖的生成率。在肌肉，脂联素增加葡萄糖转运，并增强脂肪酸氧化，部分通过 AMP 激酶的活化来实现。脂联素水平在代谢综合征患者中下降。脂联素缺乏及促炎细胞因子过多的机制尚不清楚。

临床特点

症状和体征 代谢综合征通常没有症状。在体格检查时，主要是腰围增加，血压升高。无论是存在任何一种或两种都存在，都应使临床医生考虑检查患者是否存在与代谢综合征有关的其他生化异常。在不太常见的情况下，脂肪营养不良或黑棘皮在体格检查时可以见到。因为这些体格检查发现的特征性表象与严重的胰岛素抵抗有关，其他代谢综合征的组也应该见到。

相关疾病·心血管疾病 不患有糖尿病的代谢综合征患者的新诊断心血管疾病风险平均增加 1.5～3 倍。然而，在随访 8 年的弗莱明翰后代研究中，中年参与者的数据显示，男性代谢综合征患心血管疾病的人群归因危险度为 34%，女性只有 16%。在同一研究中，代谢综合征和糖尿病预测缺血性卒中，与仅患有糖尿病的患者相比，合并代谢综合征患者的风险更大（19% 比 7%），在女性患者中差异更大（27% 比 5%）。代谢综合征的患者患周围血管疾病的风险也增加。

2 型糖尿病 总体来看，代谢综合征患者患 2 型糖尿病的风险增加了 3～5 倍。在弗莱明翰后代研究中，随访 8 年的中年参与者中，男性发展为 2 型糖尿病的人群归因危险度为 62%，女性为 47%。

其他相关疾病 除了与代谢综合征相关的特征外，其他代谢改变也与胰岛素抵抗相伴相随。这些改变包括 apoB 和 apoC Ⅲ、尿酸、促凝因子（纤维蛋白原、纤溶酶原激活物抑制物 1）、血清黏度、不对称二甲基精氨酸、同型半胱氨酸、血白细胞计数、促炎细胞因

子、C反应蛋白、尿微量白蛋白水平，以及非酒精性脂肪肝和（或）非酒精性脂肪性肝炎、多囊卵巢、阻塞性睡眠呼吸暂停综合征的增加。

（1）非酒精性脂肪性肝病 脂肪肝是一种相对常见的疾病，影响25％～45％的美国人。然而，在非酒精性脂肪性肝炎，甘油三酯的沉积与炎症共存。非酒精性脂肪性肝炎存在于3％～12％的美国和其他西方国家人群中。代谢综合征患者中，25％～60％患有非酒精性脂肪肝，高达35％患有脂肪性肝炎。随着超重/肥胖的流行以及代谢综合征的增加，非酒精性脂肪性肝炎可能成为引起终末期肝病和肝细胞癌更常见的原因之一。

（2）高尿酸血症（参见第三十三章） 高尿酸血症反映了胰岛素对尿酸肾小管重吸收作用的缺陷，可能通过其对血管内皮细胞的影响导致高血压。一种内源性一氧化氮合成酶抑制剂非对称二甲基精氨酸的增加，也与血管内皮功能障碍相关。此外，微量白蛋白尿可能是胰岛素抵抗状态下内皮的病理生理改变所致。

（3）多囊卵巢综合征（参见第十四章） 多囊卵巢综合征与胰岛素抵抗（50％～80％）和代谢综合征相关，多囊卵巢综合征的代谢综合征患病率为40％～50％。多囊卵巢综合征的女性较无多囊卵巢综合征的女性患代谢综合征的可能性高2～4倍。

（4）阻塞性睡眠呼吸暂停 阻塞性睡眠呼吸暂停一般与肥胖、高血压、循环中细胞因子的增加、糖耐量受损、胰岛素抵抗有关。由于这些关联，阻塞性睡眠呼吸暂停患者常患有代谢综合征并不令人吃惊。此外，在阻塞性睡眠呼吸暂停和体重匹配的对照组之间比较胰岛素抵抗的生物标志物，结果显示胰岛素抵抗在睡眠呼吸暂停的患者中更严重。持续气道正压通气改善阻塞性睡眠呼吸暂停患者的胰岛素敏感性。

诊断

代谢综合征的诊断要看是否符合表24-1中列出的标准，使用床边和实验室工具进行评估。病史应包括在所有患者中评价阻塞性睡眠呼吸暂停综合征的症状，在绝经前妇女中评价多囊卵巢综合征症状。家族史将帮助确定心血管疾病和糖尿病的风险。血压和腰围测量提供诊断必要的信息。

实验室检测 测量空腹血脂和葡萄糖对于确定代谢综合征是必要的。胰岛素抵抗相关的其他生物标志物的测量可以遵循个体化原则。这些检测可能包括apoB、超敏C反应蛋白、纤维蛋白原、尿酸、尿微量白蛋白和肝功能。如果患者出现阻塞性睡眠呼吸暂停

综合征的症状，应该进行睡眠检测。如果在临床特点和不排卵的基础上怀疑多囊卵巢综合征，应该检测睾酮、促黄体生成素、促卵泡激素。

治疗　代谢综合征

生活方式干预（见第十八章）

肥胖是代谢综合征的驱动力。因此，减轻体重是治疗这一疾病的主要方法。随着体重下降，伴随着许多代谢综合征组分的改善，胰岛素敏感性得到改善。在一般情况下，减重治疗的建议包括限制热量结合增加体力活动和改变行为方式。热量限制是最重要的部分，而增加体力活动对于维持体重非常重要。有证据但并非所有的证据表明，在限制热量的基础上，增加运动可能会促使更大程度的内脏储存脂肪减少。减重成功后体重有反弹趋势，提示长期生活方式改变的必要性。

饮食 在给出一个减肥饮食处方之前，需要强调的是，患者是在很长时间里才积累了大量的脂肪，因此，减肥不需要很快完成。鉴于3500大卡＝1磅（0.45kg）的脂肪，每天500大卡限制相当于每周1磅体重的下降。限制碳水化合物的饮食通常能使初始体重很快下降。不过1年后，体重下降的幅度变小或与单独热量限制没有什么区别。因此，坚持控制饮食比选择某一种饮食更重要。而且，在低碳水化合物饮食时值得关注的是饱和脂肪，特别是对心血管疾病患者的风险。因此，应鼓励高品质膳食方式，例如，饮食富含水果、蔬菜、全谷物、瘦家禽和鱼类食物，最大限度地整体健康受益。

体力活动 在给代谢综合征患者提供体力活动建议之前，重要的是确保增加的活动不会出现疾病发生的风险。一些高风险患者在锻炼计划开始之前，应进行正式的心血管评估。对于不常活动的参与者，应鼓励增加体力活动以增强耐力和避免伤害。虽然体力活动增加可以适度减肥，但是60～90min的日常活动是实现这一目标所必需的。一个超重或肥胖的成年人无法承受这样强度的活动，不少于30min的中等强度的活动就可以带来显著的健康效益。各种活动30min消耗的热量值可以在www.heart.org/HEARTORG/GettingHealthy/WeightManagement/LosingWeight/Losing-Weight_UCM_307904_Article.jsp上查询到。值得注意的是各种常规活动，如园艺、散步和大扫除，也可实现适度的热量消耗。因此，体育活动不必只限制在标准锻炼方式范围内，

如慢跑、游泳或网球。

行为矫正 行为治疗通常包括饮食限制和增加体力活动的建议，可以使体重减轻，身体代谢受益。随后的挑战是该生活方式的保持，因为成功减肥后常出现体重反弹。长期效果可通过各种方法（如互联网、社交媒体和电话随访）在体检工作者与患者之间保持联系。

肥胖 （参见十八章）在一些代谢综合征患者，治疗方案需要考虑生活方式干预之外的方法。减肥药有两大类：抑制食欲剂和吸收抑制剂。美国食品和药物管理局批准的抑制食欲药物包括芬特明（仅用于3个月的短期使用）以及最近增加的芬特明/托吡酯和氯卡色林（lorcaserin），治疗时间上没有限制。在临床试验中，苯丁胺/托吡酯联合治疗使50%的患者体重下降10%。副作用包括心悸、头痛、感觉异常、便秘、失眠。氯卡色林可以使体重减轻，下降幅度通常超过安慰剂的5%，但可以引起头痛、鼻咽炎。奥利司他能抑制30%脂肪吸收，与安慰剂相比可以再减少5%的体重。奥利司他已被证明可以减少2型糖尿病的发生率，在基线糖耐量异常的患者中可以看到特别明显的效果。使用该药难度较大，因为会有油脂从肛门漏出。

代谢和减肥手术是体重指数大于40kg/m²的代谢综合征患者或体重指数＞35kg/m²且有共患病患者的一个治疗选择。代谢手术的应用范围不断扩大，包括体重指数低到30kg/m²的患者和2型糖尿病患者。胃旁路或纵向袖状胃切除术可以让体重大幅度下降，改善代谢综合征的特征性表现。胃旁路手术的生存获益也被认识到。

低密度脂蛋白胆固醇 （参见二十三章）

NCEP：ATPⅢ建立代谢综合征的理论基础是代谢综合征在识别和减少心血管疾病的风险方面超越LDL胆固醇。专家组的工作假设是LDL胆固醇的目标已经实现，越来越多的证据表明使用他汀类药物使LDL胆固醇逐渐降低，从而使心血管疾病线性减少。对于代谢综合征和糖尿病患者，应该使用他汀类药物治疗。对于那些糖尿病患者和已患心血管疾病者，目前证据支持次大剂量的强效他汀类药物治疗（例如，阿托伐他汀或瑞舒伐他汀）。对于没有糖尿病的代谢综合征患者，预测10年心血管疾病风险的评分超过7.5%者也应该服用他汀类药物。10年风险评分＜7.5%，使用他汀类药物治疗没有循证依据。

应积极提倡饮食限制饱和脂肪（＜7%卡路里）和反式脂肪酸（尽可能少）。虽然证据不多，但也应限制饮食中的胆固醇。如果LDL胆固醇仍升高，药物干预是必要的。用他汀类药物治疗LDL胆固醇，可使其降低15%～60%，是基于循证依据的，是首选药物干预措施。值得注意的是，每增加一倍的他汀类药物剂量，LDL胆固醇仅进一步降低6%。肝毒性（肝转氨酶增加3倍以上）是罕见的，肌病可在10%患者中出现。胆固醇吸收抑制剂依泽替米贝耐受性良好，应作为二线药物的选择。依折麦布通常会降低LDL胆固醇15%～20%。胆汁酸螯合剂考来烯胺（消胆胺）、降脂宁和盐酸考来维仑可能比依折麦布更有效。但是，因为它们可以增加甘油三酯水平，代谢综合征患者使用时必须注意。一般来说，当空腹甘油三酯水平＞250mg/dl时，胆汁螯合剂不应使用。不良反应包括胃肠道症状（嗜食性、腹胀、嗳气、便秘、肛门刺激）。烟酸有适度降低LDL胆固醇能力（＜20%）。当LDL胆固醇和甘油三酯都升高时，贝特类药物是最好的用来降低LDL胆固醇的药物。在这种情况下，非诺贝特可能比吉非罗齐更有效。

甘油三酯 （参见二十三章）

与甘油三酯比较，NCEP ATPⅢ更关注非HDL胆固醇。然而，仍建议空腹甘油三酯＜150mg/dl。在一般情况下，空腹甘油三酯的反应与体重减轻的程度相关。降低甘油三酯水平需要10%的体重下降。

贝特类药物（吉非贝齐或非诺贝特）是降低空腹甘油三酯水平可以选择的药物，通常可以使其降低30%～45%。同时服用通过3A4细胞色素P450系统代谢的药物（包括他汀类药物）有增加肌病的风险。在这些情况下，非诺贝特可能优于吉非贝齐。在退伍军人HDL干预试验中，已患冠心病和HDL胆固醇水平＜40mg/dl的患者服用吉非罗齐。在高胰岛素血症和（或）糖尿病男性，冠心病事件发生率和死亡率降低。回顾性分析发现，其中许多人为代谢综合征患者。值得注意的是，在这项试验中甘油三酯下降的程度并不能预测收益。虽然LDL胆固醇并没有改变，但LDL颗粒数下降与获益相关。其他一些临床试验并没有明确表明，贝特类药物降低CVD的风险；然而，几个研究事后分析显示，基线甘油三酯水平＞200mg/dl，HDL胆固醇含量＜35mg/dl的患者确能获益。

其他降低甘油三酯水平的药物包括他汀类、烟酸类酸，以及高剂量 ω-3 脂肪酸。为了达到这一目标，中高剂量"更有效"的他汀类药物（阿托伐他汀、瑞舒伐他汀）是必要的。烟酸对空腹甘油三酯的影响是剂量相关的，大约降低 20％～35％，比贝特类药物疗效差。在代谢综合征合并糖尿病患者中，烟酸可增加空腹血糖水平。ω3-脂肪酸制剂，包括高剂量的二十二碳六烯酸加二十碳五烯酸（约 1.5～4.5g/d），或单独使用二十碳五烯酸，可以降低 30％～40％的空腹甘油三酯水平。它与贝特类和他汀类药物无相互作用，主要的副作用是鱼腥味和打嗝。这种味道可以在摄入冷冻食品后被掩盖。代谢综合征患者使用烟酸或大剂量的 ω-3 脂肪酸的临床试验尚未有报道。

HDL 胆固醇（参见二十三章）

很少有调脂药能增加 HDL 胆固醇水平。他汀类、贝特类和胆汁酸螯合剂只有轻度的效果（5％～10％），而依折麦布和 ω-3 脂肪酸没有效果。烟酸是目前唯一可用的可提高 HDL 胆固醇的药物。疗效是剂量相关的，烟酸可以比基线水平增加 HDL 胆固醇水平 30％。多项在他汀类药物治疗的患者中进行的试验，对烟酸与安慰剂进行比较，没有证据表明烟酸提高 HDL 胆固醇使代谢综合征患者或没有代谢综合征患者获得心血管收益。

血压

在高血压患者（＞140/90mmHg）、高血压前期（＞120/80mmHg 但＜140/90mmHg），以及正常血压患者（＜120/80mmHg）的对照研究中，血压与全因死亡率的直接关联已被阐明。无糖尿病的代谢综合征患者，初始降压药物的最佳选择是血管紧张素转化酶（ACE）抑制剂或血管紧张素 Ⅱ 受体拮抗剂，因为这两类药物可以降低新发 2 型糖尿病的发生率。在所有高血压患者中，应提倡富含水果和蔬菜、全谷物、低脂肪乳制品和限钠饮食。家庭监测血压可以协助维持良好的血压控制。

空腹血糖受损（参见十九章）

对代谢综合征和 2 型糖尿病患者，积极的血糖控制有利于改善空腹甘油三酯和（或）HDL 胆固醇水平。没有患糖尿病的空腹血糖受损患者，生活方式干预（包括减肥、饮食脂肪的限制和增加体力活动）已被证明可以减少 2 型糖尿病的发生率。二甲双胍还可以降低糖尿病的发病率，但其效果不如生活方式干预明显。

胰岛素抵抗（参见二十章）

几类药物〔双胍类、噻唑烷二酮类（TZDs）〕增加胰岛素敏感性。因为胰岛素抵抗是代谢综合征的主要病理生理机制，此类药物中的主要代表性药物可以降低其患病率。二甲双胍和 TZD 增强胰岛素在肝的作用，抑制内源性葡萄糖产生。TZD，而不是二甲双胍，也改善胰岛素介导的肌肉和脂肪组织中的葡萄糖摄取。这两种药物的益处在非酒精性脂肪肝和多囊卵巢综合征患者中都已被观察到，并且已被证明可降低炎症标志物水平。

第四部分　骨与骨矿物质代谢疾病
SECTION 4　DISORDERS OF BONE AND MINERAL METABOLISM

第二十五章　骨代谢及骨矿物质代谢的病理生理

Bone and Mineral Metabolism in Health and Disease

F. Richard Bringhurst，Marie B. Demay，Stephen M. Krane，Henry M. Kronenberg

（陈玲　译　高蕾莉　审校）

骨的结构与代谢

骨组织是一种不断重塑的活跃组织。骨密质和骨松质的排列方式提供了适宜于骨运动及骨保护功能所需的骨强度和骨密度。另外，骨组织还是机体稳态代谢所需的钙、镁、磷、钠及其他离子的储存库。骨作为造血干细胞增殖和分化的场所，控制及调节着机体的造血功能。骨组织含有丰富的血管，其血供丰富，骨的供血量约占心排血量的10%。骨的重塑由两种不同类型的细胞来完成：成骨细胞形成骨基质，破骨细胞吸收骨基质。

骨的细胞外成分包括无机盐及与之密切相关的有机基质。骨有机基质的90%～95%是Ⅰ型胶原（参见二十九章），其非胶原蛋白的成分种类繁多，包含血清蛋白（如白蛋白）以及骨组织局部形成的其他蛋白质成分，其功能尚未被完全了解和阐明。这些蛋白包括细胞附件黏附/信号蛋白，如凝血酶致敏蛋白、骨桥蛋白和纤连蛋白；钙结合蛋白，如基质Gla蛋白和骨钙蛋白，以及蛋白多糖，如二聚糖和核心蛋白聚糖。这些蛋白质的某些成分用于构建胶原纤维，其他成分影响骨基质矿化和骨无机盐结合到骨基质。

骨组织的无机盐是由钙和磷酸盐组成的，主要以细微结晶的羟基磷灰石形式存在。骨无机盐的沉积最初与胶原纤维密切相关，其主要沉积在胶原纤维之间特定的"孔"位置内。骨无机盐和有机基质结构的排列使二者更适合于承受机械应力。

胶原蛋白的组织结构影响着无机盐在骨中的含量及类型。虽然在皮肤和骨组织中Ⅰ型胶原的基本结构相似，但其翻译后的修饰以及分子间交联的分布情况是不同的。骨组织和牙本质中矿化的胶原蛋白构建的孔要比肌腱等其他组织中未矿化的胶原蛋白构建的孔更大。成骨不全症就是由于Ⅰ型胶原的α1（COL1A1）或α2（COL1A2）链的螺旋蛋白发生了单氨基酸替换，从而破坏了骨的结构导致成骨障碍。这类疾病中严重的骨骼脆性更加说明骨结构中纤维基质的重要性（第二十九章）。

成骨细胞合成和分泌有机基质，并调节其矿化过程。它们来源于间充质干细胞（图25-1A）。活跃的成骨细胞存在于新骨的表面。随着成骨细胞分泌骨基质，及骨基质矿化的进行，成骨细胞转化为骨细胞，其通过一系列小管与供血血管相连接。骨的细胞成分中大部分为骨细胞。它们被称为骨的感受器，其通过骨小管网向骨表面的成骨细胞及其前体细胞传递信号，因此骨细胞被认为是骨形成和骨吸收的主要调节者。值得注意的是，骨细胞还分泌成纤维细胞生长因子23（FGF23），这是磷酸盐代谢的主要调节因子（见下文）。无论骨小梁还是骨皮质（哈佛系统）的骨基质矿化，均在骨基质分泌后不久便开始进行（初级矿化），但最终的完成需要几周甚至更长时间（二次矿化）。矿化过程利用了接近血清饱和浓度的高浓度钙和磷酸盐，但矿化过程仍受到机体的精细调节，该调节过程依赖于成骨细胞源性碱性磷酸酶的活性，碱性磷酸酶通过水解矿化抑制剂而发挥作用。

人类和小鼠的基因研究已经明确了几个控制成骨细胞发育的关键基因。Runx2是软骨细胞和成骨细胞以及肥大的软骨细胞和成熟的成骨细胞特异性表达的转录因子。Runx2调控几个重要的成骨细胞蛋白的表达，包括转录因子Osterix（另一种成骨细胞成熟所需的转录因子）、骨桥蛋白、骨唾液酸糖蛋白、Ⅰ型胶原蛋白、骨钙素和NFκB配体受体激动剂（RANK）。Runx2的表达部分受骨形态发生蛋白（BMPs）的调节。Runx2基因缺失的小鼠会出现成骨细胞缺乏，而Runx2一个等位基因（Runx2＋/－）删除的小鼠会出现锁骨和部分颅骨形成的延迟。人的锁骨颅骨发育不全综合征类似于后者，其也是由于Runx2的杂合失活

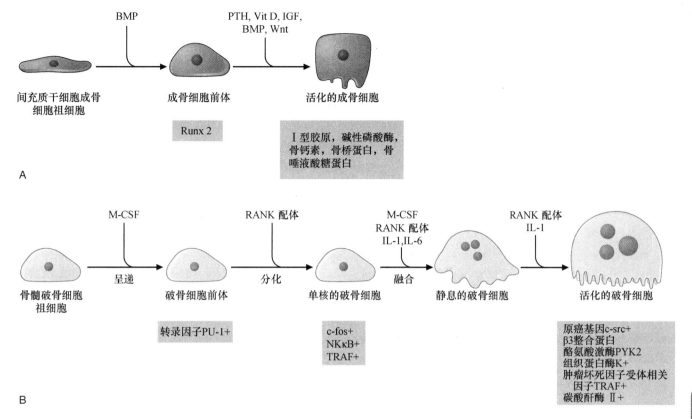

图 25-1 成骨细胞（A）和破骨细胞（B）形成的调控。箭头上方展示了调控细胞增殖和分化激素、细胞因子和生长因子。箭头下方展示了影响不同发展阶段的转录因子和其他标志物。BMP，骨形态发生蛋白；PTH，甲状旁腺激素；Vit D，维生素 D；IGF，胰岛素样生长因子；wnt，无翅型乳腺肿瘤病毒整合位点；IL-1，白介素 1；IL-6，白介素 6；M-CSF，巨噬细胞集落刺激因子；NFκB，核因子 κB；PU-1，单核细胞和 B 淋巴细胞特异的 ets 家族转录因子；RANK ligand，RANK 配体的受体激动剂；Runx2，Runt 相关转录因子 2；TRAF，肿瘤坏死因子受体相关因子。（*Modified from T Suda et al；Endocr Rev 20：345，1999，with permission.*）

突变引起的。

　　印度豪猪蛋白（Ihh）是一种旁分泌信号分子，其在成骨细胞的发育中也发挥着关键作用。Ihh 缺失的小鼠在软骨成骨阶段缺乏成骨细胞证实了这一点。来源于旁分泌因子 Wnt（无翅型乳腺肿瘤病毒整合位点）家族成员的信号对成骨细胞的增殖和分化也很重要。许多生长调控因子会影响成骨细胞功能，包括三个密切相关的转化生长因子 β、成纤维细胞生长因子（FGF）2 和 18、血小板源性生长因子、胰岛素样生长因子（IGF）Ⅰ 和 Ⅱ。激素，如甲状旁腺激素（PTH）和 1,25-二羟维生素 D [1,25(OH)₂D] 通过激活成骨细胞表面受体的表达，确保矿物质代谢的平衡并影响各种骨细胞的功能。

　　骨吸收主要是由破骨细胞进行的。破骨细胞是由巨噬细胞和破骨细胞共同的前体融合形成的多核细胞。这些细胞来源于造血细胞系，其完全不同于分化为成骨细胞的间质干细胞。目前已明确多种调节破骨细胞发育的因子（图 25-1B）。成骨细胞或骨髓基质细胞产生的因子使成骨细胞能够控制破骨细胞的发育和激活。在破骨细胞的发育和激活过程中，巨噬细胞集落刺激因子（M-CSF）在多个步骤中均起着至关重要的作用，并最终导致破骨细胞前体细胞融合形成多核细胞（活性破骨细胞）。RANK 配体及肿瘤坏死因子（TNF）家族的成员在成骨细胞祖细胞和间质的成纤维细胞表面均有表达。在细胞间相互作用的过程中，RANK 配体与破骨细胞表面的 RANK 受体结合，刺激破骨细胞的分化和激活。另外骨保护素，一种可溶性诱饵受体，可与 RANK 配体结合，抑制破骨细胞的分化。多种生长因子和细胞因子（包括白细胞介素 1、6 和 11，肿瘤坏死因子，干扰素 γ）可调节破骨细胞的分化和功能。许多影响破骨细胞功能的激素不是直接作用于破骨细胞，而是作用于成骨细胞的配体，从而促进成骨细胞生成巨噬细胞集落刺激因子和RANK。PTH 和 1,25(OH)₂D 通过这种间接作用增加破骨细胞的数量和活性。与之相反，降钙素与破骨细胞的基底面的受体结合，直接抑制破骨细胞的功能。

雌二醇在骨组织中有多个细胞靶点，包括破骨细胞、免疫细胞和成骨细胞，通过作用于这些细胞，减少破骨细胞数量及减少骨吸收。

破骨细胞介导的骨吸收发生在扇形空间（骨陷窝），在这个空间破骨细胞通过特异的 αVβ3 整合素与骨基质成分（如骨桥蛋白）相连接。破骨细胞为潜在的骨基质构建了一个密闭的空间，并分泌氢离子、氯离子和蛋白酶到一个被称为细胞外溶酶体的密闭空间。活跃的破骨细胞表面形成了包含一个特异性质子泵 ATP 酶的皱褶缘，这一 ATP 酶可分泌酸性物质并溶解矿物质。碳酸酐酶（Ⅱ 型同工酶）在破骨细胞内催化产生所需的氢离子。在与皱褶缘邻近的酸性环境中，通过蛋白酶（如蛋白酶 K）进行骨基质的再吸收，这些蛋白酶作用的发挥需要酸性环境。

对于胚胎和发育中的儿童，其骨骼发育主要是骨重塑和取代以前钙化的软骨（软骨内成骨），或在一些骨中形成没有软骨基质的骨（膜内成骨）。在软骨内成骨过程中，软骨细胞增殖、分泌和矿化骨基质，之后增大（肥大）直至死亡，使骨骼变大，提供骨基质和刺激软骨内成骨的因子。这个程序是由骨局部因子［如胰岛素样生长因子-Ⅰ 和 Ⅱ、Ihh、PTH 相关肽（PTHrP）和 FGF］及全身激素（如生长激素、糖皮质激素和雌激素）共同调节的。

新生骨，无论是在婴儿时期形成的还是成人骨修复过程中形成的，都含有相对高比例的骨细胞和相互交叉、随机分散的原始胶原蛋白纤维束（编织骨）。在成人中，较成熟的骨组织其结构为平行或同心圆规则排列的纤维束（板层骨）。在长骨中，在骨血管周围呈同心圆排列的板层骨沉积形成了哈佛系统。骨长度的增长取决于软骨细胞的增殖及骺板中软骨的排列。骨宽度和厚度的增长是通过骨膜表面成骨以及骨内膜表面的骨吸收完成的，成骨速率远远大于骨吸收速率。成人软骨骺板闭合后，除了关节面软骨细胞仍活跃外，骨长度的增长和软骨内成骨停止。然而，即使是成年人，骨的重塑在整个生命中都在进行（在哈佛系统内以及沿骨小梁的表面）。在成人中，4％ 骨小梁表面（如髂峰）参与骨的主动再吸收，10％～15％ 骨小梁表面覆盖着成骨细胞产生的未矿化的新骨。放射性同位素研究表明，每年多达总骨钙 18％ 的钙质会发生沉积和移除。因此，骨是一种活跃的代谢组织，需要充足的血液供应。骨吸收和形成的循环是一个高度协调的过程，这个过程由破骨细胞和成骨细胞组成多核细胞体系完成（图 25-2）。

骨对骨折、感染、血液供应的中断及膨大性病变的反应是比较有限的。死骨的吸收和新骨的形成与新生血管进入受损区域密切相关。骨组织结构破坏，如骨折，骨折碎片对位不良或骨折区域未制动时，干细胞启动骨形成早期的软骨内成骨，形成软骨组织，后被骨组织或纤维组织取代。当固定后骨折部对位良好，以及骨折部位活动较少时，骨修复的主要形式为无中介组织的新骨形成。

骨的重塑沿由机械应力产生的应力线进行。骨细胞感知来自机械应力的信号，并将信号传递给破骨细胞、成骨细胞及其前体细胞。骨硬化蛋白是骨细胞产生的信号之一，它是 Wnt 信号的抑制剂。机械应力通过抑制骨硬化蛋白的产生而促进成骨细胞的骨形成。骨膨大性损伤，如骨肿瘤，通过产生刺激破骨细胞分化及激活破骨细胞功能的配体，如 PTHrP，诱导与肿瘤接触的骨表面的骨吸收。甚至在像佩吉特病这样存在骨结构紊乱的疾病中，骨的重塑也受机械应力的影响。因此，骨的可塑性反映了细胞与细胞间，以及细胞与环境间的相互作用。

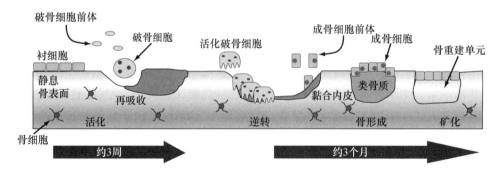

图 25-2 骨重建的示意图。 骨重建的循环由基础多细胞单元（BMU）完成，BMU 由一组成骨细胞和破骨细胞组成。在皮质骨，BMU 可穿透组织，而在松质骨，BMU 可跨越骨小梁表面。骨重建过程是由内皮细胞收缩和破骨细胞前体的募集启动的。这些前体细胞融合形成多核、活化的破骨细胞以调节骨重建。破骨细胞黏附于骨组织，通过酸化作用和蛋白水解酶的消化作用使其移除。随着 BMU 的进展，破骨细胞离开骨吸收位点，成骨细胞移动过来通过分泌类骨质开始形成新骨，并最终矿化成新骨。类骨质矿化后，陈骨细胞变平形成一层覆盖在骨组织表面的衬细胞

成骨细胞和破骨细胞活性产物的检测可辅助骨疾病的诊断和治疗。可通过测定血清特异性碱性磷酸酶来评估成骨细胞的活性。类似地，还有骨钙素也可评价成骨细胞的活性。骨钙素是一种由成骨细胞合成和分泌的蛋白。破骨细胞的活性可以通过胶原蛋白降解产物的测量来评估。胶原蛋白分子在骨细胞外基质通过羟基胶原吡啶以共价连接的形式相互连接（第二十九章）。这些交联肽被破骨细胞消化后，可以在尿和血液中检测到其代谢产物。

钙代谢

在成年人机体中，总钙（1～2kg）的99%以上存在于骨骼中。在骨组织中钙维持骨的机械稳定性，同时骨作为钙的储存库，可以维持细胞外液（ECF）钙的浓度（图25-3）。骨钙沉积开始于胎儿期的第3个月，在整个童年和青春期钙加速沉积，并在成年的早期达到高峰，此后以每年2%的速率逐渐下降。与总骨钙含量的缓慢变化明显不同的是每天高速率的骨钙进出率（每次250～500mg），这是一个由偶联的成骨细胞和破骨细胞活性介导的过程。另外，0.5%～1%的骨钙是与细胞外液的钙自由交换的（例如，在化学平衡中）。

在细胞外液中离子钙浓度必须维持在一个很窄的范围内，因为钙离子在细胞许多功能中发挥着关键的

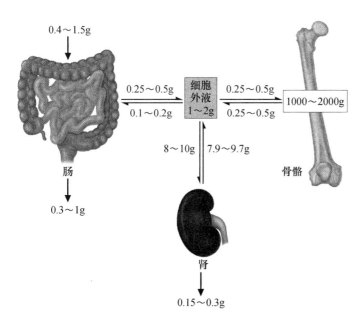

图25-3 钙稳态。 细胞外液、骨组织、饮食中及粪便中钙含量的示意图。由不同的计算方法得到的在肠道、肾、骨骼等不同部位的每天钙流量。所显示的值的范围是近似的，用于说明文中讨论的某些问题。在钙稳态处于平衡状态时，钙从骨骼释放的速率和被骨骼吸收的速率是相等的

作用，特别是在神经肌肉的活动、分泌和信号转导中。细胞内液中游离钙水平（约100nmol/L）比血液及细胞外液的钙离子浓度（1.1～1.3mmol/L）低10 000倍。不同于细胞外液中钙离子所发挥的结构性调节作用，细胞内钙离子发挥的是信号转导作用。细胞外液到细胞内液较大的钙离子浓度梯度，促进钙离子通过细胞膜上各种钙通道快速内流，从而迅速改变细胞功能，这些钙离子通道可以被激素、代谢产物或神经递质激活。在血液中，总血钙浓度通常是2.2～2.6mmol/L（8.5～10.5mg/dl），其中50%以离子形态存在，其余的与带负电荷的蛋白相结合（主要是白蛋白和球蛋白），或者以离子的形式与磷酸盐、柠檬酸盐、硫酸盐或其他阴离子结合。血清蛋白浓度的改变会直接影响总血钙浓度，即使离子钙浓度保持正常不变。我们可以用一个计算公式来校正蛋白变化时测得的血清总钙的浓度（mg/dl）：血清总钙浓度在血清蛋白每降低1g/dl时约升高0.8mg/dl，在免疫球蛋白每降低1g/dl时约升高0.5mg/dl。这样的校正方法仅仅提供了实际游离钙浓度的粗略估计值，但是也可能会造成误导，特别是在急性疾病时。酸中毒通过降低离子钙与蛋白质的结合改变离子钙浓度。因此测定血钙最好的方法是在钙可能存在异常的急性期，采用钙选择性电极直接测量血液中的游离钙。

通常情况，机体通过调节钙在肠和肾上皮细胞的转运速度来调控细胞外液中钙离子浓度。这些调节主要是通过血液中的激素［如PTH和1,25(OH)$_2$D］水平的变化来介导的。血游离钙可直接抑制PTH分泌，激活甲状旁腺细胞的钙敏感受体（CaSRs）。其也可通过减少1,25(OH)$_2$D的产生间接抑制PTH分泌。这种维生素D活性代谢物抑制PTH生成是通过一个尚不完全明确的负反馈机制完成的（第二十六章）。

在美国人正常膳食中钙的摄入量变化很大，约每日10～37mmol（每日400～1500mg）。某医学研究机构报告建议，大多数成年人每日钙的摄入量应为25～30mmol（1000～1200mg）。肠道中钙的吸收方式包括主动吸收（跨细胞途径）和被动吸收（细胞旁途径）。钙的被动吸收达不到饱和，约占每日钙摄入量的5%，而主动吸收占到每日钙摄入量的20%～70%，该途径中钙通过特定的离子通道（TRPV5和TRPV6）从细胞顶部进入细胞内，这些离子通道的表达主要受1,25(OH)$_2$D调控。虽然钙的主动吸收在小肠的大多数部位均可进行，但主要发生在小肠近端（十二指肠和近端空肠）。钙的最大吸收速率受胃酸的影响，解离差的钙补充剂（如碳酸钙）的吸收情况可以证明这点。事

实上，因大剂量的碳酸钙中和胃酸，所以其吸收更差。对于胃酸缺乏或者服用抑酸药的患者，钙剂应随餐服用，以优化其吸收；或者可以改用柠檬酸钙剂。对于胆胰功能不全的患者，由于摄入的钙与未被吸收的脂肪酸或其他食物成分结合，钙的吸收也会减弱。当钙摄入量较高时，$1,25(OH)_2D$ 的合成降低，减少肠道钙的吸收。反之，当钙摄入量较低时，$1,25(OH)_2D$ 的合成增多，促进肠道钙的吸收。机体中每天有 $2.5\sim5mmol$（$100\sim200mg$）的钙随着肠道分泌物排泄，这个过程不受钙调激素的调节。

尽管每天膳食中钙的摄入量变化很大，但通过肠道中钙调节激素的负反馈机制，可有效地保障每天钙的吸收量维持相对恒定，约 $5\sim7.5mmol/d$（$200\sim400mg/d$）。每日由肾排出体外的钙量，也受血液中游离钙离子浓度的严格调节。每天约 $8\sim10g$ 钙通过肾小球滤过，但最终仅有 $2\%\sim3\%$ 出现在尿液中。大多数滤过的钙（65%）可在近端肾小管重吸收，其吸收是通过被动的细胞旁通路进行的，该过程与 NaCl 的重吸收相伴随，且不受特定激素的调节。肾髓祥升支粗段（cTAL）通过细胞旁途径重吸收 20% 的滤过钙，该过程需要 paracellin-1 紧密连接蛋白，血液中钙和镁浓度的升高可通过钙敏感受体（CaSR）抑制该过程，钙敏感受体在肾单位的基底膜高度表达。肾脏钙敏感受体对钙重吸收的调节不通过 PTH 和 $1,25(OH)_2D$ 介导，而是直接受血清离子钙的浓度的调节。最后，10% 的滤过钙在肾远曲小管（DCT）通过跨细胞膜机制重吸收。钙离子通过细胞膜顶端可调控的钙离子通道（TRPV5）进入细胞腔面。然后通过与特定的钙结合蛋白（CaBP-D28k）结合穿过细胞，以缓冲大量进入细胞内的钙离子浓度。细胞基底膜的 Ca^{2+}-ATP 酶和 Na^+/Ca^{2+} 交换体主动将钙离子运出细胞外，从而维持细胞膜两侧钙离子的浓度梯度。所有这些过程都可以被 PTH 直接或间接调控。肾远曲小管也是噻嗪类利尿剂作用的部位，通过钠离子的耗竭减少尿钙的排泄，并增强近端小管钙的重吸收。相反，膳食钠负荷增加，或使用祥利尿剂造成远端小管钠增加，或输注生理盐水，会导致高尿钙。

在钙摄入过量或激素调控及相关的器官受损时，维持血清中钙离子浓度平衡的机制将会失效。即使维生素 D-依赖的肠主动转运系统处于最大活性状态，持续性钙摄入量 $<5mmol/d$（$<200mg/d$）仍不足以提供足够量的吸收钙来补充经肠道、肾、汗水和其他分泌物丢失的钙。此时，PTH 和 $1,25(OH)_2D$ 激活破骨细胞吸收骨，从而从骨中获得所需的钙，但这将会导致进行性骨丢失和负钙平衡。PTH 和 $1,25(OH)_2D$

升高也会增加肾重吸收钙，同时 $1,25(OH)_2D$ 会增加肠道钙的吸收。当机体钙摄入量较大时 [$>100mmol/dl$（$>4g/d$）]，尽管机体最大程度下调肠道主动吸收钙和肾小管重吸收钙，钙在肠道的被动吸收仍会不断地将钙转运至细胞外液中，这可能会导致严重的高尿钙、肾钙化、急进性肾衰竭和高钙血症（如"乳-碱综合征"）。PTH、维生素 D 缺乏或过量、肠道疾病以及肾衰竭，都会对机体正常的钙平衡造成威胁（第二十六章）。

磷代谢

虽然机体总磷（约 600g）的 85% 在骨盐中，但磷仍旧是一个重要的细胞内成分，无论是游离状态的磷离子还是作为有机磷化合物的组成部分。有机磷化合物包括结构蛋白、酶、转录因子、碳水化合物、脂质媒介、高能储存物 [三磷酸腺苷（ATP）、磷酸肌酸] 和核酸。与钙不同，磷在细胞内液和细胞外液的浓度基本接近（$1\sim2mmol/L$）。在细胞内液和细胞外液中，磷以多种形式存在，主要为 $H_2PO_4^-$ 或 $NaHPO_4^-$，另有 10% 以 HPO_4^{2-} 的形式存在，这些离子被统称为"磷酸盐"。在血清中，约 12% 的磷与蛋白质相结合。在血液和细胞外液中磷酸盐浓度通常用元素磷表示，正常成年人血磷浓度约 $0.75\sim1.45mmol/L$（$2.5\sim4.5mg/dl$）。由于细胞内液的容积是细胞外液的两倍，所以测定细胞外液中磷的浓度不能准确反映细胞内可利用磷的含量，后者在细胞内外液之间有微量的转移。

磷酸盐可以从食物中广泛获得，甚至在维生素 D 缺乏的情况下其在小肠中也能被高效吸收（吸收率约 65%）。但是，通过 $1,25(OH)_2D$ 激活的主动转运机制使其吸收率可能会提高到 $85\%\sim90\%$。这些机制涉及 $Na^+/PO4^{2-}$ 共转运体的活性，该转运体是逆电化学梯度将磷酸盐转运至小肠细胞内的。随着饮食结构的变化，肠道磷每天的净吸收率是不同的，但一般在每日 $500\sim1000mg$。摄入大剂量的钙盐或者盐酸司维拉姆（不吸收性磷酸盐结合剂）会抑制磷酸盐的吸收，这一机制常常被用于控制肾衰竭患者的血磷水平。氢氧化铝抑酸剂也会减少磷的吸收，但由于铝的潜在毒性而较少使用。低血磷可通过抑制血中 FGF23 的水平来刺激近端肾小管 $1,25(OH)_2D$ 的合成（见下文）。

体内血清磷酸盐量一天内的变化范围可达 50%。这不仅反映了食物摄入对血磷酸盐的作用，也反映了磷酸盐存在基础的昼夜节律，表现为早晨的 7 点至 10 点之间含量最低。碳水化合物的摄入，特别是空腹静脉输注葡萄糖溶液后，由于细胞快速摄入和利用磷，导致磷下降大于 0.7mmol/L（2mg/dl）。类似的情况在糖尿病酮症酸中毒治疗中以及代谢性/呼吸性碱中毒时可以观察到。因为血清磷酸盐浓度变化较大，所以血磷酸盐最佳检测的时间是基础空腹状态下。

血清磷的调控主要是通过磷肾小管滤过负荷的重吸收率（每日 4～6g）决定的。因为肠道磷的吸收效率高，而尿磷的排泄是间断的，并直接随膳食中磷摄入量的多少而变化。磷酸盐的排泄分数（磷酸盐与肌酐清除率之比）一般为 10％～15％。近端小管是肾磷酸盐重吸收的主要调节部位。这是通过特异性 Na^+/PO_4^{2-} 协同转运蛋白（napi-2a 和 napi-2c）在细胞顶端的表达情况和活性水平调节的。PTH 作为肾磷排泄的主要调节激素，可使细胞顶端的该转运蛋白迅速减少。成纤维细胞生长因子（FGF-23）可以通过类似的机制减少磷酸盐的重吸收。激活 FGF23 编码基因的突变，会导致常染色体显性遗传性低磷性佝偻病这种罕见病。与 PTH 作用相反，FGF 23 会降低 1,25（OH）$_2$D 的合成，后者通过减少肠道磷的吸收，导致低磷血症的进一步恶化。肾重吸收磷的量与膳食中磷摄入情况是相匹配的，如试验性限制膳食中的磷摄入量会导致尿磷在数小时内急剧降低，该反应早于任何一种血清磷酸盐的下降（例如，滤过负荷）。这种与膳食磷摄入变化量相适应的生理性肾排磷调节与 PTH 关系不大，在某种程度上受血清 FGF23 变化的介导。FGF23 基因敲除小鼠的研究结果表明，通常情况下 FGF23 可降低血磷酸盐和 1,25（OH）$_2$D 的水平。反过来，血磷的升高可促进血 FGF23 的升高。

低钙血症、低镁血症和严重的低磷血症可抑制肾磷酸盐的重吸收。细胞外液容积增大可促进血磷的清除。相反，机体脱水可抑制血磷的清除。磷酸盐潴留是肾功能不全的重要病理生理特征。

低磷血症

原因 低磷血症的发生与以下三个机制中的一个或更多有关：①肠道磷吸收不足，②肾磷排泄过多，③磷快速从细胞外液转移到骨或软组织再分布（表 25-1）。因为食物富含磷酸盐，所以肠吸收磷不足很少见到，除了服用氢氧化铝抗酸剂后，该药在肠道中与磷结合，导致磷不能被利用。然而，禁食或绝食可能会导致体内磷耗竭，再次进食期间会诱发后续低磷血症的发生，这种情况在给予静脉输注葡萄糖时尤为明显。

慢性低磷血症通常表明存在持续的肾小管磷酸盐

表 25-1　低磷血症的病因

1. 肾小管磷酸盐重吸收减少
   （1）甲状旁腺素/甲状旁腺素相关肽依赖性
   　1）原发性甲状旁腺功能亢进症
   　2）继发性甲状旁腺功能亢进症
   　　a. 维生素 D 缺乏或抵抗
   　　b. 钙摄入少或吸收不良
   　　c. 巴特综合征
   　　d. 伴有低镁血症的常染体隐性遗传的肾性高尿钙
   　3）恶性肿瘤引起的甲状旁腺素相关肽依赖性高血钙
   　4）家族性低尿钙性高钙血症
   （2）甲状旁腺素/甲状旁腺素相关肽非依赖性
   　1）纤维母细胞生长因子 23 或者其他调磷因子过多
   　　a. X 连锁遗传的低血磷佝偻病
   　　b. 常染体隐性遗传的低磷血症
   　　c. 常染体隐性遗传的低血磷佝偻病（染色体 DMP1、ENPP1 缺失）
   　　d. 肿瘤引起的软骨病综合征
   　　e. 多骨纤维发育不良综合征（纤维发育不良）
   　　f. 皮肤痣综合征
   　2）先天性肾脏病
   　　a. 范可尼综合征
   　　b. 胱氨酸病
   　　c. 威尔逊病
   　　d. NaPi-2a 或 NaPi-2c 突变
   　3）其他全身性疾病
   　　a. 血糖控制不佳的糖尿病
   　　b. 酒精中毒
   　　c. 醛固酮增多症
   　　d. 低镁血症
   　　e. 淀粉样变性
   　　f. 溶血-尿毒症综合征
   　　g. 肾移植或部分肝切除术
   　　h. 复温或高热疗法
   　4）药物或毒素
   　　a. 酒精
   　　b. 乙酰唑胺或其他利尿剂
   　　c. 高剂量的雌激素或糖皮质激素
   　　d. 重金属（铅、镉、含糖氧化铁）
   　　e. 甲苯、n-甲基甲酰胺
   　　f. 顺铂、异环磷酰胺、膦甲酸钠、西罗莫司（雷帕霉素）
2. 肠道吸收磷酸盐功能受损
   （1）含铝的抗酸剂
   （2）司维拉姆
3. 细胞外的磷酸盐转运到细胞内
   （1）静脉滴注葡萄糖
   （2）长期高血糖或糖尿病酮症酸中毒接受多少治疗
   （3）儿茶酚胺（肾上腺素、多巴胺、沙丁胺醇）
   （4）急性呼吸性碱中毒
   （5）革兰氏阴性菌引起的败血症或脓毒性休克
   （6）从饥饿或酸中毒中恢复时
   （7）快速细胞增殖
   　1）白血病急变期
   　2）过多的促红细胞生成素治疗或其他的生长因子疗法
4. 骨形成加速
   （1）甲状旁腺切除术后
   （2）维生素 D 缺乏或帕金森病的治疗
   （3）成骨性骨转移

损耗紊乱。原发性或继发性甲状旁腺功能亢进症或者恶性肿瘤 PTHrP 介导高钙血症使得肾近端小管 PTH/PTHrP 受体的过度激活（第二十六章），是肾性低磷血症更常见的原因之一，这在维生素 D 缺乏症的美国老年人更为常见。家族性低尿钙性高钙血症和詹森软骨营养障碍是这类疾病中罕见的遗传性疾病的例子（第二十六章）。

一些遗传性和后天获得性疾病导致非 PTH/PTHrP 相关的肾小管磷酸盐损耗，这与佝偻病和骨软化症相关。所有这些疾病均显示有严重的低磷血症；肾磷酸盐损耗，有时伴有氨基酸尿；不适宜的低 1,25 (OH)$_2$D 血症，血钙降低，以及软骨或骨矿化受抑制。关于这些疾病的研究发现了激素 FGF-23，这是一个重要的磷代谢生理调节物。FGF-23 减少近曲小管磷的重吸收，还抑制 1α 羟化酶合成 1,25 (OH)$_2$D。FGF23 是由成骨细胞系细胞合成的，主要是骨细胞。高磷饮食可增加 FGF-23 的水平，反之亦然。常染色体显性遗传性低磷性佝偻病（ADHR）是第一个发现的与 FGF23 异常有关的疾病，它是由于激活了 FGF23 编码基因突变引起的。这些突变改变了灭活 FGF-23 的切割位点。一些其他的遗传性疾病表现为 FGF23 升高和低磷血症，其中最常见的是 X-连锁低磷性佝偻病（XLH），该病是肽链内切酶 PHEX（X 染色体上与磷酸调节基因同源的蛋白水解酶）失活突变导致的，该酶在骨细胞和成熟的成骨细胞表面表达最丰富。X-连锁低磷性佝偻病患者通常有较高水平的 FGF23，在 X-连锁低磷性佝偻病的小鼠中发现敲除 FGF23 基因可逆转低磷血症。灭活 PHEX 如何导致 FGF23 水平升高尚未明确。与 FGF-23 升高相关的两个罕见的常染色体隐性遗传性低磷血症综合征都是由于牙本质基质蛋白-1（DMP1）和核苷酸内焦磷酸酶/磷酸二酯酶 1（ENPP1）失活突变所致，这两者通常在骨中高表达并调节 FGF-23 的产生。肿瘤引起的骨软化症（TIO）是一种低磷血症罕见的病因，它是一种获得性疾病，这些肿瘤通常起源于间充质，一般为良性肿瘤，可分泌 FGF23 和（或）其他分子诱导肾磷酸盐损耗。在成功切除肿瘤后，低磷血症可在几小时至几天内完全缓解。这种肿瘤通常表达大量的 FGF23mRNA，在肿瘤引起的骨软化症患者的血液中通常有 FGF23 升高。

Dent 病是一种 CLCN5 失活突变引起的 X-连锁隐性遗传疾病，CLCN5 是在近端小管内表达的氯离子转运蛋白；该病的特征性病变有高尿钙、低血磷和复发性肾结石。在血糖控制不佳的糖尿病患者和酗酒者常可见肾磷酸盐损耗，因此在给予胰岛素治疗或静脉输注葡萄糖时有发生医源性低磷血症的风险。利尿剂、某些其他药物及毒素可减少肾小管磷的重吸收（表 25-1）。

住院患者的低磷血症往往是由于大量的磷从细胞外液转移入细胞内液再分布所致的。典型的例子如糖尿病酮症酸中毒患者给予胰岛素治疗时。患者低磷血症的严重程度与磷和其他电解质进入细胞内的程度相关（第十九章）。低磷血症在使用胰岛素治疗数小时后最易发生，但很难通过血磷的测定来预测，因为此时肾前性肾功能不全会掩盖磷的损耗。导致急性磷再分布的原因有严重的饥饿或营养不良、单纯输注葡萄糖、血儿茶酚胺升高（内源性或外源性）、呼吸性碱中毒和代谢性酸中毒恢复期。

原发性甲状旁腺功能亢进切除术后的快速骨形成期，维生素 D 缺乏症及佩吉特病治疗期，也会出现短暂的低磷血症（几个星期到几个月）。高骨代谢状态的患者在行手术前，低磷血症最严重（例如，碱性磷酸酶血清高水平）。骨转移也会导致低磷血症。

临床表现和实验室结果 严重低磷血症的临床表现反映机体普遍存在的细胞能量代谢障碍，这是由于 ATP 耗竭，葡萄糖从氧化磷酸化转变为糖酵解，相关的组织或器官出现功能障碍。急性重症低磷血症，主要发生在患有潜在严重内外科疾病、尿磷过度丢失、严重营养不良或吸收不良的住院患者。慢性低磷血症往往不太严重，其临床表现为肌肉骨骼疾病，如骨疼痛、骨软化症、假性骨折、近端肌肉无力。儿童主要表现为佝偻病及身材矮小。

重症低磷血症神经肌肉系统表现各异，包括肌无力、嗜睡、意识混乱、定向力障碍、幻觉、构音障碍、吞咽困难、动眼神经麻痹、瞳孔不等大、眼球震颤、共济失调、小脑性震颤、麻痹、腱反射减弱、括约肌控制减弱、远端感觉障碍、感觉异常、感觉过敏、全身性或吉兰-巴雷样上行性麻痹、癫痫、昏迷甚至死亡。严重的后遗症，如瘫痪、意识混乱、意识淡漠、癫痫发作，可能只发生在磷浓度小于 0.25mmol/L 时（<0.8mg/dl）。急进性低磷血症可发生横纹肌溶解。但低磷血症所致的横纹肌溶解的诊断容易被忽视，因为高达 30% 急性低磷血症（<0.7mmol/L）的患者有肌酸磷酸激酶升高，其高峰见于低血磷 1~2 天后，此时受损肌细胞释放的磷酸盐可能使得血液中磷酸盐浓度接近正常。

当患者血磷在 0.5~0.8mmol/L（1.5~2.5mg/dl）时，机体可能会出现呼吸衰竭和心功能不全，但补充磷酸盐后，损伤是可逆的。低血磷可导致肾小管缺陷，包括肾小管酸中毒、糖尿、钠钙重吸收障碍。可出现与细胞内三磷酸腺苷和 2,3-二磷酸甘油酯减少相关的血液系统异常，包括球形红细胞溶血性贫血、氧合血红蛋白解离受损、白细胞趋化、吞噬和杀菌作用受损以及伴自发性胃肠出血的血小板功能障碍。

治疗　低磷血症

严重的低磷血症 [<0.75mmol/L（2mg/dl）]，尤其存在潜在磷酸盐耗竭的患者，会造成危重的电解质紊乱，需要立即纠正。不幸的是，机体磷酸盐慢性累积性消耗不能通过血磷水平的测定而预测，所以必须依靠经验性治疗。静脉注射磷酸盐的血磷阈值及所需的剂量，需同时考虑机体的肾功能、潜在磷耗竭的严重程度、病程长短以及低磷血症临床症状的有无及严重度。血磷<0.5mmol/L（1.5mg/dl）且肾功能正常的成年人，可静脉输注磷酸钠和磷酸钾，初始治疗剂量为 0.2～0.8mmol/kg，输注时间大于 6h，后以>20mmol/6h 维持治疗，这种用药方式是安全的。推荐方法详见表 25-2。在整个治疗过程中必须每 6～12h 密切监测血钙磷水平。必须避免血钙磷乘积>50，以减少异位钙化的发生风险。如果存在低血钙症，在静脉输注磷酸盐之前应先纠正低血钙。低磷血症 [0.5～0.8mmol/L（1.5～2.5mg/dl）] 不严重时，可以分次口服磷酸盐 750～2000mg/d 治疗；超过该剂量可引起腹胀和腹泻。

对于慢性低磷血症患者的管理需了解引起低磷血症的原因。若低磷血症是由于维生素 D 缺乏所致的继发性甲状旁腺功能亢进症引起，通常需单独使用维生素 D 和钙治疗。X 连锁低磷酸盐血症（XLH）、常染色体显性遗传性低磷性佝偻病（ADHR）、低磷软骨病（TIO）及肾小管疾病所致的低磷血症，通常可分次口服磷酸盐治疗，且常需同时补充钙和 1,25（OH）$_2$D，目的是补充肾合成不足的 1,25（OH）$_2$D，并防止细胞外液低钙引起的继发性甲状旁腺功能亢进症。上述患者使用噻嗪类利尿药可以防止肾钙盐沉着症的发生。上述疾病所致的低磷血症一般不可能完全恢复正常。手术治疗可移除导致低磷软骨病的肿瘤，这些肿瘤可经 X 线、骨扫描（很多都位于骨）或骨核素扫描（采用甲氧基异丁基异腈六聚物或标记的奥曲肽）来定位。在少数患者中，已有奥曲肽成功治疗低磷软骨病所致的低磷血症的报道。

高磷血症

磷酸盐滤过负荷和肾小球滤过率（GFR）正常时，血磷的调控是通过调节磷在近端肾小管（通过钠磷共同转运体进行重吸收）的重吸收速率实现的。调节钠磷共同转运体活性的激素主要包括 PTH 和 FGF23。成年人的高磷血症是指空腹血清磷酸盐浓度>1.8mmol/L（5.5mg/dl），通常是由于肾小球滤过功能受损、甲状旁腺功能减退、过量的磷酸盐释放入细胞外液（从骨、肠道转运或使用磷酸盐治疗）或这些因素的综合所致（表 25-3）。儿童和新生儿正常血磷浓度较高 [2.4mmol/L（7mg/dl）]。表 25-3 可用于区分肾排磷障碍所致的高磷血症和过量磷酸盐进入细胞外液所致的高磷血症。

慢性肾功能不全的患者，肾小球滤过率降低会导致磷酸盐潴留。高磷血症反过来会进一步损害肾合成 1,25（OH）$_2$D 的能力并升高 FGF23，直接和间接（通过降低血游离钙水平）刺激甲状旁腺细胞肥大和分泌 PTH。因此，高磷血症是肾衰竭导致继发甲状旁腺功能亢进症的主要原因，该病必须在疾病的早期治疗（第二十六章）。

甲状旁腺功能减退症通过增加近端小管钠磷共同转运蛋白的表达引起高磷血症。造成甲状旁腺功能减退或抑制的潜在原因有很多种，包括自身免疫性疾病；发育障碍、手术、放射治疗造成的功能性甲状旁腺受损；维生素 D 中毒或其他原因引起的非甲状旁腺激素依赖的高钙血症；PTH 抵抗（假性甲状旁腺功能减退症或低镁血症）；浸润性疾病，如威尔逊病、血色病；高镁血症、严重低钙血症及钙敏感受体的异常激活所致的 PTH 分泌受损。低钙血症也可能会直接造成磷

表 25-2	低磷血症的静脉治疗		
考虑因素			
潜在磷酸盐丢失的严重程度			
同时进行胃肠外葡萄糖的补充			
低磷血症的神经肌肉、心肺和血液系统的相关表现			
肾功能 [如果血肌酐>220μmol/L（>2.5mg/dl）磷的补充量应减少 50%]			
血钙水平（首先纠正低钙血症，在高钙血症时磷的补充量应减少 50%）			
指南			
血磷 mmol/L（mg/dl）	输液速度 mmol/h	时间 h	总量 mmol
<0.8（<2.5）	2	6	12
<0.5（<1.5）	4	6	24
<0.3（<2.5）	8	6	48

备注：上表是以体重 70kg 计算的。治疗期间每 6～12h 测定一次血磷、血钙的水平。可能需要多次输液才能达到稳定的血磷水平>0.8mmol/L（2.5mg/dl）。在美国，磷酸钠钾盐可提供磷 3mmol/ml

表 25-3　高磷血症的病因

1. 肾磷酸盐排泄受损
   - （1）肾功能不全
   - （2）甲状旁腺功能减退症
     1. 发育性的
     2. 自身免疫性的
     3. 颈部手术或其他放射治疗后
     4. 钙敏感受体的激活突变
   - （3）甲状旁腺受抑制
     1. 甲状旁腺非依赖性高钙血症
        - a. 维生素 D 或维生素 A 中毒
        - b. 结节病或其他肉芽肿类疾病
        - c. 制动，溶骨性转移瘤
        - d. 乳碱综合征
     2. 严重高镁血症或低镁血症
   - （4）假性甲状旁腺功能减低症
   - （5）肢端肥大症
   - （6）肿瘤性钙沉着症
   - （7）肝素治疗
2. 细胞外液中磷酸盐过量
   - （1）外源性磷酸盐过快摄入（静脉、口服、经直肠）
   - （2）大量的细胞损伤或坏死
     1. 挤压伤
     2. 横纹肌溶解
     3. 高热
     4. 急性重型肝炎（暴发性肝炎）
     5. 细胞毒性药物应用
     6. 重度溶血性贫血
   - （3）跨细胞的磷酸盐转移
     1. 代谢性酸中毒
     2. 呼吸性酸中毒

酸盐清除的受损。而甲状旁腺功能减退者输注高钙液体会引起尿磷升高。肢端肥大症患者在使用肝素治疗期间以及肿瘤性钙沉着症患者，肾小管磷的重吸收也会增多。肿瘤性钙沉着症是一组罕见的遗传性疾病，由于 FGF23 被修饰而导致血液中活性 FGF23 水平降低。这可能是由于 FGF-23 基因序列突变或 GALNT3 基因失活突变引起的，后者编码一个氨基半乳糖基转移酶，这种酶能够通过给 FGF-23 添加糖残基而减缓 FGF-23 的水解。由于 FGF23 共同受体 Klotho 的失活突变导致 FGF23 抵抗也会造成类似的磷重吸收的增加。这些疾病可导致血清 1,25（OH）$_2$D 升高、甲状旁腺功能受抑、肠钙吸收增加、局灶性骨增生关节周围大的分叶状异位骨化（特别是在肩关节或髋关节），同时伴有高磷血症。某些类型的肿瘤样钙沉着症患者血磷水平可正常。

当大量的磷酸盐迅速进入细胞外液时，尽管肾功能正常，高磷血症也会发生。例如过量静脉输注磷酸盐治疗、口服或经肛肠使用大量含有磷酸盐泻药或灌肠剂（特别是儿童）、广泛软组织损伤或坏死（挤压

伤、横纹肌溶解症、高热、急性重型肝炎、细胞毒性药物化疗）、重度溶血性贫血以及严重的代谢性/呼吸性酸中毒引起的磷酸盐跨细胞转运。

临床表现　急性严重高磷血症的临床表现主要是由于广泛的磷酸钙沉淀和低钙血症造成的。因此，主要表现为手足抽搐、癫痫发作、肾结石快速形成（伴有肾衰竭、高钾血症、高尿酸血症、代谢性酸中毒）、肺或心脏钙化（包括急性心脏传导阻滞的发生）。这些并发症的严重程度与血磷酸盐水平升高的程度相关，在大面积软组织损伤或溶瘤综合征时，血磷可达 7mmol/L（20mg/dl）。

治疗　高磷血症

治疗严重高磷血症的措施是非常有限的。扩容可提高肾磷酸盐的清除率。氢氧化铝抗酸剂或司维拉姆可以螯合多余的磷酸盐，并限制磷酸盐在肠道内的吸收。血液透析是最有效的治疗方法，对于严重高磷血症应早期使用，特别是在肾衰竭和症状性低血钙的患者中。

镁代谢

镁是细胞内主要的二价阳离子。细胞外液中镁和钙的浓度正常对于维持正常的神经肌肉活动至关重要。细胞内镁与 ATP 形成一个关键复合物，它是细胞正常功能、复制和能量代谢所需的多种酶、转运体及核酸的重要辅助因子。血清镁浓度通常为 0.7～1mmol/L（1.5～2meq/L；1.7～2.4mg/dl），30% 与蛋白结合，15% 与磷酸盐及其他阴离子疏松结合。机体内，总镁 [25g（1000mmol）] 的 50% 位于骨骼中，骨镁的 50% 存在于骨盐中。除骨镁以外其他的镁多数都位于细胞内，其总浓度为 5mmol/L，其 95% 与蛋白质及其他大分子结合。只有 1% 的镁位于细胞外液中，所以测定血清镁的水平可能不能准确地反映体内总镁的水平。

膳食中镁的含量通常为 6～15mmol/d（140～360mg/d），其中 30%～40% 被机体吸收，其主要吸收部位为空肠和回肠。1,25（OH）$_2$D 可促进肠道镁的吸收率，机体缺镁时，其吸收率可达 70%。通常情况下，尿镁排泄量与肠道镁吸收量相匹配，约为 4mmol/d（100mg/d）。机体通过调控肾镁的重吸收实现对血清镁浓度的调节。在近曲小管只有 20% 的滤过镁被重吸收，其他 60% 在髓攀升支粗段重吸收，另 5%～10% 在远曲小管重吸收。镁在髓攀升支粗段的重

吸收是通过细胞旁途径进行的，这一过程需要依赖 NaCl 重吸收所形成的管腔内正电位以及紧密连接蛋白基因家族编码的紧密连接蛋白。PTH 促进镁在髓攀升支粗段的重吸收，而高钙血症或高镁血症抑制其重吸收，后两者均是通过激活肾单位的钙敏感受体实现的。

低镁血症

低镁血症通常意味着机体镁储存量（0.5～1mmol/kg）的显著消耗。导致低镁血症的原因包括小肠镁吸收不良；长期呕吐，腹泻，肠内引流丢失及肾小管重吸收镁障碍；或镁从细胞外液快速进入细胞内、骨骼中或第三间隙（表 25-4）。除了酒精中毒的患者，饮食中的镁缺乏导致低镁血症几乎是不可能的。目前已发现的一种可以导致肠道选择性镁吸收不良的罕见遗传性疾病是原发性婴幼儿低镁血症。另一种罕见的遗传性疾病——继发性低钙低镁血症，是由编码 TRPM6 的基因突变引起的，TRPM6 是一种类似于 TRPM7 的蛋白质，其形成的转运通道对于肠道及远端肾小管细胞镁离子的转运十分重要。机体吸收不良常常伴有维生素 D 缺乏，会严重限制镁的吸收，从而引起低镁血症，尽管有以下补偿机制的存在：继发性甲状旁腺功能亢进，低钙血症和低镁血症增加髓袢升支粗段对镁的重吸收。腹泻或手术引流液中可能含有超过 5mmol/L 的镁。质子泵抑制剂（奥美拉唑等）可以通过某种不涉及肾镁消耗的未知机制引起低镁血症。

目前几种遗传性镁消耗综合征机制已经被阐明，包括编码的远曲小管 Na-Cl 共同转运体基因的失活突变（Gitelman 综合征），肾髓袢升支粗段 Na-K-2Cl 转运体功能障碍（Bartter 综合征），紧密连接蛋白 16 和 19 功能异常（常染色体隐性遗传性肾低镁血症伴高尿钙），远曲小管 Na$^+$-K$^+$ ATP 酶的 γ 亚单位异常（常染色体显性遗传性肾低镁血症伴低尿钙），远曲小管的 K$^+$ 通道异常（Kv1.1 和 Kir4.1），以及编码 tRNA 的线粒体基因异常。CaSR 的激活突变会引起低镁血症和低钙血症。细胞外液增多、高钙血症、重度磷耗竭可能损害镁的重吸收；多种形式的肾损伤也会引起镁重吸收障碍，包括药物引起的肾损伤，这些药物包括顺铂、环孢素、氨基糖苷类抗生素、喷他脒以及表皮生长因子（EGF）受体抑制性抗体、西妥昔单抗（活性表皮生长因子是正常远曲小管顶端 TRPM6 表达所需要的）（表 25-4）。血液中乙醇浓度上升会直接影响肾小管重吸收镁。在血糖控制不佳的糖尿病患者中，持续性尿糖所致的渗透性利尿会导致镁的流失，使低镁血症的发生频率增加。代谢性酸中毒可加重镁消耗，

表 25-4	低镁血症的病因

1. 肠道吸收受损
   (1) 继发于低钙血症的低镁血症（TRPM6 基因突变）
   (2) 吸收不良综合征
   (3) 维生素 D 缺乏
   (4) 质子泵抑制剂
2. 肠道丢失增多
   (1) 持久的呕吐或腹泻
   (2) 肠道引流或肠瘘
3. 肾小管重吸收受损
   (1) 遗传性失镁综合征
   　　1) 吉特曼综合征
   　　2) 巴特综合征
   　　3) Claudin 16 和 19 基因突变
   　　4) 钾通道突变（Kv1.1, Kir4.1）
   　　5) 钠钾泵 γ 亚基突变（FXYD2）
   (2) 获得性肾脏疾病
   　　1) 肾小管间质性疾病
   　　2) 梗阻后，急性肾小管坏死（多尿期）
   　　3) 肾移植
   (3) 药物或毒素
   　　1) 酒精
   　　2) 利尿剂（袢利尿剂、噻嗪类、渗透性）
   　　3) 顺铂
   　　4) 喷他脒、膦甲酸
   　　5) 环孢素
   　　6) 氨基糖苷类抗生素、两性霉素 B
   　　7) 西妥昔单抗
   (4) 其他
   　　1) 细胞外液量增多
   　　2) 醛固酮增多症
   　　3) 抗利尿激素分泌不当综合征
   　　4) 糖尿病
   　　5) 高钙血症
   　　6) 磷酸盐损耗
   　　7) 代谢性酸中毒
   　　8) 甲状腺功能亢进症
4. 从细胞外液快速转移
   (1) 细胞内液再分配
   　　1) 糖尿病酮症酸中毒治疗后
   　　2) 再喂养综合征
   　　3) 呼吸性酸中毒治疗后
   　　4) 儿茶酚胺
   (2) 骨形成加速
   　　1) 甲状旁腺切除术后
   　　2) 维生素 D 缺乏治疗后
   　　3) 成骨性骨转移瘤
   (3) 其他
   　　1) 胰腺炎、烧伤、大量出汗
   　　2) 怀孕（第三阶段）和哺乳

同时也会导致细胞内镁损失。

镁离子从细胞外液快速向细胞内液转移再分布所致的低镁血症，可发生在糖尿病酮症酸中毒恢复期、饥饿和呼吸性酸中毒。甲状旁腺切除术后快速骨形成期、维生素 D 缺乏症的治疗过程中以及骨转移瘤时，

也会见到镁相对快速的细胞内转移。急性胰腺炎、广泛烧伤、长期严重多汗以及怀孕和哺乳期也会有大量的镁丢失。

临床表现和实验室结果 低镁血症可引起广泛的神经肌肉功能的改变，包括抽搐、震颤、惊厥、肌无力、共济失调、眼球震颤、眩晕、淡漠、抑郁、烦躁、谵妄、精神症状。尽管低镁血症临床症状的严重程度与血清镁的水平可能不相关，但血镁浓度＞0.5mmol/L（1meq/L；1.2mg/dl）时，患者通常无症状。低镁血症患者可能会发生心律失常，包括窦性心动过速、室上性心动过速、室性心律失常等。低镁血症的心电图异常包括 PR 间期和 QT 间期延长，T 波低平或倒置，ST 段低平。患者对洋地黄毒性的敏感性也会增强。

低镁血症常常会伴有其他电解质异常，包括低钙血症（伴低尿钙）和低钾血症，这些电解质紊乱在不补充镁的情况下可能不容易纠正。尽管低镁血症可导致 1,25（OH）$_2$D 合成受损、PTH 细胞抵抗，在血镁低于 0.4mmol/L（0.8mep/L；1mg/dl）甚至会引起 PTH 分泌减少，但通常认为低镁血症时，低钙血症是由于合并维生素 D 缺乏造成，这些异常可通过治疗得到逆转。

治疗 低镁血症

轻度无症状的低镁血症，可分次口服镁盐（氯化镁、氧化镁、氢氧化镁）20～30mmol/d（40～60meq/d）治疗。大剂量的镁盐可能会导致腹泻。较严重的低镁血症最好静脉输注氯化镁治疗，肾功能正常的患者持续输注 50mmol/d（100meq Mg^{2+}/d）是安全的。若肾小球滤过率降低，输注速度可降低 50%～75%。不推荐肌内注射硫酸镁，因为肌内注射疼痛较明显，且补充的镁较少（50% 硫酸镁 2ml 只提供 4mmol 镁）。治疗时可使用硫酸镁代替氯化镁静脉输注，但硫酸根离子可与血清及尿液中的钙结合，加重低钙血症。在治疗开始的几天内应每隔 12～24h 监测血镁，因为镁在肾的回吸收受损（每日静脉输注的镁仅 50%～70% 被回吸收）以及细胞内镁缺乏的恢复存在延迟，通常细胞内镁的缺失可能高达 1～1.5mmol/kg（2～3meq/kg）。

对于低镁血症的患者，机体钙、钾、磷的补充十分重要。低镁血症的患者常同时合并维生素 D 缺乏，应口服或注射维生素 D 或 25（OH）D 治疗，但不能使用 1,25（OH）$_2$D，因为其可能会减少肾小管镁的重吸收，这可能是通过抑制 PTH 造成的。

严重的低镁血症伴低钙血症、低磷血症，单独静脉输注镁会刺激 PTH 的快速分泌，这可能会加重低磷血症，引起神经肌肉症状或横纹肌溶解，这种情况通过同时补充钙和镁可避免。

高镁血症

原因 在肾功能正常的人群中，高镁血症比较少见，因为正常的肾能分泌大量镁（250mmol/d）。肾髓袢升支粗段镁重吸收增多引起轻度高镁血症，可见于 CASR 突变的家族性低尿钙性高钙血症、肾上腺功能不全、甲状腺功能减退症或低体温者。机体大量接触外源性镁（通常是经消化道接触）可导致肾排泄能力下降并出现危及生命的高镁血症（表 25-5）。典型的例子可见于肠梗阻、肠穿孔的患者，这些患者延长了正常剂量含镁泻药在体内的停留时间。创伤、休克、败血症、心搏骤停或严重烧伤造成广泛软组织损伤或坏死，使得大量的镁释放入细胞外液中。

临床表现和实验室结果 高镁血症最典型的临床表现是血管舒张和神经肌肉阻滞，这些症状可出现在血镁浓度＞2mmol/L（＞4meq/L；＞4.8mg/dl）时。升压药物及补液扩容难以纠正的低血压可能是高镁血症的一个早期迹象。血清镁＞4mmol/L 的患者可出现恶心、嗜睡、乏力，并可能进展为呼吸衰竭、昏迷、瘫痪伴腱反射减退。其他表现包括胃肠动力不足或肠梗阻、面部潮红、瞳孔散大、反常性心动过缓，以及 PR 间期、QRS 波群和 QT 间期延长和心脏传导阻滞。若血镁接近 10mmol/L 时，可出现心脏停搏。

高镁血症通过激活 CaSR 可引起低钙血症和高尿钙，这是由于甲状旁腺功能受抑制和肾髓袢升支粗段钙重吸收减少所致的。

表 25-5	高镁血症的病因

1. 镁摄入过量
   (1) 泻药，泌尿道冲洗剂
   (2) 胃肠外途径给予镁
2. 软组织镁的快速动员
   (1) 创伤，休克，败血症
   (2) 心搏骤停
   (3) 烧伤
3. 镁排泄受损
   (1) 肾衰竭
   (2) 家族性低尿钙性高钙血症
4. 其他
   (1) 肾上腺功能不全
   (2) 甲状腺功能减退症
   (3) 低体温症

治疗 高镁血症

　　高镁血症的治疗一般包括识别并阻断镁的来源，以及增加细胞外液中镁的清除。使用无镁的泻药或灌肠剂有助于清除胃肠道中摄入的镁。无禁忌证的情况下，可以充分的静脉水化。血液透析是有效的，特别是在肾功能不全的患者中。有报道显示，静脉注射 100~200mg（输注时间大于 1~2h）的钙，可暂时缓解高镁血症的症状和体征。

维生素 D

合成与代谢

　　1,25-二羟维生素 D [1,25(OH)$_2$D] 是调节机体矿物离子平衡的主要的类固醇激素。维生素 D 及其代谢产物是激素和激素前体，而不是维生素。在适当的生物环境中，它们可以在体内合成（图 25-4）。皮肤接受紫外线照射后，光化学裂解作用使得 7-脱氢胆固醇生成维生素 D。黑色素和高度防晒指数的防晒霜可以有效减少紫外线经皮肤的穿透，从而减少皮肤维生素 D 的合成。在过去几十年中，北美和西欧防晒霜的使用量不断升高，同时接受的日照量逐渐减少，这使机体越来越依赖于食物中维生素 D 的摄入。在美国和加拿大，膳食维生素 D 的来源主要包括强化谷物、奶制品、鱼油和蛋黄。植物源性维生素 D 的形式为维生素 D$_2$，而动物源性的维生素为维生素 D$_3$。这两种形式具有相同的生物学活性，并且均可以被机体内维生素 D 羟化酶活化。无论肠道吸收的还是皮肤合成的维生素 D，进入循环系统均与维生素 D 结合蛋白（肝合成的一种 α-球蛋白）结合。随后在肝细胞中，在线粒体和微粒体细胞色素 P450 酶的作用下，25 位羟基化转化为 25 羟维生素 D [25(OH)D]，这种羟化酶的活性不受严格调节。25 羟维生素 D [25(OH)D] 是维生素 D 在机体中主要的流通和储存形式，约 88% 的 25(OH)D 与维生素 D-结合蛋白相结合，0.03% 是游离的，其余的与白蛋白相结合。25(OH)D 的半衰期约为 2~3 周；然而，当维生素 D 结合蛋白水平降低时，会显著缩短，例如肾病综合征患者蛋白丢失增多时。

　　维生素 D 的二次羟基化发生在肾中，进而形成成熟的激素（图 25-5）。25 羟维生素 D-1α 羟化酶是在肾近曲小管上皮细胞表达的细胞色素 P450 混合功能氧化酶。PTH 和低磷血症是微粒体酶的主要诱导物，而钙、FGF23、酶的代谢产物和 1,25(OH)$_2$D 抑制其功

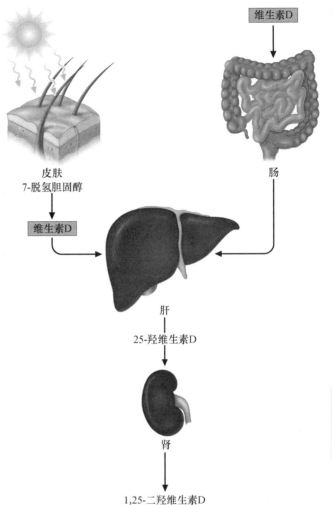

图 25-4　维生素 D 的合成与活化。在皮肤，维生素 D 是经紫外线照射后合成的。维生素 D 也可从饮食中获得，然后转运到肝，经过 25-羟化形成 25-羟维生素 D。25-羟维生素 D 是维生素 D 在血循环中存在的主要形式。最后一步是在肾通过 1α 羟化作用活化

能。25 羟维生素 D-1α 羟化酶在表皮角质细胞也可表达，但角质细胞中 1,25(OH)$_2$D 的代谢产物对于循环系统中激素水平没有影响。该酶在胎盘滋养细胞层也可表达。肉芽肿和淋巴瘤相关的巨噬细胞也可产生该酶。在这些病理状态下，干扰素 γ 和 TNF-α 是该酶的诱导剂，但酶的活性不受钙或 1,25(OH)$_2$D 的调节；因此，在这些患者中可见到与 1,25(OH)$_2$D 升高相关的高钙血症。结节病相关性高钙血症的患者使用糖皮质激素、酮康唑或氯喹治疗，会降低 1,25(OH)$_2$D 的生成，并能有效地降低血钙水平。相比之下，在淋巴瘤的患者中，氯喹并不能降低血 1,25(OH)$_2$D 的水平。

　　维生素 D 代谢失活的主要途径是一个由维生素 D 24 羟化酶（这种酶在许多组织中表达）作用的额外羟

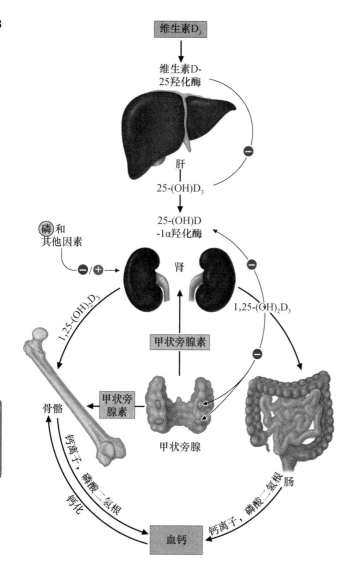

图 25-5　激素调控的维生素 D 代谢和功能示意图。血钙低于 2.2mmol/L（8.8mg/dl）会促进甲状旁腺激素成比例增加，以动员骨骼中的钙。甲状旁腺激素促进肾 1,25(OH)$_2$D 合成，1,25(OH)$_2$D 促进骨骼总钙的释放和肠道钙的吸收，并通过负反馈来调控甲状旁腺激素的合成

基化过程。1,25(OH)$_2$D 是该酶主要的诱导剂，所以该激素可促进自身的失活，从而限制其生物学效应。编码 CYP24A1 的基因突变会导致婴儿高钙血症，在不太严重的患者中，可见到长期的高尿钙、肾钙化及肾结石。

1,25(OH)$_2$D 代谢产物分泌到胆汁，可通过肝肠循环重吸收。肝肠循环障碍会导致维生素 D 代谢物的加速丢失，这常见于回肠末端疾病。

1,25(OH)$_2$D 的作用

1,25(OH)$_2$D 通过与维生素 D 受体（VDR，核受体超家族的成员之一）结合介导其生物学效应。这种

受体所属的亚类中还包括甲状腺激素受体、维甲酸受体和过氧化物酶增殖体激活受体。与这个亚类中只有一个 VDR 亚型被分离出。VDR 以异源二聚体的形式与维甲酸 X 受体的靶 DNA 序列结合，形成、启动一系列共同激活因子，修饰染色质，并将 VDR 结合到基础转录装置，从而启动靶基因的表达。VDR 与不同靶基因结合，造成转录基因抑制的机制各不相同，包括调控激活转录因子的活性和吸引新的蛋白与 VDR 复合物结合。

1,25(OH)$_2$D 与 VDR 的亲和力大约是其他维生素 D 代谢产物的 3 倍。在正常生理情况下，这些其他代谢产物一般不会激活受体依赖性功能。但是在维生素 D 中毒时，25(OH)D 水平显著升高，可能会通过直接与 VDR 相互作用，或替换维生素 D 结合蛋白中的 1,25(OH)$_2$D 增加活性激素的生物活性，导致高钙血症。

VDR 在多种细胞和组织中广泛表达。1,25(OH)$_2$D 在机体的组织中调节矿物质离子平衡的分子活性已得到最广泛研究。它是 Calbindin 9K 的主要诱导剂，Calbindin 9K 是肠道表达的钙结合蛋白，在钙跨肠道上皮细胞转运中发挥重要的作用。在肠上皮细胞表达的两种重要的钙转运蛋白 TRPV5 和 TRPV6（电离子通道）也受维生素 D 的调节。1,25(OH)$_2$D 通过诱导小肠这些转运蛋白和其他基因的表达增加肠钙的吸收率。另外，1,25(OH)$_2$D 在骨骼中也有重要的作用。VDR 在成骨细胞表达，并能调节成骨细胞的多种基因表达。1,25(OH)$_2$D 可以上调骨基质蛋白骨钙素和骨桥蛋白基因的表达，抑制 I 型胶原的表达。1,25(OH)$_2$D 和 PTH 均可诱导 RANK 配体的表达，通过与破骨细胞前体及成熟破骨细胞的 RANK 结合，促进破骨细胞的分化和增加破骨细胞的活性。这便是 1,25(OH)$_2$D 诱导骨吸收的机制。VDR 基因敲除小鼠的骨骼异常（佝偻病、骨软化症）通过增加钙和磷的摄入量可得到明显改善，这更加说明了肠道中维生素 D 作用的重要性。

在甲状旁腺中也有 VDR 的表达，1,25(OH)$_2$D 可对抗甲状旁腺细胞增殖并抑制 PTH 基因的转录。1,25(OH)$_2$D 对甲状旁腺的作用是目前预防和治疗肾功能不全患者甲状旁腺功能亢进的理论基础。

VDR 在一些不发挥矿物质离子平衡调节的组织和器官中也有表达。在这方面值得注意的是，1,25(OH)$_2$D 有抗角质形成细胞、乳腺癌细胞和前列腺癌细胞增殖的作用。在角质形成细胞中，1,25(OH)$_2$D 和 VDR 的作用很值得关注。VDR 突变的人类和小鼠可见脱发，但维生素 D 缺乏者不会出现这一表现；因

此，可以认为 VDR 对毛囊的影响是配位非依赖性的。

维生素 D 缺乏

日晒量与皮肤癌的发生存在剂量相关性，这导致人们对膳食中维生素 D 的依赖性增加。虽然维生素 D 缺乏症的患病率不同，但第三届全国健康和营养检测调查（NHANES Ⅲ）显示，维生素 D 缺乏症在全美国普遍存在。维生素 D 缺乏是由于皮肤维生素 D 生成减少、膳食摄入不足、维生素 D 丢失加速、维生素 D 活性受损或 1,25(OH)$_2$D 生物效应抵抗造成的（表 25-6）。老年人和养老院的患者是维生素 D 缺乏的高危人群，因为随着年龄的增长，皮肤维生素 D 的合成效率和肠道维生素 D 吸收均下降。肠道膳食脂肪吸收不良、短肠综合征及肠道旁路手术也可导致维生素 D 缺乏。回肠末端疾病可导致维生素 D 代谢产物的肠肝循环障碍，加剧维生素 D 缺乏。除了肠道疾病外，一些药物如巴比妥类、苯妥英钠和利福平等，可诱导肝细胞色素 P450 混合功能氧化酶，进而加速维生素 D 代谢产物的失活。严重的肝脏疾病或异烟肼会导致维生素 D25 羟基化受损，这是一种不常见的维生素 D 缺乏的原因。负责 25-羟基化的基因突变已在一个家族中得到确定。严重肾功能不全的患者，由于循环中 FGF23 水平升高及肾功能的下降导致维生素 D 1α-羟化受损。因此，对肌酐清除率为 0.5ml/s（30ml/min）患者，应考虑干预治疗。肾 1α 羟化酶基因突变是遗传性疾病假性维生素 D 缺乏性佝偻病的病因。这是造成维生素 D 缺乏的一种常染色体隐性遗传病，该病的患者在出生后的第一年可表现为生长发育迟缓、佝偻病和低血钙抽搐。该病患者血清 25(OH)D 水平正常、PTH 水平升高，但血清 1,25(OH)$_2$D 水平仍低。给予不需要 1α 羟化的维生素 D 代谢产物的治疗可使本病缓解，但需要终身治疗。另一种常染色体隐性遗传疾病是遗传性维生素 D 佝偻病，该病是维生素 D 受体基因突变引起的，这对治疗提出更大的挑战。这些患者在出生后的第一年也出现假性维生素 D 缺乏性佝偻病的类似症状，但常常伴随脱发，这也证实了 VDR 在出生后毛发再生上的作用。在这些人中，血清 1,25(OH)$_2$D 水平由于生成增多和灭活受损而显著升高，生成增多是由于继发性甲状旁腺功能亢进刺激 1α 羟化酶活性，灭活受损是由于 1,25(OH)$_2$D 诱导 24 羟化酶的过程需完整的 VDR。由于受体突变导致激素抵抗，因此需每日摄入钙磷以保障肠道矿物质的吸收。

无论何种原发病因，维生素 D 缺乏的临床表现主要都是肠钙吸收受损的后果。轻度至中度维生素 D 缺乏者无症状，而长期的维生素 D 缺乏会导致低钙血症伴继发性甲状旁腺功能亢进症、骨骼的矿化障碍（X 线示骨质疏松或骨密度下降）和近端肌病。维生素 D 缺乏与整体死亡率的升高相关，包括心血管原因所致的死亡。维生素 D 缺乏患者无伴发疾病时，长期缺乏维生素 D 所致的低钙血症极少出现急性低钙血症的症状，如麻木、刺痛、癫痫发作。然而，当伴低镁血症时可导致急性症状性低钙血症，因为低镁血症会损伤甲状旁腺功能及双膦酸盐类药物的有效利用，影响骨吸收。

佝偻病和骨软化症 在儿童骨骺融合之前，维生素 D 缺乏导致生长发育迟缓及生长板膨大，称为佝偻病。正常骺板有三层软骨细胞：储备层，增生区和肥厚区。佝偻病是由于维生素 D 作用受损引起的，特点是肥厚层软骨细胞的膨大。佝偻病患者骺板内软骨细胞增殖与分化是正常的，骺板的膨大是晚期肥大软骨细胞凋亡受损的后果，在软骨内成骨期间这种异常出现在成骨细胞替代肥大的软骨细胞之前。在小鼠模型中的研究表明，维生素 D 缺乏症导致的低磷血症继发性甲状旁腺功能亢进症，这是佝偻病骺板发育的关键性致病因素。

伴维生素 D 缺乏的低钙血症和低磷血症导致骨基质蛋白矿化受损，被称为骨软化症。骨软化症也是长期低磷血症的特征，这可能是肾磷酸盐丢失，或长期使用依替膦酸钠或含磷酸盐的抗酸剂所致后果。骨基质矿化不良时其生物力学表现差于正常骨组织，因此，维生素 D 缺乏患者的负重四肢骨更易弯曲和骨折。维生素 D 和钙补充剂已被证明能减少法国居家流动护理人群髋部骨折的发生率，这也提示老年人群骨矿化不良使骨折的发病率明显增加。儿童及成人近端肌病是严重维生素 D 缺乏的一个显著特征，补充维生素 D 可使肌病得到迅速缓解。

虽然维生素 D 缺乏是佝偻病和骨软化症最常见的原因，但仍有许多疾病可导致骺板和骨的矿化不良。

表 25-6	维生素 D 作用不足的病因
维生素 D 缺乏	1α-羟基化受损
皮肤来源减少	甲状旁腺功能减退症
饮食缺乏	肾衰竭
吸收不良	酮康唑
维生素 D 丢失增加	1α-羟化酶突变
代谢加速（巴比妥类、苯妥英钠、利福平）	肿瘤源性骨软化症
肝肠循环受损	X-连锁低磷性佝偻病
肾病综合征	靶器官抵抗
25-羟化受损	维生素 D 受体抵抗
肝病、异烟肼	苯妥英钠

不伴维生素 D 缺乏的钙缺乏、前面讨论过的维生素 D 代谢障碍和低磷血症均可以导致矿化不良。即使钙磷水平正常，慢性酸中毒和药物，如双磷酸盐类药物也可导致骨软化症。低 pH 值时不能形成骨的无机钙磷盐，双磷酸盐类药物可与之结合并抑制矿物进一步沉积。碱性磷酸酶是矿物沉积的必要物质，可能是因为该酶能水解矿化抑制剂，如无机焦磷酸。碱性磷酸酶基因（遗传性低磷酸酯酶症）失活时，即使钙、磷水平正常也会出现骨软化症。

维生素 D 缺乏症、佝偻病和骨软化症的诊断

其他方面健康的人群中，维生素 D 缺乏最特异的筛选试验是血清 25(OH)D 的水平。25(OH)D 可在正常范围内波动，但当 25(OH)D < 37nmol/L（<15ng/ml）时，会导致 PTH 水平升高及骨密度降低。尽管对于中老年人和那些有潜在疾病的人群，可能需要较高水平的维生素 D 优化肠道钙吸收，但美国医学研究仍将维生素 D 足量定义为维生素 D 水平 > 50nmol/L（>20ng/ml）。维生素 D 缺乏会导致肠道钙吸收减少，从而引起血清总钙和离子钙水平降低。低钙血症会导致继发性甲状旁腺功能亢进，这是一种维持机体稳态的调节机制，在发病初期消耗骨骼中的钙以维持血钙水平。由于 PTH 会诱导骨转换增加，因此碱性磷酸酶水平往往是升高的。PTH 除了增加骨吸收，还可减少尿钙排泄，促进尿磷排泄。这会导致低磷血症，从而加重骨骼矿化障碍。长期维生素 D 缺乏会导致骨软化症，由于破骨细胞不能吸收未矿化的骨，因此骨骼中的钙也无法再被动员，这时会出现严重的低钙血症。由于 PTH 是肾 25(OH)D 1α 羟化酶主要的激动剂，因此活性激素 1,25(OH)$_2$D 合成增加。因此在严重维生素 D 缺乏的患者会出现一种矛盾现象，即活性激素 1,25(OH)$_2$D 水平往往是正常的。因此，测量 1,25(OH)$_2$D 不能准确反映维生素 D 的储备，且不能用于肾功能正常的人群维生素 D 缺乏的诊断。

在维生素 D 缺乏的儿童，疾病的影像学特征可有膨大的骺板，这是佝偻病的特点。这些表现不仅表现在长骨上，也会出现在肋软骨交界处，膨大的骺板表现为局部肿胀，称为"肋骨串珠"。骨膜内骨矿化障碍会导致颅骨缝融合延迟和长骨骨皮质显影不佳。如果维生素 D 缺乏发生在骨骺融合后，影像学主要表现为皮质厚度变薄和骨骼相对透光。骨软化症患者无论是否存在磷的损耗或维生素 D 缺乏，有一个特异性的影像学特征即假骨折或 Looser 区。这些影像学上的透亮线，发生在大动脉与骨单位接触的部位，被认为是动脉搏动造成的。因此，Looser 区通常几毫米宽、几厘米长，常见于肩胛骨、骨盆及股骨颈。

治疗 | 维生素 D 缺乏的治疗

根据 2010 年医学会报告，1～70 岁的人群推荐每日摄入维生素 D 的量为 600IU，70 岁以上人群为 800IU。基于 800IU 维生素 D 及钙的补充可降低老年女性髋部骨折的风险，该剂量的维生素 D 对于预防成年人维生素 D 缺乏症更为合适。维生素 D 的安全剂量很大，通常只有在每日服用 40 000IU 的患者可观察到维生素 D 中毒。维生素 D 缺乏症的治疗应针对患者的潜在病因，如果可能的话，还应根据病情的严重程度进行治疗。补充维生素 D 时，应同时补充钙剂，因为维生素 D 缺乏最常见的后果是骨矿物离子紊乱。1α-羟化代谢受损的患者，应该选择不需要 1α-羟化的维生素 D，包括 1,25(OH)$_2$D$_3$［骨化三醇（罗盖全），0.25～0.5μg/d］和 1α-羟基维生素 D$_2$（Hectorol 骨化醇注射剂，2.5～5μg/d）。如果维生素 D 活化所需的通路是完好的，严重维生素 D 缺乏也可以先给予药理剂量的维生素 D（每周 50 000IU，使用 3～12 周）后改为维持剂量治疗（每天 800IU）。若患者服用加速 1,25(OH)$_2$D 代谢或抵抗的药物，如巴比妥类或苯妥英类，需持续给予药理剂量的补充治疗。补钙应包括每天 1.5～2g 的基础所需钙。通常在治疗 1 周内血钙可恢复正常，而升高的甲状旁腺素和碱性磷酸酶水平可能在 3～6 个月后开始下降。监测药物治疗是否有效及维生素 D 缺乏症是否治愈最有效的方法是血清钙和尿钙的测定。补充足量维生素 D 和钙剂的患者，24h 尿钙排泄量为 100～250mg。24h 尿钙较低提示治疗依从性或钙及维生素 D 补充剂的吸收存在问题。24h 尿钙水平 > 250mg/24h 的患者易患肾结石，因此应减少维生素 D 和（或）钙剂的剂量。

第二十六章 甲状旁腺疾病和钙调节平衡

Disorders of the Parathyroid Gland and Calcium Homeostasis

John T. Potts, Jr., Harald Jüppner

（张思敏 译 高蕾莉 审校）

甲状旁腺由4个腺体组成，位于甲状腺背侧。甲状旁腺主要分泌甲状旁腺激素（PTH），通过调节钙离子水平发挥其生理作用。PTH直接作用于骨骼引起骨钙释放；作用于肾，可增加远端小管对钙的重吸收；在近端小管促进$1,25(OH)_2D$的合成，增加胃肠道的钙吸收。血清PTH水平可通过负反馈机制进行严格调节。钙离子通过作用于钙敏感受体，同时维生素D也通过作用于核受体来调节PTH的释放和合成。另有证据表明成纤维生长因子23（FGF23）是一种磷酸盐代谢的调节激素，可以抑制PTH分泌。理解参与调节钙离子水平和骨代谢的激素通路对于高钙血症及低钙血症的诊断及有效治疗至关重要。

PTH的过度分泌是甲状旁腺功能亢进的主要特征，也是高钙血症的常见原因，多由甲状旁腺自主功能性腺瘤或增生引起。外科手术在治疗甲状旁腺功能亢进症方面具有很好的效果，有研究证实手术可以逆转因长期PTH分泌过多导致的骨密度损害。临床上恶性肿瘤导致的高钙血症同样常见，通常是由于癌细胞生成过量的甲状旁腺激素相关肽（PTHrP）所致。恶性肿瘤相关高钙血症和甲状旁腺功能亢进症在生化特点上相似，由Albright在1941年首次进行报道，现在知道PTH和PTHrP通过相同的G蛋白偶联PTH/PTHrP受体发挥作用。

多发性内分泌腺瘤病（MEN）1型和2型、家族性低尿钙性高钙血症（FHH）、不同类型的假性甲状旁腺功能减退、Jansen综合征、维生素D合成及作用障碍以及与甲状旁腺增生等疾病发生相关的分子遗传学研究为进一步了解钙平衡调节机制提供了新的视野。PTH及其类似物在治疗绝经后及老年性骨质疏松症方面是很有希望的药物；拟钙剂可以通过激活钙敏感受体成为抑制PTH功能的新药物。

甲状旁腺激素

生理学

甲状旁腺激素的主要作用是维持细胞外液（ECF）的钙离子浓度在一个较小范围的正常水平。甲状旁腺激素直接作用于骨骼及肾，并通过促进$1,25(OH)_2D$的合成影响肠道对钙的吸收而间接增加血清钙浓度。反之，血清钙浓度可以严格调控PTH的生成。该反馈系统是维持细胞外液钙浓度稳态的关键机制。任何低钙血症发生的诱因，如钙或维生素D缺乏的饮食而导致的低钙血症均可由PTH的分泌增加所代偿。甲状旁腺激素主要通过以下途径来发挥作用：①增加骨骼矿物质的分解，增加钙从骨骼向血液的释放；②减少肾对钙的清除，使滤过的钙磷更多地通过重吸收回到细胞外液（ECF）；③通过刺激$1,25(OH)_2D$的合成增加肠道对钙的吸收。PTH对骨钙代谢的影响可以快速调控血钙水平。其次，是肾对钙清除率的调节。另一方面，稳态钙平衡的维持同样是$1,25(OH)_2D$影响钙吸收的结果（见第二十五章）。PTH通过作用于肾不同部位发挥作用，包括抑制磷酸盐转运（近端小管），增加钙重吸收（远端小管），刺激25-(OH)D的1α羟化酶的活化。每天有多达12mmol（500mg）的钙在细胞外液和骨骼之间相互转化（相对于细胞外液总钙池而言该钙量是相当大的），PTH在钙转移中发挥重要作用。PTH以骨质破坏为代价来维持血钙的稳态浓度。

PTH对骨骼的作用存在直接或间接多种形式。PTH能在数分钟内改变骨钙的释放。PTH对骨骼的慢性影响是可以增加骨细胞，包括成骨细胞和破骨细胞，并增加骨重塑；给予PTH后的数小时内即可明显观察到这些效应，且在PTH降解后的数小时仍可持续存在。持续暴露于高水平PTH（如甲状旁腺功能亢进或者长期给予PTH的动物模型）会导致破骨细胞介导的骨吸收增加。但是，间断给予PTH，每天维持高PTH水平1~2h，最终会表现为骨形成而非骨破坏的状态。有报道认为PTH联合雌激素治疗可明显增加患者骨含量，尤其是脊柱和髋骨的骨小梁。一项全球范围内的对照研究发现PTH（1-34）单药治疗可显著降低骨折发生率。

成骨细胞（或基质细胞前体）有PTH/PTHrP受体，这对于PTH的成骨效应非常重要；破骨细胞介导骨质破坏，缺乏这类受体。PTH介导的破骨作用是间接的，部分通过成骨细胞释放的细胞因子来激活破骨细胞；体外进行的骨吸收实验发现成骨细胞必须在PTH存在下才能激活破骨细胞对骨的吸收（见第二十五章）。

结构

PTH是由84个氨基酸残基构成的单链多肽，其N端第1-34氨基酸残基片段高度保守且该部分对甲状旁腺激素分子生物活性至关重要。经修饰合成的氨基末端序列PTH（1-11）虽短但足以激活PTH/PTHrP受体（见下文）。PTH（1-84）全长的羧基端可单独结合蛋白/受体（cPTH-R），但尚未完全清楚该受体的特征。氨基末端缩短的PTH片段仍可结合cPTH-R，间接或直接抑制PTH（1-84）及PTH（1-34）的生物活性。

生物合成、分泌及代谢

合成　甲状旁腺细胞可通过多种途径满足机体对甲状旁腺激素的增长需求。低血钙在数分钟之内即可调节相关激素的分泌。其次，持续低血钙可在随后几个小时内诱导PTH的mRNA表达。长期的低血钙可刺激甲状旁腺细胞增殖，腺体肥大。

PTH最初被合成为较大的分子（甲状旁腺激素原前体，由115个氨基酸组成）。第一次剪切过程中将剪切25个氨基酸，形成甲状旁腺激素原，第二次剪切去除6个氨基酸得到84个氨基酸的成熟甲状旁腺激素。蛋白前体区域的突变将影响激素的合成、转运及分泌，导致甲状旁腺激素功能减退。

血钙在接近生理钙浓度的最高水平时会抑制PTH基因的转录。低钙血症则能在数小时内增加PTH转录。$1,25(OH)_2D$能强烈抑制PTH基因转录。在肾功能不全患者中，静脉给予超生理剂量的$1,25(OH)_2D$或该活性代谢产物的类似物可极大抑制PTH的过量生成，而临床上这种因严重的继发性甲状旁腺功能亢进所致的PTH生成过多有时难以控制。对激素前体进行水解破坏（激素的翻译后调控）是快速（数分钟内）调控激素水平的重要机制。高血钙增加而低血钙降低所储存的甲状旁腺激素的水解破坏。

PTH分泌的调控　当血钙从正常范围降至1.9～2.0mmol/L（7.6～8.0mg/dl，总钙水平）时，PTH的分泌可急剧增加至基础分泌值的5倍。血离子钙水平是决定PTH分泌的重要因素。细胞内镁严重缺乏时可使PTH分泌受损（详见下文）。

细胞外液钙通过和钙敏感受体G（CaSR）［一种G蛋白偶联受体（GPCR）］相互作用来调节PTH分泌，其中钙离子发挥基础配体的作用。该受体是GPCR超家族亚组中特殊的一员，通过Gq和G11两个相关的G蛋白信号α亚基调节受体作用，该受体胞外具有一个可以"钳住"小分子配体的较大的结构域。高血钙可激活钙敏感受体抑制PTH分泌。钙敏感受体主要分布于甲状旁腺及降钙素分泌细胞（C细胞），另外在其他部位如脑和肾也有分布。遗传学研究揭示了钙敏感受体在甲状旁腺对血钙应答和肾钙清除过程中的关键生物学作用。钙敏感受体基因上的杂合失活突变会导致家族性低尿钙性高钙血症（FHH），该疾病的异常血钙水平和甲状旁腺功能亢进症类似，但表现为低尿钙。近期新发现两个FHH变异，即FHH2和FHH3，它们或是由G11（钙敏感受体下游的信号蛋白之一）的杂合突变引起，或是由基因AP2S1的杂合突变导致。钙敏感受体的纯和失活突变会导致严重的新生儿甲状旁腺功能亢进，该病若没有在出生后几天内及时治疗将会有生命危险。另一方面，钙敏感受体的杂合激活突变可表现为类似于甲状旁腺功能低下所致的低钙血症（详见下文）。

代谢　甲状旁腺分泌的PTH和提取自甲状旁腺的84个氨基酸多肽（PTH1-84）从免疫学特征和分子大小上来说没有差异。但是，在血液循环中存在大量免疫反应性物质，其分子大小小于提取自腺体或腺体分泌的甲状旁腺激素。这种存在于血循环中的具有免疫反应性的激素片段缺乏关键的甲状旁腺激素生物活性所需的氨基末端序列，因此这些片段是没有生物活性的（既中间片段及羧基末端片段）。大部分甲状旁腺激素的降解在肝和肾完成。甲状旁腺激素的外周代谢不受生理状态影响（如高血钙或低血钙等）。因此，虽然激素的外周代谢负责快速清除所分泌的激素，但这种代谢表现出代谢量高且分解代谢恒定的特点。

与无生物活性的中间片段及羧基末端片段相比，甲状旁腺分泌的PTH（1-84）从血中的清除率要更快。其结果导致早期放免法测定的PTH结果会受到上述片段影响。

尽管双抗免疫检测可避免绝大多数的PTH检测误差，但现在知道除了完整PTH分子（1-84），在正常人及尿毒症患者中还存在切除氨基末端的大的PTH片段。相对于完整PTH（1-84），该片段在诱发的高血钙状态下的浓度要比正常血钙或低血钙状态下的浓度更高，并且在肾功能不全患者体内浓度更高。这种氨基末端切除的片段大部分为PTH（7-84）。越来越多的证据表明PTH（7-84）片段可以抑制PTH作用并具有一定临床意义，特别是在慢性肾病患者，但目前该作用机制不详。在此类患者中，一系列预防继发性甲状旁腺功能亢进的措施（维生素 D 类似物，摄入更多的钙，高钙含量的透析液，降磷治疗及类钙药物）会导致甲状旁腺的过度抑制，因为 PTH（7-84）这类切除氨基末端的 PTH 片段在 PTH 的免疫检测方法中也可应答（现在被称为二代检测方法，具体见下文"诊断"部分），因此化验结果会高估完整 PTH 的生物活性。慢性肾病中甲状旁腺的过度抑制会导致骨生成不良（详见下文），该病和儿童期生长障碍及成人骨折增加有关，同时会导致严重高钙血症。目前更新的第三代检测 PTH 的免疫方法可以直接检测 PTH 氨基端抗原，可以仅检测完整 PTH（1-84）片段，对于预防慢性肾病患者骨病更加有益。

甲状旁腺激素相关蛋白（PTHrP）

甲状旁腺激素相关蛋白（PTHrP）和恶性肿瘤性高钙血症发生相关，该病的表现和原发性甲状旁腺功能亢进症相似，但没有 PTH 升高。正常情况下许多细胞均可分泌 PTHrP，包括脑、胰腺、心脏、肺、乳腺组织、胎盘、血管内皮细胞及平滑肌。在动物胚胎期，PTHrP 可介导钙离子经胎盘转移，乳腺组织可高效表达甲状旁腺激素相关蛋白并分泌至乳汁中。但乳汁中含有相当高浓度的 PTHrP 的生物学意义尚不明确。PTHrP 在软骨形成、乳腺导管形成方面发挥着重要作用，可能在子宫收缩和其他生物学功能方面也有作用。

PTH 和 PTHrP 是不同基因的产物，但两者表现出很多功能及结构的同源性（图 26-1），可能两者是从同一个先祖基因进化来的。人 PTHrP 基因结构较 PTH 基因复杂得多，PTHrP 基因含有更多额外的外显子，可以在 mRNA 成熟过程中采取不同的剪切形式。可以生成分别包含 139、141、173 个氨基酸的蛋

白产物，而其他形式的分子产物是通过在分子内在的剪切位点进行组织特异性的降解切割而产生的。目前尚不明确这些不同形式的 PTHrP 分子的生物学功能及特性。实际上同样不清楚在成年人中 PTHrP 在循环中的水平是否有显著意义。成人中，PTHrP 似乎对钙稳态影响不大，但在疾病状态下，如有较大的肿瘤时，尤其是鳞状细胞癌及肾癌，PTHrP 会过量产生并导致高钙血症。

PTH 及 PTHrP 的作用

PTH 和 PTHrP 均可与 PTH/PTHrP 受体结合并激活该受体。PTH/PTHrP 受体（PTH-1 受体，PTH1R）属于 G 蛋白偶联受体超家族的亚族，该超家族包括降钙素、胰高血糖素、肠促胰液素、血管活性肠肽等。虽然两种配体均可激活 PTH-1 受体，但它们所诱导的反应是不同的，这也解释了没有亚型的单个受体是如何介导两种生物学功能的。PTH-1 受体的胞外结构域参与激素的结合，在激素激活受体后，胞内结构域结合 G 蛋白亚单位，通过第二信使传递激素信息，使细胞进入应答状态。第二类与 PTH 结合的受体被称作 PTH-2 受体（PTH2R），主要在脑、胰腺、睾丸表达。至少在用传统方法检测时不同生物的 PTH1R 对 PTH 和 PTHrP 的反应是一样的，但是人类 PTH2R 仅和 PTH（而非 PTHrP）高效反应。其他物种的 PTH2R 不能或仅小部分可对 PTH 及 PTHrP 的刺激产生第二信使传递。PTH2R 的内源性配体为一种下丘脑多肽，包含 39 个氨基酸残基的球部漏斗肽（TIP39），有别于 PTH 及 PTHrP。PTH1R 和 PTH2R 的进化可追溯至鱼类；实际上，斑马鱼基因组除了同源的 PTH1R 和 PTH2R，还包括第三种受体 PTH3R，相比于 PTH2R 其起源与鱼 PTH1R 更相近。结构及功能进化的保守性提示这些受体具有重要

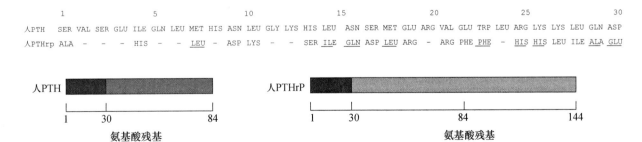

图 26-1　人甲状旁腺激素（PTH）和人甲状旁腺激素相关肽（PTHrP）结构异同示意图。 人 PTH 和人 PTHrP 的 N 端前 30 个氨基酸残基具有结构（及功能）的密切同源性。PTHrP 序列长度可能会 ≥144 个氨基酸残基。PTH 仅有 84 个氨基酸残基长；除了 N 端的 30 个氨基酸残基外，两者几乎无结构同源性。图上面部分 PTHrP 中的虚线表示相同氨基酸残基；带有下划线的氨基酸残基虽然不同于 PTH 却是保守改变（电荷或极性保守）。前 30 个氨基酸残基中，一共有 11 个氨基酸相同，20 个氨基酸同源

的生物学意义，即使在没有甲状旁腺的鱼类中，也会合成和哺乳动物 PTH 相似的两种分子产物。

克隆 PTH1R 的研究证实其可与不止一个 G 蛋白及第二信使通路结合，清晰地解释了 PTH 刺激后存在多重通路。蛋白激酶（A 和 C）的激活及钙转运通道和多种激素特异性组织应答反应有关。这种应答反应包括肾抑制磷酸盐和碳酸氢盐的转运，促进钙的转运，激活 1α 羟化酶；在骨骼包括对胶原合成的影响，增加碱性磷酸酶、鸟氨酸脱羧酶、柠檬酸脱羧酶及葡萄糖-6-磷酸脱氢酶的活性；磷脂合成；钙磷转运。最终，这些生化反应过程影响骨转化及钙稳态过程。PTH 激活肾远端小管的 Na^+/Ca^{2+} 交换，刺激钙通道由内部移位至肾小管表面，增加肾小管对钙的重吸收。磷酸盐排泄的过程依赖于 PTH（减少重吸收，在肾对钙的作用刚好相反），该过程涉及两个钠依赖性磷酸协同转运蛋白：NPT2a 和 NPT2c，二者在肾小管上皮细胞顶侧膜中表达下调，因此减少肾近端小管的磷酸盐重吸收。PTH 介导的其他肾小管转运体也通过类似机制发挥作用。近期有研究再次证实由 PTH 介导的血磷水平降低和与之关联的钙释放入血，强调骨细胞而非破骨细胞参与了 PTH 介导的快速升高血钙水平的过程。

PTHrP 对胎儿骨骼发育及成人生理功能发挥着重要影响。PTHrP 基因纯合敲除小鼠（或敲除 PTH1R 基因）出生时即发生致死性软骨畸形，类似于人类 PTH1R 基因纯合子或复合杂合子的失活突变所导致的致死性软骨发育不良（图 26-2）。人类 PTH1R 的杂合突变会导致出牙延迟，杂合敲除 PTH1R 的小鼠表现为骨质疏松症。这些大鼠模型的研究暂时未发现 PTHrP 作为旁分泌/自分泌因子在成人骨发育过程中调节骨代谢的确切作用。

降钙素

（参见第十章）降钙素存在于许多哺乳动物体内，是一种可以拮抗 PTH 作用使血钙降低的肽类激素。但在人体钙平衡调节中，降钙素似乎生理作用有限，但临床上降钙素具有重要意义，它可作为散发或遗传性甲状腺髓样癌的肿瘤标志物，还能用于严重高钙血症及 Paget 骨病的辅助治疗。

降钙素的主要作用机制是抑制破骨细胞介导的骨吸收，并且增加肾的钙清除率达到降低血钙的目的。这些效应由破骨细胞和肾小管细胞上的受体实现。降钙素还可通过作用于脑、胃肠道及免疫系统的受体发挥其他效应。降钙素可作用于下丘脑及相关结构发挥镇痛的作用。这种镇痛作用可能和降钙素基因相关肽

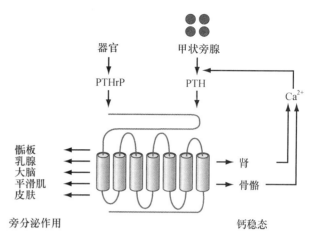

图 26-2 PTH/PTHrP 受体（PTH1R）作用的双重角色。（参见第十章）甲状旁腺激素（PTH；内分泌-钙稳态）及甲状旁腺激素相关肽（PTHrP；旁分泌-多组织作用，包括骨发育中的骺板）分别通过氨基末端 30 个氨基酸残基在同一受体上介导不同功能。两个配体的其他区域可和其他受体互相作用（图中未显示）。

（CGRP）或胰淀素等相关肽类激素与受体的相互作用有关。这两种配体均有特异性高亲和力受体，其与 PTH1R 的结构非常相似。两种配体同样可以结合并激活降钙素受体。同样降钙素受体和 PTH1R 结构非常相似。

降钙素主要由甲状腺合成分泌，合成细胞主要来源于神经脊组织。在胚胎发育阶段，这些细胞迁移至后鳃体，后者来源于最后一对腮囊。在亚哺乳脊椎动物中，后鳃体构成的器官在解剖上和甲状腺相分离；在哺乳动物中，后鳃体则融合进入甲状腺腺体。

天然降钙素是由 32 个氨基酸残基构成的多肽。不同物种之间降钙素的氨基酸序列存在明显的变异。临床上常用于降低血钙治疗的鲑鱼降钙素的作用效能是哺乳动物来源降钙素的 10～100 倍。

体内存在 α 和 β 两个降钙素基因，这两个基因的转录调控相当复杂。α 基因可转录两个不同的 mRNA 分子，其中一个翻译成降钙素前体，另一个翻译成降钙素基因相关肽（CGRP）。降钙素 mRNA 表达的地方就可合成 CGRP（例如甲状腺髓样癌）。β 基因或称为 CGRP-2 基因可在中枢神经系统（CNS）转录 CGRP 的 mRNA，但该基因不会合成降钙素。CGRP 具有心血管作用，并在 CNS 中作为神经递质或影响神经发育。

人体循环中的降钙素水平较其他物种都要低。在人体，即使降钙素水平的极端变化也不会影响钙磷代谢；降钙素缺乏（只补充甲状腺素进行替代治疗的甲状腺全切患者）或降钙素过量（甲状腺髓样癌分泌降钙素患者）均未产生显著钙磷代谢的变化（见第十章）。降钙素在抑制 Paget 骨病（见第二十八章）、骨

质疏松症（见第二十七章）的骨吸收方面以及治疗恶性肿瘤性高钙血症方面（见下文）疗效显著。但双膦酸盐疗效更好，降钙素在人体的生理作用目前尚不明确。另一方面，敲除降钙素基因（常和 CGRP 基因敲除混杂，因两个基因非常靠近）的小鼠会出现骨密度降低，这提示在哺乳动物中降钙素的生物作用尚未完全清楚。

高钙血症

高钙血症有可能是某种严重疾病的临床表现，如恶性肿瘤，也有可能在没有明显疾病的人碰巧通过实验室检查发现。无症状的高钙血症通常为甲状旁腺功能亢进症，在 20 世纪后期该类疾病患者人数增加。

无论什么时候诊断高钙血症，都必须有明确的诊断依据。甲状旁腺功能亢进症是一种慢性疾病，可能数月或数年后才出现高钙血症的表现。尽管甲状旁腺功能亢进症是无症状高钙血症最常见的病因，也要注意到高钙血症可能是恶性肿瘤最早出现的临床表现和成人中第二位的常见病因。高钙血症原因众多（表 26-1），但甲状旁腺功能亢进症和癌症占高钙血症病因的 90%。

表 26-1　高钙血症的病因分类

1. **甲状旁腺相关**
   (1) 原发性甲状旁腺功能亢进症
      1) 腺瘤
      2) 多发性内分泌腺瘤综合征
      3) 癌症
   (2) 锂治疗
   (3) 家族性低尿钙性高钙血症
2. **恶性疾病相关**
   (1) 实体瘤转移（如乳腺癌）
   (2) 实体瘤体液介导的高钙血症（如肺癌、肾癌）
   (3) 血液系统恶性肿瘤（如多发性骨髓瘤、淋巴瘤、白血病）
3. **维生素 D 相关**
   (1) 维生素 D 中毒
   (2) ↑1,25(OH)$_2$D：结节病和其他肉芽肿性疾病
   (3) ↑1,25(OH)$_2$D：24 羟化酶缺陷导致的 1,25(OH)$_2$D 代谢障碍
4. **高骨转换相关**
   (1) 甲状腺功能亢进症
   (2) 制动
   (3) 噻嗪类利尿剂
   (4) 维生素 A 中毒
   (5) 脂肪坏死
5. **肾功能不全相关**
   (1) 严重继发性甲状旁腺功能亢进症
   (2) 铝中毒
   (3) 乳-碱综合征

在诊断高钙血症之前，需要先明确是否真的存在血钙升高，还是实验室的假阳性结果。假性高钙血症原因可能有：血样采集过程中的血液浓缩、患者血清蛋白升高，如白蛋白升高。高钙血症多为慢性疾病，多次检测血清钙水平符合成本经济效益，检测无需空腹。

临床特征有助于鉴别高钙血症的不同病因。成人无症状高钙血症多由原发性甲状旁腺功能亢进导致。恶性肿瘤相关的高钙血症通常也是有迹可循的，患者常因肿瘤的症状就诊，检查过程中往往可以发现高钙血症。这类患者，特别是未经相应治疗的患者，从发现血钙升高到死亡的时间往往小于 6 个月。相应的，患者若一直无症状或表现出高钙血症症状，如肾结石病史超过 1～2 年，那肿瘤引起高钙血症的可能性就很小。然而，有时要鉴别原发性甲状旁腺功能亢进症和隐匿性恶性肿瘤所致高钙血症也存在困难，需要仔细评估，特别是在不清楚高钙血症的发病时间时。除了甲状旁腺功能亢进症及恶性肿瘤，高钙血症的病因还包括摄入过量维生素 D、任何影响 1,25(OH)$_2$D 代谢、导致骨转化率升高的病因（表 26-1）。了解患者病史时详细询问患者饮食及服用维生素或药物病史有助于诊断较少见的高钙血症病因。高钙血症的诊断主要依赖于 PTH 的免疫法测定。

高钙血症可导致疲劳、抑郁、精神障碍、厌食、恶心、呕吐、便秘、可逆性的肾小管损伤、多尿、QT 间期缩短，甚至某些患者可能发生心律失常。不同患者间高钙血症的严重程度及临床表现差异很大。一般来说，血钙水平在 2.9～3.0mmol/L（11.6～12mg/dl）时，症状较为常见，但有些患者血钙处于该水平时，依然没有任何临床症状。当血钙水平＞3.2mmol/L（12.8mg/dl）时，肾、皮肤、血管、肺、心脏及胃部会发生钙化，还可能出现肾功能不全，尤其当血中磷酸盐水平由于肾排泄受损而正常或升高时。严重的高钙血症血钙水平为 3.7～4.5mmol/L（14.8～18mg/dl），是一种临床急症，可能出现昏迷及心搏骤停。

迅速治疗高钙血症通常是有效的。治疗措施往往是根据高钙血症的严重程度及相关症状而定，这些治疗措施将在下文详述。

原发性甲状旁腺功能亢进症

疾病自然病程及发病率　原发性甲状旁腺功能亢进症是由于甲状旁腺激素合成及分泌过多导致的全身钙、磷及骨代谢障碍的疾病。血液循环中 PTH 升高常导致高钙血症和低磷血症。该病的临床表现差异较

大。患者可出现多种症状及体征，包括反复发生肾结石、消化性溃疡、精神改变及较少见的广泛性骨吸收。随着对该病认识的逐渐深入及多种筛查方法（包括血钙检测）的推广，可经常在没有临床症状和极少体征的患者中诊断出原发性甲状旁腺功能亢进症，这些患者可能仅有高钙血症及 PTH 水平升高。该病表现隐匿，且在数年内或终身都可能呈现一个良性病程。临床表现较轻的该病常被称作无症状甲状旁腺功能亢进症。极少数甲状旁腺功能亢进症发展迅速或急剧恶化，甚至引起严重并发症如脱水和昏迷，这种情况被称作高血钙性甲状旁腺危象。

在年龄大于 60 岁的人群中，甲状旁腺功能亢进症的年发病率高达 0.2%，若算上未发现的无症状的患者，发病率估计会≥1%；近年来的研究报道发病率可能较前下降，若该现象属实，可能原因包括近些年未规律检测血钙、既往高估发病率及其他未知的可能原因。该病发病高峰是在 30～50 岁，但在儿童及老人中也可发生。

病因 甲状旁腺肿瘤多为孤立的腺瘤，不合并其他内分泌疾病。除此以外也可能由遗传综合征导致，如 MEN。甲状旁腺肿瘤也可能继发于其他疾病（继发性甲状旁腺功能亢进的过度刺激，特别是慢性肾功能不全患者）或其他形式的过度刺激，例如锂治疗后。下面会讨论这些病因。

孤立腺瘤 约 80% 的患者是单一腺体异常所致；异常的腺体通常为良性增生或腺瘤，很少表现为甲状旁腺癌。有外科医生和病理学家认为多个腺体的增大比较常见；临床上同样有发生两个腺瘤的报道。约 15% 的患者所有甲状旁腺腺体都呈高功能性；甲状旁腺主细胞增生症通常是遗传性的，而且临床上经常伴有其他内分泌异常。

遗传综合征和多发性内分泌瘤病 遗传性甲状旁腺功能亢进症可不伴有其他内分泌异常，但该病通常是多发性内分泌腺瘤病（multiple endocrine neoplasia，MEN）（见第十章）的一部分。MEN1（Wenner 综合征）由甲状旁腺功能亢进症及垂体和胰腺的肿瘤组成，常伴有胃液分泌过多及消化性溃疡（Zollinger-Ellison 综合征）。MEN2A 的特点是嗜铬细胞瘤、甲状腺髓样癌以及甲状旁腺功能亢进症；MEN2B 还有多发性神经瘤表现，但通常没有甲状旁腺功能亢进症的表现。MEN 是常染色体显性遗传方式，但下文所述 MEN1 的遗传基础还涉及肿瘤抑制因子的失活突变。

发生甲状旁腺功能亢进症－颌骨肿瘤综合征（HPT-JT）的家系表现为甲状旁腺肿瘤（或甲状旁腺

癌）及与之相关的良性颌骨肿瘤。这种疾病多由 CDC73（HRPT2）基因突变导致，在甲状旁腺癌也可发现这种突变。有些家系可以表现为遗传性甲状旁腺功能亢进症，不伴有其他内分泌疾病。这种疾病被称为家族性孤立性甲状旁腺功能亢进症（FIHP）。据推测这些家系可能是 MEN1、MEN2 或 HPT-JT 的其他表现形式，推测这些家系具有其他未知的基因变异。

病理 腺瘤往往位于甲状旁腺腺体的下方，但 6%～10% 的患者甲状旁腺腺瘤可能位于胸腺、甲状腺、心包内或食管的后方。腺瘤重量通常为 0.5～5g，最大可至 10～20g（正常腺体重量平均 25mg）。增生和腺瘤的组织学表现均以主细胞为主。这种由于主细胞的增生而致的甲状旁腺腺体增大可能是不对称的，因此有些病变腺体可能看上去正常。腺体整体增生时，其组织学表现一致，即使腺体重量没有增加，但出现脂肪缺失。因此，对多个腺体标本进行显微检查对解释外科手术中的发现至关重要。

甲状旁腺癌通常是非侵袭性的。患者初次手术时切除整个腺体且不破坏腺体包膜，往往可以获得长期生存且不复发。复发的甲状旁腺癌通常生长缓慢，位置局限于颈部，可通过手术进行治疗。偶尔，甲状旁腺癌具有较强的侵袭性，初期手术时已发现远处转移（肺、肝及骨）。临床上很难一开始就明确原发肿瘤是癌，但组织切片的镜下表现提示核分裂象增多以及腺体基质纤维化的增加可能预示肿瘤具有侵袭倾向。往往在回顾性分析时才能做出癌症的诊断。同样很难将甲状旁腺癌所致的甲状旁腺功能亢进症和其他形式的原发性甲状旁腺功能亢进症进行区分，而前者临床表现更严重，血钙升高的程度可以作为鉴别诊断的一个线索。甲状旁腺癌患者其血钙水平常常处于 3.5～3.7mmol/L（14～15mg/dl），这能警示外科医生在切除不正常的腺体时更小心以避免腺体包膜破裂。近期对于甲状旁腺癌（与甲状旁腺腺瘤区别）的遗传学研究提示需要进一步在家系中进行筛查（详见下文）。

甲状旁腺功能亢进症相关遗传缺陷

和其他类型的腺瘤一样，甲状旁腺肿瘤中也存在两种基本类型的遗传缺陷：①原癌基因的过度活化；②抑癌基因的失活。根据定义前者是通过相关基因的单一等位基因位点突变激活基因功能（功能获得性突变）引起细胞生长及功能的失控，而后者则需要两个等位基因位点的同时突变。抑癌基因两个等位位点的失活以细胞系失活（全部细胞）为特征，肿瘤另携带体细胞缺失或突变（图 26-3）。

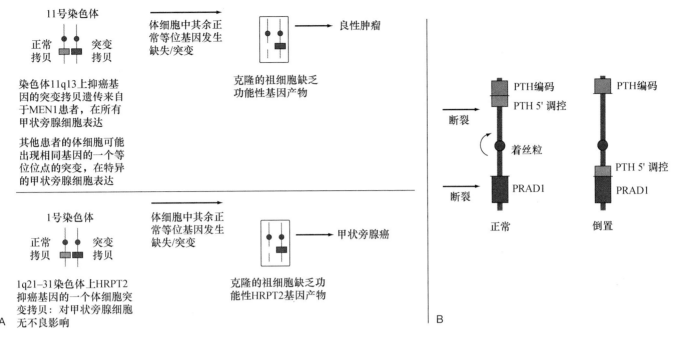

图 26-3 **A.** 该图提示肿瘤遗传的分子机制。遗传异常的患者（多发性内分泌腺瘤综合征，MEN）11 号染色体上携带一个有缺陷的基因，该基因来自携带突变的父母，另一个正常基因拷贝来自于父母中的另一人。在单克隆的肿瘤中（良性肿瘤），体细胞发生突变，部分染色体缺失使体细胞中正常基因缺失。在非遗传的肿瘤中，发生两次连续的体细胞突变，该过程需要很长时间。无论哪种通路，细胞失去基因对生长的调控，从而使细胞不受管制地生长成为肿瘤。HRPT2 抑癌基因位点的缺失和甲状旁腺癌的发病相关。（From A Arnold：J Clin Endocrine Metab 77：1108，1993. Copyright 1993，The Endocrine Society）。**B.** 该图阐述了 PRAD1 原癌基因重排（11 号染色体围着丝粒重排）和过度表达在甲状旁腺瘤发病中的机制和结果。甲状旁腺细胞中甲状旁腺激素基因启动子过度激活可刺激 PRAD1 基因（细胞周期调控蛋白，细胞周期素 D1）过度表达而促进细胞过度增殖。［From J Habener et al，in L DeGroot，JL Jameson（eds）：Endocrinology，4th ed. Philadelphia，Saunders，2001；with permission］

位于染色体 11q13 上的 MEN1 基因编码 MENIN 蛋白，其突变导致 1 型 MEN，该基因的正常等位位点是一个抑癌基因。等位基因上的一个突变被遗传下来，其次丧失功能的其他等位基因通过体细胞突变会导致单克隆增殖和肿瘤的发生。在 15%～20% 的散发性甲状旁腺腺瘤中，位于第 11 号染色体上的 MEN1 基因等位位点同时缺失，暗示同样的 MEN1 基因突变也可能导致散发性甲状旁腺腺瘤的发生（图 26-3A）。这个过程和 Knudson 假说在某些遗传性癌症综合征中存在两步瘤变的理论相一致，在遗传性综合征中较早发生的甲状旁腺功能亢进症提示一个位点的突变就能诱发单克隆增殖。而散发性甲状旁腺腺瘤，通常发病较晚，在 MEN1 基因失活前，必须发生两个不同的体细胞突变。

推测其他与甲状旁腺功能亢进症相关的抑癌基因包括位于 1 号染色体短臂的基因，该基因尚未完全明确，但有 40% 散发性甲状旁腺腺瘤患者存在该基因缺陷；以及位于染色体 Xp11 的基因缺陷，见于某些患有继发性甲状旁腺功能亢进症及肾衰竭并进展至"三发性"甲状旁腺功能亢进症的患者，目前已知该基因缺陷可反映那些已存在增生的腺体中单克隆增殖的情况。

遗传缺陷和甲状旁腺癌的复杂模式尚未完全清楚。可能和 HRPT2（或 CDC73）上的两个等位位点的失活突变有关，该突变是 HPT-JT 综合征的病因。HRPT2 基因（位于染色体 1q21～31）编码一种名为 parafibromin 的蛋白，该基因上已定位若干失活突变。HRPT2 基因的突变是甲状旁腺癌发病的必需但非充分条件。

总之，甲状旁腺肿瘤相关综合征基因缺陷的检测及表型变异提示相关基因的多样性。尽管如此，检测主要基因的手段可以极大帮助 MEN1、MEN2 和 HPT-JT 家系的家庭成员的管理。

甲状旁腺癌遗传起源的研究发现它与良性腺体增大的突变所涉及的信号通路是不同的。结肠癌遗传改变的发病机制为随着遗传改变的进展，病变由良性腺瘤往恶性疾病逐渐发展，而甲状旁腺癌与之不同，在甲状旁腺癌中常见的 HRPT2 基因突变在散发的甲状旁腺腺瘤中非常少见。

Rb 基因异常是在甲状旁腺癌中最早被关注的异

常。Rb 基因是位于染色体 13q14 上的抑癌基因，最初发现它与视网膜母细胞瘤的发病相关，但目前发现 Rb 基因参与许多其他形式的肿瘤发生，其中包括甲状旁腺癌。早期研究发现甲状旁腺癌患者的 Rb 基因等位位点的缺陷使 Rb 蛋白的表达下降或缺失。13 号染色体上常出现大片段缺失，除了 Rb 基因位点（在垂体癌中发现类似改变）以外也有许多其他基因，可能 13 号染色体上的其他抑癌基因也在甲状旁腺癌的发生中发挥作用。

在 HPT-JT 综合征患者中对甲状旁腺癌的研究帮助我们明确了 HRPT2 基因突变在大多数甲状旁腺癌中的重要作用，也包括散发的和 HPT-JT 综合征没有明显相关性的甲状旁腺癌。甲状旁腺癌患者中 70%～80%存在编码区突变。若加上非编码区突变，所有的甲状旁腺癌本质上均存在遗传缺陷。特别重要的是发现了散发的甲状旁腺癌中的生殖系突变；反过来对患者的家系进行进一步研究，为基因检测提供新的临床指征。

家庭成员中出现高钙血症（同时有生殖系突变）可在甲状旁腺手术中发现甲状旁腺肿瘤的癌前病变。

HRPT2 突变是甲状旁腺癌最常见的突变，但除了 HRPT2 和 Rb 基因外，甲状旁腺癌的发病与多种因素有关。RET 编码酪氨酸激酶受体；特异性 RET 基因的生殖系突变会导致该受体的持续激活，从而解释了常染色体显性遗传模式的传播方式及腺瘤的早期发病。在 MEN2 中存在 RET 原癌基因的多克隆缺陷，其和早期发病相关（C 细胞增生，之后转变为克隆样过度增生——伴有其他尚未被明确的遗传缺陷的髓样癌）。

在一些甲状旁腺腺瘤中存在原癌基因激活（图 26-3）。11 号染色体上 PTH 基因上游启动子区域和 PRAD-1 基因相互易位重排，PRAD-1 基因编码的细胞周期蛋白 D（cyclin D）在正常细胞分裂过程中起着关键作用，该易位可最终引起细胞周期蛋白 D1 的相对过表达，这可见于 20%～40%的甲状旁腺腺瘤。

小鼠动物模型证实了主要遗传缺陷在甲状旁腺疾病和 MEN 发病中的意义。控制小鼠的 MEN1 基因位点缺失或 PRAD-1 原癌基因或 RET 原癌基因突变可分别诱发甲状旁腺肿瘤及髓样癌的发生。

体征和症状 很多甲状旁腺功能亢进症患者是没有症状的。甲状旁腺功能亢进症的临床表现主要涉及肾和骨骼系统。在 1970 年前，60%～70%的甲状旁腺功能亢进症患者的肾脏表现主要为肾实质钙化和反复发作的肾结石。随着早期检测的发展，许多大的临床研究报道不到 20%的甲状旁腺功能亢进症患者合并肾脏并发症。肾结石通常为草酸钙或磷酸钙成分。有些患者因反复发作的肾结石或较大结石的形成可能导致尿路梗阻、感染及肾功能受损。肾钙质沉着症可能导致肾功能下降和磷酸盐滞留。

甲状旁腺功能亢进症的特征性骨表现是纤维囊性骨炎，50 年前的报道认为 10%～25%的甲状旁腺功能亢进症患者伴有纤维囊性骨炎。组织学特征是在骨表面扇形区（Howship 陷窝）内的巨多核破骨细胞数增加，且正常细胞和骨髓组织被纤维组织替代。X 线改变包括指骨粗隆骨吸收及指骨骨膜下光滑的骨皮质由不规则的轮廓所替代（骨膜下骨吸收）。近年来，纤维性骨炎在原发性甲状旁腺功能亢进症患者中很罕见，这可能归功于疾病的早期检测。

双光能 X 线吸收计量法（DEXA）可重复、定量评估脊柱骨密度（在几个百分点之内）。同样，四肢的骨密度一般通过检测髋关节或桡骨远端特定部位的骨密度进行评估。CT 对于评估脊柱骨密度也是非常敏感的方法。但是标准 CT 的可重复性不到 5%。更新的 CT 技术（螺旋，高性能 CT）重复性更好，但目前仅在部分医院使用。皮质骨骨密度减少，而松质骨骨密度，特别是脊柱相对地保持不变。在出现症状的患者中，其中枢神经系统、周围神经和肌肉、消化道及关节也会发生功能障碍。据报道甲状旁腺切除可逆转甲状旁腺功能亢进症患者的严重神经精神表现。甲状旁腺功能亢进症患者可出现神经肌肉的症状，包括近端肌肉无力、容易疲劳、肌肉萎缩，这些神经肌肉方面的症状可以非常显著，类似原发性神经肌肉障碍性疾病。甲状旁腺功能亢进症相关的神经肌肉疾病的显著特征是手术治疗原发病后症状可完全消失。

甲状旁腺功能亢进症患者的胃肠道症状往往比较轻微，其包括含糊的腹部主诉及胃和胰腺功能障碍。甲状旁腺功能亢进症患者胃肠道症状的原因和影响尚不清楚。有甲状旁腺功能亢进症的 MEN1 患者，其十二指肠溃疡可能和分泌胃泌素过多的胰腺肿瘤（Zollinger-Ellison 综合征）相关。甲状旁腺功能亢进患者可合并胰腺炎，发病机制尚不明确。

近年来，无症状性甲状旁腺功能亢进症患者的表现及治疗管理策略受到越来越多的关注。这是如今疾病最常见的形式。无症状性原发性甲状旁腺功能亢进症定义为生化性甲状旁腺功能亢进（甲状旁腺激素水平升高或与高血钙不相符的正常甲状旁腺激素水平），但无与较严重甲状旁腺功能亢进症相关的典型症状和体征，如肾和骨骼的表现。

过去二十年间，关于该专题曾举行过三次会议，最近一次是 2008 年。发布内容包括疾病的更多精细表现、自然病程（未行甲状旁腺切除）、手术适应证和非手术患者的疾病管理指南。

关心的问题包括未手术治疗的患者心血管潜在风险、轻微的神经精神症状和骨骼系统的长期状况。当前共识认为相较于手术治疗某些患者更适合进行医学监测。当前建议推荐符合评价标准（表 26-2）的轻症患者遵循指南（表 26-3）进行安全随访。但是目前多数轻症患者是否需要手术存在越来越多的不确定性。在这些问题中值得注意的证据就是骨密度相对稳定十年后最终（＞8 年）恶化。也有人担心非手术患者这种骨密度晚期恶化导致了年龄相关骨折风险（骨质疏松）。有研究报道成功切除甲状旁腺后，骨密度可持续且明显改善，再次提出手术获益的问题。然而其他随机研究并没有报道手术后的获益。

报道显示存在更严重症状表现的欧洲患者在术后其心血管系统疾病包括左心室肥厚、心功能不全和内皮功能障碍均是可逆的，这也促使许多研究关注轻症患者的心血管系统特点。一些报道发现轻度无症状性甲状旁腺功能亢进症患者存在内皮功能障碍，但专家委员会建议仍需更多的观察来明确，特别是手术后相关症状是否可逆。

表 26-2	无症状原发性甲状旁腺功能亢进症患者外科手术治疗指南[a]
检测项目	指南要求
血清钙（高于正常）	＞1mg/dl
24h 尿钙	无要求
肌酐清除率（计算值）[b]	＜60ml/min
骨密度	T 值＜−2.5（三个部位中任意一处）[c]
年龄	＜50

[a] P Bilezikian et al: Guidelines for the management of asymptomatic primary hyperpara-thyroidism: Summary statement from the third international workshop. J Clin Endocrinol Metab 94: 335, 2009.
[b] 肌酐清除率根据 Cockcroft-Gault 或 MDRD 公式计算
[c] 脊柱，桡骨远端，髋骨

表 26-3	无症状原发性甲状旁腺功能亢进症患者监测指南[a]
检测项目	指南要求
血清钙	每年一次
24h 尿钙	推荐
肌酐清除率	推荐
血清肌酐[b]	每年一次
骨密度	每年一次（三个部位）[a]

[a] 指南更新（P Bilezikian et al: J Clin Endocrinol Metab 2014: epub ahead of print）
[b] 肌酐清除率由 Cockcroft-Gault 或 MDRD 公式计算

评估甲状旁腺功能亢进症患者甲状旁腺切除手术前后的神经精神状态和健康相关生活质量（QOL）状态仍是研究热点和争论焦点。一些观察性研究建议改进术后症状评分。相对于观察研究，关于手术的随机研究并没有得出有用的结论，特别是关于手术获益。大多数研究报道甲状旁腺功能亢进症和神经精神症状的加重有关，因此，该问题仍是影响是否手术的重要因素。

诊断

无症状高钙血症患者检测发现血甲状旁腺激素水平升高就可做出诊断（见下文）。患者血磷可以是降低或者正常，特别是在肾衰竭的患者。

根据 PTH 代谢的过程（讨论见上），改善 PTH 检测的方法以提高其诊断效能。第一代检测方法基于放射性标记的 PTH 和抗体反应时发生置换的原理。双抗体或者免疫检测（一个抗体直接和完整 PTH 的羧基末端结合捕获激素，酶标记的二抗和完整 PTH 的氨基端结合）极大提升了诊断能力，可以消除第一代检测方法中无法避免的非生物活性片段的影响。双抗法目前作为第二代检测方法。发现 PTH 大片段后，有些中心的检测实验室使用第三代检测方法替代了第二代方法，避免循环中 PTH 的氨基末端部分被当作完整 PTH。在第三代检测方法中，可以直接检测氨基末端切除的抗原表位。这些检测方法可用于临床研究来管理慢性肾脏疾病。众所周知，第二或第三代检测方法在诊断原发性甲状旁腺功能亢进症和慢性肾脏疾病的高转换性骨病中非常有用。

在几十年前，针对甲状旁腺功能亢进症患者所使用的许多检测是基于肾对过量甲状旁腺激素的反应（肾钙磷清除率、血磷、血氯及血镁水平；尿或肾源性 cAMP 水平）。这些检测对甲状旁腺功能亢进症而言特异性很低，因此不符合成本效益；目前其已被甲状旁腺激素放射免疫法所取代（图 26-4）。

治疗 甲状旁腺功能亢进症

该病的主要治疗是手术切除甲状旁腺病变组织。如上所述，对于轻症及无症状患者可以进行医学监测，无需手术。有些医生和患者更倾向于非手术治疗，特别是对于年纪大的患者。即使在轻症患者，出于对骨骼、心血管、神经精神症状的关注，若手术可行，越来越多的证据倾向于手术治疗。

手术方式通常有两种。常规手术方式是全身麻醉下暴露颈部探查手术；若条件允许，这种手术方

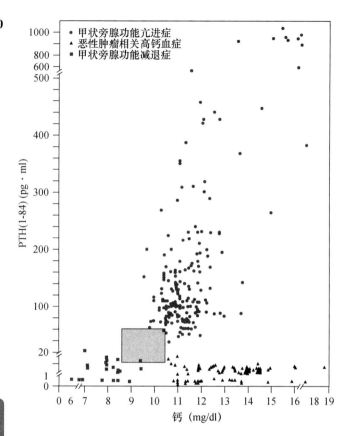

图 26-4（见书后彩图）　PTH 免疫检测水平。原发性甲状旁腺功能亢进症、恶性肿瘤相关高钙血症和甲状旁腺功能减退症患者免疫检测 PTH 水平。画框区域代表血钙和 PTH 的正常水平及上限。［From SR Nussbaum, JT Potts, Jr, in L DeGroot, JL Jameson（eds）：Endocrinology, 4th ed. Philadelphia, Saunders, 2001; with permission］

式在很多地方已渐渐被微创甲状旁腺切除术所取代，后者是在门诊条件下进行的局部麻醉手术。

甲状旁腺探查需要较高的专业技巧，需由有经验的外科医生操作。某些疾病特征有助于预测病理类型（如家族性多发腺体异常）。但某些关键性的决策只能在手术过程中根据实际情况决定。

常规手术仍然是基于只有一个腺体（腺瘤）是异常的。如果术中发现一个腺体增大，应进一步探查正常腺体。这种观点认为如果活检发现第二个腺体大小正常，病理组织学（并推测其功能）也是正常的，那就不需要进一步的手术探查、活检及切除。另有少数人认为应探查所有四个腺体，大部分甲状旁腺组织均应切除。第一种观点的问题在于如果另一个异常腺体未被发现，那么甲状旁腺功能亢进症的复发率可能增加。而第二种做法可能使患者接受不必要的手术操作，并且甲状旁腺功能减退症的风险增加。如果一个腺体增大而其他腺体正常，切除单个腺体可以治愈或至少使症状消失数年。针对复

发率的长期随访研究是很有限的。

近期，关于治疗甲状旁腺功能亢进症的手术经验积累得越来越多，新的手术策略是通过改良术前定位及术中 PTH 检测来采用微创手术。术前用^{99m}锝-甲氧基异丁基异腈（^{99m}TC-MIBI）单光子发射断层扫描（SPECT）方法来定位异常腺体，术前及切除可疑腺瘤后每 5min 测定 PTH 水平，以确认 PTH 水平是否迅速下降（＞50％）至正常水平。和全身麻醉及范围更广的颈部手术方式相比，术前结合^{99m}TC-MIBI 显像，使用局部麻醉的微创手术方式，切口更小，术中 PTH 检测便于门诊手术的顺利进行，这些措施更符合成本经济效益。采取微创手术前，需要结合临床特征排除多腺体疾病（MEN 或继发性甲状旁腺功能亢进）的患者。随着技术发展，加之患者越来越容易接受手术，手术的"门槛"也在降低。

严重高钙血症可能是甲状旁腺癌的一个预警提示。在这类患者中，通常采取常规暴露颈部的手术方法，需广泛切除组织，且操作过程中一定要当心避免肿瘤包膜破裂，防止肿瘤细胞局部种植。

多腺体增生常呈家族聚集性，其手术面临很多难题。一旦确诊腺体增生，必须检查所有腺体。有两种手术方案。一是完全切除三个腺体，剩下腺体部分切除。手术过程中需为剩余腺体保留充分血供。其他外科医生倾向于甲状旁腺全切，并且将切除的部分腺体组织立即埋植在前臂肌肉中。因为他们认为若功能亢进复发，从手臂中切除异位的甲状旁腺更容易。

少数情况下，若在颈部未发现甲状旁腺异常腺体，需要决定是否进一步行组织探查。有资料显示部分患者可能存在 5 个或 6 个甲状旁腺腺体，且有部分患者可能存在纵隔等部位的异位甲状旁腺腺瘤。

当需要再次手术探查时，术前应先通过超声、CT、同位素扫描结合检验、选择性数字动脉造影等精确定位便于微创手术。术中使用快速免疫方法检测 PTH 对于手术很有用。有报道认为使用选择性栓塞或注射大量的造影剂栓塞甲状旁腺肿瘤的营养血管可以获得长期治愈。

手术成功后 24h 内血清钙水平即开始下降，接下来的 3～5 天中通常血钙可下降至正常值以下，直到残留的甲状旁腺组织恢复激素分泌。只在有严重骨质异常或手术过程中损伤正常甲状旁腺时才会发生急性术后低钙血症。一般而言，诸如单个腺瘤（大多数患者为此种情况）之类疾病并不复杂的患者术后很少出现问题，这些患者没有骨病症状或严重

的骨质异常，维生素 D 及血镁正常，肾功能及胃肠功能正常。手术方式不同，术后血钙水平也有差异。如果活检所有腺体，可能会有短暂或较长的低钙血症症状。再次探查甲状旁腺时，可能出现低钙血症症状，尤其是初次手术时切除正常甲状旁腺组织，或者为了发现遗漏肿瘤时探查更广的范围，活检剩余腺体。

甲状旁腺功能亢进患者胃肠道能高效地吸收钙，主要是因为 PTH 分泌过多刺激 1,25 (OH)$_2$D 水平升高。一旦出现低钙血症症状，就提示手术成功，患者需进食高钙饮食或口服钙剂。对于轻度的低钙血症，大部分患者不需静脉用药。如果血清钙低于 2mmol/L（8mg/dl），且同时存在血磷水平升高，需想到可能是手术导致甲状旁腺功能减退。若出现不明原因的低钙血症，临床上需考虑是否同时存在低血镁，因为低血镁会干扰 PTH 的分泌，并导致功能性甲状旁腺功能减退（见第二十五章）。

低血钙症状包括肌肉抽搐、焦虑，当血钙持续低于 2mmol/L（8mg/dl）会表现为 Chvostek 征和 Trousseau 征阳性。当患者出现低钙血症症状时，可考虑静脉给予小剂量钙剂。静脉补充钙剂的速度和持续时间根据症状的严重程度及治疗反应决定。静脉补钙的速度为 0.5～2mg/(kg·h) 或浓度为 1mg/ml 的溶液以 30～100ml/h 的速度滴注足以缓解症状。通常静脉补钙治疗数天即可。如果症状恶化，或需要静脉补钙时间超过 2～3 天，可加用维生素 D 类似物或口服钙剂（2～4g/d）（详见下文）。临床上使用骨化三醇（0.5～1.0μg/d）更符合成本效益，相对于其他形式的维生素 D 制剂，该药起效快且停药后作用消失也快。维生素 D 治疗数月后血钙水平上升往往提示甲状旁腺功能恢复正常。对于这类患者应连续监测 PTH 水平评估甲状旁腺功能。

镁缺乏使术后病情更复杂，因为镁缺乏影响 PTH 的分泌。因此无论何时均需注意并及时纠正低镁。一般口服补镁 [如 MgCl，Mg(OH)$_2$] 即可，如果怀疑镁缺乏是因为低血镁，可使用静脉补镁以保证术后恢复。血镁在 2mmol/L 以下时（正常范围 0.8～1.2mmol/L），通常不会抑制中枢及周围神经系统，因此可以给予快速静脉补镁。如果出现严重低镁，补镁的累积剂量可达 0.5～1mmol/kg 体重，补镁的总剂量 20～40mmol 一般就足够了。

疾病管理

推荐手术治疗的指南也针对没有进行甲状旁腺切除的无症状患者给出了监测管理的建议（表 26-3），该建议反映了自从 1990 年第一次会议讨论该议题之后的意见修订。非手术患者接受医学监测仍是可行的，但根据前文所述，还是更推荐手术干预的治疗方法。推荐手术治疗的指南对以下方面做了更为严格的规定，包括推荐手术的血钙升高程度标准有所下降，更多关注患者骨密度和峰值骨密度的比较（T 值）而不是年龄调整后的骨密度（Z 值），以及脆性骨折病史。这两个指南中（表 26-2 和表 26-3）的其他差异体现了经验积累及实践中的可操作性，比如尿液收集定量的困难。尽管指南有指导意义，但指南也明确患者自身意愿及医生临床判断的重要性。

非手术治疗或者无手术适应证时，特殊治疗手段的价值也是关注的焦点。目前尚无某些特定临床结局如骨折的长期随访经验，但已明确的是双膦酸盐可以明显增加骨密度，但不改变血钙水平（和雌激素作用类似，但雌激素对其他器官副作用较多）。拟钙剂可以减少 PTH 分泌，降低血钙，但不影响骨密度。

甲状旁腺相关的其他高钙血症病因

锂治疗 临床上锂常被用来治疗双相抑郁症和其他精神障碍性疾病，接受治疗的患者中有 10% 会出现高钙血症。该高钙血症依赖于持续性锂治疗，停止治疗以及再次开始治疗可导致高钙血症的缓解及复发。在一些接受锂治疗的高钙血症患者中发现甲状旁腺腺瘤，该腺瘤考虑是独立发生的甲状旁腺肿瘤；由于大部分患者高钙血症均在停止锂治疗后完全恢复，所以锂对甲状旁腺增长并无永久效应。然而，锂对甲状旁腺细胞复制的长期刺激可能诱发腺瘤（与在继发性甲状旁腺功能亢进和肾衰竭中所见到的类似）的发生。

锂对患者甲状旁腺的分泌会产生影响，在体外试验发现，当锂浓度达到接受锂治疗患者血中的锂浓度水平时，锂使甲状旁腺激素对于钙的反应分泌曲线右移，即较高的钙浓度水平刺激甲状旁腺激素分泌减少，这种效应可能是通过作用于钙感受器而实现的（见下文）；这种作用在正常个体中可以导致甲状旁腺激素水平升高并导致高血钙症的发生。所幸的是，现可用其他替代药品来治疗精神疾病。对于这类高钙血症患者，不建议甲状旁腺切除手术，除非在停止锂治疗后，仍有高钙血症及甲状旁腺激素水平的升高。

遗传性疾病所致甲状旁腺功能亢进样综合征

家族性低尿钙性高钙血症 FHH（家族性良性高钙血症）是常染色体显性遗传疾病。受累患者因无症状的高钙血症而被发现。FHH 的大部分患者（FHH1）因携带 CaSR（钙敏感受体）等位基因的杂合突变起病（详见下文），会导致 PTH 的不恰当正常分泌，甚至是过度分泌。另一种罕见的高钙血症疾病是 Jansen 病，发病机制是由于靶组织中 PTH/PTHrP 持续激活。这两种疾病均不涉及甲状旁腺生长障碍。FHH 的其他类型包括 GNA11 的杂合突变（编码 G11）或 AP2S1 突变（FHH3）。前者是钙敏感受体（FHH2）下游的信号蛋白之一。

FHH 的病理生理机制目前已经清楚。其主要问题是甲状旁腺及肾小管对血钙浓度的异常感应，造成甲状旁腺激素异常分泌、肾对钙的过度重吸收。钙敏感受体属于 G 蛋白偶联受体超家族中的 C 亚族一员（C 型或Ⅲ型）。钙敏感受体感应细胞外液钙浓度水平升高，并通过第二信使信号（G 蛋白 α 亚基 G11 和 Gq，负反馈调节 PTH 分泌）抑制 PTH 分泌。已在 FHH1 型患者中发现多个不同位点的钙受体基因突变。这些突变降低了受体结合钙的能力，类似血钙水平降低，导致正常的腺体过多分泌甲状旁腺激素。大约 2/3 的 FHH 患者其所携带突变位于 CaSR 基因的蛋白编码区。其余 1/3 的患者突变可能位于基因启动子区域，或其他基因。

在阐明 FHH 发病的病理生理机制之前，丰富的临床证据有助于鉴别诊断 FHH 和原发性甲状旁腺功能亢进症。目前这些临床特点对于鉴别诊断仍然非常有用。原发性甲状旁腺功能亢进症患者肾钙重吸收小于 99%，而多数 FHH 患者肾钙重吸收大于 99%。FHH 患者往往在 10 岁之前发现高钙血症，原发性甲状旁腺功能亢进症或 MEN 患者的高钙血症罕有在 10 岁前发病。FHH 患者 PTH 水平升高，但相比于原发性甲状旁腺功能亢进症患者，就相同程度升高的血钙水平而言，FHH 患者 PTH 水平通常是正常或较低的。在不清楚 FHH 的发病机制之前，少数接受甲状旁腺切除手术的 FHH 患者出现永久性甲状旁腺功能减退，但低尿钙的症状持续存在，这也说明低尿钙症状并不依赖 PTH（现在知道是因为肾的钙敏感受体异常）。

和其他内分泌异常疾病相比，FHH 几乎没有特殊临床体征或症状。许多患者是因为家族中发现高钙血症先证者而进行家系筛查时发现的。在这些患者中，

有因原发性甲状旁腺亢进而行手术治疗的患者，甲状旁腺表现为正常或轻中度增生。对于 FHH 患者而言，甲状旁腺手术并不合适，同时由于缺乏高钙血症的症状，似乎也不需要降低血钙的治疗。但这类患者中有种极端例外类型需实行手术治疗，即近亲结婚（由于罕见的基因变异）出现纯合和复合杂合子突变，导致 CaSR 功能严重受损。在这种情况下，新生儿出现严重高钙血症，临床上必须进行甲状旁腺全切除术，而拟钙剂仅作为暂时治疗。有报道由于钙敏感受体抗体导致的罕见获得性低尿钙性高钙血症可能是某种潜在自身免疫性疾病的并发症，应针对潜在疾病进行治疗。

Jansen 病 该病是罕见的常染色体显性遗传疾病，因 PTH/PTHrP（PTH1R 基因）的激活突变发病。因为该激活突变导致受体功能激活，突变受体的一个异常拷贝就足以致病，说明该病是以显性模式进行遗传的。该病由于骺板形成软骨的过程中软骨细胞成熟调节异常导致短肢侏儒症。在成年以后，患者表现为骨异常，出现和严重甲状旁腺功能亢进症中所观察的骨改变相似的多囊性吸收区域。该病还表现为高钙血症、低磷血症，PTH 水平极低或测不到。转基因研究证实了 Jansen 病骺板异常的发病机制，该研究通过在增殖的骺板软骨层中靶向表达突变的 PTH/PTHrP 受体，模拟人类疾病的发展过程。如图 26-5 所示，该基因在甲状旁腺或者 PTH 靶细胞的突变会影响钙离子代谢。

恶性肿瘤相关的高钙血症

高钙血症的临床症状和发病机制 源于恶性肿瘤的高钙血症比较常见（某些类型的肿瘤 20% 合并高钙血症，如肺癌），这种高钙血症在临床上往往很严重且难以治疗管理，有时难以和原发性甲状旁腺功能亢进症相鉴别。尽管通常情况下恶性肿瘤有明显的症状或通过病史容易识别，但高钙血症有时也可能源于隐匿性肿瘤。此前认为肿瘤细胞对骨质的局部浸润和破坏导致了恶性肿瘤相关高钙血症，目前认为很多情况下恶性肿瘤细胞分泌的体液调节因子介导了恶性肿瘤相关的高钙血症。在大多数实体瘤中 PTHrP 是最常见的重要体液调节因子。

肿瘤的组织学特征在预测高钙血症方面要比肿瘤骨转移的程度重要。肺小细胞癌（燕麦细胞）和肺部腺癌容易出现肺肿瘤骨转移，但这两种病理类型的肺癌很少会引起高钙血症。相比之下，很多鳞状细胞肺癌患者容易发生高钙血症。对鳞状细胞或表皮样肺癌

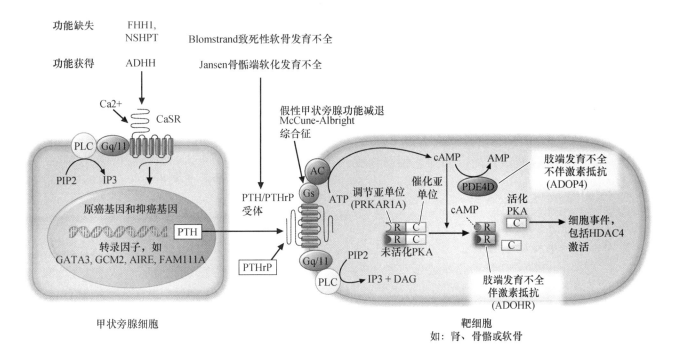

图 26-5 **基因突变示意图**。基因突变可以通过影响甲状旁腺细胞和 PTH 靶细胞的作用改变钙代谢。钙敏感受体（CaSR）可以识别细胞外钙浓度变化调节甲状旁腺产生 PTH 水平。而且 PTH（或 PTHrP）可通过改变受体功能（PTH/PTHrP 受体）或信号蛋白 G 蛋白［如 Gsα 可以和腺苷环化酶（AC）结合，AC 是负责产生 cAMP 的酶（也可看作 Gq/11，可以激活受体信号通路，产生三磷酸肌醇（IP3）或者甘油二酯（DAG）］使之针对靶细胞（如近端小管细胞）展现不同功效。CaSR 的杂合失活突变会引起家族性良性低尿钙性高钙血症（FBHH），纯合突变（两个等位基因均有突变）会发生严重的新生儿甲状旁腺功能亢进症（NSHPT）；杂合的功能获得性突变导致常染色体显性高尿钙性低钙血症（ADHH）。其他影响甲状旁腺细胞功能的基因调节层面的突变（原癌基因或抑癌基因）或转录因子突变将在文中讨论。Blomstrand 致死性软骨发育不全是 PTH/PTHrP 受体的复合杂合性失活突变导致的新生儿致死性疾病，假性甲状旁腺功能减退涉及 G 蛋白水平失活，特别是消除或减少 Gsα 在肾的活性（详见文中）。肢端发育不全可伴（ADOHR；PKA 调节亚基突变）或不伴激素抵抗（ADOP4；PDE4D 突变）。Jansen 骨骺端软骨发育不全和 McCune-Albright 综合征分别代表 PTH/PTHrP 受体和 Gsα 的功能获得性突变疾病

患者骨组织病理研究发现，在肿瘤侵犯的部位及远离骨转移处部位均有骨吸收改变。

在肿瘤相关高钙血症发病过程中有两个主要的机制很关键。许多实体肿瘤，特别是肺鳞状细胞癌及肾癌与高钙血症相关，这两种癌能合成并分泌 PTHrP 导致骨吸收增加且通过全身作用介导高钙血症。另外，恶性血液病，如白血病、淋巴瘤和多发性骨髓瘤可直接侵犯骨髓组织。骨髓在肿瘤刺激下产生淋巴因子和细胞因子（包括 PTHrP），这些因子通过局部破坏作用来促进骨吸收。临床检测、体外实验，或化学分离提纯的结果表明数种激素、激素类似物、细胞因子及生长因子参与这一过程。正常淋巴细胞、骨髓瘤及淋巴瘤细胞激活所产生的致病因子，最初被称为破骨细胞活化因子，目前认为它们可能代表着不同的细胞因子的生物学作用，可能是白细胞介素-1 和淋巴毒素或肿瘤坏死因子。在一些淋巴瘤中存在第三种机制，因异常淋巴细胞生成 1,25-(OH)$_2$D，使其水平增加，导致高钙血症发生。

最常见的致病机制通常被称为恶性肿瘤相关的体液性高钙血症，有时实体瘤（特别是肺癌及肾癌）并没有骨转移，或骨转移非常少或检测不到骨转移，可通过放免法测定其分泌的 PTHrP。肿瘤分泌的 PTH 样因子即 PTHrP，可激活 PTH1R，出现与甲状旁腺功能亢进症病理生理特征非常相似的临床症状，但其 PTH 水平正常或降低。临床表现类似于原发性甲状旁腺功能亢进症（高钙血症伴低磷血症），但随着原发肿瘤的清除或衰退，高钙血症的症状相应消失。

恶性肿瘤相关的体液性高钙血症和甲状旁腺功能亢进症类似，伴有泌尿系统肾源 cAMP 水平升高、低磷血症以及尿磷清除率升高。然而，该病中免疫活性的 PTH 检测不到或被降低，这使得鉴别诊断比较容易。该病其他临床特征不同于甲状旁腺功能亢进症患者。PTH 和 PTHrP 作用于相同的受体而发挥生物

学作用，但两种配体激活受体时仍存在细微的差异，这种差异可解释其中一种或另一种蛋白肽过量分泌时病理生理异常。恶性肿瘤分泌的其他细胞因子可能和甲状旁腺功能亢进症状差异有关。恶性肿瘤相关的体液性高钙血症患者 1,25-(OH)$_2$D 水平较低或正常，而真正的甲状旁腺功能亢进症患者维生素 D 水平升高。恶性肿瘤相关的体液性高钙血症患者中，破骨细胞对骨的重吸收并不伴随成骨细胞被激活或骨形成，提示正常的骨形成和重吸收偶联效应受到抑制。

已开发出几种不同的检验分析（单抗或双抗，不同抗原表位）用来检测 PTHrP。大多数数据证明正常人血液循环中 PTHrP 很难检出（或水平很低），大多数伴体液综合征的癌症患者 PTHrP 水平升高，且在人的乳汁中 PTHrP 水平也升高。同一患者其肿瘤相关性高钙血症的发病可能由多种机制参与。例如，乳腺癌（转移至骨）及独特类型的 T 细胞淋巴瘤，一种由人类 T 淋巴细胞病毒 I 所引起的白血病，其高钙血症是由于局部骨破坏以及过量 PTHrP 生成的体液机制所导致的。有报道甲状旁腺功能亢进和恶性肿瘤相关的体液性高钙血症同时存在，较为罕见的肿瘤生成 PTH 的异位甲状旁腺功能亢进症也有报道。

诊断 通过双抗体技术测定肿瘤性高钙血症患者血中 PTH 水平，通常检测不到或水平极低，推测高钙血症是由 PTH 以外的其他因素调节（高血钙可抑制正常的甲状旁腺功能）。如果患者表现出轻微的高钙血症症状，且 PTH 水平很低或检测不到，需警惕隐匿性恶性肿瘤的可能。

通常，肿瘤相关性的高钙血症诊断并不困难，当检测到高钙血症时，往往肿瘤相关症状已非常明显。事实上，已知或疑似的恶性肿瘤患者可能在化验时被偶然发现伴有高钙血症。若患者伴有其他伴瘤体征或症状，如体重减轻、疲劳、肌肉无力、无法解释的皮疹或某些肿瘤的特异性症状，临床上怀疑高钙血症是恶性肿瘤所致的可能性更大。鳞状细胞肿瘤是和高钙血症相关的最常见肿瘤，尤其是位于肺、肾、头部、颈部及泌尿生殖道的肿瘤。当临床证据不够充分时，应针对以上部位进行影像学检查。使用锝标记的双膦酸盐进行骨扫描有助于监测溶骨性骨转移，该检测方法敏感性高，但特异性低，结果必须经常规 X 线检查再次确认，以确定摄取增加的区域是由于溶骨性转移所致。骨髓穿刺活检有助于诊断伴有贫血或外周血涂片异常的患者。

治疗 **恶性肿瘤相关的高钙血症**

肿瘤性高钙血症首先应控制原发肿瘤；切除肿瘤后高钙血症可以得到纠正。若患者伴有严重高钙血症且有机会获得针对肿瘤的有效治疗，那在等待针对性治疗期间，应积极处理高钙血症。若高钙血症出现在肿瘤的晚期，且无法接受抗肿瘤治疗时，高钙血症的治疗应审慎，因为高钙血症有轻度的镇静作用。合并恶性肿瘤的患者也适用高钙血症的标准治疗（见下）。

维生素 D 相关的高钙血症

维生素 D 导致的高钙血症是由维生素 D 过度摄入或代谢异常所致。维生素 D 代谢异常通常是后天获得的且和广泛发生的肉芽肿病相关。人体内维生素 D 的代谢调节非常精密，尤其是肾 1α 羟化酶的活性，该酶负责 1,25-(OH)$_2$D 的生成（见第二十五章）。相对于成人，幼儿除了肾小管以外其他部位的 1α-羟化酶的调节及 1,25-(OH)$_2$D 的正常负反馈似乎不能很好地发挥作用，这些现象解释了患有 Williams 综合征的婴幼儿及患有结节病或淋巴瘤的成人其高钙血症往往继发于 1,25-(OH)$_2$D 的过度生成（详见下文）。

维生素 D 中毒 正常人长期摄入 40～100 倍的正常生理需要量的维生素 D（总量＞40 000～100 000U/d）会出现明显的高血钙症。为避免维生素 D 累积超过生理剂量的毒性，建议成人从饮食中摄取维生素 D 的上限为 2000U/d（50ug/d）。目前认为这个剂量太保守，估计北纬地区的老年人为避免出现维生素 D 缺乏，应每日摄入 2000U 或更多的维生素 D。

维生素 D 中毒所致的高钙血症是由于维生素过度的生物效应所致，也可能是 25-(OH)D 升高，而非活性代谢产物 1,25-(OH)$_2$D 升高所致（后者在维生素 D 中毒患者血中浓度可能并不升高）。低浓度单羟维生素 D 在肠及骨中具有明确的生物活性。相比于 1,25-(OH)$_2$D，25-(OH) D 生成的调节没有那么严格。因此，维生素 D 摄入过量的患者其血中的 25-(OH)D 水平可升高数倍。

若 25-(OH)D 浓度水平大于 100mg/ml，可以诊断为维生素中毒。通常限制膳食中钙摄入量和适当饮水可控制高钙血症。这些措施，再加上停止服用维生素 D，通常会导致高钙血症的缓解。但贮存脂肪中的维生素 D 量依然很大，因此停止摄取维生素 D 后，中毒症状可能还会持续数周。这类患者使用糖皮质激素治疗有效，在临床上给予100mg/d的氢化可的松或相当剂量的其他糖皮质激素治疗数天，血清钙水平可恢复正常水平；严重维生素D中毒可能需要加强治疗。

结节病和其他肉芽肿性疾病　结节病和其他肉芽肿性疾病患者，如肺结核、真菌感染，其巨噬细胞或其他肉芽肿细胞可合成过量的1,25-$(OH)_2D$。事实上，有报道发现伴有结节病及高钙血症的肾缺如患者其血1,25-$(OH)_2D$水平升高。肉芽肿性组织中的巨噬细胞能以较快速度将25-$(OH)D$转换为1,25-$(OH)_2D$。结节病患者其体内25-$(OH)D$（反映维生素D摄入量）和1,25-$(OH)_2D$水平是呈正相关的，而在正常人中，由于存在针对肾1α羟化酶的多种反馈控制，血1,25-$(OH)_2D$水平并不随25-$(OH)D$水平增加而增加（详见第二十五章）。这些患者不存在钙、磷酸盐或PTH对活性代谢产物进行调节的机制。同样结节病患者血中1,25-$(OH)_2D$的清除速率也可能下降。结节病患者血PTH通常很低而1,25-$(OH)_2D$水平升高，但有些患者原发性甲状旁腺功能亢进症和结节病可能并存。

高钙血症患者需要避免过度暴露于阳光下并限制维生素D和钙的摄入量。但有可能只要该疾病处于活跃状态，则机体保持对维生素D的异常敏感性及1,25-$(OH)_2D$合成的异常调节。另外，糖皮质激素在相当于100mg/d氢化可的松的剂量下可控制该类疾病所致的高血钙症。糖皮质激素似乎通过阻止生成过量1,25-$(OH)_2D$以及阻断1,25-$(OH)_2D$的反应而发挥作用。

婴儿特发性高钙血症　婴儿特发性高钙血症通常指的是Williams综合征，该病非常罕见，是一种常染色体显性遗传病，其特征是先天多种发育缺陷，包括主动脉瓣狭窄、精神发育迟滞和妖精貌，该病和高钙血症相关是由于患者对维生素D的异常敏感性。心血管和发育异常常单独报道，近期才有发育异常和高钙血症相关性的总结。患者1,25-$(OH)_2D$水平升高至46～120nmol/L（150～500pg/ml）范围。对维生素D异常敏感及循环中1,25-$(OH)_2D$水平增加的机制目前还不清楚。研究表明该病的发病机制可能是由于弹力蛋白基因位点上的微小缺失或位于7号染色体上其他基因的突变。另一病因可能是婴儿及幼童的24羟化酶的缺陷影响1,25-$(OH)_2D$的代谢。

高骨转化相关的高钙血症

甲状腺功能亢进症　多达20%的甲状腺功能亢进症患者其血清钙浓度通常处于正常高限或轻度升高状态，高尿钙更是常见。高钙血症是由于骨转化增加、骨吸收超过骨形成。严重高钙血症在该症并不常见，若出现严重高钙血症通常提示可能伴随其他疾病如甲状旁腺功能亢进症。通常情况下，甲状腺功能亢进症易于诊断但偶尔该症的体征可能会是隐匿性的，特别是在老年人（见第七章）。通过治疗甲状腺功能亢进症可缓解高钙血症。有报道正常人TSH本身有骨保护作用，这提示抑制TSH水平在高钙血症中也发挥一定作用。

制动　在成年人中，若没有相关疾病存在的情况下，制动是高钙血症的罕见病因。但在儿童和青少年中制动可能会造成高钙血症，尤其是脊髓损伤、截瘫或四肢瘫痪状态。随着行走的恢复，儿童所表现的高钙血症通常可恢复到正常水平。

制动致高钙血症的机制涉及骨形成和骨吸收之间的失衡；前者降低而后者增加。正常志愿者强化卧床休息可发生高尿钙及骨钙动员增加，但很少发生高钙血症。而患有高骨转化相关疾病的成人，如Paget病患者，制动可能会造成高钙血症。

噻嗪类利尿药　存在高骨转化的患者使用苯丙噻二嗪类药物（噻嗪类利尿剂）可导致高钙血症。传统观点是噻嗪类利尿药和原发性甲状旁腺功能亢进症患者的高钙血症恶化有关，但该效应在其他高骨转化状态也同样存在。噻嗪类利尿药的作用机制十分复杂。长期服用噻嗪类利尿药可导致尿钙减少，低尿钙时，近端肾小管为适应低钠血症而增强对钠及钙重吸收。噻嗪类利尿药的肾效应是由于PTH作用增强所致，且在PTH分泌未受损的个体中比较显著。但如果限制钠摄入量，噻嗪类利尿药能降低服用高剂量维生素D和钙替代治疗的甲状旁腺功能减退患者的尿钙。这一发现是临床使用噻嗪类利尿药作为甲状旁腺功能减退症患者辅助治疗的理论基础（详见下文）。正常人使用噻嗪类利尿药可使血钙短暂升高（通常在正常范围上限），但血钙水平在一周后或持续服药的情况下可恢复到原有水平。如果激素功能与骨钙代谢是正常的，那么血钙稳态将被重新调定以抵消噻嗪类利尿药的升血钙效应。在存在甲状旁腺功能亢进症或其他原因所致骨转化增加状态时，稳态机制是无效的。噻嗪类利尿药对钙代谢的影响在停用该药数天后消失。

维生素A中毒　维生素A中毒是导致高钙血症的一种罕见原因，是食物盲从现象最常见的一个副作用。每天摄入50 000～100 000单位维生素A（每天所需最小剂量的10～20倍），血钙水平可升高到3～3.5mmol/L（12～14mg/dl）。严重高钙血症的典型临床特征包括疲劳、厌食，且一些患者可能会出现严重的肌痛和骨痛。维生素 A 的过量摄入可增加骨吸收。

回顾患者服用维生素 A 病史及测量血清维生素 A 水平可确立诊断。有时部分患者骨骼 X 线片显示存在骨膜钙化，尤其是在双手部分。停止服用维生素 A 后，高钙血症通常迅速消失且骨骼改变逆转。和维生素 D 中毒的处理一样，临床给予 100mg/d 剂量的氢化可的松或相当剂量的其他糖皮质激素后血钙水平可快速恢复到正常水平。

肾功能不全相关的高钙血症

严重继发性甲状旁腺功能亢进 慢性肾病发生继发性甲状旁腺功能亢进的病理生理学机制尚不完全清楚。正常水平的 PTH 抵抗是低钙血症发生发展的主要原因，同时，也是甲状旁腺增生的刺激因素。但近来发现在检测到 PTH 升高之前，骨发生过程中成骨细胞（也有可能是破骨细胞）生成 FGF23 增加。FGF23 是肾 1α-羟化酶的潜在抑制剂，FGF23 依赖的 $1,25-(OH)_2D$ 降低可能是继发性甲状旁腺功能亢进症发生发展的重要刺激因素。

继发性甲状旁腺功能亢进症不仅见于肾功能不全患者，也见于多种原因所致的骨软化症（详见第二十五章），包括维生素 D 作用缺乏和假性甲状旁腺功能减退症（PTH 在 PTHR1 下游缺乏反应）。对这两种疾病来说，低钙血症似乎是继发性甲状旁腺功能亢进的共同特征。原发性和继发性甲状旁腺功能亢进症可通过其概念来区分，原发性甲状旁腺功能亢进症其甲状旁腺腺体是自主生长的（推测其是不可逆的），而继发性甲状旁腺功能亢进症的甲状旁腺腺体增生是机体对低钙血症的适应性反应（通常是可逆的）。事实上，经钙剂和维生素 D 有效治疗后的骨软化症患者，数周后 PTH 异常分泌得以恢复，推测同时甲状旁腺腺体体积也恢复到正常，但现在认识到长期未经充分治疗的慢性肾脏疾病中可出现甲状旁腺的真性克隆性增生（不可逆性）（三发性甲状旁腺功能亢进，详见下文）。

继发性甲状旁腺功能亢进患者可能发生骨痛、异位钙化及皮肤瘙痒。继发性甲状旁腺功能亢进和肾衰竭患者的骨病被称为肾性骨病，主要影响骨转化。该病的骨软化症常见且可能和 FGF23 循环水平相关。

过去，在长期透析的慢性肾病患者中使用含铝的磷酸盐结合剂相关的骨病有两种。铝沉积（见下文）的影像类似骨软化症。另一种疾病呈现出"成骨不良性"或"骨生成不良性"骨病的低骨转化状态，PTH 水平较典型继发性甲状旁腺功能亢进症者低。一般认

为该病可能是或至少部分上是 PTH 被过度抑制所致，且抑制程度可能比以前所认为的更强，目前认识到可通过商品化的甲状旁腺激素检测试剂盒检测一些具有免疫活性的 PTH，这种检测试剂盒检测的不是具有完整长度的生物活性分子（正如上面所讨论），包括了一部分氨基端切除的片段，这些片段不能激活 PTH1R。

治疗 **继发性甲状旁腺功能亢进症**

慢性肾病患者继发性甲状旁腺功能亢进症的治疗包括：限制饮食中摄入磷酸盐以降低过量的血磷，使用非吸收的磷酸盐结合剂，慎重选择使用骨化三醇（0.25～2μg/d）或者类似物。首选碳酸钙用于预防含铝的抑酸剂诱发的骨病。广泛使用的合成凝胶如司维拉姆也可结合磷酸盐，同时具有避免铝潴留和过量钙负荷的优点，而后者可能会引起心血管钙化。每周注射数次骨化三醇（或类似物）有助于控制继发性甲状旁腺功能亢进。积极谨慎的药物治疗往往可以（但不是总是）逆转甲状旁腺功能亢进症的临床症状及体征。

尽管对甲状旁腺功能亢进给予了积极治疗，但有时患者仍然会表现出严重的继发性甲状旁腺功能亢进症状，包括高钙血症、瘙痒、骨外钙化及骨痛。药物治疗不能抑制 PTH 高分泌，如果这时肾功能衰竭患者表现出严重的甲状旁腺功能亢进状态，称为三发性甲状旁腺功能亢进症，临床上需要手术治疗。这种情况下必须行甲状旁腺手术来控制患者症状。对这些患者的肿瘤标本进行检测，有观点认为自主功能性甲状旁腺腺瘤是由于先前一个或多个甲状旁腺腺体单克隆增生所致。适应性反应是该病的一个独立致病因素；该发现强调了减少甲状旁腺增生性反应的治疗管理，这种增生可能引起不可逆的遗传改变。

铝中毒 过去慢性透析患者可能会发生铝中毒（高钙血症往往作为铝中毒治疗过程中的并发症）；其临床表现包括急性痴呆症、反应迟钝和严重的软骨病。还可能发生骨痛、多发性不愈合性骨折（尤其是肋骨和骨盆），以及近端肌病。当这些患者使用维生素 D 或骨化三醇治疗骨反应障碍时，有可能发生高钙血症。铝沉积在骨矿化处，成骨细胞的活动是微乎其微的，钙结合进入骨骼的能力受损。目前铝中毒较少见，因为透析过程中避免使用含铝抗酸剂及铝过量的透析配方（第三十一章）。

乳碱综合征 乳碱综合征是由于过度摄取钙和可

吸收抑酸剂所致，如牛奶或碳酸钙。自从非吸收抑酸剂和其他治疗方法用来治疗消化性溃疡后该综合征已很少发生。然而，在治疗骨质疏松症时越来越多地使用碳酸钙导致该综合征重新在临床上出现。该综合征可呈现急性、亚急性及慢性临床表现，均以高血钙、碱中毒、肾衰竭为特征。该病的慢性表现形式被称为Burnett综合征，临床上与不可逆的肾功能损害有关。如果停用过量的钙和可吸收碱，可逆转急性综合征。

在发病机制方面个体易感性是非常重要的，很多患者在采用碳酸钙和碱治疗后并没有出现该综合征。钙摄入后的钙吸收比例是该病的影响因素之一。有些人吸收大部分的摄入钙，即使每天摄取高达2g或以上的元素钙依然保持很高的钙吸收比例，而正常人在钙摄入量较大时钙吸收反而减少。这类人餐后轻度的高钙血症可能会导致碱中毒。高钙血症的发生导致钠排泄增加和全身失水。在持续碳酸钙摄入的情况下以上机制以及由轻度高钙血症导致的部分内源性PTH分泌受抑会导致碳酸氢盐重吸收增加和碱中毒。碱中毒本身可选择性地增强远端肾单位对钙的吸收，从而加剧了高钙血症。轻度高钙血症→碳酸氢盐潴留→碱中毒→肾钙潴留→严重的高钙血症，且只要钙和可吸收性碱继续被摄入则高钙血症和碱中毒会持续并加剧。

鉴别诊断：特殊检测

高钙血症的鉴别诊断主要是依赖临床标准，而免疫法测定PTH主要用于重要病因的鉴别（图26-6）。值得关注的临床特征主要是患者有无高钙血症的症状或体征及疾病是否为慢性的证据。如果不考虑疲劳或抑郁，则超过90％的原发性甲状旁腺功能亢进症患者为无症状性高钙血症；癌症相关性高钙血症通常会出现肿瘤的相关症状。仅有不到10％的高钙血症是由除甲状旁腺功能亢进症和恶性肿瘤之外其他病因引起的。一些非甲状旁腺因素相关的高钙血症常有明显的其他临床表现如肾衰竭。

甲状旁腺功能亢进症是慢性高钙血症患者的可能诊断。如果高钙血症持续时间超过1年，则通常可排除恶性肿瘤的原因。恶性肿瘤相关的高钙血症的突出特征是疾病进展迅速，其中恶性肿瘤的主要症状和体征在监测到高钙血症的几个月内变得非常明显。虽然临床表现有利于正确诊断高钙血症的原因，但适当的实验室检测对于明确诊断也是必不可少的。PTH的免疫法检测能鉴别甲状旁腺功能亢进症所致的高钙血症和所有其他原因造成的高钙血症（例外的情况是非甲状旁腺肿瘤异位分泌过量PTH，但该病报道很少）。甲状旁腺功能亢进症患者存在高钙血症同时PTH水平也升高，而恶性肿瘤患者和其他原因造成的高钙血症（除PTH介导的疾病以外，如锂诱导的高钙血症），其PTH低于正常水平或无法检测。对于诊断原发性甲状旁腺功能亢进症而言，基于双抗体法的甲状旁腺激素检测（尤其同时评估血清钙）显示了非常高的灵敏度和诊断原发性甲状旁腺功能亢进症的特异性（图26-4）。

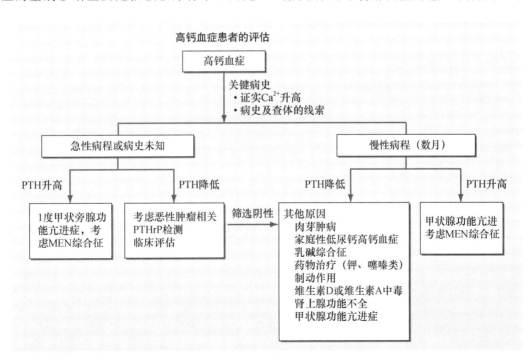

图26-6 高钙血症患者病因评估流程。详见正文。MEN，多发性内分泌腺瘤病；PTH，甲状旁腺激素；PTHrP，甲状旁腺激素相关肽

总之，与甲状旁腺相关的高钙血症患者中，超过90%的患者血中 PTH 水平升高，而恶性肿瘤相关的高钙血症其血中 PTH 水平很低或检测不出，维生素 D 相关的以及高骨转化因素所致的高钙血症其 PTH 水平可能检测不到或正常。考虑到甲状旁腺激素免疫测定的特性及甲状旁腺功能亢进症在高钙血症患者中发生率很高，对所有高钙血症患者测定 PTH 是符合成本效益的，除非患者的高钙血症是由显而易见的恶性肿瘤或特异性的非甲状腺疾病所致。PTH 测定结果呈假阳性的现象临床上十分罕见。PTHrP 的免疫测定有助于诊断某些类型的恶性肿瘤相关高钙血症。虽然 FHH 是甲状旁腺相关疾病，该疾病的治疗管理和甲状旁腺功能亢进症有很大区别。患者临床特征及低尿钙排泄可以有助于做出鉴别诊断。由于恶性肿瘤和甲状旁腺功能亢进症的发病率都随着年龄的增加而增加，这两种疾病可作为高钙血症的两个独立病因共存。

许多（但不是全部）原发性甲状旁腺功能亢进症患者 1,25-(OH)$_2$D 水平升高。在其他疾病相关的高钙血症中 1,25-(OH)$_2$D 水平下降或正常。

不过，该项检测的特异性比较低且不符合成本效益，并非所有甲状旁腺功能亢进症患者的 1,25-(OH)$_2$D 水平都升高，而且并非所有高钙血症患者的 1,25-(OH)$_2$D 水平被抑制。但测定 1,25-(OH)$_2$D 水平在确诊结节病和某些淋巴瘤所致的高钙血症方面仍是很有价值的。

图 26-6 列出了十分实用的一般诊断流程。如果患者是无症状的慢性高钙血症，那病因极有可能是甲状旁腺功能亢进症。如果 PTH（通常测量至少两次）水平升高，根据临床症状可确诊，则不需要额外临床检测。如果患者高钙血症病史较短或缺乏关于高钙血症持续时间的数据，必须考虑隐匿性恶性肿瘤可能，如果 PTH 水平未升高，应该系统地进行全身彻底检查以排除是否存在恶性肿瘤，包括胸部 X 线、胸部和腹部 CT 检查及骨扫描。这种情况下 PTHrP 免疫测定可能会特别有用。还应该注意潜在的血液病线索，如贫血、血浆球蛋白增加、血清免疫电泳异常，在有些恶性肿瘤转移患者中骨扫描可能是阴性的，如多发性骨髓瘤患者。最后，如果慢性高钙血症患者无症状，且不太可能是恶性肿瘤所致的高钙血症，患者血循环中 PTH 水平不高，有助于诊断其他慢性病所致的高血钙症，如隐匿性结节病。详尽回顾患者有关营养补充剂和服药史，有助于诊断维生素 D 或维生素 A 中毒或使用噻嗪类药物所致的高钙血症。

治疗　高钙血症

高钙血症严重程度不同，处理方法也不同（表 26-4）。轻度高钙血症（<3mmol/L，12mg/dl）可通过补液纠正。极严重的高钙血症（3.2～3.7mmol/L，13～15mg/dl）必须积极处理，如果血钙高于以上水平，可危及生命，需要采取紧急措施干预。严重高钙血症多采用联合治疗，大多数患者血钙可在 24～48h 内降低 0.7～2.2mmol/L（3～9mg/dl），足以缓解急性症状，脱离高钙危象

表 26-4　严重高钙血症的治疗

治疗	起效时间	持续时间	优点	缺点
常规治疗方法				
生理盐水补液	数小时	补液过程中	持续补液	容量负荷
利尿，生理盐水联合袢利尿药	数小时	治疗期间	快速起效	容量负荷，心脏失代偿，密切监测，电解质紊乱，不方便
帕米膦酸盐	1～2 天	10～14 天至数周	高效，起效晚	20% 发热，低磷血症，低钙血症，较少见颌骨坏死
唑来膦酸盐	1～2 天	>3 周	和帕米膦酸盐一样（作用时间更长）	同上
降钙素	数小时	1～2 天	起效快，在严重高钙血症时起过渡治疗	快速耐受
特殊治疗方法				
口服磷酸	24h	使用过程中	慢性治疗（伴有低磷血症），若血磷浓度<4mg/dl 毒性低	辅助治疗或慢性治疗以外作用有限
糖皮质激素	数天	数天数周	口服治疗，抗肿瘤药物	仅对某些恶性肿瘤患者起效，糖皮质激素副作用
透析	数小时	使用过程中及透析后 24～48h	肾衰竭患者获益；数小时见效；直接逆转危及生命的高钙血症	程序复杂，要求特殊环境

的致死风险，以便进一步对病因诊断进行评估。之后可针对原发病进行治疗。

高钙血症的发展与以下因素有关：骨钙的过度释放，肠道对钙吸收增加，或肾对钙清除率不足。了解病因有助于指导下一步治疗。例如恶性肿瘤患者的高钙血症主要由于骨骼释放过多的钙所致，因此，限制饮食中的钙对改善高钙血症症状效果微乎其微。但是维生素 D 超敏感或维生素 D 中毒患者伴有肠钙吸收过多，因此限制饮食中的钙摄入量有助于治疗。肾功能下降或细胞外液缺乏可使尿钙排泄减少，这时应迅速水化可减轻或逆转高钙血症，即使此时骨吸收增加仍持续存在。如前所述，高钙血症症状越重，所需的联合治疗越多。快速起效（数小时内）的方法包括水化、强力利尿和给予降钙素，后者也可以和最有效的抗骨吸收剂如双膦酸盐类药物联合使用（因为严重高钙血症通常伴有过量骨吸收）。

补液、增加盐摄入、轻度和强力利尿

治疗的首要原则是恢复正常血容量。许多高钙血症患者伴有呕吐、营养不良，或高钙血症相关的尿浓缩功能减退，会出现不同程度的脱水症状。由此而引起的肾清除率下降常伴有肾小管对钠及钙清除率的进一步下降。细胞外液容量恢复正常后以上变化也可恢复正常，尿钙排泄量可增加 2.5～7.5mmol/d（100～300mg/d）。尿钠排泄量增加至 400～500mmol/d 后可使尿钙排泄进一步增加，其疗效甚至优于简单补液。充分水化后可给予盐水或每日两次给予呋塞米（速尿）或依他尼酸抑制肾小管对钙的重吸收（需要密切监测以防出现脱水）。大多数高钙血症患者联合以上治疗措施后，尿钙排泄可增至≥12.5mmol/d（500mg/d）。由于该量在体内可交换钙池中占有相当大比例，因此血清钙浓度可在 24h 内下降 0.25～0.75mmol/L（1～3mg/dl）。警惕治疗过程中发生低血镁及低血钾；该病潜在并发症为钙成分肾结石的形成。

在高钙血症危及生命时，应更积极地采取上述治疗，但有效抑制骨吸收的药物可减少利尿剂的过量使用（表 26-4）。若不补充钾和镁，必然出现低血钾及低血镁；也可能突然出现肺水肿。可通过检测中心静脉压和血浆及尿液电解质来减少潜在并发症的发生；必要时可留置导尿。若肾功能受损，必要时可给予透析。

双膦酸盐药物

双膦酸盐是焦磷酸盐类似物，双膦酸盐具有高度的骨亲和力，特别是在骨转化活跃部位，具有很强的抑制骨吸收作用。该亲骨化合物在体内非常稳定，因为磷酸酶不能水解分子中央的碳-磷-碳键。双膦酸盐浓聚于高骨转化区域，发挥抑制破骨细胞作用的效应，其作用机制却十分复杂。双膦酸盐分子在侧链含有氨基基团（详见下文），该结构可干扰蛋白质的异戊烯化导致细胞凋亡。双膦酸盐药物含有的高活性非氨基基团同样可以代谢生成毒性产物。

第一代双膦酸盐如依替膦酸盐广泛用于临床治疗，疗效得到证实，但该药物存在几个缺点，包括阻止骨吸收的同时也抑制了骨形成。随后出现一系列第二代、第三代化合物作为治疗高钙血症和骨质疏松的药物发挥抑制骨吸收作用。新型的双膦酸盐药物抑制骨吸收比例高于抑制骨形成；该药物在常规剂量下抑制破骨细胞介导的骨重吸收而不会出现骨骼矿化缺陷。虽然双膦酸盐药物具有类似的分子结构，但在药物给药途径、疗效、毒性和副作用则各有不同。这些化合物在抑制骨吸收的作用差异可达上万倍，按照作用效果由弱到强排序：依替膦酸、替鲁膦酸、帕米膦酸、阿仑膦酸、利塞膦酸、唑来膦酸。静脉使用帕米膦酸盐和唑来膦酸被批准用于治疗高钙血症；帕米膦酸剂量 30～90mg，数小时内滴注，80%～100%患者在 24～48h 内血钙可恢复正常并维持数周。唑来膦酸 5min 内给予 4mg 或 8mg，相对于帕米膦酸效果更迅速且持久。

这类药物在癌症患者中使用更广泛。例如在多发性骨髓瘤中，使用帕米膦酸和唑来膦酸可以改善生存质量。癌症患者使用大剂量高效能的双膦酸盐制剂较少出现颌骨坏死，但现在有越来越多的此项不良反应的报告，尤其是牙科手术后。

降钙素

降钙素在给药数小时内即可发挥作用，通过作用于破骨细胞上的受体抑制骨吸收。使用 24h 后，降血钙不再能有效降低血钙。降钙素有一个已知现象是快速抗药反应，这可以解释药物在头 24h 使用有效。因此，在有生命危险的高钙血症的第一个 24h 内，联合降钙素和生理盐水及利尿治疗，同时给予帕米膦酸这类双膦酸盐等待其发挥持续降钙作用。通常降钙素使用剂量为 2～8U/kg，可每 6～12h 通过肌内注射、皮下、静脉滴注的方式给药。

其他治疗

狄诺塞麦（Denosumab）是抑制 RANK 配体（RANKL）的抗体，可急剧减少破骨细胞数量和功能，已获批用于治疗骨质疏松。该药对于逆转肿瘤相关高钙血症非常有效，但尚未批准用于治疗这类疾病。普卡霉素（Plicamycin，Mithramycin）抑制骨吸收。硝酸镓（gallium nitrate）通过抑制骨吸收发挥降血钙作用，但因临床上出现诸如双磷酸盐等更有效的药物现已停止使用。

糖皮质激素具有降血钙作用，特别是用于治疗高钙血症合并某种肿瘤。在治疗剂量下，糖皮质激素可增加尿钙排泄，减少肠道钙吸收，但同时也会导致负性骨钙平衡。在正常人及原发性甲状旁腺功能亢进症患者中糖皮质激素既不增加也不降低血清钙离子浓度。在某些溶骨性恶性肿瘤所引起的高钙血症患者中，糖皮质激素可通过抗肿瘤的作用来降低血钙。在疾病早期糖皮质激素治疗高钙血症有效的恶性肿瘤包括：多发性骨髓瘤、白血病、霍奇金病、其他淋巴瘤和乳腺癌。糖皮质激素治疗维生素 D 中毒和结节病所致高钙血症同样有效。对于罕见的高钙血症，现在认为是某些自身免疫性疾病中失活抗体拮抗受体，类似 FHH 改变，糖皮质激素治疗也有效。糖皮质激素可有效降低 PTH 和钙水平。在上述情况下，降血钙作用数天内起效，通常糖皮质激素治疗剂量为每天 40～100mg 泼尼松（或其他等量药物），分四次给药。长期糖皮质激素治疗的副作用在某些情况下是可以接受的。

透析常常是药物难以治疗的严重高钙血症合并肾衰竭的治疗方式。使用无钙腹膜透析液在 24～48h 内滤去 5～12.5mmol（200～500mg）钙，可使血清钙离子浓度降低 0.7～3mmol/L（3～12mg/dl）。透析过程中大量磷酸盐丢失，血清无机磷浓度通常会下降，可能加重高钙血症。因此，透析后应检测无机磷浓度，必要时通过食物或透析液补充磷酸盐。

在某些情况下，通过口服或静脉给予磷酸盐治疗高钙血症作用有限（见第二十五章）。通过纠正低磷血症来降低血清钙离子浓度存在多种机制，其中包括骨钙交换。通常口服剂量为每日给予 1～1.5g，分多次服用，连续数天。虽尚未被证实，但有观点认为若治疗的目标仅局限于使血清无机磷浓度恢复正常，一般不会出现毒性反应。

将血清无机磷水平升高至正常以上有助于降低血清钙，有时效果显著。对于严重高钙血症静脉滴注磷酸盐治疗极其有效，但是毒性较大，有时甚至危及生命（致命的低钙血症）。基于以上原因，临床上很少采用静脉滴注磷酸盐的方法，仅在严重高钙血症伴心脏或肾衰竭且不能或无法实施有效的透析治疗时使用。

总结

高钙血症治疗方法见表 26-4。治疗方案的选择通常取决于潜在疾病、高钙血症的严重程度、血清无机磷水平以及肝肾和骨髓功能。轻度高钙血症（≤3mmol/L，12mg/dl）通常通过补液可纠正。严重高钙血症（≥3.7mmol/L，15mg/dl）要求迅速纠正。虽然降钙素作用持续时间较短，但其可迅速起效，发挥抑制骨吸收的作用，静脉用帕米膦酸或唑来膦酸需 1～2 天起效。此外，在最初的 24～48h 内应该通过静脉大剂量滴注生理盐水，最初补液后积极给予大剂量呋塞米或依他尼酸利尿，但该疗法需在合适的检测条件下使用，且要求心脏及肾功能正常。中度高钙血症（3～3.7mmol/L，12～15mg/dl），临床上应采取更为积极的补液措施，然后选择合适的联合治疗方法控制高钙血症。

低钙血症

低钙血症的病理生理学：按照机制分类

相对于高钙血症，慢性低钙血症较少见；导致低钙血症发生的病因包括慢性肾衰竭、遗传性和获得性甲状旁腺功能减退症、维生素 D 缺乏、假性甲状旁腺功能减退（PHP），以及低镁血症（见表 26-5）。

临床上，一些危重患者常发生急性而非慢性低钙血症，急性低钙血症也可能是某些药物所导致的，通常不需要特殊治疗。严重败血病、烧伤、急性肾衰竭和大量输注含枸橼酸盐的血液可发生低钙血症。虽然有报告认为半数的处于重症监护状态下的患者其血钙浓度 < 2.1mmol/L（8.5mg/dl），但大多数患者离子钙水平并没有下降。严重败血病患者血钙离子水平可能存在下降（真正的低钙血症），但在患其他严重疾病的患者中，低白蛋白血症是总钙浓度减少的主要原因。碱中毒可增加钙结合蛋白质的能力，此时应该直接测定离子钙。

表 26-5	低钙血症病因的功能分类（新生儿除外）
PTH 缺乏	
遗传性甲状旁腺功能减退症	低镁血症
获得性甲状旁腺功能减退症	
PTH 不敏感	
慢性肾病	活性维生素 D 不敏感
活性维生素 D 缺乏	肠道吸收障碍
饮食摄取或日晒↓	Ⅱ型维生素 D 依赖性佝偻病
代谢障碍	假性甲状旁腺功能减退
抗惊厥治疗	
Ⅰ型维生素 D 依赖性佝偻病	
PTH 失代偿	
严重、急性高磷血症	甲状旁腺切除术后纤维性骨炎
肿瘤溶解	
急性肾损伤	
横纹肌溶解	

缩写：PTH，甲状旁腺激素

鱼精蛋白、肝素、胰高血糖素可能会造成短暂的低钙血症。这类低钙血症通常不会发生抽搐，且在患者全身状况改善后血钙可恢复到正常水平。由反复输注含枸橼酸盐的血液所致的低钙血症通常也会很快恢复。

急性胰腺炎患者在急性炎症期存在持续的低钙血症，且低钙血症的严重程度因胰腺炎的严重性不同而不同。低钙血症发生的原因目前仍不清楚。PTH 水平可能降低、正常也可能升高，推测可能同时存在 PTH 抵抗和 PTH 分泌受损的因素。在有些老年患者中发现存在慢性总钙及离子钙水平降低的现象，且患者无明显诱发因素，也没有低钙血症症状，该现象的发病机制尚不清楚。

慢性低钙血症通常都有症状且需要治疗。慢性低钙血症的神经肌肉及神经系统表现包括肌肉痉挛、手足抽搐、面部抽搐，在某些极端情况下还可能出现喉痉挛和惊厥。个别患者可能会出现呼吸暂停症状。某些长期慢性低钙血症患者可能出现颅内压增高，其往往与视乳头水肿相关。精神方面的变化包括易怒、抑郁症、精神疾病。患者心电图显示 QT 间期延长，而高钙血症时心电图 QT 间期缩短。发生心律失常时，洋地黄疗效可能会减低。可发生肠痉挛和慢性吸收不良。Chvostek 或 Trousseau 征有助于发现隐匿的肌肉痉挛。

低钙血症的分类见表 26-5，它是基于 PTH 每时每刻负责血钙浓度调节的一种实用分类体系，因此，如果出现低钙血症即提示 PTH 维持钙稳态作用不足。PTH 效应不足可见于以下情况：遗传性或获得性甲状

旁腺功能障碍，或者靶器官对 PTH 作用不敏感，或细胞外液钙丢失速度超过了 PTH 发挥作用的速度使血钙不能及时恢复。

PTH 缺乏

遗传性或获得性甲状旁腺功能减退症有许多共同之处。这两种类型的甲状旁腺功能减退症的低钙血症在未经治疗时症状相同，只是遗传性甲状旁腺功能减退症的起病是渐进性的，且往往存在其他发育缺陷。基底节钙化及锥体外系综合征在遗传性甲状旁腺功能减退症中更为常见且起病更早。在几十年前，继发于颈部手术的获得性甲状旁腺功能减退症要比遗传性甲状旁腺功能减退症常见，但由于外科技术的改进及采用非手术方法治疗甲状腺功能亢进症的机会增加，目前手术导致的甲状旁腺功能缺陷的发生率已大为减少。假性甲状旁腺功能减退症是 PTH 作用不敏感而不是甲状旁腺功能障碍所致，假性甲状旁腺功能减退症可以表现为甲状旁腺功能减退症的临床特征，包括骨外钙化及锥体外系表现如舞蹈症、手足徐动症和肌张力障碍。

遗传性和获得性甲状旁腺功能减退症均可出现视乳头水肿及颅内压升高，还可出现指甲、头发和晶体性白内障等慢性改变，后者在纠正低钙血症后可被逆转。某些皮肤表现包括脱发和念珠菌感染是自身免疫性多内分泌腺功能障碍相关的遗传性甲状旁腺功能减退症的临床特征（见第十章）。

低镁血症相关的低钙血症既和 PTH 释放障碍相关又与靶组织对激素的反应受损相关。继发于低镁血症的低钙血症患者其血循环中 PTH 缺乏或浓度很低，尽管低钙血症刺激 PTH 作用很强，但 PTH 释放却减少。低镁血症纠正后血浆 PTH 水平也恢复正常。因此，甲状旁腺功能减退症伴循环中 PTH 低水平，可能原因包括遗传性及获得性甲状旁腺功能障碍、急性但可逆的甲状旁腺功能不全（低镁血症）。

基因异常和遗传性甲状旁腺功能减退症 遗传性甲状旁腺功能减退症可以作为一个独立疾病，不伴其他内分泌或皮肤病表现。更为典型的是甲状旁腺功能减退症与其他异常如胸腺发育异常及其他内分泌腺体如肾上腺、甲状腺或卵巢功能障碍伴发（第十章）。特发性和遗传性甲状旁腺功能减退症往往在 10 岁以前就出现症状，但也可能会出现得比较晚。

和甲状旁腺功能减退症相关的基因缺陷可以解释器官发育、激素合成分泌以及组织特异性内分泌效应器作用模式的复杂性（图 26-5）。通常甲状旁腺功能减退症是独立疾病，标志着高度特异的腺体功能紊乱。

当甲状旁腺功能减退症与其他器官缺陷或发育相关时，治疗低钙血症也依然是有效的。

一种和胸腺及甲状旁腺发育缺陷相关的罕见甲状旁腺功能减退症被称为 DiGeorge 综合征或颚-面-心畸形综合征。患者表现为先天性心血管、面部及其他器官发育缺陷，大部分的患者在幼童时期死于严重感染、低钙血症、癫痫或心血管并发症。有些患者可存活到成年，这些患者的临床表现较轻，不会出现所有临床症状。大多数病例是散发性发病，但也有报道 22 号染色体 q11.2 的缺失导致的常染色体显性遗传发病。在非典型 DiGeorge 综合征患者中可观察到 22 号染色体的小片段缺失，见于孩童或青少年，主要表现为甲状旁腺功能障碍。22 号染色体缺陷目前称为 DSG1；新近发现的 10 号染色体缺陷被称为 DSG2。其临床表型相似。在针对 22 号染色体缺失的研究中发现了转录因子 TBX1。敲除小鼠同源基因后可表现出和人类疾病相似的症状。

另一常染色体显性遗传缺陷已进行了基因水平的研究，表现为甲状旁腺功能减退、耳聋、肾发育不良（HDR）。在部分但不是所有家系发现的细胞遗传学异常是 10 号染色体的转位缺陷，这与 DiGeorge 综合征相似，但通过缺少免疫缺陷及心脏缺陷可以鉴别这两种疾病。在小鼠模型和某些 HDR 患者中进行的缺失分析发现了一种转录因子 GATA3，其对胚胎发育非常重要，且在肾、耳部结构及甲状旁腺的发育中表达。

目前还发现另外两个涉及甲状旁腺并伴有发育障碍的疾病。Ⅰ 型 Kenney-Caffey 综合征表现为甲状旁腺功能减退、身材矮小、骨质硬化和皮质骨增厚。在中东地区的患者尤其是沙特阿拉伯患者中出现的疾病表现为生长障碍及其他畸形，称为 Sanjad-Sakati 综合征。这种综合征已明确是常染色体隐性遗传，涉及染色体 1q42～q43 区域。这两种综合征均涉及伴侣蛋白 TBCE，该蛋白与微管蛋白功能有关。近期发现 FAM111A 中的一个缺失可导致 Ⅱ 型 Kenney-Caffey 综合征。

甲状旁腺功能减退症可和复杂的遗传性自身免疫综合征相关，该综合征涉及肾上腺功能、卵巢、免疫系统及甲状旁腺功能障碍，临床上可反复出现黏膜皮肤的念珠菌感染、脱发、白癜风及恶性贫血（见第十章）。染色体 21q22.3 上的基因已被证实和该病的发病相关。该基因的蛋白产物类似于一个转录因子，被称为自身免疫调节因子或 AIRE。研究发现许多患有该病的芬兰家系中存在该基因的一个终止密码突变，通常称为 1 型自身免疫性多腺体缺陷。同时在伊拉克和伊朗的犹太后裔中发现另一个 AIRE 突变（Y85C）。

两种与线粒体功能障碍和肌病相关的疾病也可出现甲状旁腺功能减退症，一是 Kearns-Sayre 综合征（KSS），主要表现为眼肌麻痹和色素性视网膜病；另一种是 MELAS 综合征，主要表现为线粒体性脑病、乳酸酸中毒、卒中样发作。一般认为上述两种综合征的发生是线粒体基因的突变或缺失所致。

几种罕见的基因缺陷可导致孤立的甲状旁腺功能减退症。遗传方式包括常染色体显性遗传、常染色体隐性遗传及 X 性染色体连锁模式。已发现三个独立的和甲状旁腺基因相关的常染色体遗传缺陷：一个是显性遗传，其他两个是隐性遗传。显性遗传在信号序列有一个点突变，该序列是涉及参与细胞内运输的激素前体的关键区域。精氨酸突变为半胱氨酸因而干预激素前体加工过程，前体可参与触发凋亡细胞的反应，因此该突变是显性负性作用。其他两种遗传方式是隐性的。一个点突变阻止 PTH 前体剪切，但要两个等位基因同时突变才能导致甲状旁腺功能减退症。另一个突变涉及单核苷酸碱基的改变，突变导致基因外显子剪接缺陷；因为丢失的外显子包含启动子，因此该基因就不能表达。甲状旁腺功能减退的一种 X 连锁隐性遗传主要特点为男性发病，染色体 Xq26～q27 缺陷，该区域可能包含 SOX3 基因。

在三种不同的低钙血症中发现 CaSR 异常。这几种疾病均很罕见，在常染色体显性低血钙高尿钙病（ADHH）中发现超过 10 个不同的功能获得性突变。受体感知周围钙水平升高，抑制 PTH 分泌，导致低钙血症。由于肾小管的受体活性改变导致钙排泄量增加加剧了低钙血症。鉴别该综合征很重要，若给予强化口服钙与维生素 D 类似物治疗低钙血症会加剧已经过度的尿钙排泄（每 24h 排泄数克或更多的钙），可能因肾结石和易位钙化导致临床上不可逆的肾功能损伤。

独立的甲状旁腺功能减退症的其他病因还包括甲状旁腺特异性转录因子 GCM2 上的纯合的失活突变，该突变可导致常染色体隐性遗传；或 GCM2 上的杂合突变，对野生型蛋白有显性负效应，是导致甲状旁腺功能减退症的常染色体显性遗传。此外，G11 是 CaSR 下游的 2 个信号蛋白之一，其杂合突变可导致常染色体显性遗传的甲状旁腺功能减退症。

Bartter 综合征是一组与电解质和酸碱平衡有关的疾病，有时也表现为肾钙质沉着症和其他特点。该病涉及几种类型的离子通道或转运。奇怪的是，Bartter 综合征 Ⅴ 型的电解质和 pH 问题也可见于其他综合征，但似乎是由于 CaSR 的激活突变导致的。其缺陷可能比在 ADHH 中更严重，这也解释了该病可表现为除低血钙和高尿钙之外的其他症状。

自身免疫性疾病会抑制 CaSR（在上文"高钙血症"中讨论），也有自身抗体可瞬时激活 CaSR，抑制 PTH 分泌导致低钙血症，这一过程可能交替变化。

获得性甲状旁腺功能减退症 获得性慢性甲状旁腺功能减退症通常是由于手术过程中不慎切除全部甲状旁腺组织所致；在某些情况下，并非所有的甲状旁腺组织都被切除，但手术后颈部剩余的组织可能因纤维化改变出现继发的供血问题。过去获得性甲状旁腺功能减退症的最常见原因是手术治疗甲状腺功能亢进症所致。现在甲状旁腺功能减退症通常发生在甲状腺功能亢进症手术治疗后，外科医生在进行甲状旁腺功能亢进症手术治疗过程中面临两难抉择：切除的腺体组织太少则不能使甲状旁腺功能亢进症得到治愈，而如果切除太多的组织则会发生获得性甲状旁腺功能减退症。在甲状旁腺功能减退症术后患者中甲状旁腺功能不会完全缺乏。

导致获得性慢性甲状旁腺功能减退症的更为罕见原因包括甲状腺功能亢进症患者行放射性碘治疗后辐射诱发的损害，以及血色病或含铁血黄素沉积病患者经反复输血治疗后对甲状旁腺的损伤。感染也能影响一个或以上的甲状旁腺腺体，但通常不会引起甲状旁腺功能减退症，因为感染很少影响到所有四个腺体。

甲状旁腺功能亢进症患者手术后经常发生一过性甲状旁腺功能减退。在经历一段时期的甲状旁腺功能减退后，由于甲状旁腺代偿性增生或剩余的甲状旁腺组织功能恢复而使甲状旁腺功能恢复到正常水平。有时术后数月才恢复。

治疗　获得性或遗传性甲状旁腺功能减退症

治疗包括维生素 D 或 1,25-(OH)$_2$D（骨化三醇）联合大剂量口服钙剂进行替代治疗。该疗法能满意地调节大多数患者血钙及血磷的水平，但仍有一部分患者对于治疗表现出抵抗或者波动的特征，容易出现低钙血症或高钙血症。对于多数患者，每天补充 40 000～120 000U/d（1～3mg/d）的维生素 D 联合≥1g 的元素钙即可获得满意疗效。药物剂量范围非常广，说明不同患者对药物治疗反应不同，需要针对个体进行精细剂量调节。甲状旁腺功能正常的人维生素 D 的需要量为 200U/d（在老年人中该剂量或可高达 800U/d），但与其相比，在甲状旁腺功能减退患者中需要大剂量维生素 D（高达 100 倍）提示维生素 D 转化为 1,25-(OH)$_2$D 减少。许多医生在管理这类需要大剂量维生素 D 的患者时给

予 0.5～1μg 骨化三醇，特别是在血钙水平难以控制时。因为维生素 D 是储存在脂肪中的，当停用维生素 D 后数周作用才消失，相较而言骨化三醇在体内仅需数天生物效应即可消失。

口服钙剂和维生素 D 可恢复整体的钙磷平衡，但是不能恢复甲状旁腺功能减退症典型的尿钙重吸收降低，因此，需采取措施避免维生素 D 和钙替代疗法后尿钙的过度排泄，否则可能发生肾钙化及肾结石，同时肾功能不全风险增加。服用维生素 D 的甲状旁腺功能减退症患者需保持低钠饮食，服用噻嗪类利尿药后尿钙排泄量可降低 100mg/d。噻嗪类利尿药可减轻高尿钙症状，并使患者的日常管理更加轻松。

现在有非肠道方式给予 PTH［PTH（1-34）或 PTH（1-84）］治疗甲状旁腺功能减退症的试验，更容易维持血清钙和降低尿钙排泄（有利于肾功能的保护）。但现在使用 PTH 治疗甲状旁腺功能减退症尚未通过审批。

低镁血症　严重低镁血症（<0.4mmol/L；<0.8meq/L）和低钙血症相关（详见第二十五章）。纠正镁缺乏后可使低钙血症快速恢复。导致低钙血症的机制至少有 2 种：PTH 分泌受损，PTH 作用减弱。有关低镁血症发生的原因及治疗的讨论参见第二十五章。

镁对 PTH 分泌的影响类似于钙，高镁血症抑制 PTH 分泌，而低镁血症刺激 PTH 的分泌。不管怎样，由于钙对 PTH 的影响较大，通常镁对 PTH 分泌的影响意义不大。镁浓度变化比钙浓度变化的幅度更大时可能影响激素分泌。尽管如此，估计低镁血症可能会增加 PTH 分泌。因此在临床上严重低镁血症和 PTH 分泌减弱相关的现象是奇怪的。目前对这种矛盾现象的解释是：严重的慢性低镁血症导致细胞内镁缺乏，这种细胞内镁缺乏干扰了 PTH 的分泌及外周组织对 PTH 的反应。虽然有学者提出低镁血症可能影响到细胞内腺苷酸环化酶的活性（镁是其一种辅酶），但这种低镁血症所造成的细胞异常的机制目前尚不十分清楚。

尽管存在严重低钙血症的刺激，但严重低镁血症患者 PTH 可能检测不到或不适当降低，紧急补镁后 PTH 可快速增加。相比于获得性或特发性甲状旁腺功能减退症，低镁血症患者的血磷水平通常不升高，这可能是因为低镁血症患者常常伴随血磷缺乏。

有些存在低钙血症及低镁血症的患者外周组织对 PTH 反应减低，表现为给予外源性 PTH 后其尿

磷及尿 cAMP 排泄低于正常水平。一些患者可同时存在 PTH 分泌减少及肾对 PTH 缺乏反应的情况。当紧急补镁后，患者血 PTH 水平恢复到正常水平或在正常水平之上，在血钙恢复正常前数天 PTH 就会恢复。

治疗 低镁血症

临床上补镁可以治疗低镁血症。补镁应采用肠外给药方式。补镁时应注意纠正细胞内缺镁，因此缺镁量可能相当大。静脉给镁后血清镁可暂时恢复正常，若补充镁剂量不足，血镁会再次下降。由肾镁排泄增多所致低镁血症，则需长期补镁防止复发（详见第二十五章）。

PTH 不敏感

PTH 活性不足即不能完全预防低钙血症的发生（尽管保留了诸如尿磷排泄的活性）。当 PTH1R 信号蛋白复合物缺陷时会出现低钙血症［假性甲状旁腺功能减退症（PHP）的不同形式，将在下文讨论］；因维生素 D 缺乏，或维生素 D 无效（维生素 D 受体缺陷或维生素 D 的合成缺陷），合成 $1,25\text{-}(OH)_2D$ 不足，PTH 不能通过 $1,25\text{-}(OH)_2D$ 发挥作用从而促进食物中钙的吸收，可出现低钙血症；或在慢性肾病（CKD）中钙刺激 PTH 升高的作用受损出现低钙血症。

维生素 D 缺乏状态下患者低磷血症要比低钙血症严重得多，PTH 分泌增加只能部分地发挥升血钙效应，但更容易促使尿磷排泄增加。

假性甲状旁腺功能减退症在病理生理方面不同于其他因素所致的 PTH 活性不足。假性甲状旁腺功能减退症类似于甲状旁腺功能减退症（该病为 PTH 合成不足），临床表现为低钙血症和高磷血症，但其 PTH 水平是升高的。该病发病原因是 PTH 依赖的刺激 G 蛋白复合物的活性缺陷或下游效应蛋白激酶 A 缺陷，导致 PTH 不能增加细胞内 cAMP 水平或对升高的 cAMP 水平无应答（见下文）。

慢性肾病 当前随着对慢性肾病（CKD）患者管理的改善，多数患者生存期延长，因此能观察到患者发生肾性骨营养不良的情况，临床上必须采取有效措施以避免该病的发生。$1,25\text{-}(OH)_2D$ 生成障碍是造成缺钙、继发性甲状旁腺功能亢进症及骨病的主要因素；病程后期会出现典型的高磷血症。骨骼产生 FGF23 增加导致 $1,25\text{-}(OH)_2D$ 水平降低在低钙血症的发展中起

着重要作用。尿毒症状态同样也造成肠道对钙吸收能力的下降，而这一作用机制不同于维生素 D 代谢缺陷。临床上采用比生理剂量大的维生素 D 或骨化三醇来改善肠道钙吸收。CKD 早期可观察到 FGF23 水平升高，报道其和死亡率增加、左心室肥大相关，目前有人认为肾病早期降低肠道吸收磷酸盐水平可以降低 FGF23 水平。目前关注补充维生素 D 是否可能增加 CKD 患者血液循环中 FGF23 水平。尽管维生素 D 类似物可以改善这类患者的生存，但需注意到 FGF23 的显著升高。

CKD 患者的高磷血症可通过不同机制来降低血钙水平，包括骨外钙及磷的沉积、PTH 的骨吸收作用受损及残余肾组织合成 $1,25\text{-}(OH)_2D$ 减少。

治疗 慢性肾病

CKD 的治疗包括透析前对患者的管理及开始透析时及时调整治疗方案。注意限制饮食中的磷摄入；避免使用含铝的磷酸盐结合的抑酸剂防止铝中毒；给予足量钙剂口服，通常是 $1 \sim 2g/d$；骨化三醇 $0.25 \sim 1\mu g/d$，或其他维生素 D 的有效剂型。每一个患者都需要严密监测。治疗目标是恢复正常钙平衡，预防骨质疏松和严重的继发性甲状旁腺功能亢进症（通常推荐维持 PTH 水平在 $100 \sim 300pg/ml$），根据 CKD 患者甲状旁腺的基因改变和单克隆生长证据，应防止继发性甲状旁腺功能亢进症发展为自发甲状旁腺功能亢进症。骨化三醇可减轻高磷血症，还可通过恢复正常肠道钙吸收改善血钙水平，减轻继发性甲状旁腺功能亢进症的临床表现。因为骨生长不良和 PTH 水平降低相关，避免过度抑制甲状旁腺功能对于继发性甲状旁腺功能亢进症控制非常重要。这些患者应密切监测完整 PTH（1-84）的水平，保证监测生物活性的 PTH，避免检测非活性 PTH 片段。目前仅批准在终末期肾病使用磷酸盐结合剂如司维拉姆，但有必要在肾病的更早期启动该药的治疗，以预防 FGF23 的升高及其相关的治疗目标的偏离。

由于饮食不足和（或）缺乏日晒所致的维生素 D 缺乏 由于富含维生素 D 的乳制品摄入不足、缺乏维生素补充剂以及老年人日晒时间减少，尤其是在北部高纬度地区的冬季，维生素 D 缺乏在美国较之前所知更为常见。髋部骨折的老年患者的骨活检（证实骨软化症）及维生素 D 代谢物、PTH、钙、磷水平的异常提示多达 25% 的老年人可能存在维生素 D 缺乏，

尤其是在美国的北部高纬度地区。这些患者 25-$(OH)_2D$ 浓度较低或处于正常下限。这些患者的骨活检标本的定量组织形态测定显示骨缝扩大与骨软化症相一致（详见第二十五章）。PTH 分泌过多以代偿血钙降低的倾向，同时也增加肾排磷并导致骨软化症的发病。

治疗包括补充足量的维生素 D 和钙剂，直到维生素 D 缺乏得到纠正。中重度维生素 D 缺乏的老年人很少发生严重低钙血症，在诊断轻度低钙血症时需考虑到维生素 D 缺乏。

胃肠道疾病可引起轻度低钙血症、继发性甲状旁腺功能亢进症、严重低磷血症和一系列营养缺乏。在门脉或胆汁性肝硬化患者中，肝细胞功能障碍可导致 25-$(OH)D$ 水平降低，遗传性或获得性肠道疾病患者中可出现维生素 D 包括其产物 1,25-$(OH)_2D$ 吸收不良。低钙血症本身可导致脂肪泻，主要是因为胰酶和胆盐生成不足。根据疾病的情况，也可肠外给予维生素 D 及其代谢产物，以保证血中活性维生素 D 的水平充足。

维生素 D 代谢缺陷·抗惊厥药物治疗　使用抗惊厥药物会促使维生素 D 转换成无活性的化合物，从而导致活性维生素 D 缺乏，或作用无效。从饮食中摄取的维生素 D 的量越少，抗惊厥治疗越有可能导致矿物质和骨的代谢异常。

维生素 D 依赖性 I 型佝偻病　维生素 D 依赖性 I 型佝偻病，以前被称为假性维生素 D 抵抗性佝偻病，它不同于真正的维生素 D 抵抗性佝偻病（维生素 D 依赖性 II 型佝偻病，见下文），因为它的临床表现不那么严重且可通过给予生理剂量的维生素 D 或活性代谢物 1,25-$(OH)_2D$ 纠正其生化及影像学异常。临床上给予生理剂量的骨化三醇可治愈该疾病（详见第二十五章）。这一发现符合该疾病的病理生理学特征，该病是以常染色体隐性方式遗传的，目前已知该病是编码 25-$(OH)D$ 的 1α-羟化酶的基因发生突变。所有患者都为等位基因的纯合突变，人群中杂合突变携带者比较常见。

该病的临床特征包括低钙血症，往往伴手足抽搐或痉挛、低磷血症、继发性甲状旁腺功能亢进症及骨软化症，往往与骨骼畸形及碱性磷酸酶增加相关。治疗该病需给予生理剂量的 1,25-$(OH)_2D$（详见第二十五章）。

维生素 D 依赖性 II 型佝偻病　维生素 D 依赖性 II 型佝偻病是终末器官对活性代谢产物 1,25-$(OH)_2D$ 产生抵抗的结果。临床特征类似于 I 型佝偻病，包括低钙血症、低磷血症及继发性甲状旁腺功能亢进症以及佝偻病，但也伴局部脱发或全秃。患者血浆 1,25-$(OH)_2D$ 水平升高，终末器官对其效应抵抗。该病是由于编码维生素 D 受体的基因发生突变所致。考虑到维生素 D 受体存在缺陷，该病的临床治疗比较困难，需规律且通常在夜间静脉输注钙，可以极大地改善生长，但不能恢复毛发生长（详见第二十五章）。

假性甲状旁腺功能减退症（甲旁减）　假性甲旁减（pseudohypoparathyroidism，PHP）是一组特殊的遗传性疾病，假性甲旁减 I 型患者的临床特征表现为甲状旁腺功能减退症的症状和体征，通常与特征性的骨骼及发育缺陷相关。PTH 作用障碍可以导致低钙血症。甲状旁腺增生，周围组织对 PTH 抵抗的低钙血症导致 PTH 升高。针对该病所进行的临床与基础方面研究已阐明该病部分特点，包括变化多样的临床表现、病理生理、遗传缺陷以及遗传模式。

PHP 的分类见表 26-6，根据 PTH 作用是否不敏感（低钙和高磷），尿 cAMP 对外源性 PTH 的反应，是否存在或缺乏 Albright 遗传性骨营养不良（Albright's hereditary osteodystrophy，AHO），及腺苷酸环化酶 Gsα 亚基浓度而进行分类。根据以上条件，PHP 可分为四种类型：PHP I a 型、I b 型，PHP II 型和假假性甲旁减（PPHP）。

表 26-6　假性甲旁减（PHP）和假假性甲旁减（PPHP）的分类

类型	低钙血症高磷血症	PTH 刺激的尿 cAMP	血清 PTH	Gsα 亚基缺陷	AHO	PTH 以外其他激素抵抗
PHP- I a	有	↓	↑	有	有	有
PPHP	无	正常	正常	有	有	无
PHP- I b	有	↓	↑	无	无	有（某些人）
PHP-II	有	正常	↑	无	无	无
肢端发育不全伴激素抵抗	有	正常（尿磷反应↓）	↑	无	无	无

缩写：↑升高；↓下降；AHO，Albright 遗传性骨营养不良；PTH，甲状旁腺激素

PHP-Ⅰa型和PHP-Ⅰb型 Ⅰ型PHP是假性甲旁减最常见的类型，患Ⅰ型PHP的患者给予外源性PTH后尿cAMP反应缺乏。Ⅰ型PHP又分为Ⅰa型、Ⅰb型。Ⅰa型PHP患者表现出AHO的特征，且患者红细胞、淋巴细胞、成纤维细胞检测发现$G_s\alpha$亚基数减少。Ⅰb型PHP患者无AHO表现，且$G_s\alpha$亚基活性处于正常水平。有时也发现存在第三种类型PHP-Ⅰc，类似PHP-Ⅰa型的变体，但体外检测$G_s\alpha$亚基活性正常。

大多数PHP-Ⅰa型患者表现出AHO的临床特征，包括身材矮小、圆脸、肥胖、骨骼异常（短指、短趾）、智力障碍伴或不伴异位钙化。患者伴有低血钙和高血磷，与真正的甲状旁腺功能减退症的表现相似。但患者体内PTH水平升高，反映了机体对激素作用的抵抗。

临床上约半数患者基底神经节存在钙磷的沉积。掌骨和跖骨缺损有时伴随指骨短小，这些症状可能反映了PHP患者存在骨骺提早闭合。比较典型的表现是第4及第5掌骨及跖骨较短。缺陷通常是双侧的。外生骨疣和桡骨弯曲比较常见。

遗传和基因缺陷 已在PHP-Ⅰa型、PHP-Ⅰb型及PPHP患者中发现多个GNAS基因突变位点。GNAS基因位于染色体20q13，编码刺激性G蛋白α亚基（$G_s\alpha$）以及其他因子（详见下文）。突变包括可导致mRNA产物异常的剪切突变、点突变、插入突变以及导致蛋白功能障碍的缺失突变，该突变使患者红细胞或其他细胞中$G_s\alpha$蛋白活性下降50%。

通过对家系中疾病传递情况的详细分析，发现了PHP-Ⅰa、PPHP及PHP-Ⅰb的许多遗传特征（图26-7）。通过跟踪多个家系发现，前两种疾病的遗传模式和基因印记一致。基因印记包括甲基化，是独立于突变的因素，可影响父系或母系的基因转录。$G_s\alpha$在大多数组织中均可表达；在某些组织如肾近端小管和甲状腺中父系等位基因不表达，其机制不详。因此父系等位基因遗传缺陷对激素功能没有不良影响。PTH-Ⅰa型或PPHP的女性患者的后代如果携带了GNAS的突变位点将患有PHP-Ⅰa；相反，如果突变的等位基因来自PTH-Ⅰa型或PPHP的男性患者，其后代表现为PPHP。和人类的遗传现象一样，在小鼠基因敲除模型中，母系遗传后代的$G_s\alpha$等位突变导致肾皮质中$G_s\alpha$蛋白减少，出现低钙血症和PTH抵抗。而父系遗传给后代的等位基因突变不发生低钙血症和PTH抵抗。

遗传印记具有组织选择性。在大多数组织中父系$G_s\alpha$并不是不表达。因此，PPHP和PHP-Ⅰa的AHO表型反映了$G_s\alpha$突变在胚胎及出生后发育期单

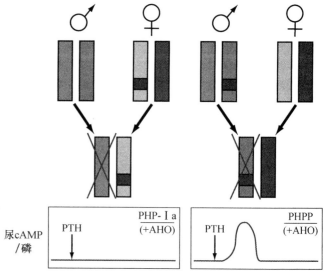

图26-7（见书后彩图） 肾甲状旁腺激素（PTH）抵抗的父系印记。假性甲旁减患者Ⅰa型（PHP-Ⅰa）尿排泄cAMP和磷的功能受损。在肾皮质，选择性不表达父系来源的$G_s\alpha$。只有从母系携带者遗传一个缺陷基因才会出现临床表现（左图）。如果遗传缺陷来自父系基因携带者，则患者无生化异常；给予外源性PTH可以使尿cAMP和磷的浓度适当增加［假假性甲旁减（PPHP），右图］。这两种遗传模式均会导致Albright遗传性骨营养不良（AHO），可能是因为突变的单倍体不足——正常的骨发育时需要双方的$G_s\alpha$拷贝同时激活

倍体比例不足。

了解控制GNAS基因表达的复杂机制同样有助于阐明这些疾病的病因，特别是PHP-Ⅰb型。通过研究PHP-Ⅰb家系中的多个患病成员并研究HNAS基因位点的复杂调控，发现了PHP-Ⅰb病因主要由于GNAS位点及其上游的微小缺失，和一个或多个母系遗传位点的DNA甲基化缺失相关（表26-6）。这种甲基化异常使该基因不表达。这将导致肾近端小管（此处仅有母系等位基因表达$G_s\alpha$）的PTH抵抗。

PHP-Ⅰb患者大多数缺乏AHO表型，和PHP-Ⅰa一样存在因PTH抵抗导致的低钙血症和高磷血症，且外源性PTH刺激的尿cAMP反应减弱（用于检测激素抵抗的标准试验）（表26-6）。此外，只有致病突变是母系遗传才有可能出现明显的内分泌异常。几例关于PHP-Ⅰb患者的病例报告中强调的纤维性骨炎样表现提示在PHP-Ⅰb（以及PHP-Ⅰa）患者中骨反应是过度而不是降低的。

PHP-Ⅱ患者存在低钙血症、高磷血症，尿cAMP水平正常，但尿磷对PTH的反应受损。PHP-Ⅱ的变异可以表现为肢端发育不全伴激素抵抗（ADOHR），患者在PKA调节亚基（PRKAR1A）存在缺陷，该亚基可以调节对PTH反应的cAMP合成。cAMP选择

性磷酸二酯酶 4（ADOP4）的突变导致肢端发育不全但不伴有激素抵抗。目前还不清楚为什么在有些 PTH 抵抗的无骨骼异常的 PHP-Ⅱ 患者中给予维生素 D 补充治疗疾病能够缓解。

当患者存在 AHO 表现的阳性家族史及低钙血症的症状和体征时，这类激素抵抗状态不难诊断。在假性甲旁减的 PHP-Ⅰa 型及 PHP-Ⅰb 型患者中，PTH 水平升高，尤其是当患者存在低钙血症时。不过，PHP-Ⅰb 或 PHP-Ⅱ 型患者没有肢端发育不全，只表现为高 PTH 水平伴低钙血症，该现象证实了存在激素抵抗。PHP-Ⅰa 型和 PHP-Ⅰb 型患者对外源性 PTH 刺激的尿 cAMP 反应减弱。若没有肢端发育不全表现，诊断 PHP-Ⅱ 型更加困难，必须先排除维生素 D 缺乏症的可能。

治疗 假性甲旁减

PHP 的治疗和甲状旁腺功能减退症类似，只是 PHP 患者维生素 D 和钙的剂量更高。PHP 患者在远端小管未表现出 PTH 抵抗，因此尿钙清除率降低是其特征表现，与真性甲状旁腺功能减退症相比 PHP 不存在肾钙化风险，除非是治疗过度，因此当青春期发育和骨骼激增结束后应减少钙剂和 1,25-$(OH)_2D$ 的剂量以防治疗过度。根据对激素的反应性制订个体化最适宜的治疗，维持合适的血钙浓度水平和尿钙排泄，维持 PTH 水平在正常范围之内或轻微升高。

PTH 失代偿

偶尔，细胞外液钙损失过多，PTH 不能有效代偿。这种情况包括急性胰腺炎及严重急性高磷血症，后者往往与肾衰竭相关，在这些情况下细胞外液中的钙快速丢失。严重低钙血症可能迅速发生，尽管低钙血症刺激 PTH 反应性升高，但仍不能使血钙恢复正常。

重症急性高磷血症 严重高磷血症的发生与广泛的组织损伤或细胞破坏相关（详见第二十五章）。肌肉磷酸盐释放增加以及肾衰竭所致的肾排泄磷能力下降共同导致了中度至重度高磷血症，且后者可造成血液中钙的丢失及轻中度低钙血症。随着组织修复以及肾功能恢复正常，血磷和肌酐值恢复正常时，低钙血症也恢复正常。在肾功能恢复的少尿期甚至会出现轻度的血钙升高。严重低钙血症后紧接着出现轻度高钙血症反映了肌肉内广泛沉积的部分钙质在随后血磷酸盐水平恢复到正常后又重新分布到细胞外液中。

临床上导致高磷血症的其他因素包括外界环境温度过低，暴发性肝衰竭及恶性血液病，后者的高磷血症或是来源于恶性肿瘤所致的细胞转换加速，或是来源于化疗导致的细胞破坏。

治疗 急性高磷血症

高磷血症的治疗是给予能结合磷酸盐的制酸剂或利用透析疗法来直接降低血磷水平，此外还需要注意慢性肾病的治疗。如果低钙血症比较严重且已出现低钙症状，则需要进行补钙治疗，但在高磷血症时期进行补钙治疗会增加骨外钙沉积和组织损伤的风险。高磷血症期 1,25-$(OH)_2D$ 水平较低，但在肾功能恢复的少尿期可恢复到正常水平。

甲状旁腺切除术后纤维性骨炎 纤维囊性骨炎是甲状旁腺功能亢进症较少见的临床表现，因此甲状旁腺手术后罕见严重低钙血症。纤维囊性骨炎严重时提示骨矿盐缺乏明显。在甲状旁腺切除术后，假如补钙量不足，低钙血症可持续数天。临床上需采用静脉补钙进行治疗；此外有时还需补充数周至数月的骨化三醇及口服钙剂，直到骨流失完全修复（当然是骨骼的治疗获益），就有可能停止注射钙和（或）减少用药剂量。

低钙血症的鉴别诊断

注意监测临床症状及时发现真性低钙血症；此外，如上文所述，急性暂时性低钙血症可能是一些严重急性疾病的临床表现。慢性低钙血症通常和 PTH 缺乏或 PTH 不敏感的疾病相关。重要的临床诊断标准包括病程、相关的症状或体征及可能提示遗传异常的特征。在老年患者中，营养史可以鉴别是否存在摄入维生素 D 和钙不足，过量饮酒史提示患者可能存在镁缺乏。

甲状旁腺功能减退症和假性甲旁减是典型的终身性疾病，通常（但并不总是）在青春期出现，因此，成人新近出现的低钙血症多由于营养缺乏、肾衰竭或肠道疾病导致维生素 D 缺乏或不敏感而发生的可能性更大。既往有颈部手术史的患者，也可能发生迟发性术后甲状旁腺功能减退症。患者有癫痫发作病史则需要考虑是否服用抗惊厥药物。发育缺陷可能有助于假性甲旁减的诊断。佝偻病和各种神经肌肉综合征及畸形提示患者可能存在维生素 D 不敏感，其原因或是维生素 D 代谢缺陷或是维生素 D 缺乏。

若没有肾衰竭或广泛组织损伤，低钙高磷几乎无一例外地是由甲状旁腺功能减退症或假性甲旁减所致。

低钙低磷则意味着存在维生素 D 缺乏或维生素 D 不敏感，从而影响 PTH 对钙代谢（而不是磷清除）的调节作用。在维生素 D 缺乏、接受抗惊厥药物治疗、胃肠道疾病或维生素 D 代谢过程中存在遗传缺陷的患者中，PTH 在钙稳态调节过程中相对无效导致代偿性地发生继发性甲状旁腺功能亢进症。过量的 PTH 可增加肾小管对磷酸盐的转运排泄，导致肾磷酸盐消耗和低磷血症。

当然也有例外情况存在。大多数的低镁血症是由于长期营养缺乏导致的，可见于慢性大量饮酒者。在甲状旁腺功能减退症的患者中低钙血症主要是由于急性 PTH 缺乏引起的，但患者的血磷酸盐水平通常是低而不是高。尽管存在继发性甲状旁腺功能亢进，但慢性肾衰竭往往与低钙血症和高磷血症相关。

临床上可通过以下检测方法诊断低钙血症：PTH 免疫测定，维生素 D 代谢产物检测，以及尿 cAMP 对外源性 PTH 反应的检测。在遗传和获得性甲状旁腺功能减退症以及严重低镁血症患者中，检测不到 PTH，或者 PTH 应该升高但实际上 PTH 在正常范围内（图 26-4）。该检测结果在低钙血症患者中支持甲状旁腺功能减退症的诊断，这是与 PTH 作用不敏感的低钙血症的不同之处。因为在 PTH 作用不敏感的患者中，即使轻度的低钙血症也会引起 PTH 的升高。因此，未能检测到 PTH 升高更加支持甲状旁腺功能减退症的诊断；PTH 升高提示可能存在继发性甲状旁腺功能亢进，也可见于与维生素 D 作用异常相关的 PTH 作用不敏感。检测血 25-(OH)D 有助于诊断低钙血症。25-(OH)D 水平较低或处于正常低限提示存在维生素 D 缺乏，可能由于缺乏日晒、维生素 D 摄入不足或肠道吸收不良引起。通过详细询问病史可以识别由抗惊厥药物引起的轻度低钙血症、佝偻病和低磷血症。

治疗　低钙血症的治疗

临床上治疗甲状旁腺功能减退症、假性甲旁减、慢性肾衰竭和维生素 D 代谢的遗传缺陷时通常给予维生素 D 或其代谢物和钙剂。维生素 D 本身是维生素 D 替代治疗的一种较便宜的剂型，常用于非复杂的甲状旁腺功能减退症和维生素 D 作用不敏感相关疾病。在老年人及使用抗惊厥药物患者的预防治疗中，口服维生素 D 较强效的维生素 D 活性代谢产物的治疗安全窗更宽。但是，当 $1,25-(OH)_2D$ 生成不足时，多数情况下治疗低钙血症长期给予维生素 D 的剂量是每日替代剂量的 50～100 倍。这时与维生

素 D 活性代谢产物相比，维生素 D 并不安全，因为高剂量维生素 D 可能发生维生素 D 中毒（维生素 D 在体内主要储存在脂肪组织中）。临床上骨化三醇是可以快速起效且半衰期较短的维生素 D 活性代谢产物。

正常人预防佝偻病需补充维生素 D（1000U/d，2～3μg/d，老年人要求剂量更高）或者骨化三醇（0.25～1μg/d）。而甲状旁腺功能减退症患者则需要补充 40 000～120 000U（1～3mg）的维生素 D_2 或 D_3。存在 25（OH）D 的 1α 羟化酶缺陷的甲状旁腺功能减退症中骨化三醇的剂量维持不变。骨化三醇也用于治疗 25-（OH）D 的 1α 羟化酶障碍性疾病；维生素 D 受体的缺陷治疗起来相对困难。

甲状旁腺功能减退症患者每天应口服 2～3g 元素钙。维生素 D 或骨化三醇这两种制剂可以分别和口服钙剂联合使用。需要密切监测尿钙排泄率。如果脆性甲状旁腺功能减退症患者在低钙血症治疗过程中偶发高钙血症，如上文所述，可考虑加用骨化三醇和噻嗪类利尿药使治疗更容易。关于 PTH（1-34）或 PTH（1-84）的临床试验充满希望，但该治疗方法尚未获得批准。

第二十七章　骨质疏松症
Osteoporosis

Robert Lindsay，Felicia Cosman
（张思敏　译　高蕾莉　审校）

骨质疏松症是一种以骨强度减低为特征的疾病，好发于绝经后妇女，也可发生于有基础疾病或有骨矿物质流失危险因素的男性和女性人群。任何部位都可发生骨折，但临床上主要为椎体和髋部骨折。在美国，有近 1000 万人受累，但只有小部分人得到了诊断和治疗。

定义

骨质疏松由于骨强度减低导致骨折的风险增加。这与骨组织的丢失和骨微结构的破坏有关。根据 WHO 建

议，骨密度较同种族、同性别健康青年人的平均值降低2.5个标准差（SD）即定义为骨质疏松——亦即 T 值为-2.5。绝经后妇女的骨密度值低于年轻人正常下限（T 值<-1.0）即为骨量减少，其罹患骨质疏松的风险增加。尽管骨量减少人群的骨折风险相对较低，但由于低骨量的人数远大于患骨质疏松的人数，所以仍有超过 50％ 的绝经后妇女发生包括髋部骨折在内的骨折。因此，需要尽力甄别骨折风险高的低骨量人群，药物干预可使其获益。此外，还有人建议用骨折风险作为骨质疏松的"诊断"标准。

流行病学

美国有 900 万成人患有骨质疏松症（T 值<-2.5），另外有 4800 万人存在使其骨质疏松症风险增高的骨量减少（即 T 值<-1.0）。随着年龄的增加，骨组织不断丢失，骨质疏松症发生率也随之增加。女性更年期（一般在 50 岁）时，卵巢功能丧失可导致骨质快速丢失，以致女性到 70~80 岁时大多数都达到了骨质疏松症的诊断标准线。尽管年龄特异性的风险是降低的，但随着人口的老龄化，患骨质疏松和骨折的人数将持续上升。在美国，预计每年将有 200 万的人因骨质疏松症发生骨折，且随着人口老龄化的进程，这个数目还会持续增长。

骨折的流行病学和骨密度丢失的趋势很相似，随着年龄的增加，髋部骨折和椎体骨折呈指数级增长。而桡骨远端骨折的流行趋势有所不同，在 50 岁之前，骨折发生率增加；在 60 岁达到平台期；此后，随着年龄的增加骨折发生率仅轻度增加。相反，70 岁之后，髋部骨折的发病率每 5 年就会增加 1 倍（图 27-1）。流行病学的显著差异可能与不同年龄人群的跌倒方式不同有关。随着年龄的增长，跌倒后以前臂着地的人数减少，而直接以臀部着地的人数增多。美国每年有 30 万人发生髋部骨折，大部分需要入院并需手术干预。50 岁的白种人一生中患有髋部骨折的概率为：女性 14％，男性 5％；非洲裔美国人的风险则相对较低（约为上述概率的一半）；亚裔美国人的风险则与白种人相当。髋部骨折与深静脉血栓形成、肺动脉栓塞（20％~50％）的高发病率相关，其术后当年的死亡率介于 5％~20％ 之间。而且更有 20％~40％ 的幸存者需要长期照顾，并且很多人不能恢复至摔倒之前的功能状态。

美国每年约有 55 万例椎体压缩性骨折，由于很多病例无临床症状，多数情况是因其他原因行影像学检查而被偶然发现的（图 27-2），因此只有一小部分患者

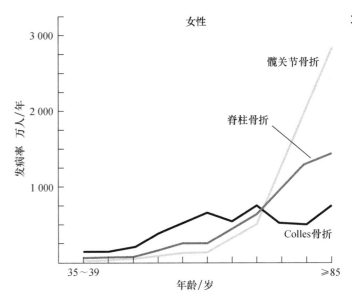

图 27-1 脊柱骨折、髋骨骨折和 Colles 骨折随年龄变化的流行病学（Adapted from C Cooper, LJ Melton III: Trends Endocrinol Metab 3: 224, 1992; with permission.）

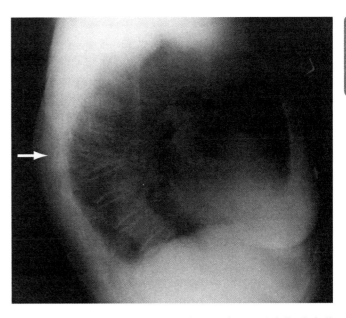

图 27-2 脊柱 X 线侧位片显示重度骨量减少和重度楔形畸形（椎体前方严重压缩）

（估计为 1/3）得到临床诊断。椎体骨折很少需要住院治疗，但可伴有长期不适和死亡率轻度增加，主要与肺部疾病相关。多数椎体骨折引起身高下降（常可达数英寸）、脊柱后突以及与背部生物力学改变有关的继发性疼痛和不适。胸椎骨折可伴有限制性肺疾病，而腰椎骨折可伴有腹胀、早饱、便秘等消化道症状。

美国每年约有 40 万例腕骨骨折以及 13.5 万例骨盆骨折。肱骨骨折及其他部位骨折（预计约 67.5 万/年）的发生也与骨质疏松症相关。这些数据表明骨质

第二十七章 骨质疏松症

流失是全身性现象。尽管一些骨折是由于较大的外伤引起的，但对于骨质疏松症患者来说，引起骨折的外伤阈值是下降的（图27-3）。除骨密度外，还有很多骨折的危险因素，常见危险因素总结见表27-1。年龄、既往骨折史（特别是近期骨折）、骨质疏松相关性骨折的家族史、低体重、吸烟及过量酒精摄入都是骨折的独立预测因素。增加骨重建的慢性炎症性疾病如类风湿关节炎，以及与吸收不良有关的疾病等都可能增加患骨质疏松症的风险。慢性疾病如痴呆、帕金森病、多发性硬化症增加了跌倒和虚弱无力的风险，因此也会增加骨折风险。

在美国和欧洲，骨质疏松症相关性骨折在女性中比男性更多见，推测是由于女性骨峰值较低及绝经后骨质流失所致。然而，在其他文化背景的人群中，骨密度和年龄相关性髋骨骨折增加在性别的差异上并没有如此明显，可能由于遗传、体力活动水平及饮食不同所致。

骨折既往病史既是本身又是未来发生骨折的危险因素（表27-1）。椎骨骨折增加其他椎骨骨折风险的同时也增加外周骨如髋部及腕部的骨折风险。腕部骨折也增加椎骨骨折及髋骨骨折的风险。首次骨折后的头几年，再发骨折风险尤为高。因此，在超过50岁的人群中，无论何种情况下发生的骨折都应考虑与骨质疏松症存在潜在的相关性。不管任何程度的外伤，骨质疏松性骨都比正常骨更容易发生骨折。50岁以上的人一旦发生骨折，即应该启动骨质疏松评估。但评估经常不能完成，因为难以与骨折后的护理协调。

病理生理学

骨重建

在骨重建及内在和外在因素促发的骨重建过程中，由于年龄相关的改变导致骨丢失，从而发生骨质疏松症。这些变化与低骨峰值可能重叠出现。因此，了解

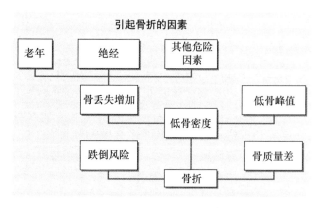

图27-3　引起骨质疏松骨折的因素

骨重建是了解骨质疏松症的病理生理学基础（见第二十五章）。骨骼通过骨皮质外表面的新骨组织的线性增加和附着生长，使其体积增加（图27-4），后面的过程被称作骨构建，这一过程使得长骨在形态上适应其所承受的应力。青春期性激素产生的增加是骨骼成熟所必需的，在成年早期，骨量和骨密度达到峰值。尽管骨量峰值和骨密度主要由遗传决定，但营养和生活方式在骨成长中也起到重要的作用。骨骼的生长、骨量的峰值、体格的大小、骨骼结构以及骨密度由很多基因调控。基于对双生子的研究显示，估计骨密度和体积50%～80%由遗传因素决定。尽管有骨质疏松症家族史的患者骨峰值往往是降低的，但是候选基因［维生素D受体、I型胶原、雌激素受体（ER）、白细胞介素-6（IL-6）及胰岛素样生长因子（IGF）-1］和骨量、骨转换、骨折患病率的相关性研究尚未取得一致结果。连锁研究发现，第11号染色体上的基因位点和高骨量相关。近来，具有高骨量且没有明显年龄相关性骨流失的家族已经被证实存在LRP5基因点突变，LRP5是低密度脂蛋白受体相关蛋白。该基因的无功能突变导致骨质疏松-假性神经胶质瘤综合征，且LRP5在骨形成控制过程中似乎是重要信号，但这个基因在普通人群中起什么作用仍不清楚。LRP5通过Wnt信号通路起作用，随着LRP5和Wnt的激活，B-catenin被转运至细胞核，促进成骨细胞形成、激活，同时抑制破骨细胞活性，因此使骨形成增加。骨细胞的产物——硬化素是Wnt信号的负向抑制因子。

通过对低骨量的全基因组扫描发现很多基因参与其中，且很多基因与人体体格的控制密切相关。

在成人中，骨重建（而不是骨构建）是最主要的骨代谢过程。它有两个主要功能：①修复骨骼中微小损失，维持骨骼强度以保持骨骼的相对年轻；②从骨骼中释放钙以维持血清钙水平。过度应力或积累的应力导致的骨骼的微小损伤可能激活骨重建。钙急需时除了骨细胞对钙的运输，还包括破骨细胞介导的骨重吸收。慢性的钙需求则导致继发性甲状旁腺功能亢进症，增加骨重建及骨组织的总体损失。

骨重建还受到体内多种激素和局部产生的生长因子的调控，前者包括雌激素、雄激素、维生素D、甲状旁腺激素（PTH），后者包括IGF-I和免疫反应性生长激素Ⅱ（IGH-Ⅱ）、转化生长因子（TGF）-β、甲状旁腺激素相关肽（PTHrP）、IL、前列腺素、肿瘤坏死因子（TNF）超家族成员。这些因子参与调节新激活的骨重建速率（即启动破骨细胞骨吸收，随后成骨细胞合成新骨组织这一系列过程的速率）。RANK配体［即RANKL，核因子-kB（NF-kB）的受体激动

表 27-1	导致骨质疏松症和骨折的疾病、药物、状态	
生活方式		
酗酒	高盐摄入	跌倒
低钙摄入	缺乏活动	过分瘦小
维生素 D 缺乏	制动	之前骨折
维生素 A 过量	抽烟（主动或被动）	
遗传因素		
囊性纤维化	同型胱氨酸尿症	成骨不全
Ehlers-Danlos 综合征	低磷酸酯酶症	父母的髋骨骨折病史
Gaucher 病	先天性高钙血症	卟啉病
糖原贮积症	马方综合征	Riley-Day 综合征
血色病	门克斯钢丝样头发综合征	
性腺功能减退状态		
雄激素不敏感	高泌乳素血症	运动相关性闭经
神经性厌食和暴食症	过早闭经	垂体功能减退
特纳和克氏（Klinefelter）综合征	卵巢早衰	
内分泌疾病		
肾上腺功能减退	库欣综合征	中心性肥胖
糖尿病（1 型和 2 型）	甲状旁腺功能亢进	甲状腺毒症
胃肠疾病		
腹部疾病	炎症性肠病	原发性胆汁性肝硬化
胃分流	吸收不良	
胃肠手术	胰腺疾病	
血液疾病		
多发性骨髓瘤	单克隆球蛋白增多症	镰状细胞病
血友病	白血病和淋巴瘤	系统性肥大细胞增生症
地中海贫血		
风湿性免疫疾病		
强直性脊柱炎	狼疮	类风湿关节炎
其他风湿和自身免疫性疾病		
中枢系统疾病		
癫痫	帕金森病	卒中
多发性硬化	脊髓损伤	
其他疾病和情况		
AIDS/HIV	充血性心力衰竭	移植后骨病
酗酒	抑郁	结节病
淀粉样变	肾病终末期	体重下降
慢性代谢性酸中毒	高尿钙症	
慢性阻塞性肺疾病	先天性脊柱侧弯	
药物		
铝（抗酸药）	糖皮质激素（≥5mg/d 泼尼松或等量激素使用≥3 个月）	三苯氧胺（绝经前使用）
抗凝药物（肝素）	促性腺激素释放激素拮抗剂和激动剂	噻唑烷二酮（如吡格列酮和罗格列酮）
抗惊厥药物	锂	甲状腺激素（过量）
芳香化酶抑制剂	甲氨蝶呤	肠外营养
巴比妥酸盐	质子泵抑制剂	
化疗药物	选择性 5-羟色胺再摄取抑制剂	
环孢素 A 和他克莫司	醋酸甲孕酮（绝经前避孕）	

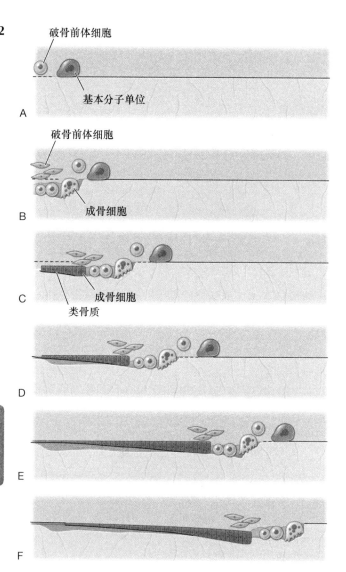

图 27-4（见书后彩图） **骨重建机制。** 基本分子单位（BMU）沿着骨小梁表面以大约 10μm/d 的速度移动。此图描述了超过 120 天的骨重建过程。**A.** 初始 BMU 内衬细胞收缩，暴露胶原，吸引破骨细胞前体。**B.** 破骨细胞融入多核细胞，多核细胞重吸收形成空腔，单核细胞继续重吸收，刺激破骨细胞前体增殖。**C.** 成骨细胞排列于空腔底部，形式类骨质（黑色的部分）。**D.** 成骨细胞继续形成和矿化。先前的类骨质开始矿化（水平线）。**E.** 成骨细胞开始变平。**F.** 成骨细胞成为内衬细胞；起始表面的骨重建已经完成（图左侧），但 BMU 仍继续前移（向右）

剂〕负责成骨细胞、其他骨髓细胞及破骨细胞之间的交联对话。RANKL 是 TNF 家族的成员，由成骨细胞及免疫系统的特定细胞分泌（见第二十五章）。破骨细胞上此蛋白的受体即指 RANK。RANKL 激活 RANK 是破骨细胞发生、激活及消亡的最终共同通路。还有一种由成骨细胞分泌的 RANKL 体液诱导因子，称为骨保护素（图 27-5）。破骨细胞聚集和激活的调控看似

和这三个因素之间的相互作用有关。似乎雌激素在骨保护素的分泌中起重要调控作用，也许对 RANKL 的分泌也起着相同的作用。其他影响因素包括营养（特别是钙的摄入）和体力活动水平。

年轻人中被吸收的骨组织由等量的新骨组织取代。因此，成年期达到骨峰值后骨骼总量保持不变。但到 30～45 岁以后，骨吸收和骨形成之间的平衡被打破，骨吸收大于骨形成。这种不平衡可能开始于不同年龄，而且在不同的部位有所不同；在绝经后女性，这种不平衡进一步加剧。骨丢失过多可能是由于破骨细胞活性增加，和（或）成骨细胞活性减低所致。另外，激活骨重建的频率增加可以放大每个骨重建单位的微小失衡。骨重建位点持续增加会导致可逆的骨量减少，但也可以引起永久的骨质流失并破坏骨骼结构。松质骨中，如果破骨细胞侵袭穿透骨小梁，破坏了新骨形成的模板，进而引起骨质快速丢失，骨小梁的连接被破坏。大量重建位点增加了发生此种情况的可能性。在骨皮质中，骨重建激活的增加可形成很多多孔隙骨骼，如果骨骼直径没有变化，这种孔隙增多对于骨皮质强度的影响较小。但骨膜表面的新骨形成减少和骨皮质内骨吸收增加，使得长骨的生物力学强度下降。即使是正常骨丢失的轻度亢进，也会由于骨结构紊乱使骨质疏松症性骨折的风险加大。而骨质疏松症主要是一种骨结构紊乱的疾病。目前主要的临床测量工具（双能 X 线）是评价骨密度而非骨结构的。由高分辨率外周定量 CT（QCT）测得的大量数据表明衰老与骨组织微结构改变相关，包括骨皮质孔隙增加及厚度减少。

钙的营养

生长发育过程中营养因素（钙、蛋白、其他的矿物质）中钙的摄取不足可以导致骨峰值降低，从而导致老年骨质疏松症发生的风险增加。在成年时期，钙摄入不足可诱发继发性甲状旁腺功能亢进和骨重建速率增加，以维持血清钙在正常水平。PTH 刺激维生素 D 在肾中羟化，使 1,25-二羟维生素 D〔1,25-(OH)$_2$D〕水平升高和胃肠道钙吸收增加。PTH 还可以使肾钙丢失减少。尽管机体对钙的调节是对激素产生的适度的代偿反应，但是由于骨重建速度增加及骨重建位点骨吸收和骨形成的持续失衡，因此该调节对骨骼的长期作用是有害的。

每日钙总摄入量＜400mg 对骨骼是不利的，但是美国成人的平均钙摄入量在 600～800mg 也是不够的。在控制人群异质性后，推荐成人每日摄入 1000～

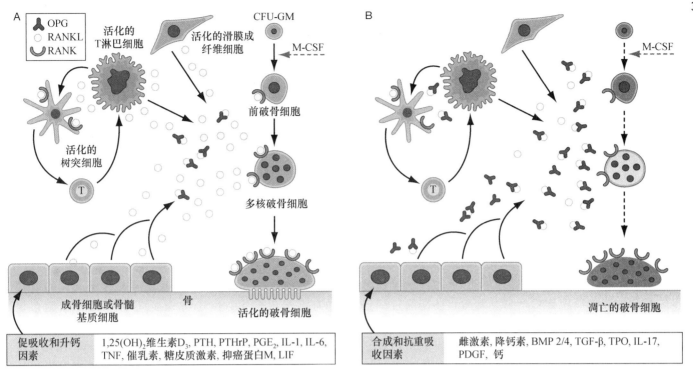

图 27-5 （见书后彩图） 骨吸收的激素调控。A. 促骨吸收和升钙因素。B. 促进骨形成和抗骨吸收的因素。成骨细胞、激活的 T 细胞、滑膜成纤维细胞和骨髓基质细胞可诱导 RANK 配体（RANKL）表达。其和膜联受体 RANK 结合促进破骨细胞的分化、激活和存活。相反，抑制骨分解代谢和促进合成代谢的因素可以诱导骨保护素（OPG）表达。与 OPG 结合可中和 RANKL 的作用，导致破骨细胞的生成受抑制，并能降低破骨细胞的存活率。CFU-GM，粒细胞-巨噬细胞集落形成单位；IL，白介素；LIF，白血病抑制因子；M-CSF，巨噬细胞集落刺激因子；PDGF，血小板源生长因子；PGE$_2$，前列腺素 2；PTH，甲状旁腺激素；TGF-β，转化生长因子 β；TNF，肿瘤坏死因子；TPO，血小板反应蛋白；BMP，基质金属蛋白

1200mg 钙以维持钙平衡。这个量最好优先从饮食中获得，只有在日常饮食不能达标时，使用钙剂补充。应补充足够的钙以达到 1200mg/d 的摄入量。

维生素 D（见第二十五章）

严重的维生素 D 缺乏可以引起儿童佝偻病和成人的骨软化症。且越来越多的证据显示维生素 D 缺乏比先前认为的更加常见，尤其在高龄、北纬度居民及患有营养不良、吸收不良或患有慢性肝肾疾病等的高危人群中常见。肤色黑的人也是维生素 D 缺乏的高危人群。关于理想的 25-羟维生素 D［25-（OH）D］水平一直存在争议，有的推荐＞20ng/ml，然而有的则建议理想目标应达到＞75nmol/L（30ng/ml）。要达到这个水平，大多数成人需要每天摄入 800～1000U 维生素 D，特别是那些很少接受日晒及使用防晒霜的人。维生素 D 缺乏会引起代偿性的继发性甲状旁腺功能亢进症，它是骨质疏松症和骨折的一个重要危险因素。一些研究已经显示，在综合性的医疗机构中＞50％的住院患者存在维生素 D 缺乏的生化特征，包括 PTH 和碱性磷酸酶水平增加以及钙离子的水平降低。居住在北纬地区的女性冬季时维生素 D 水平降低，这与明显的季节性骨丢失有关，反映了骨转换的增加。甚至在健康的流动人口中，轻度的维生素 D 缺乏也越来越普遍，部分是由于日晒的减少及防晒霜的使用。采用维生素 D 治疗可以使维生素 D 恢复至正常水平，防止骨重建、骨丢失和骨折的增加。资料显示北纬地区人群通过摄入较大量的维生素 D，使 25-（OH）D 维持在较高水平，肌肉功能及步态得到改善，使得与此相关的跌倒和骨折发生率下降（见下文）。充足的维生素 D 还可影响其他疾病的危险因素和（或）严重程度，包括癌症（结直肠癌、前列腺癌、乳腺癌），免疫性疾病和糖尿病。但是这些来自观察性研究的维生素 D 的潜在骨外获益尚未得到随机对照研究的证实。

雌激素状态

雌激素缺乏引起骨量流失可能是由两种不同但又相互关联的机制引起的：①新的骨重建部位的激活；②骨形成和骨吸收之间失衡的加重。激活频率的改变

引起短暂的骨丢失，直至骨形成和骨吸收之间达到新的稳态。然而，骨重建的不平衡导致持久性的骨量减少，骨量减少只有通过骨形成超过骨吸收的骨重建来修复。另外，正是骨骼中骨重建部位的增多，增加了骨小梁穿透的可能性，从而导致新骨形成的模板缺失，加速骨组织丢失。

最常见的雌激素缺乏状态是绝经期卵巢功能停止，绝经期平均发生年龄是 51 岁（见第十五章）。因此，根据目前的平均寿命而言，普通女性生命中有 30 年是缺乏卵巢雌激素分泌的。雌激素缺乏引起骨丢失的机制可以概括为图 27-5。骨髓细胞（巨噬细胞、单核细胞、破骨细胞）和骨细胞（成骨细胞、骨细胞、破骨细胞）都表达 ERsα 和 ERsβ。雌激素的缺乏使 RANKL 产量增加，骨保护素（OPG）的产量可能减少，最终使破骨细胞聚集增加。雌激素还能通过调控细胞凋亡的速率而在决定骨细胞寿命机制中起重要作用。因此，在雌激素缺乏的情况下，成骨细胞的寿命可能缩短，而破骨细胞寿命延长。绝经后骨丢失的速度和持续时间有相当的异质性和不可预知性。一旦松质骨的表面出现骨丢失，骨流失的速度必定下降。在皮质骨中，骨丢失的速度较慢但持续的时间很长。

由于骨重建始于骨表面，而骨小梁与骨皮质相比具有相当大的表面积（约占总面积的 80%），所以骨小梁更容易受雌激素缺乏的影响。骨折最早发生的部位主要是骨小梁承担骨强度的部位；因此，雌激素缺乏最常见最早期的后果是椎骨骨折。

体力活动

无体力活动，比如长期卧床或瘫痪可导致显著的骨丢失。相对而言，运动员则比一般人群具有较高的骨量。当刺激因素始于生长期或青春期之前，骨量的这些变化最显著。成人体力活动后骨量再生的能力不如儿童。流行病学资料显示长期的高强度的体力活动对骨骼起到有益的作用。在农村和一些体力活动维持到老年的地区，骨折的风险降低。然而，当体育锻炼始于成年期，中等强度的体育锻炼增加骨量的作用不明显，在不到 2 年的短期研究中发现骨量增加 1%～2%。也有人认为体力活动多的人不易跌倒，而且有较高的自我保护能力来避免跌倒，从而降低了骨折的风险。

慢性疾病

多种先天性疾病和后天获得性疾病都可伴有骨质疏松风险的增加（表 27-1）。每种疾病引起骨量丢失的机制是不同的，一般由多种因素引起，包括营养、体力活动水平下降、影响骨重建速率的各种因素。在大多数但不是所有情况下，原发病一般都在骨质疏松症出现临床表现之前被诊断。

药物

临床应用的很多药物对骨骼存在潜在的危害（表 27-1）。在药物导致的骨质疏松症中，糖皮质激素是最常见的因素。往往很难确定骨质疏松症与糖皮质激素或其他因素的相关程度，因为糖皮质激素治疗与本身伴有骨量丢失的某些原发病（如类风湿关节炎）的影响可以是重叠的。过量的甲状腺激素可以加速骨重建导致骨丢失。

其他药物与药理剂量的糖皮质激素相比，对骨骼的有害作用较小。由于抗惊厥药物可诱导细胞色素 P450 系统并影响维生素 D 代谢，因此，尽管许多患者同时伴有 1,25-(OH)$_2$D 缺乏，但抗惊厥药物仍被认为可增加骨质疏松症的风险。接受移植的患者是发生快速骨丢失和骨折的高危人群，不仅是由于糖皮质激素的作用，而且是由于治疗时使用了其他免疫抑制剂，如环孢素 A 和他克莫司（FK506）。另外，这些患者常常有潜在的基础性代谢异常，如肝衰竭或肾衰竭，这些都可以诱发骨丢失。

芳香化酶抑制剂能有效地抑制芳香化酶，抑制雄激素和其他肾上腺前体转化为雌激素，使绝经后妇女循环中雌激素水平急剧下降。研究显示，用于治疗乳腺癌各个阶段的药物，可使骨密度下降并增加骨折风险。近来发现很多药物与骨丢失增加及骨折相关，这些药物包括选择性 5-羟色胺再摄取抑制剂、质子泵抑制剂、噻唑烷二酮类。在某些情况下，很难区分这些风险由原发病引起还是治疗的药物引起。例如，抑郁和糖尿病本身就是骨折的危险因素。

吸烟

长期吸烟对骨量是有害的。这些效应由吸烟成骨细胞的毒性作用直接介导，也可能是通过影响雌激素代谢而间接介导的。一般而言，吸烟者比普通人群早 1～2 年绝经。吸烟导致的其他继发问题也影响骨骼的状态，包括并发肺部疾病或其他疾病、虚弱、运动减少、营养不良，或需加用其他药物（如糖皮质激素治疗肺部疾病）。

骨量的测定

目前有数种无创技术可以用来评估骨量或骨密度。

包括双能 X 线吸收测量法（DXA），单能 X 线吸收测量法（SXA），定量计算机化断层显像（q-CT）和超声检查（US）。DXA 是一种高精确度的 X 线检测技术，且已经成为大多数医疗中心测量骨密度的标准方法。尽管 DXA 可以用来测定任何骨骼部位，但临床上通常选择测定腰椎和髋部。DXA 还可以用来测定机体组成。在 DXA 机器上有两束 X 线用于估测矿化组织的面积，矿物质含量除以面积，可以部分纠正身材高矮的影响。然而，由于 DXA 是二维的扫描技术，因此这种校正仅仅是部分性的，不能够估计骨骼的深度和前后径长度。因此，体型矮小者骨矿物质密度（BMD）往往低于平均值。无论在哪个年龄段，这一点在解释骨密度测量结果时须考虑进去。骨刺在骨性关节炎较常见，它往往使脊柱的骨密度假性增高，这在测量年龄较大患者的脊椎骨密度时很常见。由于 DXA 仪器有数家不同的制造商生产，其测定的绝对值有所差异。因此，用 T 值将测定结果与正常值联系起来已成为标准的操作规范（T 值 1 相当于 1 个 SD）。T 值是把单个的检测结果与种族、性别相匹配的青年人群的测定值相比较。Z 值是把单个的检测结果与年龄、种族、性别均匹配的人群的测定值相比较。因此，一位 60 岁的妇女 Z 值是－1（比同年龄的平均值低 1 个标准差），而 T 值则是－2.5（比青年对照组的平均值低 2.5 个标准差）（图 27-6）。腰椎、股骨颈或整个髋部 T 值低于－2.5 是诊断骨质疏松症的标准。前文提到，有超过 50% 的骨折患者发生在骨量减少时而不是骨密度达到骨质疏松症标准时。因此，人们尝试用骨折风险重新定义骨质疏松症而不是具体的 BMD 值。与这概念一致，在没有明显外力作用下发生的脊柱骨折和髋部骨折即可诊断为骨质疏松症，而不考虑骨密度值。其他部位的骨折，如骨盆骨折、肱骨近端骨折及腕部骨折，如果存在低骨量，也可以诊断骨质疏松症。CT 也可以用来测量髋部和脊椎的骨量，但临床上应用

不多，部分是因为照射剂量过大以及花费昂贵。另一方面是由于与 DXA 测定的 BMD 相比缺少可以预测骨折风险的人体数据。高分辨率外周 CT 作为一种非侵入性的手段可以测量前臂或胫骨骨骼结构的情况。MRI 也可以在研究领域用于测量前臂和髋部的骨骼结构。

DXA 仪还可以用于获得脊柱（从 T4 到 L4）的侧面像，称为椎骨骨折评估（VFA）。虽然不如放射成像那么准确，但是对于存在身高变矮、背痛、体态变化者，可以作为未诊断的脊柱骨折的筛查工具。而且，随着老龄化的进展脊柱骨折如此普遍，因此对于存在骨量减少（即 T 值<1）的 70 岁以上女性和 80 岁以上男性推荐做脊柱成像筛查。

超声通过计算超声波信号经过骨组织后的衰减或穿越骨组织的速度来测定骨量。目前还不很清楚超声波是否能够评价除骨量之外的骨骼特征（如骨质量），但是超声波可能是一种有用的技术。由于超声波价格相对低廉而且便于移动，故可用于筛查。超声波完全可以作为一种在商店或健康机构就能使用的筛查工具。

所有这些用于测量 BMD 的技术都具有预测骨折风险的能力，目前都已经被美国食品和药品管理局（FDA）批准。对于骨密度测定部位的选择，髋骨比其他部位更好，它是大多数人首选的测量部位，因为这样能直接预测髋骨骨折的风险，而髋骨骨折是骨质疏松症最严重的后果。当用 DXA 方法测定髋骨时，同时也能测定椎骨。对于较年轻的个体，比如围绝经期女性或绝经早期女性，脊柱的测定可能是骨丢失最敏感的指标。风险评估工具（FRAX）合并股骨颈骨密度可以评估 10 年期的骨折风险。

何时测量骨密度

临床指南已经将骨密度测量用于临床实践中。美国国家骨质疏松症基金会制订的临床指南推荐，对除了年龄、性别和雌激素缺乏之外还存在其他危险因素的绝经后女性进行骨量测定，指南进一步推荐对于所有年龄大于 65 岁的女性均考虑骨量测定，这是被美国预防医学工作组批准的。获批的 BMD 医疗保险报销的适应证概括于表 27-2。

根据骨密度结果确定何时治疗

大多数指南建议，脊柱、全髋或股骨颈的骨密度值一旦低于青年成人均值的 2.5 个标准差以上（T 值≤－2.5）则考虑对患者进行治疗。另外具有其他风险因素的绝经后女性，即使骨密度值没有达到骨质疏松症范围，也应该考虑给予治疗。危险因素（年龄、骨

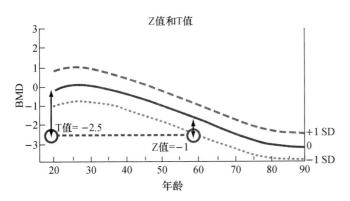

图 27-6　60 岁女性 Z 值和 T 值的关系。BMD，骨密度；SD，标准差

表 27-2	骨密度检测适应证

在以下个体中考虑进行骨密度检测

- 大于 65 岁的女性及大于 70 岁的男性，无论是否有临床危险因素
- 较年轻的绝经后女性，围绝经期女性和 50～69 岁有骨折高危因素的男性
- 50 岁以后有骨折病史的成年人
- 存在与低骨量或骨量流失相关的疾病（如类风湿关节炎）或服用相关药物（每天使用≥5mg 泼尼松，或等量糖皮质激素，连续使用≥3 个月）的成年人

折史、髋部骨折家族史、低体重、吸烟、酗酒、类固醇类药物使用及类风湿关节炎）都可以结合骨密度值评估 5 年或 10 年期的骨折风险。治疗的阈值取决于成本效益分析，在美国可能是每年接近 1% 的风险。

骨质疏松症的治疗方法

围绝经期可开始对骨质疏松症高危因素进行评估并考虑是否存在 BMD 检查指征。应该详细询问病史和进行体格检查以确定骨质疏松症的危险因素。低 Z 值应高度怀疑继发性疾病。身高下降＞2.5～3.8cm（＞1～1.5 英寸）是进行影像学检查以排除无症状性椎骨骨折的指征，尤其是绝经后发生的显著脊柱后凸或后背疼痛患者。对于合适个体，即使没有任何特定的风险因素，也应如上文所述筛查 BMD 和脊椎影像（表 27-3）。对于骨折患者，确定骨折的发生是否因潜在的恶性肿瘤引起是很重要的。常规的 X 线检查通常可以明确。但有时需要 CT、磁共振成像或放射性核素扫描检查。

常规实验室评估

目前尚未有公认的评估骨质疏松女性患者病情的标准。一般性评估包括全血细胞计数、血清钙、

表 27-3	椎体影像检查适应证

下列患者应考虑行椎体影像检查

- BMD 的 T 值≤-1.0 的＞70 岁女性和＞80 岁男性
- BMD 的 T 值≤-1.5 的 65～59 岁女性和 75～79 岁男性
- 50～64 岁绝经后女性和 50～69 岁具有以下危险因素男性
  - 低创伤骨折
  - 身高下降＞4cm（1.5 英寸）
  - 预期身高下降＞2cm（0.8 英寸）
  - 近期或正在进行长期糖皮质激素治疗

来源：From the 2014 National Osteoporosis Foundation Clinician's Guide to the Prevention and Treatment of Osteoporosis. National Osteoporosis Foundation.

24h 尿钙、肾及肝功能，测定 25（OH）D 的水平有助于鉴别低骨量的某些继发性病因，尤其是那些有骨折或 Z 值很低的女性患者。血清钙水平升高提示甲状旁腺功能亢进症或恶性肿瘤，而血清钙水平下降可能反映营养不良和骨软化症。高钙血症患者中血清的 PTH 水平可鉴别甲状旁腺功能亢进症（PTH↑）和恶性肿瘤（PTH↓），而 PTHrP 水平的升高有助于恶性肿瘤导致的体液性的高钙血症的诊断（见第二十六章）。尿钙降低（＜50mg/24h）提示骨软化症、营养不良或吸收不良。尿钙水平升高（＞300mg/24h）提示高钙尿，必须进一步检查以明确诊断。高尿钙主要见于以下三种情况：①肾钙丢失，骨质疏松症的男性较为常见；②吸收性的高尿钙，可以是特发性的，也可能与肉芽肿病时 1，25(OH)$_2$D 升高相关；或③血液系统恶性肿瘤或伴有过度骨转换的情况，如 Paget 病、甲状旁腺功能亢进症和甲状腺功能亢进症等。肾性高尿钙使用噻嗪类利尿药可以降低尿钙排泄，提高钙储存。

有骨质疏松症相关性骨折或骨密度处于骨质疏松范围的个体应该评价 25（OH）D 水平。可通过摄入维生素 D 以实现所需＞20～30ng/ml 的目标。在治疗骨质疏松症患者时，维生素 D 水平都应该尽量达到最佳化。临床怀疑甲状腺功能亢进症者可以通过测定促甲状腺激素（TSH）水平进行判定。

临床怀疑库欣综合征时，过夜地塞米松试验后应进行尿游离皮质醇或空腹血清皮质醇水平检测。当怀疑肠道疾病、营养不良或吸收不良时，应检测血清白蛋白、胆固醇及全血细胞计数。贫血（大细胞性贫血——维生素 B$_{12}$ 或叶酸缺乏；小细胞性贫血——铁缺乏）或血清胆固醇、尿钙水平降低提示可能存在无症状性吸收不良。有这些特征或其他表现提示吸收不良时，需进行进一步检查。伴有选择性吸收不良的无症状腹部疾病的患病率呈增加趋势，其鉴别诊断需检测抗麦胶蛋白抗体、抗肌内膜抗体或谷氨酰胺转移酶抗体，但是可能需要行内镜活检。无谷胶饮食实验可以确诊。当骨质疏松症伴有皮疹、多发性变态反应、腹泻、面红一系列症状时，应检测 24h 尿组胺或血纤维蛋白溶酶以排除肥大细胞增生症。

尽管骨髓瘤通常多表现为骨痛和 X 线下特征性的穿凿样骨损害，但也可以表现为全身性骨质疏松症而使该病不易被识别，需行血清和尿的蛋白电泳和（或）血清游离轻链的测定以排除骨髓瘤的诊断。更常见的是一种重要性不明的单克隆丙种球蛋白病（MGUS），

此类患者需要随访以确保不是初发骨髓瘤。每年大约有1‰的MGUS患者发展成骨髓瘤。这时，需通过骨髓活检鉴别和排除骨髓瘤（电泳结果可疑的患者），骨髓活检也可用于排除肥大细胞增生症、白血病、其他的骨髓浸润性疾病如Gaucher病。MGUS综合征虽然是良性的，但也可能和骨量减少及骨转换增加有关。

骨组织活检

四环素标记骨骼可以用于测定骨重建速率，还可用于其他代谢性骨病的评估。骨组织活检在临床研究和评估药物治疗骨质疏松症的作用机制中仍是一个重要的工具。但目前的BMD测定联合激素测定和骨重建生化标志物检测，已经在很大程度上取代了骨组织活检。

生化标志物

目前有几种生化检查可作为骨重建总体速率的指标（表27-4）。标志物通常是主要与骨形成或骨吸收相关的生化指标，这些检查是检测某一时间点上的骨重建的整体情况，这些指标的生物学变异性（部分与昼夜节律相关）和分析中的变异性（尽管这一点正在改进）阻碍了其在临床的应用。

骨吸收的标志物可能有助于骨折风险的预测，尤其在老年人中。年龄≥65岁的女性，当其骨密度值超过前述通常需要治疗的阈值时，若骨吸收标志物水平同时升高就应尽快考虑治疗。生化标志物的应用主要是用于监测治疗效果。随着抗骨吸收治疗药物的应用，骨重建快速下降，骨吸收下降早于骨形成下降，骨吸收抑制作用在3个月左右达到最大程度，所以测定开始治疗之前和之后的3～6个月的骨吸收指标（CTX是最常选择的标志物）比测定骨密度能更早地评估患者对药物的反应。在应用强效抗骨吸收药物（如双膦酸盐、狄诺塞麦及标准剂量

表27-4 生化标志物的适应证

骨转换的生化标志物可用于：
- 独立于骨密度来预测骨折风险
- 预测经FDA认证药物治疗3～6个月后骨折风险的下降程度
- 预测经FDA认证药物治疗后BMD的增长幅度
- 预测骨量流失的速度
- 帮助决定患者依从性和是否坚持使用药物
- 帮助决定药物间歇的时长（支持此项作用的数据有限，但有研究正在进行中）

缩写：BMD，骨密度；FDA，（美国）食品和药品管理局。
来源：Adapted from the 2014 National Osteoporosis Foundation Clinician's Guide to the Prevention and Treatment of Osteoporosis. National Osteoporosis Foundation.

的雌激素）治疗后骨吸收标志物肯定是下降的；在应用弱效的抗骨吸收药物如雷洛昔芬或鼻喷降钙素治疗后，这一作用不明显。生化标志物对治疗的反应在无症状的患者中更为重要，可能还有助于确保长期治疗的依从性。骨转换的标志物也用于监测促进骨形成药物如PTH（1-34）或特立帕肽的疗效，这些药物能够快速促进骨形成（最好用PINP，也可用骨钙素代替），之后影响骨吸收。最近"药物间歇期"（见下文）的建议使生化标志物还可用于评价双膦酸盐等药物撤药后的影响。

治疗 骨质疏松症的治疗

骨折患者的治疗

骨质疏松性骨折患者的治疗包括对急性骨折的处理以及原发病的治疗。需要手术修复治疗髋部骨折以使患者恢复行走的能力。根据骨折的部位和严重程度，以及毗邻关节和患者的全身情况，手术方式包括切开复位并用钢钉和钢板内固定、半关节成形术和全关节成形术。外科手术后，需要加强功能恢复，以使患者恢复骨折前的功能水平。长骨骨折（如腕骨）常常既需要内固定也需要外固定。其他骨折（如椎骨、肋骨和骨盆骨折）通常仅仅给予支持性治疗处理，而不需要特殊的矫形治疗。

仅约25%～30%的椎体压缩性骨折表现为突发性背痛。镇痛药对于骨折急性期对症治疗是必需的，包括非甾体抗炎药和（或）对乙酰氨基酚，有时可加用麻醉药物（可待因或羟氢可待酮）。一些小规模随机临床试验表明降钙素可减轻急性椎体压缩性骨折伴随的疼痛。最近报道一种新发展的技术，经皮注射骨水泥（聚甲基丙烯酸甲酯）至椎体（椎骨成形术或脊柱后凸成形术），可以使大多数患者迅速解除疼痛。安全问题包括骨水泥溢出引起的神经系统后遗症及机械刚度增加而使相邻椎骨骨折风险增加。实际上，哪些患者适合做这手术尚不清楚。短期的卧床休息可能有助于疼痛治疗，但是，一般而言，建议早期活动，因为早期活动有助于防止因制动而进一步导致的骨丢失。有时应用软的弹性支架有助于早期活动。急性压缩性骨折常常发生肌痉挛，可使用肌肉松弛药治疗或热疗法治疗。

严重疼痛通常在6～10周内消退。长期慢性的严重疼痛提示可能存在多发性骨髓瘤或潜在的转移性疾病。脊椎骨折后的慢性疼痛可能不是骨性疼痛，

而是与肌肉、韧带和肌腱的张力异常有关，还与胸腔和（或）腹部形状改变所致的继发性关节面性关节炎有关。慢性疼痛难以得到有效的治疗，可能需要镇痛药，有时包括麻醉性镇痛药。另外需要频繁、间歇性的仰卧位或半卧位休息，这样可以使紧张的软组织得到放松。背部力量锻炼（脊柱旁的）可能有益。热疗法有助于松弛肌肉，减少肌肉不适。各种物理疗法，比如超声波、经皮神经刺激可能对一部分患者有效。疼痛也发生于颈部，但不是由于压缩性骨折（几乎没有颈椎棘突病变是由骨质疏松症引起的），而是由于严重的胸椎后凸患者经常抬头造成的慢性牵拉。

多发性椎体骨折常常伴有精神症状，而这常不被重视。体型的变化和背痛可以导致自卑和继发抑郁症。在脊柱后凸、身体重心前移的患者可出现显著的平衡改变，从而导致对跌倒的恐惧心理，因而有不愿出门的倾向及社会隔绝现象的发生。这些症状可以通过家人的支持和（或）心理治疗而减轻。当出现抑郁症时，可能需药物治疗。多发胸椎骨折可能与限制性肺病症状相关，导致肺部感染的增加。多发腰椎骨折常常伴有腹痛、便秘、局部隆起、早饱。多发椎体骨折与更高的年龄特异性死亡率相关。

多个研究表明，绝大多数成年患者的骨折都没有进行骨质疏松症的评估或治疗。估计只有 20% 的骨折患者接受后续护理。患者在急性骨折期，发生更多骨折的风险显著升高，尤其是在最初几年，而药物干预可以减少这种风险。最近，一些研究已经证明了相对简单、有效、便宜的治疗流程可以降低后续骨折的风险。在 Kaiser 系统中，引入所谓骨折合作服务，估计可以使髋部骨折发生率下降 20%。该骨折合作团队常包括一个卫生保健专业人员（一般是护士），他（她）的工作是协调骨折患者的后续保健和教育。如果 Kaiser 经验可以重复，对于节省健康护理费用的支出很重要。同时也可以大幅降低髋部骨折发生率，显著改善老年人群的患病率和死亡率。

基础疾病的治疗

表现为典型骨质疏松相关性骨折（指髋部及脊柱）的患者可被认定为存在骨质疏松症而得到正确的处理。通过骨密度诊断骨质疏松症的患者也可给予同样的处理。其他部位骨折的患者和低骨量患者可根据未来的骨折风险分类，如果骨折风险足够高则给予治疗。但需要强调的是，对于个体而言，风险评估是不精确的。骨折是随机事件，可以发生在任何人身上。与药物可知的风险相比，患者通常不能理解药物的相对益处。

减少危险因素

目前有好几种风险评估工具，其中最常用和有效的是由 WHO 开发的 FRAX 工具，且是多数 DXA 检查报告的组成部分。该工具可通过以下网址在线获取（http://www.shef.ac.uk/FRAX/tool.jsp?locationValue=9）（图 27-7）。在美国，如果 FRAX 评估 10 年主要骨折风险（包括髋部骨折，临床脊椎骨折和肱骨前段、胫骨骨折）≥20%；和（或）髋部骨折 10 年风险≥3% 则其治疗符合成本效益分析。FRAX 也不是一个完美的工具，当输入 BMD 值时，没有包含跌倒风险的评估并且排除了一些继发性疾病。此外，它不包含任何多发骨折的情况和近期或远期骨折的信息。尽管如此，FRAX 作为一个教育工具对患者来说还是有用的。

风险评估之后，骨质疏松症患者应该接受全面的教育，减少与骨丢失和跌倒相关的可改变危险因素。增加跌倒、骨流失或骨折风险的所有药物都应该重新评估以降至所需最低剂量。对于接受甲状腺激素替代治疗的患者应该测定 TSH，以保证甲状腺激素不会过量，因为甲状腺毒症可导致骨丢失。对于吸烟的患者，应努力使其戒烟。减少跌倒的危险因素还包括治疗酗酒，审核可能导致直立性低血压和（或）镇静作用药物（包括安眠药和抗焦虑药物）的使用方案。如果有夜尿，尽可能减少（如通过减少或更换利尿剂的使用）夜尿次数，因为睡眠中起床是跌倒的常见因素。患者应该接受关于环境安全的指导，包括去除暴露的电线、窗帘绳、光滑的地毯和可移动的桌子，避免双脚穿袜子在木地板上走动，检查地毯的情况（尤其是楼梯上的地毯），在通向浴室的路上以及住房外面的过道上提供良好的照明，这些是重要的预防措施。建议治疗视力减退，尤其是深感觉障碍，它和跌倒风险增加明确有关。患有神经功能障碍（如脑卒中、帕金森、阿尔兹海默病）的老年患者非常容易跌倒，需要特别的监护。

营养建议·钙 大量资料表明最佳的钙摄入可以减少骨丢失，抑制骨转换，来自于医学研究所最新报道的推荐摄入量见表 27-5。

全国健康和营养检查调查协会（NHANES）研究显示日常的钙摄入量远远少于以上推荐量。钙首选来源是乳制品和其他食物，但是许多患者需要额外的钙剂补充。食物中钙的来源是乳制品（牛奶、

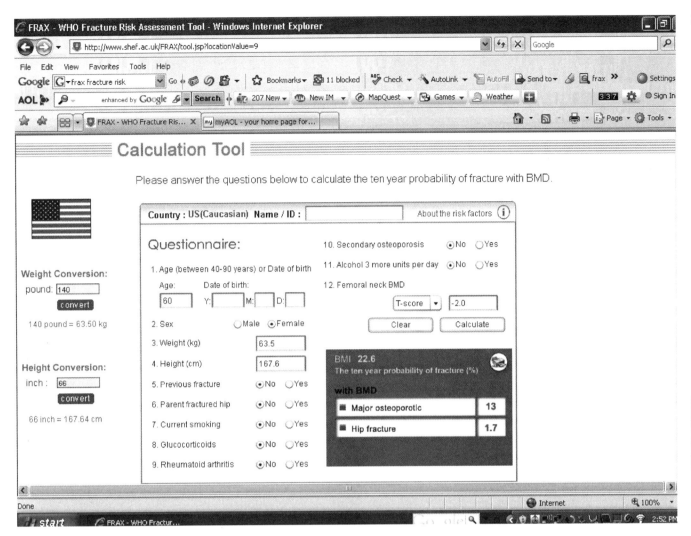

图 27-7 **FRAX 计算工具。**回答网页中所提问题，FRAX 可以计算评估 10 年骨折可能性。该计算器（http://www.shef.ac.uk/FRAX/tool.jsp? locationValue＝9）可根据不同种族调整风险评估

表 27-5	充足钙摄入量
不同人群	建议充足每日钙摄入量，mg/d
幼童（1～3 岁）	500
儿童（4～8 岁）	800
青少年和年轻人（9～18 岁）	1300
男性和女性（19～50 岁）	1000
男性和女性（大于 51 岁）	1200

注意：孕期和哺乳期所需要量和非孕期女性需要量相当（青少年需 1300mg/d，≥19 岁成人需 1000mg/d）
来源：Adapted from the Standing Committee on the Scientific Evaluation of DietaryReference Intakes. Food and Nutrition Board. Institute of Medicine. Washington，DC，1997，National Academy Press.

酸奶和奶酪）和其他强化食品，比如一些谷类、蛋饼、零食、果汁和饼干。这些强化食品中部分食品和每份牛奶所含的钙相当。绿叶蔬菜和坚果（特别是杏仁）也是钙质的来源。从饮食中获得的钙量可在

表 27-6	膳食中钙摄入量的简单计算方法		
第一步：评估富钙食物的钙摄入量			
食物	每天摄入量（份）	评估钙含量（每一份 mg）	钙含量
牛奶（8oz）	_____	×300	＝_____
酸奶（6oz）	_____	×300	＝_____
奶酪（1oz 或 1 块）	_____	×200	＝_____
强化食物或果汁	_____	×80－1000	＝_____
次总量＝_____			
第二步：上一步中的总量＋250mg 非膳食来源			
＝饮食中的总钙量	总钙（mg）＝		

1oz＝31.1g。
来源：Adapted from SM Krane，MF Holick，Chap 355，in *Harrison's Principles of Internal Medicine*，14th ed. New York，McGraw-Hill，1998.

线评估（表 27-6）。评估计算器可以在 NOF.org 或 NYSOPEP.org 中获取。

第二十七章 骨质疏松症

如果需要钙补充剂，其剂量应补充除饮食摄入量之外的每日总需要剂量（1000～1200mg/d），单次的摄入量应≤600mg，因为高于此剂量时，钙的吸收分数下降。钙剂的补充量需要根据钙剂中钙元素的含量来计算，而不是钙盐的重量。含有碳酸钙的钙剂最好和食物一起服用，因为其溶解时需要酸。枸橼酸钙可以在任何时候服用。为确认生物利用度，可将钙补充剂放置在蒸馏醋中，它们应该在30min内溶解。

若干临床对照试验已经证实钙和维生素D可以减少临床骨折的发生，包括髋骨骨折（风险下降约20%～30%）。近来所有的药物研究都是在钙剂替代（±维生素D）的背景下进行的。对于骨质疏松症患者，不管他们是否在接受其他药物治疗，标准化的治疗建议应确保摄入足量钙和维生素D。系统回顾证实当钙摄入充足时，给予抗骨吸收治疗后骨密度提高更快。

尽管补充钙剂的副作用很小（碳酸盐多引起打嗝和便秘），但是有肾结石病史的患者，在开始增加钙剂之前应该监测24h尿钙含量，以防出现高尿钙。许多研究证实钙剂补充与肾结石风险小幅但具有显著意义的增加有关，但膳食钙无此相关性。最近对已发表数据的分析表明，摄入钙补充剂过高与心脏病的风险升高相关。可能会有进一步研究证实或推翻这一发现。因为高剂量的钙补充剂增加肾结石的风险，而对骨骼并不带来额外获益，因此建议每天合理的总摄入量控制在1000～1200mg。

维生素D 在热和紫外线的作用下维生素D在皮肤中合成（见第二十五章）。然而，相较于目前所认为的充足供应量［血清25-(OH)D持续>75μmol/L（30ng/ml）］，大多数人未补充足量维生素D。补充维生素D达到推荐的血清水平所需的剂量是安全和廉价的，医学会（根据血清维生素D水平达到20ng/ml计算）推荐每日摄入量为：<50岁成人为200IU，50～70岁为400IU，>70岁为600IU。复合维生素片剂通常含有维生素D 400IU，许多钙剂也包含有维生素D。某些资料推荐老年人和慢性疾病患者需要摄入更高的剂量（≥1000IU）。医学机构报告推荐4000IU/d的摄入量是安全的。对于那些骨质疏松症或有骨质疏松症风险的患者，应保证补充维生素D 1000～2000IU/d，维持25(OH)D浓度在30ng/ml以上。

其他营养素 其他营养素比如盐、高动物蛋白摄入和咖啡因对钙的排泄或吸收可能有轻微的影响。骨钙素达到最佳的羧化作用需要足量的维生素K。维生素K不足或其代谢受损，比如长期的华法林治疗，会导致骨量下降。关于可乐摄入的影响是有争议的，但研究表明可乐可能通过除咖啡因以外的其他因素使骨量减少。尽管深绿叶蔬菜如菠菜和甘蓝菜含有相当数量的钙，但是高草酸盐影响了其中钙的吸收（影响同时摄入的其他食物中钙的吸收）。

食物中镁的含量丰富，在没有严重慢性疾病人群中镁缺乏是很罕见的。在炎症性肠道疾病、乳糜泻、化疗、严重腹泻、营养不良或酒精中毒的患者，需要保证镁剂补充。植物雌激素主要来自于大豆类产品或豆科植物（如鹰嘴豆和扁豆），食入后产生一些雌激素活性，但是在骨质疏松症治疗中是否能够代替药物治疗还不能得到充足有力的证明。

髋部骨折的患者常常较虚弱且存在相对的营养不良。一些资料显示给予这些患者热量或蛋白的补充，其预后能够得到改善。摄入过多蛋白会增加肾钙的排泄，但是可以通过摄入充足的钙得到纠正。

运动 年轻人通过运动可增加他们达到遗传学决定的最大骨峰值的可能性。对绝经后女性研究的meta分析显示，负重运动可防止骨丢失，但似乎并不能从实质上使骨量增加，如果运动不能持之以恒，这一有益的作用会减弱。大多数研究都是短期的，而观察运动对于骨量更实质性的影响可能需要持续相当长的一段时间。运动对神经肌肉功能有一定益处，它能够提高协调性、平衡性和力度，从而降低了跌倒的风险。运动可先从散步开始。根据患者的个人喜好，推荐其他活动比如跳舞、球类运动、滑雪运动及健身房器械的使用。对于不能行走的女性，也推荐游泳或水上锻炼，即使这些运动对骨骼的作用是很微小的，但对肌肉的锻炼也能获益。运动的习惯应该长期坚持，最好至少3次/周。

药物治疗

上世纪90年代中期之前，骨质疏松症的预防或治疗的主要药物是单用雌激素或联合孕激素使用。现在有很多新药用于骨质疏松症治疗，而且在不久的将来，还有更多的药物可以期待。其中一些是专门治疗骨质疏松症的药物［双膦酸盐、降钙素、狄诺塞麦、特立帕肽（1～34hPTH）］；其他，比如选择性雌激素受体调节剂（SERM）及最近研发的雌激素/SERM联合药物具有宽广的前景。这些药物的存在使治疗可以适应不同个体的需要。

雌激素 大规模的临床试验资料显示各种类型的雌激素（结合型雌激素、雌二醇、雌酮、酯化雌激素、炔雌醇、美雄诺龙）可使骨转换下降，防止骨丢失，使脊柱、髋骨和全身骨量轻微增加。雌激素的这些作用在自然绝经的或外科手术引起绝经的女性、伴有或不伴有确定的骨质疏松症的绝经后期女性中都可以见到。雌激素经口或经皮给药均可起效。对于口服或经皮使用的药物，很多国家都有雌孕激素复合制剂，这样可以避免了同时服用两个药片或应用贴剂同时口服孕激素的不方便之问题。

雌激素剂量　口服雌激素推荐的标准剂量是：酯化雌激素 0.3mg/d，结合型雌激素 0.625mg/d，炔雌醇 5μg/d。经皮肤给药的雌激素中雌二醇通常使用剂量为 50μg/d，但是某些人可能更合适较低的剂量。结合型雌激素的剂量效应数据显示低剂量（0.3 和 0.45mg/d）是有效的。更低剂量也与骨量的保护相关。

骨折资料　流行病学数据显示使用雌激素替代治疗的女性骨质疏松性骨折，包括髋部骨折的发生率平均下降 50%。开始替代治疗早且持续的女性人群对于雌激素获益最大，中断治疗后雌激素的获益下降，直至中断治疗 10 年后，雌激素抗骨折的保护作用完全消失。心脏和雌激素-孕激素替代治疗研究（HERS）是把骨折作为次要终点事件评估的第一个临床试验，结果表明激素治疗对于已经确诊患有冠状动脉疾病的女性的髋骨骨折和（或）其他临床骨折都没有影响。与此相比，妇女健康行动倡议（WHI）的研究结果显得尤为重要（第十五章），在 WHI 中超过16 000 名绝经后健康妇女接受雌激素-孕激素治疗，结果表明激素治疗可以使髋骨骨折风险下降 34%，其他所有临床骨折风险下降 24%。在子宫切除术后妇女中单独应用雌激素也取得了相似的抗骨折获益。

一些较小规模的临床试验把椎骨骨折作为终点事件来评估雌激素的疗效。这些研究均显示雌激素治疗可以降低椎体压缩性骨折的发生率。

WHI 提供了大量关于雌激素治疗对多个系统影响的数据。尽管早期的观察研究提示雌激素替代治疗可能降低心脏病发生率，但是，WHI 显示联合的雌激素-孕激素治疗使致死性或非致死性心肌梗死的风险增加约 29%，HERS 研究数据也证实了该结果。其他重要的相对风险包括：脑卒中患病率增加40%，静脉血栓疾病患病风险增加 100%，乳腺癌风险增加 26%，后续分析也证实脑卒中风险增加，在亚组分析中显示痴呆患者风险增加两倍。除了上述骨折减少的益处外，还包括使结肠癌的风险下降37%。这些相对风险应该在绝对风险（图 27-8）的基础上解读，例如，与对照组比较，接受雌激素治疗一年的 10 000 名妇女，心脏病的发生增加 8 例，

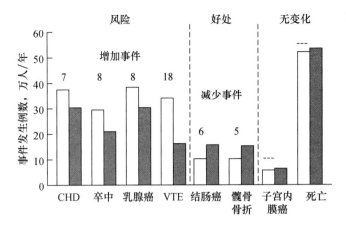

图 27-8　激素治疗的事件发生率。灰色：安慰剂；白色：雌孕激素；CHD，冠心病；VTE，深静脉血栓。（Adapted from Women's Health Initiative. WHI HRT Update. Available at http://www.nhlbi.nih.gov/health/women/upd2002.htm.）

乳腺癌的发生增加 8 例，静脉血栓事件的发生增加18 例，髋骨骨折的发生减少 5 例，临床骨折的发生减少 44 例，结直肠癌发生减少 6 例。这些数据随着激素治疗年限的增加而增加。雌激素治疗对子宫肿瘤的风险及总死亡率没有影响。

必须注意的重要一点是 WHI 的上述发现是采用结合型雌激素和甲羟孕酮醋酸盐联合治疗模式的结果。而且，子宫切除手术后的女性也纳入了单用雌激素治疗组，该组也获得了抗骨折的益处，静脉血栓、脑卒中的风险增加，这和联合治疗组相似。相反，WHI 雌激素单独治疗组的结果显示没有增加心脏病或乳腺癌的风险。这些数据显示，联合治疗的一些有害作用是与孕激素相关的。另外基于灵长类动物的研究，推测患病风险的累积主要是由于妇女在起始治疗前几年就已有雌激素缺乏（WHI 入组的女性中，入组时年龄都平均在距离末次月经 10 年以上）。尽管如此，女性一般不愿意用雌激素/激素治疗。且美国预防服务工作组特别表明雌激素/激素治疗不用于疾病预防。

雌激素的作用方式　雌激素受体有两种亚型即 α 亚型和 β 亚型，已证实其存在于骨及其他组织中。单核细胞系和成骨细胞都表达 ERα 和 ERβ，雌激素作用于不同受体类型而介导不同的作用。应用雌激素受体基因敲除的小鼠模型研究发现 ERα 敲除使骨密度轻微下降，ERβ 突变后对骨组织有轻微影响。ERα 突变的纯合子男性患者可出现骨密度显著下降和骨骺闭合延迟，从而证实了 ERα 在骨生物学中的重要作用。雌激素对骨组织的作用机制是研究领域的热点（图 27-5）。尽管研究结果不一致，但雌激素

可能可以直接抑制破骨细胞。然而，雌激素（和雄激素）对骨吸收的作用多半是由成骨细胞和骨细胞分泌的旁分泌因子介导的。这些作用包括降低成骨细胞 RANKL 和增加 OPG 生成。

孕激素 具有子宫的女性，每日使用孕激素或每月至少 12 天周期性使用孕激素，并和雌激素联合应用可降低子宫癌的风险。甲羟孕酮醋酸酯和醋酸炔诺酮可减弱高密度脂蛋白对雌激素的反应，而微粒化的孕酮没有这种作用。甲羟孕酮醋酸酯和微粒化的孕酮似乎对骨组织均无独立作用。低剂量的醋酸炔诺酮可能具有其他益处。在乳腺组织，孕激素可能增加乳腺癌的风险。

SERM

目前有两种 SERM 用于绝经后女性：雷洛昔芬被批准用于骨质疏松症的预防和治疗以及乳腺癌的预防。他莫昔芬则用于乳腺癌的预防和治疗。还有第三种 SERM，苯卓昔芬与结合型雌激素共同形成组织选择性雌激素复合物（TSEC）。这个药物可用于预防骨质疏松症。

和安慰剂组相比他莫昔芬组能够减少绝经后女性的骨转换和骨丢失。这些发现支持在骨组织中他莫昔芬具有雌激素作用这一观点。他莫昔芬对骨折风险影响的资料有限，但是在乳腺癌预防研究中发现临床椎骨骨折、髋骨骨折和 Colles 骨折减少，他莫昔芬的主要获益是减少乳腺癌的发生。乳腺癌预防研究表明乳腺癌风险高的女性在应用他莫昔芬 4～5 年后，侵袭性和非侵袭性乳腺癌的新发病率降低约 45%。雌激素受体（ER）阳性乳腺癌发病率下降 65%。他莫昔芬增加绝经后妇女子宫内膜癌、静脉血栓、白内障及脑卒中风险，因此限制了该药在预防中、低风险乳腺癌患者中的应用。

雷洛昔芬（60mg/d）对骨转换和骨量影响的研究表明这种药物对骨骼具有雌激素样的作用。雷洛昔芬对骨密度（与安慰剂相比，脊柱、髋骨和全身骨密度增高 1.4%～2.8%）的影响比标准剂量的雌激素稍差。在不同人群中雷洛昔芬使椎骨骨折的发生率下降 30%～50%。然而，通过 8 年的观察，还没有资料证实雷洛昔芬能够降低非椎体骨折的风险。

雷洛昔芬与他莫昔芬和雌激素一样对其他器官系统也有作用。与安慰剂组相比最主要的益处可以使侵袭性乳腺癌发生率降低 65%（特别是 ER 阳性者）。在一项头对头研究中，雷洛昔芬和他莫昔芬均可有效预防高危女性的乳腺癌发病率。目前 FDA 已批准雷洛昔芬的该项适应证。在进一步的研究中，雷洛昔芬并没有使女性患者心脏病风险增加。与他莫昔芬不同，雷洛昔芬不伴有子宫癌或良性子宫疾病风险的增加。雷洛昔芬增加潮热的发生率，但是使血清总胆固醇和低密度脂蛋白、载脂蛋白（α）和纤维蛋白原下降。由于对乳腺癌和脊椎骨折有积极作用，雷洛昔芬可用于治疗无症状的年轻绝经后妇女。在某些女性可能再发绝经期潮热。通常该症状可以很快缓解，但有时也可严重影响日常生活和睡眠，这时就必须停药。雷洛昔芬增加深静脉血栓形成的风险，并可能会增加老年妇女因卒中死亡的危险。因此，通常不推荐用于 70 岁以上的女性。

苯卓昔芬/结合雌激素复合物的主要益处是苯卓昔芬可以保护子宫内膜免受雌激素影响且不需要同时服用孕激素，而加用雌激素的目的是控制更年期症状。苯卓昔芬/结合雌激素复合物预防骨流失的作用似乎比雷洛昔芬单独使用更好，且对乳腺也比较安全。

选择性雌激素受体调节剂（SERM）的作用方式 所有的 SERM 都可以和 ER 结合，但是每种药物均形成独特的受体-药物构型，因此，特异的共激活子或共抑制子蛋白与受体结合（见第二章），基于细胞中出现的不同转录因子而对基因转录产生不同的影响。选择性雌激素受体调节剂对 ERα 和 β 不同亚型的亲和力不同，这些亚型在不同的组织中表达不同。选择性雌激素受体调节剂的组织选择性使得雌激素治疗的个体化成为可能，最大限度地满足每个患者对雌激素的需要并利于危险因素的处理。

双膦酸盐 阿仑膦酸盐、利塞膦酸盐、伊班膦酸盐和唑来膦酸盐被批准用于预防和治疗绝经后骨质疏松症。阿仑膦酸盐、利塞膦酸盐和唑来膦酸盐可用于治疗类固醇诱发的骨质疏松症。利塞膦酸盐和唑来膦酸盐还被批准用于预防类固醇诱发的骨质疏松症。阿仑膦酸盐、利塞膦酸盐和唑来膦酸盐被批准用于男性骨质疏松症的治疗。

与安慰剂相比，阿仑膦酸盐降低骨转换，增加椎骨骨量达 8%，增加髋骨骨量达 6%。多种研究评估了阿仑膦酸盐对骨折发生的作用。在 >2000 例患有椎骨骨折的女性中进行的骨折干预试验显示，每日阿仑膦酸盐治疗（5mg/d 应用 2 年，10mg/d 随之应用 9 个月）使椎骨骨折风险下降约 50%，多发性椎骨骨折下降高达 90%，髋骨骨折下降高达 50%（图 27-9）。几个后续研究也已证实了该结果。例如，

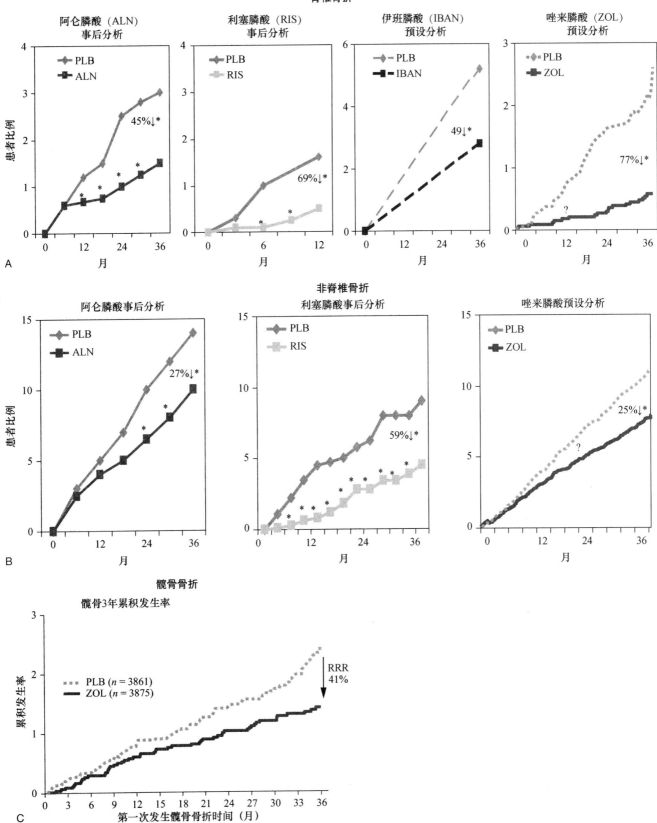

图 27-9　不同膦酸盐的疗效。A. 对临床椎骨骨折的疗效；**B.** 非椎骨骨折的疗效；**C.** 髋骨骨折的疗效。PLB：安慰剂；RRR：相对风险下降。（After DM Black et al：J Clin Endocrinol Metab 85：4118，2000；C Roux et al：Curr Med Res Opin 4：433，2004；CH Chesnut et al：J Bone Miner Res 19：1241，2004；DM Black et al：N Engl J Med 356：1809，2007；JT Harrington et al：Calcif Tissue Int 74：29，2003.）

在一项临床研究中，>1900 例低骨量的女性接受阿仑膦酸盐治疗（10mg/d）仅一年以后，与安慰剂相比，所有非椎骨骨折下降约 47%。在美国，推荐阿仑膦酸治疗量为 10mg/d，预防量为 5mg/d。

阿仑膦酸盐每日 10mg 的剂量，与一周一次 70mg 相比，对骨量和骨转换的影响相似。所以，一般首选一周一次的治疗，因其胃肠道副作用发生率低而且使用方便。由于双膦酸盐不易吸收，因此应于早餐前用一杯水服下阿仑膦酸盐。由于阿仑膦酸盐可能具有食管刺激，所以有食管狭窄或食管排空障碍者禁用。建议患者服药后保持直立至少 30min。已经有报道患者出现食管炎、食管溃疡、食管狭窄，但是发生率较低。临床试验中，阿仑膦酸盐组和安慰剂组的胃肠道症状没有差异。目前还提供阿仑膦酸盐和维生素 D 的合剂。

利塞膦酸盐能降低骨转换，增加骨量。临床对照试验显示 3 年椎骨骨折发生率下降 40%～50%，非椎骨骨折发生率下降 40%。唯一一项评估髋骨骨折的临床试验表明利塞膦酸盐可使 70～79 岁的确诊骨质疏松症的女性患者发生髋骨骨折的风险下降 40%。相反，利塞膦酸盐不能降低无骨质疏松的 80 岁以上老年女性的髋骨骨折发生率。研究显示利塞膦酸盐每周 35mg 的疗效等同于每天 5mg。且每月 150mg 与每周 35mg 效果等同。患者应该在服药时饮用充足的纯净水［0.18～0.25L（6～8oz）］，以利于药物进入胃中，在服药后 30min 内不要躺下。利塞膦酸盐组和安慰剂组的胃肠道副作用相似。目前也推荐和食物一起服用该药。

依替膦酸钠是第一个被批准的双膦酸盐，最早被用于治疗 Paget 病和高钙血症。与利塞膦酸盐和阿仑膦酸盐相比该药物仅有来自小规模骨质疏松症临床试验的数据，但是 FDA 尚未批准其用于骨质疏松症的治疗。依替膦酸钠间断周期性使用（连服 2 周再停用 2.5 个月）对椎骨骨折可能有一定疗效。依替膦酸钠对非椎骨骨折的疗效尚无研究。

伊班膦酸盐是在美国上市的第三种氨基-双膦酸盐。临床试验表明伊班膦酸盐（2.5mg/d）可以使脊椎骨折风险下降约 40%。但对非椎骨骨折整体没有益处。对股骨颈 T 值在-3 或以下的患者运用该药的研究分析显示，伊班膦酸盐可以使非椎骨骨折风险下降约 60%。在临床试验中，伊班膦酸盐每月 150mg 口服或每 3 个月 3mg 静脉注射相对 2.5mg/d 对骨转换和骨密度有更明显的作用。伊班膦酸盐服药后 1h 才能进食或饮料（白开水除外），其余都与其他膦酸盐类服用方法一致。

唑来膦酸是一种给药方式独特（5mg 缓慢静脉输注，每年一次）的强效双磷酸盐。研究证实它可显著减少骨折风险。在一项对>7000 名妇女的 3 年随访研究中发现，唑来膦酸（使用 3 年）可以使椎骨骨折的风险降低 70%，非椎骨骨折风险下降 25%，髋部骨折风险下降 40%。这些结果与身高变矮及残疾发生率降低有关。接受治疗的患者会短暂出现治疗后症状（急性期反应），表现发热、关节痛、肌痛、头痛。症状通常持续不到 48h。还有心房颤动风险增加和暂时的肾功能异常（和安慰剂相比没有长期肾功能损害）。对所有磷酸盐类药物进行详细评估，未发现这些药物能增加心房颤动的风险。唑来膦酸是唯一一个在既往有髋部骨折的老年人中开展研究的抗骨质疏松药。所有的临床骨折风险显著降低 35%，且有减少二次骨折发生率的趋势（作用幅度与上文看到的相似）。还可使死亡率下降 30%，该获益并不完全源于髋部骨折发生率的降低。

近来，与双膦酸盐治疗相关的两个严重副作用引起关注。首先是下颌骨坏死，其经常发生在有骨骼暴露的牙科手术后（如拔牙、牙种植），据推测，可能由于暴露的骨发生感染而出现坏死。在多发骨髓瘤或接受高剂量双膦酸盐治疗的骨转移患者中，这种情况并不少见。但在普通剂量双膦酸盐治疗骨质疏松时，这种情况并不多见。第二个副作用是非典型性股骨骨折。这种不寻常的骨折常发生于远端股骨小转子或股骨的任何地方。常于骨折前数周或

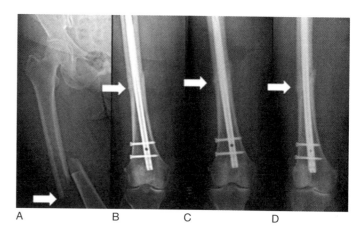

图 27-10　非典型股骨干骨折。A. 侧面皮质骨的横向骨折线在横跨股骨的过程中发生倾斜（箭头所指）；B. 植入髓内钢针后立即进行影像学检查，可见侧面皮质骨局部骨膜增厚（箭头所指）；C. 术后 6 周，骨折部位愈合（箭头所指）；D. 术后 3 个月，成熟的愈合组织未能桥接皮质间隙（箭头所指）。注意骨折部位侧面皮质骨外骨膜和（或）内骨膜增厚（箭头所指）。（From E Shane et al：J Bone Min Res 29：1－23，2014. Courtesy of Fergus McKiernan.）

数月出现大腿外侧或腹股沟疼痛。骨折经常由微小创伤导致，有时完全是自发的，骨折主要是横断性的，由于完全的微小粉碎性骨折而从中间横断。在外侧骨皮质，经常可以见到局部骨膜反应，符合应力性骨折（图 27-10）。虽然整体风险很低（大约是髋部骨折的 1/100～1/10），但在长期使用双膦酸盐时发生率会升高。虽然有些人的骨折可能和使用双膦酸盐相关，但没有接受双膦酸盐治疗的患者也可发生。一旦发生，则需要手术固定且可能很难愈合。促进骨形成的药物可能会加速这些骨折患者的愈合，有时可避免手术。开始膦酸盐治疗时需要告知患者，当出现大腿或腹股沟疼痛时必须通知医生。常规 X 线检查有时可检出皮质增厚，甚至应力性骨折，但一般需要行 MRI 或骨的锝扫描检查。出现该异常情况时至少需要一段时间调整负重力，有时需要预防性的股骨钢钉植入。这些骨折可能是双侧的，一旦发现一侧不正常，则应检查另一侧股骨。

双膦酸盐的作用方式 双膦酸盐在结构上与焦磷酸盐相关，焦磷酸盐是和骨基质结合的化合物。双膦酸盐特异性抑制破骨细胞的功能并使破骨细胞数量下降，部分原因是双膦酸盐能够诱导凋亡。目前的证据显示含氮的双膦酸盐还可以抑制蛋白质异戊二烯化，而蛋白质异戊二烯化是甲羟戊酸途径的终产物，从而瓦解了细胞内的蛋白质运输，最终导致细胞凋亡。某些双膦酸盐长期停滞在骨骼中，可产生长期作用，具体后续作用尚不清楚。

降钙素 降钙素是甲状腺分泌的一种多肽类激素（第二十六章）。由于尚无骨骼疾病与降钙素缺乏或降钙素产生过多有关，所以它的生理功能还不清楚。FDA 批准降钙素制剂用于治疗 Paget 病、高钙血症、绝经后 5 年以上女性的骨质疏松症。目前越来越关注使用降钙素相关的癌症发生风险。最初关注的是前列腺癌，但对所有数据的分析显示癌症风险普遍升高。在欧洲，EMA（欧洲药品局）已经取消了其骨质疏松的适应证，且美国 FDA 顾问委员会也投票支持类似的改变。

注射用降钙素可以使腰椎骨量轻度增加。然而，给药方式不便及包括恶心、面红在内的常见副作用限制了它的广泛应用。在 1995 年，含降钙素（200IU/d）的鼻喷雾剂被批准用于绝经后女性骨质疏松症的治疗。一项研究表明，与单独使用钙剂相比，鼻喷降钙素能够使患者骨量轻微增加，新发椎骨骨折轻度减少。对非椎骨骨折还未证实有效。

降钙素不能预防骨质疏松症，不能高效预防绝经早期女性的骨丢失。如上文所述，降钙素通过皮下和经鼻给药对骨痛可能起到止痛的作用。

降钙素的作用方式 降钙素通过直接作用于破骨细胞降钙素受体而抑制破骨细胞活性。破骨细胞在降钙素的作用下不能维持细胞的活性皱褶边缘，正常情况下，这些皱褶边缘与其下面的骨组织保持紧密的接触。

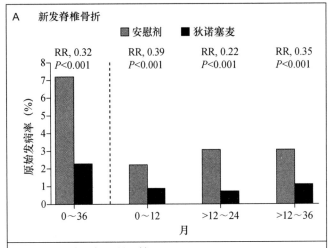

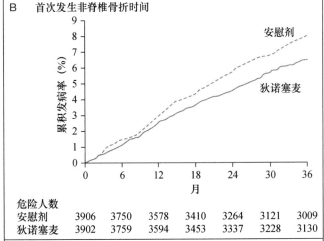

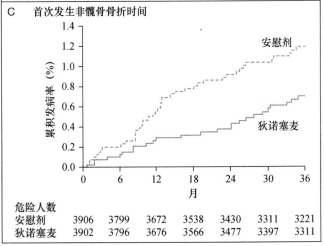

图 27-11 狄诺塞麦对新发脊椎骨折（**A**）和发生非椎体骨折（**B**）、髋骨骨折（**C**）时间的影响。（After SR Cummings et al：N Engl J Med 361：756，2009.）

狄诺塞麦 在绝经后骨质疏松女性患者的随机对照临床研究中发现，这种新型药物每年两次皮下注射，可以使脊椎、髋部、前臂的骨密度增加，治疗 3 年后，分别使椎骨骨折、髋部骨折、非椎骨骨折减少 70%、40% 和 20%（图 27-11）。其他临床试验证明该药物可以增加低骨量绝经后妇女的骨密度，同时增加用激素治疗乳腺癌的绝经后妇女的骨密度。此外，一项关于用促性腺激素疗法治疗前列腺癌患者的研究表明狄诺塞麦可以改善患者骨密度，减少椎骨骨折发生。2010 年 FDA 批准狄诺塞麦用于有高骨质疏松性骨折风险的绝经后女性患者的治疗（包括既往骨折史及多个骨折风险因子，且其他骨质疏松治疗无效者）。狄诺塞麦也批准用于治疗男性的高危骨质疏松症患者、接受 GnRH 治疗的前列腺癌男性患者及接受芳香化酶抑制剂治疗的乳腺癌妇女。

狄诺塞麦作用方式 狄诺塞麦是人 RANKL 单抗，是破骨细胞形成、激活及存活的最后通路的共同效应器。狄诺塞麦与 RANKL 结合，抑制了破骨细胞前体形成成熟的破骨细胞并将成熟破骨细胞带至骨表面启动骨吸收的过程。在抑制破骨细胞存活过程中，狄诺塞麦也扮演了重要的角色。狄诺塞麦通过作用于破骨细胞，产生强大的抗骨吸收作用，生化和组织形态学评估证实了这一点。该药可能导致下颌骨坏死。非典型股骨骨折也可能与其有关。严重不良反应包括低钙血症、皮肤感染（通常是下肢蜂窝织炎）和皮肤反应如皮炎、皮疹、湿疹。狄诺塞麦的副作用是迅速可逆的。如果停止使用狄诺塞麦且不使用另一药物，骨质将迅速流失。

甲状旁腺激素 内源性的 PTH 是一个含有 84 个氨基酸的肽段，它主要负责钙平衡（第二十六章）。甲状旁腺功能亢进症患者长期 PTH 升高和骨流失相关（骨皮质显著），但每天注射 PTH 表现出骨骼合成代谢效应。PTH（1-34）已经被 FDA 批准用于高危骨折风险的骨质疏松症患者（包括女性和男性）的治疗。在一项关键研究中（中位治疗时间 19 个月左右）20μg 特立帕肽皮下注射使椎骨骨折发生率下降 65%，非椎骨骨折发生率下降 45%（图 27-12）。治疗方法是每日一次注射，最长使用 2 年。特立帕肽使骨密度升高，并改善骨骼微结构。但在之前使用过双膦酸盐类药物的患者中，这些疗效较差，可能部分是由于双膦酸盐类药物的抗骨吸收作用。当特立帕肽用于未曾治疗的患者时最好单用该药治疗，随后再使用抗骨吸收的药物如双膦酸盐。若特立帕肽治疗后未接着使用抗骨吸收药物，增加的骨量将很快流失。

特立帕肽的副作用都较轻微，包括肌痛、虚弱、眩晕、头痛、恶心。啮齿类动物长期应用高剂量 PTH 治疗可发生成骨细胞肉瘤。还不确定这一发现在人类中是否也存在。长期观察研究表明 2 年的特立帕肽治疗与人骨肉瘤风险没有相关性。

PTH 的应用因给药方式而受到限制；正在研究其他给药方式，给药的最佳频率还有待进一步确立。PTH 间歇给药可能有效。价格可能也是 PTH 使用受到限制的因素。在某些情况下，联合一种抗骨吸收药

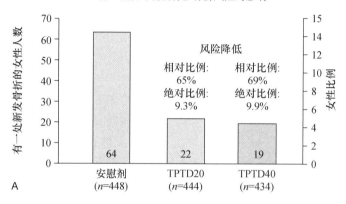

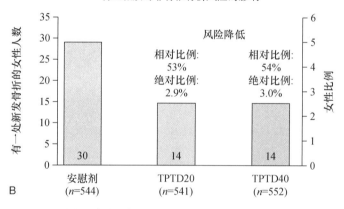

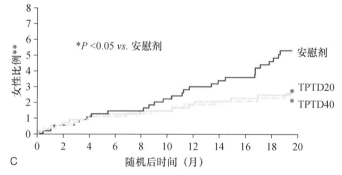

图 27-12（见书后彩图） 特立帕肽对于新发椎体骨折（**A**）和非椎体骨折（**B** 和 **C**）的影响。placebo：安慰剂；TPTD20：特立帕肽 20μg；TPTD40：特立帕肽 40μg（After RM Neer et al：N Engl J Med 344：434，2001.）

物可能增强 PTH 的作用。这对之前使用双膦酸盐治疗的患者尤为重要。

甲状旁腺激素的作用方式　外源性 PTH 对成骨细胞的活性有直接的作用，在骨重吸收激活之前，PTH 作用早期就可以观察到新生骨形成的生化和组织形态学上的证据。因此，PTH 激活骨重建，但是仍然是骨形成大于骨吸收。PTH 刺激产生 IGF-1 和胶原，通过促进细胞复制、增加成骨细胞聚集、抑制细胞凋亡而使成骨细胞数量增加。与其他所有治疗不同，PTH 能够真正使骨组织增加，骨微结构在外观上也得以修复（图 27-13）。

氟化物　氟化物问世已经很多年了，体外研究发现氟化物是骨原细胞的强效刺激物。已被用于骨质疏松症的多个研究，但其结果不一致，部分原因是由于剂量和剂型不同。尽管骨量增加达 10%，但是氟化物对椎体骨折及非椎体骨折的影响作用并不一致，使用高剂量时才能增加骨量。尽管氟化物有很长的历史，并且对它有很多研究，但是目前氟化物还是试验性的药物。

雷奈酸锶　很多欧洲国家的研究证实雷奈酸锶可以用于骨质疏松症的治疗。它可使全部骨骼的骨密度增加。在临床试验中，它可使椎体骨折发生率降低 37%，非椎体骨折发生率下降 14%。它似乎是一种比较温和的抗骨吸收药，同时不引起骨形成的显著下降（通过生化标志物的测定发现）。锶盐可结合到羟磷灰石中取代钙，这种特性可能解释某些抗骨折益处。该药轻微增加静脉血栓形成的风险，有时可引起严重的皮肤反应、癫痫发作和认知异常，这些副作用仍需进一步研究。另外该药也可能增加心血管疾病的风险，因此目前欧洲药品局已经限制它的使用。

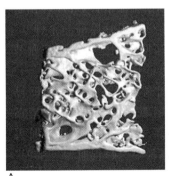 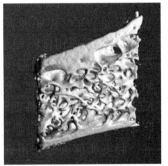

A　　　　　　　B

图 27-13（见书后彩图）　**PTH 治疗对骨骼微结构的影响。**
A. 64 岁女性在使用 PTH 治疗前（**A**）和治疗后（**B**）的骨活检标本。（From DW Dempster et al：J Bone Miner Res 16：1846，2001.）

其他潜在的合成代谢类药物　在几个小型研究中，生长激素（GH）单独使用或与其他药物联合使用时均未显示其对骨量具有一致的正性作用。这些研究中有很多都是短期的，GH、生长激素释放激素和 IGF 的作用还有待于研究。合成激素类大多是睾酮衍生物，主要作为抗骨吸收药物而起作用，它可降低骨转换，但也可能刺激成骨细胞的活化。对骨量的作用还不清楚，但似乎作用比较微弱，而且该药的使用因其男性化副作用而受到限制。近来几项观察性研究表明目前用于抑制高胆固醇血症的他汀类药物可能与骨量增加和骨折下降有关。但是，临床试验的结论还不一致。

非药物方式

在某些早期研究中，大腿的外侧戴上保护垫，以覆盖关节转子区域，这样可以避免疗养院的老年人发生髋骨骨折。髋部保护器的随机对照试验无法证实这些早期发现。因此，髋保护器的功效仍存在争议。

治疗伴有疼痛的椎体骨折的非药物方式是椎体成形术和椎体后凸成形术。然而还没有得到长期疗效的证据。

治疗监测

目前尚没有用于监测骨质疏松症治疗的公认指南。由于大多数骨质疏松症的治疗使平均骨密度轻度到中度增加，所以把 BMD 作为监测指标是合理的。对于患者来说，椎骨变化必须超过约 4%，髋骨变化必须超过约 6% 才被认为治疗有效。髋骨是监测疗效的首选部位，因为其表面积大，可重复率高。药物介导的变化可能需要好几年才能产生。药物治疗后的 BMD 复查间隔是否需要＞2 年存在争议。仅在 BMD 显著下降时提示应该改变治疗方案，很多患者对治疗的反应不会超过目前检测技术的监测范围。

骨转换的生化标志可能有助于治疗监测，但是目前没有有力的证据支持这一观点；也不清楚哪一个终点才是最有效的。如果应用骨转换指标，在开始治疗时就应该测量，并在起始治疗 4 个月后重复测量。一般而言，骨转换指标的变化必须低于基线 30%～40% 才认为是有意义的，因为这些指标的检测存在生物学或技术性的差异。生化标志物和（或）骨密度的正性变化有助于患者对治疗方案的坚持。

糖皮质激素性骨质疏松症

库欣综合征伴随的皮质醇增多症可以出现特征性的骨质疏松性骨折。然而糖皮质激素治疗是糖皮质激素导致的骨质疏松症最常见的原因。糖皮质激素被广泛应用于多种疾病的治疗，包括慢性肺部疾病、类风湿关节炎及其他结缔组织疾病、肠炎、移植手术后。骨质疏松症及其相关性骨折是长期应用糖皮质激素治疗的严重副作用。由于糖皮质激素对骨骼的影响常常与衰老和绝经的影响并存，故好发于女性和老年人。骨骼对类固醇的反应具有显著的异质性，接受糖皮质激素治疗的患者即使是年轻、正在成长的患者，也可能发生骨折。

尽管近来的资料显示糖皮质激素治疗没有完全安全的剂量，但是骨折的风险依赖于糖皮质激素治疗的剂量和疗程的长短。在治疗的前几个月，骨丢失速度较快，骨小梁比骨皮质受影响更严重。所以，在类固醇治疗的 3 个月内骨折的发生率增加。中轴骨和四肢骨的骨折风险均增加，包括髋骨骨折的风险。任何途径使用糖皮质激素都可以诱发骨丢失，其途径包括高剂量的糖皮质激素吸入，关节内注射。糖皮质激素的隔日疗法似乎并不能改善其对骨骼的影响。

病理生理学

糖皮质激素可以通过多种机制使骨丢失增加，包括：①抑制成骨细胞功能，使成骨细胞凋亡增加，从而导致新骨形成减少；②刺激骨吸收，可能是继发性作用；③减少肠道钙吸收，可能是通过不依赖于维生素 D 的途径；④增加尿钙排泄，诱导不同程度的甲状旁腺功能亢进症；⑤减少肾上腺雄激素，抑制卵巢和睾丸雌激素和雄激素的分泌；⑥诱发糖皮质类固醇疾病，此病除了增加跌倒的风险外还可以加重其对骨骼的影响，破坏钙内环境的稳定。

对患者的评估

由于糖皮质激素导致骨丢失的高患病率，所以应该对开始或已经接受长期糖皮质激素治疗的患者进行骨骼状态的评估。应评估可改变的危险因素，包括跌倒的危险因素。体格检查应该包括身高和肌力测试。实验室检查应该包括 24h 尿钙的检测。所有糖皮质激素长期使用（＞3 个月）的患者应该用 DXA 法测量脊柱和髋骨的骨量。如果仅仅只能测量一个骨骼部位，＜60 岁的患者最好是测量椎骨，而＞60 岁的患者则测量髋骨。

预防

预防糖皮质激素引起的骨丢失可以使骨折风险显著下降。策略包括使用最低剂量的糖皮质激素控制疾病。若可能，首选局部和吸入途径使用。减少高危因素也是重要的预防措施，包括戒烟、限制饮酒、参加负重运动。所有的患者都应该从食物中获得或补充足够的钙和维生素 D。

治疗	糖皮质激素导致的骨质疏松症

大规模临床试验已经证实几种双膦酸盐（阿仑膦酸、利塞膦酸、唑来膦酸）能够降低糖皮质激素治疗患者的椎骨骨折发生的风险，以及改善脊椎和髋部的骨密度。与阿仑膦酸钠相比，特立帕肽也可改善骨量并降低糖皮质激素性骨质疏松症患者的骨折风险。

第二十八章　Paget 病和其他骨发育不良疾病
Paget's Disease and Other Dysplasias of Bone

Murray J. Favus，Tamara J. Vokes
（张思敏　译　张秀英　审校）

Paget 骨病（Paget 骨病）

Paget 病是一种局灶性骨重建障碍疾病，常导致骨骼广泛且不连续性受累。病理表现为破骨细胞的骨吸收过分活跃，继发成骨细胞代偿性新骨形成增加，导致编织骨和板状骨结构紊乱。Paget 骨病表现为骨骼膨大，骨质疏松，其内血管增多，容易发生畸形和骨折。大多数患者早期无明显症状，症状主要是由骨骼受累直接所致（骨痛、继发关节炎、骨折），少数是由骨膨胀及周围神经组织受压继发引起的。

 流行病学　Paget 病的发病率地域差异显著，在欧洲西部（英国、法国和德国，不包括瑞士和斯堪的纳维亚半岛）和移民到澳大利亚、新西兰、南非和南北美洲的欧裔人群中高发，而在美洲、非洲、亚洲和中东地区少见，即使有该病患者，通常都有欧洲血统，这也与迁移理论相符合。Paget 病的发病率和严重程度较前下降，且发病年龄有增高的趋势，出现这些现象的原因尚不明确。

男性发病率高于女性，且发病率随年龄增大而升高。尸检结果显示，40 岁以上人群中约 3% 患有 Paget 病。骨科影像学资料显示，在年龄大于 55 岁的人群中，有 2.5% 的男性和 1.6% 的女性患有 Paget 病。伴碱性磷酸酶（ALP）水平升高的无症状的 Paget 病，年龄校正后的发病率在男性为 12.7/10 万人年，女性为 7/10 万人年。

病因学　Paget 病的发病机制尚不明确，但有证据支持与遗传及病毒感染相关。约 15%～25% 的患者有家族史，一级亲属的发病率增加 7～10 倍。

已发现几种罕见的有明确遗传背景的家族性骨病，这些疾病临床及影像学表现与 Paget 病相似，但病情更严重且发病更早。编码护骨素的 TNFRSF11B 基因的纯合子缺失（图 28-1），会引起青少年型 Paget 病，也称为家族性先天性高磷酸酶症，该病的特点是骨破坏和骨吸收过程失控。几个大型家系都符合常染色体显性遗传模式，但外显率各不相同。家族性扩张性骨溶解、扩张性骨高磷酸酶症和早发 Paget 病与 TN-FRSF11A 基因突变相关，TNFRSF11A 基因编码 RANK（核因子 κB 的受体激活因子，receptor activator of nuclear factor-κB），是肿瘤坏死因子超家族的成员，对破骨细胞的分化至关重要（图 28-1）。由编码含缬酪肽蛋白（VCP）的基因突变可导致一种罕见的综合征，兼具包涵体肌病、Paget 病和额颞叶痴呆的特征（IBMPED），呈常染色体显性遗传，外显率有差异。晚发型 Paget 病更常见，但其遗传机制尚不明确。尽管曾报道过一些携带编码 RANK 的 TNFRSF11A 基因突变的 Paget 病家系，但家族性和散发性病例中最常见的是 SQSTM1 基因（sequestasome-1 或 p62 蛋白）突变，突变位点在基因-C 末端泛素结合区。p62 蛋白参与调节破骨细胞分化的 κB（NF-κB）信号过程。SQSTM1 突变患者的临床表型多样性，提示可能有其他基因或病毒感染等因素的参与，影响疾病的临床表现。

一些证据显示，病毒感染可能和 Paget 病的临床表现相关：①破骨细胞胞浆或胞核包涵体类似副黏病毒（麻疹和呼吸道合胞病毒）；②成熟及前体破骨细胞中均存在病毒 mRNA。将载有麻疹病毒核衣壳或基质基因的质粒转染到破骨细胞前体细胞后，可形成类 Paget 病破骨细胞，这从另一方面提供了支持病毒感染的证据。但是，Paget 病的病毒感染性机制仍然受到质疑，因为迄今尚未能从 Paget 病患者的骨培养中得到活病毒，也未能从 Paget 组织中克隆出病毒基因的全长序列。

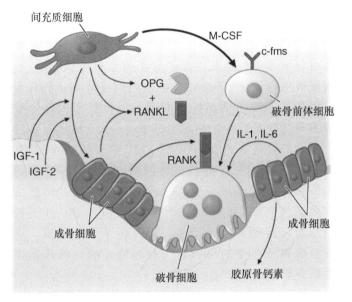

图 28-1　影响破骨细胞和成骨细胞增殖分化的细胞因子及 RANK 通路的作用。骨髓基质（间充质）细胞和分化型成骨细胞产生多种生长因子和细胞因子调节破骨细胞生成，其中包括巨噬细胞集落刺激因子（M-CSF）。成熟和前体成骨细胞可产生 RANKL（核因子 κB 的受体激活因子配体），与可溶性的诱饵受体 OPG（护骨素）结合，抑制 RANKL 的活性。反之，成骨细胞和破骨细胞前体之间的相互作用，使 RANKL 与其膜结合受体 RANK 结合，刺激破骨细胞的分化和功能。RANK 与胞内蛋白 TRAFs（肿瘤坏死因子受体相关因子）结合，通过 NF-κB 等转录因子介导受体的信号传导。M-CSF 与其受体 c-fms 结合，fms 是原癌基因 fms 的细胞同源物。这些通路在破骨细胞功能障碍性疾病如 Paget 病和骨硬化症中的作用详见正文。IL：白介素；IGF：胰岛素样生长因子

病理生理机制　Paget 病主要异常表现为破骨细胞的数量和活性增加。Paget 破骨细胞体积增大，细胞数量增加 10～100 倍，细胞核中核仁数量大增（约有 100 个，正常细胞仅有 3～5 个）。破骨细胞过度活跃，使骨重吸收表面积增加 7 倍，侵蚀速度增至 $9\mu g/d$（正常为 $1\mu g/d$）。Paget 破骨细胞数量和活性增加的可能原因是：①破骨细胞前体对 1,25-(OH)$_2$D$_3$ 过度敏感；②破骨细胞对 RANK 配体（RANKL）呈高反应性感，RANKL 是破骨细胞刺激因子，在破骨细胞的形成过程中，介导绝大多数促骨因子的作用；③Paget 病变部位的骨髓基质细胞中，RANKL 的表达水平升高；④由 IL-6 介导的破骨细胞前体募集增加，在活动性 Paget 病患者中，血液中 IL-6 水平升高，Paget 病变

在破骨细胞中呈过表达；⑤原癌基因 *c-fos* 表达增加，*c-fos* 能增加破骨细胞的活性；⑥Paget 病患者骨中抗凋亡癌基因 *Bcl-2* 过表达。大量的成骨细胞被募集到再吸收部位并产生大量新的骨基质，其结果是，骨转换增加并未造成骨密度明显下降，而呈正常或增高，除非伴随钙和维生素 D 的缺乏。

Paget 病的特点是骨重吸收增加伴随骨形成增加。溶骨早期表现为显著的骨重吸收和血管过度形成。影像学上表现为楔形状或"草叶"状溶骨损伤。第二阶段是骨形成和重吸收均非常活跃的时期，层状骨被不规则骨（编织骨）替代，纤维结缔组织替代了正常骨髓。最后是骨硬化阶段，骨重吸收逐渐下降，最终形成硬而致密且少血管的 Paget 骨或嵌合骨，这个时期也被称为 Paget 病的晚期。这三个阶段可能在不同的病变部位同时出现。

临床表现 Paget 病早期常无明显症状，多于常规体检时发现 ALP 水平异常升高，或因其他疾病行骨骼影像学检查时发现骨异常才被诊断 Paget 病。疾病最常受累的部位包括骨盆、脊椎椎体、颅骨、股骨和胫骨。早发家族性病例常见多个骨骼部位同时受累。

疼痛是最常见的症状。疼痛多由骨内血管形成增加、扩张性溶骨损伤、骨折、弯曲或其他变形引起。股骨或胫骨弯曲造成步态异常和机械压力异常，继发踝关节或膝关节炎症。长骨弯曲使附着在已软化的病变骨上的肌肉受到过度拉紧，引起剧烈疼痛。引起背痛的常见原因包括 Paget 病变椎体增大、脊椎压缩性骨折、椎管狭窄、关节退行性变和机械应力的改变，如脊柱后突和前倾。少数患者因骨骼增大或血管窃血综合征导致脊髓受压。颅骨受累可能引起头痛，对称性或非对称性顶骨或额骨凸起（前额凸出），颅骨表面积增大。颅骨膨大可能会引起颅孔狭窄，导致神经并发症，如颞骨受累损伤耳蜗神经导致失聪、脑神经麻痹、颅底软化（颅底扁平症）可能导致脑干受压。颜面骨受累可引起面部变形；还可表现为牙齿脱落和其他口腔疾病，极少数患者表现为呼吸道受压。

骨折是 Paget 病的严重并发症，常发生在长骨的活动性或进展性骨溶解部位。常见的骨折部位包括股骨骨干和股骨转子下区域。Paget 骨病很少发生肿瘤（<0.5%）。骨肿瘤的发病率呈逐年下降趋势，可能是由于早期使用有效的抗吸收药物。大部分的肿瘤是骨肉瘤，常表现为原有 Paget 骨损伤部位的新发骨痛。Paget 病变骨附近可形成破骨细胞富集的良性巨细胞瘤，糖皮质激素治疗有效。

Paget 病心血管并发症可能会发生在骨骼大面积受累（15%～30%）和疾病活动度高（ALP 水平高于正常 4 倍）的患者中。动静脉广泛分流和 Paget 病骨血流增加导致高排血状态和心脏扩大。然而，高排血性心脏衰竭相对少见，多见于伴有心脏疾病的患者。另外，主动脉钙化狭窄和弥漫性动脉钙化也可能与 Paget 病相关。

诊断 Paget 病的疑诊通常基于临床表现，如颅骨增大伴前额凸出，肢端弯曲或体形矮小呈猿猴体态。肢体局部发热和触痛对 Paget 病有提示意义。其他的临床表现包括：骨盆、颅骨、脊椎和四肢的骨骼畸形；病变附近的关节炎；由于长骨变形导致双腿长度不同。

Paget 病的诊断多依据影像学或生化指标的异常。Paget 病典型病变的影像学特征为长骨全部或局部增大或膨胀，皮质增厚，骨小梁粗乱，伴典型的骨溶解和骨硬化改变。颅骨 X 线（图 28-2）呈"棉毛"征，或呈局限性骨质疏松，板障增厚；一块或多块颅骨呈局部或弥漫性增大或硬化。椎体上终板和下终板的皮质增厚形成"画框"样改变。若脊椎骨发生弥漫性病变，X 线透光性差呈"象牙"样变。骨盆的影像学检查表现为骶髂关节破坏或融合；髂骨有骨痂形成，透光性差，骨小梁呈粗螺纹样改变；髂耻线增厚硬化（Brim 征）；髋臼前突软化；髋骨中轴线移位，发生功能性弯曲变形。长骨的影像学检查表现为弯曲变形，呈典型的 Paget 骨皮质增厚和膨大，局部硬化和透光（图 28-3）。与 X 线检查相比，放射性同位素 ^{99m}Tc 骨扫描对识别活动性骨损伤部位的特异性虽然不高，但有着较高的灵敏度。虽然大多数病例中 CT 和 MRI 并不必要，但 CT 有助于骨折的诊断，而 MRI 可以评估 Paget 病中出现肉瘤、巨细胞瘤和转移瘤的可能性。对恶性骨病的确诊还需要做骨活检。

生化检测对 Paget 病的诊断和治疗都是很重要的。可通过检测骨生化指标评估骨转化的显著增加。Paget 骨病患者的骨形成和骨吸收指标同时升高，说明骨形成和骨吸收过程是同时存在的。骨生化指标升高的程度反映疾病的范围和严重程度。血清 ALP 水平显著升高（高于正常上限 10 倍），提示颅骨及至少一处其他骨骼受累。若 ALP 水平相对较低，提示受累病变的范围较小或疾病处于静止期。对于大部分患者而言，血清总 ALP 水平不仅是重要的诊断指标，也是一个疗效指标。有时，某些患者仅表现为一处骨骼病变活动，其血清总 ALP 水平正常，但骨特异性 ALP 增高。另一个骨形成的标记物，血清骨钙素，却不一定总是升高的，其原因尚不明确，所以不建议用于 Paget 病的

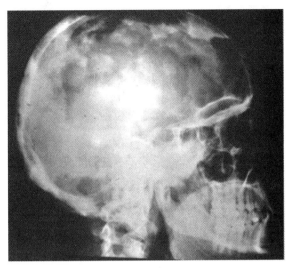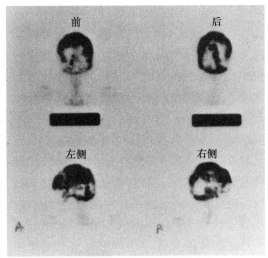

图 28-2　1 例 48 岁女性 Paget 病患者的头颅影像学检查。左图：X 线侧位片显示骨吸收和骨硬化共存；右图：^{99m}TcHDP 颅骨前、后及侧位扫描显示，额骨、顶骨、枕骨和岩状骨呈散在摄取

诊断和治疗。在活动性 Paget 病中，骨吸收标记物（血清或尿液 N 末端肽和 C 末端肽）水平也升高，但相较于 ALP，在治疗后很快下降。

Paget 病患者的血钙和血磷水平通常是正常的。活动性 Paget 病患者制动后很少出现高钙血症和高尿钙，也不会增加肾结石的风险。但如果发现了高钙血症，即使是制动患者，也应完善相关检查以明确高钙血症的真正原因。相反，在骨形成过度活跃期或钙及维生素 D 摄入不足的 Paget 病患者，可能会发生低钙血症或继发轻度的甲状旁腺功能亢进，特别是接受双膦酸盐治疗的患者，治疗后骨吸收被很快抑制，但骨形成仍然很活跃。因此双膦酸盐治疗前应保证足量钙

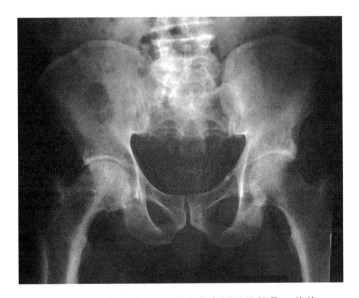

图 28-3　1 例 73 岁男性 Paget 病患者右侧近端股骨 X 线片
可见右侧股部骨小梁紊乱，皮质增厚，伴继发性 Paget 骨关节炎及关节间隙狭窄

和维生素 D 的摄入。

治疗　Paget 病

随着疗效显著的新药不断被研发使用（表 28-1），对 Paget 病的治疗原则也发生了改变，从仅仅治疗有症状的患者转变到同时关注无症状但有并发症风险的患者。药物治疗用于以下情况：控制活动期 Paget 病引起的症状，如骨痛、骨折、头痛或因神经根病变、关节病变和神经性并发症所引起的疼痛；降低局部血流量，对于活动期需要手术的患者，使失血降到最低；纠正因制动而引起的高尿钙；减少并发症发生的风险，尤其当疾病处于活动期（ALP 升高），受累部位涉及负重骨或邻近重要关节、椎体和颅骨时。早期治疗是否能预防晚期并发症发生暂无定论。在英国进行的一项超过 1200 例患者的随机研究中，一组接受控制症状（骨痛）的药物治疗，另一组接受降 ALP 水平的双膦酸盐治疗，结果表明两组受试者在骨痛、骨折率、生活质量和听力损伤等方面都没有明显差异。但这项研究并没有使用目前最有效的药物（唑来膦酸），且观察时间（2～5 年，平均 3 年）不足以评估长期的治疗效果。但是，通过抑制 Paget 病的骨吸收，可防止骨骼进一步变形，从而减少并发症的发生。

目前已批准用于治疗 Paget 病的药物（表 28-1），主要机制为抑制过高的骨吸收率，并能减少骨的形成。随着骨转化率降低，Paget 骨病的结构形态发生改变，低矿化的编织骨被正常的网状或板层状骨所代替。血液或尿液中骨吸收标记物（N 末端

肽和 C 末端肽）及血清 ALP 降低也可证实骨转化率的下降。

首个用于临床的药物是依替膦酸盐，但目前在临床上已很少使用，因抑制骨吸收所需的剂量可能削弱矿化作用，迫使该药使用 6 个月后需停药 6 个月。二代口服双膦酸盐——替鲁膦酸盐、阿伦膦酸盐和利塞膦酸盐，对骨转换的抑制作用强于依替膦酸盐，较低剂量即能获得长期缓解，还可以减少骨矿化障碍和骨软化的风险。双膦酸盐应在清晨空腹口服，保持直立姿势 30～60min，且期间不宜进食、饮水和服用其他药物。根据恢复或降低 ALP 水平的能力，不同药物的疗效见表 28-1，因为这些结果来自不同研究，所以无法对药物反应进行比较。

已批准用于 Paget 病治疗的静脉注射双膦酸盐包括帕米膦酸盐和唑来膦酸盐。虽然帕米膦酸盐的推荐剂量是 30mg 溶于 500ml 生理盐水或葡萄糖，连续 3 天，静脉给药时间需超过 4h，更常用更简便的给药方法是：血清 ALP 轻度升高者，一次性给予 60～90mg；而对于血清 ALP 水平较高者，可 90mg 连续多次用药。许多患者，特别是那些患有严重疾病或者需要迅速控制骨转换的患者（有神经症状、溶骨性病变造成严重骨痛、骨折风险高、活动性病变拟行择期手术前预处理的患者），首选唑来膦酸盐治疗。唑来膦酸盐治疗 6 个月后，约 90% 的患者 APL 水平可恢复正常，且疗效持续至少 6 个月。约 10%～20% 的患者第一次用药后会出现流感样症状，提前给予对乙酰氨基酚或非甾体抗炎药（NSAIDs）可缓解部分症状。在高骨转换患者中，应补充维生素 D 和钙剂，预防低钙血症和继发性甲状旁腺功能亢进。静脉用双膦酸盐，特别是唑来膦酸盐，病情缓解可持续 1 年。双膦酸盐不适用于肾功能不全（肾小球滤过率<35ml/min）的患者。

皮下注射的鲑鱼降钙素已经被批准用于 Paget 病的治疗。降钙素治疗的常见副作用是恶心和面部潮红。长期用药后继发耐药可能与抗降钙素抗体的形成或破骨细胞表面的降钙素受体下调有关。降钙素药效较弱且需注射给药，使得该药实际使用较少，仅用于对双膦酸盐不耐受或有禁忌的患者。早期曾有研究报道使用 RANKL 抗体（地舒单抗，denosumab）治疗 Paget 骨病，但尚未获批准。

硬化性骨病

骨硬化症

骨硬化症是指一组由破骨细胞介导的严重骨吸收障碍性疾病。其他的常用名包括：大理石骨病，根据受累骨骼的 X 线征象命名；也称为 Albers-Schonberg 病，表现为症状较轻的成年型骨硬化症 II 型，呈常染色体显性遗传。骨硬化症的主要类型包括：恶性骨硬化症（严重，婴幼儿发病，常染色体隐性遗传），I 型和 II 型良性骨硬化症（成年发病，常染色体显性遗传）。有一种常染色体隐性遗传的中间类型，疾病罕见但预后较好。碳酸酐酶 II（CA）缺乏，是一种常染色体隐性遗传缺陷，可引起中度的骨硬化症，伴有肾小管酸中度和皮质钙化。

病因学和遗传学 野生型或基因敲除动物模型与人类骨硬化症的表型相似，常被用于进行遗传学基础研究。骨硬化症的发生主要是因破骨细胞的骨吸收作用障碍而正常成骨细胞的骨形成作用仍起效所导致的。护骨素（OPG）是一种可溶性诱饵受体，与成骨细胞产生的 RANKL 结合，介导破骨细胞的分化和激活（图 28-1）。OPG 过表达的转基因小鼠表现为骨硬化症，可能是因为 OPG 阻断 RANKL。RANK 缺失小鼠表现为破骨细胞缺乏，会发展成严重的骨硬化症。

碳酸酐酶 II 的隐性突变可以抑制破骨细胞在它的皱褶缘和邻近矿物质表面的交界区产生一个酸性环境，导致破骨细胞的骨吸收障碍。目前对其他类型骨硬化症的遗传机制了解尚少。约半数婴幼儿发病的恶性骨硬化症患者存在 TCIRG1 基因突变，该基因编码破骨细胞特异性的空泡型质子泵亚单位，介导骨矿物质和

表 28-1	获准用于 Paget 病治疗的药物	
药名	剂量和给药方式	ALP 恢复正常比率
唑来膦酸盐（Zoledronic）	5mg 静脉＞15min	6 个月时 90% 患者 ALP 正常
帕米膦酸盐（Pamidronate）	30mg/d 静脉＞4h 持续 3 天	～50% 患者
利塞膦酸盐（Risedronate）	30mg/d 口服，持续 2 个月	73% 患者
阿仑膦酸盐（Alendronate）	40mg/d 口服，持续 6 个月	63% 患者
替鲁膦酸盐（Tiludronate）	800mg/d 口服，持续 3 个月	35% 患者
依替膦酸盐（Etidronate）	200～400mg/d 口服，持续 6 个月	15% 患者
降钙素（Miacalcin）	100U/d 皮下注射，持续 6～18 个月（减至 50U，每周 3 次）	可降低 50%ALP 水平

细胞皱褶缘交界区的酸化作用。CICN7 氯离子通道基因的突变可引起常染色体显性遗传 II 型骨硬化症。

临床表现　常染色体隐性遗传的重度（恶性）骨硬化症在活产儿中的发病率为 1/500 000～1/200 000。骨骼和软骨结构异常造成颅孔狭窄，可能会引起一个或多个脑神经麻痹。骨骼构型失败也可能造成骨髓腔空间不足，导致髓外造血伴脾功能亢进和全血细胞减少症。因破骨细胞骨吸收障碍而引起的低钙血症多见于婴幼儿。婴幼儿型骨硬化症若不予以治疗，常于 5 岁以前死亡。

成年型（良性）骨硬化症是常染色体显性遗传疾病，常常是年龄较轻的成年人因骨折行 X 线检查时发现典型的骨骼改变而被诊断。发病率在成年人群中约为 1/500 000～1/100 000。疾病进程并不总是良性的，因为骨折可能会伴有失明、失聪、精神运动发育延迟、下颌骨髓炎以及其他与幼年型相关的并发症。在一些家系中，外显不全导致隔代遗传，而在另一些呈良性表型的家系中，也可能会生出伴严重缺陷的新生儿。该病症状较轻时一般不需要治疗。

影像学检查　典型特点是广泛的对称性骨量增加，皮质骨和小梁骨增厚。骨干和干骺端增宽，在髂嵴、长骨末端和椎体处可见交替的硬化带和透明带。颅骨常常增厚，尤其在颅底，鼻窦和乳突含气腔缩小。

实验室检查　最重要的实验室检查是血液中破骨细胞衍生的抗酒石酸酸性磷酸酶（TRAP）和脑中肌酸激酶同工酶的水平提高。重症患者血钙可能会偏低，甲状旁腺激素和 1,25-(OH)$_2$D 水平可能因为低钙血症而反应性升高。

治疗	骨硬化症的治疗

　　异基因 HLA-同型骨髓移植已在一些患儿中获得成功。移植后的骨髓中包含有前体细胞和功能正常的破骨细胞。若在 4 岁之前接受移植，很有可能获得治愈。HLA 不相容的骨髓移植，失败的风险大大增加。有限的小样本量的研究显示，γ-干扰素-1β、1,25-(OH)$_2$D（可以直接刺激破骨细胞）、甲泼尼龙和低钙/高磷饮食有一定的疗效。

　　手术治疗可缓解视觉和听觉神经压迫。对于骨折及其并发症，包括畸形愈合和骨折后变形，可实施整形手术。

致密性骨发育不全

　　致密性骨发育不全是常染色体隐性遗传的骨硬化症，据说法国印象派画家亨利·德·图卢兹-洛特雷克（Henri de Toulouse-Lautrec）就患有此病。该病发病的分子基础涉及编码组织蛋白酶 K 的基因突变。组织蛋白酶 K 是一种溶酶体金属蛋白酶，在破骨细胞中高表达，对骨基质的降解非常重要。本病骨骼存在破骨细胞但不能发挥正常功能。致密性骨发育不全是短肢侏儒的一种表现形式，常出现骨折，但寿命正常。临床特征包括：身材矮小，脊柱侧弯和胸廓畸形，高腭弓；突眼；蓝色巩膜；小脸和下颌畸形，额枕凸出，尖鼻，巨颅和下颌角圆钝；小而方的手伴指甲发育不全。X 线片显示弥漫性骨密度增加，和骨硬化症相比，长骨形态正常。颅缝分离是该病特点之一，前囟门闭合不良。还表现出窦道、下颌骨、锁骨远端和指骨末端发育不全。另外，乳牙迟迟不换，颅盖骨和颅底硬化也是常见的症状。组织学检查显示，皮质骨结构正常，但成骨细胞和破骨细胞活性下降。血液学指标是正常的，但与骨硬化症不同的是，该病无贫血表现。针对该病尚无特异性治疗方法，也没有骨髓移植治疗的报道。

进行性骨干发育不全

　　进行性骨干发育不全，又称为卡-恩（Camurati-Engelmann）综合征，是常染色体显性遗传疾病。X 线特点是：长骨骨干呈对称性增厚，骨内膜和骨外膜骨化而附加于原皮质表层，致使骨皮质增厚硬化，受累骨主要是股骨和胫骨，有时也涉及腓骨、桡骨和尺骨。遗传缺陷定位在染色体 19q13.2 区域，编码肿瘤生长因子（TGF）-β1。基因突变激活 TGF-β1。临床表现多样，常见症状包括疼痛和受累部位压痛，易疲劳，肌肉萎缩和步态紊乱，易被误诊为肌营养不良症。典型的体形为四肢瘦弱，肌量减少，可触及明显的骨骼膨隆，若颅骨受累，则表现为巨颅且前额明显凸出。部分患者出现脑神经麻痹，脑积水，中枢性性腺功能减退和雷诺（Raynaud）现象。X 线可见沿发育不全的长骨骨干骨内膜和骨外膜进行性、不均匀的新骨形成。骨显像显示受累部位摄取功能增强。

　　小剂量糖皮质激素治疗可缓解骨痛，并有可能逆转异常的骨形成。间断给予双膦酸盐治疗，可缓解部分患者的临床症状。

全身性骨皮质增多症

　　全身性骨皮质增多症又称为 van Buchem 病，是一种常染色体隐性遗传疾病，特点是骨内膜增厚。受累部位包括颅骨、下颌、锁骨和肋骨。主要症状是由于颅底卵圆孔狭窄导致神经受压引起视力减退、面瘫和失聪。成年患者可能会表现为下颌增大。血清 ALP 水平有可能升高，这反映了在骨重塑过程中，成骨细胞骨形成速度快而破骨细胞骨吸收速度慢，导致正常骨的积累增加。骨内膜硬化伴并趾，又称硬化性骨化病，是较严重的疾病形式。硬化性骨化病和 van Buchem 病的遗传缺陷定位在同一位置，即染色体 17q12～q21 区域。这两种病很可能存在骨表达平衡调节因子（bone-expressed equilibrium regulator，BEER）基因的失活突变。

蜡油样骨病

蜡油样骨病（Melorheostosis 是希腊语，意为流动的骨质增生），可呈散发，也可呈常染色体隐性遗传疾病。主要症状是一个或多个肢骨的进行性线性骨质增生，受累部位多在下肢。此病的名称来源于受累骨的 X 线表现，与熔化的蜡油沿蜡烛流下的外形相似。儿童期发病表现为硬化骨局部疼痛或僵硬，可伴有软骨及骨组织组成的异位软组织包块，病变部位皮肤改变类似硬皮病和多毛症。该病成年后不再继续进展，但疼痛和僵硬持续存在。实验室检查没有显著异常。目前该病病因不清，尚无特异的治疗方法。外科干预纠正挛缩效果不佳。

脆弱性骨硬化

脆弱性骨硬化（osteopoikilosis），又称为骨斑点症。是一种良性的常染色体显性遗传疾病，骨骺和干骺端的骨硬化部位出现大量形状各异（常是圆形或椭圆形）的斑点状物。可累及除颅骨、肋骨和椎骨以外的任何骨骼。此病易被误诊为转移性病变。鉴别诊断的要点是脆弱性骨硬化的骨损伤是稳定的，受累部位没有放射性核素聚集。在一些家系中，脆弱性骨硬化与结缔组织痣并存，又被称为播散性豆状皮肤纤维瘤病或 Buschke-Ollendorff 综合征。组织学显示骨小梁增粗，骨皮质岛形增厚，其他方面表现是正常的。目前尚无明确的治疗方法。

丙型肝炎相关性骨硬化

丙型肝炎相关性骨硬化（HCAO）是感染丙型肝炎的成人患者中罕见的获得性弥漫骨质硬化。经若干年潜伏期后，患者出现弥漫的四肢骨痛，骨质增生并伴血清 ALP 水平升高。骨活检和组织学检查提示骨形成增加，骨吸收减少，破骨细胞数量及致密板层骨明显减少。患者血清 OPG 水平升高，骨活检示大量 OPG 阳性的成骨细胞，破骨细胞减少。对症治疗包括止痛，双膦酸盐治疗可能有效。长期抗病毒治疗可以逆转骨疾病。

骨矿化缺陷相关疾病

低磷酸酯酶症

该病是一种罕见的遗传性疾病，在婴幼儿时期表现为佝偻病，成年期表现为骨软化病，与之矛盾的是，患者血清 ALP 水平明显偏低。在加拿大，严重婴幼儿型低磷酸酯酶症的发病率是 1/100 000 活产儿。加拿大是该病的高发地区，因其在门诺派教徒和哈特教派信徒中的发病率较高。该病在非裔美国人中罕见。本病的严重程度差异很大，从肢体严重的骨矿化不足导致胎死宫内到某些成年人仅表现为未成熟的牙齿脱落。重症类型呈常染色体隐性遗传，但病情较轻者的遗传模式还不清楚。本病主要由非组织特异性（骨/肝/肾）ALP（TNSALP）缺乏导致，虽然 TNSALP 分布广泛，但在此病仅引起骨骼异常。ALP 其他同工酶（位于生殖细胞、肠道、胎盘）的水平和功能均正常。ALP 缺乏使其主要天然底物磷酸氨基乙醇（PEA）、无机焦磷酸（PPi）和 5-磷酸吡哆醛（PLP）大量堆积。PPi 蓄积可抑制羟磷灰石结晶的生成，进而干扰矿化作用。

围产期低磷酸酯酶症的症状会更加明显，且常并发羊水过多和宫内死亡。年龄小于 6 个月的重症患儿很难存活，表现为佝偻病样畸形，功能性颅缝早闭而囟门增宽（实际上呈颅骨矿化不全），颅内压升高，连枷胸，易患肺炎。常见高钙血症和高钙尿症。此型疾病死亡率达 50%。婴儿期能存活的患儿预后似乎较好。儿童低磷酸酯酶症临床表现不同。乳牙提前脱落（5 岁前）是该病特点。佝偻病使得患者走路速度慢，蹒跚步态，个子矮，方颅，前额膨隆。本病在青春期可有所改善，但可能在成年后复发。中年发病的成年型低磷酸酯酶症，表现为疼痛、跖骨压力性骨折后愈合不良或股骨假性骨折引起的骨痛。

尽管有佝偻病和骨软化病的临床和 X 线证据，实验室检查结果提示 ALP 水平降低，血钙和血磷水平正常或者升高。血清甲状旁腺激素、25-(OH)D 和 1,25-(OH)$_2$D 水平正常。PLP 水平升高是本病的特征性表现，甚至在某些严重患儿的无症状父母中也可以检测到这种变化。由于维生素 B$_6$ 可以升高 PLP 水平，所以在检查前一周要停用维生素 B$_6$。可以检测编码 TH-SALP 的 ALPL 基因的失活突变。

目前尚无有效的治疗方案。与其他类型的佝偻病和骨软化病不同，本病应避免使用钙和维生素 D 替代治疗，因其可能会加重高钙血症和高钙尿症。建议低钙饮食，少数患者试用糖皮质激素和降钙素，但疗效不一。因骨折难以愈合，植入髓内钉是急性骨折修复和预防骨折的最佳方案。

中轴性骨软化症

本病是罕见的以骨骼矿化障碍为特点的疾病，其血钙和和血磷水平正常。临床上，本病常见于中老年男性，表现为与中轴骨相关的慢性不适。有些患者表现为颈椎疼痛。X线主要表现为骨硬化，多因骨小梁结构紊乱所引起。脊柱、骨盆和肋骨是最常受累的部位。组织学改变显示骨矿化不良，成骨细胞扁平且无活性。主要病因是获得性的成骨细胞功能缺陷。良性病程，尚无有效的治疗方法。钙和维生素 D 治疗无效。

骨纤维发育不全症

本病罕见，病因不明。男女无明显差异，中老年多发，表现为进展性和难以治愈的骨痛和骨折，活动障碍和虚弱。X线表现为广泛性骨软化、骨质减少和偶发假骨折。组织学特点包括胶原纤维缠绕和存在大量的成骨细胞及破骨细胞。尚无有效的治疗方法。有报道称少数患者可以自愈。钙和维生素 D 治疗无明显疗效。

骨纤维发育不良和麦-奥综合征

骨纤维发育不良是一种散发性疾病，其特点是一个（单骨）或多个（多骨）部位骨骼呈现结构不良的纤维骨质。多发性骨纤维异常增殖伴牛奶咖啡斑和内分泌系统功能亢进，如卵巢假性性早熟，又称为麦-奥综合征（McCune-Albright Syndrome，MAS）。这些表型由 GNAS1 基因的激活突变介导，GNAS1 编码的是激活型 G 蛋白的 α 亚单位（Gsα）。因为突变可发生在胚胎发育的不同时期，故该病累及的范围和组织类型差异很大，这也解释了皮肤和骨骼病变的嵌合现象。GTP 结合后可激活 $G_s\alpha$ 调节蛋白，而 $G_s\alpha$ 编码区的突变选择性地抑制 GTPase 活性，导致 cAMP-PKA 信号通路的持续激活。$G_s\alpha$ 蛋白偶联受体的突变可引起多种组织和内分泌腺体的自主功能，包括骨骼（甲状旁腺激素受体），皮肤（促黑色素激素受体），卵巢（促卵泡激素受体），甲状腺（促甲状腺激素受体），肾上腺（促肾上腺皮质激素受体）和脑垂体（促生长激素释放激素受体）等。病变骨含有大量的间充质细胞，这些细胞不能分化为成熟的成骨细胞，导致骨骼发育不良。某些部位的类成纤维细胞表现出成骨细胞的一些特性，产生细胞外基质形成编织骨；还有些部位可能发生钙化，而在另外一些部位成纤维细胞可表现出软骨细胞的特性，产生软骨样细胞外基质。

临床表现　骨纤维发育异常在男性和女性的发病率相当，但是早熟型 MAS 在女性（女：男为 10：1）中更加常见。单骨型最常见，常在 20～30 岁时被诊断，不伴有相关皮肤病变。多骨型主要见于年龄＜10 岁的患儿，且随年龄增大持续进展。早发型的病情常常更加严重。青春期时病情可能会静止，妊娠或行雌激素治疗时进展。多骨型患者病变可累及上颌骨和其他颅面骨、肋骨、股骨或胫骨的干骺端和骨干。骨骼病损范围大者可引起疼痛、变形、骨折和神经压迫。累及面骨或者股骨的肉瘤样变性发病率很低（＜1%）。放射治疗无效，且有增加恶变的可能。有极少数病变广泛的患者，因尿磷排泄增加和低磷血症可引起佝偻病或骨软化病。低磷血症可能是由异常纤维组织合成的磷酸盐尿因子所致。

MAS 患者可伴有牛奶咖啡斑，呈扁平状的皮肤色素沉积，病变皮肤边缘呈"缅因州海岸"状，比神经纤维瘤的牛奶咖啡斑病变（呈"加州海岸"）边缘粗糙。最常见的内分泌病变是女孩的同性假性性早熟。其他较少见内分泌紊乱包括甲状腺毒症、库欣综合征、肢端肥大症、甲状旁腺功能亢进、高泌乳素血症和男孩的假性性早熟。

影像学检查　在长骨，骨纤维发育不良部位的典型特点是透光区皮质变薄呈毛玻璃样改变。病变部位

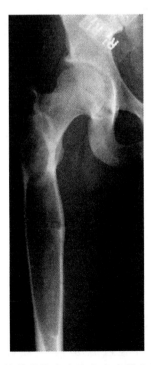

图 28-4　16 岁男性骨纤维发育不良患者的右侧近端股骨 X 线片。注意：多发囊性病变，包括近端中间部位的透亮区伴内表面的扇形边缘。股骨颈可见两处囊样透亮病变区

骨小梁在 X 线下形成片状结构（图 28-4）。颜面部受累常常表现为病变部位透亮度增加，呈狮子状（骨性狮面）。膨胀性颅骨损伤可造成颅孔狭窄，进而引起视力和听力损伤，或因脑神经受压而出现其他相关症状。

实验室检查 血液 ALP 水平偶有升高，但血钙、甲状旁腺激素、25-(OH)D 和 1,25-(OH)$_2$D 水平正常。多发性骨损伤者可有低磷血症、高尿磷和骨软化症。低磷血症和高尿磷与成纤维细胞生长因子 23（FGF23）直接相关。骨转化的生化标记物可能升高。

治疗 **骨纤维发育不良和麦-奥综合征**

本病不能自发缓解，且尚无有效治疗方案。据报道，静脉给予双膦酸盐治疗可以缓解骨痛，并部分或完全治愈 X 线所见受累部位。外科固定可预防病理性骨折或关节间隙的破坏，减轻神经根或脊神经受压症状，防止静脉窦堵塞。

其他骨骼和软骨发育不全

厚皮性骨膜病

厚皮性骨膜病或肥大性骨关节病（原发性或特发性），是一种以骨膜新骨形成为特点的常染色体显性遗传疾病，主要累及远端骨骼。病变部位表现为杵状指、面部潮红和皮肤增厚，首先出现在面部及前额。症状多开始于青少年期，之后 10 年持续进展，然后又转入静止期。在疾病活动期，手和脚逐渐增大形成爪样外形，易被误诊为肢端肥大症。还可出现关节疼痛、假性痛风和活动受限。本病须与继发于严重肺病的肥厚性骨病相鉴别。继发性者影像学显示有丰富的骨膜性新骨形成，且表面光滑有起伏。相反，原发性肥厚性骨病的骨膜表面不规则。

该病尚无可用于诊断的血液或尿液检查。滑膜液无炎症表现。该病亦尚无特异性治疗方法，个别病例报道，秋水仙碱对控制关节疼痛有一定的作用。

骨软骨发育不良

骨软骨发育不良包括几百种与结缔组织相关的遗传性疾病。该病主要表现为软骨和骨的生长障碍。关于选择性软骨发育不良见第二十九章。

先天性软骨发育不良 本病在短肢矮小症中较为常见，发病率为 1/40 000～1/15 000 活产儿。本病由成纤维生长因子受体 3（FGFR3）基因突变所致。多数病例是散发性突变。若呈家族性发病，多表现为常染色体显性遗传。早期症状是因骺板处的软骨细胞增殖异常，形成短粗的长骨。长骨的其他部位受影响程度相对较小。临床表现为短肢（尤其是近端部分）、躯干正常、巨颅、马鞍鼻和腰椎前凸。脊柱严重变形可致脊髓受压。纯合突变患者的病情较散发病例严重，可能会引起新生儿死亡。假性软骨发育不良在临床上与骨软骨发育不良很相似，但无颅骨变形的表现。

内生软骨瘤病 内生软骨瘤病又称为软骨发育不良，或 Ollier 病；是一种骺板软骨重吸收异常疾病。软骨的骨化过程正常，但再吸收异常，导致软骨聚集。病变以生长速度较快的长骨末端为著。软骨肉瘤发病较少。内生软骨瘤病与皮肤和软组织海绵状血管瘤组成的综合征称为 Maffucci 综合征。Ollier 病和 Maffucci 综合征均与多种恶性疾病相关，包括卵巢颗粒细胞瘤和脑神经胶质瘤。

多发性外生骨疣 多发性外生骨疣又称为骨干续连症或骨软骨瘤病；是一种常染色体显性遗传病。在本病中，由于软骨膜上的缺陷，骺板区被突出的骨组织取代。病变起始表现为骺板软骨的血管侵蚀，典型者 X 线可见肿块，并与原骨的骨髓腔直接相连。骨膜下皮质被吸收。本病与 EXT1 和 EXT2 基因的失活突变有关，这两个基因的产物在正常情况下参与调节软骨细胞骨架蛋白的加工过程。EXT 基因的产物可能有抑癌的作用，它的功能缺失引起骺板软骨的增殖异常。长骨干骺端出现一处或者多处损伤。尽管患者没有临床症状，但是病损可能已经影响了关节或肌腱功能，或压迫周围神经。发育成熟后骨疣停止生长，但妊娠时可能复发。恶变为软骨肉瘤的风险较低。

骨外（异位性）钙化和骨化

非骨性软组织发生钙磷晶体沉积（钙化）或形成成熟骨（骨化），可能的机制如下：①细胞外液中钙磷浓度升高引起转移性钙化；②血钙和血磷正常，矿物质沉积于代谢异常或坏死的组织中，引起营养不良性钙化；③异位骨化或形成真骨。可能引起异位钙化或骨化的疾病见表 28-2。

转移性钙化

软组织钙化常伴有严重的高钙血症和（或）高磷

表 28-2	与异位钙化和骨化相关的疾病
转移性钙化	营养不良性钙化
高钙血症	炎症性疾病
原发性甲状旁腺功能亢进	硬皮病
结节病	皮肌炎
维生素 D 中毒	系统性红斑狼疮
乳碱综合征	创伤诱发
肾衰竭	异位钙化
高磷血症	骨化性肌炎
肿瘤样钙质沉着	手术后
继发性甲状旁腺功能亢进	烧伤
假性甲旁减	神经损伤
肾衰竭	其他创伤
血液透析	进行性骨化性纤维发育不良
化疗后细胞溶解	
维生素 D 和磷酸盐治疗	

血症。另外,接受维生素 D 和磷酸盐治疗,或在轻度高磷血症时使用钙剂,如血液透析,均可引发异位钙化。血钙磷浓度乘积>75,所有疾病均可并发钙磷异位沉积。钙磷沉积最初形成结构松散的小晶体,之后形成羟基磷灰石晶体。高钙血症伴正常或偏低血磷时,钙化易发生于肾、肺和胃黏膜。高磷血症伴正常或偏低血钙时,易造成肾和动脉的钙化。肾衰竭和透析患者的钙磷异常是软组织(转移性)钙化的常见原因。

肿瘤样钙质沉着症

肿瘤样钙质沉着症是一种罕见的遗传性疾病,特点是在大关节周围软组织出现大片的转移性钙化,最常见于肩、髋和踝关节。肿瘤性钙质沉着与其他疾病的不同之处在于关节周围组织中出现羟基磷灰石晶体或者无定形的钙磷复合体,而进行性骨化性纤维发育不良(见下文)是在软组织中有真骨形成。大约 1/3 的肿瘤样钙质沉着症患者是家族聚集性的,常染色体显性和隐性遗传模式均有报道。本病与各种表现形式的出牙异常有关,如短球状牙根,牙髓钙化和根部牙本质涡状沉积。肾小管重吸收磷的能力增强导致的高磷血症是引起转移性钙化的主要原因。发生自发性软组织钙化者,血磷升高,血钙正常,但钙磷乘积>75。

迄今,北美报道的患者均为非裔美国人。本病多于儿童期发病,持续终身。钙化灶的特点是无痛,生长速度不一,瘤样物的体积大小不一。病灶常位于近大关节处,但位于关节囊外。除非瘤样肿物很大,一般情况下关节活动不受限制。并发症包括神经受压、病变处皮肤溃疡并流出白垩质样液体,继发性感染的风险增加。小沉着病灶用常规 X 线检测不到,需采用 ^{99m}Tc 骨扫描检测。常见实验室检查异常包括高磷血症和 $1,25\text{-}(OH)_2D$ 水平升高。血钙、甲状旁腺激素和 ALP 水平通常在正常范围。肾功能也多为正常。尿钙和尿磷排泄降低,钙磷代谢呈正平衡。

该病症状可由引起高磷血症的其他疾病造成,如与透析相关的甲状旁腺功能亢进症、甲状旁腺功能减退症、假性甲旁减和白血病化疗时出现大量细胞溶解。关节活动造成的组织创伤可能引起关节外钙化。转移性钙化也可见于引起高钙血症的相关疾病,如结节病、维生素 D 中毒、乳碱综合征和原发性甲状旁腺功能亢进症。但在这些疾病中,矿物质沉积更容易发生在质子转移器官,如肾、肺和胃黏膜,因质子泵可提供碱性环境。

治疗 肿瘤样钙质沉着症

有报道称,切除皮下钙化灶可获得病情缓解,清除所有钙化灶后疾病很少复发。低磷饮食和(或)口服磷酸盐结合剂可控制高磷血症。服用尿排磷制剂乙酰唑胺可能有效。使用降钙素的经验还很有限,其促进尿磷排泄的作用仍待验证。

营养不良性钙化

创伤后钙化可见于血钙和血磷水平正常以及离子溶解度乘积正常的情况。沉积的矿物质以非定形的钙磷或规则的羟磷灰石结晶形式存在。结缔组织疾病,如硬皮病、皮肌炎和系统性红斑狼疮并发软组织钙化可能会使局部皮肤或者深部皮下组织受累,称为局限性钙质沉着。包括关节旁组织在内的深部组织损伤引起的矿物质沉积称为广泛性钙质沉着。

异位骨化

手术、创伤、烧伤或神经损伤后引起筋膜炎的部位会发生骨外的骨形成,称为骨化性肌炎。新骨结构呈薄层状或小梁状,而成骨细胞和破骨细胞正常并能介导活跃的骨重塑。可见发育良好的哈佛管系统和骨髓元件。另外一种形成异位骨的原因是进行性骨化性纤维发育不良。

进行性骨化性纤维发育不良

进行性骨化性纤维发育不良,是一种罕见的常染

第二十八章 Paget 病和其他骨发育不良疾病

色体显性遗传疾病，特点是先天性手脚畸形和局部骨化的软组织肿胀。异位骨的形成可发生在任意部位的筋膜、肌腱、韧带和肌内结缔组织。有时创伤后在软组织中形成软橡胶样硬结，逐渐发生钙化。最后，在这些软组织创伤的部位形成异位骨。异常异位骨的形成影响正常活动和肌肉及其他软组织的功能。死亡率通常与胸部扩张受限而引起的限制性肺病有关。实验室检查可无明显改变。

目前尚无有效的治疗措施。双膦酸盐、糖皮质激素和低钙饮食对抑制骨化进展无效。不推荐手术摘除异位骨，因为手术创伤可能会成为异位骨形成的新部位。可合并牙齿相关的并发症，包括下颌僵硬，这可能继发于局部麻醉注射。所以，在常规 X 线下颌检查前，应行 CT 检查发现早期软组织钙化。

第五部分　间质代谢性疾病
SECTION 5　DISORDERS OF INTERMEDIARY META BOLISM

第二十九章　结缔组织遗传性疾病

Heritable Disorders of Connective Tissue

Darwin J. Prockop，John F. Bateman

（袁宁　孙健斌　译　张晓梅　审校）

结缔组织疾病分类

一些常见疾病通过家族基因传递致病，这些疾病在骨骼、皮肤和其他非细胞组织中引起明显的临床变化，这些组织广义上被定义为结缔组织。在遗传学法则被引入医学界之后，人们很快认识到，由于疾病的遗传性，这些疾病很可能起源于突变的基因。在过去的几十年中，很多疾病与几百种不同的基因突变相关连。尽管如此，对于临床医生和遗传学家来说，无论是按照其临床表现或者突变原因将这些疾病分类都面临着挑战。

McKusick 在这个领域中取得重要进展。包括儿童脆性骨骼（成骨不全）、弹力过度皮肤（埃勒斯-当洛斯综合征）、皮肤和骨骼的特征性扭曲（马方综合征）在内的一组病症被视为"遗传性结缔组织疾病"，在组织蛋白质的基因编码中发现了导致这类疾病的基因突变。

疾病的信息继续发展至两个层面。McKusick 提出了初步临床分类，其他的分类需要额外对患者进行检查后细化。例如，一些患者出现类似埃勒斯-当洛斯综合征中常见的皮肤变化，但这些特征可能被其他末端肌张力低下和大血管突然破裂所掩盖。为了记录患者和家族全面的表型谱，许多疾病已经被重新分类几次，并且每种已被划分成一系列亚型。例如，最近对所有导致骨骼改变的遗传性疾病分类，定义了 456 种不同的情况，其被划分为 40 个主要组群。

对致病基因突变的证实得到平行发展。第一个被克隆的结缔组织基因是编码 I 型胶原蛋白的两个基因，I 型胶原蛋白是骨骼、皮肤、肌腱和其他一些组织中最丰富的蛋白质。对成骨不全症（OI）患者最初检测发现 I 型胶原蛋白基因的突变。通过对患者皮肤的成纤维细胞培养得到的生化数据显示，这种显著的基因突变改变了胶原纤维的结构或合成。结果有助于证实编码结构蛋白的额外基因突变。由于在不同结缔组织中胶原类型不同并且独一无二的特征序列使胶原基因易于分离，胶原基因为突变基因的查找提供了更有吸引力的模式。此外，因为蛋白质不同寻常的结构需求，胶原基因对大量不同突变来说特别敏感。大多数成骨不全的患者、许多皮肤弹力过度的患者、一些侏儒症和其他疾病（包括 Alport 综合征）的患者，寻找突变胶原基因的工作卓有成效，虽然这些患者最初并没有被诊断为结缔组织疾病。此外，在确诊为骨关节炎和骨质疏松症的一组患者中也发现了胶原蛋白基因的突变。尽管如此，对突变基因的寻找迅速扩展到上百种基因，包括其他结构蛋白、结构蛋白的翻译后加工、生长因子及其受体，以及功能仍不被完全了解的基因。

在许多情况下，突变有利于定义疾病的临床亚型，但是有时也不可以。有相同临床表现的患者可能发现不同基因的突变。同时，不同临床表现的患者可能出现相同基因的突变。此外，很难确定一个基因结构的变化引起患者的表型变化而不仅仅是中性的多态性。因此，我们需要继续探讨按照临床表现划分疾病还是按照基因突变分类。例如：已发现 226 个基因突变与 456 种骨骼疾病相关，但最新的疾病分类学是综合了临床疾病诊断列表、分子结构未明及特定基因突变所致表型谱的数据库列表的"混合体"。一种罕见的皮肤遗传疾病大疱性表皮松解症被证实可采用一种更简单的分类系统进行分型。该病症最初定义为由摩擦引起的水疱，然后根据水疱和裂解的皮肤超微结构图层划分亚型。每组亚型中，大部分患者相继表现出与皮肤相应分层一致的基因突变。但是，即使在这些患者中，也不是每个患者都能看到基因型-表现型相关性的强度变化和突变。

最终，由该领域的专家利用人类孟德尔遗传资源在线数据库制定的共识报告，为医生对有异常临床表现的患者的诊断提供了宝贵的资源。但是，最常见病症的突变只局限在少数几个基因。本章重点关注这些比较常见的疾病。

结缔组织的组成

结缔组织如皮肤、骨、软骨、韧带和肌腱是人体发育和维持功能的重要结构，它们由胶原、蛋白多糖、细胞外基质的网状系统以及大量的非胶原糖蛋白和蛋白间复杂的相互作用所组成。虽然高达 500 个以上可能的细胞外基质构建了精确结构，提供组织特异性功能，但组合物也有许多大体相似功能，如复合胶原纤维提供强度和形式的作用，弹性纤维和蛋白聚糖的作用，其他相互作用蛋白和糖蛋白的微调功能（表 29-1）。最多的组成部分是三种相似的纤维胶原（Ⅰ型、Ⅱ型和Ⅲ型）。它们像钢丝一样具有张力。三种纤维胶原以组织特异性方式分布：真皮中大部分蛋白、韧带、肌腱和脱钙骨的蛋白质富含Ⅰ型胶原蛋白；Ⅰ型和Ⅲ型胶原蛋白是大血管最丰富的蛋白质；Ⅱ型胶原蛋白是软骨中最丰富的蛋白质。

结缔组织的生物合成和转换

结缔组织是活化有机体中最稳定的成分，但它们不是惰性的。在胚胎发育期间，结缔组织膜最早出现在四细胞胚泡时，为发育的胚胎提供强度和结构支架。在血管和骨的发育中，结缔组织有一个快速增加的合成、降解和再合成的过程。出生后速度相对变缓但整个出生后过程依然称得上快速发育，然后进入青春期后仍然高速增长。在成人期，大多数结缔组织代谢交换减慢，但是在骨骼中会维持中等速度。随着年龄的增长、营养不良、体力活动缺乏、重力张力下降，大多数结缔组织降解的速率，尤其是在骨和皮肤远远超

第五部分

间质代谢性疾病

表 29-1	结缔组织的组分		
结缔组织	主要成分	大概数量，%干重	特征和功能
真皮、韧带、肌腱	Ⅰ型胶原	80	大束的纤维
	Ⅲ型胶原	5～15	薄纤维
	Ⅳ型胶原、层粘连蛋白和巢蛋白	<5	形成上皮细胞基底膜
	Ⅴ型、Ⅵ型和Ⅶ型胶原	<5	Ⅴ型修改Ⅰ型原纤维；Ⅵ型形成串珠状的微纤维；Ⅶ型在表皮锚固纤维
	原纤维蛋白/弹性蛋白	<5	提供弹性
	纤维连接蛋白	<5	与胶原纤维和细胞表面相关
	蛋白多糖[a]/透明质酸	<0.5	提供弹性
骨（去除矿物质）	Ⅰ型胶原	90	复合纤维网
	Ⅵ型胶原	1～2	串珠微纤维
	蛋白多糖[a]/透明质酸	1	功能不明
	骨连接素，骨桥蛋白，骨钙素，α2糖蛋白，骨唾液酸糖蛋白	1～5	可调节矿化
主动脉	Ⅰ型胶原	20～40	纤维网络
	Ⅲ型胶原	20～40	薄纤维
	原纤维蛋白/弹性蛋白	20～40	提供弹性
	Ⅳ型胶原、层粘连蛋白和巢蛋白	<5	形成的内皮细胞下的基底膜
	Ⅴ型和Ⅵ型胶原	<2	Ⅴ型修改Ⅰ型原纤维；Ⅵ型形成串珠状的微纤维
	蛋白多糖[a]/透明质酸	<3	提供弹性
软骨	Ⅱ型胶原	40～50	薄纤维的通道
	Ⅸ型胶原	5～10	连接Ⅱ型纤维和其他成分
	Ⅵ型胶原	<1	串珠微纤维，大部分在细胞外
	Ⅹ型胶原	5～10	肥厚性生长板软骨形式细胞外网络
	Ⅺ型胶原	<10	合成Ⅱ型纤维
	蛋白多糖[a]/透明质酸	15～50	提供弹性
	小富含亮氨酸重复蛋白（SLRPs；大于 6 种）	<5	在组织功能和构成方面的多种功能

[a] 已经确定超过 30 种蛋白多糖。它们以核心蛋白质的结构和角蛋白硫酸、硫酸皮肤素、硫酸软骨素-6、硫酸软骨素-4 中蛋白多糖的含量区分。基底膜含有类似肝素的硫酸乙酰肝素侧链的蛋白多糖

过了组织收缩和合成的速率。在饥饿状态下，大部分皮肤胶原和其他结缔组织被降解为糖异生提供氨基酸。在骨关节炎和类风湿关节炎中，关节软骨胶原大量降解。糖皮质激素通过减少胶原合成而使组织变弱。但是，在许多病理状态，胶原过量沉积。大多数组织损伤，炎症和免疫应答刺激胶原纤维以纤维瘢痕形式沉积。在肝硬化、肺间质纤维化、动脉粥样硬化和肾硬化中，大量纤维沉积不可逆转并阻止正常组织再生。

纤维胶原的生物合成和结构　胶原纤维的抗拉强度主要源自蛋白单体自组装成大纤维结构的过程，类似于结晶化。自组装需要高度均匀和相对精确的结构的单体。它也是复杂的翻译后处理的一系列步骤，包括维持单聚体中的溶解度，直到它们被运送到适当的纤维聚集的细胞外位点。因为对准确的自组装过程的严格要求，纤维状胶原基因突变会导致许多结缔组织疾病就不足为奇了。

三个纤维状胶原的单体由三种多肽链形成，被称为α链，彼此缠绕成绳状三重螺旋构象。三重螺旋是蛋白质中一个独特的结构，为分子提供了刚性。它还决定了相对于大多数其他蛋白的氨基酸侧链中的"内外向"方式，使得表面上的带电和疏水残基可以直接由单体自组装成原纤维。单聚体的三重螺旋构象的产生，是由于每个α链具有重复的氨基酸序列，即在每第三个氨基酸显示为甘氨酸（Gly）。每个α链包含大约 1000 个氨基酸。因此，每个α链的序列可被表示为 (-Gly-X-Y-) n，其中 X 和 Y 代表除甘氨酸以外的氨基酸，n＞338。作为最小的氨基酸，甘氨酸位于该序列中的每个第三位置非常重要，因为该残基必须适合由三个链聚集的螺旋体中部的有限空间里。每个第三位置为甘氨酸的需求，可以解释突变导致甘氨酸残基转变成重侧链的另一种氨基酸的严重影响（见下文）。X 和 Y 位置的大多数氨基酸是脯氨酸和羟脯氨酸，它们的环形结构为三重螺旋体提供额外的刚性。其他 X 和 Y 位置由带电荷或疏水性氨基酸所占据，使横向和纵向有序单体精确装备成高度有序的原纤维。在极少数情况下，一些 X 和 Y 位置替代氨基酸的突变也会产生遗传性疾病。

由三个纤维状胶原形成的纤维有不同的厚度和长度，但它们具有相似的精细结构。电镜下观察，它们都具有横条纹，长度约为单体的四分之一，反映出纤维精确的特征模式。然而，三个纤维胶原在α链 X-和 Y-位置序列不同，因此产生一些特异性的物理特征。Ⅰ型胶原是由两个相同 α1（Ⅰ）链和第三个 α2（Ⅰ）链组成的，其氨基酸序列稍有不同。Ⅱ型胶原蛋白由三个相同 α（Ⅱ）链组成。Ⅲ型胶原蛋白由三个相同的 α1（Ⅲ）链组成。

为了把精确的结构单体传递至纤维合成的恰当位置，纤维状胶原的生物合成涉及大量的独特的处理步骤（图 29-1）。单体每个末端包含一个附加球状结构域，先合成为可溶性前体称作原胶原，作为原胶原在核糖体上合成的前α链，自由的 N-末端部移动到粗面内质网囊泡中。信号肽在 N-末端被裂解，启动翻译后的反应。重复-Gly-X-Y-序列的 Y 位置脯氨酸残基由脯氨酰羟化酶转化为羟脯氨酸。在人体体温下，脯氨酰残基的羟基化是单体的三个α链折叠成三重螺旋必不可少的。这种酶需要抗坏血酸作为它的重要辅助因子之一，这就解释了为什么坏血病患者伤口无法愈合的现象。在坏血病患者中，这种未羟基化和未折叠的蛋白质储存在粗面内质网的囊泡中，并被分解。位于 Y 位置的赖氨酸残基，由单独的赖氨酰羟化酶羟基化成为羟基赖氨酸。许多羟基赖氨酸残基被半乳糖糖基化或半乳糖和葡萄糖糖基化。大分子的甘露寡聚糖由每条链的 C 末端前肽组成。这些 C 端前肽相互作用组合成前α链，C 端前肽调控选择适合的配对链，以形成异构或同源三聚体，并提供正确的链位，随后形成胶原蛋白螺旋三聚体。C 端前肽组装成三个前α链之后，在 C 末端附近形成螺旋三聚体的核心，螺旋构象以类似晶体状拉链方式向 N 端延续，自发折叠成三重螺旋。但如下所述，对导致成骨不全的罕见突变的识别证明了由辅助蛋白协助完成了细胞内折叠。完全折叠后的蛋白随后被分泌。分泌后，前胶原被两个特定蛋白剪切酶作用，由 N 端前肽和 C 端前肽裂解生成胶原。前肽的释放使蛋白质溶解性下降大约 1000 倍。被释放的熵能量促使胶原自动组装成纤维。自组装的胶原纤维具有相当大的拉伸强度，但它们的强度可以通过相邻α链之间两个分子的共价交联反应进一步加强。

虽然胶原单体组装成纤维是一种自发反应，组织中的反应受到不丰富的胶原（Ⅴ型和Ⅰ型，Ⅺ型和Ⅱ型）和其他成分，例如一系列小的富含亮氨酸的蛋白（SLRP）的调控。一些少量成分改变原纤维组装的速度，而其他成分改变纤维形态或它们与细胞和其他分子的相互作用。

胶原纤维对大多数蛋白酶耐受，但是在结缔组织降解时，它们被特异的基质金属蛋白酶（胶原酶）所裂解，胶原酶可以导致折叠的螺旋三聚体伸展成为明胶样结构，再进一步被非特异性蛋白酶降解。

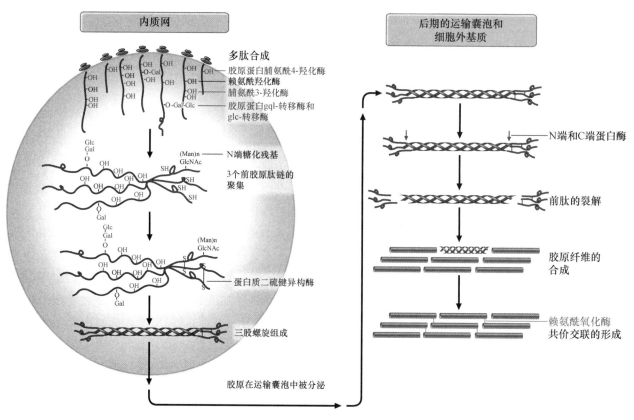

图 29-1 （见书后彩图） 纤维胶原蛋白的生物合成的原理总结。（Modified and reproduced with permission from J Myllyharju, KI Kivirikko：Trends in Genetics 20：33，2004.）

其他胶原蛋白及相关分子

　　螺旋三聚体的独特性被用来定义胶原家族，至少 28 个胶原包含重复-Gly-X-Y-序列，并形成不同长度和复杂性的三重螺旋。蛋白质的结构和功能是多样的，而且许多是引起遗传疾病的突变位点。例如，在基底膜中的Ⅳ型胶原由六个不同的基因合成了三种 α 链。六个基因任何一个突变都可以引起 Alport 综合征。

　　弹性蛋白和纤维蛋白原聚集体　除了张力，许多组织如肺、大血管和韧带需要弹力。弹力来源于非晶体的橡胶状蛋白，称为弹力蛋白。马方综合征（MFS）突变基因的发现，很大程度上影响了后续分析，证实弹力存在于由大量糖蛋白沉积的薄纤维组织上（命名为纤维蛋白原）。纤维蛋白原包含大量的类似表皮生长因子的结构域，并穿插特异性的富含半胱氨酸的结构域，这个结构域也存在于隐匿转化生长因子β（TGF-β）结合蛋白上。纤维蛋白原组装成长珠状链，并含有许多其他组分，包括小而多边的弹性蛋白，人骨形成蛋白（BMP），以及微纤维相关糖蛋白（MAGP）。这些纤维蛋白原为组织提供弹性以及其生物合成的原理仍在研究中。纤维蛋白原对促进细胞外基质的结构和 TGF-β 信号转导起了主要作用。

　　蛋白聚糖　结缔组织如软骨或主动脉压缩后弹力恢复主要是由于蛋白聚糖的存在。蛋白聚糖是由一个核心蛋白连接的带负电荷的双糖聚合物组成（主要是硫酸软骨素）。至少 30 种蛋白聚糖已经被确认。它们在连接胶原和基质的其他成分方面存在变异，但对大多数蛋白聚糖来说，并没有确定各自特异的功能。软骨中主要蛋白多糖称为聚集蛋白聚糖，是由 100 个硫酸软骨素和硫酸角质素单链修饰的 2000 个氨基酸组成的核心蛋白。反之，核心蛋白与聚合物的双糖透明质酸长链结合形成蛋白聚糖聚集体——自然界中最大可溶性大分子结构之一。由于其高度的负电荷和扩展结构，蛋白聚糖聚集体结合大量的水分子和小离子，使得在相同的组织中发现的胶原纤维呈三维拱廊结构。因此，它使软骨受压后保持弹性。

具体疾病

成骨不全症（OI）

　　OI 的重要特征是由于骨量严重减少导致骨骼脆性增加。此疾病常常与蓝巩膜、牙齿发育异常（牙质生成不全）、进行性听力减退和阳性家族史有关。大多数患者编码Ⅰ型胶原的两个基因中的一个发生突变。

分类　根据最初症状出现的年龄将 OI 分为先天性和迟发性两个亚型。Sillence 基于临床和放射学发现以及遗传模式建议分为一系列亚型。如这里讨论的其他疾病一样，对 OI 罕见隐性形式的描述以及新基因中突变的发现，使针对此疾病应当通过临床表型还是致病基因进行分类展开了争论。短期来看，根据临床表现分类似乎最有益（表 29-2）。

Ⅰ型 OI 是最轻的亚型，有轻微或无明显的骨骼畸形。许多患者存在明显的蓝巩膜。Ⅱ型有严重的骨骼脆性，常胎死宫内或出生后不久即死亡；根据放射检查可分为ⅡA、ⅡB 和ⅡC 型。在非致命型 OI 中，

Ⅲ型患者存在从轻型到重型逐渐进展的骨骼畸形，Ⅳ型（伴有正常巩膜的常见变异型 OI）患者有轻到中度的骨骼脆性。

根据 OI 分类标准对患者进行分类并不能预测疾病的临床过程。一些患者在出生时正常但出生后逐渐发病；一些患者在婴儿期和幼儿期多次骨折，青春期后症状改善，随着年龄增加出现频繁骨折。女性在妊娠期间和绝经后易于骨折。一些具有家族 OI 轻度变异的女性直到绝经后才出现骨折，很难和绝经后骨质疏松症区分开。

发病率　Ⅰ型 OI 出生时发病率大约 1/20 000～1/15 000。有报道称，Ⅱ型 OI 发病率大约为 1/60 000。关于严重型 OI 的报道很少，出生时即诊断的严重型（Ⅱ、Ⅲ、Ⅳ型）发病率可能高于 1/60 000。

表 29-2　成骨不全（OI）的分类					
表型	类型	典型特点	遗传	基因缺陷	蛋白缺陷
伴随蓝巩膜的非畸形 OI	Ⅰ	轻度至中度骨脆性，正常或接近正常的身高，蓝巩膜，大多正常牙列，50% 以上患者听力丧失	AD	COL1A1 COL12	Ⅰ型胶原蛋白单倍体缺乏
围产期致死性 OI	Ⅱ	极端骨脆性、身材矮小、长骨弓弯、蓝巩膜 正常或淡蓝色巩膜，牙列和听力正常	AD	COL1A1 COL1A2	Ⅰ型胶原蛋白结构突变
			AR	CRTAP LEPRE1 PPIB	胶原转译后修饰和机械折叠
进行性致畸 OI	Ⅲ	中度至重度的骨骼变形，出生时蓝巩膜，听力丧失，常有牙列异常	AD	COL1A1 COL1A2	Ⅰ型胶原蛋白结构突变
			AR	CRTAP LEPRE1 PPIB FKBP10 SERPINH1	胶原转译后修饰和机械折叠
				BMP1	蛋白水解去除前胶原蛋白 N-末端前肽
				WNT1	Wnt 细胞信号传导通路
				SERPINF1	PEDF-生长因子信号传导
				TMEM38B	阳离子通道，Ca^{2+} 释放
伴随正常巩膜的常见变异型 OI	Ⅳ	轻度至中度骨脆性，正常巩膜，变异牙列，小于 10% 的患者听力丧失	AD	COL1A1 COL1A2	Ⅰ型胶原结构突变
				WNT1	Wnt 细胞信号传导通路
			AR	CRTAP	胶原翻译后修饰和折叠机制
				KFBP10	转录因子，骨形成缺陷
				SP7/OSX	
伴随骨间膜钙化的 OI	Ⅴ	前臂和腿部骨间膜和（或）肥厚性骨痂钙化，变异骨骼变形，巩膜和牙列正常	AD	IFITM5	转录因子，骨形成缺陷
布鲁克综合征 1 型		翼状胬肉挛缩，婴儿期或幼儿时期骨折，出生后身材矮小症，严重的四肢畸形，进行性脊柱侧凸	AR	FKBP10	胶原机械折叠
布鲁克综合征 2 型		同布鲁克综合征 1 型	AR	PLOD2	赖氨酸胶原转译后修饰

缩写：AD，常染色体显性；AR，常染色体隐性
注释：主要的 OI 基因突变（>90%）是在 COL1A1 和 COL1A2

第二十九章　结缔组织遗传性疾病

骨骼病变 在Ⅰ型OI中，骨骼脆性可以非常严重以至于身体活动受限，或者非常轻以至于患者察觉不到任何不适。轻型患者颅骨X线检查提示有因不规则成骨出现的斑点。在Ⅱ型OI常有骨骼骨化不全的表现，可表现为肋骨串珠样改变、肋骨骨折和长骨畸形，长骨可变粗或变细但机制尚不明确。在Ⅲ型和Ⅳ型，轻微的压力就会导致多发骨折引起严重畸形。脊柱侧凸可影响呼吸导致肺源性心脏病（肺心病）和易患肺部感染。长骨末端有矿物质沉积，在X线上长骨末端表现为"爆米花"样改变常常提示预后不良。由于颅骨和脑脊液的压迫可逐渐出现神经系统症状。Ⅴ型OI表现为桡骨小头脱位和瘢痕组织增生。

所有类型的OI均有骨密度的下降。但是，骨量减少的程度很难评估，因为反复的骨折限制了运动也会导致骨量减少，不过，令人惊奇的是，骨折似乎能正常愈合。

眼部特征 巩膜可以是正常、灰色、浅蓝色或亮蓝色。巩膜颜色的改变可能是因为巩膜的胶原层变薄显示出了脉络膜层的颜色。然而，蓝巩膜是没有骨骼易脆性家族的遗传特征。

牙质生成 牙齿可以正常、中度褪色或者重度畸形。牙釉质通常是正常的，但是牙齿可出现特征性的琥珀色、棕黄色或蓝灰色，因为牙本质中富含的Ⅰ型胶原蛋白缺乏。乳齿比正常牙齿小，恒齿呈钟鼓型并局限在根部。在一些患者中，牙齿容易断裂并需要取出。即使没有任何OI的证据，相似的牙齿缺陷也会遗传。

听力丧失 听力丧失常在青年发病，至少50％的患者超过30岁发病。可分为传导型、感音神经型或混合型，并表现为不同程度的耳聋。中耳通常表现为发育不良，骨化不全，软骨不能正常骨化和异常钙沉积。

其他特征 其他结缔组织改变包括皮肤变薄易引起大面积创伤，长时间关节脱位可引起关节松弛较难与埃勒斯-当洛斯综合征（EDS）相鉴别，心血管系统病变表现为主动脉反流、二尖瓣脱垂、二尖瓣关闭不全和大血管脆性增加。一些患者可出现甲状腺素水平升高，表现为发作性高代谢状态如怕热和多汗，但机制尚不清楚。

 分子缺陷 目前发现OI大约有1360个基因突变，其中90％以上存在COL1A1或COL1A2的杂合突变，COL1A1或COL1A2基因编码Ⅰ型胶原的proα1或proα2链（表29-2）。

大多数伴有蓝巩膜的Ⅰ型OI患者由于基因突变导致proα1链合成减少近一半。使proα2链合成减少的基因突变会导致更严重的表现型和与EDS类似的皮肤病变。

与Ⅰ型OI中发现的无效突变不同，绝大多数严重变异（Ⅱ、Ⅲ和Ⅳ型）是由基因突变引起的，这些突变使proα链结构异常，导致螺旋三聚体结构装配或折叠异常。其他结缔组织疾病发生胶原突变时，这些结构突变一般分为两个功能类别。第一，C前肽结构域的相对少见的突变可以防止或者严重影响前胶原三聚体的初始装配。这些错误折叠链被保留在内质网（ER），并通过ER-相关蛋白酶途径降解。因为这些突变可导致ER应激反应，未折叠的蛋白质反应（UPR）可能会对细胞产生许多下游影响。ER应激是结缔组织病的病理生理学范畴的新概念，并且很好地诠释了软骨发育异常症（见下面）。

然而，最常见的Ⅰ型胶原突变是单个碱基置换，引进侧链氨基酸替代螺旋三聚体中每第三个氨基酸的一个甘氨酸残基。实际上，Ⅰ型胶原的proα1或proα2链螺旋结构上的338个甘氨酸残基中的任何一个都是潜在的致病突变位点。这些突变包括螺旋三聚体的结构完整性，螺旋折叠中断，ER中突变三聚体的保留以及翻译后羟基化和赖氨酸糖基化的增加。含有胶原结构的螺旋突变可以在ER中形成不溶性聚集体，此聚集体可被自噬溶酶体-内体系统而不是蛋白酶体降解。

不常见的基因突变也可发生相似的序列突变，导致部分基因缺失，部分基因重复和剪接突变。细胞分泌结构异常的突变胶原不仅有细胞内效应，也有重要的细胞外效应。例如，前胶原分子中一个异常proα链的存在可以干扰蛋白N-端前肽的裂解。少数分子中持续存在的N-端前肽能干扰正常胶原蛋白的自我组装，使胶原蛋白纤维变薄和不规则。因此，如果结构异常胶原蛋白合成纤维，可能产生不稳定效应和选择性地退化，或者可能改变胶原蛋白与其他结缔组织成分的相互作用，破坏结构及稳定性。

关于Ⅰ型胶原基因突变概括如下，一是无关的患者很少有相同基因的同一突变。螺旋三聚体N-末端的甘氨酸置换往往产生较轻的表现型，主要因为它们对C-末端形成的螺旋三聚体链结构影响较小。在X或Y位置上，一些罕见带负电荷氨基酸（Asp、Arg）或支链氨基酸（Val）的置换会产生致命的表型，因为它们位于单体侧向组装或与结构其他组分相连接的位置。

有关引起罕见常染色体隐性遗传的OI基因突变的研究发现一组蛋白基因突变在前胶原蛋白单体及时折叠中发挥重要作用，这些前胶原蛋白单体包括：软骨相关蛋白（CRTAP）、脯氨酰-3-羟化酶（LEP-RE1/P3H1）、亲环素B（PPIB）、胶原伴侣样蛋白HSP47（SERPINH1）和前胶原伴侣蛋白FKBP65

（*FKBP10*）。最近发现了胶原蛋白纤维合成通路的其他下游组分的基因突变：*BMP1*，编码剪切Ⅰ型胶原C-末端的金属蛋白酶的基因；*PLOD2*（LH2，赖氨酰氧化酶2），参与胶原的交联形成。除影响胶原蛋白合成途径的基因突变，还发现参与骨骼形成和矿化调节的基因突变如*SP7*（成骨细胞特异性转录因子 os-terix）、*IFITM5*、*WNT1* 和 *TMEM38B*（表29-2）。

生殖细胞和体细胞的遗传和嵌合体 Ⅰ型OI是常染色体显性遗传。然而，一些Ⅰ型OI患者似乎存在散发的新发突变或者前几代出现过漏诊。大多数致命OI是因为双亲一方的生殖系发生了散在的基因突变。因为可能存在生殖系嵌合体新发突变，第二个孩子有大约7%的概率遗传严重变异型OI。

诊断 通常根据临床标准诊断OI。当骨折同时伴有蓝巩膜、牙质生成异常或OI疾病家族史时通常可以做出诊断。必须排除其他原因造成的病理骨折，包括受虐儿童综合征、营养不良、恶性肿瘤和其他重叠出现的遗传性疾病如软骨发育异常和低碱性磷酸酶症。表面瘀伤有助于区分OI和受虐儿童综合征。通过光子或X线吸收仪检测可发现骨密度降低。骨显微镜检查也有助于诊断。与其他遗传病诊断一样，目前常规使用靶向候选基因测序和外显子组测序进行OI检测，未来将使用全基因组测序。

治疗 成骨不全症的治疗

许多严重畸形的OI患者也能有正常的生活和成功的人生。轻型OI患者在青春期后骨折发生率下降，可能不需要特殊治疗，但女性患者妊娠期和绝经期后骨折风险再次增加，需要特别关注。病情严重的儿童，需要物理治疗结合骨折与骨骼畸形手术治疗的综合治疗方案。

许多骨折仅轻微移位，几乎没有软组织肿胀，可以支持或牵引治疗一或两周。如果骨折无明显疼痛，可以尽早进行物理治疗。适当运动可以防止由于制动导致的骨量丢失。一些医生提倡将钢板插入长骨以纠正肢体畸形；但是很难评估这种治疗方案的风险/收益和成本/收益。传统方案通常主张积极治疗肺炎和肺心病。对严重听力丧失的患者，镫骨切除术或更换镫骨假体可能有效。中重度患者应该定期评估神经系统功能。大约一半儿童应用生长激素后身高明显增加。对中重度OI患者已经使用双磷酸盐减少骨量丢失。同时可以看到患者骨密度增加。一些临床试验观察到磷酸盐可以改善骨痛和减少骨折发生率；然而，目前关于OI患者双磷酸盐最佳给药方案及长期用药有关的风险尚不明确。当前，认为使用双磷酸盐获益可能超过风险，建议使用双磷酸盐治疗中度到重度OI。已开展临床试验采用静脉输注间充质干细胞或多潜能基质细胞（MSC）治疗OI患者并取得了令人振奋的结果，但是试验要求以后被用作正常MSC来源的正常捐赠者的骨髓需要预先骨髓移植，因此这种治疗方案未被广泛采用。但是这项结果增加了将来应用有效干细胞治疗OI的可能性。

咨询和心理支持对患者及其父母非常重要。一些国家成立了专门机构用于提供这方面的帮助。妊娠16周左右，通过产前超声检查有助于发现严重胎儿畸形，应常规抽血进行DNA检测以明确诊断。

埃勒斯-当洛斯综合征（EDS）

EDS以过度伸展的皮肤和过度灵活的关节为特征，但也包括少数存在其他特征的患者。许多患者存在不同类型的胶原蛋白突变，但少数患者也有其他基因突变。与最初的预期相反，在EDS患者中未发现编码弹性蛋白的基因突变。

分类 EDS根据皮肤、关节和其他组织受累的程度、遗传方式和分子生物学不同，定义为不同类型（表29-3）。经典EDS包括疾病的严重型（Ⅰ型）和轻型（Ⅱ型），其特点包括关节过度灵活和皮肤质地柔软、过度伸展及易形成瘢痕。在关节肌肉过度灵活型EDS（Ⅲ型），关节过度灵活比皮肤改变更突出。在血管型EDS（Ⅳ型），皮肤改变比关节改变更突出，患者有因大血管或其他空腔脏器破裂导致猝死的风险。Ⅴ型EDS与Ⅱ型EDS相似，但是它属于X连锁遗传。眼球病变和脊柱侧凸型EDS（Ⅵ型）具有脊柱侧凸、眼球易破裂和圆锥形角膜的特点。关节松弛型EDS（ⅦA和ⅦB型）主要表现为关节过度活动，但和Ⅲ型EDS难以鉴别，可以通过从Ⅰ型前胶原到胶原形成过程中特殊分子结构的缺陷相鉴别。牙周型EDS（Ⅷ型）有明显的牙周病变。Ⅸ、Ⅹ和Ⅺ型主要根据初步生物化学和临床数据的基础划分。没有对肌腱蛋白X缺乏引起的EDS分型，它是与EDSⅡ型相似的常染色体隐性遗传性疾病。心血管型EDS与Ⅱ型EDS有相似的特征，但是存在主动脉的严重病变。早衰型EDS具有EDS和儿童早衰症的共同特征。由于存在重叠的症状和体征，许多仅有部分EDS特征的EDS患者和患者家族不能明确分型。

表 29-3　EDS 的不同分型

分型	典型特征	遗传方式	基因缺陷	蛋白缺陷
经典型（EDS I-重型和 EDS II-轻型）	皮肤过度伸展和松弛，关节活动过度，组织脆性表现为广泛的萎缩性瘢痕	AD	COL5A1 COL5A2	V 型胶原蛋白
		AD AD、AR	COL1A1 COL1A2	I 型胶原蛋白 proα1（I）和 proα2（I）链
过度灵活型（EDS III）	关节活动过度，皮肤中度受累，无组织脆性	AD	TNXB	肌腱蛋白 X
血管型（EDS IV）	由于空腔脏器如动脉和肠道自发破裂导致寿命缩短；皮肤变薄、透明和易损伤，形成大面积瘀青；小关节活动过度；特征性面容	AD	COL3A1	胶原蛋白 III
X-连锁 EDS（EDS V）	与经典型相似	X-连锁隐性遗传	未知	未知
眼球病变和脊柱侧凸型 EDS（EDS VIA 和 VIB）	不仅具备经典型 EDS 特点，还有严重的出生后肌张力减退，进行性脊柱侧凸，马方综合征，骨量减低症，偶有眼球和大动脉破裂	AR	PLOD1 EDS VIB 未知	前胶原蛋白的 5-双氧化酶活性缺乏（EDS VIA） EDS VIB 未知
关节松弛型 EDS VII（EDS VIIA and EDS VIIB）	先天性双髋关节脱位，关节活动过度，轻度皮肤受累，骨量减低症	AD	COL1A1 COL1A2	阻止 N 末端前肽裂解的基因突变
皮肤脆弱型 EDS VIIC	皮肤松弛易损伤，巨大疝，关节松弛，畸形特征	AR	ADAMTS2	I 型前胶原蛋白 N 末端蛋白酶缺乏
牙周型 EDS VIII	可吸收性牙周疾病伴随恒牙过早脱落，皮肤脆性增大，皮肤病变	AD	未知	未知
肌腱蛋白 X 缺乏型	与 EDS II 相似	AR	TNXB	肌腱蛋白 X
早衰型		AR?	B4GALT7	半乳糖转移酶-7 缺乏（硫酸皮肤素蛋白聚糖合成缺陷）

缩写：AD，常染色体显性遗传；AR，常染色体隐性遗传

发病率　新生儿 EDS 总的发病率大约 1/5000，其中黑种人发病率较高。经典型和过度灵活型 EDS 是最常见的类型。轻型患者通常不会主动就医。

皮肤　皮肤出现不同程度的变薄和变软，可表现为过度伸展（"橡胶人"综合征）或者容易撕裂或者形成瘢痕。经典型 EDS 患者皮肤可出现特征性"卷烟纸"样瘢痕。在血管型 EDS，骨性突起的皮肤可有广泛的瘢痕和过度的皮肤色素沉着，皮肤变薄可见皮下血管。牙周型 EDS 比过度灵活型 EDS 皮肤脆性更大，更易形成萎缩和色素沉着的瘢痕。严重类型 EDS 容易发生皮肤损伤。

韧带和关节改变　关节松弛和过度灵活可表现为从轻型到不能复原的髋关节或其他大关节脱位。轻型患者通过限制体力活动可以避免关节脱位。重型患者需要进行手术修复。一些患者随着年龄增加病情逐渐加重。

其他特征　DES 特别是 I 型 EDS 可出现二尖瓣脱垂和疝气。扁平足和轻度到中度的脊柱侧凸是常见临床表现。关节松弛和反复的关节脱位可导致退行性关节炎。在眼球病变-脊柱侧凸型 EDS，小的创伤即可导致眼球破裂，脊柱侧凸可引起呼吸功能受损，也可以出现蓝巩膜。

分子缺陷　不同亚型 EDS 患者有不同的胶原蛋白结构基因的突变（表 29-3）。主要包括：一些中重度经典型 EDS（I 型）患者有 COL1A1 基因突变；少数有主动脉瓣病变的 EDS 患者存在 COL1A2 基因突变；大约一半的经典型 EDS（EDS I 和 II）患者，编码 V 型胶原蛋白的三个基因中有两个基因（COL5A1 和 COL5A2）发生突变，是与 I 型胶原蛋白相关的微小胶原蛋白；最容易发生猝死的血管型 EDS 患者主动脉中富含的编码 III 型胶原蛋白的 COL3A1 基因发生突变。

一些 I 型胶原蛋白相关的基因突变改变了合成酶的蛋白或基因合成。关节松弛型 EDS（VII 型）是由于使 I 型前胶原蛋白免于被前胶原蛋白 N 端蛋白酶降解的氨基酸序列突变或者是使酶的活性降低的基因突变

引起的。N 端前肽的持续存在引起变薄且不规则的胶原纤维的形成。一些患者存在骨骼脆性增加，因此表现型与 OI 有重叠。眼球病变-脊柱侧凸型 EDS（Ⅵ型）是由 *PLOD1* 基因的纯合子或杂合突变引起的，*PLOD1* 基因编码前胶原蛋白-赖氨酸 5-双氧化酶（赖氨酸羟化酶 1），用于形成胶原纤维稳定的交联结构。

一些过度灵活型 EDS 患者（Ⅲ型）和一些轻型 EDS 患者（Ⅱ型）存在 *TNXB* 基因突变，该基因编码肌腱蛋白 X，是结缔组织的另一种成分，用于调节胶原纤维的组装。一些患者中也发现了蛋白聚糖的基因突变。早衰型 EDS 是由于 *B4GALT7* 发生常染色体隐性遗传突变，*B4GALT7* 是编码使糖胺聚糖链添加到蛋白聚糖的关键酶——β-1,4-半乳糖转移酶 7 的基因。

诊断　可根据临床标准和越来越多的 DNA 测序做出诊断。虽然基因型和表现型之间的相关性尚未明确，但基因或生化检测对血管型Ⅳ型 EDS 的诊断及其不良预后评估尤为有益。

与其他遗传性结缔组织病一样，同一家族携带相同基因突变的成员之间存在很大程度的变异。有些患者骨折次数增加，很难与 OI 鉴别。一些遗传性主动脉瘤家族存在编码Ⅲ型胶原蛋白的基因突变，但没有 EDS 或 OI 的任何证据。

治疗　EDS 综合征

手术修复和关节韧带加固术需要仔细评估每个患者的病情，通常不予韧带缝合。易损伤类型的患者应该评估是否存在出血性疾病。Ⅳ型 EDS 患者和他们的家庭成员应该定期评估以便早期发现动脉瘤，但是因为组织易脆性，外科手术修复可能很困难。而且，应该告知Ⅳ型 EDS 女性患者其子宫破裂、出血和其他妊娠并发症的风险增加。

软骨发育不良症

（见第二十八章）软骨发育不良症（CD），也称为骨骼发育不良症，是遗传性骨骼疾病，表现为侏儒症和身材比例异常。此类疾病也包括一些正常的身高和身材比例的患者，这些患者存在严重型 CD 常见的特征如眼球病变或腭裂。许多患者出现退行性关节改变，成人轻微型 CD 可能很难与原发性全身骨关节炎相鉴别。数目不详的部分患者软骨中最丰富的胶原蛋白（Ⅱ型）或较不丰富的胶原蛋白（Ⅹ或Ⅺ型）发生基因突变。其他患者编码软骨其他成分或编码胚胎软骨发育所需蛋白质的基因发生突变，包括常见的编码成纤维细胞生长因子受体的基因突变。

分类　根据不同的标准制定了超过 200 个不同类型和亚型，这些标准包括"危及生命"（致命型）、骨骼"扭曲"（畸形）、干骺端受累（干骺端）、骨骺受累（骨骺）、脊柱受累（脊柱）和组织学变化如骨骺端纤维组织明显增加（纤维软骨形成）。一些亚型是根据首次报道或最多报道的个案命名的。严重型疾病会引起大部分软骨结构和包括眼球在内的其他结构显著变形。轻型 CD 更难分类。特征包括白内障，玻璃体退化，视网膜脱落，前额突出面部发育不全，腭裂，肢体短小，骨骺端、干骺端和关节面显著畸形。Stickler 综合征（遗传性关节-眼病）患者根据是否存在眼病表现型和突变基因被分为 3 个亚型。

发病率

新生儿 CD 的总体发病率从 1/4000 到 1/2500。各种类型 CD 的发病率数据尚不完整，但是 Stickler 综合征的发病率为 1/10 000。因此，这种疾病可能是更常见的遗传性结缔组织病之一。

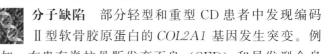

分子缺陷　部分轻型和重型 CD 患者中发现编码Ⅱ型软骨胶原蛋白的 *COL2A1* 基因发生突变。例如，在患有脊柱骨骺发育不良（SED）和早发型全身性骨关节炎（OA）的三个不相关家族中均发现有以半胱氨酸残基替代精氨酸的基因突变。已发现在一些有骨和软骨显著畸形的致命型 CD 患者中也存在基因突变，通常是Ⅱ型胶原蛋白螺旋三聚体的甘氨酸替换突变，这些患者包括先天性脊柱骨骺发育不良，先天性脊柱干骺端发育不良，Ⅱ型软骨形成不足/软骨发育不良症和 Kniest 综合征。*COL2A1* 基因突变最常发生在具有特征性骨骼改变，颜面部畸形和听力异常的 Stickler 综合征患者。大部分 *COL2A1* 基因突变是终止密码早熟导致单倍型不全。此外，一些 Stickler 综合征或者密切相关综合征的患者存在两个Ⅺ型胶原蛋白特异性基因突变，Ⅺ型胶原蛋白是一种由Ⅱ型胶原蛋白的（*COL2A1*）基因和另外两个Ⅺ型胶原蛋白（*COL11A1* 和 *COL11A2*）基因编码的 α 链组成的罕见聚合体。与经典型 Stickler 综合征相似的 Marshall 综合征也存在 *COL11A1* 基因突变，但是 Marshall 综合征有更严重的听力损失和畸形特征，如中面部扁平或凹陷伴有鼻梁扁平、短鼻、鼻孔前倾、长人中和眼裂增宽。

CD 也可由软骨中含量较少的胶原蛋白基因突变引起。例如，Schmid 干骺端 CD 患者Ⅹ型胶原蛋白即软骨内软骨肥大区短的网状胶原蛋白发生基因突变。此综合征特征性表现为身材矮小、髋关节内翻、喇叭形干骺端和摇摆样步态。和其他胶原蛋白基因一样，无义突变导致单倍型不全和抑制胶原蛋白组装的结构突变是最常见的两种突变类型。在Ⅹ型胶原蛋白，所有检测出的结构突变发生在调节三聚体形成的C末端NC1结构域。NC1结构域的功能相当于纤维胶原蛋白的C端前肽。这些突变干扰NC1结构域的结构，导致错误折叠和通过未折叠蛋白反应（UPR）启动细胞内质网（ER）应激。当突变的错误折叠蛋白质聚集在ER时，细胞通过UPR调节ER折叠能力形成不同蛋白质折叠负荷，启动上述过程。激活UPR可以抑制蛋白质翻译和激活突变蛋白降解途径，如ER-相关降解途径。如果这些途径无法充分降低应激反应，会发生细胞死亡。在Schmid干骺端型CD，突变的错误折叠的Ⅹ型胶原蛋白引起UPR，导致随后的系列变化，引起病理生理学改变。其他由于基因突变导致蛋白质结构异常的CD（在其他结缔组织疾病中）患者具有同样的发病机制。

一些患者中与胶原蛋白相互作用的蛋白基因发生突变。假性软骨发育不全或常染色体显性遗传的多发性骨骺发育不良患者编码软骨寡聚基质蛋白（COMP）的基因发生突变，COMP是与软骨中的胶原和蛋白聚糖相互作用的蛋白质。然而，一些多发性骨骺发育不良家庭存在编码Ⅸ型胶原蛋白3个基因（COL9A1、COL9A2和COL9A3）中的1个基因缺陷或者软骨中另外一个细胞外蛋白即胞外基质蛋白-3缺陷。在COMP和胞外基质蛋白-3出现错误折叠时UPR被激活，也进一步证实UPR参与了此类疾病的病理过程。

一些CD由影响软骨及相关结构早期发育的基因突变引起。最常见的短肢侏儒症、软骨发育不全，是由成纤维细胞生长因子受体（FGFR3）基因突变引起的。还有几种少见的引起软骨发育不良的FGFR3基因突变。超过90%的患者FGFR3基因第380个核苷酸位置上甘氨酸转化为精氨酸的同一单个碱基基因发生突变。大多数患者可以避免散发的新突变，因此，这种核苷酸变化一定是在人类基因组中最常见的反复发生的基因突变。突变通过受体和软骨的不适当发育引起未经调节的信号转导。在严重软骨发育不良和致命性发育不全的患者中及存在颅缝早闭变异的一些家庭成员中已发现改变FGFR3其他结构域的基因突变。然而，大多数颅缝早闭患者似乎存在相关FGFR2基因的突变。FGF的活性部分由FGF与隔离在细胞外基质中的蛋白质结合所调节，这种现象可能解释了

FGF受体基因突变所产生的表现型与软骨结构蛋白突变之间的相似性。因此，这种情况与转化生长因子（TGF）和MFS（见下文）中的纤维蛋白原相互作用情形相似。

其他突变包括：软骨的蛋白聚糖，蛋白聚糖（AGC1），基底膜聚糖（HSPG2）和蛋白聚糖翻译后硫酸化途径（DTDST、PAPSS2和CHST3）。在软骨发育不良中至少定义了45种以上其他基因突变。

诊断　CD根据体格检查，裂隙灯眼底检查，X线检查，组织学改变和疾病临床过程做出诊断。本病的诊断通常需要这个领域的专家对患者进行评估。目标基因和外显子测序或更多全基因组测序策略被用于分子诊断。由于广谱的CD表现型，基因检测正在成为重要的诊断工具。对于Stickler综合征，更精确的诊断标准使得高度精确识别COL2A1基因突变Ⅰ型变异成为可能。已证实可根据"串珠"玻璃表现型确定COL11A1基因突变中的Ⅱ型变异。COL11A2基因突变的Ⅲ型变异可根据不包括眼部病变的全身特征性表现确定。根据绒毛或羊水中获得的DNA分析进行产前诊断成为可能。

> **治疗　软骨发育不全症**
>
> 主要为对症治疗，根据继发症状如退行性骨关节炎治疗。许多患者需要关节置换术和腭裂矫正手术。严密监测白内障的进展，必要时行激光治疗防止视网膜脱落。总之，建议患者避免肥胖和适当运动。对因身材矮小导致的心理问题进行咨询至关重要，许多国家已经形成支持小组。

马方综合征（MFS）

MFS主要影响骨骼、心血管系统和眼部。大部分患者编码纤维蛋白原-1的基因发生突变。

分类　MFS主要表现为以下三组特征：①骨骼变化，包括细长的四肢，常合并关节松弛。②晶状体脱位导致视力下降（晶状体异位）。③主动脉瘤。国际小组已经制订一系列修订后的"Ghent标准"用于患者分类。

发病率和遗传　MFS是遗传性疾病中发病率是最高的疾病之一，大多数种族和民族中新生儿发病率大约在为1/5000～1/3000。相关综合征不太常见。通常表现为常染色体显性遗传，1/4患者存在散发的新突变。

骨骼作用　患者肢体细长，身高高于同一家庭的其他成员。上部量（头顶到耻骨联合顶部）与下部量

（耻骨联合顶部到地面）比值低于同年龄、种族和性别人群的两个标准差。手指和手部细长，有类似蜘蛛样外表（蜘蛛指）。许多患者有严重的胸部畸形，包括胸部凹陷（漏斗胸）、胸部凸出（鸡胸）或胸部不对称。常有脊柱侧凸伴有驼背。高腭弓和高足弓或扁平足常见。一些患者有类似 EDS 的关节过度灵活。计算机化断层显像（CT）或磁共振成像检查（MRI）显示腰骶部椎管增大，椎弓根和椎管变薄，椎间孔变大或前脊膜膨出（硬脊膜膨出）。

心血管特征 发病率和死亡率最高的是心血管病变。青年时常出现二尖瓣脱垂，大约四分之一的患者会进展为二尖瓣反流，程度逐渐加重。主动脉根部扩张和 Valsalva 窦是本病特征性和预后不良的表现，可以发生在任何年龄段。主动脉根部扩张的程度无法预测，但它会导致主动脉瓣反流、主动脉夹层和破裂。当遇到体力和情绪应激以及怀孕时，扩张可能会加重。患者与易发生腹主动脉瘤的有主动脉瘤家族史的患者不同。动脉瘤的位置不定，普通人群中主动脉瘤的发病率也很高（1/100），除非清晰具备 MFS 的其他特征，否则二者很难鉴别。

视觉特征 最常见的是晶状体向上脱位。它通常不发展，但是可能导致白内障的形成。眼轴常会变长，大多数患者有近视，但视野完整。可能发生视网膜脱落。

其他特征 肩膀和臀部可能发生条纹。一些患者有自发性气胸。腹股沟疝和切口疝常见。患者典型消瘦，皮下脂肪少，但成年后可能发展成向心性肥胖。

分子缺陷 根据"Ghent 标准"临床诊断的 MFS 患者，90% 以上存在编码纤维蛋白原-1（*FBN1*）基因突变。一些不符合 Ghent 标准的患者也存在相同基因突变。同时，一些没有 *FBN1* 基因突变的 MFS 患者存在 TGF-β 受体-2（*TGFBR2*）基因突变。另外，具有主动脉瘤、腭裂和眼距过宽特征性表现的 Loeys-Dietz 综合征患者存在 *TGFBR2* 或者 *TGFBR1* 基因突变。具有蜘蛛指的 MFS 样综合征患者存在与 *FBN1* 基因突变结构相似的 *FBN2* 基因突变。在先天性挛缩性蜘蛛指的 MFS 样综合征患者中发现 *FBN2* 基因突变与 *FBN1* 基因突变结构相似。

FBN1 基因突变分布在它的 65 个编码外显子上。大多数是个别突变，但约 10% 是反复出现的新突变，主要是位于 CpG 序列中，即所谓的"热点"。许多严重的突变位于中央密码子（24-32）。大约 1/3 的突变引起终端密码子早熟，大约 2/3 是错义突变，改变了蛋白质重复出现的表皮生长因子结构域中的钙结合结构域。更罕见的突变改变蛋白质的合成过程。在许多遗传性疾病，无法根据突变性质预测表现型的严重性。

与 MFS 相似的综合征是由于 *TGFBR1* 和 *TGF-BR2* 基因突变引起的，这个发现使得人们重新关注纤维蛋白原-1 和将 TGF-β 隔离在细胞外基质的 TGF-β 结合蛋白结构的相似性。结果表明 MFS 的一些临床表现来自于结合位点的变化，这些结合位点在骨骼和其他组织发育过程中调整 TGF-β 生物利用度。而且，在 Loeys-Dietz 综合征患者，*TGFBR1* 和 *TGFBR2* 突变改变了 TGF-β 的信号转导。MFS 和 Loeys-Dietz 综合征的发病机制都包括 TGF-β 信号转导增加，这也导致了动脉瘤的形成。

诊断 所有疑似 MFS 的患者都应该进行裂隙灯和超声心动图检查。此外，应该通过血浆氨基酸分析排除同型半胱氨酸尿症（第三十六章）。根据国际 Ghent 诊断标准，MFS 的诊断强调至少包括 4 个骨骼异常的主要诊断指标：①晶状体异位，②升主动脉扩张伴或不伴夹层，③硬脊膜膨出，④有血缘的亲属满足相同诊断标准，有或无 DNA 诊断。最终诊断基于主要标准与几个 Ghent 中的次要标准的综合评定。无眼部病变提示 Loeys-Dietz 综合征，关节挛缩合并 OI 的一些症状提示存在先天性挛缩性蜘蛛样指。

可以根据基因测序或蛋白质缺陷检测进行诊断性试验。这些检测结果不太可能改变治疗方案或患者预后，但有助于告知患者和家庭，并快速排除未受影响的家庭成员。

治疗 马方综合征

使用普萘洛尔或其他 β 受体阻滞剂降压治疗，延缓或防止主动脉扩张。许多患者成功进行主动脉、主动脉瓣和二尖瓣修补术，但组织通常易破裂。告知患者过度运动、精神压力和怀孕会增加患病风险。

脊柱侧弯逐渐进展，当脊柱侧弯＞20°应该进行机械支撑和物理治疗，如果继续进展＞45°则应进行手术治疗。晶状体脱位很少需要手术治疗，但是应该密切随访是否发生视网膜脱落。MFS 的病理生理改变包括 TGF-β 信号转导改变使新的治疗策略成为可能。血管紧张素 II 受体阻滞剂（如氯沙坦）减弱 TGF-β 信号转导在动物实验中被证实有效，在 MFS 患者的小样本观察性研究中发现其能明显减慢主动脉扩张的进展，结果令人期待。基于这些结果，目前使用血管紧张素受体阻滞剂治疗 MFS 的大型随机临床试验正在进行中。

第二十九章 结缔组织遗传性疾病

弹性蛋白相关疾病

在主动脉瓣狭窄和皮肤松弛皱褶增多（皮肤松弛症）的患者中存在弹性蛋白（ELN）基因突变。如表29-3所示，几种类型的EDS患者皮肤变化相似，这反映了弹性蛋白的变化。

大疱性表皮松解症（EB）

EB为遗传性皮肤疾病，表现为摩擦后皮肤出现大疱样改变。应用这个诊断标准，可根据皮肤出现裂口、水泡时皮肤超微结构分层进行疾病亚型的分型。通过这些功能和解剖标准可以明确，大多数特异亚型的患者存在编码结构蛋白或表达在皮肤相应层面的细胞黏附蛋白的基因突变。

分类和发病率

EB四种主要类型包括：①单纯型EB，裂解发生在表皮内；②交界型EB，裂解发生在透明层；③营养不良型EB，裂解发生在致密层下；④Kindler综合征在不同皮肤层都可以发生裂解。根据临床特征和基因突变的分析将患者分为主要和次要亚型。

EB在美国的发病率大约是1/50 000。

 分子缺陷 皮肤中独特的解剖位置，使得可能将EB的临床亚型与特定成分基因突变联系起来。在单纯型EB，存在编码基底上皮细胞的角蛋白（角蛋白5和14）和细胞黏附蛋白网蛋白、α6β4结合蛋白、plakophilin-1和桥粒蛋白的基因突变。相关综合征，表皮松解性鱼鳞病患者存在角蛋白1和10的基因突变。在交界性EB，存在ⅩⅦ型胶原蛋白、层粘连蛋白（层粘连蛋白-332）和α6β4结合蛋白突变。严重的营养不良型EB综合征患者，有编码Ⅶ型胶原的基因突变，该胶原可形成环状结构固定表皮与真皮。Kindler综合征的患者存在kindlin-1的基因突变，kindlin-1是参与结合蛋白激活的黏着蛋白。

诊断和治疗 诊断主要根据轻微创伤即引起皮肤易裂及水泡形成的临床表现。单纯型EB较交界型EB或营养不良型EB病情通常要轻。营养不良变异型EB常有大和突出表面的瘢痕。进行精确亚型的分类通常需要免疫荧光法。DNA诊断检测已经作为研究工具，但尚未普及。治疗主要为对症治疗。新的治疗方法例如基因治疗、蛋白质替代治疗和细胞治疗正在探索中。

Alport 综合征（AS）

AS是一种遗传疾病，表现为血尿和严重的相关特征。最初不认为是结缔组织病。然而，寻找编码胶原蛋白的基因突变时发现大多数患者在基底膜中存在胶原蛋白的基因突变（Ⅳ型）。目前存在4型AS：①经典型AS：X连锁遗传，伴有血尿、神经性耳聋、晶状体圆锥样变形（圆锥形晶状体）；②X连锁遗传，伴有弥漫性平滑肌瘤病；③常染色体隐性遗传；④常染色体显性遗传。常染色体隐性和显性遗传都可以导致肾脏疾病，不伴有耳聋或圆锥晶状体。

发病率 普通人群新生儿AS发病率大约是1/10 000，在一些民族高达1/5000。80%的AS患者有典型的X连锁基因突变。

 分子缺陷 大多数患者编码Ⅳ型胶原蛋白的6个基因中的4个基因（COL4A3、COL4A4、COL4A5和COL4A6）发生突变。编码蛋白质的基因在不同染色体上头对头方向成对串联排列伴有启动子重叠；例如COL4A1和COL4A2基因头对头排列在13q34染色体上，COL4A3和COL4A4基因在2q35～37染色体上，COL4A5和COL4A6基因在Xq22染色体上。X连锁染色体变异是由COL4A5基因的突变或COL4A4和COL4A5两个基因部分缺失所致。常染色体隐性遗传变异是由COL4A3或COL4A4基因突变引起。常染色体显性遗传变异突变基因仍然未知，但是已经被定位到与COL4A3和COL4A4基因相同的位点。

诊断 经典型AS是根据X连锁遗传的血尿、神经性耳聋和圆锥晶状体的特征做出诊断。圆锥晶状体伴血尿是经典型AS的特征性表现。感音神经性耳聋主要是高频耳聋。通常只能通过听力图检测，一般不进行性加重。因为是X连锁遗传，女性通常被漏诊并且病情较男性轻。在受累男性青春期后期和一些老年女性，血尿常常发展为肾炎并引起肾衰竭。肾移植通常有效。

致谢

作者感谢以前版本哈里森内分泌学本章作者 Helena Kuivaniemi，Gerard Tromp，Leena Ala-Kokko 和 Malwina Czarny-Ratajcak 做出的贡献。作者同时也感谢 David Sillence 关于成骨不全症分类的专家意见。

第三十章 血色病

Hemochromatosis

Lawrie W. Powell

（李萌 译 周灵丽 审校）

定义

血色病是一种常见的遗传性铁代谢性疾病，其中肠道铁吸收的不适当增加导致过量的铁在实质性细胞中沉积，最终导致组织损伤和多种器官功能受损。因为人们认为铁储存色素来源于血液，所以组织中的铁储存色素被称为含铁血黄素。含铁血黄素沉着症是指组织中出现可染色的铁，但是组织中的铁必须经过定量才能用来精确评价机体的铁状态（见下述）。血色病是指一组潜在引起纤维化和器官衰竭的进行性铁负荷过重的遗传性疾病。常见的临床表现为肝硬化、糖尿病、关节炎、心肌病及低促性腺性性腺功能减退症。

虽然对于血色病的定义尚存争议，但下列术语是被广泛接受的。

1. 遗传性血色病：这一疾病主要由 HFE 突变基因的遗传引起，该基因与染色体 6p 上的 HLA-A 位点紧密连锁（见"遗传基础"，下述）。该基因突变的纯合子个体铁负荷过重的风险增加，在北欧血统的人群中 80%～90% 的临床遗传性血色病都是该原因。这些个体会出现肝纤维化、肝硬化、关节病变，或者肝细胞癌，以上疾病均是铁负荷过重相关疾病。更罕见的非 HFE 相关性血色病由铁代谢中的其他基因突变引起（表 30-1）。该病在其早期就可以被发现，此时铁负荷过重和器官损害都很轻微。在这一阶段，该病常被称为早期或硬化前期血色病。

2. 继发性铁负荷过重：常继发于铁负荷性贫血，如地中海贫血或铁粒幼细胞性贫血，这些疾病中红细胞生成增加但是无效的。在这些获得性铁负荷性疾病中，大量铁在实质组织中沉积可以导致与血色病相同的临床和病理学特征。

患病率

HFE 相关性血色病是最常见的遗传疾病之一，但其患病率在不同种族中有所不同。在北欧血统的人群中最为常见，每 10 人中大约有 1 人为杂合子携带者，而 0.3%～0.5% 的人为纯合子。然而，本病是否发病

表 30-1	铁过载状态分类

遗传性血色素沉着症

遗传性血色素沉着症，HFE 相关（1 型）
　C28Y 纯合突变
　C28Y/H63D 复杂杂合突变

遗传性血色素沉着症，HFE 不相关
　幼年血色病（2A 型）（铁调素调节蛋白突变）
　幼年血色病（2B 型）（hepcidin 基因突变）
　突变的转铁蛋白受体 2，TFR2（3 型）
　膜铁转运蛋白 1 基因的突变，SLC11A3（4 型）

获得性铁过载

铁负荷状态贫血	慢性肝病
重型地中海贫血	丙型肝炎
铁粒幼细胞性贫血	酒精性肝硬化，特别在进展期
慢性溶血性贫血	非酒精性脂肪性肝炎
输血和注射铁剂过载	迟发性皮肤卟啉病
膳食铁超负荷	铁代谢紊乱综合征
	门腔静脉分流术后

其他

撒哈拉以南非洲地区的铁超载

新生儿铁超负荷

无铜蓝蛋白血症

先天性转铁蛋白缺乏症

受多种因素的影响，尤其是酒精摄入量，饮食中铁摄入，与月经、妊娠和献血相关的失血。最近的人群研究显示，约 30% 的男性纯合子个体出现了铁负荷过重相关疾病，约 6% 出现肝硬化。对于女性患者，该数字接近 1%。由此推测，仍有一些未发现的调节基因调控其表达，目前已有一些初步证据支持以上推测。接近 70% 的未治疗患者在 40～60 岁出现首发症状。虽然通过家系筛查（见"血色病筛查"，下述）和定期健康体检可以发现铁负荷过重的无症状性患者，其中包括年轻的月经期女性，但本病很少出现在 20 岁之前。

与 HFE 相关性血色病相比，非 HFE 相关性血色病（表 30-1）罕见，但是会影响所有种族以及年轻人（青少年血色病）。

遗传基础

纯合子 G→A 突变导致 282 位置上半胱氨酸→酪氨酸的替换（C282Y），这是最常见的突变。该突变在北欧血统的人群中可见于 85%～90% 的遗传性血色病患者中，但在地中海人群（如意大利南部）中却仅见于 60% 的患者。第二种相对较为常见的 HFE 突变（H63D）导致 63 位氨基酸上组氨酸→天冬氨酸的替换。H63D 突变基因的纯合性与临床上铁负荷程度无

关。一些复合杂合子（例如，一个拷贝为 C282Y，而另一个拷贝为 H63D）表现为机体轻到中度的铁储存增加，只有和其他辅助因素，如大量摄入酒精、肝脂肪变性，共同作用时才会出现临床疾病。因此，HFE 相关性血色病为常染色体隐性遗传；杂合子没有或仅有轻度的铁储存增加。然而，肝铁含量的这种轻度增加可作为一种辅助因子而加重其他疾病，如迟发性皮肤卟啉病（PCT）和非酒精性脂肪肝。

铁代谢过程中其他基因的突变会导致非 HFE 相关性血色病，如青少年血色病，该型可累及 11～30 岁的个体（表 30-1）。编码铁调素（hepcidin）、转铁蛋白受体 2（TfR2）、铁调素调节蛋白（hemojuvelin）基因（图 30-1）的突变导致的临床病理特征与 HFE 相关性血色病不易区分。但是，负责将肠上皮细胞及其他细胞内的铁转运出来的膜铁转运蛋白的突变导致大量铁沉积在网状内皮细胞、巨噬细胞及实质细胞。

病理生理学

在正常情况下，机体内铁含量维持在 3～4g，此时小肠黏膜的铁吸收量和丢失量相等。这一数量在男性中大约为 1mg/d，而在月经期女性中则为 1.5mg/d。在血色病患者中，肠黏膜铁吸收的量达 4mg/d 或更多，超过机体的需要量。进行性铁堆积导致早期的血浆铁升高、转铁蛋白饱和度增加以及进行性的血浆铁蛋白水平升高（图 30-2）。铁调素是一种肝来源的多肽，通过与铁转运蛋白结合而抑制肠道中基底膜外侧的铁转运和铁从巨噬细胞及其他细胞释放。铁调素依次应答肝产生的由 HFE、TfR2、铁调素调节蛋白介导的信号（图 30-1）。因此，铁调素是一个铁代谢过程中的关键分子，与肠道铁吸收及机体储存铁有关。

HFE 基因编码一个含有 343 个氨基酸的蛋白，在结构上与 MHC Ⅰ 类蛋白相关。HFE 相关性血色病的基本缺陷细胞表面缺乏 HFE 表达（由于 C282Y 突变

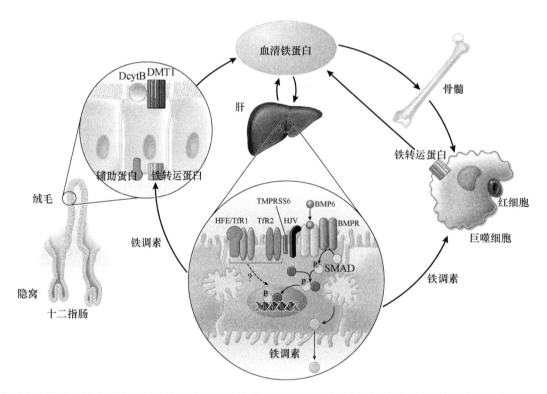

图 30-1 正常铁稳态通路。膳食无机 Fe^{3+} 在十二指肠细胞色素 B（DcytB）的作用下，转化为 Fe^{2+}，在十二指肠肠上皮细胞的刷状缘膜通过二价金属离子转运体 1（DMT1）转运。然后铁从肠上皮细胞转运入循环，这一过程需要肠上皮细胞基底外侧膜铁转运蛋白（FPN）和膜铁转运辅助蛋白氧化酶（Heph）。在循环中，铁与血浆转铁蛋白结合，运输到铁利用部位和储存。大部分转铁蛋白铁供应给骨髓未成熟红细胞，用于血红蛋白合成。在红细胞周期末期，衰老红细胞（红血球）被巨噬细胞吞噬，铁通过铁转运蛋白释放后返回到循环。肝源性肽铁调素（hepcidin）抑制肠道铁转运和巨噬细胞、其他细胞的铁释放，它可以作为体内铁运输的调节剂。铁调素在体内铁需要变化时响应，通过两种机制的转铁蛋白信号介导途径。一个包括 TfR2 和 HFE，而另一个途径包括铁调素调节蛋白和骨形态生成蛋白途径。TMPRSS6 是一种调节铁调素调节蛋白活性的蛋白酶。血红素在肠上皮细胞由血红素加氧酶代谢，然后被释放的铁遵循相同的途径。HFE、TfR2、铁调素调节蛋白、铁调素基因突变导致铁调素释放减少，铁吸收增加，导致血色沉着病（表 30-1）

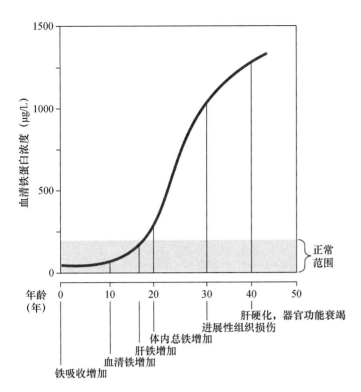

图 30-2　遗传性血色病的事件序列与血清铁蛋白浓度的相关性。 铁的吸收增加在整个生命过程中均存在。明显的、有症状的疾病通常在 40～60 岁发展，但潜在的疾病可以在早期检测到

所致）。正常（野生型）的 HFE 蛋白与 β₂ 微球蛋白和转铁蛋白受体 1（TfR1）形成一个复合体，C282Y 突变完全取消了这一作用。结果，突变的 HFE 蛋白仍然停留于细胞内，从而使转铁蛋白受体 1 介导的小肠隐窝细胞对铁的摄取减少。这可能会上调绒毛细胞刷状缘上的二价金属转运蛋白（DMT-1），从而导致小肠铁吸收的不适当增加（图 30-1）。在进展期疾病中，机体可能含有 20g 或更多的铁，主要沉积于肝、胰腺和心脏的实质细胞中。肝和胰腺中铁可能增加 50～100 倍，而心脏中则增加 5～25 倍。垂体的铁沉积在男性和女性中均可导致低促性腺激素性性腺功能减退症。组织损伤可能是由于满载铁的溶酶体破裂，过量的铁对亚细胞器的脂质过氧化或者激活的星形细胞刺激胶原合成所致。

继发性铁负荷过重伴实质细胞铁沉积见于慢性红细胞生成障碍性疾病，尤其是血红蛋白合成缺陷或无效红细胞生成所致的疾病，如铁粒幼细胞性贫血和地中海贫血。在这些疾患中，铁吸收增加，同时这些患者大多需要输血，并且还经常不适当地使用铁剂治疗。迟发性皮肤卟啉病（PCT）是一种以卟啉生物合成缺陷为特征的疾患（见第三十二章），有时也可伴有实质器官的铁沉积过量。PCT 中铁负荷的量通常不足以引起组织损伤。然而，部分 PCT 患者也有 HFE 基因突

变，而一些患者则伴有丙型肝炎感染。虽然这些疾病间的关系尚不明确，但铁负荷过重可加重 PCT 的遗传酶缺陷，因此应该与其他可能加重 PCT 病情的因素（酒精、雌激素、芳香族盐类化合物）一起被避免。肝实质铁负荷过重的另一个原因是遗传性血浆铜蓝蛋白缺乏症，在这种疾患中，血浆铜蓝蛋白（一种亚铁氧化酶）缺乏所致的铁动员受损可引起肝细胞的铁负荷过重。

过量的铁摄入多年后很少会导致血色病。一个重要的例外是南非某个族群用铁质容器发酵酿酒。血色病已被报道发现于一些服用治疗量铁剂多年后的正常个体，但这类个体很可能存在遗传学异常。

所有血色病患者的共同点是实质组织中铁含量过多。以输血或铁制剂的方式通过胃肠外给予铁剂主要导致网状内皮细胞的铁负荷过重，这种方式导致的组织损伤似乎轻于实质细胞中的铁沉积。

在血色病患者的肝中，铁以铁蛋白和含铁血黄素的形式在肝实质中沉积。在疾病的早期阶段，这类沉积见于门脉周围的实质细胞，尤其是在小管周围肝细胞胞质中的溶酶体内。这一阶段可进展为小叶周围纤维化，并最终出现铁沉积于胆管上皮细胞、Kupffer 细胞，以及由于星形细胞的激活而产生的纤维隔。在疾病后期，可出现大结节性或大结节与小结节混合性肝硬化。肝纤维化和硬化与肝中铁浓度密切相关。

尸检时，可见增大的结节状肝和胰腺呈铁锈色。组织学上，许多器官中可见铁沉积量增加，尤其是在肝、心脏和胰腺中，而在内分泌腺中的程度较轻。皮肤的表皮变薄，基底层细胞中黑色素增加。关节滑膜层细胞周围可见铁沉积。

临床表现

C282Y 纯合子可以按照如下疾病进展阶段分类：①有遗传学倾向但无任何异常；②铁负荷过重但无症状；③铁负荷过重且有症状（如关节炎、乏力）；④铁负荷过重且有器官损害，尤其是硬化。因此，很多显著铁负荷过重的个体是无症状的。例如，在一项通过家系筛查或常规体检筛选出的 672 名无症状 C282Y 纯合子个体的研究中，男性和女性肝铁负荷过重（2～4级）的比例分别为 56% 和 34.5%，肝纤维化（2～4级）的比例为 18.4% 和 5.4%，肝硬化的比例为 5.6% 和 1.9%。

初始症状常为非特异症状，包括倦怠、关节痛、皮肤颜色改变、性欲减退以及糖尿病症状。疾病进展

可以出现：肝大、色素沉着增多、蜘蛛痣、脾大、关节病变、腹水、心律失常、充血性心力衰竭、体毛脱落、睾丸萎缩、黄疸等表现。

肝通常是最先受累的器官，有症状的患者中95%以上都可出现肝大。肝大可能在出现症状或肝功能检查异常之前就已经存在了。门静脉高压和食管静脉曲张的表现比其他原因引起的肝硬化少见。肝细胞癌发生于30%的肝硬化患者中，这是经过治疗的患者中最常见的死亡原因。因此，早期的诊断和治疗具有重要意义。肝细胞癌的发病率随年龄的增加而增加，以男性较为常见，并且几乎仅见于肝硬化患者中。

进展期患者会出现皮肤色素沉着过多。特征性的金属颜色或石板灰色有时被描述为青铜色，这是由于黑色素增多和真皮中铁沉积所致。色素沉着通常为弥漫性和全身性的，但在面部、颈部、前臂下部的伸侧、手背、小腿、外阴部、瘢痕等部位可能更为明显。

糖尿病见于约65%的患者中，在有糖尿病家族史的患者中更可能发生，提示铁沉积对于胰腺的直接损伤与其他危险因素共同作用。治疗与其他类型的糖尿病相似，但血色病患者更经常伴有明显的胰岛素抵抗。晚期并发症与其他原因引起的糖尿病相同。

关节病变发生于25%～50%的患者中。通常在50岁以后出现，但可能作为首发临床表现或在治疗很长时间后才发生。手关节尤其是第2、3掌指关节通常是第一个受累的关节，这一特点可以用来区分软骨钙质沉着症是继发于血色病还是特发性类型。随后还可能出现累及腕、髋、踝、膝等关节的进行性多关节炎。急性短暂发作的滑膜炎可能与焦磷酸钙的沉积有关（软骨钙质沉着症或假性痛风），多见于膝关节，放射学表现包括软骨下骨骼的囊性改变、关节软骨减少伴关节间隙变窄、弥漫性骨质脱矿、肥大性骨质增生、滑膜钙化等。即便通过放血疗法去除过多的铁质，关节病变依然会有进展的趋势。虽然这类异常与铁代谢的关系尚不清楚，但是在其他类型的铁负荷过重病例中也出现相似的异常变化，提示这类异常与铁代谢是直接相关的。

心脏受累是在约15%的患者中所出现的临床表现。最常见的表现是充血性心力衰竭，见于约10%的患有本病的年轻患者，尤其是青少年血色病的患者。充血性心力衰竭的症状可能是突然出现，若未经治疗可迅速发展直至死亡。心脏呈弥漫性扩大，如果没有其他明显的临床表现可能被误诊为特发性心肌病。心律失常包括室上性期前收缩、阵发性快速性心律失常、心房扑动、心房颤动以及不同程度的房室传导阻滞。

性腺功能减退症在两性中均可发生，并可能早于其他临床症状。临床表现包括性欲减退、阳痿、闭经、睾丸萎缩、男性乳房发育、体毛稀少等，上述改变的原因主要是铁沉积损害下丘脑-垂体功能所致的促性腺激素产生减少。少见的症状包括肾上腺功能不全、甲状腺功能减退症和甲状旁腺功能减退症。

诊断

临床表现：①肝大，②皮肤色素沉着，③糖尿病，④心脏病，⑤关节炎和⑥性腺功能减退症应建议诊断。然而，如上所述，严重的铁负荷可能没有或仅有一些表现。因此，一个良好的疑诊指标对于早期诊断是必要的。在永久性器官损害前治疗，可逆转铁毒性，使预期寿命接近正常。

应特别详细地询问其他家庭成员相关疾病的病史：包括酒精摄入，铁摄入，摄入大剂量的抗坏血酸（可促进铁的吸收）。应进行适当的化验检查，以排除血液系统疾病导致的铁沉积。肝、胰腺、心脏和关节疾病的存在应通过体格检查、X线片和这些器官的标准功能检查确诊。

体内总铁储存的增加程度可以通过以下方式评估：①测定血清铁和转铁蛋白（或不饱和铁结合能力）的百分比，②测量血清铁蛋白浓度，③肝活检检测铁浓度和计算肝铁指数（见表30-2），和④肝磁共振成像（MRI）。此外，还可以通过铁储存耗尽之前每周放血进行回顾性分析铁含量（1ml血＝约0.5mg铁）。

这些评估铁储存的方法都有各自的优势和不足。血清铁的水平和转铁蛋白饱和度在疾病早期升高，但由于存在一定的假阳性和假阴性率而使它们的特异性降低。例如，没有铁负荷过重的酒精性肝病患者的血清铁浓度也可能会升高；但是在这种情况下，与血色病不同的是，肝铁指数通常不会增加（参见表30-1）。在其他健康人，空腹血清转铁蛋白饱和度大于45%即是异常的，提示纯合子型的血色病。

血清铁蛋白浓度，无论是升高还是降低，通常是反映体内铁储存的良好指标。事实上，血清铁蛋白每增长1μg/L，反映了体内增加了约5mg铁储存。大多数未经治疗的血色病患者，血清铁蛋白水平显著升高（图30-2和表30-1），血清铁蛋白水平＞1000μg/L是C282Y纯合突变在疾病中表达的最强预测因子。然而，在炎症和肝细胞坏死的患者，由于从组织中释放铁增加，血清铁蛋白水平可能会升高，与体内铁储存不成比例。因此，在急性肝细胞损害（例如，在酒精性肝病）消

测定	正常范围	有症状的血色病患者	早期无症状的纯合突变患者	杂合突变患者	酒精性脂肪肝患者
血浆铁，μmol/L（μg/dl）	9～27（50～150）	32～54（180～300）	通常升高	升高或正常	常升高
总铁结合力 μmol/L（μg/dl）	45～66（250～370）	36～54（200～300）	36～54（200～300）	升高或正常	45～66（250～370）
转铁蛋白饱和度（%）	22～45	50～100	50～100	升高或正常	27～60
血清铁蛋白，μg/L		1000～6000	200～500	通常<500	10～500
男性	20～250				
女性	15～150				
肝铁 μg/g 干重	300～1400	6000～18 000	2000～4000	300～3000	300～2000
肝铁指数	<1.0	>2	1.5～2	<2	<2

表 30-2　正常人群、血色病患者，和酒精性肝病患者的铁值

退后，应重复测定血清铁蛋白。一般情况下，联合转铁蛋白饱和度和血清铁蛋白水平提供了一个简单而可靠的血色病（包括硬化前期）筛查方法。如果两项检查中任何一项出现异常，则应该进行血色病的基因检测（图 30-3）。

由于针对 C282Y 突变的基因检测的普及，肝活检在血色病的诊断和管理中的作用被重新评估。在大多数患者中，是否出现严重纤维化可以使用临床和生化指标来进行预测。因此，C282Y 纯合子突变患者合并以下情况时，几乎没有任何严重肝纤维化风险：①血清铁蛋白水平低于 1000μg/L，②血清谷丙转氨酶值正常，③无肝大，和④不过量饮酒。然而，应该强调的是，肝活检是确诊或排除肝硬化存在的唯一可靠的方法，而肝硬化是影响预后及发展为肝细胞癌的至关重要的因素。肝活检还可采用组织化学方法检测组织铁浓度和测定肝铁浓度。铁沉积导致的肝密度升高，可以通过 CT 或 MRI 来证实，并且随着技术的改进，MRI 成为更准确的测定肝铁浓度的检查技术。

血色病的筛查

当患者被确诊为血色病时，对其他家庭成员进行咨询和筛查是很重要的。患有本病的无症状和有症状家庭成员通常都会出现转铁蛋白饱和度和血清铁蛋白浓度升高。这些变化可发生在铁储存明显增加之前（图 30-2）。血色病患者的所有成年人一级亲属应该进行 C282Y 和 H63D 突变的检测，并给予适当的咨询和建议（图 30-3）。对于受累的个体，重要的是要确认或排除肝硬化的存在，并尽早开始治疗。对于先证者的孩子来说，其另一位父母检测 HFE 是有帮助的，因为如果是正常的，那么孩子仅仅是一种杂合突变，是

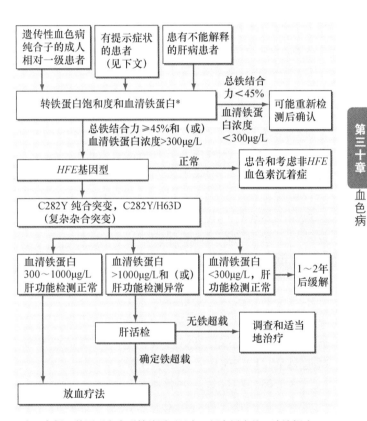

*为了方便，基因型和表型铁检测可以在一级亲属中的一次访视中同时进行。

图 30-3　筛查 HFE 相关性血色病的算法

无风险的。在一般情况下，儿童在 18 岁之前不需要进行基因检测。

在普通人群中筛查血色病的意义尚有争议。最近的研究表明，对于初级保健医生来说，使用转铁蛋白饱和度和血清铁蛋白水平筛查受试者是非常有效的。这样的筛选也可检测到铁缺乏。在人群进行基因筛查是可行的，但可能不符合成本效益比。

治疗　血色病

血色病的治疗包括去除体内多余的铁及对受损器官的支持治疗。铁去除的最佳方式是起始给予每周一次或两次放血 500ml 的放血疗法。虽然在最初有血细胞比容轻度下降至约 35ml/dl，但是几周后的水平趋于稳定。血浆转铁蛋白饱和度可持续增加，直到储存的可用铁耗尽。相比之下，血浆铁蛋白浓度会进行性下降，反映了体内铁储存逐渐减少。由于必须去除 25g 或者更多的铁，而每 500ml 的血液含有 200～250mg 铁。因此，在疾病进展期，每周放血一次的疗法可能需要治疗 1～2 年，直至血清铁蛋白水平低于 50μg/L。此后，放血在适当的时间间隔进行，以保持铁蛋白在 50～100μg/L，通常每 3 个月进行一次就足够了。

螯合剂如去铁胺，当肠外给药时，每天可去除 10～20mg 铁，这明显少于通过每周一次的放血治疗所去除的铁量。放血治疗对于大多数患者更便宜、方便和安全。然而，如果存在严重的贫血或低蛋白血症，则不宜采用放血疗法，应给予螯合剂治疗。使用便携式泵皮下输注去铁胺是最有效的给药方式。

一个有效的口服铁螯合剂，新近研发的地拉罗司（恩瑞格），仍在临床试验中。这种药物在地中海贫血和继发性铁负荷治疗方面是有效的，但其在原发性铁负荷中的作用尚未建立。

饮酒应该受到限制或禁止，因为它在遗传性血色病患者中增加了近十倍肝硬化的风险。膳食调整是不必要的，虽然应避免维生素 C 和铁补充剂。肝衰竭、心力衰竭、糖尿病的治疗类似于传统的治疗方法。睾酮替代或促性腺激素治疗可用来治疗性欲减退和第二性征改变（见第十三章）。

终末期肝病可能是肝移植的一个指征，如果事先移除过量的铁，将对结果有所改善。现有的证据表明，血色病的代谢异常可以通过成功的肝移植逆转。

预后

死亡的主要原因是心力衰竭、肝细胞衰竭或门静脉高压症、肝细胞癌。

通过去除过量的铁储存，使铁储存保持在接近正常的水平，可以提高寿命。经过治疗后，5 年生存率从 33％增加到 89％。通过反复放血治疗，肝的体积缩小，肝功能改善，皮肤色素沉着减轻，心力衰竭可以

逆转。约 40％的糖尿病患者得到改善，但去除多余的铁对性腺功能减退或关节病的疗效不大。肝纤维化可能会减轻，但肝硬化是不可逆转的。肝细胞癌的发生是肝硬化患者晚期后遗症的表现。在接受治疗的患者中，肝细胞癌的发病率明显增加，可能与他们的寿命延长有关。如果在肝硬化前期阶段得到治疗，则肝细胞癌很少发生。实际上，在肝硬化发展之前开始治疗的纯合突变患者，预期寿命和正常人是一样的。

家庭筛查和早期诊断、早期治疗的重要性如何强调也不过分。对家庭成员中的无症状受累个体，如果铁储存表现为中度增加和重度增加，应该采取放血疗法治疗。在适当的时间间隔，评估铁储存也很重要。采用这种处理措施，本病的大多数临床表现是可以预防的。

HFE 基因突变在其他肝病中的作用

近年来人们对于 HFE 基因突变和肝铁状况在其他肝病中的作用有相当大的研究兴趣。一些研究显示在迟发型皮肤卟啉病（PCT）患者中 HFE 基因突变患病率增加。铁沉积使 PCT 患者的遗传性酶缺乏和临床症状更加突出。HFE 基因突变在非酒精性脂肪性肝炎（NASH）中的情况目前还不清楚，但一些研究已经显示在 NASH 患者中 HFE 基因突变的发生率增加。然而，放血疗法在这些疾病中的作用尚未得到证实。HFE 基因突变在慢性丙型肝炎病毒感染中并不常见，但部分患者表现为肝铁增加。针对这部分患者，开始抗病毒治疗前，进行放血疗法消除过量的铁储存是合理的，因为这降低了肝酶水平。

HFE 基因突变的频率在酒精性肝病中并不增加。在严重酗酒的患者中，通过检测是否存在 C282Y 突变可将酗酒的血色病患者与酒精性肝病患者进行区分。

在血色病患者中，终末期肝病也可能与铁超载程度有关。有研究表明酒精会抑制肝铁调素分泌，但确切机制仍不清楚。溶血在其中可能也发挥一定的作用。HFE 基因突变并不常见。

最近的一项大型人群研究表明，HFE C282Y 纯合子突变是乳腺癌和结肠直肠癌的危险因素。

全球分布

北欧血统人群（凯尔特人或北欧人）HFE 基因突变杂合子携带率约为 1/10（8 个爱尔兰人中有 1 个）。因此，HFE 相关血色病在非欧洲人群中是相当罕见的，例如，亚洲。然而，非 HFE 相关血色病是由于其他参与铁代谢相关基因突变导致的（图 30-

1），它是广泛分布的，在铁负荷过多的情况下应该考虑非 *HFE* 相关血色病。

第三十一章　肝豆状核变性
Wilson's Disease

George J. Brewer

（李萌　译　罗樱樱　审校）

肝豆状核变性（威尔逊病）是一种由于 *ATP7B* 基因突变引起的常染色体隐性遗传疾病，*ATP7B* 基因编码一个膜结合酶转运铜 ATP 酶。该病的临床表现主要由铜毒性引起，主要涉及肝和大脑。因为目前已有该病的有效治疗，因此该病的早期诊断至关重要。

在大多数人群中威尔逊病的发生率约为 1/40 000～1/30 000，*ATP7B* 基因突变携带者的频率为接近 1%。确诊该病的同胞中患病风险为 1/4，而患者子女的患病风险为 1/200。因为 *ATP7B* 基因有大量失活突变被报道，因此基因筛查不作为常规诊断方法，但是这种筛查未来可能会成为实用的方法。DNA 单倍型分析可用于对患者的兄弟姐妹进行基因分型。已有文献报道了一种罕见的由铜代谢所导致的累及多系统的疾病，这种疾病的特点包括了门克斯（Menkes）和威尔逊病的特点。它被称为 MEDNIK 综合征（包括精神发育迟滞、肠病、耳聋、神经病变、鱼鳞病、皮肤角化病），该病是由 *AP1S1* 基因突变所导致的，*AP1S1* 基因编码一种在细胞内运输铜泵蛋白 ATP7A（门克斯病）和 ATP7B（威尔逊氏病）所必需的衔接蛋白。

发病机制

ATP7B 蛋白缺乏会使胆道铜排泄受损，导致铜正平衡，肝铜蓄积，以及氧化损伤引起的铜毒性。肝内过量的铜蓄积最初会与金属硫蛋白结合；当超过最大存储能力时则开始出现肝损伤，肝损伤一般在 3 岁左右时出现。铜不能与前铜蓝蛋白（apoceruloplasmin）结合将导致分解过度以及低血浆铜蓝蛋白水平。正常情况下，血浆铜蓝蛋白通常结合＞90％的血清铜，因此，随着血浆铜蓝蛋白水平降低，将导致血清铜水平通常低于正常。随着疾病的进展，非铜蓝蛋白结合血清铜（"游离"铜）水平增加，导致铜在身体其他部位蓄积（例如，在脑中蓄积，会出现随之而来的神经和精神症状）。

临床表现

肝脏表现　威尔逊病可表现为肝炎、肝硬化或肝功能失代偿。患者出现典型疾病表现的年龄范围跨度较大，甚至可以在五十岁左右出现，但是在西方国家，患者通常在青少年时期的中后期出现症状。可能表现为一次偶发的肝炎——血清转氨酶水平升高，有或无黄疸，然后自行恢复。肝炎经常反复发作，这些患者大多数最终发展为肝硬化。肝功能失代偿与血清胆红素升高、血清白蛋白和凝血因子下降、腹水、外周水肿以及肝性脑病相关。当出现严重肝衰竭时，由于大量的铜从坏死的肝细胞中释放入血，可能会导致溶血性贫血出现。当存在溶血与肝病关联性时应疑似威尔逊病的诊断。

神经系统表现　威尔逊病典型的神经系统症状通常在患者二十岁出头时发生，但出现神经系统症状的时间跨度也可以非常大，甚至晚到六十岁左右才出现。MRI 及 CT 扫描会显示在基底核区域存在损伤，偶尔病变也会出现在脑桥、延髓、丘脑、小脑和皮质下区域。三个主要的运动障碍包括肌张力障碍、共济失调以及震颤。构音障碍及吞咽困难也很常见。在一些患者中，临床表现酷似帕金森病。肌张力失调可以涉及身体的任何部分，最终导致四肢、颈部和躯干出现怪诞的姿势。自主神经病变可包括直立性低血压、出汗异常以及肠道、膀胱和性功能障碍。记忆丧失、偏头痛和癫痫发作也可能发生。虽然患者经常很难集中注意力去完成某项工作，但认知功能通常受损并不严重。感觉异常和肌无力并不是该病的表现。

精神症状　出现神经系统疾病的患者中有一半患者，在诊断疾病的 5 年前已经出现行为障碍的病史。精神症状的特点是多样的，可能包括失去情感控制（容易发脾气、哭闹），抑郁症，多动症，或丧失对性冲动的抑制。

其他表现　有些女性患者会出现反复自然流产，多数患者在疾病诊断前出现闭经。胆结石和肾结石的发生频率不断增加。有些患者出现骨性关节炎，尤其是膝关节炎。镜下血尿很常见，尿中磷酸盐、氨基酸、葡萄糖或尿酸的排泄水平均可能上升；然而，患者很少会出现典型的范科尼综合征。可以看到葵花状白内障及 Kayser-Fleischer 环（在角膜外边缘的铜沉积）。心电图及其他心脏异常也有报道但并不常见。

诊断

表 31-1 列出了威尔逊病的诊断实验。血清铜

表31-1	对威尔逊病的有价值的化验检查			
化验	应用价值	正常范围	杂合突变携带者	威尔逊病患者
血清铜蓝蛋白	＋	180～350mg/L（18～35mg/dl）	20%的杂合突变携带者该指标水平低	90%的患者该指标水平低
Kayser-Fleischer 环	＋＋	/	/	＞99%的已出现神经/精神症状的患者中可见到 Kayser-Fleischer 环 有肝脏表现的患者和尚未出现症状的患者中，30%～50%可见到 Kayser-Fleischer 环
尿铜（24h）	＋＋＋	0.3～0.8μmol（20～50μg）	正常至1.3μmol（80μg）	有症状的患者＞1.6μmol（100μg）；尚未出现症状的患者0.9μmol 至＞1.6μmol（60μg＞100μg）
肝铜	＋＋＋＋	0.3～0.8μmol/g（20～50μg/g 组织）	正常至2.0μmol（125μg）	＞3.1μmol（＞200μg）（梗阻性肝病患者会出现假阳性）
单倍体分析	＋＋＋＋（仅同胞适用）	0 符合	1 符合	2 符合

应用价值：＋（有一定价值）；＋＋＋＋（应用价值很高）。

蓝蛋白水平不能用于确定诊断，因为在高达10%的患者中其水平可能正常，而在20%的突变携带者中其水平可能降低。眼科医生通过裂隙灯检查看到的 Kayser-Fleischer 环（图31-1）有助于确诊。Kayser-Fleischer 环在99%的有神经/精神系统表现的患者中出现，而在没有威尔逊病的患者中则鲜有描述。在表现为肝病的阶段或症状出现前阶段确诊的患者中，仅有30%～50%的患者可以见到 Kayser-Fleischer 环；因此，没有 Kayser-Fleischer 环不能排除此病。

尿铜测量是一种重要的诊断工具，但是留取尿液标本必须非常小心以避免污染。有症状的患者尿铜含量通常＞1.6μmol（＞100μg）/24h。杂合突变者尿铜含量一般＜1.3μmol（＜80μg）/24h。在最终患病，但目前尚无症状的患者中，有一半左右的患者已经出现尿铜水平升高，并达到诊断标准。而另一半患者的尿铜水平则处于0.9～1.6μmol（60～100μg）/24h 的

中间范围。因为杂合突变者的尿铜水平也可能高达1.3μmol（80μg）/24h，因此在这个范围内的患者可能需要通过肝活检才能够明确诊断。

该病诊断的金标准目前仍是肝活检定量分析铜含量。罹患该病的患者肝铜含量＞3.1μmol/g〔＞200μg/g 肝脏（干重）〕。铜染色并非可靠指标。长期梗阻性肝病可以导致假阳性结果出现，这些患者可以合并肝和尿铜浓度的升高，但很少出现 Kayser-Fleischer 环。

治疗 威尔逊病

表31-2列出了推荐的抗铜治疗。青霉胺是以前用于抗铜治疗的主要药物，但是现在应用并不广泛，这主要是由于该药的毒性，并且如果以该药作为初始治疗常导致现有的神经系统疾病恶化。如果使用青霉胺，应该同时给予吡哆辛（25mg/天）伴随治疗。曲恩汀是毒性较低的螯合剂，当具有使用螯合剂指征时，可用其替代青霉胺进行治疗。

对于有肝炎或肝硬化，但是没有证据显示存在肝失代偿或神经/精神症状的患者，锌是治疗选择之一，虽然有些专家建议这些患者应该使用曲恩汀治疗。锌已经被证明可以有效治疗威尔逊病，同时锌也无明显毒性作用。它通过阻断肠道对铜吸收，从而建立铜的负平衡，同时它还能诱导肝金属硫蛋白的合成，从而去除了多余的有毒性的铜离子。由于本病几乎100%最终均会发病，因此所有尚未出现症状的患者均应该接受预防性治疗。

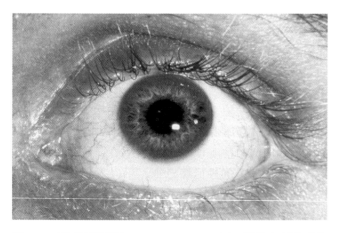

图31-1（见书后彩图） Kayser-Fleischer 环。虽然本例患者角膜周围的褐色环肉眼即可看见，但仍需要进行裂隙灯检查后才能确诊

表31-2	推荐治疗威尔逊病的抗铜药物	
疾病状态	首选治疗	次选治疗
早期肝病		
肝炎或肝硬化，无肝功能失代偿	锌[a]	曲恩汀
肝功能失代偿		
轻度	曲恩汀[b]与锌	青霉胺[b]与锌
中度	曲恩汀与锌	肝移植
重度	肝移植	曲恩汀与锌
早期神经/精神系统病变	四硫钼酸盐[c]与锌	锌
维持期治疗	锌	曲恩汀
尚未出现症状时	锌	曲恩汀
儿童	锌	曲恩汀
孕期	锌	曲恩汀

[a] 乙酸锌使用的是由 Gate 医药公司生产的 Galzin。治疗表格中列举的适应证时，成人推荐剂量为50mg元素锌，每日三次，除了水以外，每次服用锌剂时应与食品、饮料、曲恩汀以及青霉胺均间隔至少1h以上。
[b] 曲恩汀使用的是 Syprine，青霉胺使用的是 Cuprimine，二者均由默克公司生产。这两种药物的成人推荐剂量均为500mg，每日两次，服药应在餐前至少0.5h或餐后2h进行，并与服用锌剂的时间间隔至少1h。
[c] 四硫钼酸盐仅临床试验中应用

对存在肝功能失代偿的患者评估的第一步是对疾病严重程度进行评估，可以使用 Nazer 预后指数进行评估（见表31-3）。评分<7的患者通常可以通过药物得到有效控制。评分>9的患者应立即考虑肝移植。对于评分在7分至9分之间的患者，需通过临床判断决定患者应接受移植或是接受药物治疗。Nazer 评分达到9分的患者也有使用曲恩汀与锌联合治疗的案例，但对于此类患者应严密监测是否存在肝功能恶化的指征，一旦出现则需要进行移植。

对于肝功能失代偿患者的起始治疗，推荐的治疗方案是螯合剂（优选曲恩汀）联合锌治疗（见表31-2）。但是，锌不能与曲恩汀同时服用，因为同时服用可能导致锌被螯合，形成复合物而造成治疗失效。两种药物服用时间需间隔至少1h。

对于神经系统的起始治疗，四硫钼酸盐是一种新出现的药物选择，因为它能够快速控制游离铜，保护神经功能，且毒性低。应避免使用青霉胺和曲恩汀，因为这两种药物都有导致神经系统表现恶化的风险。在四硫钼酸盐上市销售之前，锌仍然是被推荐的治疗方案。虽然锌治疗起效相对缓慢，但锌治疗本身并不会加剧神经系统异常。虽然肝移植也可以缓解神经系统症状，但这主要是由于其对铜的清除作用，而这种铜清除作用完全可以通过使用更安全、更廉价的抗铜药物治疗而到达。妊娠患者在整个孕期均应接受锌或曲恩汀治疗，但是不需要严格控制铜的水平，因为铜缺乏可致畸。

抗铜治疗应坚持终身。坚持治疗，肝功能通常在一年后有所恢复，但是仍然会有一定程度的肝损伤存在。神经和精神症状通常在治疗6~24个月后有所改善。

抗铜治疗的监测

一旦开始使用曲恩汀或青霉胺，则必须监测药物毒性，尤其是有无骨髓抑制和蛋白尿出现。在第一个月内，应每隔一周检测一次全血细胞计数、全面的生化检查以及尿液分析，在第2~3个月内，应每隔两周进行一次上述化验检查，在第3~4个月内，应每月进行一次上述化验检查，之后则每隔4~6个月进行一次上述化验检查。

曲恩汀和青霉胺的抗铜效果可以通过监测24h "游离" 血清铜水平进行判定。尿铜水平的变化难以反应抗铜治疗的效果，因为尿铜排泄既反映了药物的效果，同时还反映了人体铜负荷的轻重。游离血清铜是由总的血清铜中减去血浆铜蓝蛋白结合铜计算所得。

表31-3	Nazer 预后指数						
检测指标	正常值	评分（分）					
		0	1	2	3	4
血清胆红素[a]	0.2~1.2mg/dl	<5.8	5.8~8.8	8.8~11.7	11.7~17.5	>17.5
血清谷草转氨酶	10~35IU/L	<100	100~150	151~200	201~300	>300
凝血酶原时间延长（s）	—	<4	4~8	9~12	13~20	>20

[a] 如果有溶血，则不能使用血清胆红素作为衡量肝功能的指标，该指标只有在溶血缓解后方可使用。
来源：Modified from H Nazer et al: Gut 27: 1377, 1986; with permission from BMJ Publishing Group.

每 10mg/L（1mg/dl）血浆铜蓝蛋白能够结合 0.5μmol/L（3μg）血清铜。正常血清游离铜的范围是 1.6～2.4μmol/L（10～15μg/dl），在未经治疗的威尔逊病患者中血清铜水平往往高达 7.9μmol/L（50μg/dl）。治疗后，血清游离铜应<3.9μmol/L（25μg/dl）。

锌治疗不需要通过监测血液或尿液以检测其药物毒性。锌剂唯一重要的副作用是在近 10% 的患者中出现胃烧灼感或恶心，通常在每日第一次清晨服用后出现。在早餐后 1h 再服用第一次锌剂，或摄入锌剂同时摄入少量蛋白质均可缓解这种副作用。因为锌主要影响粪便中的铜含量，因此 24h 尿铜可以反映身体的铜负荷。未经治疗的有症状患者的尿铜值通常 > 3.1μmol/L（>200μg）/24h。在治疗后 1～2 年 24h 尿铜水平应减少至<2.0μmol（<125μg）/24h。如果在治疗的最初 10 年中患者的 24h 尿铜很少达到正常水平 [0.3～0.8μmol（20～50μg）/L] 时，则应该注意是否存在治疗过度（铜缺乏），贫血和（或）白细胞减少是首先出现的标志。

全球策略

在印度和远东地区，临床疾病的发病年龄明显更为年轻，在这些地区，儿童常常在其 5 岁或 6 岁时即发病。由于奠基者效应，某些人群的发病率可能有所上升。例如在撒丁岛，发病率可达 1/3000。在一些青霉胺、曲恩汀和乙酸锌均未上市的国家，或者负担不起上述药物的国家，锌盐，如葡萄糖酸锌盐或硫酸盐也可作为备选方案。

第三十二章　卟啉病
The Porphyrias

Robert J. Desnick，Manisha Balwani
（刘蔚　译　周灵丽　审校）

卟啉病是一组由于血红素生物合成途径中特定酶的缺乏造成的代谢性疾病（图 32-1 和表 32-1）。除迟发性皮肤卟啉病（PCT）通常为散发以外，这些酶缺陷的遗传方式通常是常染色体显性遗传、常染色体隐性遗传，或 X 连锁遗传（表 32-1）。根据卟啉或卟啉前体过量生成和堆积的部位，将卟啉病分类为肝性卟啉病或红细胞生成性卟啉病（表 32-1 和表 32-2），但二者之间亦有重叠。例如最常见的卟啉病 PCT，是肝性卟啉病，表现为水疱性皮肤光过敏，而这种表现通常是红细胞生成性卟啉病的特征。急性肝卟啉病的主要表现在神经系统，包括神经性腹痛、周围运动神经病变和精神紊乱，其发作通常由节食、某些药物和激素水平的变化诱发。虽然肝性卟啉病的症状主要表现在成年人，但常染色体上罕见的纯合子突变引起的肝性卟啉病通常在青春期前出现临床表现。

与此相反，红细胞生成性卟啉病通常在出生时或在婴幼儿期即出现皮肤光过敏。先天性红细胞生成性卟啉病（CEP）在子宫内即可表现出非免疫性胎儿水肿。过量卟啉诱发的光敏感会使皮肤受到长波段紫外线的刺激，并导致细胞损伤、瘢痕形成和毁容。因此，卟啉病是一种由环境、生理和遗传因素相互作用引起的代谢性疾病。

由于卟啉病的许多症状没有特异性，诊断往往被延误。对尿液、血浆、红细胞或粪便中的卟啉前体 [5'-氨基乙酰丙酸（ALA）和胆色素原（PBG）] 或卟啉进行的实验室检测可以用于诊断或排除各种类型卟啉病（见下文）。然而，确定性诊断需要通过发现特定基因的缺陷以明确（表 32-3）。目前已明确了编码血红素生物合成酶的全部基因，这有利于确定导致每种卟啉病的突变基因（表 32-2）。分子遗传学分析已经能够提供精确的杂合子或纯合子鉴定，并为具有突变基因的家庭进行产前诊断。

除了最近的关于卟啉病的综述，最新的关于卟啉病的内容可以参阅由美国卟啉病基金会（www.porphyriafoundation.com）和欧洲卟啉病行动计划（www.porphyria-europe.org）主办的网站。急性卟啉病药物数据库（www.drugs-porphyria.com）为急性卟啉病患者提供了详细的安全和非安全药物列表。

全球发病情况

卟啉病是一种影响多种族的代谢性疾病，全球范围内均有发病。急性肝性卟啉病——急性间歇性卟啉（AIP）、遗传性卟啉病（HCP）和变异性卟啉病（VP）是常染色体显性遗传疾病。最常见的急性肝性卟啉病 AIP 在欧洲裔高加索白人中的发生率约为 1/20 000，而在北欧发病率明显更高，在瑞典约 10 000 人中有 1 人患病。VP 在南非较常见，其高患病率（>10 000 例患者）部分是由于遗传学"奠基者效应"造成的。常染色体隐性遗传急性肝性卟啉症，ALA 脱水酶缺乏性卟啉病（ADP）是非常罕见的，全世界范围内仅有不到 20 名患者。

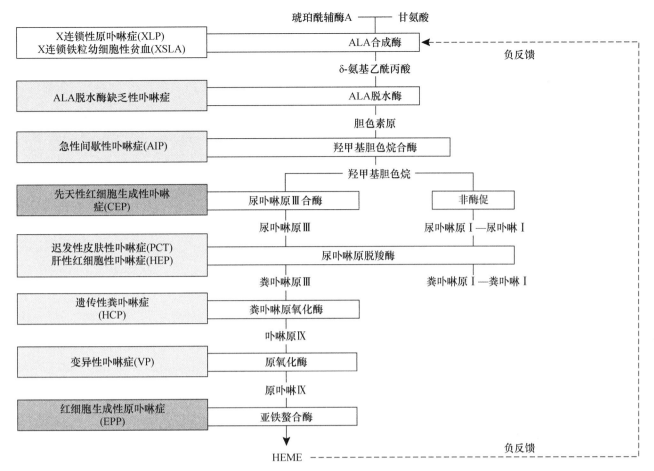

图 32-1（见书后彩图） 人类血红素生物合成途径。当相应的酶缺乏时，会出现不同类型的卟啉病。肝性卟啉病用黄色方框表示，红细胞生成性卟啉病用粉色方框表示。

表 32-1	人类卟啉病：主要临床和实验室特征							
卟啉病	缺乏酶	遗传方式	主要症状：NV 或 CP＋	酶活性占正常 %	增加的卟啉前体和（或）卟啉			
					红细胞	尿	粪便	
肝性卟啉病								
5-ALA 脱水酶缺乏性卟啉病（ADP）	ALA 脱水酶	AR	NV	～5	锌原卟啉	ALA，粪卟啉Ⅲ	—	
急性间歇性卟啉病（AIP）	HMB 合成酶	AD	NV	～50	—	ALA[a]，PBG，尿卟啉	—	
迟发性皮肤性卟啉病（PCT）	URO 脱羧酶	AD	CP	～20		尿卟啉，7-羧酸卟啉	异粪卟啉	
遗传性粪卟啉病（HCP）	COPRO 氧化酶	AD	NV 和 CP	～50	—	ALA，PBG，粪卟啉Ⅲ	粪卟啉Ⅲ	
变异性卟啉病（VP）	PROTO 氧化酶	AD	NV 和 CP	～50	—	ALA，PBG，粪卟啉Ⅲ	粪卟啉Ⅲ，粪卟啉	
红细胞生成性卟啉病								
遗传性红细胞生成性卟啉病（CEP）	URO-合成酶	AR	CP	1～5	尿卟啉Ⅰ 粪卟啉Ⅰ	尿卟啉Ⅰ[b] 粪卟啉Ⅰ[b]	粪卟啉Ⅰ	
红细胞生成性原卟啉病（EPP）	亚铁螯合酶	AR[a]	CP	～20～30	原卟啉	—	原卟啉	
X 连锁原卟啉病（XLP）	ALA 合成酶 2	XL	CP	>100[c]	原卟啉	—	原卟啉	

[a] 内含子 3 上野生型等位基因的多态性影响酶的活性和临床表现的程度。[b] Ⅰ 型异构体。[c] 由于 ALAS2 基因第 11 号外显子"获得性功能"突变引起的活性增强。

缩写：AD，常染色体显性遗传；ALA，5-氨基乙酰丙酸；AR，常染色体隐性遗传；COPRO，粪卟啉；CP，皮肤光敏性；ISOCOPRO，异粪卟啉；NV，神经腹膜性；PBG，胆色素原；PROTO，原卟啉；URO，尿卟啉；XL，X 连锁

表 32-2　人类血红素生物合成酶与基因

酶	基因	染色体位置	cDNA (bp)	基因 大小（kb）	基因 外显子[a]	蛋白 (aa)	亚细胞位置	已知突变[b]	三维结构[c]
ALA 合成酶									
管家基因	ALAS1	3p21.1	2199	17	11	640	M	—	
红系特异	ALAS2	Xp11.2	1937	22	11	587	M	>30	—
ALA 脱水酶									
管家基因	ALAD	9q32	1149	15.9	12 (1A+2—12)	330	C	12	Y
红系特异	ALAD	9q32	1154	15.9	12 (1B+2—12)	330	C	—	
合成酶									
管家基因	HMBS	11q23.3	1086	11	15 (1+3—15)	361	C	>315	E
红系特异	HMBS	11q23.3	1035	11	15 (2—15)	344	C	10	
URO 合成酶									
管家基因	UROS	10q26.2	1296	34	10 (1+2B—10)	265	C	39	H
红系特异	UROS	10q26.2	1216	34	10 (2A+2B—10)	265	C	4	
脱羧酶	UROD	1p34.1	1104	3	10	367	C	108	H
COPRO 氧化酶	CPOX	3q12.1	1062	14	7	354	M	51	H
PROTO 氧化酶	PPOX	1q23.3	1431	5.5	13	477	M	129	—
亚铁螯合酶	FECH	18q21.31	1269	45	11	423	M	125	B

[a] 外显子数量以及分别编码管家基因和红系特异的部分在括号中表示。[b] 突变的数目来源于人类基因突变数据库（www.hgmd.org）。[c] 结晶自人类（H）、鼠（M）、大肠杆菌（E）、枯草芽胞杆菌（B）或酵母菌（Y）纯化的酶；参考自蛋白质数据库（www.rcsb.org）。

缩写：C，细胞质；M，线粒体。

来源：From KE Anderson et al: Disorders of heme biosynthesis: X-linked sideroblastic anemia and the porphyrias, in *The Metabolic and Molecular Bases of Inherited Diseases*, CR Scriver et al（eds）. New York，McGraw-Hill，2001，pp 2991-3062.

表 32-3　急性与皮肤卟啉病的诊断

症状	一线检查：异常	可能的卟啉症	如果一线检查结果阳性时进行二线检查。包括：尿（U）、血清（P）和粪便（F）卟啉；对于急性卟啉病，增加红细胞（RBC）HMB 合成酶；对于起泡型皮肤损伤，增加 P 和 RBC 卟啉检查	确诊性检查：酶试验和（或）突变分析
神经腹膜型	U：↑↑ALA 以及 PBG 正常	ADP	U 卟啉：↑↑，主要为 COPROⅢ P & F 卟啉：正常或轻度 ↑ RBC HMB 合成酶：正常	除外其他可能导致 ALA 升高的原因；↓↓RBC ALA 脱氢酶活性（<10%）；ALA 脱氢酶突变分析
	U：↑↑PBG	AIP	U 卟啉：↑↑，主要是 URO 和 COPRO P & F 卟啉：正常或轻度 ↑ RBC HMB 合成酶：通常 ↓	HMB 合成酶突变分析
	"	HCP	U 卟啉：↑↑主要为 COPROⅢ P 卟啉：正常或轻度 ↑（如果有皮肤改变时） F 卟啉：↑↑，主要是 COPRO Ⅲ	测定 RBC HMB 合成酶：正常的活性 COPRO 氧化酶突变分析
	"	VP	U 卟啉：↑↑，主要是 COPRO Ⅲ P 卟啉：↑↑（在中性 pH 时的特征性荧光峰） F 卟啉：↑↑，主要是 COPRO 和 PROTOO	测定 RBC HMB 合成酶活性：正常的活性 PROTO 氧化酶突变分析
起泡性皮肤损伤	P：↑卟啉	PCT 和 HEP	U 卟啉：↑↑，主要是 URO 和七羧酸卟啉 P 卟啉：↑↑ F 卟啉：↑↑，包括升高的异粪卟啉 RBC 卟啉：↑↑ 锌 PROTO（在 HEP[a] 中）	RBC URO 脱羧酶活性：在家族性 PCT 中约有一半正常（在所有 PCT 中约为 20%）；在 HEP URO 脱羧酶突变分析中存在实质性缺乏；在家族性 PCT 中存在突变（杂合性）及在 HEP 中存在突变（纯合性）
	"	HCP 和 VP	参见上面的 HCP 和 VP。同时，UALA 和 PBG：可能 ↑	
	"	CEP	RBC 和 U 卟啉：↑↑，主要是 UROⅠ和 COPRO Ⅰ F 卟啉：↑↑；主要是 COPRO Ⅰ	↓↓RBC URO 合成酶活性（<15%） URO 合成酶突变分析
非起泡性皮肤光敏感	P：卟啉 通常 ↑	EPP	RBC 卟啉：↓↓，主要是游离 PROTO U 卟啉：正常 F 卟啉：正常或 ↓，主要是 PROTO	*FECH* 突变分析
	P：卟啉 通常 ↑	XLP	RBC 卟啉：↑↑，大约与游离及锌 PROTO 相同 U 卟啉：正常 F 卟啉：正常或 ↑，主要是 PROTO	*ALAS2* 突变分析

[a] 非特异性增加的锌原卟啉在其他卟啉病中常见。

缩写：ADP，5-ALA 脱氢酶缺陷型卟啉病；AIP，急性间歇性卟啉病；ALA，5-氨基乙酰丙酸；CEP，先天性红细胞生成性卟啉病；COPROⅠ，粪卟啉Ⅰ；COPROⅢ，粪卟啉Ⅲ；EPP，红细胞生成性原卟啉病；F，粪便；HCP，遗传性卟啉病；HEP，肝性红细胞生成性卟啉病；ISOCOPRO，异粪卟啉；P，血浆；PBG，胆色素原；PCT，迟发性皮肤性卟啉病；PROTO，原卟啉Ⅸ；RBC，红细胞；U，尿；UROⅠ，尿卟啉Ⅰ；UROⅢ，尿卟啉Ⅲ；VP，变异性卟啉病；XLP，X 连锁性卟啉病。

来源：Based on KE Anderson et al：Ann Intern Med 142：439，2005

红细胞生成性原卟啉病（CEP），红细胞生成性卟啉病（EPP），和 X 连锁原卟啉病（XLP）可以在各种族发生。EPP 是儿童中最常见的卟啉病，而 CEP 非常罕见，全世界仅有约 200 例报道。EPP 发病率在全球变化较大，因为大多数患者携带相同的低表达的突变的 FECH 基因，而突变频率在不同人群中不同。这种突变在非洲几乎很少见，白人的突变率约为 10%，日本人的突变率较高，约为 30%。

常染色体隐性遗传性卟啉病——ADP，CEP，EPP 和肝性红细胞生成性卟啉病（HEP）在近亲结婚频率更高的地区更为常见。PCT 通常是散发的，更常见于其诱发危险因素如 HCV 及 HIV 携带率高的国家。

血红素生物合成

由甘氨酸和琥珀酰-CoA 转化为血红素的生物合成过程涉及 8 个由酶催化的步骤（图 32-2 和表 32-2）。这 8 种酶由 9 个基因编码，因为通路上第 1 个步骤的酶——$5'$-氨基乙酰丙酸合成酶（ALA 合成酶），由两个基因分别编码独特管家功能（ALAS1）和独特促红细胞生成功能（ALAS2）的同工酶。通路上第 1 种和最后 3 种酶位于线粒体，而其他 4 种在细胞质中。血红素是合成各种血红素蛋白如血红蛋白、肌红蛋白、呼吸道细胞色素和细胞色素 P450 酶（CYP）所必需的。人体内合成的 85% 的血红素用于在红系造血细胞中合成血红蛋白。肝细胞则利用剩余大部分的血红素，主要用来在内质网中合成大量 CYP。CYP 代谢旺盛，其代谢速率远远超过其他血红素蛋白，如线粒体呼吸链细胞色素。如图 32-2 所示，途径的中间产物是卟啉的前体，ALA、PBG 和一些卟啉（主要是它们的还原形式，被称为卟啉原）。至少在人类中，这些中间体在正常情况下并不会聚积且没有重要的生理功能。

第 1 个酶是 ALA 合成酶，被磷酸吡哆醛和琥珀酰辅酶 A 激活，催化甘氨酸的缩合而形成 ALA。在肝中，这种限速酶可以被各种药物、类固醇和其他化学品所诱导。各种非红细胞生成（例如，管家作用）和红细胞生成相关的 ALA 合成酶分别由位于染色体 3p21.1（ALAS1）和 Xp11.2（ALAS2）上独立的基因编码。红细胞生成相关基因 ALAS2 上的缺陷会降低其活性，是导致 X 连锁铁粒幼细胞性贫血（XLSA）的原因。最近发现在 ALAS2 最后一个外显子（11）上的功能获得性突变，即增加其活性的突变，已被证实可以导致 X 连锁性 EPP，即 X 连锁性原卟啉病（XLP）。

第二种酶，ALA 脱水酶，催化两个分子的 ALA 缩合以形成 PBG。羟甲基胆素合酶（HMB 合酶；也称为 PBG 脱氨酶）催化 4 分子的 PBG 进行一系列脱氨反应，头-尾缩合以形成线性四吡咯，HMB。尿卟啉原III合酶（URO 合酶）催化 HMB 的重排和迅速环化，以形成不对称的、生理性的八羧酸卟啉，尿卟啉原（URO'gen）III。

该途径的第 5 个酶尿卟啉原脱羧酶（URO 脱羧酶），催化从 URO'gen III 上的乙酸侧链基团连续脱去四个羧基，以形成粪卟啉原（COPRO'gen）III——一个四甲酸二卟啉原。然后该化合物通过特异性转运体 ABCB6 进入线粒体，其中第 6 个酶 COPRO 氧化酶，催化四个丙酸基中的两个脱羧以形成原卟啉原二乙烯基（PROTO'gen）IX——一个脱羧卟啉原。接着，PROTO 氧化酶通过去除 6 个氢原子氧化卟啉原 IXP 上的 ROTO 根。该反应的产物是卟啉（氧化型），而相比之下，前述的四吡咯中间体为原卟啉（还原型）。最后，由途径中的第 8 个酶，铁螯合酶（也称为血红素合成酶或正铁血红素铁裂合酶）催化，二价铁被插入原卟啉，以形成血红素。

血红素合成的调节

在两个主要的血红素合成组织，肝和造血系统中，血红素合成的调控有所不同。在肝中，"游离"血红素的浓度调节管家性类型 ALA 合成酶 1 的合成和线粒体易位。血红素抑制 ALA 合成酶 1mRNA 的合成并干扰酶从细胞浆进入线粒体的转运过程。许多在肝内质网中诱导细胞色素 P450 酶相同的化学物质可以增加肝 ALA 合成酶 1 的合成。由于大部分在肝合成的血红素用于合成细胞色素 P450 酶，肝 ALA 合成酶 1 和细胞色素 P450 酶受到协同调节，许多诱导肝 ALA 合成酶 1 的药物也能够诱导 CYP 基因。虽然相对活性和动力学性质不同，其他肝血红素生物合成酶的表达大致维持在恒定的水平。例如，正常个体具有的高活性的 ALA 脱水酶，但是 HMB 合成酶的活性低，后者是途径中的第 2 个限速酶。

在造血系统中，新型调节机制能够生产大量的血红素以供血红蛋白生物合成用。对血红蛋白合成的刺激反应发生在细胞分化期，从而增加了细胞的数量。与此相反，红细胞生成特异性 ALA 合成酶 2 的表达较管家酶表达水平高，红细胞特异控制机制除了调控铁运输进入红系细胞，也调控其他的途径。途径中的前四种酶具有独立的红细胞特异性功能，以及非红细

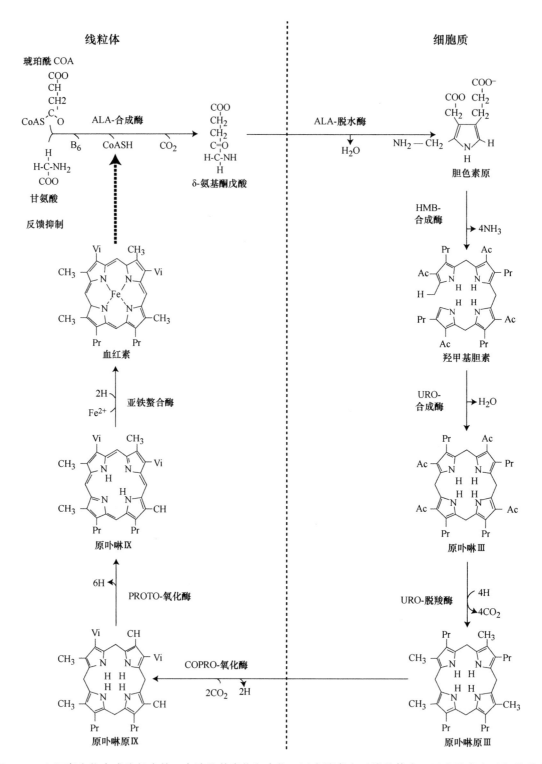

图 32-2　血红素生物合成途径中的 8 个酶及其底物和产物。四个酶存在于线粒体中，四个酶存在于细胞质中

胞功能或"管家"转录功能。如上所述，ALA 合成酶的管家功能和红细胞特异性功能是由位于不同的染色体的基因所编码，但对于通路中的其余 3 个基因，红细胞和非红细胞功能均由各自相同基因中的不同启动子起始转录（见表 32-2）。

卟啉病的分类

如上述提到的，卟啉病可分为肝性或红细胞生成性，这取决于血红素生物合成中间产物的积累最初出现在肝还是红细胞，或基于临床表现分为急性或皮肤性。表 32-1 列出了卟啉病的主要症状和主要的生化异常。5 个肝性卟啉病中的 4 个——AIP、HCP、VP 和 ADP 在成年后急性起病，表现为神经系统异常，两个卟啉前体 ALA 和 PBG 水平升高，因此被归类为急性卟啉病。ADP 患者可以在出生后或青春期出现临床表现。第五种肝性卟啉病，PCT 呈现水疱样皮肤病变。HCP 和 VP 也可以具有类似 PCT 的皮肤表现。

红细胞生成卟啉病——CEP、EPP，以及最近发现的 XLP，特征性表现为骨髓和红细胞中卟啉水平升高以及皮肤光过敏。CEP 造成的皮肤损伤类似于 PCT，但通常更严重，而 EPP 和 XLP 则造成更直接、痛苦的无水疱型光过敏。EPP 是最常见的青春期前出现症状的卟啉病。约 20％的 EPP 患者出现肝功能轻度异常，而约 5％的患者并发危及生命的肝并发症。XLP 具有与 EPO 相似的临床表现，可引起光过敏和肝病。

卟啉病的诊断

当症状或体征提示卟啉病的诊断时，应该采用特定且敏感的一线实验室检查进行诊断（表 32-3）。如果一线检查结果提示明显异常，则应根据卟啉病的类型进行更全面的检查，包括特定致病基因突变的检查。

急性卟啉病

青春期后患者中出现内脏神经症状如腹痛尤其是最初的临床评估未找到其他原因时，应该怀疑急性卟啉病的可能。应检测尿液中卟啉的前体（ALA 和 PBG）（图 32-2）。尿液 PBG 会在 AIP、HCP 和 VP 急性发作时始终保持上升，且基本上不会出现在其他疾病中。因此，这种检测方法既敏感又特异。可以使用一种快速的在机构内部测试的方法检测尿液中的 PBG，如 Trace PBG 试剂盒（Thermo Scientific）。检测点（单一空白）尿液标本有很大的作用，因为大部分情况下急性卟啉病发作时 PBG 会明显升高。不需要收集 24h 尿液标本而延误诊断。也应保存相同时间点留取的尿液，对其中的 ALA、PBG 和肌酐进行分析，这是为了确认 PBG 的定性结果并帮助发现 ADP 患者。在 HCP 和 VP 患者中尿卟啉较卟啉前体存在的时间更长。因此，在同一样品中测量总尿卟啉是有用的，但要注意尿卟啉的增加往往是无特异性的。应避免单独使用尿卟啉测定进行筛查，因为其他疾病如慢性肝病也可能会增加尿卟啉，不具有诊断意义的尿卟啉的增加可能会导致误诊为卟啉病。红细胞 HMB 合成酶测定不作为一线的检测。而且，并非所有 AIP

患者均有酶活性的下降，接近正常范围底限的检测值并不能作为诊断标准，且在其他急性卟啉病中该酶并不缺乏。

皮肤性卟啉病 卟啉病引起的水疱性皮损几乎总是伴随着血浆总卟啉的增加。优选荧光法进行检测，因为在 VP 中血浆卟啉大多共价结合到血浆蛋白，不易通过高效液相色谱（HPLC）方法检测。在终末期肾病患者中，血浆卟啉会轻度升高。

虽然血浆总卟啉测定通常可以用来检测 EPP 和 XLP，红细胞原卟啉测定则更敏感。红细胞原卟啉的升高可以出现在其他很多情况下。因此，游离原卟啉升高较锌原卟啉升高更能确诊 EPP。在 XLP 中，游离原卟啉和锌原卟啉大致以相同比例显著增加。解读实验室的报告有可能是困难的，因为红细胞游离原卟啉有时表示锌原卟啉。

如果初步检测结果呈阳性就需要进行更详细的检测。PBG 的大幅度升高可能是由于 AIP、HCP 或 VP 所致。这些急性卟啉病可以通过检测尿液中卟啉（使用相同时间点尿液标本）、粪卟啉和等离子体卟啉进行区分。COPRO 酶或 PROTO 氧化酶的测定未能广泛开展。通过测序分析编码 HMB 合成酶、COPRO 氧化酶和 PROTO 氧化酶的基因存在的突变，能够更具体地发现几乎所有的致病突变，即使当尿 ALA 和 PBG 的水平已经恢复到正常或接近正常仍然能够做出诊断。导致水疱皮损的各种卟啉病可以通过测量尿卟啉、粪卟啉和血浆中卟啉进行鉴别。这些卟啉病还应在 DNA 水平上通过对致病基因突变鉴定进行证实。在既往数月或数年曾经有过类似卟啉病症状患者以及亲属患有急性卟啉病者中，诊断或排除卟啉病均是比较困难的，因为卟啉前体和卟啉水平这时可能是正常的。在这些情况下，进行特定基因突变的检测可以协助诊断并为高危亲属提供遗传咨询。由实验室专家和医师共同协助选择恰当的血红素生物合成相关基因进行测序。

肝性卟啉病

在四种急性卟啉病，ADP、AIP、HCP 和 VP 急性发作神经系统异常时，可以检测到血浆和尿中卟啉及卟啉前体，肝起源的 ALA 和（或）PBG 出现明显升高。在 PCT，多余的卟啉最初还可以在肝积累，导致被太阳暴晒的皮肤产生慢性水疱。

ALA 脱水酶缺乏性卟啉病（ADP）

ADP 是一种由 ALA 脱水酶的活性严重不足造成

的罕见的常染色体隐性遗传急性肝性卟啉病。迄今为止，只有少量的特定基因突变已明确的案例报道，有的发生在儿童或青壮年。这些受影响的纯合子患者中红细胞 ALA 脱水酶的活性只有正常的＜10％，其无症状父母和杂合子亲属该酶的活性大约为正常水平的一半，且并不产生高水平的 ALA。ADP 的患病率是未知的，在瑞典一项筛查研究中，ALA 脱水酶的活性＜50％正常水平的杂合子个体约占 2％。由于有多种原因可以导致 ALA 脱水酶活性缺乏，因此对 ADP 进行突变分析是十分必要的。

临床表现　临床表现取决于 ALA 脱水酶剩余的活性。四个报道的患者为男性青少年，有与 AIP 类似的症状，包括腹痛和神经病变。一名患者是婴儿，症状更加严重，出生后未能健康存活。这名患者发病年龄更早以及更严重的症状提示其 ALA 脱水酶活性更加显著的缺陷。另一名患者在 63 岁时与骨髓增殖性疾病同时发作，出现了急性运动性多发性神经病。其发病是由于本来存在于幼红细胞中的 ALAD 杂合突变由于造血系统恶性肿瘤而出现了克隆性增殖。

诊断　所有患者血浆和尿液中 ALA 和尿粪卟啉（COPRO）Ⅲ水平均明显升高；红细胞中 ALAD 活性占正常＜10％。鉴别诊断应该考虑遗传性 1 型酪氨酸血症（延胡索二酰乙酰乙酸酶缺乏）和铅中毒，因为无论是琥珀酰丙酮（该物质在遗传性酪氨酸血症中产生积聚且结构上类似 ALA）还是铅均能抑制 ALA 脱水酶，增加尿中 ALA 和 COPROⅢ 的排泄，并导致类似于急性卟啉病的表现。杂合子无临床症状，且 ALA 水平不会升高，但可通过检测红细胞中 ALA 脱水酶活性或 ALAD 基因的特异性突变得到证实。至今，关于 ADP 的基因研究已经在 ALAD 基因中确定了九个点突变，两个剪切位点的突变，以及两个碱基缺失（人类基因突变数据库；www.hgmd.org）。父母均非近亲，患者从父亲和母亲分别遗传了 ALAD 基因上不同的突变。可以通过测定培养的绒毛组织或羊水中 ALA 脱水酶的活性和（或）进行相关基因突变检测针对这种疾病进行产前诊断。

治疗	ALA 脱水酶缺乏性卟啉病

　　ADP 急性发作的治疗类似于 AIP（见下文）。上文提到的症状严重的婴儿给予了高营养支持和定期输血，但对静脉注射血红素没有反应，在接受肝移植术后死亡。

急性间歇性卟啉病（AIP）

　　这种肝性卟啉病是由于 HMB 合成酶活性仅占正常水平的一半的一种常染色体显性遗传性疾病。本病分布范围较广，尤其常见于斯堪的纳维亚半岛和英国。临床表现具有高度变异性，疾病常常由于环境或激素，如药物、饮食和类固醇激素而诱发。其发作可以通过控制已知的诱发因素而被避免。罕见的显性纯合子 AIP 在婴幼儿中也有描述（见下文）。

　　临床特征　由于携带 HMB 合成酶杂合子导致诱导肝中限速酶 ALA 合成酶的 HMB 合成酶活性仅为正常水平的一半被认为是 AIP 的急性发作背后的原因。在 HMBS 杂合性突变的患者中，绝大多数没有临床症状而处于潜伏期（无症状期），青春期前几乎均为这种情况。在没有急性发作病史的患者中，卟啉前体的生成通常是正常的，这意味着存在正常水平的一半肝 HMB 合成酶活性是足够的，肝 ALA 合成酶活性没有增加。然而，当肝血红素合成增加时，一半的 HMB 合成酶则可能限制了合成途径的顺利进行，ALA、PBG 和其他血红素合成通路中间体可能产生积累，并从尿液排出体外。常见的促发因素包括内源性和外源性类固醇、卟啉原药、酒精摄入、低热量饮食（通常指减肥）。

　　AIP 在青春期前几乎总是在潜伏状态的事实表明，成年期类固醇激素水平的变化是出现临床症状的重要因素。症状多见于女性，这提示雌激素或孕激素的作用。经期前的发作可能是由于内源性黄体酮。急性卟啉病有时会因为外源性类固醇而加剧，包括含孕激素的口服避孕药。令人惊讶的是，患者对于妊娠通常耐受性良好，这表明有益的代谢变化可能改善高水平的孕激素造成的影响。表 32-4 提供了部分对 AIP（也包括 HCP 和 VP）有害的主要药物。不安全和安全药物的全部名单可以在美国卟啉病基金会（www.porphyriafoundation.com）和欧洲卟啉计划（www.porphyria-europe.org），以及急性卟啉病药物数据库（www.drugs-porphyria.com）网站中进行查询。由于疾病原因或减肥减少热量和碳水化合物的摄入，也可能增加卟啉前体排泄和诱发卟啉病的发作。增加碳水化合物的摄入可以改善急性发作。基因敲除 AIP 小鼠模型研究表明，肝 ALAS1 基因是由过氧化物酶体增殖物激活受体 γ 共激活因子 1α（PGC-1α）调节的。肝脏 PGC-1α 可由禁食诱导，这反过来又激活 ALAS1 转录，导致血红素生物合成的增加。这一发现表明营养状况和急性卟啉病的发作之间的关系。感染、手术和

表 32-4　对于卟啉病不安全的药物

有记载证实	很有可能	有可能	
卡马西平	六甲蜜胺	醋氯芬酸	帕瑞昔布
卡立普多	氨茶碱	依曲替酸	己酮可可碱
氯霉素	胺碘酮	阿伐斯汀	喷托维林
克林霉素	阿米替林	阿夫唑嗪	苯丙醇胺＋桂利嗪
右旋丙氧吩	氨氯地平	阿那曲唑	苯噻啶
双肼屈嗪	安普那韦	金诺芬	聚多卡醇
双氢麦角胺	阿瑞吡坦	氮卓斯汀	保利雌二醇
屈螺酮＋雌激素	阿托伐他汀	苯甲托品	磷酸盐
地屈孕酮	硫唑嘌呤	苄达明	钾坎利酸盐
磷苯妥英钠	波生坦	倍他洛尔	普伐他汀
肼屈嗪	溴隐亭	比卡鲁胺	泼尼松龙
羟嗪	丁螺环酮	比哌立登	丙胺卡因
茚地那韦	白消安	安非他酮	氯胍
氯胺酮	丁基东莨菪碱	卡维地洛	普罗帕酮
酮康唑	卡麦角林	苯丁酸氮芥	伪麻黄碱＋右旋溴苯吡胺
利多卡因	头孢曲松钠＋利多卡因	氯环力嗪＋愈创甘油醚	皂树提取物
利奈孕酮	西伐他汀	氯喹	喹高利特
利奈孕酮＋雌激素	西替利嗪胆茶碱	氯普噻吨	奎宁
美西林	克拉霉素	氯唑沙宗	普丁＋达福普汀
甲羟孕酮	氯马斯汀	绒毛膜促性腺激素	瑞波西汀
甲地孕酮	可乐定	促性腺激素	瑞格列奈
甲基麦角林	赛克	环孢素	利扎曲普坦
甲基多巴	环丙孕酮	西沙必利	罗非昔布
米非司酮	达那唑	西酞普兰	罗匹尼罗
烟酸/美克洛嗪（氯苯甲嗪）/羟嗪	拉韦啶	氯美噻唑	罗哌卡因
呋喃妥因	去氧孕烯＋雌激素	克罗米芬	罗红霉素
炔诺酮	地西泮	氯米帕明	舍曲林
酮诺孕酯＋雌激素	地诺孕素＋雌激素	七氟醚	西布曲明
邻甲苯海明	双氯芬酸	克霉唑	西地那非
苯巴比妥	地尔硫䓬	可的松	西罗莫司
苯妥英钠	苯海拉明	环扁桃酯	金硫丁二钠
匹氨西林	丙吡胺	环磷酰胺	油酸钠＋氯
匹美西林	双硫仑	赛庚啶	司他夫定
扑米酮	屈螺酮＋雌激素	达卡巴嗪	舒林酸
利福平	地屈孕酮	柔红霉素	舒马曲坦
利托那韦	甲磺酸二氢麦角碱	去氧孕烯	他克莫司
螺内酯（安体舒通）	红霉素	二氯苄醇	他达拉非
磺胺嘧啶＋甲氧苄	雌莫司汀	蒽酚	替加氟＋尿嘧啶
啶他莫昔芬	乙琥胺	多西他赛	替米沙坦
睾酮，注射	依托泊苷	多奈哌齐	硫利达嗪
硫喷妥钠	依西美坦	多西环素	硫鸟嘌呤
甲氧苄啶	非氨酯	依巴斯汀	托芬那酸
丙戊酸	非洛地平	益康	托特罗定
文拉法辛	氟康唑	依非韦伦	托拉塞米
长春碱	氟硝西泮	艾司西酞普兰	曲安奈德
长春新碱	氟伐他汀	埃索美拉唑	三己芬迪
长春地辛	格列本脲	雌二醇/片	曲米帕明（三甲丙咪嗪）
长春瑞滨唑啉	氟烷	雌三醇/片	缬草
扎来普隆	莨菪碱	雌三醇阴道乳膏，片剂	文拉法辛
齐拉西酮	异环磷酰胺	雌激素，共轭	长春碱
佐米曲普坦	丙咪嗪	非那雄胺	长春新碱
唑吡坦	伊立替康	氟卡尼	

表 32-4	对于卟啉病不安全的药物（续）		
有记载证实	**很有可能**	**有可能**	
氯哌噻吨	异烟肼	氟氯西林	长春地辛
	伊拉地平	氟西汀	长春瑞滨
	伊曲康唑	氟哌噻吨	赛洛唑啉
	拉米夫定＋齐多夫定	氟他胺	扎来普隆
	兰索拉唑	氟伏沙明	齐拉西酮
	乐卡地平	促卵泡素 α 和 β	佐米曲普坦
	左炔诺孕酮	加兰他敏	唑吡坦
	利多卡因	格列美脲	氯哌噻吨
	洛匹那韦	格列吡嗪	
	促黄体激素阿尔法	戈那瑞林短杆菌肽	
	赖甲环素	愈创甘油醚	
	敏克静	氢化可的松	
	甲羟孕酮＋雌激素	羟基脲	
	甲氧氯普胺（胃复安）	羟氯喹	
	甲硝唑	伊布利特	
	甲吡酮	伊马替尼	
	莫索尼定	吲哚美辛	
	苯丙酸诺龙	凯托米酮＋DDBA	
	奈法唑酮	酮康唑	
	奈非那韦	酮咯酸	
	奈韦拉平	拉莫三嗪	
	硝西泮	来曲唑	
	尼莫地平	左旋多巴＋苄丝肼	
	硝基安定	左炔诺孕酮宫内	
	炔诺酮	左西孟旦	
	去甲替林	利多卡因	
	奥卡西平	利奈唑胺	
	土霉素	洛非帕明	
	紫杉醇	洛莫司汀	
	帕罗西汀	马拉硫磷	
	安替比林＋咖啡因	马普替林	
	吡格列酮	甲苯咪唑	
	丙磺舒	甲氟喹	
	孕激素，阴道凝胶	美哌隆	
	奎尼丁	美法仑	
	雷贝拉唑	甲哌佐酯	
	雷洛昔芬	甲哌卡因	
	利福布汀	巯嘌呤	
	利鲁唑	美沙酮	
	利培酮	甲泼尼龙	
	罗格列酮	亚甲基	
	沙奎那韦	美托拉	
	司来吉兰	甲硝唑	
	辛伐他汀	美西律	
	柳氮磺胺吡啶	咪达唑仑	
	泰利霉素	米安色林	
	特比萘芬	米诺地尔	
	特非那定	米氮平	
	睾酮，透皮贴剂	丝裂霉素	
	四环素	米托蒽醌	
	茶碱	吗氯贝胺	
	甲巯咪唑	孟鲁司特	

表 32-4	对于卟啉病不安全的药物（续）	
有记载证实	很有可能	有可能
	利维爱	吗啡＋东莨菪碱
	噻氯匹定	多种维生素
	替硝唑	莫匹罗星
	噻替哌	萘丁美酮
	托吡酯	那法瑞林
	拓扑替康	纳曲酮
	托瑞米芬	那格列奈
	曲马朵	尼鲁米特
	三甲孕酮＋雌激素	诺斯卡品
	维拉帕米	奥美拉唑
	伏立康唑	奥昔布宁
	齐多夫定/AZT	羟考酮
		泮托拉唑
		罂粟碱

注意：基于 "Patient's and Doctor's Guide to Medication in Acute Porphyria,"Swedish Porphyria Association and Porphyria Centre Sweden. 同时参见网站 Drug Database for Acute Porphyrias（www. drugs-porphyria. com）得到可搜索的安全用药/不安全用药表

乙醇均可诱发急性发作。

由于内脏神经症状在青春期前很少发生且往往无特异性，所以需要严格的疑诊指标才考虑做出诊断。本病可致残，但很少致命。腹痛是最常见的症状，通常表现为局部持续疼痛，但也可表现为抽搐样疼痛。肠梗阻、腹胀和肠鸣音减少是常见的表现，但也可能会出现腹泻或肠鸣音活跃。腹部压痛、发热和白细胞增多通常少见或程度较轻，因为主要表现为神经系统症状而不是炎症。恶心，呕吐，便秘，心动过速，高血压，精神症状，四肢、头部、颈部或胸部疼痛，肌肉无力，感觉减退，排尿困难和尿潴留为其特征性表现。心动过速、高血压、烦躁不安、震颤和出汗过多是由于交感神经过度兴奋造成的症状。

周围神经病变是由于轴突变性引起（而非脱髓鞘性），并主要影响运动神经元。不是所有急性发作均有显著的神经症状；腹部症状通常比较突出。运动神经病变从累及近端肌肉开始，多出现在肩膀和手臂。涉及的症状和程度是可变的，有时可能是局部的并涉及脑神经。深腱反射最初可能是正常或过度活跃的，而随着神经病变进展而减退或消失。感觉的变化，如感觉异常和感觉丧失并不明显。特别是当诊断和治疗被延迟时，会进展到呼吸肌麻痹和延髓性麻痹，并发生死亡。猝死可能是由于交感神经过度兴奋和心律失常引起的。

精神症状，如焦虑、失眠、抑郁、定向力障碍、幻觉和妄想可在急性发作时发生。癫痫的发生可能是由于神经系统症状或低钠血症引起。治疗癫痫发作是比较困难的，因为大多数抗癫痫药物可加重 AIP（氯硝西泮可能比苯妥英钠或巴比妥类更安全）。低钠血症可以由下丘脑参与抗利尿激素不恰当分泌或因呕吐、腹泻、摄食减少、经肾丢失造成的电解质耗竭引起。可能出现持续性高血压或肾功能受损。当急性发作时，腹痛可能持续数小时后缓解，轻瘫在之后的几天持续好转，并在此后的数年中可能持续改善。

纯合显性 AIP 是 AIP 中的一种罕见情况，患者从父亲和母亲中各继承了一个 HMBS 突变，因此酶的活性非常低（<2%）。该病已经在一个荷兰女孩，两名年轻的英国同胞和一个西班牙男孩中报道。在这些受影响的纯合子患者中，婴儿期即开始出现临床表现，发育停滞、发育迟缓、双侧白内障和（或）肝脾大。尿中 ALA 和 PBG 浓度显著升高。所有这些患者 HMBS 基因的突变（R167W，R167Q 和 R172Q）均发生在外显子 10 中的 5 个碱基。纯合子 AIP 孩子的大脑磁共振成像研究显示主要损伤为出生后髓鞘化的白质，出生前髓鞘化的白质均正常。多数纯合子 AIP 患儿早期即死亡。

诊断 血浆和尿液 ALA 和 PBG 水平大幅升高，尤其是在急性发作时，并在漫长的潜伏期中恢复正常。例如，发作时尿 PBG 水平为 50～200mg/24h（220～

880μmol/24h）[正常为 0～4mg/24h（0～18μmol/24h）]；尿 ALA 为 20～100mg/24h（150～760μmol/24h）[正常为 1～7mg/24h（8～53μmol/24h）]。由于症状缓解后仍然将维持高水平状态，因此已经通过生化指标诊断的 AIP 急性发作患者再次出现症状时主要以临床特征作为诊断依据。在静脉给予血红素几天后，ALA 和 PBG 的排泄减少。在给予血红素前尿中 PBG 水平正常能够有效排除 AIP。与 HCP 和 VP 相比，AIP 中粪卟啉通常正常或轻度升高。大多数没有既往症状的 AIP 杂合子尿液 ALA 和 PBG 排泄通常正常。因此，家族 HMBS 突变检测能够为无症状家族成员做出诊断。

HMBS 基因突变发生在外显子 1 和内含子 15'-剪接供体位点启动翻译密码子的部位时，红细胞中酶的活性正常，而活性缺乏仅发生在非红细胞组织。这是因为 HMB 合成酶红细胞部分和管家部分是由单个基因编码的，它有两个启动子。因此，酶活性检测不能作为诊断依据，而基因检测可以用于确定诊断。

目前已经确定超过 390 种 HMBS 突变，包括错义、无义、剪接突变、插入和缺失，大多数突变仅在一个或几个家系中（人类基因突变数据库，www.hgmd.org）。可通过培养羊膜细胞或绒毛组织对高风险胎儿进行产前诊断。然而，一般很少进行上述操作，因为 HMBS 突变患者的预后是相对良好的。

治疗　急性间歇性卟啉病

在急性发作期，麻醉性镇痛药可用于治疗腹痛，吩噻嗪可以控制恶心、呕吐、焦虑和不安。水合氯醛可以用于失眠，如果需要一种较弱的安定，低剂量苯二氮䓬类可能是安全的。在缺乏血红素的情况下，静脉注射葡萄糖（每日至少 300g），可有效地控制较轻的急性发作性卟啉病（无麻痹、低钠血症等）。但静脉输注血红素更加有效，应作为所有急性发作的一线治疗。标准方案为 3～4mg/kg 的血红素，可以冻干血红素（Recordati 制药）、血红素白蛋白（人白蛋白重组血红素），或血红素精氨酸（Orphan Europe）的形式给予，每天一次给药，共 4 天。血红素精氨酸和血红素白蛋白化学性质稳定，相比血红素而言不容易产生静脉炎或抗凝效应。恢复程度取决于神经元损伤的情况，如果治疗早期开始，可迅速恢复。严重运动神经病的恢复可能需要数月或数年。发现及避免诱发因素有利于急性发作期的快速恢复并避免再次发作。可以有多个诱发因素，除去其中一个或几个就能减轻发作症状并避免今后再次发作。月经周期中的黄体期的频繁发作可

以通过应用促性腺激素释放激素类似物阻止排卵和孕酮产生而得到预防，或预防性使用肝素。

AIP 中高血压和慢性肾病的长期风险是增加的；一些患者已经成功接受了肾移植。慢性、轻度肝功能异常是常见的，肝细胞癌的危险是增加的。建议每年至少进行一次影像学检查筛查这些肿瘤。

在一名 29 个月中经历了 37 次 AIP 急性发作的 19 岁女性患者中进行了同种异体肝移植。移植后，她的升高的尿 ALA 和 BPG 水平在 24h 内恢复到正常，移植后的 3 年多没有再出现急性神经性发作。由于无法控制的急性卟啉病发作、慢性周围神经病变和需要透析的肾衰竭，两名 AIP 患者接受了肝肾联合移植。两名患者移植后尿 PBG 水平显著改善，未再发生急性发作，神经系统症状得到改善。最近，一个来自英国的小组报告了其对 10 名反复急性发作且药物抵抗、生活质量受损的 AIP 患者进行肝移植的经验。患者接受移植后生化指标及症状均有好转。研究者报道他们的患者中肝动脉血栓形成率较高。显然，肝移植是一种高风险的手术，并应该作为严重的反复发作患者最后的治疗手段。最近，肝定向基因疗法已在人类 AIP 小鼠模型中被证实能够成功抑制药物引起的生化发作，关于 AAV-HMBS 基因转移的临床试验已经启动。此外，针对肝靶向 RNA 干扰（RNAi）治疗临床前研究，旨在 AIP 小鼠模型中降低显著升高的肝 ALAS1 表达防止诱发生化发作和在持续发作期间迅速降低 ALAS1 mRNA。

迟发性皮肤卟啉病（PCT）

PCT 是最常见的卟啉病，可以是散发（1 型）或家族性（2 型），也可以在暴露于卤代芳族烃后发生。所有类型的 PCT 中均存在肝 URO 脱羧酶的缺陷，出现临床症状的前提是此酶的严重缺乏（约 20% 正常水平）；其原因在于铁和氧化应激的条件下，肝中产生 URO 脱羧酶抑制剂 uroporphomethene。大多数（约 80%）的无 UROD 突变的患者被称为散发性（类型 1）。UROD 杂合突变的 PCT 患者被称为家族性（2 型）。在这些患者中，从父母一方中遗传一个 UROD 突变可以使得肝和所有其他组织中酶的活性降低为一半，这是一个显著的诱发因素，但本身并不足以引起 PCT 症状。如下面所讨论，其他遗传和环境因素造成两种类型 PCT 的易感性。由于遗传性状外显率较低，许多家族性（2 型）PCT 的患者并无明确的家族史。HEP 是常染色体隐性遗传的卟啉病，是由于 URO 脱羧酶活性的

系统性缺陷所导致的，儿童期即出现临床症状。

临床症状 手背部位的起疱皮损是最先出现的主要临床表现（图 32-3）。破裂和结痂后，留下萎缩和瘢痕。病变也可能发生在前臂、脸、腿和脚。常见皮肤易破损和称为粟丘疹的白色小丘疹，尤其是在手和手指背面。女性中面部的多毛症和色素沉着尤其让患者担忧。偶尔，过度暴露于日光的皮肤区域变得严重增厚、瘢痕形成及钙化，类似于系统性硬化症的改变。没有神经系统症状。

除了 2 型 PCT 中的 UROD 遗传学突变，临床上有很多可以识别并加以管理的诱发因素。这些因素包括 HCV 病毒、HIV 病毒、过量饮酒、升高的铁和雌激素水平。肝过量铁成为重要促发因素是由于常见的血色病致病基因，血色病基因（HFE）、C282Y 和 H63D 的突变，增加患者的 1 型和 2 型 PCT 发生而发现的（见第三十章）。过量饮酒和妇女中雌激素的应用是长期已知的诱发因素。HIV 可能是一个独立的但较不常见的危险因素，像 HCV 病毒一样，并不能单独引起 PCT 的发生。在 PCT 患者中可以发现多个诱发因素的协同作用。PCT 患者有特征性的慢性肝病，有时会进展为肝硬化，且发生肝癌的风险升高。各种化学品也可诱发 PCT，土耳其在 20 世纪 50 年代曾因小麦沾染杀真菌剂六氯苯而引发了 PCT 的流行。PCT 也可以在接触其他化学品后发生，包括二，三氯酚和 2，3，7，8-四氯代（P）二氧杂环己烯（TCDD，二噁英）。

诊断 肝、血浆、尿液以及大便中会出现卟啉水平的升高。尿 ALA 水平可能会略有增加，但 PBG 水平是正常的。尿卟啉包括大多数 URO 卟啉和庚羧酸卟啉，还

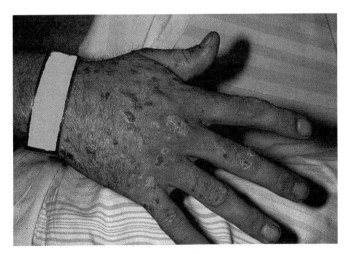

图 32-3 （见书后彩图） 迟发性皮肤性卟啉病患者的典型皮肤损害。迟发性皮肤性卟啉病患者手背部皮肤由于光过敏引起的起泡型病变造成的慢性、结痂病变。（*Courtesy of Dr. Karl E. Anderson; with permission.*）

有少量粪卟啉和六及五羧酸卟啉。血浆卟啉也增加，中性 pH 的稀释血浆中进行荧光扫描能迅速区分 VP 和 PCT（表 32-3）。异粪卟啉在粪便，有时在血浆和尿液中增加，可以作为肝 URO 脱羧酶缺乏症的诊断指标。

可以通过红细胞中降低的 URO 脱羧酶活性将 2 型 PCT 和 HEP 从 1 型中区分开来。在受影响的个体和处于隐匿期的家族成员中，肝细胞、红细胞和培养的皮肤成纤维细胞中 URO 脱羧酶的活性在 2 型 PCT 中约为正常值的 50%。在 HEP 中，URO 脱羧酶活性明显不足，为正常值的 3% ～ 10%。UROD 基因中超过 121 种突变已经被确定（人类基因突变数据库；www.hgmd.org）。数据库中列出的突变中，约 65% 是错义或无义突变，约 10% 是剪接位点突变。大多数 UROD 基因突变已在一个或两个家系中被发现。

治疗 迟发性皮肤性卟啉病

酒精、雌激素、铁补充剂，并且可能的话，任何会加剧本病的药物均应停药，但这些方法并不能确保症状的改善。通过标准的治疗，反复放血以减少肝铁几乎总是能产生临床效果。每周可以放血一个单位（450ml）。这样做的目的是逐步减少多余肝铁直到血清铁蛋白水平达到正常下限。由于多数情况下，铁负荷并不重，一般 5～6 次的静脉放血可以产生临床症状的好转；然而，合并血色病的 PCT 患者可能需要更多次的治疗以使其铁水平降低到正常范围内。为了方便记录 PCT 的治疗效果，最方便的方法通常是测定血浆总卟啉浓度，其会在达到目标铁蛋白水平后逐渐恢复。为了防止缺铁性贫血的发生，应该密切监测随访血红蛋白、血细胞比容和血清铁蛋白水平。病情缓解后，不需要持续进行放血治疗。在随后的 6～12 个月应随访血浆卟啉水平，以便及早发现复发，需要时再次进行放血治疗。

当放血治疗存在禁忌或无法耐受放血治疗时，另一种方案是应用低剂量氯喹或羟氯喹，这两种复合物能够与多余的卟啉结合并促使其排出体外。应给予小剂量（例如，125mg 磷酸氯喹每周两次），因为标准剂量可能造成暂时性的，有时非常明显的光敏感加重和肝细胞损伤。最近的研究表明，对于 PCT 而言，低剂量羟氯喹治疗与有效的放血疗法一样，是安全的。肝影像学检查可诊断或排除并发的肝癌。对于存在终末期肾病的 PCT 患者，应该使用促红细胞生成素进行治疗。

遗传性粪卟啉病（HCP）

HCP 是一种 COPRO 氧化酶活性为正常水平一半而导致的常染色体显性遗传肝性卟啉病。本病呈现急性发作，如 AIP。也可以出现皮肤光过敏，不过比 VP 的发生率明显更低。在 HCP 患者中，急性发作和光敏感可以同时出现或分别发生。HCP 不如 AIP 和 VP 常见。纯合显性 HCP 和与一种 HCP 在生化改变上难以区分的变种艰难卟啉病，可以在儿童期出现临床症状（见下文）。

临床症状　影响 HCP 的因素与产生急性 AIP 发作的因素相同。本病青春期前几乎均处于潜伏期，其症状与 AIP 几乎是相似的，较常见于妇女。HCP 通常没有 AIP 严重。起疱皮损与 PCT 和 VP 是相同的，罕见的纯合子患者儿童期可以起病。

诊断　在有症状的患者中尿液和粪便中 COPRO Ⅲ水平显著增加，并且症状消失后仍然持续存在，特别是在粪便中。急性发作期尿 ALA 和 PBG 水平增加（但低于 AIP），症状缓解后恢复到正常的速度比 AIP 更快。血浆卟啉通常正常或仅略有增高，但在有皮肤损害的患者中升高。HCP 的诊断很容易通过粪便卟啉中升高的 COPRO Ⅲ确认，这种特征几乎可以完全将其同其他卟啉病区分开。

虽然可通过测量 COPRO 氧化酶活性进一步明确诊断，但这种线粒体酶的测定方法并未广泛使用，且测定需要体细胞而非红细胞。迄今为止，已有 64 种 CPOX 基因的突变被鉴定，其中 67% 以上是错义或无义突变（人类基因突变数据库；www.hgmd.org）。在有症状的个体检测到的 CPOX 突变可以用于发现无症状的家庭成员。

> **治疗　遗传性粪卟啉病**
>
> 神经症状的治疗同 AIP（见上文）。放血疗法和氯喹对于皮肤损伤无用。

杂色卟啉病（VP）

VP 是血红素生物合成途径第 7 个酶 PROTO 氧化酶的活性缺陷导致的一种常染色体显性遗传性肝性卟啉病，其可以表现为神经症状、光过敏，或两者兼有。VP 在南非很常见，1000 个白人中有 3 个患此疾病。大多数是一对由 1688 年从荷兰移民至南非的夫妇的后裔。在其他国家，VP 不如 AIP 常见。也

有报道罕见的纯合显性 VP，幼年即开始出现皮肤损伤表现。

临床症状　VP 表现为皮肤光过敏，急性内脏神经症危象，或两种情况均可发生。在关于 VP 的两个大型研究中，59% 只有皮肤损伤，20% 只有急性发作，22% 两者皆有。急性发作与 AIP 的表现相似并可由引起 AIP 的因素诱发（见上文）。起疱皮损类似于 PCT，但更难以治疗，通常持续时间较长。纯合子 VP 表现为光敏感、神经系统症状和发育障碍，其中包括婴儿期或儿童期生长发育迟缓；所有患者均有红细胞锌原卟啉水平的升高，这种特征在目前所有描述的纯合子卟啉病中均有发现。

诊断　尿 ALA 和 PBG 水平在急性发作期升高，但比 AIP 更快恢复至正常。粪便卟啉和 COPRO Ⅲ以及尿 COPRO Ⅲ的升高更持久。血浆卟啉水平也升高，特别是当有皮肤损伤时。可以通过荧光发射检查将 VP 从所有其他卟啉病中迅速区分，因为 VP 患者血浆卟啉在中性 pH 条件下有特征性的荧光峰。

在培养的成纤维细胞或淋巴细胞中测定 PROTO 氧化酶活性没有被广泛使用。PPOX 基因上超过 174 的突变已经被报道（人类基因突变数据库；www.hgmd.org）。错义突变 R59W 是具有荷兰裔血统的南非 VP 患者中的常见突变。5 种错义突变在英国或法国患者中常见，多数突变仅出现在一个或两个 VP 家系中。

> **治疗　杂色卟啉病**
>
> 急性发作的处理类似 AIP，应该早期给予氯化血红素。除了避免日光照射，几乎没有其他的办法针对皮肤损害。β-胡萝卜素、放血疗法和氯喹是无效的。

红细胞生成性卟啉病

在红细胞生成性卟啉病中，骨髓红系产生的过量卟啉前体通过血浆输送到皮肤并导致皮肤光过敏。

X 连锁铁粒幼细胞性贫血（XLSA）

红细胞形态相关 ALA 合成酶（ALA 合成酶 2）的活力缺陷导致 XLSA，伴有无效的红细胞生成、乏力和苍白。

临床特征　通常情况下，男性 XLSA 患者婴儿期开始出现难治性溶血性贫血、脸色苍白和虚弱。他们有继发性脾功能亢进，出现铁负荷过量，并会出现含

铁血黄素沉着。其严重程度取决于剩余红细胞 ALA 合成酶活性的水平和特定的突变对 -5′-磷酸吡哆醛补充后的反应（见下文）。外周血涂片提示小红细胞低色素性贫血与明显的红细胞大小不均，异形红细胞和红细胞嗜多色性，白细胞和血小板正常。血红蛋白含量降低及平均红细胞体积和平均红细胞血红蛋白浓度降低。轻症及迟发性患者最近亦有报道。

诊断 骨髓检查发现细胞增多伴核左移和巨幼红细胞异常成熟。可以观察到各种普鲁士蓝染铁粒幼红胞。尿液中卟啉前体以及尿液和粪便中卟啉水平是正常的。骨髓红细胞 ALA 合成酶 2 的活性下降，但由于正常的 ALA 合成酶 1 看家酶的存在，测量此酶活性是困难的。确诊需要通过红细胞 ALAS2 基因突变的检测以明确。

治疗 **X 连锁铁粒幼细胞性贫血**

严重贫血可应用吡哆醇（维生素 B₆）补充治疗。这个辅因子对于维持 ALA 合成酶的活性是必需的，一些对治疗有反应的患者中已经发现了在酶和吡哆醇结合位点中存在的突变。辅因子的补充有可能减少输血的频率或使患者免除输血。无反应的患者可能是输血依赖性的或需要螯合疗法。

先天性红细胞生成性卟啉病（CEP）

CEP，亦称 Günther 病，是一种常染色体隐性遗传疾病。它是由于 URO 合成酶活性的显著缺陷，URO I 和 COPRO I 异构体积累所造成的。CEP 与溶血性贫血和皮肤损伤相关。

临床特征 严重的皮肤光过敏通常开始于婴儿早期。日光暴晒部位的皮肤是易破损的，同时出现的大疱和囊泡容易破裂和感染。特征性的表现为皮肤增厚、点状色素缺失、色素沉着和多毛症，面部和四肢都可以发生。继发于皮肤破损的感染可以导致面部及手部的毁损。卟啉可以沉积在牙齿和骨骼。其结果是，当暴露于长波紫外线时，牙齿变为棕色并可发出荧光。溶血可能是由于红细胞内卟啉的显著增加引起的，并可以导致脾大。也有报道在成人中该病出现轻度迟发型表现。

诊断 URO 和 COPRO（主要是 1 型异构体）积聚在骨髓、红细胞、血浆、尿和粪便中。粪便中主要的卟啉是 COPRO I。CEP 的诊断可以通过 URO 合成酶活性的显著缺陷或由 UROS 基因的特定突变而诊断。可以通过子宫内检测羊水卟啉水平及培养的绒毛

组织或细胞中 URO 合成酶的活性及家族特定突变基因进行产前诊断。在无血缘关系的患者中进行分子分型，发现了 UROS 基因上超过 48 种突变，其中包括四种位于 UROS 基因上红细胞特异性启动子区域的突变。基因型/表型相关性可以用于预测疾病的严重程度。CEP 的表型可通过调整红细胞特定 ALA 合成酶 2 相关序列的变化来调节，其基因突变通常导致 XLP。编码 X 连锁红细胞特异性转录因子 GATA 结合蛋白 1（GATA1）的 GATA1 基因上的一个突变（p. ArgR216WTrp），被发现存在于一个合并 CEP、血小板减少和重型 β 地中海贫血的患者。

治疗 **先天性红细胞生成性卟啉病**

病情严重者往往需要输血以纠正贫血。长期输血治疗可以抑制红细胞生成，减少卟啉的生成，但会增加铁负荷。脾切除术可以减少溶血的发生并降低机体对输血的要求。β 胡萝卜素可能有一些治疗价值。并发细菌感染时需要及时治疗。近期，在一些依赖输血的儿童患者中，骨髓和脐带血移植被证实具有疗效，为干细胞基因治疗提供了依据。

红细胞生成性卟啉病（EPP）

EPP 是血红素生物合成途径的最后一个酶，铁螯合酶（FECH）活性缺乏引起的一种遗传性紊乱。EPP 是儿童中最常见的红细胞生成性卟啉病，在成年人中是位于 PCT 后的第二常见的卟啉病。EPP 患者培养的成纤维细胞和淋巴细胞中 FECH 的活性降低，仅为正常水平的 15%～25%。原卟啉积累在骨髓的网织红细胞，之后出现在血浆中，被肝摄取，随后从胆汁和粪便中排出。原卟啉运输至皮肤血管导致非水疱性光过敏。在常染色体隐性遗传的大多数有症状的患者（约 90%）中，存在 FECH 等位基因突变（约为正常白人的 10%）及同时出现的内含子 3（IVS3）改变（IVS3-48T＞C），导致正常酶的低表达。在约 10% 的 EPP 家庭，可以找到两种 FECH 突变。近日，发现在 ALAS2 基因第 11 号外显子上的缺失突变，可引起从临床症状上难以与 EPP 区分的 XLP。ALAS2 上 C-末端氨基酸的缺失可以导致其活性的增加和原卟啉的积累。在欧洲和北美，XLP 占具有 EPP 表型患者的 2%～10%。

临床特征 皮肤光过敏，与其他卟啉病不同，通常开始于童年，包括在阳光照射的几分钟内发生的疼痛、红肿和瘙痒（图 32-4）。光过敏与大量升高的红细胞原卟啉有关，并且只发生在基因型造成铁螯合酶活

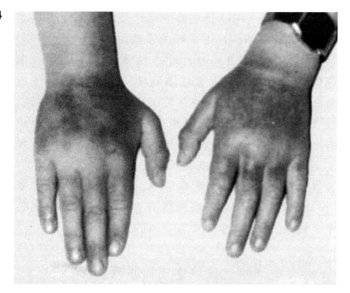

图 32-4 （见书后彩图） 10 岁患红细胞生成性原卟啉病患儿由于急性皮肤光过敏引起手部红斑和水肿（*From P Poblette-Gutierrez et al：Eur J Dermatol 16：230，2006.*）

性低于正常 35% 的患者。水疱病变少见。日晒后可以很快出现皮肤发红、肿胀、灼热和瘙痒，类似于血管神经性水肿。疼痛症状似乎与皮肤受累的损伤不成比例。约 10% 的患者出现稀疏水疱和大疱。慢性皮肤变化可能包括苔藓样变、皮革样伪囊泡、皲裂和指甲的变化。严重的瘢痕是罕见的，常见色素变化、皮肤脆性变和多毛症。在大多数患者中，除非出现肝或其他并发症，原卟啉水平和光敏感的症状多年内保持稳定。加重肝性卟啉病的因素在 EPP 中几乎很少发挥作用。

过量的原卟啉的主要来源是骨髓网织红细胞。红细胞原卟啉是游离的（未络合锌），并主要结合到血红蛋白。在血浆中，原卟啉结合于白蛋白。通常不存在或仅存在轻度溶血性贫血。

虽然 EPP 是一种红细胞生成性卟啉病，但 20% 的 EPP 患者可有肝功能的轻度异常，约 5% 的患者中会出现原卟啉的积累引起慢性肝病，并可进展为肝衰竭而死亡。原卟啉是非可溶性的，过量原卟啉可以在肝细胞中聚积形成晶体结构（图 32-4），并降低肝胆汁流量。EPP 小鼠模型的研究显示，有毒胆汁可能会破坏胆管上皮，导致胆管纤维化。因此，迅速进展性肝病似乎与原卟啉在胆汁中的淤积相关，并与受损的肝胆管系统排泄原卟啉水平增加及光敏感性相关。肝并发症的特点常常与红细胞和血浆中原卟啉水平升高相关，亦可出现严重的腹部和背部疼痛，特别是在右上腹。一些患者中可以出现有少量原卟啉成分的胆结石。XLP 中和在 FECH 上两个基因突变的常染色体隐性遗传性 EPP 患者更容易出现肝并发症。

诊断 红细胞中大量增加的原卟啉，主要是游离和未络合锌的原卟啉，是 EPP 的标志。原卟啉水平在骨髓、血浆、胆汁和粪便中也存在不同水平的升高。红细胞原卟啉浓度在其他情况下也可以出现增加，如铅中毒、缺铁、各种溶血性疾病、所有的纯合子形式遗传的其他卟啉病，有时甚至出现在急性卟啉病中。但与 EPP 中不同，上述这些情况下的原卟啉均为与锌结合的形式存在。因此，在疑似 EPP 患者中发现原卟啉水平升高时，需要区分游离以及与锌络合的原卟啉以明确诊断。EPP 患者红细胞在 620nm 的荧光显微镜下可呈现出红色荧光。尿液中卟啉和原卟啉水平是正常的。在培养的淋巴细胞或成纤维细胞中亚铁螯合活力是减少的。建议应用 DNA 突变分析来明确 FECH 基因上的致病突变和（或）IVS3-48T＞ç 低表达等位基因的存在。迄今为止，在 FECH 基因中，已有超过 190 种突变被确定，其中许多导致酶蛋白的不稳定或缺失（无效等位基因）（人类基因突变数据库；www. hgmd. org）。研究表明，存在无效等位基因（和 IVS3-48TC 低表达等位基因）的 EPP 患者出现严重肝病的风险更大。

在 XLP 中，红细胞原卟啉水平比其他形式的 EPP 中高，且游离以及与锌结合的原卟啉可能会达到 50%。迄今为止，已经发现四种 ALAS2 基因的突变，三种为一至四个碱基的缺失，近期描述了一种新的无义突变，这些突变增加了 ALA 合成酶 2 的活性并导致 XLP 的发生。在西欧，XLP 在临床表型为 EPP 的患者中约占 2%。新近的研究表明，北美患者中表型为 EPP 患者中 XLP 占 10%。

治疗　红细胞生成性卟啉病

避免日光曝晒以及穿着特殊设计的避免日光慢性接触的衣物是必不可少的。在一些患者中口服 β 胡萝卜素（120～180mg/dl）可以提高对日光的耐受性。β 胡萝卜素产生效果的原因可能涉及单线态氧或自由基的猝灭。可能需要调整剂量以维持血清胡萝卜素水平在推荐的范围 ［10～15mmol/L（600～800mg/dl）］ 内。胡萝卜素血症造成的皮肤轻度色素改变是唯一的不良反应。Afamelanotide 是一种 α 黑色素细胞刺激激素（MSH）类似物，在美国已经完成Ⅲ期临床试验。

治疗肝并发症以及其可能伴随的运动神经病是困难的。考来烯胺（消胆胺）等卟啉吸收剂，例如活性炭可能中断原卟啉的肝肠循环并促进其从粪便中排泄，使病情得到一些改善。当伴随明显的溶血以及脾大时，脾切除术可能是有益的，血浆置换和静脉注射氯化血红素有时是有益的。

在一些合并肝病的重症 EPP 和 XLP 患者中进行了肝移植术，短期来看，其往往是成功的。但是，由于这种疾病中仍然存在由骨髓产生的源源不断的过量卟啉，在移植后的肝中仍然会出现病理变化。在一项涉及 17 个接受肝移植的 EPP 患者的回顾性研究中，11 人（65%）出现 EPP 肝病的复发。为了预防肝病的复发，可以在移植后采取血红素治疗或者血浆置换治疗。骨髓移植，已成功地在人类 EPP 患者和 EPP 小鼠模型中，预防肝病的发生，如果可以找到合适的供者，可以考虑在肝移植后进行骨髓移植。

致谢

作者感谢 Dr. Karl E. Anderson 对于文章的审阅以及有意义的修改意见。这项工作部分是卟啉病协会（U54 DK083909），美国国家卫生研究院（NIH）罕见病临床研究网络（RDCRN）的一部分，通过美国国立卫生研究院罕见疾病研究（ORDR）国家转化科学推进中心（NCATS）以及国家糖尿病研究所消化道和肾脏疾病（NIDDK）之间的协作推进支持的。相关内容由作者完全负责，并不一定代表美国国立卫生研究院的官方意见。Manisha Balwani 得到职业发展奖 K23-DK-095946 的支持。

第三十三章　嘌呤和嘧啶代谢异常

Disorders of Purine and Pyrimidine Metabolism

Christopher M. Burns，Robert L. Wortmann
（陈祎霏　张思敏　蔡晓凌　译）

嘌呤（腺嘌呤和鸟嘌呤）和嘧啶（胸腺嘧啶和胞嘧啶）在遗传物质复制、基因转录、蛋白合成与细胞代谢中都起着重要作用。核苷酸代谢异常疾病包括相对常见的疾病如高尿酸血症和痛风——嘌呤代谢终末产物（尿酸）的产生增多或排泄受损，还包括影响嘌呤和嘧啶合成或降解的酶的罕见缺陷疾病。在某些实例中，理解这些生物化学途径有助于开发特异性治疗

药物，诸如使用别嘌醇和非布索坦降低尿酸产生。

尿酸代谢

尿酸是人类嘌呤降解代谢中的最终分解产物。它是一种弱二元酸，pKa 值是 5.75 和 10.3。在血浆、细胞外液和滑膜液中尿酸盐（尿酸的离子态）是主要的存在形式，pH7.4 时约 98% 以单钠尿酸存在。

37℃ 时血浆单钠尿酸的饱和浓度为 405μmol/L（6.8mg/dl）。因此浓度更高时血浆过饱和，析出物质可导致尿酸结晶沉淀。但血浆尿酸盐浓度达 4800μmol/L（80mg/dl）时也没有沉淀物产生，可能和血浆中存在助溶物质有关。

尿液的 pH 值对尿酸的溶解度有明显的影响。在 pH5.0 时，尿液中尿酸的饱和度介于 360～900μmol/L（6～15mg/dl）之间。在 pH7.0 时，尿液中尿酸的饱和度可达 9840～12 000μmol/L（158～200mg/dl）。尿液中尿酸的离子形式包括尿酸单钠、尿酸二钠、尿酸钾、尿酸铵和尿酸钙。

虽然嘌呤核苷酸能够在所有组织中合成及降解，但尿酸盐只在含有黄嘌呤氧化酶的组织中产生，主要在肝及小肠。尿酸盐的产生随饮食中嘌呤含量与嘌呤生物合成、降解、回收的速度而变化（图 33-1）。通常 2/3～3/4 的尿酸盐经过肾排泄，其余大部分经过小肠清除。

肾使用特异性的有机阴离子转运蛋白（OATs）清除血浆的尿酸盐，并维持生理平衡。在这些 OATs 中包括尿酸转运蛋白 1（URAT1、SLC22A12）（图 33-2）。在人

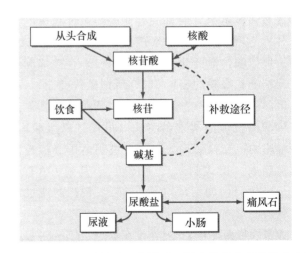

图 33-1　体内尿酸盐的产生与排泄。尿酸盐的产生受饮食中嘌呤含量以及体内非嘌呤前体从头合成嘌呤、核酸周转和磷酸核糖基转移酶补救合成的速率影响。尿酸盐通常通过肾和肠道排泄。尿酸盐产生过多或（和）排泄减少可导致高尿酸血症。当存在高尿酸血症时，尿酸盐可以在组织中以痛风石的形式沉积

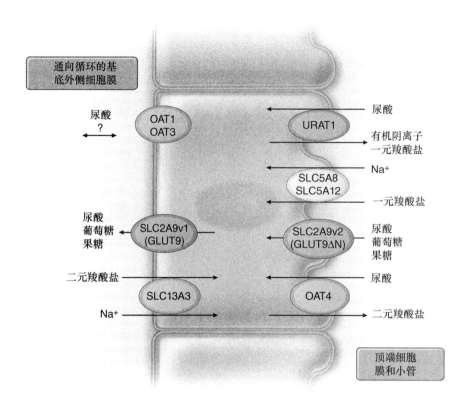

图 33-2　肾中尿酸的转运。在肾小管上皮的顶端和基底外侧细胞有着复杂的尿酸重吸收的转运过程。详见正文。大多数促尿酸排泄的物质抑制顶端细胞的 URAT1 和基底外侧面的 OAT1、OAT3 与 GLUT9

类，OAT1（SLC22A6）、OAT2（SLC22A7）和 OAT3（SLC22A8）位于肾近曲小管细胞的基底外侧膜。OAT4（SLC22A11）、OAT10（SLC22A13）和 URAT1 位于这些细胞的顶端刷状缘膜上。后一组 OAT 携带尿酸盐及其他有机阴离子从管腔内进入肾小管细胞与细胞内有机阴离子进行交换。进入细胞后，尿酸盐必须转运至管腔基底外侧膜，该过程由电压依赖载体（包括葡萄糖转运子 9、GLUT9、SLC2A9）控制。促尿酸排泄的化合物（表 33-1）直接抑制小管细胞顶端刷状缘膜的 URAT1（所谓顺式抑制）。相对的，诸如占替诺烟酸盐、吡嗪盐、乳酸盐和其他芳香类有机酸的抗尿酸排泄的物质（可促进高尿酸血症）作为细胞内可交换阴离子，可促进阴离子交换与尿酸盐的重吸收（反式刺激）。URAT1、其他 OAT 和钠阴离子转运蛋白的活动可导致 8%～12% 的滤过尿酸盐以尿酸的形式泌出。

大多数儿童血清尿酸盐浓度在 180～240μmol/L（3～4mg/dl）。在男性中尿酸盐水平从青春期开始升高，而女性绝经期前一直保持低水平。根据 NHANES2007—2008 年的数据，美国男性和绝经前女性的最新平均血清尿酸盐浓度分别为 415μmol/L 和 360μmol/L（6.14mg/dl 和 4.87mg/dl）。绝经后女性

表 33-1	有促尿酸排泄活性的药物
乙酰苯磺酰环己脲	愈创木酚甘油醚
促肾上腺皮质激素	葡萄糖吡咯
抗坏血酸（维生素 C）	降脂酰胺
氮尿苷	氯沙坦
溴苯酰苯呋喃（苯溴马隆）	甲氯灭酸盐
降钙素	酚磺酞
氯丙硫蒽（泰尔登）	苯基丁氮酮（保泰松）
柠檬酸盐	丙磺舒
双香豆素	放射显影剂
二氟尼柳	水杨酸盐（＞2g/d）
雌激素	磺吡酮
非诺贝特	四环素（过期）
糖皮质激素	氯苯恶唑胺

的尿酸盐水平将增长至接近男性水平。成年人中，尿酸盐浓度会随着时间稳步增长，并随着身高、体重、血压、肾功能和酒精摄取的变化而不同。

高尿酸血症

尿酸产生增加、排泄减少或二者同时存在可导致高尿酸血症。持续高尿酸血症可使某些个体出现临床

症状，其中包括痛风性关节炎、尿石症和肾功能不全（见下文）。

一般来说，将血浆（或血清）尿酸盐浓度＞405μmol/L（＞6.8mg/dl）定义为高尿酸血症。随着血尿酸盐水平高于正常，发生痛风性关节炎或尿石症的风险增加，且与尿酸盐升高的程度成比例。高尿酸血症的患病率在门诊的成年患者中是升高的，在住院患者中的升高幅度更加显著。20世纪60—90年代，痛风的患病率在美国翻了不止一倍，NHANES 2007—2008年的数据显示这个趋势将持续下去，在男性和女性中分别达到5.9%（610万）和2.0%（220万）。平均血清尿酸盐水平在男性和女性中分别升高至6.14mg/dl和4.87mg/dl，与之伴随的是高尿酸血症的患病率将变为21.2%和21.6% [高尿酸血症定义为血清尿酸盐水平在男性和女性中分别＞7.0mg/dl（即415μmol/L）和＞5.7mg/dl（即340μmol/L）]。根据NHANES-Ⅲ（1988—1994年）的报道，这些数据代表痛风患病率增加1.2%，血清尿酸盐水平升高0.15mg/dl，而高尿酸血症患病率升高3.2%。此结果可能由肥胖和高血压病的增加导致，亦可能由更好的医疗护理与寿命增加所致。

高尿酸血症的原因

高尿酸血症可分为原发性或继发，主要取决于病因是先天异常还是后天获得性异常。然而，更实用的分类方法是根据基本的病理生理学特点，即该病是由产生增加、排泄减少还是二者皆有（图33-1，表33-2）。

尿酸盐生成增加　饮食中嘌呤含量与血清尿酸盐水平成比例变化。严格限制嘌呤摄入可以使平均血清尿酸盐水平减少约60μmol/L（约1mg/dl），使尿液中尿酸排泄减少约1.2mmol/d（约200mg/d）。核酸含量高的食物有肝、胸腺和胰腺、肾和凤尾鱼。

内源性嘌呤产物也可以影响血清尿酸盐水平（图33-3）。嘌呤的全合成途径是形成一磷酸次黄苷（IMP）的多步骤过程。嘌呤生物合成与尿酸盐生成速率主要由酰胺基磷酸核糖基转移酶（amidoPRT）决定，该酶可使磷酸核糖焦磷酸盐（PRPP）和谷氨酰胺结合。另一个次要调节通路是通过次黄嘌呤磷酸核糖基转移酶（HPRT）的嘌呤补救合成途径。HPRT催化嘌呤碱基次黄嘌呤和谷氨酰胺与PRPP结合，形成各自的核糖核苷酸IMP和一磷酸鸟苷（GMP）。

血清尿酸盐水平与嘌呤全合成的速率密切相关，两例X染色体相关的先天性嘌呤代谢异常（表33-3）

表33-2	高尿酸血症的病理生理分类	
尿酸盐产生过多		
原发性特发性	骨髓增殖性疾病	横纹肌溶解症
HPRT缺乏	真性红细胞增多症	运动
PRPP合成酶过度活跃	银屑病	酒精
溶血	Paget病	肥胖
淋巴细胞增生性疾病	糖原贮积症Ⅲ/Ⅴ/Ⅶ型	富嘌呤饮食
尿酸排泄减少		
原发性特发性	饥饿酮症	用药
肾功能不全	铍中毒	水杨酸盐（＜2g/d）
多囊肾	结节病	利尿剂
尿崩症	铅中毒	酒精
高血压病	甲状旁腺功能亢进	左旋多巴
乳酸酸中毒	甲状腺功能减退	乙胺丁醇
酮症酸中毒	孕期毒血症	吡嗪酰胺
	巴特综合征	烟酸
	唐氏综合征	环孢素
两种机制同时存在		
葡萄糖-6-磷酸酶缺乏	果糖-1-磷酸醛缩酶缺乏	酒精
		休克

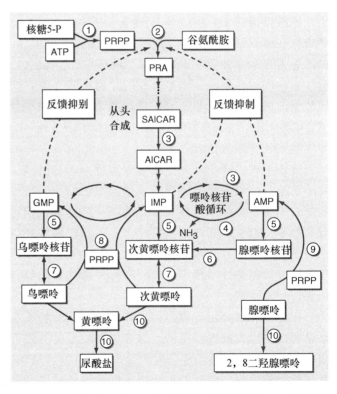

图33-3　嘌呤代谢通路。1. 磷酸核糖焦磷酸合成酶；2. 酰胺基磷酸核糖基转移酶；3. 腺苷酸基琥珀酸裂合酶；4.（肌）腺苷酸脱氨（基）酶；5. 5′-核苷酸酶；6. 腺苷脱氨（基）酶；7. 嘌呤核苷磷酸化酶；8. 次黄嘌呤磷酸核糖转移酶；9. 腺嘌呤磷酸核糖转移酶；10. 黄嘌呤氧化酶

酶	活性	遗传	临床表现	实验室特点
次黄嘌呤磷酸核糖转移酶	完全缺乏	X 连锁	自残、手足徐动、痛风、尿酸结石	高尿酸血症，高尿酸尿症
	部分缺乏	X 连锁	痛风、尿酸结石	高尿酸血症，高尿酸尿症
磷酸核糖焦磷酸合成酶	过度活跃	X 连锁	痛风、尿酸结石、耳聋	高尿酸血症，高尿酸尿症
腺嘌呤磷酸核糖转移酶	缺乏	常染色体隐性	2,8-二羟基腺嘌呤	—
黄嘌呤氧化酶	缺乏	常染色体隐性	黄嘌呤尿、黄嘌呤结石	低尿酸血症，低尿酸尿症
腺苷酸琥珀酸裂解酶	缺乏	常染色体隐性	孤独症和神经运动系统发育迟缓	—
肌腺苷脱氨酶	缺乏	常染色体隐性	活动耐量减退伴肌痛、无症状	—
腺苷酸脱氨酶	缺乏	常染色体隐性	严重的免疫缺陷疾病和软骨发育不良	—
尿核苷酸磷酸酶	缺乏	常染色体隐性	T 细胞介导免疫缺陷	—

表 33-3　先天性嘌呤代谢异常

证实这一速率部分由 PRPP 水平控制。PRPP 合成酶活性增强与 HPRT 缺乏均可引起嘌呤过量、高尿酸血症和高尿酸尿症（临床描述见下）。

嘌呤核苷酸的加速降解，即快速的细胞更新、增殖及死亡，也可以引起高尿酸血症，如白血病原始细胞危象、恶性肿瘤的细胞毒治疗或横纹肌溶解。高尿酸血症可以由紧张的体力活动、癫痫持续状态及Ⅲ、Ⅴ、Ⅶ型糖原贮积症后出现的过量骨骼肌 ATP 降解引起。心肌梗死、烟雾吸入和急性呼吸衰竭时的高尿酸血症可能也与 ATP 的分解加速相关。

尿酸排泄减少　超过 90% 的持续高尿酸血症的患者中存在肾尿酸处理障碍。在任意血浆尿酸盐浓度下，痛风患者排泄尿酸较非痛风者减少约 40%。当进食或输注嘌呤使血浆尿酸盐水平升高时，痛风及非痛风者尿酸排泄都会增加，然而对于痛风患者，血浆尿酸盐浓度必须比正常值高出 $60\sim120\mu mol/L$（$1\sim2mg/dl$）才能达到相等尿酸排泄率。

理论上讲，肾小球滤过率减少、肾小管分泌减少及小管重吸收增加都能够导致尿酸排泄的减少。尿酸盐滤过率减少似乎不会导致原发性高尿酸血症，但与肾功能不全造成的高尿酸血症有关。虽然在慢性肾脏疾病中普遍存在高尿酸血症，血清肌酐、尿素氮和尿酸盐浓度的相关性却很差。尿酸的肾外清除将随着肾损害的加重而增加。

相比于抑制分泌，很多引起高尿酸血症的物质是通过刺激重吸收发挥作用的。这种刺激似乎是通过近曲小管上皮钠依赖负荷和阴离子反式刺激从而"启动"肾尿酸盐重吸收。在近端小管细胞刷状缘的钠偶联单羟基转运蛋白 SMCT1 和 2（SLC5A8、SLC5A12）通过羟基介导这些单羟基细胞的钠负荷。从基底外侧膜流入上皮细胞的钠依赖的羧酸盐是由 SLC13A3（一个相似的转运子）介导的。而就在这些羧酸盐中，如吡嗪盐（来自吡嗪酰胺治疗）、尼古丁盐（来自烟酸治

疗）和有机酸中的乳酸盐、β-羟丁酸盐与乙酰乙酸盐是众所周知能够引起高尿酸血症的。继而一价和二价的阴离子分别成为 URAT1 和 OAT4 的底物，并和近曲小管中的尿酸交换。血液中这些阴离子的升高会导致它们在肾小球滤过的升高与近曲小管细胞更多的重吸收。上皮细胞内浓度的升高会促进 URAT1-、OAT4 和 OAT10 依赖的阴离子交换从而增加尿酸的重吸收。低剂量的水杨酸钠也可以通过这个机制促进高尿酸血症。近曲小管的钠负荷也可以通过减少细胞外液量与增加血管紧张素Ⅱ、胰岛素和甲状旁腺激素的释放激发尿酸盐潴留。额外的有机阴离子转运蛋白 OAT1、OAT2 和 OAT3 与尿酸通过外侧基底膜的运动有关，尽管具体机制还没有被阐明。

GLUT9（SLC2A9）是具有剪切多样性的产电己糖（electrogenic hexose）转运蛋白，可以在顶端细胞膜（GLUT9ΔN/SLC2A9v2）和基底外侧膜（SLC2A9v1）介导尿酸与葡萄糖、果糖的共同重吸收，并进入循环。GLUT9 最近被确定为高容量尿酸盐转运子，其尿酸盐转运速率比它的葡萄糖/果糖转运活性快 $45\sim60$ 倍。其和含果糖的甜味包装软饮料可升高高尿酸血症、痛风风险有关。全基因组关联研究提示在高加索人群中 SLC2A9 的多态性可能和痛风的易感性相关。携带一个突变的等位基因会增加 $30\%\sim70\%$ 发展为痛风的风险，可能是因为 SLC2A9v2（GLUT9ΔN）这个更短的同型转运子表达增加。值得注意的是，尽管如此，基因多态性只能解释约 6% 高加索人中的血清尿酸水平差异。显然，痛风是复杂的、多基因影响的疾病。目前相关多态性基因检测的实用性还在调查中，并且没有临床实用性。

酒精可以增加尿酸盐产生、减少尿酸分泌从而促进高尿酸血症。过量酒精消耗可使肝 ATP 降解加速，导致尿酸盐产生的增加。某些含酒精饮料中嘌呤含量较高。相比之下啤酒比烈性酒更能使痛风的风险升高，

而适量红酒的摄入不会增加痛风风险。进食红肉和果糖可以增加痛风风险，而进食低脂奶制品、富嘌呤蔬菜、全麦、坚果和豆类、少糖水果、咖啡和维生素 C 可以减少该风险。

高尿酸血症的评估

高尿酸血症不一定代表一种疾病，也并非是需要治疗的特异性指征。要根据每个个体高尿酸血症的原因和潜在结局做出治疗决策。

尿酸分泌的定量分析可用于确定高尿酸血症的原因是过度产生还是分泌减少。进食无嘌呤饮食，肾功能正常的男性分泌 <3.6 mmol/L（600mg/d）。所以，在无嘌呤饮食情况下高尿酸血症个体分泌的尿酸如果高于这个值，则说明嘌呤过度产生是病因；而那些在无嘌呤饮食时尿酸分泌低于这个值的患者，尿酸减少则是病因。如果在患者正常饮食时进行评估，4.2mmol/d（800mg/d）可以作为分界值。

高尿酸血症的并发症

痛风性关节炎是高尿酸血症最易识别的并发症。来自 NHANES 的数据显示，2007—2008 在美国成年人中的痛风患病率为 3.9%，其中男性约为 6%，女性约为 2%。尿酸盐水平较高的个体更容易发展为痛风。在一项研究中，血清尿酸盐浓度 $>540\mu$mol/L（>9.0mg/dl）时痛风的发病率为 4.9%，而在 415～535μmol/L（7.0～8.9mg/dl）时发病率为 0.5%。痛风和高尿酸血症的持续时间及严重程度都相关。

高尿酸血症也会引起一些肾脏问题：①肾结石；②尿酸盐肾病，一种罕见的因肾间质单钠尿酸结晶沉积所致的肾功能不全；③尿酸肾病，一种因在肾集合管、骨盆和输尿管大量尿酸结晶沉积引起的可逆性急性肾衰竭。

肾结石 尿酸肾结石在痛风患者中是最常见的，但在非痛风患者中也可见到。在痛风中肾结石的患病率和血清、尿液的尿酸水平相关，在血清尿酸盐水平为 770μmol/L（13mg/dl）或尿液尿酸分泌 >6.5mmol/d（1100mg/d）时可达约 50%。

尿酸结石可以在没有关节炎的个体中出现，其中只有 20% 存在高尿酸血症。尿酸可能也会引起其他类型的肾结石。一些没有痛风但是有草酸钙或者磷酸钙结石的个体也可患有高尿酸血症或高尿酸尿症。尿酸可能充当草酸钙沉积的核心或者降低草酸钙结晶的形成。

尿酸盐肾病 尿酸盐肾病有时称为尿酸盐肾病变（urate nephrosis），是严重痛风的晚期临床表现，其组织学特征是肾髓质间质和肾锥体中有被炎症巨细胞包围的一钠尿酸结晶沉积。目前这种病变较罕见，在没有痛风关节炎时不能诊断。该病变可没有临床表现，也可引起蛋白尿、高血压和肾功能不全。

尿酸性肾病 急性肾衰竭可逆性原因是尿酸在肾小管和集合管中的沉积阻塞了尿液流出。尿酸性肾病可因突然的尿酸盐产生过量和显著的高尿酸血症而发生。促进尿酸结晶形成的因素包括脱水和酸中毒。这种急性肾衰竭最常见于使用细胞溶解治疗白血病或淋巴瘤的侵袭性"暴发"期之前和之中，但还可见于其他肿瘤、癫痫发作后和有热应激的剧烈运动之后的患者。尸检研究显示，腔内尿酸沉积，近曲小管扩张而肾小球正常。最初的致病性事件是集合管尿酸阻塞和远端肾血管阻塞。

如果发现及时，尿酸性肾病可能是可逆的。恰当的治疗可以将死亡率从约 50% 降低到零。血清尿酸盐水平不能作为诊断的依据，因为出现尿酸性肾病时尿酸盐的浓度范围为 720～4800μmol/L（12～80mg/dl）。具有鉴别意义的特征是尿液中的尿酸浓度。在伴有尿量减少的急性肾衰竭的大多数类型中，尿尿酸含量正常或减少，尿酸/肌酐的比例小于 1。在急性尿酸性肾病中，随机尿或 24h 标本中尿酸/肌酐的比例大于 1，高比值具有诊断意义。

高尿酸血症与代谢综合征

代谢综合征（第二十四章）的特征是内脏脂肪沉积导致的腹型肥胖、高胰岛素血症导致胰岛素抵抗后糖耐量受损、三酰甘油（甘油三酯）升高、低密度脂蛋白胆固醇增加、高密度脂蛋白减少和高尿酸血症。高胰岛素血症减少肾对尿酸和钠的排泄。在代谢综合征患者中，血糖正常的高胰岛素血症所致高尿酸血症可能是 2 型糖尿病、高血压、冠状血管疾病和痛风的前兆。

治疗 高尿酸血症

无症状高尿酸血症

高尿酸血症在人群中发病率大约有 21%，在住院患者中则至少有 25%。高尿酸血症患者中绝大多数没有临床危险。过去认为高尿酸血症与心血管疾病和肾衰竭相关，导致在无症状型高尿酸血症患者中应用降尿酸盐药物。这一措施除了在接受细胞溶解治疗的肿瘤患者中预防尿酸性肾病外，已经不再推荐使用。因为高尿酸血症可能是代谢综合征中的组成部分，它的存在提示我们筛查并更激进地治疗任何相伴的肥胖、高脂血症、糖尿病或高血压病。

高尿酸，尤其是血清尿酸盐水平较高的个体有发展成痛风性关节炎的风险。然而，大部分高尿酸的人从未发展成痛风，并且高尿酸血症也不是预防性治疗指征。而且，痛风性关节炎首次发作之前不可能见到肾结构性损害及痛风石。肾功能减退不能归咎于无症状性高尿酸血症，对无症状性高尿酸血症的治疗也不能改变在肾脏疾病患者中肾功能不全的进展。还没有研究证实在这些个体中发生肾结石的风险增高。

因此，由于特异性抗高尿酸血症的治疗带来的不便、费用及潜在毒性，无需对无症状性高尿酸血症进行常规治疗，预防急性尿酸性肾病除外。然而，如果诊断高尿酸血症，则应明确病因。如果是继发性的，则应该纠正致病因素，并且治疗诸如高血压病、高胆固醇血症、糖尿病和肥胖这些相关问题。

伴随症状的高尿酸血症

对痛风和尿酸盐肾病的治疗请参见《哈里森内科学》（第 19 版）其他部分。

肾结石 对于既有痛风性关节炎，又有尿酸性或钙性结石的患者，他们可能同时存在高尿酸尿症，应该推荐抗高尿酸尿症的治疗。无论结石的性质如何，都应该增加饮水量，保证每天尿量＞2L。使用碳酸氢钠或乙酰唑胺碱化尿液可以增加尿酸的溶解度。尿酸结石的特异性治疗需要使用别嘌呤醇、非布索坦这样的特异性黄嘌呤氧化酶抑制剂降低尿液中尿酸浓度。这些药物可以在最初 24h 内降低血清尿酸盐浓度与尿液中尿酸排泄，药物作用在 2 周内达到最大。因为别嘌呤醇的活性代谢产物奥昔嘌醇（oxypurinol）半衰期为 18h，所以该药可以每日服用一次。在非布索坦的试验中，别嘌呤醇的一般推荐剂量（300mg/d）在不到 50% 的患者中可以有效使血清尿酸盐浓度低于 6mg/dl（357μmol/L）；这一结论提示应该考虑更高的剂量。对痛风患者以及具有高尿酸血症或高尿酸尿症的无痛风患者，别嘌呤醇也可以有效地减少草酸钙结石的复发。非布索坦（40～80mg/d）也是每日服用一次，并且不需要在轻中度肾功能不全时调整剂量。柠檬酸钾（30～80mmol/d 分次口服）是单纯尿酸结石或钙/尿酸混合结石的替代治疗方法。2,8-二羟基腺嘌呤肾结石也是使用次黄嘌呤氧化酶抑制剂治疗的指征。

尿酸性肾病 尿酸性肾病通常是可以预防的，及时恰当的治疗可以大幅减少死亡率。积极的静脉补液和利用呋塞米的利尿治疗可以稀释肾小管的尿酸，并使尿量增加≥100ml/h。口服乙酰唑胺（240～500mg，每 6～8h 一次）和静脉输注碳酸氢钠（89mmol/L）可以促进碱化尿液，从而溶解更多的尿酸。重要的是保证尿液 pH 持续＞7.0 并注意避免循环负荷过度。此外，口服别嘌呤醇 8mg/kg 每日一次进行抗高尿酸血症的治疗，可以减少尿酸盐到达肾的剂量。因为别嘌呤醇的活性代谢产物奥昔嘌醇在肾衰竭时可发生聚集，若持续存在肾功能不全，则每日剂量应该减少到 100～200mg。尽管有上述治疗措施，但仍有需血液透析的可能。尿酸盐氧化酶（rasburicase 拉布立酶）也可以静脉治疗来预防或治疗肿瘤溶解综合征。

低尿酸血症

低尿酸血症定义为血清尿酸盐浓度＜120μmol/L（＜2.0mg/dl），其原因可能是尿酸盐减少，尿酸排泄增加或二者同时存在。低尿酸血症的患病率在普通人群中＜0.2%，而住院患者中＜0.8%。低尿酸血症不引起临床症状及病理变化，因此不需要治疗。

大多数低尿酸血症是由肾尿酸排泄量增加引起的。低尿酸血症人群中 24h 尿量正常且尿酸含量正常，这提示存在肾脏原因。具有促进尿酸排泄作用的药物（表 33-1）包括阿司匹林（剂量＞2.0g/d）、氯沙坦、非诺贝特、X 线检查造影剂和甘油愈创木酯。全胃肠外高营养也可导致低尿酸血症，可能因为输液制品配方中甘氨酸含量过高。其他导致尿酸盐排泄增加的原因包括肿瘤性疾病、肝硬化、糖尿病和抗利尿激素分泌不当；肾小管转运功能缺陷，如原发性范科尼（Fanconi）综合征，和继发于威尔逊（Wilson）病、胱氨酸贮积症、多发性骨髓瘤和重金属中毒的 Fanconi 综合征；孤立性尿酸双向转运过程中的先天缺陷。低尿酸血症可能是一种常染色体隐性遗传的家族性遗传病。大多数病例是因为编码 URAT1 的 SLC22A12 突变引起的功能丧失，可使尿酸盐经肾清除增加。SLC22A12 正常的个体可能存在其他尿酸盐转运子的缺陷。尽管低尿酸血症常常没有症状，有些患者也会受到尿酸盐肾结石或运动诱发的肾衰竭的困扰。

选择性先天性嘌呤和嘧啶代谢异常

（可见表 33-3、表 33-4、图 33-3 和图 33-4）

酶	活性	遗传	临床表现		实验室特点
尿苷-5′—磷酸合成酶	缺乏	常染色体隐性	乳清酸结晶尿、梗阻性泌尿系疾病、巨幼细胞贫血		乳清酸尿
嘧啶 5′-核苷酸酶	缺乏	常染色体隐性	溶血性贫血		红细胞嗜碱性点彩、尿嘧啶核苷酸与胞嘧啶核苷酸水平升高
嘧啶 5′-核苷酸酶	过度活跃	尚不明确	发育延迟、癫痫发作、共济失调、语言缺陷		低尿酸尿症
胸腺嘧啶磷酸酶	缺乏	常染色体隐性	线粒体神经胃肠型脑病		低尿酸尿症
二羟基嘧啶脱氢酶	缺乏	常染色体隐性	癫痫发作，运动神经发育迟缓		尿嘧啶、胸腺嘧啶和 5-羟甲基尿嘧啶水平升高，尿二羟基嘧啶降低
二羟基嘧啶酶	缺乏	尚不明确	癫痫发作，智力迟钝		二羟基嘧啶尿
脲基丙酸酶	缺乏	尚不明确	张力减退，张力失常，发育迟缓		尿中 N-氨基甲酰-β-丙氨酸，N-氨基甲酰-β-氨基异丁酸

表 33-4　先天性代谢异常

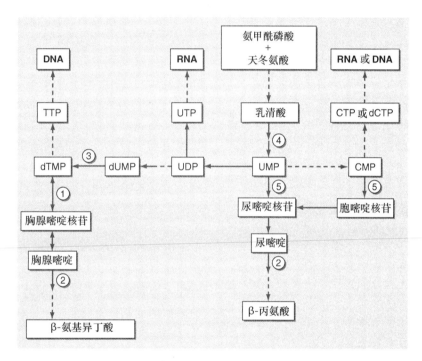

图 33-4　嘧啶代谢通路。1. 胸苷激酶；2. 二氢嘧啶脱氢酶；3. 胸苷合成酶；4. UMP 合成酶；5. 5′-核苷酸酶

目前已经发现的人类嘌呤和嘧啶代谢途径中的缺陷已经超过 30 种。这其中很多是良性的，但也有大约一半会出现临床表现，也有一些会引起严重疾病和死亡。高效液相色谱串联质谱的应用有助于发展遗传学诊断。

嘌呤代谢异常

HPRT 缺乏　HPRT 基因位于 X 染色体。受影响的男性是突变基因的半合子；女性携带者没有临床症状。完全性 HPRT 缺乏即 Lesch-Nyhan 综合征，其特征为高尿酸血症、自残行为、舞蹈手足徐动症、痉挛状态和神经发育迟缓。部分性 HPRT 缺乏即 Kelley-Seegmiller 综合征，可表现为高尿酸血症，但没有中枢神经系统的表现。这两种疾病中，高尿酸血症是由于尿酸盐产生过多所致，并且可引起尿酸结晶尿、肾结石、梗阻性尿路病变和痛风性关节炎。早期诊断并应用别嘌呤醇进行恰当治疗可预防或清除所有高尿酸血症引起的问题，但对于行为和神经系统异常没有作用。

PRPP 合成酶活性增强　与 HPRT 缺乏状态相似，PRPP 合成酶活性增强也是 X 染色体连锁性遗传，可以引起痛风性关节炎和尿酸性肾结石。在一些家系中可出现神经性耳聋。

腺嘌呤磷酸核糖基转移酶（APRT）缺乏 APRT缺乏是常染色体隐性遗传病。患者会发生 2,8-二羟基腺嘌呤所形成的肾结石。高加索患者为完全缺乏（Ⅰ型），而日本患者中可以测出部分酶活性（Ⅱ型）。在这两个人群中，该缺陷的外显率相似，杂合子的频率也相似（0.4%～1.1%）。别嘌呤醇治疗可预防结石形成。

遗传性黄嘌呤尿 黄嘌呤氧化酶缺乏导致尿液中所有嘌呤都表现为次黄嘌呤和黄嘌呤。约 2/3 的酶缺乏患者是没有症状的。其余的可出现黄嘌呤肾结石。

肌肉腺苷酸脱氨酶缺乏 原发性（遗传学）和继发性（获得性）的肌肉腺苷酸脱氨酶均有描述。原发性是常染色体隐性遗传的。从临床角度来说，部分患者可能在运动或其他触发时有轻度肌病性症状，但大部分患者没有症状。因此，关于肌病的其他解释应当从存在这种缺陷的有症状的患者中寻找。获得性缺陷与多种神经肌肉疾病都有关系，其中包括肌营养不良、神经病变、炎性肌病和胶原血管性肌病。

腺苷酸琥珀酸裂解酶缺乏 这种酶的缺乏是常染色体隐性遗传，并且可以引起显著的精神运动发育迟缓、癫痫发作和其他运动异常。所有患者都存在精神发育迟缓，其中大多数为孤独症。

腺苷脱氨酶缺乏和嘌呤核苷磷酸化酶缺乏

嘧啶代谢异常

胞嘧啶核苷在 DNA 与 RNA 中都存在，和鸟嘌呤组成互补的碱基对。胸腺嘧啶核苷只存在于 DNA 中，与腺嘌呤组成碱基对。尿嘧啶核苷只存在于 RNA 中，在 RNA 二级结构中可与腺嘌呤或鸟嘌呤配对。嘧啶核苷可以通过重新合成途径进行合成（图 33-4）或者在回收途径中被再次利用。尽管在嘧啶代谢过程中涉及超过 25 种不同的酶，但这些途径中的异常很少见。已经发现七种嘧啶代谢的异常（表 33-4），下面讨论其中的三种。

乳清酸尿症 遗传性乳清酸尿症是由双功能酶尿苷-5′-一磷酸（UMP）合酶的突变所引起的，该酶在重新合成途径中催化乳清酸转化为 UMP（图 33-4）。本症的特征是维生素 B_{12} 和叶酸治疗无效的低色素性巨幼细胞性贫血，生长迟缓和神经系统异常。乳清酸的排泄增多会引起结晶尿和梗阻性尿路病变。尿苷替代治疗（每天 100～200mg/kg）可纠正贫血，减少乳清酸排泄并改善本症其他后遗症。

嘧啶 5′-核苷酸酶缺乏 嘧啶 5′-核苷酸酶催化从一磷酸嘧啶核糖核苷（胞苷-5′-一磷酸或 UMP）脱去磷酸基团（图 33-4）的过程。这种酶的遗传性缺乏导致具有明显嗜碱性点彩红细胞的溶血性贫血。嘧啶类或胞嘧啶二磷酸胆碱的累积可诱发溶血。本症没有特异性的治疗。有报道在铅中毒和地中海贫血中发生获得性嘧啶 5′-核苷酸酶缺乏。

二氢嘧啶脱氢酶缺乏 二氢嘧啶脱氢酶是尿嘧啶和胸腺嘧啶降解途径中的限速酶（图 33-4）。该酶的缺乏可以引起尿液中尿嘧啶和胸腺嘧啶排泄过多。此外，这种缺陷会引起非特异性的脑功能障碍，伴有惊厥性异常，运动和精神发育迟缓。目前没有特异性的治疗方式。

药物治疗对嘧啶代谢的影响 很多药物对嘧啶代谢都会产生影响。抗肿瘤药物氟脱氧尿苷和 5-氟尿嘧啶与抗生素氟胞嘧啶在转换为氟脱氧尿苷酸（胸苷酸的特异性自杀抑制剂）时可致细胞毒性。氟胞嘧啶必须被转换成 5-氟尿嘧啶才能发挥作用。胞嘧啶脱氨酶可催化该转换过程。氟胞嘧啶的反应是选择性的，因为人类细胞没有胞嘧啶脱氨酶，该酶仅存在于细菌和真菌内。5-氟尿嘧啶的降解涉及二氢嘧啶脱氢酶。因为该酶的缺乏会引起 5-氟尿嘧啶的神经毒性。

来氟米特是用于治疗类风湿关节炎的药物之一，该药物通过抑制二氢乳酸脱氢酶而抑制嘧啶的重新合成，故而产生抗 T 细胞增殖的作用。在嘌呤代谢途径中抑制黄嘌呤氧化酶的别嘌呤醇，也可以抑制 UMP 合成中乳清苷-5′-磷酸脱羧酶的活性。因此，别嘌呤醇治疗可致乳清核苷与乳清酸排泄增加，尚不清楚这一抑制作用的临床意义。

第三十四章　溶酶体贮积症
Lysosomal Storage Diseases

Robert J. Hopkin，Gregory A. Grabowski
（刘蔚　译　张秀英　审校）

溶酶体是具有异质性的亚细胞器，内含多种水解酶，可以对蛋白质、核酸、碳水化合物和脂质进行选择性加工或降解。根据所贮积物质的不同，共有超过40 种不同的溶酶体贮积症（LSD）（表 34-1）。这里阐述

表 34-1　溶酶体贮积症的几种疾病

疾病[a]	酶缺陷（特异性治疗）	累积物质	临床类型（起病）	遗传	临床表现					
					神经系统	肝、脾大	骨骼发育异常	眼	血液系统	特征性表现
黏多糖贮积症（MPS）										
MPS I H，Hurler (136)	α-L-艾杜糖醛酸酶 (ET, BMT)	硫酸皮肤素 硫酸肝素	婴儿期	AR	智力低下	+++	+++	角膜混浊	空泡性淋巴细胞	粗糙面容，心血管受累，关节受累，关节僵硬
MPS I H/S，Hurler/Scheie			两者之间		智力低下					
MPS I S，Scheie			成人期		无					
MPS II，Hunter (136)	艾杜糖醛酸硫酸酯酶 (ET)	硫酸皮肤素 硫酸肝素	重症婴儿，青少年早期	X-连锁	轻度智力低下	+++	+++	视网膜退化，无角膜混浊	颗粒性淋巴细胞	粗糙面容，心血管受累，关节僵硬·特征卵石样皮肤损伤
MPS III A，Sanfilippo A (136)	肝素-N-硫酸酯酶	硫酸肝素	婴儿后期	AR	严重智力低下	+	+	无	颗粒性淋巴细胞	轻度粗糙面容
MPS III B，Sanfilippo B (136)	N-乙酰氨基葡萄糖苷酶	硫酸肝素	婴儿后期	AR	严重智力低下	+	+	无	颗粒性淋巴细胞	轻度粗糙面容
MPS III B，Sanfilippo C (136)	乙酰辅酶A：葡萄糖胺-N-乙酰转移酶	硫酸肝素	婴儿后期	AR	严重智力低下	+	+	无	颗粒性淋巴细胞	轻度粗糙面容
MPS III B，Sanfilippo D (136)	N-乙酰葡萄糖胺-6-硫酸酯酶	硫酸肝素	婴儿后期	AR	严重智力低下	+	+	无	颗粒性淋巴细胞	轻度粗糙面容
MPS IV A，Morquio A (136)	半乳糖-6-硫酸酯酶 (ET-试验)	硫酸角质素，6-硫酸软骨素	儿童期	AR	无	+	+++	角膜混浊	颗粒性淋巴细胞	特征性骨骼畸形，齿状突发育不全，主动脉疾病
MPS IV B，Morquio B (136)	β-半乳糖苷酶	硫酸角质素	儿童期	AR	无	±	+++	角膜混浊		
MPS VI，Maroteaux Lamy (136)	芳香基硫酸酯酶 B (ET, BMT)	硫酸皮肤素	婴儿后期	AR	无	+++	+++	角膜混浊	颗粒性中性粒细胞和淋巴细胞	粗糙面容，心脏瓣膜疾病
MPS VII (136)	β-葡萄糖醛酸糖苷酶	硫酸皮肤素 硫酸肝素	新生儿期，婴儿期，成人期	AR	智力低下，在某些成人中缺失	+++	+++	角膜混浊	颗粒性中性粒细胞	粗糙面容，血管受累，新生儿型胎儿水肿
GM₂ 神经节苷脂贮积症										
Tay-Sachs病 (153)	β-己糖胺酶 A	GM₂ 神经节苷脂	婴儿期，青少年	AR	智力低下，癫痫发作；青少年晚期	无	无	婴儿期樱桃红斑	无	巨头，婴儿期听觉过敏
Sandhoff病 (153)	β-己糖胺酶 A 和 B	GM₂ 神经节苷脂	青少年期	AR	智力低下，癫痫发作；					巨头，听觉过敏

第三十四章　溶酶体贮积症

第五部分 间质代谢性疾病

表34-1 溶酶体贮积症的几种疾病（续）

疾病ᵃ	酶缺陷（特异性治疗）	累积物质	临床类型（起病）	遗传	临床表现					
					神经系统	肝、脾大	骨骼发育异常	眼	血液系统	特征性表现
中性糖鞘脂类										
Fabry 病（150）	α-半乳糖苷酶 A（ET）	三脂酰鞘氨醇	儿童期	X-连锁	肢端感觉异常	无	无	角膜营养不良，血管损伤	无	皮肤血管角质瘤，少汗
Gaucher 病（146）	酸性β-葡萄糖苷酶（ET，SRT）	糖基神经酰胺	1型 2型 3型	AR	无 +++ ++	+++ +++ +++	+++ + +++	无 眼球运动 眼球运动	骨髓Gaucher细胞；血细胞减少	成人型多变
Niemann-Pick 病（144）A 和 B	鞘磷脂酶（ET，SRT）	鞘磷脂	神经病变，A型 无神经病变，B型	AR	智力低下；癫痫发作	++++	无 骨质疏松症	肌肉退化	骨髓中泡沫细胞	肺部浸润 肺衰竭
糖蛋白贮积症										
岩藻糖苷贮积症（140）	α-岩藻糖苷酶	糖肽类；寡糖	婴儿期 青少年期	AR	智力低下	++	++	无	空泡性淋巴细胞，泡沫细胞	粗糙面容，青少年型血管质瘤
α-甘露糖苷贮积症（140）	α-甘露糖苷酶	寡糖	婴儿期 略多变	AR	智力低下	+++	+++	白内障，角膜混浊	空泡性淋巴细胞，颗粒性中性粒细胞	粗糙面容，舌体增大
β-甘露糖苷贮积症（140）	β-甘露糖苷酶	寡糖		AR	癫痫发作；智力低下		++	无	空泡性淋巴细胞，泡沫细胞	血管角质瘤
天冬氨酰葡萄糖胺尿症（141）	天冬氨酰基葡萄糖苷酶	天冬氨酰葡萄糖胺；糖肽类	年轻成人	AR	智力低下	±	++	无	空泡性淋巴细胞，泡沫细胞	粗糙面容
唾液酸贮积症（140）	唾液酸苷酶	唾液酸寡糖	I型，先天性 II型，婴儿期 和青少年期	AR	肌阵挛；智力低下	++，I型较少	++，I型较少	樱桃红斑	空泡性淋巴细胞	II型表现为 MPS
黏脂质贮积症（ML.）										
ML-II，I-细胞病（138）	UDP-N-乙酰葡萄糖胺-1-磷酸转移酶	糖蛋白；糖脂	婴儿期	AR	智力低下	+	+++	角膜混浊	空泡性和颗粒性淋巴细胞	粗糙面容，发育不全
ML-III，假性-Hurler 多发性营养不良	UDP-N-乙酰葡萄糖胺-1-磷酸转移酶	糖蛋白；糖脂	婴儿后期	AR	轻度智力低下	无	++	角膜混浊，轻度视网膜病变、近视，散光		粗糙面容，手和肩部僵硬

表 34-1 溶酶体贮积症的几种疾病（续）

疾病^a	酶缺陷（特异性治疗）	累积物质	临床类型（起病）	遗传	临床表现					
					神经系统	肝、脾大	骨骼发育异常	眼	血液系统	特征性表现
脑白质营养不良										
Krabbe病（147）	半乳糖神经酰胺酶（BMT/HSCT）	半乳糖神经酰胺，半乳糖鞘氨醇	婴儿期	AR	智力低下	无	无	无	无	白质球状细胞
异染性脑白质营养不良症（148）	芳基硫酸酯酶A	硫酸脑苷脂	婴儿期，青少年期，成人期	AR	智力低下，痴呆，成人精神错乱	无	无	视神经萎缩	无	婴儿后期步态异常
多种硫酸酯酶缺陷（149）	半胱氨酸 C$_a$-甲酰甘氨酸转化酶活性位点	硫苷脂、黏多糖	婴儿后期	AR	智力低下	+	++	视网膜退化	空泡性和颗粒性细胞	硫酸酯酶失活
中性脂质异常										
Wolman病（142）	酸性溶酶体脂肪酶（ET-试验）	胆固醇酯甘油三酯	婴儿期	AR	轻度智力低下	+++	无	无	无	肾上腺钙化
胆固醇酯贮积症（142）	酸性溶酶体脂肪酶（ET-试验）	胆固醇酯	儿童期	AR	无	肝大	无	无	无	脂肪肝，肝硬化
Farber病（143）	酸性神经酰胺酶	神经酰胺	婴儿期，青少年期	AR	偶发智力低下	±	无	肌肉退化	无	关节病，皮下结节
糖原异常										
Pompe病（135）	酸性 α 葡萄糖苷酶（ET）	糖原	婴儿期，晚发	AR	神经肌肉	±	无	无	无	心肌病
晚发型 GAA 缺陷（135）	酸性 α 糖苷酶（ET）	糖原	多变：青少年期到成人期	AR	神经肌肉	无	无	无	无	呼吸功能不全，神经肌肉疾病
Danon病（154）	LAMP-2（溶酶体相关膜蛋白-2）	糖原	多变：儿童期到成人期	X-连锁	心肌病变，神经肌肉，智力低下	无	无	无	无	心肌空泡样变性

^a 括号内的数字表示参考 CR Scriver 等著作中的章节：The Metabolic and Molecular Bases of Inherited Disease, 9th ed. New York, McGraw-Hill, www.ommbid.com。

缩写：AR，常染色体隐性（autosomal recessive）；BMT/HSCT，骨髓或干细胞移植（bone marrow or stem cell transplantation）；ET，酶学治疗（enzyme therapy）；SRT，底物减少治疗（substrate reduction therapy）

第三十四章 溶酶体贮积症

几种最常见的疾病：Tay-Sachs 病、Fabry 病、Gaucher 病、Niemann-Pick 病、溶酶体酸性脂肪酶缺陷、黏多糖贮积症和 Pompe 病。对伴有神经系统异常、肾脏病变、肌肉萎缩和（或）无法解释的肝大、脾大、心肌病或骨骼发育不良，应考虑到 LSD。不同的疾病临床表现各不相同，酶测定或基因检测有助于明确诊断。为便于教学，将 LSD 按不同的表型特征进行分类；从临床角度看，某种程度上，每种疾病都有一个由轻到重的疾病谱。

发病机制

溶酶体的生物发生是一个复杂的过程，涉及溶酶体水解酶的合成、膜蛋白的合成以及新膜的形成。溶酶体由高尔基反面膜网格囊泡与晚胞内体融合而成。囊泡的持续酸化伴随着囊泡的成熟；这种梯度的存在促进了 pH 依赖性的受体和配体的解离，也激活了溶酶体水解酶。溶酶体是由溶酶体/自噬体/吞噬体组成的系统，在 LSD 中该系统受到破坏。

生物合成步骤的任何异常均可影响酶的活性并导致溶酶体贮积症。经过前导序列剪切，复杂的寡糖（包括溶酶体靶向的配体甘露糖-6-磷酸以及可溶性溶酶体水解酶类的高甘露糖寡糖链）在通过高尔基体转运的过程中发生重塑。在几种肽类信号介导下，将完整的或相关膜蛋白分配到溶酶体膜上或膜内。经过磷酸化、硫酸化、蛋白酶解加工及大分子组装同时发生。这样的翻译后修饰对于酶的功能是至关重要的，其缺陷可导致多个酶/蛋白的缺失。

最终导致 LSD 的共同通路是特定的大分子物质在某些组织和细胞内沉积，而正常情况下，对这些物质是高通透性的。大多数导致溶酶体酶缺陷的原因是编码单一溶酶体水解酶的基因出现点突变和遗传重排。然而，一些突变可通过改变靶向酶/蛋白质、活性位点修饰或大分子关联及运输导致不同的溶酶体水解酶缺陷。除了 Hunter 病（黏多糖贮积症 II 型）、Danon 病和 Fabry 病是 X 连锁遗传以外，其他 LSD 均为常染色体隐性遗传。底物沉积使溶酶体变形，产生相应的病理学改变。此外，累积的异常代谢产物也具有一定的药理学效应，进而影响疾病的病理生理学变化及进展。

有许多 LSD，所累积的底物是由病变组织经内源性途径合成的。另有一些 LSD 则是因大量的外源性物质沉积所致。例如，Fabry 病及胆固醇酯贮积症（CESD）是由低密度脂蛋白受体介导摄取所致；Gaucher 病 1 型是由吞噬作用异常所致。阈假说是指酶的活性低于某水平时会发生疾病，酶活性在阈值附近较

小的变化即可导致或避免疾病的发生。这种模式的一个关键是，由于遗传背景、细胞更新、回收利用或代谢需求不同，底物的水平会发生变化，酶的活性也会发生改变。一种酶的活性，对某些组织是足够的，而对另一些组织而言是不足的。此外，在临床上，一种 LSD 可存在多种变异。这些疾病的临床表现可能呈现连续性的变化，难以做出明确的分型。发生这些变异的具体原因尚不清楚。

溶酶体贮积症的几种综合征

Tay-Sachs 病

每 30 位德裔犹太人中有 1 人为 Tay-Sachs 病的携带者，是由于 α 链缺陷造成己糖胺酶 A（HexA）缺乏而致病。婴幼儿型可出现致命的神经病变如大头畸形、运动功能丧失、惊跳反应增强和黄斑部樱桃红点。少年起病者表现为共济失调和痴呆，死亡年龄通常为 10～15 岁。成人型的特点是童年期行动笨拙；青春期进展性运动能力下降；成年期出现脊髓小脑和下位运动神经症状以及构音障碍。智力呈缓慢下降，常伴随精神性疾病。建议在德裔犹太人中筛查 Tay-Sachs 病的携带者。若 Hex A 缺乏和 β 链缺陷引起的 Hex B 缺乏同时存在，则称为 Sandhoff 病，后者与 Tay-Sachs 病的临床表现相似，还包括肝大及骨发育不良。

Fabry 病

Fabry 病是一种由 α 半乳糖苷酶 A 基因突变导致的 X-连锁遗传性疾病。人群中半合子男性患病率估计在 1：40 000～1：13 500。在临床上，本病表现为血管角质瘤（毛细血管扩张性皮肤损害），少汗症，角膜和晶体混浊，肢端感觉异常及肾脏、心脏及脑部渐进性小血管病变。血管角质瘤和肢端感觉异常可出现在儿童期。血管角质瘤多呈斑点状，颜色自暗红色至蓝黑色不等，扁平状或略高出皮面，通常呈对称性分布，压之不褪色。斑点大小从几乎看不到至直径数毫米，其大小和数量有随年龄增加的倾向。肚脐和膝盖之间是病变最密集的区域，又称为"泳衣区"，但也可出现在其他的任何部位，包括黏膜表面。血管角质瘤也可以发生在其他一些罕见的 LSD 中。裂隙灯检查发现角膜和晶状体异常，有助于 Fabry 病的确诊。手、脚和四肢近端间断发作的灼热痛（肢端感觉异常）可以持续数分钟到数天，可因温度变化、运动、疲劳或发热而诱发。腹痛表现类似于阑尾炎或肾绞痛。20～40 年后逐渐出现蛋白尿及等渗尿，肾功能不全进行性发展；

约 5％ 特发性肾衰竭男性患者是由 α-半乳糖苷酶 A 突变所致。30～40 年后出现高血压、左心室肥厚、心绞痛和充血性心力衰竭。在特发性肥厚型心肌病患者中，约 1％～3％ 属于 Fabry 病。类似地，年龄在 35～50 岁的特发性卒中患者中，约 3％～5％ 是因 α-半乳糖苷酶 A 突变所致。也可以出现无低蛋白血症的腿部淋巴性水肿及间断性腹泻。未经治疗的男性患者，常因肾衰竭或心脑血管疾病造成死亡。有残存 α-半乳糖苷酶 A 活性的患者可以呈迟发性表现，病理改变局限在心血管系统，类似于肥厚型心肌病。以心脏、肾脏或中枢神经系统（CNS）为主要表现者容易被识别出来。约 70％ 的杂合子女性可以表现出临床症状。然而在女性中，最有致命风险的是心脏疾病，其次为卒中和肾脏疾病。

苯妥英钠及卡马西平可以缓解长期的及间断性肢端感觉异常。血液透析和肾移植能够挽救晚期肾衰竭患者的生命。酶疗法可以从多种细胞中清除储存的脂类，特别是沉积于肾和皮肤血管内皮中的。肾功能不全似乎是不可逆的。早期行酶学治疗可以预防及延缓致命性并发症的发生和发展。

Gaucher 病

Gaucher 病是一种由 β-葡萄糖苷酸酶活性缺陷导致的常染色体隐性遗传疾病；在这些患者中已经于 GBA1 基因上发现了约 400 种突变。根据有无神经系统受累及其病情进展程度对疾病进行分型。

Gaucher 病 1 型可无神经系统受累表现，多于儿童期起病，缓慢进展，至成年期迅速出现内脏疾病。白人中约 55％～60％ 患者诊断年龄在 20 岁以前，其他人群的确诊年龄更小。诊断年龄呈现双峰式分布，高峰期分别为 <10～15 岁及约 25 岁。年轻患者肝脾大更严重，血细胞减少程度也更重。相反，老年患者发生慢性骨病的可能性更大。几乎所有症状类型均伴有肝脾大，程度轻重不一。可以伴随不同程度的贫血及血小板减少，与肝或脾体积无直接相关性。严重的肝功能损害并不常见。脾梗死可以表现为急腹症。肺动脉高压和肺泡 Gaucher 细胞聚集是罕见的，但可发生在各个年龄段并危及生命。GBA1 的杂合或纯合突变是起病早晚及快速进展至帕金森病的一个显著的危险因素。

所有 Gaucher 病患者的骨髓中均有被称为 Gaucher 细胞的脂质巨噬细胞浸润。这种现象可导致骨髓发生梗死、缺血、坏死和骨皮质破坏。四肢骨骼受累由近端向远端发展，也可累及中轴骨，引起椎体塌陷。

该型患者除了有骨髓受累，骨重塑过程也有缺陷的情况，由于骨钙流失导致骨质减少、骨坏死、缺血性梗死、椎体压缩性骨折并累及脊髓。股骨头无菌性坏死较为常见。异常骨髓巨噬细胞与破骨细胞和（或）成骨细胞相互作用造成骨病的机制目前还不是很清楚。长期难以形容的骨骼疼痛使患者感到虚弱无力，与影像学检查不完全相符。"骨危象"与难以忍受的疼痛有关，有时局部出现红斑、发热及白细胞增多。这些骨危象表现提示发生骨急性梗死，核素扫描显示焦磷酸盐摄取减低。有核细胞 β-葡萄糖苷酸酶活性降低（0～20％ 正常）即可明确诊断。这种酶不存在于体液中。在杂合子中酶活性检查的灵敏度较低；更适合行 GBA1 基因检测。该型患病率在不同人群中存在差异，德裔犹太人中约为 1 : 1000，其他种族 <1 : 10 万；约 12～15 位德裔犹太人中就有 1 人携带 Gaucher 病的致病基因。以下 4 种突变约占所有基因异常的 85％：N370S（1226G），84GG（cDNA 第 84 位 G 等位基因插入突变），L444P（1448C），IVS-2（内含子 2 剪接点突变）。

基因型/表型研究显示，虽然不是绝对性的，疾病类型及严重程度与 GBA1 基因型之间是有相关性的。德裔犹太人群中最常见的突变为 N370S，均表现为 1 型 Gaucher 病，且无神经系统受累。携带 N370S/N370S 基因型的患者，起病晚，病情较轻；N370S/其他等位基因突变者发病早，病情相对较重。多达 50％～60％ 的 N370S/N370S 基因型患者没有临床症状。其他等位基因突变包括 L444P（活性很低）、84GG（无义突变）、IVS-2（无义）以及罕见的或非特异性等位基因。L444P/L444P 患者绝大多数起病早，且病情严重，多于病程前 20 年出现中枢神经系统受累。

针对血细胞减少行对症处理，累及关节者可行关节置换手术。然而，酶疗法仍是目前的主要治疗方法，其在减少肝脾大和改善血液学指标方面是有效且安全的。骨病可以通过酶治疗减轻但不会完全消失。成年患者可使用双磷酸盐辅助治疗改善骨密度。对酶治疗无效或过敏者，可通过药物减少底物的产生，以减少因 β-葡萄糖苷酸酶缺陷而沉积的复杂脂质分子。

Gaucher 病 2 型是一种罕见的、严重的、进行性中枢神经系统（CNS）疾病，患者常于 2 岁前死亡。Gaucher 病 3 型患者中枢神经系统和内脏受累的病变程度差别较大。幼儿起病者脏器肿大明显，CNS 疾病进展缓慢稳定；青少年期出现痴呆；有些患者在成年早期出现不可控制的肌阵挛和轻度内脏疾病。3 型内脏受累的情况与 1 型类似，但程度更加严重。CNS 异常早期可仅限于横向视线跟踪的缺陷，并可维持稳定几十年。智力低下呈缓慢进展或稳定。这种变异在瑞典裔患者中最为常见。内脏（而不是神经系统受损）对酶治疗有效。

Niemann-Pick 病

Niemann-Pick 病是由于酸性鞘磷脂酶缺陷导致的常染色体隐性遗传性疾病。A 型和 B 型的区别在于，A 型发病较早，CNS 疾病持续进展。典型的 A 型患者一般在出生后 6 个月内起病，迅速出现 CNS 退行性变、痉挛、发育障碍以及肝脾大。B 型患者起病相对较晚，表现为特征性的肝脾大，病程进展并最终发生肝硬化，肝细胞被泡沫细胞取代。患者出现进行性肺部疾病，伴呼吸困难、低氧血症，胸部 X 线呈网状浸润影。肺泡、淋巴管和肺动脉中出现泡沫细胞。肺部或肝脏病变进展最终导致患者在青春期或成年早期死亡。

有核细胞中鞘磷脂酶活性显著降低可帮助确诊（1%～10% 正常）。目前 Niemann-Pick 病尚无特效治疗。肝移植或骨髓移植的疗效尚不明确。酶治疗的临床试验目前进展到 2 期和 3 期。

Niemann-Pick 病 C 型是由于 NPC1 和 NPC2 突变引起的进展性中枢神经系统疾病。可以合并肝或脾病变，但主要表现为 10～20 年 CNS 病变进行性发展。底物抑制剂（例如，美格鲁特）和底物消耗剂环糊精有一定的疗效。

溶酶体酸性脂肪酶

溶酶体酸性脂肪酶缺乏可能会导致 Wolman 病（重症缺乏）或 CESD，后者起病较晚，尚有一定（3%～10%）残留酶的活性。Wolman 病婴儿起病者出现肝脾大、腹泻、呕吐、腹胀，有时伴肾上腺钙化、贫血和混合型高脂血症。常在 1 岁以内死亡，死因往往是严重的肠道吸收不良。CESD 的表现呈异质性，可在儿童期或成年期的任何年龄出现肝大和脂肪肝。单纯性高胆固醇血症的鉴别诊断中应包括 CESD。该疾病可进展为肝纤维化、肝硬化和肝衰竭。此外，患者往往出现早发动脉粥样硬化性心血管疾病，并可能在童年期危及生命。酶治疗的初步结果显示对于 Wolman 病和 CESD 是有希望的。

黏多糖贮积症

黏多糖贮积症的 I 型（MPS I）是由 α-L-艾杜糖醛酸酶缺乏引起的常染色体隐性遗传疾病。传统上将该病分为三型：①Hurler 病（MPS I H），严重酶缺乏伴神经退行性变；②Scheie 病（MPS I S），起病晚，无神经系统受累，其他受累器官病变不严重；③Hurler-Scheie 综合征（MPS I H/S），介于两个极端类型之间。MPS I H/S 的特点是躯体疾病较严重，一般无明显的神经退行性变。

MPS I 在婴幼儿期常表现为慢性鼻炎、角膜混浊及肝脾大。随疾病进展，几乎所有器官和系统都可能会受到影响。心脏和呼吸系统受累是重症患儿致死的主要原因。伴严重骨骼疾病者，可导致明显的活动受限。

目前针对 MPS I 有两种治疗方法。造血干细胞移植（HSCT）是起病年龄 < 2 岁并可能出现神经退行性病变患者的标准治疗。HSCT 可以稳定 SNS 病变并逆转肝脾大。对心脏和呼吸系统病变亦有利。HSCT 对角膜病变和渐进性骨骼病变无效。酶疗法可有效控制肝脾大，减轻心脏和呼吸系统病变。因酶不能有效地透过 CNS，不能直接影响 CNS 病变。酶治疗和 HSCT 改善内脏病变相关症状和体征的作用类似。酶疗法发生严重并发症的可能性较低，适于病情较重但无 CNS 受累的患者。目前尝试酶治疗和 HSCT 联合治疗，在移植前行酶疗法可以降低疾病负担。联合治疗的经验尚不充分，但较单纯 HSCT 而言，似乎更有优势。

针对 Maroteaux-Lamy 病（MPS VI）的酶治疗已得到美国食品和药物管理局（FDA）批准。这是一种非常罕见的常染色体隐性遗传疾病，其特点是肝脾大、骨病、心脏及呼吸系统疾病，类似于 MPS I。但是，MPS VI 是由于芳基硫酸酯酶 B 缺乏所致，且无神经退行性病变。

Hunter 病（MPS II）是由于艾杜糖醛酸硫酸酯酶缺乏导致的 X-连锁遗传性疾病，临床表现与 MPS I 相似，包括神经退行性病变，没有角膜混浊或其他眼部疾病。与 MPS I 一样，MPS II 的临床表现多样，可有或无 CNS 受累。HSCT 对 MPS II 相关 CNS 病变的疗效尚不确定。FDA 和欧洲药品管理局（EMA）已经批准将酶治疗用于 MPS II 的内脏病变。

Pompe 病

酸性麦芽糖酶（酸性 α 葡萄糖苷酶，GAA）缺乏症，也称为 Pompe 病，是唯一与糖原相关的 LSD。经典的婴儿型重症患者表现为肌张力低下、心肌病和肝脾大。此型病情进展快，常在出生后 1 年内死亡。然而，与其他 LSD 类似，Pompe 病也有早发型和晚发型。晚发型更为常见，发病率约为 1:40 000；典型患者表现为缓慢进展型肌病，类似于肢带型肌营养不良症，可伴有呼吸功能不全且随病进展而加剧。至疾病晚期，患者可能需要机械通气治疗，出现吞咽困难，甚至大小便失禁。在晚发型 Pompe 病中，心肌病不常见。

FDA 和 EMA 已经批准将酶治疗用于 Pompe 病。这种治疗明显延长了婴儿型患者的寿命，并能显著改善心脏和呼吸功能。有些患儿的运动能力也得到了明显改善，而另一些仅表现为肌力和肌张力的轻度改善。迟发型患者应用 GAA 酶治疗能够避免症状的恶化。在这些患者中，早期接受 GAA 酶治疗能够延缓或预防疾病的进展，但病情进展快的患者仍然会出现不可逆的损害。

第三十五章 糖原贮积症与其他遗传性糖类代谢紊乱

Glycogen Storage Diseases and Other Inherited Disorders of Carbohydrate Metabolism

Priya S. Kishnani, Yuan-Tsong Chen
（张臻　张放　译　朱宇　审校）

碳水化合物代谢通过提供大多数代谢过程所需的能量而在细胞功能中发挥至关重要的作用。涉及这些碳水化合物代谢的相关生化途径如图 35-1。葡萄糖是人体中能量代谢的主要底物。葡萄糖的代谢可经糖酵解和线粒体的氧化磷酸化而产生 ATP。人体通过摄入多糖（主要是淀粉）和双糖（包括乳糖、麦芽糖和蔗糖）来获得葡萄糖。半乳糖和果糖是另外两种能为细胞代谢提供能源的单糖，但它们作为能源的作用远不如葡萄糖的作用重要。半乳糖来源于乳糖（半乳糖＋葡萄糖），后者可见于奶制品中。半乳糖也是某些糖脂、糖蛋白和黏多糖的一种重要组分。果糖可见于水果、蔬菜和蜂蜜。蔗糖（果糖＋葡萄糖）是果糖的另一种饮食来源，并且是一种常用的甜味剂。

糖原是动物细胞中葡萄糖的储存形式，由葡萄糖残基通过 α-1，4 糖苷键构成的直链和每隔 4～10 个葡萄糖残基经 α-1，6 糖苷键形成的支链而组成。这种树状糖原分子的分子量可达几百万，并可聚合形成电子显微镜下可见到的结构。除了 0 型以外，糖原代谢缺陷通常引起组织中糖原的积聚，因此称

为糖原贮积症（GSD）。在不同的疾病中积聚的糖原结构可以是正常或不正常的。包括半乳糖和果糖代谢在内的糖异生和糖酵解途径的缺陷通常并不引起糖原积聚。

各种糖类代谢异常的临床表现明显不同，其症状可表现为从无害性到致死性不等。与脂代谢异常、黏多糖贮积症或其他贮积性疾病不同，饮食治疗对许多糖类代谢异常有效。所有与遗传性糖类代谢缺陷有关的基因都已被克隆，且突变也已被证实。对这些疾病分子基础认识的进展正在用于提高诊断和治疗水平，其中一些疾病是可进行酶替代治疗、底物清除治疗和基因治疗早期试验的候选病种。

过去，糖原贮积症以酶缺陷被发现的先后顺序进行排序分类。也可按照受累器官［肝、肌肉和（或）心脏］和临床表现进行分类，本章中遵循这一分类体系（表 35-1）。所有类型糖原贮积症的总发病率大约是 1/20000 活婴，大多数以常染色体隐性性状遗传，但磷酸甘油酸激酶缺乏、肝磷酸化酶激酶（Phk）缺乏中的一种类型以及溶酶体相关膜蛋白 2（LAMP2）缺乏是 X-连锁性遗传。儿童期最常见的糖原贮积症是葡萄糖-6-磷酸酶缺乏（Ⅰ型）、溶酶体酸性 α-葡萄糖苷酶缺乏（Ⅱ型）、脱支酶缺乏（Ⅲ型）和肝磷酸化酶激酶缺乏（Ⅸ型）。成人最常见的糖原贮积症是肌肉磷酸化酶缺乏（Ⅴ型，或称 McArdle 病）。

肝糖原贮积症

伴有肝大和低血糖症的糖原贮积症

Ⅰ型糖原贮积症（葡萄糖-6-磷酸酶或易位酶缺乏，Von Gierke 病）　Ⅰ型糖原贮积症是肝、肾和肠黏膜中葡萄糖-6-磷酸酶缺乏所致的常染色体隐性遗传病。Ⅰ型糖原贮积症可分为两种亚型：Ⅰa 型和Ⅰb 型，前者中葡萄糖-6-磷酸酶存在缺陷，而后者则是由于使 6-磷酸葡萄糖转运通过微粒体膜的易位酶缺陷所致。这两种亚型的缺陷都能导致肝中 6-磷酸葡萄糖转变为葡萄糖不足，从而使受累个体易于发生空腹低血糖。

临床表现和实验室检查　Ⅰ型 GSD 患者在新生儿期即可出现低血糖症和乳酸性酸中毒，但是更常见的症状是患者在 3～4 个月龄时出现肝大。短时间禁食后可出现低血糖症、低血糖性惊厥和乳酸性酸中毒。这些患儿常有玩偶样面容，伴有脸颊丰满、四肢相对纤细、身材矮小及明显肝大所致的腹部膨隆；肾增大，但脾和心脏大小正常。肝细胞因糖原和脂肪积聚而

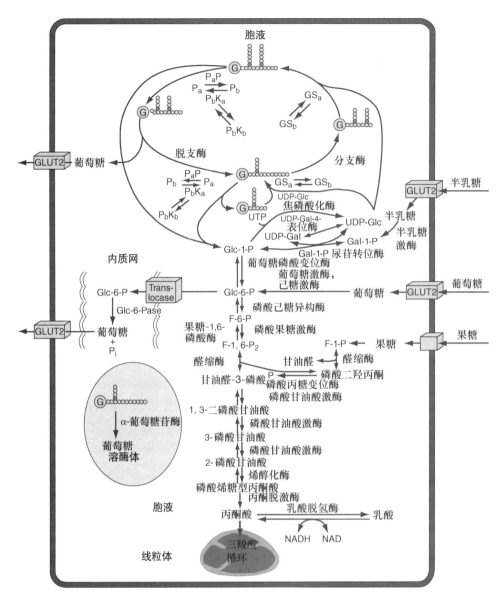

图 35-1　糖原贮积症以及半乳糖和果糖代谢紊乱的相关代谢途径。缩写如下：GSa，活性糖原合成酶；GSb，非活性糖原合成酶；Pa，活性磷酸化酶；Pb，非活性磷酸化酶；PaP，磷酸化 χ 磷酸酶；PbKa，活性磷酸化 β 激酶；PbKb，非活性磷酸化 β 激酶；G. 糖原生成蛋白，糖原合成的初始蛋白。(*Modified from AR Beaudet，in KJ Isselbacher et al [eds]：Harrison's Principles of Internal Medicine，13th ed.，New York，McGraw-Hill，1994，p1855.*)

肿胀，伴有肿大而明显的脂质空泡。尽管肝大，但肝酶一般正常或接近正常。易青肿和鼻衄与血小板聚集/黏附功能受损所致的出血时间延长有关。可出现高尿酸血症、高脂血症包括升高的三酰甘油（甘油三酯）、低密度脂蛋白及磷脂。Ⅰb 型患者还可出现反复细菌感染和口腔、肠道黏膜溃疡，这是由于中性粒细胞减少和中性粒细胞功能受损所致。Ⅰ型糖原贮积症患者可以出现间歇性腹泻，并且随着年龄增长加重。Ⅰb 型糖原贮积症患者腹泻主要是由炎症所导致的黏膜屏障功能丧失引起。

长期并发症　由于长期高尿酸血症，痛风通常在青春期前后出现症状。青春期常推迟。几乎所有的女性患者在超声下都可以发现多囊卵巢，但是她们没有其他的多囊卵巢综合征的临床表现如痤疮、多毛。一些Ⅰ型糖原贮积症患者成功怀孕的报道提示生育能力不受影响。月经期出血量增多，包括月经过多威胁生命已经被报道。血脂异常继发胰腺炎风险增加。Ⅰ型糖原贮积症患者心血管疾病风险增加。成年患者可以频繁发生骨折，影像学可见骨含量减少或骨质疏松。在青春前期患者桡骨骨矿含量显著减少。肺动脉高压虽然罕见但亦有报道。到 10～30 岁时，许多Ⅰ型糖原贮积症患者出现肝腺瘤，该腺瘤可出血，在一些情况下可能发生恶变。肾脏疾病是严重的晚期并发症，几乎所有超过 20 岁的患者都有蛋白尿，许多患者有高

表 35-1	糖原贮积症、半乳糖和果糖代谢异常的特征			
类型/常用名	基本缺陷	临床特征	注释	
肝糖原贮积症				
Ⅰa/von Gierke 病	葡萄糖-6-磷酸酶	生长迟缓，肝肾大，低血糖症，血乳酸、胆固醇、甘油三酯和尿酸升高	常见，严重低血糖症。成年人并发症包括肝腺瘤、肝癌和肾衰竭	
Ⅰb	6-磷酸葡萄糖易位酶	同Ⅰa，伴有中性粒细胞减少症和中性粒细胞障碍的其他表现	约占Ⅰ型的 10%	
Ⅲa/Cori 或 Forbes 病	肝和肌肉脱支酶	儿童期：肝大，生长迟缓，肌无力，低血糖症，高脂血症，肝转氨酶升高；肝症状随年龄增大而好转 成人期：肌萎缩和肌无力；发病 20～40 岁；不同程度的肌病、肝硬化、进行性肝衰竭	常见，中度的低血糖症。可出现肝腺瘤、肝硬化和肝细胞癌	
Ⅲb	肝脱支酶（肌肉脱支酶活性正常）	肝症状同Ⅲa型；没有肌肉症状	约占Ⅲ型的 15%	
Ⅵ/Hers 病	肝磷酸化酶	肝大，不同程度的低血糖症、高脂血症和酮症；症状随年龄增大而改善	罕见，通常呈"良性"糖原贮积症，识别重症病例	
Ⅸ/磷酸化酶激酶缺乏	肝磷酸化酶激酶 α 亚单位	同Ⅵ型	常见，典型 X 连锁型比常染色体型轻；亚型间有临床变异；识别重症病例	
0/糖原合酶缺乏	糖原合酶	空腹低血糖和酮症，乳酸升高及葡萄糖负荷后高血糖，无肝大	糖原贮存减少	
Ⅺ/Fanconi-Bickel 病	葡萄糖转运子-2	发育不良、矮小、佝偻病、代谢性酸中毒、肝大、近端肾小管功能障碍，葡萄糖和半乳糖利用受损	罕见，70% 为近亲	
伴有肝硬化的异常				
Ⅳ/Andersen 病	分支酶	发育不良、佝偻病、肝大、脾大、进行性肝硬化和肝衰竭（通常在 5 岁前死亡）；某些患者没有进展	比较罕见的糖原贮积症之一；存在其他神经肌肉变异型	
伴有肌肉能量代谢受损的异常				
Ⅴ/McArdle 病	肌肉磷酸化酶	运动耐量减低，肌肉痉挛，大强度运动时的肌红蛋白尿，CK 升高，"恢复精力"现象	常见，男性为主	
Ⅶ/Tarui 病	磷酸果糖激酶-M 亚单位	同Ⅴ型，伴有代偿性溶血的其他表现，肌痛	流行于德系犹太人和日本人	
磷酸甘油酸激酶缺乏	磷酸甘油酸激酶	同Ⅴ型，伴有溶血性贫血和 CNS 功能障碍的其他表现	罕见，X 连锁	
磷酸甘油酸变位酶缺乏	磷酸甘油酸变位酶-M 亚单位	同Ⅴ型	罕见，大多数患者为非洲裔美国人	
乳酸脱氢酶缺乏	乳酸脱氢酶-M 亚单位	同Ⅴ型，伴有红斑性皮疹和导致女性分娩困难的子宫僵硬等其他表现	罕见	
1,6-二磷酸果糖醛缩酶 A 缺乏	1,6-二磷酸果糖醛缩酶 A	同Ⅴ型，伴有溶血性贫血的其他表现	罕见	
丙酮酸激酶缺乏	丙酮酸激酶-肌肉同工酶	肌肉痉挛和（或）固定性肌肉无力	罕见	
肌肉磷酸化酶激酶缺乏	肌肉特异性磷酸化酶激酶	同Ⅴ型，一些患者可能有肌无力和肌萎缩	罕见，常染色体隐性遗传	
β-烯醇酶缺乏	肌肉 β-烯醇酶	运动耐量减低	罕见	

表35-1 糖原贮积症、半乳糖和果糖代谢异常的特征（续）

类型/常用名	基本缺陷	临床特征	注释
伴有进行性骨骼肌病变和（或）心肌病的异常			
Ⅱ/Pompe病	溶酶体酸性α-葡萄糖苷酶	婴儿期：肌张力减退，肌无力，心脏扩大和衰竭，早期死亡 晚发型（青少年和成人）：进行性骨骼肌无力和萎缩，近端肌肉和呼吸肌严重受累	常见，婴儿型中酶活性水平很低或测不到，晚发型中有不同程度残留的酶活性
PRKAG2缺乏	AMP激活蛋白激酶γ2	严重心肌病变和早期心力衰竭（9～55岁）；先天胎儿型由于肥厚型心肌病和预激综合征快速死亡	非常罕见，常染色体显性遗传
Dannon病	溶酶体相关膜蛋白2（LAMP2）	严重的心肌病和心力衰竭（8～15岁）	非常罕见，X-连锁遗传
半乳糖代谢异常			
伴有尿苷酰基转移酶缺乏的半乳糖血症	1-磷酸半乳糖尿苷酰基转移酶	呕吐、肝大、黄疸、白内障、氨基酸尿、发育不良	即便早期诊断和治疗，仍可有长期并发症
半乳糖激酶缺乏	半乳糖激酶	白内障	良性
尿苷二磷酸半乳糖-4-表异构酶缺乏	尿苷二磷酸半乳糖-4-表异构酶	与转移酶缺乏相似，伴有肌张力减退和神经性耳聋等其他表现	存在良性变异
果糖代谢异常			
原发性果糖尿症	果糖激酶	无症状性，尿中还原物质阳性	良性，常染色体隐性遗传
遗传性果糖不耐受	1-磷酸果糖醛缩酶B	呕吐、昏睡、发育不良，肝衰竭，厌甜食，严重症状取决于年龄和摄入糖量	早期诊断并限制果糖摄入则预后良好，常染色体隐性遗传
果糖-1,6-二磷酸酶缺乏	果糖-1,6-二磷酸酶	发作性低血糖症和乳酸性酸中毒，疾病后酮症酸中毒，肝大	避免禁食，预后良好

缩写：CK，肌酸激酶；CNS，中枢神经系统

血压、肾结石、肾钙质沉着症和肌酐清除率改变。实验室检查可见到血中升高的乳酸、三酰甘油（甘油三酯）、胆固醇和尿酸。在一些患者中，肾功能恶化并发展为肾衰竭，需要透析或肾移植。

诊断 根据临床表现以及血浆乳酸和血脂水平异常，可怀疑Ⅰ型糖原贮积症的诊断，但是基因突变分析技术为大多数Ⅰa和Ⅰb型糖原贮积症患者提供了一种无创伤性的确诊方式。在葡萄糖-6-磷酸酶和6-磷酸葡萄糖易位酶基因被克隆前，确诊需要肝活检以证明酶缺乏的存在。

Ⅲ型糖原贮积症（脱支酶缺乏，限制性糖原贮积症） Ⅲ型糖原贮积症是糖原脱支酶缺乏所致的常染色体隐性遗传疾病。脱支酶和磷酸化酶与糖原的完全降解有关，若脱支酶有缺陷时，糖原分解不完全，导致异常的糖原积聚，这种糖原具有短的外侧链，类似糊精。

临床表现和实验室检查 脱支酶缺乏可引起肝大、低血糖症、身材矮小、不同程度的骨骼肌病变、心肌病变。本病常同时累及肝和肌肉，此种类型称为Ⅲa型糖原贮积症。15%的患者，病变仅累及肝，归于Ⅲ

b型。儿童会发生低血糖症和高脂血症。与Ⅰ型相反，在Ⅲ型患者中禁食后酮症明显，转氨酶升高，血乳酸和尿酸水平一般正常。血清肌酸激酶有时可用于识别有肌肉受累的患者，但其水平正常并不能排除肌肉脱支酶缺乏。大多数Ⅲ型患者的肝大随年龄增长而改善，但在中老年时可发生肝纤维化和肝细胞癌。尽管肝腺瘤较Ⅰ型少见，但仍可以发生。已有发生左心室肥大和致死性心律失常的报道。Ⅲa型患者在儿童期时可出现肌无力，并且在20～40岁时可逐渐加重。多囊卵巢在Ⅲ型糖原贮积症中较为常见，并且部分患者会出现多囊卵巢综合征的临床表现，如多毛、月经不规律。女性Ⅲ型糖原贮积症患者成功怀孕的报道提示患者的生育能力正常。

诊断 在Ⅲa型糖原贮积症中，脱支酶活性缺陷可在肝、骨骼肌和心脏中得到证实。相反，Ⅲb型患者在肝中有脱支酶缺乏，但在肌肉中未见缺乏。由于糖原的积聚，肝细胞变得肿胀；在疾病早期就可以出现局部纤维化。过去，明确的亚型区分需要同时在肝和肌肉中进行酶测定。现在，以DNA为基础的分析

技术对大多数患者进行这类疾病亚型区分提供了一种无创性的方法。但是基因片段很大并且其中个体化的变异给以 DNA 为基础的分析技术带来难度。

Ⅸ型糖原贮积症（肝磷酸化酶激酶缺乏） 磷酸化酶激酶缺陷可引起一组异质性的糖原贮积症。磷酸化酶激酶包含 4 个亚单位（α、β、γ 和 δ），每个亚单位由不同的基因（位于 X 染色体和常染色体上）所编码，这些基因在各种组织中表达存在差异。根据受累的基因/亚单位、主要受累的组织和遗传的方式，磷酸化酶激酶缺乏可被分为几种亚型。X 连锁性肝磷酸化酶激酶缺乏症是最常见的亚型，同时也是最常见的肝糖原贮积症。磷酸化酶激酶的活性在红细胞和白细胞中也可能有缺陷，但在肌肉中却正常。通常，1~5 岁间的儿童表现为生长迟缓和肝大。青春期初始患儿会出现发育高峰延迟，但最终会达到正常的发育水平。部分患者出现肝纤维化，其中包括儿童。胆固醇、甘油三酯、肝酶轻度升高。进食后出现酮症是本病的又一临床表现。乳酸和尿酸水平一般正常，低血糖症通常较轻微，但是人们逐渐认识到表型的多样性，尤其是在某些 X 连锁性遗传的形式中。肝中积聚的糖原（β 颗粒，玫瑰花结样形式）具有磨损或爆裂外观，且不如Ⅰ型和Ⅲ型致密。随着年龄增长，肝大和血生化异常可逐渐恢复正常。尽管磷酸化酶激酶缺乏持续存在，但大多数成人最终身高可达到正常，且实际上呈无症状性。预后通常很好，成年患者肝大程度最轻。部分患者出现明显的酮症和肝进展性病变，可发展为肝纤维化和肝衰竭。建议成年患者定期行 CT 或 MRI 扫描以监测肝并发症。

本病的治疗取决于症状。高碳水化合物饮食和频繁喂食对预防低血糖症有效。部分患者不需要特殊治疗。最近的研究表明，早期开始玉蜀黍淀粉和蛋白质喂养治疗，可能可以阻止长期并发症。在应激时应该评估血酮和血糖水平。

Ⅸ型糖原贮积症的其他亚型包括常染色体隐性遗传形式的肝和肌肉磷酸化酶激酶缺乏、易发展成肝硬化的常染色体隐性遗传形式的肝磷酸化酶激酶缺乏、导致运动时肌肉痉挛和肌红蛋白尿的肌肉特异性磷酸化酶激酶缺乏、由于大量糖原沉积在心肌导致婴儿死亡的心脏特异性磷酸化酶激酶缺乏。在心脏特异性磷酸化酶激酶缺乏患者中发现磷酸化酶激酶缺乏可能是一个次要现象，更深层的是这些患者有 PRKAG2 突变。

其他伴有肝大和低血糖症的肝糖原贮积症 这些疾病包括肝磷酸化酶缺乏（Hers 病，Ⅵ型）和肝糖原贮积症伴肾范科尼（Fanconi）综合征（Ⅺ型）。Ⅵ型糖原贮积症患者除了肝大和低血糖症外还可以出现生

长迟缓、高脂血症、酮症。部分患者呈良性临床病程。Ⅺ型糖原贮积症是由于葡萄糖转运子-2（GLUT-2）缺陷所致，GLUT-2 将葡萄糖和半乳糖转运进出肝细胞、胰岛细胞、肠道和肾上皮细胞的基侧膜。本病特征为近端肾小管功能障碍、葡萄糖和半乳糖利用受损、肝肾中糖原积聚。

肌肉糖原贮积症

伴有肌肉能量代谢受损的疾病

Ⅴ型糖原贮积症（肌肉磷酸化酶缺乏，McArdle 病） Ⅴ型糖原贮积症是由肌肉磷酸化酶缺乏所致的常染色体隐性遗传病。McArdle 病是肌肉能量代谢型疾病的原型，肌肉中该酶缺乏使糖原分解生成 ATP 的过程受限，并引起糖原积聚。

临床表现和实验室检查 症状通常首次出现于成年期，且以运动耐量受损伴有肌肉痛性痉挛为表现。两类活动易诱发症状：①短暂高强度的活动如冲刺跑或搬运重物；②较低强度但持久的活动如爬楼梯或步行上坡。大多数患者能进行长时间中等强度的运动如在平地上行走。患者常有"恢复精力"现象，即在出现运动耐量下降后经过短暂休息可以继续活动并且不伴疼痛。尽管大多数患者表现为锻炼后的偶发肌肉疼痛和痉挛，但是 35% 的患者报告有长期疼痛并且严重影响睡眠和其他活动。大约半数患者报告有活动后的紫红色尿，这是继发于横纹肌溶解的肌红蛋白尿的结果。剧烈运动后出现的大量肌红蛋白尿可引起肾衰竭。异质性的临床表现不常见，但是有延迟到 70~80 岁才发病的病例，以及以早期肌张力减退、广泛性肌力下降及进展性呼吸功能不全为表现的病例，后者常导致死亡。

尽管肌肉磷酸化酶缺乏通常不累及心脏，但是在一例成年Ⅴ型糖原贮积症患者中观察到了肥厚型心肌病。在罕见的病例中，肌电图检查可能提示炎症性肌病，此时本病的诊断可与多发性肌炎相混淆。这些患者可能会有服用他汀药物导致肌病和横纹肌溶解的风险。

血清肌酸激酶水平在静息时通常升高，而活动后升高更为明显。运动还可使血氨、肌酐、次黄嘌呤和尿酸水平升高，这些异常是由于 ATP 生成不足时肌肉嘌呤核苷酸再利用加速的结果。NADH 在运动时产生不足。

诊断 缺血性活动试验后血乳酸不增高而血氨明显升高提示肌肉糖原贮积症，并表明糖原或葡萄糖转变为乳酸的过程存在缺陷。然而，运动反应异常也可以见于糖原分解或糖酵解途径的其他缺陷，如肌肉磷

酸果糖激酶或脱支酶缺乏（若禁食后进行本试验时）。循环试验（cycle test）发现了在精力恢复现象中的心率特征。通过肌肉组织中酶活性测定或肌肉磷酸化酶基因突变分析可明确诊断。

伴有进行性骨骼肌病变和（或）心肌病变的糖原贮积症

Pompe 病，Ⅱ型糖原贮积症（酸性 α-1，4 葡萄糖苷酶缺乏）　Pompe 病是由溶酶体酸性 α-1，4 葡萄糖苷酶缺乏所致的常染色体隐性遗传病，该酶作用是降解溶酶体中的糖原。本病的特征是糖原贮积在溶酶体中，这与其他类型糖原贮积症相反，后者的糖原贮积在胞质中。

临床表现和实验室检查　本病包含一系列表型，每种表型均有肌病，但起病年龄、受累器官和临床表现严重程度有所不同。最严重的类型是婴幼儿起病型，伴有心脏扩大、肌张力减低，且在 1 岁前死亡。婴儿出生时看似正常，但不久即出现广泛性肌无力，伴有喂养困难、巨舌、肝大以及肥厚型心肌病所致的充血性心力衰竭。

晚发型（青少年/儿童后期或成人型）的特征为骨骼肌表现明显，通常没有心脏受累或程度很轻，病程进展较慢。青少年型典型表现为开始行走延迟（如果起病年龄足够小的话）和行走困难。随着疾病进展，患者会逐渐出现吞咽困难、近端肌肉无力和呼吸肌受累。该型患者可在 20 岁前死亡。

成年型典型表现为缓慢进展型肌病，没有明显心脏受累，在 10～70 岁间起病。临床表现主要为缓慢进展性近端肢体肌无力。骨盆带、脊椎旁肌肉和膈受累最严重。症状包括嗜睡、晨起头痛、端坐呼吸及劳力性呼吸困难。在罕见情况下，患者首发症状为呼吸功能不全。已在 Pompe 病患者中观察到基底动脉瘤和升主动脉扩张。目前认为上睑下垂、舌无力、胃肠动力障碍及括约肌无力导致的失禁是该病临床表现的一部分。进展期的患者常需要某些形式的辅助通气，同时需要辅助行走或坐轮椅。

实验室检查所见为血清肌酸激酶、天冬氨酸氨基转移酶和乳酸脱氢酶水平升高。尿中糖原的分解产物葡萄糖四糖（Hex4）水平升高，尤其是在病程终末期。在婴儿中，胸部 X 线显示巨大心脏，心电图表现包括高尖 QRS 波和 PR 间期缩短。肌肉活检显示糖原染色阳性空泡的存在及肌肉酸性磷酸酶升高，后者可能是溶酶体酶代偿性增加所致。肌电图显示肌病特征伴有肌纤维兴奋性增高和假性肌强直放电。成年患者

中血清肌酸激酶并非总是升高，而肌肉组织学或肌电图检查可能没有异常，这取决于所活检或检查的肌肉。应该检查受累的肌肉。

诊断　确诊 Pompe 病要通过酶学试验证明缺乏酸性 α-葡萄糖苷酶或基因测序证明 GAA 基因中存在两个病理性变异。酶学活性可以通过测定肌肉、培养的皮肤成纤维细胞或是血来得到。婴儿型的酶缺乏常更严重。早期诊断是有效治疗的关键。

导致类肥厚型心肌病的糖原贮积症　缺乏溶酶体相关膜蛋白 2（又称 Danon 病），或者缺乏 AMP 激活蛋白激酶 γ2 非催化亚单位都会导致糖原贮积在心脏和骨骼肌。溶酶体相关膜蛋白 2（LAMP2）缺乏为 X 连锁遗传，而 AMP 激活蛋白激酶 γ2 亚单位缺乏（PRKAG2）为常染色体显性遗传。临床表现上，以上两种病均主要表现为肥厚型心肌病。二者可以通过心电图的异常（尤其是心室预激和传导缺陷）与心肌蛋白基因缺陷所致的肥厚型心肌病区分开来。在 LAMP2 缺乏的患者，智力发育延迟较常见，心脏症状可在 8～15 岁间出现，发病年龄比 PRKAG2 缺乏患者 33 岁的平均发病年龄小，症状包括胸痛、心悸、晕厥、心搏暂停。患者在 9 岁时就可以出现 PRKAG2 缺乏症状。快速进展的先天致死型 PRKAG2 可以出现于早期婴儿，表现为严重的肥厚型心肌病和预激综合征。在这些患者中，PhK 水平较低。LAMP2 缺乏的预后很差，在成年早期就出现进展性的终末期心力衰竭。与之相反的是，PRKAG2 突变所致的心肌病变，除了先天致死型，其他型患者是可以长期生存的。部分患者可能要求植入心脏起搏器和积极控制心律。PRKAG2 缺乏患者已有充血性心力衰竭的记录。

治疗　**伴有类肥厚型心肌病的糖原贮积症**

对 LAMP2 缺乏和非先天性 PRKAG2 缺乏患者建议心脏移植作为预防措施。

半乳糖代谢异常

"经典"的半乳糖血症是由 1-磷酸半乳糖尿苷酰基转移酶缺乏所致，该病是一种症状出现早的严重疾病，发生率是 1/60 000。正常情况下，新生儿热卡摄入中多达 40％来自乳糖（葡萄糖＋半乳糖）。没有这种转移酶时，婴儿就不能代谢 1-磷酸半乳糖，1-磷酸半乳糖的积聚可导致肾、肝和脑的实质细胞损伤。第一次

喂养后，患儿可以出现呕吐、腹泻、肌张力减退、黄疸和肝大。半乳糖血症患儿发生新生儿大肠杆菌脓毒血症的危险性增加，脓毒血症的出现常先于半乳糖血症的诊断。

由于对半乳糖血糖进行广泛的新生儿筛查，患者现在可早期得到诊断并进行饮食限制。去除饮食中的半乳糖可逆转生长障碍和肝肾功能不全，从而改善预后。然而，长期的随访时发现一些患者仍有卵巢功能衰竭，表现为原发性或继发性闭经、发育延迟和学习障碍，这些症状可随年龄增加而加重。80%～90%或更多患有经典半乳糖血症的女性出现高促性腺激素性性腺功能减退。然而大多数女性在育龄期时没有生育能力，部分人可以生产。某些突变似乎是有保护性的，尤其是 p.Ser135Leu 突变，该突变在非裔美国人群中更常见。诸如低温贮藏等保持生殖能力的方法目前还在试验阶段。另外，大多数患者存在语言障碍，较少数患者表现为生长缓慢、运动功能和平衡功能受损（有或无明显的共济失调）。免奶饮食的成年人会出现白内障、震颤和骨密度降低。治疗半乳糖血症减少长期并发症仍是一个挑战。

半乳糖激酶缺乏导致白内障。尿苷二磷酸半乳糖 4-表型异构酶缺乏时，如果酶仅限于血液细胞缺乏可以是良性的，而酶广泛性缺乏则可以和经典的半乳糖血糖一样严重。

果糖代谢异常

果糖激酶缺乏或原发性果糖血症致良性的病变，通常因偶然检测到尿中具有还原性的果糖而被发现。

1，6-二磷酸果糖缩醛酶（缩醛酶 B；遗传性果糖不耐受症）缺乏是一种发生于婴儿的严重疾病。这些患儿在摄入果糖或蔗糖（食糖）前（通常来自水果、加糖的谷类食品或含蔗糖婴儿食品）是健康和无症状的。临床表现包括黄疸、肝大、呕吐、昏睡、易激惹及惊厥。遗传性果糖不耐受患者腹部疾病发生率（>10%）较普通人群（1%～3%）高。实验室检查可见凝血时间延长、低白蛋白血症、胆红素和转氨酶升高、近端肾小管功能障碍。如果本病未能得到诊断而持续摄入有害的糖类，则低血糖症可反复发作，且肝肾功能衰竭进展，最终导致死亡。治疗要求去除饮食中所有来源的蔗糖、果糖和山梨糖醇。经过这种治疗后，肝肾功能障碍改善，发育常追及正常儿童，智力发育通常不受损。随着患者发育成熟，症状减轻，甚至在摄入果糖后也如此，长期预后良好。

果糖1，6-二磷酸酶缺乏以儿童期危及生命的酸中毒、低血糖症、通气过度、惊厥和昏迷的发作为特征。当经口摄食减少时，发热性感染和胃肠炎可诱发这些症状发作。实验室检查所见有血糖降低、血乳酸和尿酸水平升高及代谢性酸中毒。与遗传性果糖不耐受症相反，该病通常没有厌甜食，肾小管功能和肝功能正常。急性发作时的治疗包括通过静脉输液纠正低血糖和酸中毒。随后，避免禁食和从饮食中去除果糖和蔗糖可防止进一步发作。缓慢释放的碳水化合物如玉米淀粉对于低血糖症的长期预防有意义。预后良好，儿童期后存活的患者可以正常发育。

全球观点

糖原贮积症和其他碳水化合物遗传代谢病虽然罕见，但已经在大多数种族人群中有报道。每种疾病的基因突变情况在不同种族人群中变化很大，但是临床症状非常相似，治疗指南对所有人群都适用。新生儿筛查的实践应该在全球进行从而阻断多数此类疾病的快速进展。

第三十六章　成人遗传性氨基酸代谢病

Inherited Disorders of Amino Acid Metabolism in Adults

Nicola Longo

（张瑞　译　张秀英　审校）

氨基酸不仅是蛋白质的构成基础，也是重要的神经递质（甘氨酸、谷氨酸、γ氨基丁酸），还是多种激素、辅酶、色素、嘌呤或嘧啶的前体物质。有八种氨基酸，又被称为必需氨基酸，不能由人体合成，必须从食物中获得。其他氨基酸可内源性生成。每种氨基酸有其独特的降解途径，降解后产生的氮和碳成分可用于合成其他氨基酸、碳水化合物和脂肪。由氨基酸代谢和转运障碍（第三十七章）所引起的疾病很少见，发病率也有很大差异，如胱氨酸尿症或苯丙酮尿症约为 1/10 000，高胱氨酸尿症或黑尿症约为 1/200 000。总体上，在新生儿中的患病率约为 1/1000。几乎均呈常染色体隐性遗传。

遗传性氨基酸分解代谢障碍的特征总结于表 36-1。

表 36-1	遗传性氨基酸代谢障碍			
氨基酸	**发病机制**	**缺陷酶**	**临床表现**	**遗传**
苯丙氨酸	苯丙酮尿症	苯丙氨酸羟化酶	智力下降、小头畸形、皮肤和毛发色素沉着不足、湿疹、"鼠臭"味	AR
	DHPR 缺陷	二氢喋啶还原酶	智力下降、肌张力下降、痉挛状态、肌阵挛	AR
	PTPS 缺陷	6-丙酮酰基四氢蝶呤合成酶	肌张力下降、神经功能障碍、抽搐、智力下降	AR
	GTP 环水解酶 I 缺陷	GTP 环水解酶 I	智力下降、抽搐、肌张力障碍、体温不稳定	AR
	甲醇胺脱水酶缺陷	蝶呤-4α-甲醇胺脱水酶	一过性高苯丙氨酸血症（良性）	AR
酪氨酸	酪氨酸血症 I 型（肝肾型）	延胡索酰乙酰乙酸水解酶	肝衰竭、肝硬化、佝偻病、发育迟滞、周围神经病变、"烂白菜"味	AR
	酪氨酸血症 II 型（眼皮肤的）	酪氨酸转氨酶	掌跖角化、角膜溃疡、畏光、智力障碍	AR
	酪氨酸血症 III 型	4-羟基苯丙酮酸二氧酶	肝功能正常的高酪氨酸血症、偶见精神发育迟缓	AR
	乙酸尿症	4-羟基苯丙酮酸二氧酶	一过性生长弛缓、婴儿期代谢性酸中毒	AD
	黑尿症	尿黑酸氧化酶	褐黄病、关节炎、心脏瓣膜受累、冠状动脉钙化	AR
	白化病（眼皮肤型）	酪氨酸酶	毛发、皮肤和眼底色素沉着不足、视力下降、畏光	AR
	白化病（眼型）	不同的酶和转运子	眼底色素沉着不足、视力下降	AR、XL
	DOPA-反应性肌张力障碍	酪氨酸羟化酶	僵硬、躯干张力减退、震颤、智力下降	AR
GABA	4-羟丁酸尿症	琥珀酸半醛脱氢酶	抽搐、智力下降、共济失调	AR
色氨酸	色氨酸尿症	未知	智力下降、共济失调、皮肤光敏感	AR
	羟基犬尿酸尿症	犬尿氨酸酶	智力下降、痉挛	AR
组氨酸	组氨酸血症	组氨酸解氨酶	良性	AR
	尿刊酸尿症	尿刊酸酶	良性	AR
	亚胺甲基谷氨酸尿症	亚胺甲基转移酶	偶见智力下降	AR
甘氨酸	甘氨酸脑病	甘氨酸裂解（4 个酶）	婴儿抽搐、昏睡、呼吸暂停、重度智力下降	AR
	肌氨酸血症	肌氨酸脱氢酶	良性	AR
	高草酸尿症 I 型	丙氨酸乙醛酸转氨酶	草酸钙肾结石、肾衰竭	AR
	高草酸尿症 II 型	D-甘氨酸脱氢酶/乙醛酸还原酶	草酸钙肾结石、肾衰竭	AR
丝氨酸	磷酸甘油酸脱氢酶缺陷	磷酸甘油酸脱氢酶	抽搐、小头畸形、智力下降	
脯氨酸	高脯氨酸血症 I 型	脯氨酸氧化酶	良性	AR
	高脯氨酸血症 II 型	Δ1-二氢吡咯-5-羧化物脱氢酶	高热惊厥、智力下降	AR
	高羟脯胺酸血症	羟脯胺酸氧化酶	良性	AR
	脯肽酶缺陷	脯肽酶	轻度智力下降、慢性皮炎	AR
蛋氨酸	高蛋氨酸血症	蛋氨酸腺苷转移酶	多为良性	AR
	S-腺苷高半胱氨酸水解酶缺陷	S-腺苷高半胱氨酸水解酶	肌张力障碍、智力下降、腱反射缺失、髓鞘形成延迟	AR
	甘氨酸 N-甲基转移酶缺陷	甘氨酸 N-甲基转移酶	转氨酶升高	AR
	腺苷激酶缺陷	腺苷激酶	智力下降、抽搐、肝功能异常	AR
同型半胱氨酸	高胱氨酸尿	胱硫醚 β 合成酶	晶体脱位、血栓性血管病、智力下降、骨质疏松	AR
	高胱氨酸尿	5,10-亚甲基四氢叶酸还原酶	智力下降、步态和精神异常、反复卒中	AR
	高胱氨酸尿	蛋氨酸合成酶（cblE，-G）	智力下降、肌张力障碍、抽搐、大细胞性贫血	AR
	高胱氨酸尿和甲基丙二酸血症	维生素 B12 溶酶体流出和代谢（cblC，-D，-F，-J，-X）	智力下降、昏睡、发育迟滞、肌张力障碍、抽搐、大细胞性贫血	AR

氨基酸	发病机制	缺陷酶	临床表现	遗传
胱硫醚	胱硫醚尿症	β-胱硫醚酶	良性	AR
胱氨酸	胱氨酸病	胱氨酸病 CTNS（溶酶体流出）	肾性 Fanconi 综合征、佝偻病、畏光、肌张力下降、肾衰竭	AR
S-硫-L-半胱氨酸	胱氨酸尿症	硫酸氧化酶或钼辅助因子缺陷	抽搐、智力下降、晶体脱位	AR
赖氨酸	高赖氨酸血症，醇母丙氨酸尿	α-氨基己二酸半醛合成酶	良性	AR
	吡哆醇依赖性抽搐	L-△1-哌啶-6-羧酸脱氢酶	抽搐	AR
赖氨酸、色氨酸	α-酮己二酸血症	α-酮己二酸血症脱氢酶	良性	?
	戊二酸血症 I 型	戊二酸-CoA 脱氢酶	进行性严重肌张力障碍和手足徐动症、运动弛缓	AR
	戊二酸血症 II 型	电子转移黄素蛋白（ETF）或 ETF：泛醌氧化还原酶	低血糖、代谢性酸中毒、"汗脚"臭味、肌张力障碍、心肌病	AR
鸟氨酸	脉络膜和视网膜回旋状萎缩	鸟氨酸-δ-转氨酶	近视、夜盲、周围视野缺失、白内障、视网膜脉络膜变性	AR
尿素循环	氨基甲酰磷酸合成酶-1 缺陷	氨基甲酰磷酸合成酶-1	嗜睡进展至昏迷、厌食蛋白质、智力低下、高血氨症	AR
	N-乙酰谷氨酸合成酶缺陷	N-乙酰谷氨酸合成酶	嗜睡可进展至昏迷、厌食蛋白质、智力低下、高氨血症	AR
	鸟氨酸氨甲酰基转移酶缺陷	鸟氨酸氨甲酰基转移酶	嗜睡可进展至昏迷、厌食蛋白质、智力低下、高氨血症	XL
	瓜氨酸血症 I 型	精氨基琥珀酸合成酶	嗜睡可进展至昏迷、厌食蛋白质、智力低下、高氨血症	AR
	精氨基琥珀酸血症	精氨基琥珀酸裂解酶	嗜睡可进展至昏迷、厌食蛋白质、智力低下、高氨血症、结节性脆发症	AR
	精氨酸酶缺陷	精氨酸酶	痉挛性轻瘫、智力低下、轻度高氨血症	AR
	高鸟氨酸血症、高氨血症、高瓜氨酸尿症	线粒体内膜鸟氨酸转运体 ORNT1	呕吐、昏睡、生长缓慢、智力低下、情境性困惑、高氨血症、蛋白质不耐受	AR
	瓜氨酸血症 II 型	线粒体天冬氨酸/谷氨酸转运体 CTLN2	新生儿肝内胆汁淤积、成人表现为突发行为改变和迟钝、昏迷、高氨血症	AR
脯氨酸、鸟氨酸、精氨酸	△1-吡咯啉-5-羧酸合成酶缺陷	△1-吡咯啉-5-羧酸合成酶	肌张力障碍、抽搐、神经退行性变、周围神经病、关节松弛、皮肤高弹性、囊下白内障、高氨血症	AR
谷氨酰胺	谷氨酰胺合成酶缺陷	谷氨酰胺合成酶	颅脑畸形、巨脑回、抽搐、肌张力障碍、异形特征	AR
缬氨酸	高缬氨酸血症	缬氨酸转氨酶	呕吐、发热、生长迟滞、肌张力障碍	AR
	异丁酰-CoA 脱氢酶缺陷	异丁酰-CoA 脱氢酶	生长迟滞、贫血、扩张型心肌病（?）	AR
亮氨酸、异亮氨酸	高亮氨酸-异亮氨酸血症	亮氨酸-异亮氨酸转氨酶	抽搐、生长迟滞、智力低下	?
缬氨酸、亮氨酸、异亮氨酸	槭糖尿症	支链酮酸脱氢酶（E1α, E1β, E2, E3 缺陷）	昏睡、呕吐、脑病、抽搐、智力下降、"槭糖"味、蛋白不耐受	AR
亮氨酸	异戊酸血症	异戊酸-CoA 脱氢酶	酸中毒、酮症、呕吐、昏迷、高氨血症、"汗脚"味、蛋白质不耐受	AR
	3-甲基巴豆酰基甘氨酸尿症	3-甲基巴豆酰基-CoA 羧化酶	应激诱导的代谢性酸中毒、肌张力障碍、低血糖、"猫尿"味	AR
	3-甲基戊烯二酸尿症 I 型	3-甲基戊烯二酸-CoA 水合酶缺陷	应激诱导酸中毒、脑白质营养不良、肌张力障碍、肝大	AR
	3-羟基-3-甲基戊二酸尿症	3-羟基-3-甲基戊二酸-CoA 裂解酶	应激诱导的低酮症低血糖和酸中毒、脑病、高血氨症	AR

表 36-1　遗传性氨基酸代谢障碍（续）

表 36-1 遗传性氨基酸代谢障碍（续）

氨基酸	发病机制	缺陷酶	临床表现	遗传
异亮氨酸	2-甲基丁酰-甘氨酸尿症	2-甲基丁酰-CoA 脱氢酶	饥饿诱导代谢性酸中毒/低血糖症	AR
	2-甲基-3-羟基丁酰-CoA 脱氢酶缺陷	2-甲基-3-羟基丁酰-CoA 脱氢酶	发育迟缓、抽搐，有时由疾病诱发强直	XL
	3-氢噻喃酶缺陷	3-氢噻喃酶	饥饿诱导酸中毒和酮症、呕吐、昏睡	AR
缬氨酸、异亮氨酸、蛋氨酸、苏氨酸	丙酸血症（pccA，-B，-C）	丙酰-CoA 羧化酶	代谢性酮症酸中毒、高氨血症、肌张力障碍、昏睡、昏迷、蛋白质不耐受、智力低下、高甘氨酸血症	AR
	多羧化酶/生物素酶缺陷	羧化全酶合成酶或生物素酶	代谢性酮症酸中毒、弥漫性皮疹、脱发、抽搐、智力低下	AR
	甲基丙二酸血症（变位酶、cblA、-B、消旋酶）	甲基丙二酰-CoA 变位酶/消旋酶或钴胺素还原酶/腺苷转移酶	代谢性酮症酸中毒、高氨血症、肌张力过高、昏睡、昏迷、蛋白质不耐受、智力低下、高甘氨酸血症	AR

缩写：AD，常染色体显性遗传；AR，常染色体隐性遗传；cbl，钴胺素；DOPA，二羟基苯丙氨酸；GTP，三磷酸鸟苷；XL，X-连锁。

总体来说，这些疾病是根据某种氨基酸在血液中累积过多（-血症）或在尿液中排泄过多（-尿症）而命名的。在氨基酸代谢病中，某种氨基酸过量，其分解代谢途径上产物累积导致有机酸血症。至于哪一种成分会累积，取决于酶阻断的部位、病变近端反应的可逆性以及有无代谢旁路途径。生化和遗传异质性很常见。已发现 5 种不同类型的高苯丙氨酸血症、9 种高胱氨酸尿症和甲基丙二酸血症。这种异质性反映了多种分子缺陷的存在（表 36-1）。

氨基酸代谢病的临床表现有很大差异（表 36-1）。有些疾病，如肌氨酸血症，临床上无明显异常。而另一些疾病，如鸟氨酸氨甲酰转移酶缺陷，对未治疗的新生儿是致命的。半数以上会出现中枢神经系统（CNS）功能障碍，表现为发育迟滞、抽搐、感觉或行为异常。在许多与尿素循环相关的代谢障碍性疾病中，可表现有蛋白诱导性呕吐、神经功能障碍和高氨血症。代谢性酮症酸中毒，通常伴有高氨血症，是支链氨基酸代谢障碍的常见表现。有些疾病累及局部组织或器官，导致肝脏疾病、肾衰竭、皮肤异常或眼部病变。

多数氨基酸代谢病可通过血浆氨基酸（离子交换色谱法）、尿有机酸（气相色谱/质谱分析法）和血浆肉碱（串联质谱法）水平的测定进行诊断和监测。细胞或组织酶学的测定或 DNA 检测可帮助确诊。如果能早期诊断并给予及时治疗（如限制蛋白或氨基酸摄入，补充维生素），可以使多数疾病获得有效预防或缓解。新生儿筛查有助于识别一些疾病。筛查试验阳性的婴儿，需按筛查流程进一步行相关代谢指标的检测，以证实或除外诊断。确诊病例应转至代谢病中心及时接受治疗。患儿父母若有再次妊娠的计划，需接受发

生此病风险的遗传咨询，或通过检测以除外是否为某些疾病的携带者（如一些类型的高胱氨酸尿症）或本身患有某些疾病（如戊二酸血症 1 型、甲基巴豆酰辅 A 羧化酶缺陷或脂肪酸氧化缺陷）。一些代谢障碍可在成年之前一直保持无症状状态，或在面临饥饿或严重应激，机体需要受累代谢途径提供更多能量时表现出来。

本章就一些典型氨基酸代谢病的发病机制、疾病特点及处理进行讨论。

高苯丙氨酸血症

高苯丙氨酸血症（表 36-1）是由于苯丙氨酸向酪氨酸转化障碍所致。临床上最常见的是苯丙酮尿症（1/10 000），是一种常染色体隐性遗传疾病，体液中苯丙氨酸及其旁路代谢产物的浓度增加，如果婴儿期未接受治疗，将出现严重的精神发育迟滞。此病的发病机制是由于苯丙氨酸羟化酶活性下降，苯丙氨酸蓄积抑制了其他氨基酸的转运，进而影响蛋白质或神经递质的合成，髓磷脂的合成减少而降解增加，致使去甲肾上腺素和血清素合成不足。苯丙氨酸是酪氨酸酶的竞争性抑制剂，酪氨酸酶是黑色素合成路径上的关键酶，导致毛发和皮肤色素减退。未经治疗的苯丙酮尿症患儿，出生时是正常的，但早期发育落后，可表现有小头畸形，脑功能进行性损害，进而出现多动、抽搐和严重的智力障碍。脑电图异常；由于苯乙酸积聚，患者皮肤、头发和尿液呈"鼠臭"味；色素沉着不足和反复湿疹容易造成严重的皮肤损害。相反，受累儿童在出生时早发现、早治疗则不会出现这些异常。

治疗 苯丙酮尿症

为预防智力障碍，经典苯丙酮尿症的诊断和饮食治疗必须在生后两周以内开始。为此，在北美、澳大利亚和欧洲的多数地区，在行新生儿筛查时，均测定血浆苯丙氨酸水平。血浆氨基酸的定量检测有助于确诊。通常，当血苯丙氨酸水平＞360μmol/L（6mg/dl）时，应限制饮食中苯丙氨酸的摄入，同时需要补充酪氨酸，因为苯丙氨酸羟化酶缺陷使酪氨酸成为必需氨基酸。治疗目标是使血浆苯丙氨酸浓度保持在120～360μmol/L（2～6mg/dl）。饮食治疗应长期维持并定期监测。一些轻型的苯丙酮尿症患者（苯丙氨酸＜1200μm/L），接受甲基四氢叶酸（苯丙氨酸羟化酶的重要辅助因子）[5～20mg/（kg·d）]治疗后，对饮食蛋白的耐受性增加，代谢控制改善。

女性患儿若自婴儿期开始治疗，可活至成年并生育。如果孕前和孕期母亲的苯丙氨酸水平未能控制，其后代患先天性缺陷和小头畸形的风险升高，出生后表现有严重的智力缺陷和生长迟滞。长期坚持限制苯丙氨酸的饮食，在孕前2个月及孕期严格控制苯丙氨酸的摄入，可以最大限度地降低妊娠期风险。

高胱氨酸尿症（高同型半胱氨酸血症）

高胱氨酸尿症至少有9种不同的生化和临床表现（表36-1），其特点为血和尿中的含硫氨基酸同型半胱氨酸水平增加。

由胱硫醚β合成酶活性下降所导致的高胱氨酸尿症是最常见的（1/200 000）（图36-1），该酶以磷酸吡哆醛为辅酶，将同型半胱氨酸和丝氨酸结合形成胱硫醚。近半数患者在3～5岁时发生晶状体脱位并伴有智力下降。还有些患者表现为马方样体态和骨质疏松。

10岁以内即可发生致命性的血管并发症（累及冠状动脉、肾动脉和脑动脉），是致病和致死的主要原因。经典的高胱氨酸尿症可通过血浆氨基酸分析来诊断，表现为蛋氨酸和游离同型半胱氨酸的水平升高。血浆总同型半胱氨酸水平也明显升高（通常＞100μmol/L）。治疗包括限制蛋白质和蛋氨酸饮食摄入，补充胱氨酸。近半数患者口服吡哆醇（25～500mg/d）可使血浆蛋氨酸和体液同型半胱氨酸浓度下降。应补充足量的叶酸和维生素 B₁₂。对吡哆醇无反应的患者，补充甜菜碱有助于降低同型半胱氨酸的浓度。

其他类型的高胱氨酸尿症是同型半胱氨酸再甲基化形成蛋氨酸的过程受损所造成的。可以由蛋氨酸合成酶缺陷或因两种重要的辅因子——5-甲基四氢叶酸和甲钴胺（甲基维生素 B₁₂）获得性减少所致。

高同型半胱氨酸血症是指血浆总的同型半胱氨酸浓度升高，伴或不伴游离同型半胱氨酸（二硫化物型）升高。无明显高胱氨酸尿症的高同型半胱氨酸血症可见于上述一些遗传缺陷的杂合子或轻型变异的纯合子。在下列一些情况下也可检测到同型半胱氨酸水平的变化，如年龄增长、吸烟、绝经后、肾衰竭、甲状腺功能减退症、白血病、炎症性肠病、银屑病或接受甲氨蝶呤、一氧化氮、异烟肼及一些抗癫痫药物治疗。同型半胱氨酸有致动脉粥样硬化和血栓形成的作用。血浆总同型半胱氨酸水平的升高是冠状动脉、脑血管和周围动脉疾病以及深静脉血栓形成的独立性危险因子。同型半胱氨酸与高血压和吸烟之间有协同作用，并连同其他危险因素共同导致周围动脉疾病。另外，高同型半胱氨酸血症和叶酸、维生素 B₁₂ 缺乏与胎儿神经管缺陷的风险升高相关。补充维生素对减少这些病例的血浆同型半胱氨酸水平有效，但对心血管疾病的效果有限。

黑尿症

黑尿症是由酪氨酸分解代谢障碍所引起的罕见疾病（1/200 000），尿黑酸 1,2-二氧化酶（又称为尿黑酸氧化酶）缺乏导致大量尿黑酸从尿液排泄，被氧化的尿黑酸长期累积于结缔组织，可呈现褐黄病。黑尿症早期难以识别，可能直至中年发生退行性关节病时才被发现。在此之前，约半数患者因尿色发黑而被诊断。通常在30岁以后，巩膜出现灰-棕色色素沉着，外耳对耳轮及耳轮颜色逐渐加深。至30～40岁，开始出现腰背部疼痛。褐黄病性关节炎表现为关节疼痛、僵硬，髋、膝及肩关节活动受限。急性关节炎可能与类风湿关节炎相似，但通常不累及小关节。心脏瓣膜、喉、鼓膜和皮肤也会发生色素沉着，偶见色素沉着性肾结石或前列腺结石。心脏和血管的色素沉着导致主动脉狭窄甚至需要行瓣膜置换，尤其在60岁以后。尿色加深或呈黑色应疑诊此病。尿黑酸可通过检测尿有机酸来识别。针对褐黄病性关节炎，可用止痛药、脊柱手术和关节成形术对症治疗。补充维生素 C 和限制蛋白质摄入对减少尿黑酸的产生并无显效。相反，尼替西农 [2-(2-硝基 4-三氟甲基苯甲酰基)-1,3-环己二酮]，用于 I 型酪氨酸血症，可以减少尿黑酸的

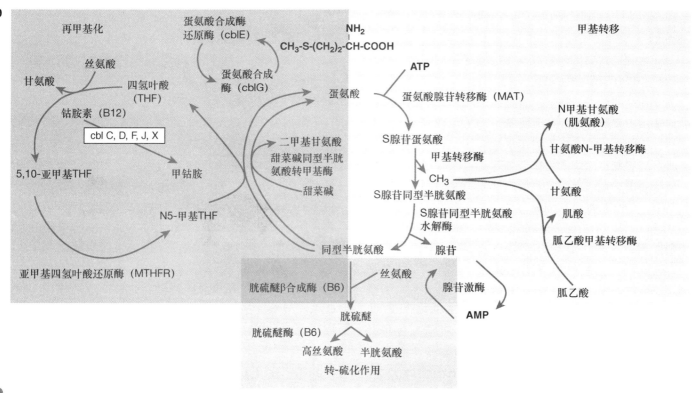

图 36-1 高胱氨酸尿症涉及的代谢途径、酶和辅酶。蛋氨酸经甲基化过程转化为同型半胱氨酸。甲基转移缺陷或后续的同型半胱氨酸经磷酸吡哆醛（维生素 B_6）-依赖性胱硫醚 β 合成酶代谢过程的缺陷可增加血浆蛋氨酸水平。同型半胱氨酸通过再甲基化转化为蛋氨酸，该过程通过蛋氨酸合成酶完成，且需要辅酶甲钴胺和叶酸的参与。这些酶的缺陷或辅因子缺乏与蛋氨酸水平的下降或正常相关。在旁路途径中，同型半胱氨酸可被甜菜碱：同型半胱氨酸转甲基酶再甲基化

排泄，联合低蛋白质饮食，可以预防黑尿症的长期并发症。

尿素循环障碍疾病

蛋白质分解产生的多余的氨是通过尿素循环移除的，这是一个由多种酶和转运子介导的过程（表 36-1）。这些酶中任何一种完全缺失便能导致严重的新生儿高血氨症，而较轻的变异型可见于成人。氨和谷氨酰胺蓄积导致脑水肿和直接的神经毒性。尿素循环障碍疾病很罕见，总体发病率约为 1/25 000。均呈常染色体隐性遗传，只有鸟氨酸转氨甲酰酶缺陷是 X-连锁的。伴鸟氨酸转氨甲酰酶缺陷的女性患者，由于 X-失活的随机性，其肝细胞表达正常或突变的等位基因，若突变细胞占优势，则可能无法去除过量的氨。

经典的尿素循环障碍的婴儿在出生 1～4 天时表现为拒食和昏睡，可进展至昏迷和死亡。轻型患者表现为拒食蛋白质、反复呕吐、偏头痛、情绪波动、易疲劳、易激惹和定向障碍，可进展至昏迷。鸟氨酸转氨甲酰酶缺陷的女性患儿在出生时，可因饥饿和应激加

速分解代谢而诱发上述表现。诊断需要测定血浆氨、血浆氨基酸和尿乳清酸，可用于鉴别鸟氨酸转氨甲酰酶缺陷和氨甲酰磷酸合酶-1 及 N-乙酰谷氨酸合成酶的缺陷。各种原因所致的肝病、多种有机酸及脂肪酸氧化缺陷均可引起高氨血症（后二者可通过尿有机酸测定和血浆肉碱谱的分析予以排除）。

治疗 尿素循环缺陷

治疗目的是为了终止蛋白质的分解代谢和氨的产生，其方法是为患者提供足够的热量（如昏迷患者可静脉给予葡萄糖和脂肪），必要时加用胰岛素。通过静脉输注苯乙酸钠和苯甲酸钠（首剂 0.25g/kg，后持续 24h），它们分别与谷氨酰胺和甘氨酸结合，形成水溶性的苯乙酰谷氨酰胺和马尿酸从尿中排泄，起到清除氨的作用。精氨酸（每日 200mg/kg）是必需氨基酸，除了精氨酸酶缺陷患者，均应静脉补充精氨酸以维持蛋白质合成。如果这些措施仍不能控制血氨水平，应立即开始血液透析。长期治疗包括限制蛋白质摄入，根据酶缺陷的不同相应补充氨基丁酸、甘油氨基丁酸（更易被多

数患者耐受的液体制剂）、精氨酸或瓜氨酸。严重尿素循环缺陷且难以控制的患者应考虑肝移植。

因恶性肿瘤或器官移植而接受化疗的患者，由于谷氨酰胺合成酶功能性缺陷，可发生高氨血症。也可见于肝硬化患者。应用上述尿素循环障碍的治疗方案可成功解除很多患者的高氨血症。

第三十七章　遗传性膜转运缺陷

Inherited Defects of Membrane Transport

Nicola Longo

（胡萍　张放　译　周灵丽　审校）

特异性膜转运体能介导多种物质的跨膜通道，包括氨基酸、糖、阳离子、阴离子、维生素和水。随着对新的胞膜或细胞器上的转运体的确定和之前病理生理机制不明疾病的分子基础的明确，遗传性膜转运体疾病越来越多。第一个被确定的转运异常主要影响肠道或肾，但是现在发现转运过程对每一个器官维持正常功能都是必要的。转运分子的突变会引起心脏、肌肉、脑、内分泌和感觉器官的功能异常（表37-1）。在此，我们将讨论出现在成人的损伤特异性氨基酸转运功能的遗传性膜转运缺陷；其他类型的膜转运缺陷会在本文其他章节讨论。

胱氨酸尿症

胱氨酸尿症［患病率约1/（10 000～15 000）］是由于近端肾小管和小肠的顶端刷状缘上转运体缺陷而引起的一种常染色体隐性遗传病。它的特点是重吸收功能障碍，尿中排泄过多的二碱基赖氨酸、精氨酸、鸟氨酸和胱氨酸。由于胱氨酸溶解性差，其过多排泄促使肾、输尿管及膀胱结石的形成。这些结石是引起该病临床症状和体征的重要原因。

胱氨酸尿症有两种类型，纯合变异者会排泄大量的胱氨酸、赖氨酸、精氨酸及鸟氨酸。Ⅰ型杂合变异者通常尿氨基酸排泄量正常，然而大多数非Ⅰ型（从前称Ⅱ型和Ⅲ型）杂合变异者尿中四种氨基酸的排泄量是中度

升高的。Ⅰ型胱氨酸尿症的突变基因（SLC3A1，染色体2p16.3）编码细胞膜糖蛋白，而非Ⅰ型胱氨酸尿症是由编码 $b^{0,+}$ 氨基酸转运体的 SLC7A9（染色体19q13）基因突变引起的。由 SLC3A1 基因编码的糖蛋白支持 $b^{0,+}$ 膜转运体的正常功能，这就解释了为什么两种不同的基因突变会引起相似的疾病。

胱氨酸结石占了所有泌尿系结石的 1%～2%，但却是儿童最常见的结石。胱氨酸尿症纯合型患者每天排泄 2400～7200 μmol（600～1800mg）胱氨酸。由于生理性尿 pH（4.5～7.0）下胱氨酸的最大溶解度为 1200 $\mu mol/L$（300mg/L），所以要预防尿结晶需要将胱氨酸稀释到 2.5～7L 水中。结石形成一般在十几岁到二十几岁才有表现，但是很可能在出生第一年就已经发生了。症状和体征即尿路结石的典型表现：血尿，胁部痛，肾绞痛，尿路梗阻及感染。反复尿路结石可能引起进行性肾功能不全。

在酸化、浓缩、冷却尿液之后观察到六面体结晶，或氰化物硝基氢氰酸盐试验阳性，则要考虑胱氨酸尿。尿氨基酸定量分析则可以发现选择性的胱氨酸、赖氨酸、精氨酸、鸟氨酸排泄过多，从而证实胱氨酸尿的诊断。定量方法对于鉴别纯合和杂合型以及随访监测治疗中的游离胱氨酸排泄量都是至关重要的。

治疗主要通过增加尿量和碱化尿液来预防胱氨酸结晶的形成。每天液体摄入量至少要超过 4L，5～7L 最佳，尿胱氨酸浓度应＜1000 $\mu mol/L$（250mg/L）。每天维持过多尿胱氨酸稀释的液体应该在 24h 内间隔摄入，在就寝时间和凌晨 3 点之间应摄入总量的 1/3。在 pH 高于 7.5 时胱氨酸溶解度迅速上升，所以用碳酸盐或枸橼酸钾碱化尿液是具有治疗效果的。青霉胺（1～3g/d）和硫普罗宁（α-巯丙酰甘氨酸，800～1200mg/d 分四次剂量）能与胱氨酸进行巯基二硫化物转换而形成二硫化物。由于这些二硫化物比胱氨酸溶解度要大得多，所以药物治疗可以预防结石和促进结石的溶解。青霉胺副作用较大，因此仅用于水化治疗效果不佳或高危（如孤立肾、肾功能不全）人群。如果药物治疗无效，冲击波碎石、输尿管镜和经皮肾镜取石对大多数结石也是有效的。对于复杂的鹿角形结石或者患者伴有肾输尿管畸形时则可考虑开放手术。少数患者进展为肾衰竭而需要肾移植。

二碱基氨基酸尿症（赖氨酸尿性蛋白质不耐受症）

该疾病特点是肾小管对三种二碱基氨基酸（赖氨酸、精氨酸、鸟氨酸）重吸收障碍但不包括胱氨重吸

表 37-1　遗传性膜转运缺陷（举例）

物质类型与疾病	底物	转运缺陷主要组织	分子缺陷	主要临床表现	遗传方式
氨基酸					
胱氨酸尿症	胱氨酸、赖氨酸、精氨酸、鸟氨酸	近端肾小管，空肠黏膜	SLC3A1 二碱基共转运体 SLC7A9	胱氨酸性肾结石	常染色体隐性
二碱基氨基酸尿症	赖氨酸、精氨酸、鸟氨酸	近端肾小管，空肠黏膜	二碱基转运体 SLC7A7	蛋白质不耐受、高血氨、智力障碍	常染色体隐性
Hartnup 病	中性氨基酸	近端肾小管，空肠黏膜	中性氨基酸转运体 SLC6A19	持续性中性氨基酸尿，间断糙皮病症状	常染色体隐性
2 型瓜氨酸血症	天冬氨酸、谷氨酸、苹果酸	线粒体内膜	线粒体天冬氨酸/谷氨酸载体 2 SLC25A13	突然的行为异常、昏迷、高血氨	常染色体隐性
高鸟氨酸血症，高血氨，同型瓜氨酸尿症	鸟氨酸、瓜氨酸	线粒体内膜	线粒体鸟氨酸载体 SLC25A15	呕吐、昏睡、生长迟缓、智力障碍、发作性意识障碍、蛋白质不耐受	常染色体隐性
组氨酸尿症	组氨酸	近端肾小管，空肠黏膜	组氨酸转运体	智力障碍	常染色体隐性
亚氨基酸甘氨酸尿症	甘氨酸、脯氨酸、羟脯氨酸	近端肾小管，空肠黏膜	甘氨酸-亚氨基酸共转运体 SLC36A2、SLC6A19、SLC6A20	无	常染色体隐性
二羧基氨基酸尿症	谷氨酸、天冬氨酸、胱氨酸	近端肾小管，空肠黏膜	二羧基氨基酸共转运体	无	可能常染色体隐性
胱氨酸病		溶酶体膜	溶酶体胱氨酸转运体	肾衰竭、甲状腺功能减退、失明	常染色体隐性
己糖					
葡萄糖-半乳糖吸收不良	D-葡萄糖，D-半乳糖	近端肾小管，空肠黏膜	钠离子依赖性葡萄糖/半乳糖转运体 SGLT1	进食葡萄糖、乳糖、蔗糖、半乳糖时出现水样泻	常染色体隐性
葡萄糖转运缺陷	D-葡萄糖	广泛血脑屏障	葡萄糖易化转运体 GLUT1	癫痫发作、智力障碍	常染色体显性
范科尼-比克尔综合征	D-葡萄糖	肝、肾、胰腺、小肠	葡萄糖易化转运体 GLUT2	生长迟缓、佝偻病、肝肾糖原贮积症、高血糖和低血糖	常染色体隐性
尿酸					
低尿酸血症	尿酸	近端肾小管	尿酸转运体 SLC22A12	低尿酸血症、泌尿系尿酸结石	常染色体隐性
维生素					
维生素 B_1 缺乏性巨幼红细胞贫血	维生素 B_1	无处不在	维生素 B_1 转运体 SLC19A2	巨幼红细胞贫血、耳聋、糖尿病	常染色体隐性
其他					
肉碱缺乏	肉碱	肾、肌肉、心	肉碱转运体 OCTN2	低酮性低血糖、心肌病、猝死	常染色体隐性
肌酐缺陷	肌酐	脑	肌酐转运体 SLC6A8	智力障碍、癫痫发作、肌张力减退	X 连锁隐性

收障碍（赖氨酸尿性蛋白质不耐受症）。纯合型不但会出现小肠对二碱基氨基酸的转运缺陷，而且肾的丢失更多。赖氨酸尿性蛋白质不耐受症在芬兰（1/60000）、意大利南部、日本最多见，而在其他地区罕见。转运缺陷影响基底侧而不是管腔侧的膜转运，并

与鸟氨酸循环相关。缺陷基因（SLC7A7，染色体 14q11.2）编码 y⁺LAT 膜转运体，而该转运体与细胞表面糖蛋白 4F2 重链共同构成完整的钠离子非依赖性转运体 y⁺L。其临床表现与鸟氨酸循环障碍及继发于精氨酸细胞内封闭导致一氧化氮过度产生从而引起的

免疫功能障碍相关。童年发病者会出现肝脾大、蛋白质不耐受及发作性氨中毒。而年纪大一些发病者表现为骨质疏松、肾功能不全、肺泡蛋白沉积、各种自身免疫病以及不完全性免疫缺陷。血浆赖氨酸、精氨酸和鸟氨酸水平下降，而尿排出赖氨酸和乳清酸增加。高蛋白饮食或感染后可出现高血氨，可能是由于精氨酸和鸟氨酸不足，难以维持鸟氨酸循环的正常功能。治疗包括限制蛋白摄入，补充瓜氨酸（2~8g/d），瓜氨酸是一种中性氨基酸，可以代谢为精氨酸和鸟氨酸支持鸟氨酸循环。糖皮质激素或肺泡灌洗对部分患者的肺病有效。怀孕的女性患者分娩时有更高的贫血、毒血症和出血并发症风险，增加营养治疗、控制血压能将风险降至最低，患病孕妇的婴儿可能有宫内生长受限，但神经功能正常。

2 型瓜氨酸血症（希特林蛋白缺乏症）

2 型瓜氨酸血症是由于线粒体天冬氨酸-谷氨酸载体 AGC2（希特林蛋白）缺乏引起的一种隐性遗传性疾病。这种转运体缺陷使胞质内天冬氨酸与瓜氨酸结合减少，鸟氨酸循环受损，减少胞质中的还原当量 NADH 通过苹果酸-天冬氨酸穿梭转移至线粒体。染色体 7q21.3 上编码该转运体的 SLC25A13 基因突变在白种人中罕见，但在具有日本、中国、东南亚血统的人群中患病率为 1/20 000，外显率各不相同。

该病通常于 20~50 岁之间突然起病，反复发作高血氨并出现相应的神经精神症状如精神状态改变、易怒、癫痫发作或者类似肝性脑病的昏迷。有些患者因高甘油三酯血症、胰腺炎、肝癌或组织学类似于酒精性肝炎的脂肪肝而就诊。如果不加以治疗，大多数患者在发病数年内死于脑水肿。发作通常由药物（如对乙酰氨基酚）、手术、饮酒或高糖摄入诱发，高糖摄入会引起 NADH 产生过多。蛋白质或脂肪不产生 NADH，所以多数 2 型瓜氨酸血症患者应倾向食用肉类、蛋类和鱼类，而避免碳水化合物类摄入。

急性发作期的实验室检查包括血中氨、瓜氨酸、精氨酸升高，而谷氨酸水平正常或降低（在经典的鸟氨酸循环障碍时谷氨酸水平是升高的）。发现 SLC25A13 基因突变能明确诊断。肝移植能预防疾病的进展，使生化指标恢复正常。高脂高蛋白低糖饮食、补充精氨酸和丙酮酸对于预防发作（至少短期内）也是有效的。

Hartnup 病

Hartnup 病（患病率 1/24 000）是一种常染色体隐性遗传病，临床特点是糙皮病，各种各样的神经表现以及中性和芳香族氨基酸尿。丙氨酸、丝氨酸、苏氨酸、缬氨酸、亮氨酸、异亮氨酸、苯丙氨酸、酪氨酸、色氨酸、谷氨酰胺、天冬酰胺和组氨酸在尿中以正常量的 5~10 倍大量排泄，并且小肠对这些氨基酸的转运缺陷。染色体 5p15 上 SLC6A19 基因编码的中性氨基酸转运体 B°AT1 分别需要 collectrin 或血管紧张素转化酶 2 才能表达于肾和小肠。

临床表现是由于必需氨基酸色氨酸和烟酸营养缺乏所致，色氨酸缺乏是由于小肠和肾的吸收不良，从而也导致由色氨酸代谢产生的烟酸也是缺乏的。检验结果异常的患者中只有小部分会出现糙皮病表现，提示临床表现除了转运障碍还取决于其他因素。对于无饮食中烟酸缺乏病史的糙皮病患者均应考虑到 Hartnup 病，精神心理表现从小脑共济失调到轻度情绪不稳到精神错乱均可出现，并通常伴有红斑、湿疹样皮疹的发作。发热、阳光、应激、磺胺类药物的应用均诱发疾病复发。本病通过中性氨基酸尿的检测来确定诊断，而烟酸摄入不足不会引起中性氨基酸尿。治疗为针对烟酸进行补充，包括高蛋白饮食和每日烟酰胺的补充（50~250mg）。

第三十八章　代谢性疾病的临床表现图谱

Atlas of Clinical Manifestations of Metabolic Diseases

J. Larry Jameson

（张瑞　译　陈静　审校）

代谢这个词来源于希腊文 metabol，意思是去改变。这个术语包含一系列广泛的正常发育和稳态所需要的化学路径。实际工作中，临床工作者们根据对能量利用的不同又将代谢分为合成代谢和分解代谢。另外，中间代谢描述了能量从一种形式转移为另一种形式的无数的细胞路径（如三羧酸循环）。新兴领域——代谢组学，是基于代谢产物的识别和测定来提高我们对于疾病和生理的理解。

这些年来，代谢性疾病的分类已延伸至能量代谢涉及的传统路径之外，包括如溶酶体贮积症和结缔组织疾病。因此，代谢性疾病实际上反映细胞生物学障碍，且很多有明确的遗传基础。例如，溶酶体贮积症（第三十四章）由很多遗传缺陷，通常是溶酶体酶的缺陷，引起溶酶体内底物的蓄积。某种脂肪代谢疾病和心肌病可由核被膜上的一个结构蛋白——核纤层蛋白A的突变导致。细胞膜缺陷（第三十七章）通常累及氨基酸、糖或离子的转运蛋白，导致如胱氨酸尿、Hartnup病或Wilson病（第三十一章）等疾病。结缔组织疾病（第二十九章）常常涉及胶原合成缺陷或结构缺陷（成骨不全症、Ehlers-Danlos综合征、Alport综合征）或其他细胞外基质结构蛋白如原纤蛋白缺陷（马方综合征）。很多代谢性疾病起源于氨基酸、碳水化合物、脂肪、嘌呤和嘧啶合成和降解过程中的酶缺陷（三十三、三十五、三十六章）。脂蛋白代谢紊乱（二十三章）可由一系列细胞途径的各种缺陷导致，包括膜受体（低密度脂蛋白受体）缺陷、酶缺陷（脂蛋白脂酶）、载体蛋白（载脂蛋白B100）缺陷或转运蛋白（ATP结合盒转运蛋白ABCA1）缺陷。在某些情况下，代谢紊乱可诱发代偿性生理反应，这些生理反应体现了多种代谢途径间具有相互作用。例如代谢综合征（二十四章），包括一组临床表现（中心性肥胖、高甘油三酯血症、低高密度脂蛋白胆固醇、高血糖和高血压），可能有多个遗传和环境的因素引发这一系列临床表现。库欣（Cushing）综合征反映出了过量的皮质醇对多种组织的代谢效应（第八章）。

这一广泛的定义导致代谢性疾病众多，数以千计。但幸运的是，我们拥有综合性的参考资料资源，如遗传性疾病的代谢和分子基础在线（OMMBID）（http://www.ommbid.com/）和人类孟德尔遗传学在线（OMIM）（http://www.ncbi.nlm.nih.gov/entrez/query.fcgi? db=OMIM）。代谢性疾病的研究对于增进我们对人类遗传学的理解是极其重要的，通过这些研究我们对如遗传模式、各种基因表现度、表型变异和新的治疗方法包括疾病的筛查、血液和器官移植、基因治疗以及酶替代治疗的原则有了深刻的认识。

本章图谱选择了一些代谢性疾病的视图，参考资料见文中其他章节。作者鼓励提交更多的插图，这可能有助于同辈们学习从而增强对这些疾病的识别和治疗的能力。

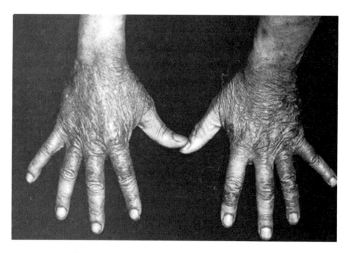

图 38-1（见书后彩图） 糙皮病（烟酸缺乏）的"铁手套"。注意手背上坚硬、苔藓样色素沉着和鳞状皮肤。（Source：K Wolff et al：Fitzpatrick's Color Atlas & Synopsis of Clinical Dermatology，5th ed. New York，McGraw-Hill，2005.）

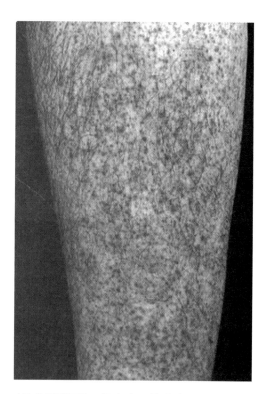

图 38-2（见书后彩图） 坏血病（维生素 C 缺乏）。注意腿上毛囊周围出血。毛囊通常被角蛋白阻塞（毛囊周过角化）。出疹的是一个 46 岁酗酒、无家可归的男性，同时伴有牙龈出血和牙齿松弛。（Source：K Wolff et al：Fitzpatrick's Color Atlas & Synopsis of Clinical Dermatology，5th ed. New York，McGraw-Hill，2005）

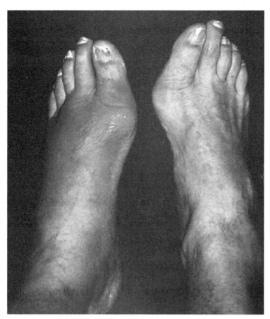

图38-3（见书后彩图） 左侧第一跖趾关节痛风性炎症的足痛风。注意肿胀和红斑。（From KJ Knoop et al：The Atlas of Emergency Medicine，2nd ed. New York，McGraw-Hill，2002. Courtesy Kevin J. Knoop，MD，MS，with permission）

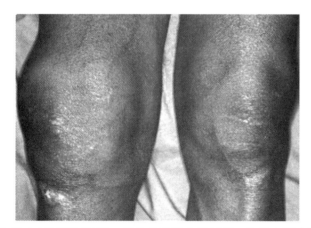

图38-4（见书后彩图） 痛风患者的大痛风石，位于右膝内及周围。（Courtesy Daniel L. Savitt，MD，with permission）

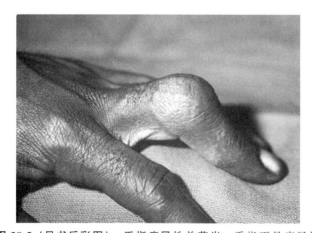

图38-5（见书后彩图） 手指痛风性关节炎。手指不是痛风性关节炎的常见部位，以指关节滑膜液检查确诊。（Courtesy Alan B. Storrow，MD，with permission）

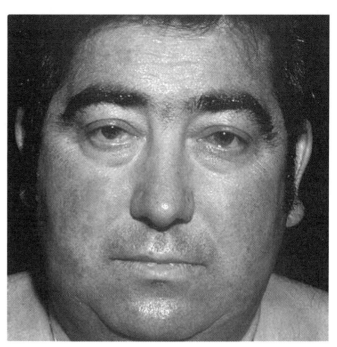

图38-6（见书后彩图） 库欣综合征。注意患者多血质的满月脸，伴面颊和前额的红斑和毛细血管扩张。面部和颈部脂肪沉积增加，也可见于锁骨上区（未在此图中呈现）。（Source：K Wolff et al：Fitzpatrick's Color Atlas & Synopsis of Clinical Dermatology，5th ed. New York，McGraw-Hill，2005.）

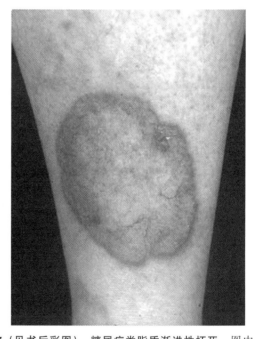

图38-7（见书后彩图） 糖尿病类脂质渐进性坏死。图中所示为一名28岁的糖尿病妇女，其胫骨前区域有一个大的活动性呈棕褐色-粉色、界限清楚、凸起、边界坚硬并有一个黄色中心的对称性斑块。病变中心部分在黄色背景下有皮肤变薄和毛细血管扩张的萎缩性改变。（Source：K Wolff et al：Fitzpatrick's Color Atlas & Synopsis of Clinical Dermatology，5th ed. New York，McGraw-Hill，2005.）

第三十八章 代谢性疾病的临床表现图谱

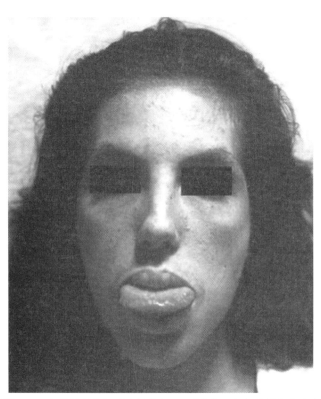

图 38-8　多发性内分泌肿瘤综合征 2B 型患者。注意嘴唇和舌头上多发性神经瘤和马方样面容。（Source：DG Gardner，D Shoback，eds：Greenspan's Basic & Clinical Endocrinology，8th ed. New York，McGraw-Hill，2006，www. accessmedicine. com. ）

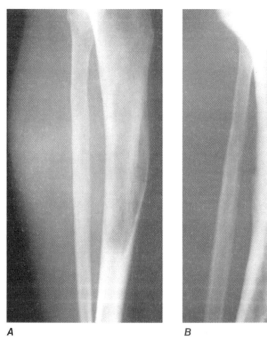

A　　　　　　　　*B*

图 38-9　一名男性 Paget 病患者胫骨早期和晚期的影像学表现，A. 摄于患者 45 岁时。**B.** 摄于患者 65 岁时。（Source：HB Skinner：Current Diagnosis & Treatment in Orthopedics，4th ed. New York，McGraw-Hill，2007，www. accessmedicine. com. ）

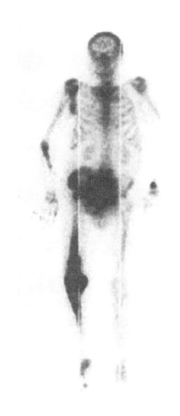

图 38-10　一名严重 Paget 病患者的颅骨、肋骨、脊柱、盆腔、右侧股骨、髋臼的骨扫描像，注意亲骨同位素（^{99m}Tc 标记的双磷酸盐）定位在这些区域。（Source：DG Gardner，D Shoback，eds：Greenspan's Basic & Clinical Endocrinology，8th ed. New York，McGraw-Hill，2006，www. accessmedicine. com. ）

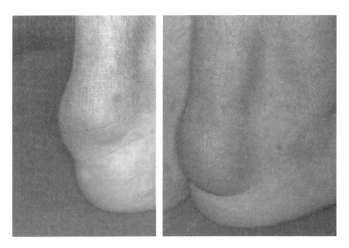

图 38-11（见书后彩图）　腱黄色瘤。跟腱上附着的巨大的皮下肿瘤。（Source：K Wolff et al：Fitzpatrick's Color Atlas & Synopsis of Clinical Dermatology，5th ed. New York，McGraw-Hill，2005. ）

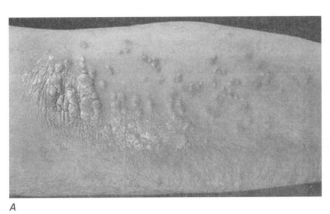

图38-12（见书后彩图） 发疹性黄色瘤。A. 一名血糖控制不良的白人糖尿病患者皮肤上多发、分散的、红-黄色丘疹，丘疹在肘部融合；病变可见于肘部和臀部。B. 一名非裔美国人的肘部和下臂上的丘疹性黄色瘤。（Source：K Wolff et al：Fitzpatrick's Color Atlas & Synopsis of Clinical Dermatology，5th ed. New York，McGraw-Hill，2005.）

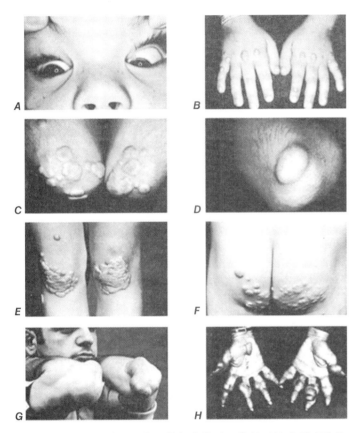

图38-13 其他脂质沉积症和黄色瘤类型，常见于纯合子家族性高胆固醇血症。A. 角膜弓。B、E和F. 皮肤扁平黄色瘤，通常为亮橙色。C、D和G. 肘部结节性黄色瘤。〔图C和D来源：CR Scriver et al（eds）：The Metabolic and Molecular Bases of Inherited Disease online，8th ed. New York，McGraw-Hill，www.ommbid.com.〕H. 肌腱和结节性黄色瘤。（Panel H reproduced through Dr. A. Khachadurian，with permission）

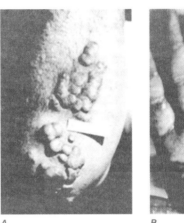

图38-14 Ⅲ型高脂蛋白血症患者黄色瘤图例。A. 肘部结节疹样黄色瘤。B. 手指上的结节性黄色瘤和掌纹处的黄色瘤（掌纹条状黄色瘤）（箭头所示）。（Courtesy of Dr. Thomas P. Bersot，with permission）

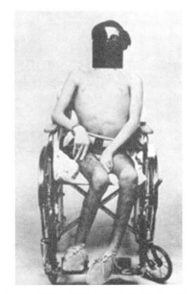

图38-15 一名17岁无β脂蛋白血症的患者，患者伴有周身乏力、脊柱后侧凸和脊柱前弯。（Courtesy of Drs. Peter Herbert，Gerd Assmann，Antonio M. Gotto，Jr.，and Donald Fredrickson，with permission）

第三十八章 代谢性疾病的临床表现图谱

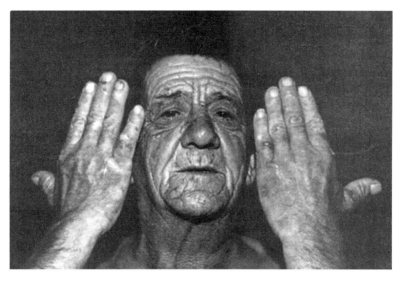

图 38-16 （见书后彩图） 迟发型皮肤卟啉病。患者眶周和颧部呈紫罗兰色，面部色素沉着伴多毛，手背有大疱、硬壳和瘢痕。（Source K Wolff et al：Fitzpatrick's Color Atlas & Synopsis of Clinical Dermatology，5th ed. New York，McGraw-Hill，2005.）

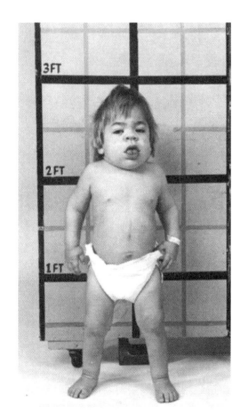

图 38-17 一名黏多糖贮积症 IH 型（Hurler 综合征）的 4 岁男孩。他在 15 个月时被诊断此病，表现为发育迟滞、肝大和骨骼受累。在拍照此图时，患者表现为身材矮小、舌体肥大、持续流鼻涕、关节僵硬和脑积水。只有四或五个词汇的口头语言表达能力。伴有严重听力丧失需要佩戴助听器。[Source：CR Scriver et al（eds）：The Metabolic and Molecular Bases of Inherited Disease online，8th ed. New York，McGraw-Hill，www.ommbid.com.]

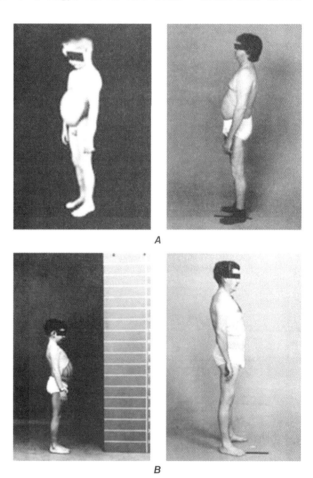

图 38-18 糖原贮积症 Ia 型的两个患者的生长和发育。A. 患者在 7 岁和 39 岁时图像。B. 另一个患者 10 岁和 33 岁时图像。尽管他们的疾病没有得到适当的治疗，但两个患者均存活下来。注意他们腹部突出的表现随年龄增长逐渐不明显。低血糖也随年龄而改善。然而在成年期，两名患者仍较矮小，都合并痛风、多发肝腺瘤和进展性肾病。[Source：CR Scriver et al（eds）：The Metabolic and Molecular Bases of Inherited Disease online，8th ed. New York，McGraw-Hill，www.ommbid.com.]

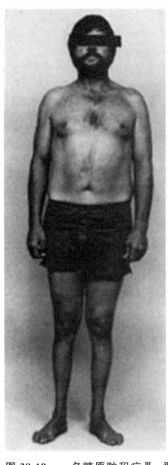

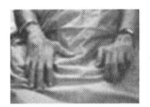

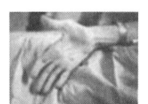

图 38-19 一名糖原贮积症Ⅲa型患者的进展性肌病。患者肝和肌肉脱支酶缺乏（Ⅲa亚型）。儿童期，患者有肝大、低血糖和生长迟滞。青春期后，肝大消失，其最终的身高正常。注意在患者44岁时，他的小腿和双手肌肉萎缩（左图）；病情进展，在他53岁时出现显著的肌肉萎缩（右侧两图）。［Source：CR Scriver et al（eds）：The Metabolic and Molecular Bases of Inherited Disease online，8th ed. New York，McGraw-Hill，www. ommbid. com.］

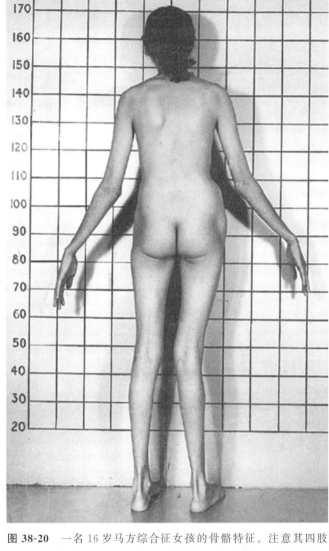

图 38-20 一名16岁马方综合征女孩的骨骼特征。注意其四肢很长（与其身材不成比例），手指长，脊柱侧凸和膝外翻。［Source：CR Scriver et al（eds）：The Metabolic and Molecular Bases of Inherited Disease online，8th ed. New York，McGraw-Hill，www. ommbid. com］

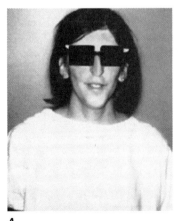

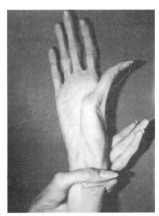

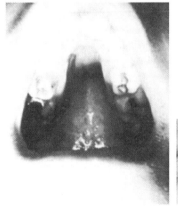

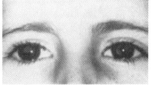

A   *B*   *C*   *D*

图 38-21 马方综合征。**A**. 长、窄面容。**B**. 蜘蛛脚样指和阳性腕关节征。**C**. 高弓腭。**D**. 一名青少年女孩晶状体异位伴主动脉瘤和严重主动脉反流。［Source：V Fuster et al［eds］：Hurst's The Heart，11th ed. New York，McGraw-Hill，2004，www. access-medicine. com.］

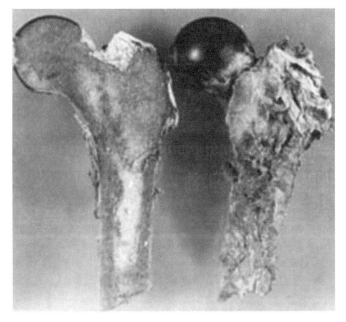

图 38-22　一名 56 岁尿黑酸尿症患者的股骨褐黄病性色素沉着。（Courtesy of Dr. H. W. Edmonds of the Washington Hospital Center，Washington，DC，with permission）

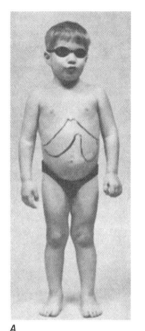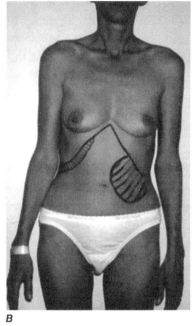

A　　　　　　　　**B**

图 38-24　两名 B 型尼曼-匹克病（NPD）患者。**A.** 一名 4.7 岁患者（From DS Fredrickson，HR Sloan，in JB Stanbury et al：The Metabolic Basis of Inherited Disease，3rd ed. New York，McGraw-Hill，1972. Used by permission）。**B.** 一名 44 岁患者

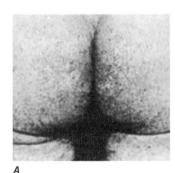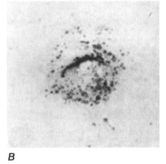

A　　　　　　　　**B**

图 38-23　簇状血管角质瘤（毛细血管扩张）分布在臀部（A）和脐周（B），见于半合子 Fabry 病患者。〔Source：CR Scriver et al（eds）：The Metabolic and Molecular Bases of Inherited Disease online，8th ed. New York，McGraw-Hill，www. ommbid. com.〕

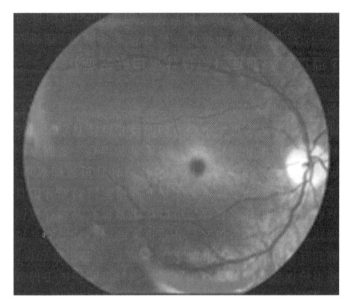

图 38-25（见书后彩图）　一名 Tay-Sachs 患者眼部"樱桃红"点。（From http：// www. nei. nih. gov/resources/eyegene. asp.）

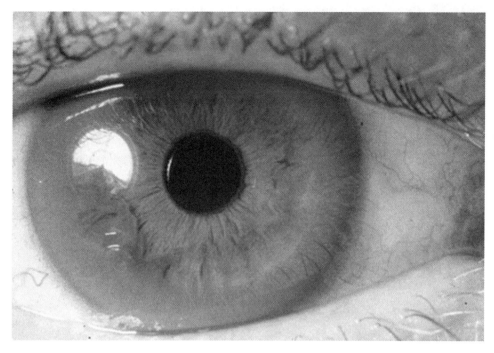

图 38-26（见书后彩图） 凯-费环。威尔逊病患者的临床表现，这是由于角膜后弹力层铜沉积致角膜周边出现棕色色素环。不应与黄-白色脂质的老年环混淆，后者常见于老年人，偶尔出现在高脂血症的患者中，尤其是在年轻患者中出现。（Courtesy of Jonathan C. Horton，MD，PhD，with permission）

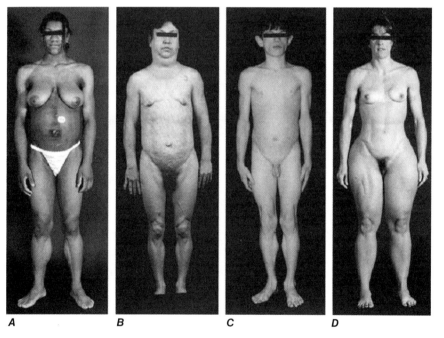

图 38-27 不同类型的脂肪营养不良患者正面图。A. 先天性全身性脂肪营养不良：一名 16 岁女孩伴全身脂肪缺失、肢端肥大样表现、累及腋窝和腹部的严重黑棘皮症、脐疝。（From A Garg et al：J Clin Endocrinol Metab 84：3390，1999，with permission）。**B.** 家族性部分性脂肪营养不良，Dunnigan 变异：一名 43 岁妇女伴四肢和躯干皮下脂肪明显缺失而面部、下颌、锁骨上区和大阴唇过量脂肪沉积。（From JM Peters et al：Nat Genet 18；292，1998，with permission）。**C.** 获得性全身性脂肪营养不良：一名 10 岁男孩，他 3 个月时患脂膜炎，其后出现全身脂肪缺失并累及手掌和脚底。**D.** 获得性部分性脂肪营养不良：一名 30 岁妇女，14 岁时出现脂肪营养不良。注意她面部、颈部、上肢、躯干和大腿前侧的脂肪缺失。在髋部和下肢其他区域存在过多的脂肪堆积

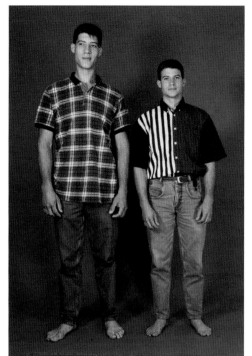

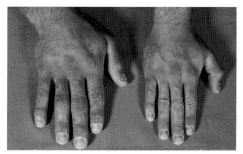

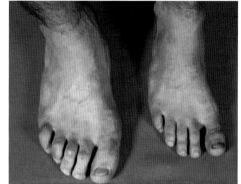

A

B

C

彩图 5-4

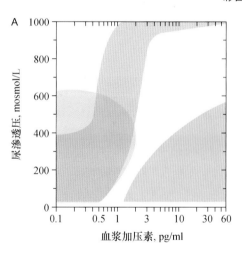

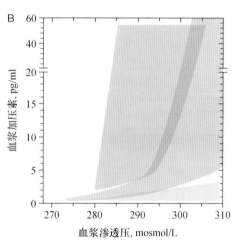

A

B

彩图 6-3

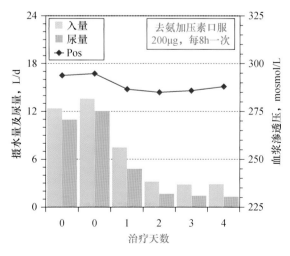

彩图 6-5

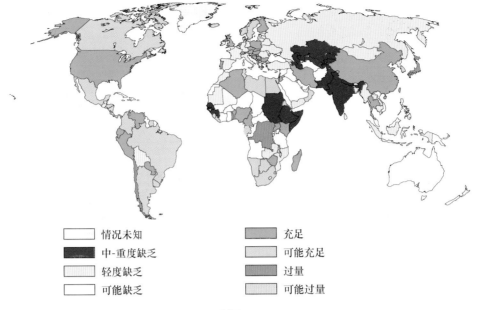

	情况未知		充足
	中-重度缺乏		可能充足
	轻度缺乏		过量
	可能缺乏		可能过量

彩图 7-3

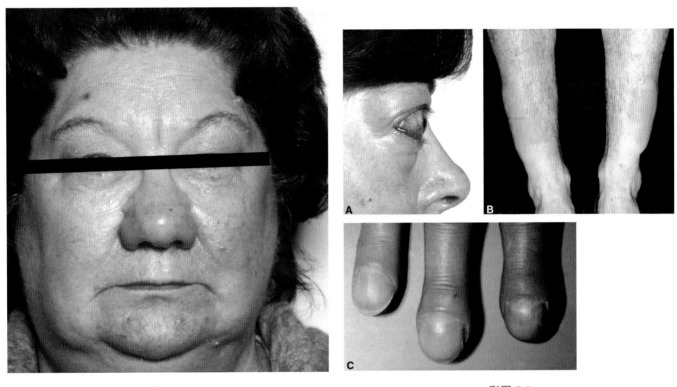

彩图 7-6

彩图 7-8

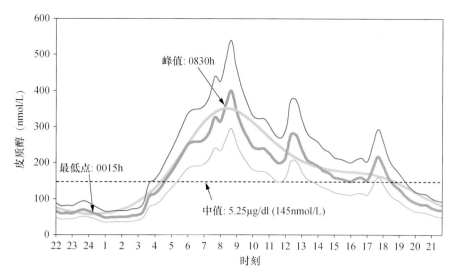

彩图 8-3

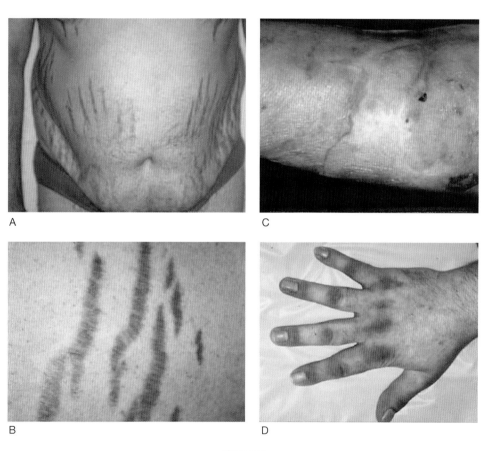

彩图 8-9

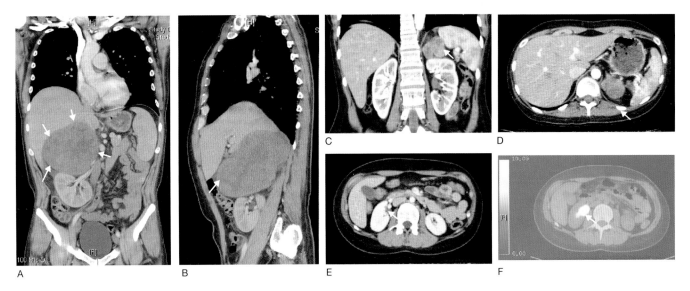

彩图 8-14

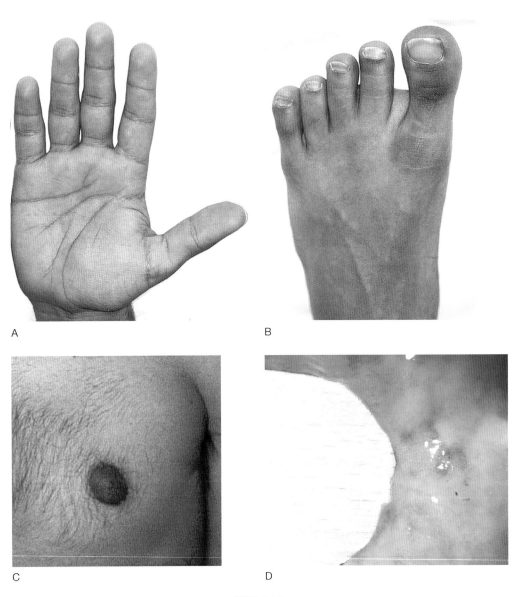

彩图 8-15

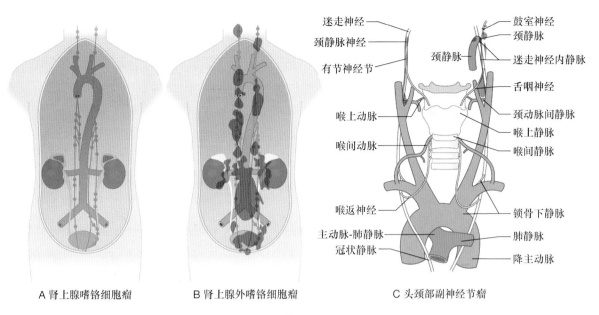

迷走神经
颈静脉神经
有节神经节
喉上动脉
喉间动脉
喉返神经
主动脉-肺静脉
冠状静脉

鼓室神经
颈静脉
迷走神经内静脉
舌咽神经
颈动脉间静脉
喉上静脉
喉间静脉
锁骨下静脉
肺静脉
降主动脉

A 肾上腺嗜铬细胞瘤   B 肾上腺外嗜铬细胞瘤   C 头颈部副神经节瘤

图 9-1

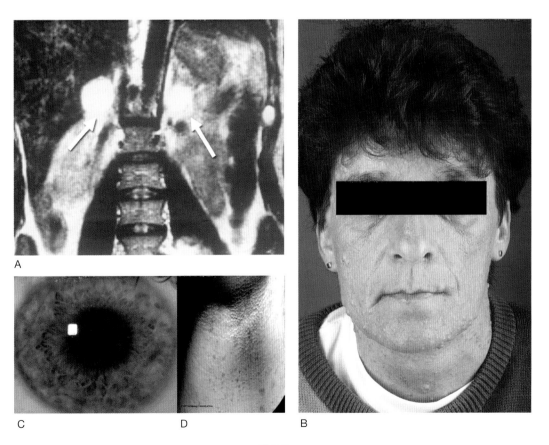

A

C   D

B

图 9-2

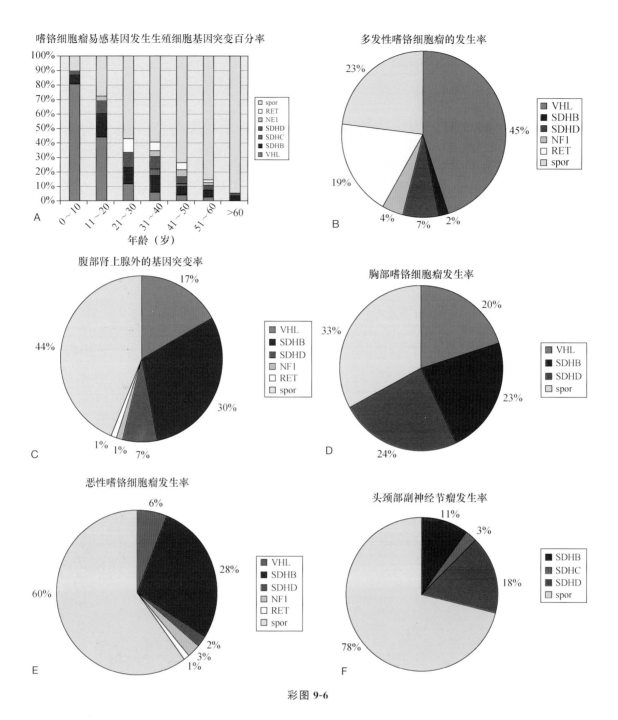

彩图 9-6

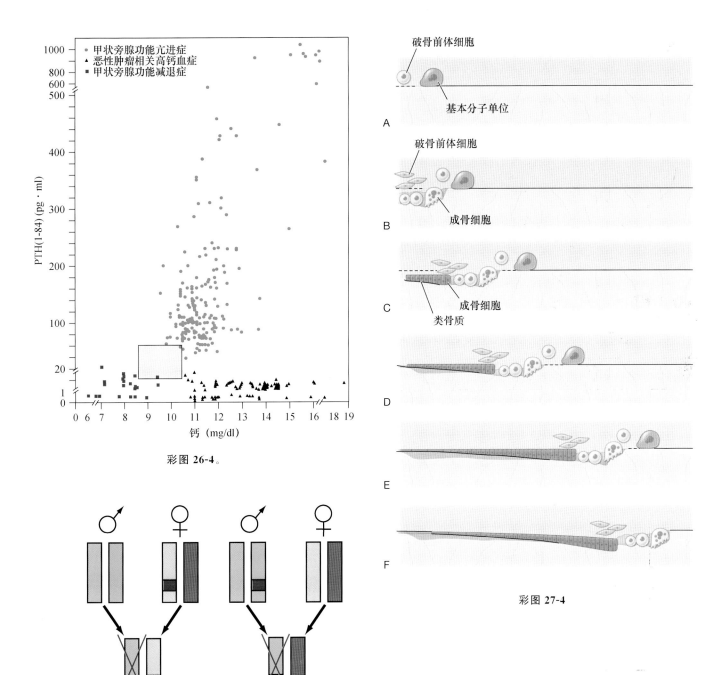

彩图 26-4。

彩图 26-7

彩图 27-4

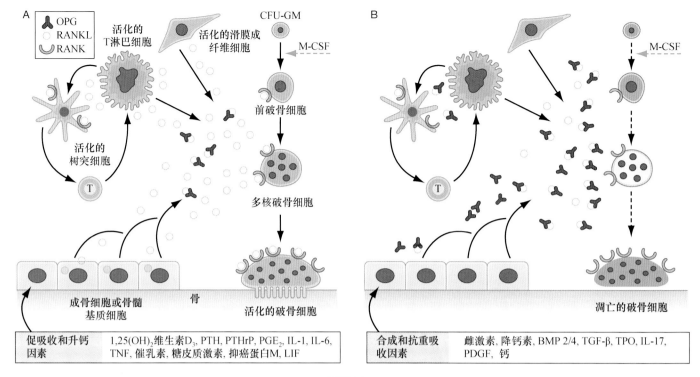

彩图 27-5

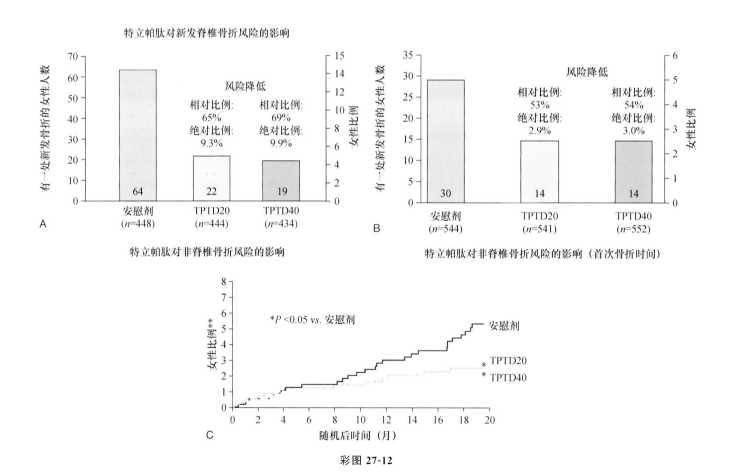

彩图 27-12

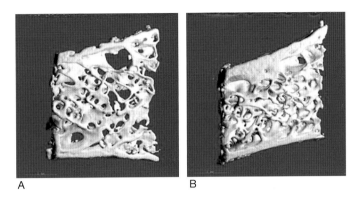

A   B

彩图 27-13

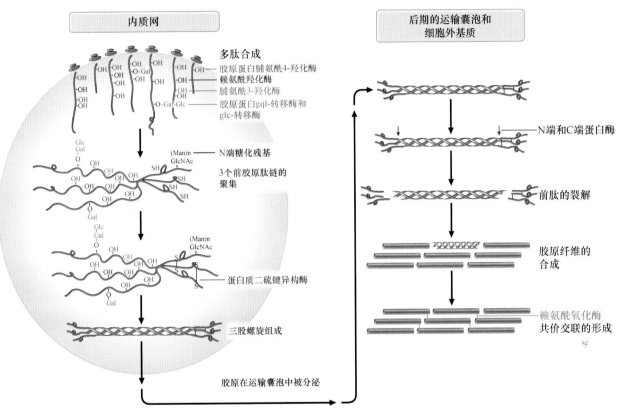

| 内质网 | 后期的运输囊泡和细胞外基质 |

多肽合成
—— 胶原蛋白脯氨酰4-羟化酶
—— 赖氨酰羟化酶
—— 脯氨酰3-羟化酶
—— 胶原蛋白gql-转移酶和
glc-转移酶

—— N端糖化残基

3个前胶原肽链的聚集

—— 蛋白质二硫键异构酶

三股螺旋组成

胶原在运输囊泡中被分泌

—— N端和C端蛋白酶

—— 前肽的裂解

胶原纤维的合成

—— 赖氨酰氧化酶
共价交联的形成

彩图 29-1

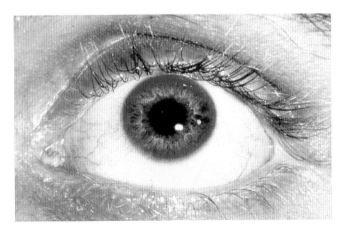

彩图 31-1

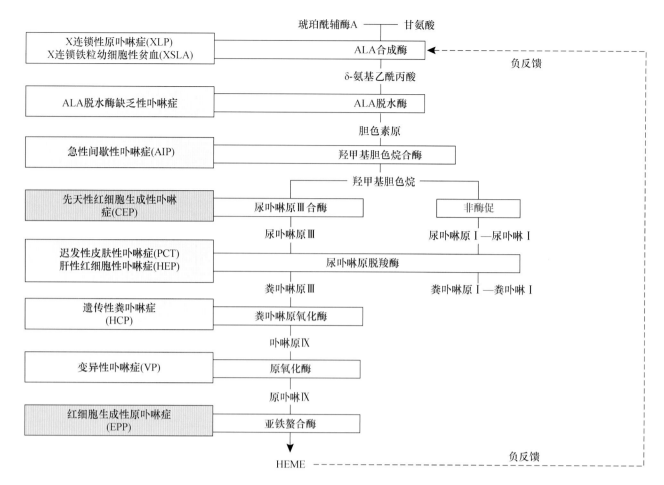

彩图 32-1

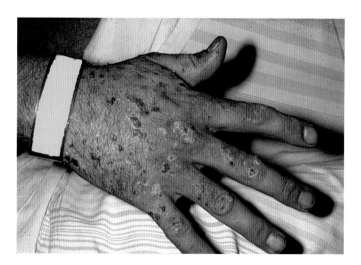

彩图 32-3

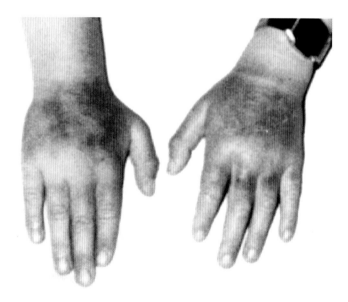

彩图 32-4

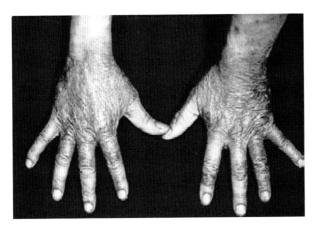

彩图 38-1

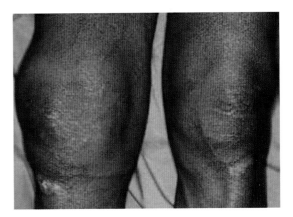

彩图 38-4

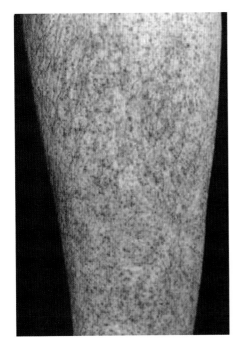

彩图 38-2

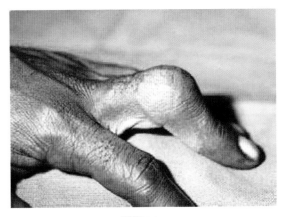

彩图 38-5

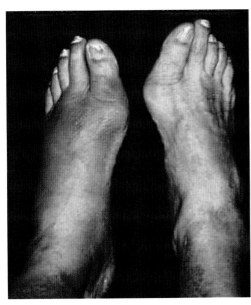

彩图 38-3

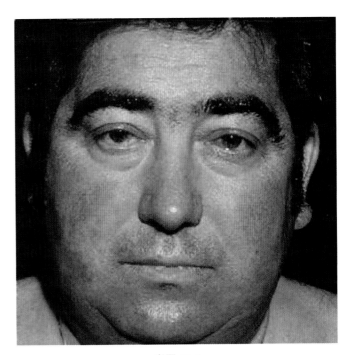

彩图 38-6

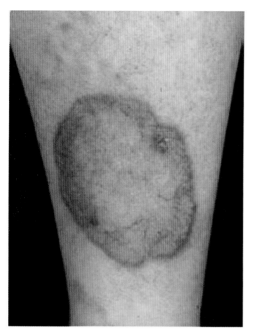

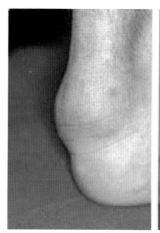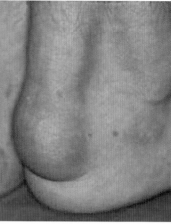

彩图 38-11

彩图 38-7

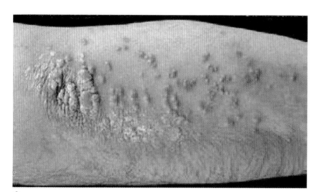

A

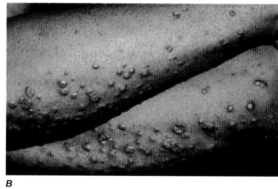

B

彩图 38-12

彩图 38-16

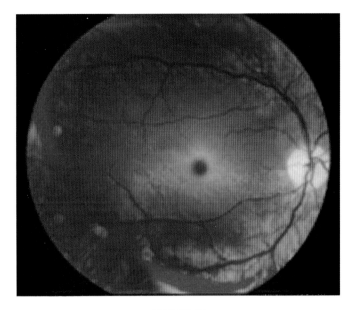

彩图 38-25

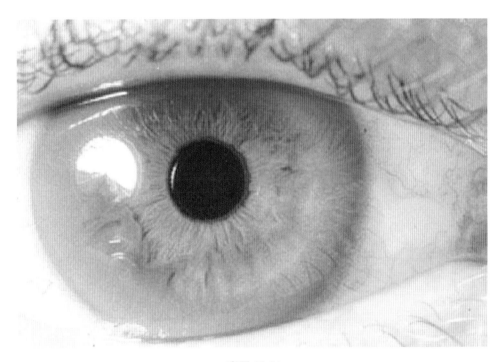

彩图 38-26